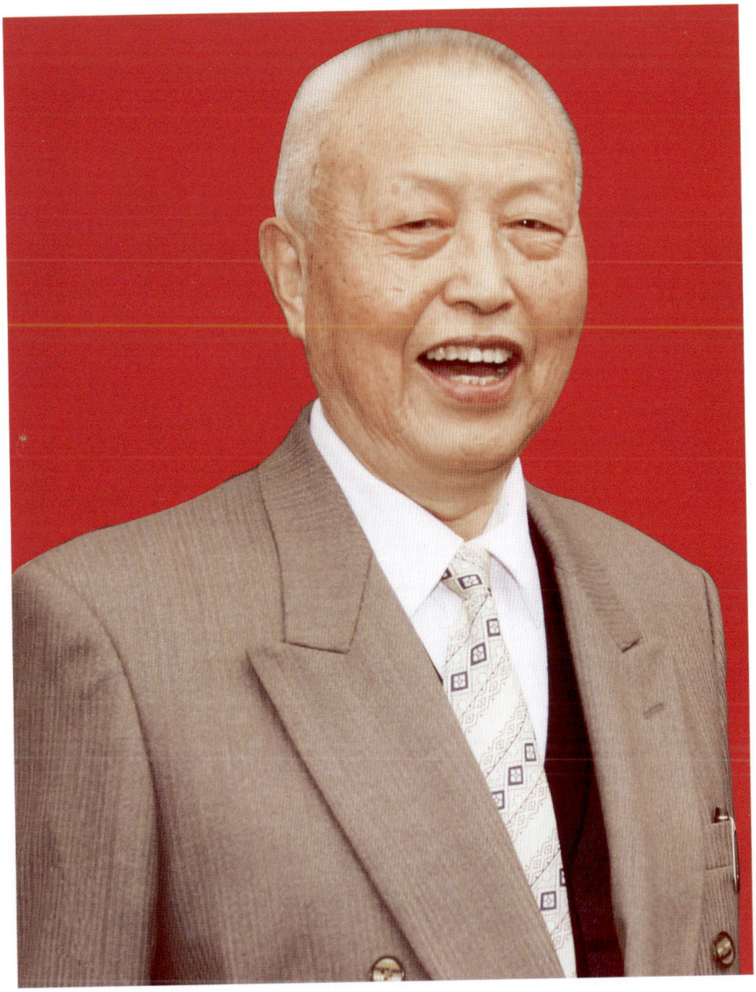

张　磊

# 張磊醫學全書

张磊◎著

河南科学技术出版社
·郑州·

**图书在版编目（CIP）数据**

张磊医学全书/张磊著．—郑州：河南科学技术出版社，2017.6
ISBN 978-7-5349-8489-1

Ⅰ.①张… Ⅱ.①张… Ⅲ.①中医临床-经验-中国-现代 Ⅳ.①R249.7

中国版本图书馆 CIP 数据核字（2016）第 278890 号

出版发行：河南科学技术出版社
地址：郑州市经五路 66 号　　邮编：450002
电话：（0371）65788613　65788629
网址：www.hnstp.cn
策划编辑：马艳茹　邓　为
责任编辑：邓　为
责任校对：柯　姣
封面设计：张　伟
版式设计：王晓田
责任印制：朱　飞
印　　刷：洛阳和众印刷有限公司
经　　销：全国新华书店
幅面尺寸：170 mm×240mm　印张：61.5　彩插：1　字数：1000 千字
版　　次：2017 年 6 月第 1 版　2017 年 6 月第 1 次印刷
定　　价：198.00 元

# 作者简介

张磊（1929—），男，主任医师，河南固始人。幼上私塾，诵读经史，受儒学之熏陶，崇尚致中和平。18岁师事于当地老中医张炳臣门下，出师后，悬壶故里。1952年加入联合诊所，1953年参加区卫生所工作。1958年考入河南中医学院本科，6年毕业后留校任教，历任教研室主任，医教部副主任，教务处副处长、处长，河南省卫生厅副厅长等职。曾任河南中医学会会长，中药学会会长，《河南中医》编委，《中医研究》顾问，河南省卫生厅食品评审委员会委员，河南省中药新药评审委员会委员，国家二部一局第二批师承制导师，系“十五”国家攻关“名老中医学术思想、经验传承研究”课题的名老中医。2006年12月获首届中华中医药学会中医学传承特别贡献奖；2007年12月获第三届河南优秀医师奖；2008年6月获河南中医事业终身成就奖；2009年2月获中华中医药学会科学技术奖二等奖。出版学术著作12部，其中《张磊医学全书》《张磊临证心得集》《张磊医案医话集》3部为独著，《<产鉴>注释》及《<产鉴>新解》均为第一著者。发表《谈治病求本》《辨证思维六要》等学术论文36篇，皆有新知新法。

张磊精研经典，广采众家之长，勤于临床实践，不断推陈创新，总结出“动、和、平”的学术思想，即和态下的运动发展观、和态失常的疾病发生观、病证变化的动态观、动态的和平辨治观、动态的求本治本观、临床用药的动和平观。以此理论指导解决了许多临床复杂疑难问题。“辨证思维六要”即：辨证中之证与证外之证，注意其杂；辨静态之证与动态之证，注意其变；辨有症状之证与无症状之证，注意其隐；辨宏观之证与微观之证，注意其因；辨顺易之证与险恶之证，注意其逆；辨正治之证与误治之证，注意其伤。“临证八法”即：轻清法、涤浊法、疏利法、达郁法、运通法、灵动法、燮理法和固元法，以上八法，依据病情，可单用，可合用，可交替使用，灵活掌握。

张磊“动、和、平”学术思想、“辨证思维六要”和“临证八法”，丰富和发展了中医学内科杂病辨证论治理论，闪耀着中医理论与百家融通的创新思维。

# 自 序

我的《张磊医学全书》快要出版了，就此，说几句心里话以表达心情。

首先，衷心感谢各位先生。此书是众志成城、同心协力的产物。在河南中医药大学、河南中医药大学第三附属医院领导的关怀和重视下，由孙玉信教授、张西洁教授、马林教授、谢秋利教授、姜枫教授、王晓田主任等同志具体编篡，尤其是孙玉信教授费心费时最多。经过他们长时间的艰苦工作，暨河南科学技术出版社的大力帮助，至此告竣。特再次表示衷心的感谢！

其次，本书内容较为浅薄。俗云："巧妇难为无米之炊。"由于我才疏学浅，经验不够，虽曰全书，实则有愧，是集我个人之全，乃小全也。其中有我过去给学院本科生讲授的中医学基础及内经选读讲稿，这些讲稿是依据当时教材和教学大纲精心锤炼而成的，可供参考。

再次，本书内容较为实在。我向来主张务实，我在自勉语中有"勿华于外，求实于内"之言。我总认为不管搞什么工作，如果光是表面现象，做表面文章，只能是自欺欺人。一个人能力有大小，只要踏踏实实地工作，就可赢得大家的赞许。这本书也是本着这种指导思想去写的。不管水平高低、文字好坏，都是实实在在的东西。如同厨中烹饪，不管做法如何，都是真材实料的绿色品种。

还有，本书作为我工作的新起点，我的治学思想是"学源不能断，起点作零点，求实不求虚，思近更思远"。学习最大的敌人是骄傲，有一副对联很好，"水唯就下能成海，山不矜高自极天"，就是说人要谦虚，不能自满。

最后，要继续努力。医生是为患者服务的，要具备两种功夫：一是医术要精湛，一是医德要高尚。古人云"欲精医术，先端心术"是很有道理的。我将继续认真开好有药处方和无药处方，所谓无药处方，就是针对不同疾病的人，尤其是思想包袱较重的患者，要多做思想工作，动之以情，晓之以理，增强其战胜疾病的信心；对一些有文化修养的患者，我往往给他们写诗，能收到一些好的效果。此外，对一些有不良潜在发展趋势的患者，也要告诉其应当注意的事项。所以说，医德要体现在各个方面。"大医精诚"，始终是我努力的方向。

总之，诚希广大读者，多提宝贵意见，以利改进！

最后附俚诗一首，以鸣心声。

从医从教历艰辛，虚度光阴八七春。
沧海水中沉一粟，岐典道上起微尘。
病人满室年年是，桃李成蹊日日新。
几首庸诗情志抒，操琴曲曲总怡神。

张磊

2016年8月25日

# 目录

## 第一篇　中医基础理论讲稿



## 第二篇　内经学讲稿

## 第三篇　用药心典



## 第四篇　医　论

## 第五篇 验案辑录

## 第六篇　小验方

## 第七篇　学术思想及继承

## 第八篇　医馀诗声摘录

## 附　录

# 第一篇
# 中医基础理论讲稿

# 第一章　绪　论

中国医药学是我国历代劳动人民在长期的生产实践和生活实践中与疾病作斗争的经验总结，是我国优秀的民族文化遗产的一个重要组成部分。它包含着极其丰富的治疗经验和理论知识。概而言之：它有悠久的历史、长期的实践、丰富的内容、系统的理论、显著的疗效。历史证明，它为我国劳动人民的疾病防治、中华民族的繁衍昌盛等方面做出了巨大的贡献。同时对世界医药科学的丰富和发展也产生了巨大的影响。直到今天，中医药仍然是保障广大劳动人民健康的重要因素。

## 一、中医学理论体系的形成和发展

中医学理论体系：
- 以人整体观念为主导思想
- 以脏腑经络的生理和病理为基础
- 以辨证论治为治疗特点

我国医药学发展追溯到春秋战国时期（公元前722年至公元前221年），随着生产斗争和医疗实践的不断提高和发展，从而产生了比较系统的医学理论，出现了我国现存医学文献中最早的一部典籍——《黄帝内经》。它系统地总结了古代的医学成就和治疗经验，运用朴素的唯物论和自发的辩证法思想，对人体的解剖、生理、病理，以及疾病的诊断、防治等方面，做了比较全面的阐述，为后世医学药的发展，奠定了牢固的理论基础。

《难经》是我国古代医学著作之一，它继承了汉以前的医学成就，并对汉以后的医学发展有一定的贡献。

西汉末年问世的《神农本草经》，奠定了中药学的基础。

我国医学到东汉末年，又有了新的发展，杰出的医学家张仲景（名机，南阳人），通过自己的长期实践，总结了前人与疾病作斗争的经验，写成了《伤寒杂病论》这一医学巨著。这部书发展了内经的理论见解，比较系统地总结了辨证论治原则，把中医临床治疗提高到一个新的水平，为我国临床医学奠定了基础。

《伤寒杂病论》包括伤寒论和杂病论六卷。伤寒论和杂病论分别论述了外感疾病和内、外、妇、儿等科。这两部分体系不同，所以后人把它分编成为今天的《伤寒论》和《金匮要略》两书。

《黄帝内经》《神农本草经》《伤寒论》和《金匮要略》现被称为四大古典著作，都是中医学基础理论的伟大工程，而又与临床应用不可分割地联系在一起。

如果说，这四大古典著作是中医学基础理论的主体工程，那么还有一些配套工程。如晋代王叔和著《脉经》是第一本中医诊断学专著，晋代皇甫谧著《针灸甲乙经》是第一本针灸学专著，隋代巢元方著《诸病源候论》则是最早的中医病因证候学书籍。于是，整座宏伟的中医学理论大厦就全部建筑竣工了。而后世还继续不断地扩充，其著作之多，篇幅之阔，堪谓汗牛充栋。到了金元时期，我国医学学术上出现了四大学派，即刘完素强调泻火（寒凉派），张从正主张攻下（攻下派），李东垣重视脾胃（温补派），朱丹溪提倡滋阴（养阴派）。他们从不同的临床经验和不同的角度，提出了各种独到的学术见解，极大地丰富了中医学理论和治疗内容。

到了明清时期，随着时代的前进，疾病和治疗都在发展。由于当时传染病不断流行，医家在同传染病作斗争中，创立了温病学说。如吴又可亲身经历了崇祯十四年（1641 年）的大疫流行。通过对传染病的实际考察，取得了一系列新的认识，从而写出了《温疫论》一书。本书首先对传染病的病因，指出"非风非寒，非暑非湿，乃天地间别有一种异气所感"，并指出"邪从口鼻而入"，这在当时是难能可贵的。叶天士提出用卫气营血作为温病的辨证纲领，至今仍在沿用。卫气营血的不同阶段，反映出热性病热势进展的深浅和机体受热邪损害程度的不同。外感温病，一般多由卫分开始，经气分、营分、血分渐次深入。吴鞠通通过长期临床实践，提出温病以三焦辨证为纲领，与仲景六经分证，叶天士卫气营血分证有一纵一横、相辅相成的作用。正如吴鞠通所说："伤寒论六经，由表入里，由浅及深，须横看，本论论三焦，由上及下，亦由浅入深，须竖看，与伤寒论为对待文字，有一纵一横之妙。"

## 二、中医学理论体系中的唯物辩证观

### （一）唯物观

1. 物质是第一性的观念

中医学认为世界是物质的，人也是物质的，并认为精（气）是生命的本源物质，气又是维持生命活动的物质基础。

2. 形体和精神的关系

形体和精神的关系，也即是物质和精神的关系。辩证唯物主义者认为，物质是第一性的，神是第二性的，而中医学在形神统一观中首先提出形体是第一性的，“人始生，先成精……”的理论，就充分说明了这一点。

3. 疾病可知，又可防治

导致疾病的发生不外乎自然界和人体两个方面，因而要从自然界和人体本身去寻找病源，以说明病理变化。

（1）邪之生{生于阴——饮食居处，阴阳喜怒<br>生于阳——风雨寒暑

生于阴、生于阳的阴阳，指对发病部位而言。

阴阳喜怒的阴阳，指房事而言。

（2）正气与发病的关系{正气存内，邪不可干<br>邪气所凑，其气必虚

（3）病之前后{未病之前——重视形体和精神的调养<br>既病之后——早发现、早治疗、防止传变

### （二）辩证观

中医学认为宇宙间一切事物，既彼此联系，相互制约，而又处于动的状态。人在“气交”之中，与自然界是息息相关的，故认为人是自然界的一个组成部分，而人体内部也是一个有机的整体，这就是中医学整体观念的实质。

人是一个形神统一的整体，形体是第一性的，但精神意识对形体健康的反作用是相当明显的，如“怒伤肝”“喜伤心”等。

辩证观点还体现在治疗方面，如标本缓急、正治反治、异法方宜和病治异同等。

## 三、中医学的基本特点

中医学对人体的生理、病理、诊断、治疗、预防等方面的研究，都有着自己的特点，概括起来，不外乎整体观念和辨证施治两个方面。

### （一）整体观念

中医学理论体系的形成和发展，受到我国古代朴素的辩证法思想的深刻影响，故其在理论体系中突出地反映出朴素的对立统一的观点。主要体现在两个方面：一是认为人体是一个有机的统一整体，二是人与自然界的统一关系。因此，对于中医学的生理、病理、诊断、治疗等理论或学说，都要从整体观念的角度去理解和掌握。

1. 人体是有机的整体

中医学认为人体与外界环境之间、脏腑组织之间都是相互联系、相互影

响、相互促进、相互制约的，从而构成一个有机的整体。

2. 人与自然界的统一性

自然界是人类生存的必要条件，而自然条件的变化又必然影响到人体。

（1）季节气候对人体的影响：自然界是运动不息而变化着的，在一年之中，就有春温、夏热、长夏湿、秋凉、冬寒四时不同的气候。生物在这种四时气候变化的影响下，就会有春生、夏长、长夏化、秋收、冬藏的规律性变化。例如：

气血活动
- 温暖季节：阳气发泄，气血趋于表
  - 多汗少尿
  - 脉浮大
- 寒冷季节：阳气收敛，气血趋于里
  - 少汗多尿
  - 脉沉小

（脉浮大、少汗多尿）适应性调节

从而维持和调整人体与自然的统一。

故《灵枢·五癃津液别论》说：“天暑衣厚则腠理开，故汗出……天寒则腠理闭，气涩不行，水下留于膀胱，则为溺与气。”

（2）昼夜晨昏对人体的影响：

一日分为四时
- 朝为春、午为夏：人体阳气发生而渐隆盛
- 暮为秋、夜半为冬：人体阳气衰弱，趋内而闭藏

《灵枢·顺气一日分为四时》说：“以一日分为四时，朝则为春，日中为夏，日入为秋，夜半为冬。”

《素问·生气通天论》说：“故阳气者，一日而主外，平旦人气生，日中而阳气隆，日西而阳气已虚，气门乃闭。”

平旦：是太阳初出的时候。

阳气：指人体的卫气。

人气：指人体的阳气。

气门：指汗孔。

（3）地区方域对人体的影响：我国地域辽阔，南北寒热多殊，地势高下不同，因此，地区气候的差异、地理环境和生活习惯的不同，对人体的生理活动也有一定的影响。如生活在南方的人，对炎热气候比较适应；生活在北方的人，对寒冷的气候比较适应；高原地区对空气稀薄有较大的适应能力；等等。一旦异地而处，环境突然改变，往往出现水土不服的现象。但经过一段时间的锻炼，就能完全适应新的环境。

下面再讲一下自然界对人体病理的影响：人体适应所处环境的变化，以保

持正常生理活动的能力，是有一定限度的，如果外界的变化，超过了人体的适应功能，或者由于人体调节功能失常，不能做出适应性调节时，就有发生疾病的可能。

1. 季节气候变化与疾病的关系

（1）季节性多发病：例如，春多温病，夏多胃肠病，秋多疟疾等。

（2）时令气候对慢性疾病的影响：如哮喘病多在冬季加重，风湿性关节炎多在阴雨天气加重。

2. 昼夜晨昏与疾病的关系

一般来说，疾病大多在早晨至上午比较轻，下午至夜间比较重。这与人体阳气存在生、长、收、藏规律有关。

3. 地理环境与疾病的关系

南方多有温热疾患，山区多瘿病。

明确了人与自然的关系，不仅能被动地适应自然，更能主动地改造自然，和自然作斗争，从而提高健康水平，减少疾病的发生。正如《素问·气交变大论》说："夫道者，上知天文，下知地理，中知人事，可以长久，此之谓也。"

### （二）辨证论治

辨证论治，是中医临床学的特点，也是中医理论在临床实践中的具体运用。

辨证论治，包括辨证和论治两个阶段。辨证是论治的必要前提，论治是辨证的必然目的。辨证论治的过程，也就是临床诊断和治疗的全过程。

辨证论治，不同于"对症疗法"。"证"是疾病过程中病邪、病变部位、病变性质和邪正斗争形势等方面的概括，并指示治疗方向。例如，阳虚这个证，无论是慢性肾炎，或是慢性心衰，只要出现水肿而有阳虚的证候，都可以用温阳化气利水的方法治疗，这就是"异病同治"。因为主要矛盾相同，就可采用相同的治疗方法。反之，同一疾病，其主要矛盾不同，在治疗上也就不同。

例如：

感冒 { 风热——辛凉解表 / 风寒——辛温解表 / 暑温——芳香化浊 } 同病异治 } 辨证的结果

中气下陷证 { 子宫脱垂——补中益气 / 脱肛——补中益气 / 久痢——补中益气 } 异病同治 } 辨证的结果

## 四、《中医基础理论》的主要内容

《中医基础理论》的主要内容，这里不具体讲了，待学完本门课之后，就自然明白了，兹提出几点意见，作为学习的参照。

1. 学习目的

（1）为学习其他各科打下基础，并指导今后的临床实践。

（2）继承发扬祖国医药学遗产，为人类健康事业服务。

2. 态度与方法

（1）态度：端正学习态度，纯正学习思想，有信心、有决心、有毅力、坚韧不拔、刻苦钻研。同时要以辩证唯物主义和历史唯物主义观点，正确对待中医学术，不要轻易采取否定态度。正确对待中西医两个不同的理论体系，不要生搬硬套。

（2）方法：①循序渐进，由浅入深，扎扎实实，打好基础。②勤于思考，重在理解。③善于抓纲、抓重点，做到纲举目张，以点带面。④记好课堂笔记。

# 第二章 阴阳五行

阴阳五行观念，在开始时是很简单的，是人们在实际生活中体验出来的。这一观念最迟应该说是发生于殷代，到了春秋时，人们对这一观念又有了进一步认识，如《春秋左氏传》说："天生五材，民并用之，废一不可。"

古人在生活实践中，对物质世界的认识，是从自然现象开始的，经过了长期的观察，从而认识到：

（1）自然界一切事物是运动不息的，如日月星辰的运动，四时寒暑的变迁，发现宇宙是一个运动不息的变化着的统一整体。

（2）事物变化发展的过程，一般经历着生、长、壮、老、已的各个阶段。这个过程，不是简单的重复，而是每变化一步，就推动事物向前发展一步。

阴阳五行学说，属于我国古代的哲学范畴，它认为世界是物质的，而且认识到事物是不断运动变化着的，这在当时历史条件下，对于反对巫神迷信思想，起着很重要的作用。将阴阳五行学说运用到医学领域，已有它的具体内容，对中医理论体系的形成和发展，有着极为深刻的影响，直至目前，仍有很重要的临床应用价值。当然，由于历史条件的限制，阴阳五行学说不能与现代的科学的唯物辩证法等量齐观。因此，对待阴阳五行学说，应以辩证唯物主义和历史唯物主义的观点，取其精华，弃其糟粕，使它更好地为医疗实践服务。

## 一、阴阳学说

### 1. 什么是阴阳

阴阳是代表互相对立而又统一的两个概念，它既代表两个相互对立的事物，又代表同一事物内部所存在的相互对立的两个方面。因此，可以说阴阳是一切事物或现象矛盾双方的概括。这些概括是从各种事物中体验出来的，是古代的"两点论"。

### 2. 阴阳是物质变化的总纲

古代劳动人民在长期生活实践中，通过对各种自然现象的观察，在相当程度上做比较分析，并归纳分类，最后从感性认识提高到理性认识的概念，就是阴阳。进而认识到阴阳双方的相互依赖、相互斗争和不断运动的内在联系，是自然界各种事物生长变化和消亡的根源，故《素问·阴阳应象大论》说："阴阳者，天地之道也，万物之纲纪，变化之父母，生杀之本始，神明之府也。"

天地之道：指宇宙间或自然界的规律。

万物之纲纪：大的叫纲，小的叫纪，即天地万物，无论大小，都归纳到阴阳里面去。

变化之父母：物生叫作化，物极叫作变。父母可作根源解，意思是说，阴阳是万物生长变化的根源。

生杀之本始：张景岳曰："春为阳始，夏为阳盛，阳始则温，温则生物，阳盛则热，热则长物。秋为阴始，冬为阴盛，阴始则凉，凉则收物，阴盛则寒，寒则藏物，此阴阳生杀之道也。"

神明之府也：万物变化莫测谓之神，显露于外谓之明，府为藏物之处。神明之府，即是阴阳是神明变化的处所。

3. 阴阳属性和可变性

由于阴阳代表事物的两个方面，其性质都是对立的，所以阴阳代表事物的两种属性，具有普遍性。概括起来，凡属动的、热的、在上的、向外的、明亮的、兴奋的、强壮的等为阳；反之，凡属静的、寒的、在下的、向内的、晦暗的、衰退的、抑制的、虚弱的等为阴。例如：

天　日　昼　火　热——阳
|　|　|　|　|
地　月　夜　水　寒——阴

为什么把这些对立的双方说成属阴或属阳呢？这是因为事物的属性不同，才决定事物的内在特性。

但是，事物的阴阳属性不是绝对的、不变的，而是相对的、可变的。在一定的条件下，随着事物对立面的转变而变化。例如：

昼夜
- 昼——阳
  - 平旦至日中——阳中之阳
  - 日中至黄昏——阳中之阴
- 夜——阴
  - 合夜至鸡鸣——阴中之阴
  - 鸡鸣至平旦——阴中之阳

这说明了事物阴阳属性的相对性，同时也说明了阴阳是可分的。阴阳之中复有阴阳，无论是阴的一面，或是阳的一面，其内在联系又包含着阴阳的对立面，更表达了事物内在的复杂性。

由此可见，阴阳在事物发展过程中，是相互对立的，在对立之中，又有对立的关系，也就是阴阳相对的相对性。这种事物既相互对立而又相互联系的现象，在自然界里是无穷无尽的。所以《素问·阴阳离合论》说："阴阳者，数之可十，推之可百，数之可千，推之可万，万之大，不可胜数，然其要一也。”

阴阳不是什么具体物质，而是从自然中，十、百、千、万，大小不一的事物中体验出来的两种属性。所以张景岳说：“阴阳者，有各无形，包罗万物者也。”马莳也说：“阴阳各有形色所属，而无形体可泥。”意思是说，万事万物之中，都具有阴阳的两种属性，但不能局限为某一特定事物。古人认为自然界一切物质的运动变化，都离不开阴阳的对立统一关系，运用阴阳来认识客观事物，是愈分愈细，能说明无穷无尽的事物变化，但其主要的道理，亦不外阴阳对立统一的规律。所以阴阳之道，合之则一，散之则十、百、千、万，亦无非阴阳之变化，故曰：“然其要一也。”

## （一）阴阳学说的基本内容

1. 阴阳的对立制约

**二十四节气顺序**

| 正 | 二 | 三 | 四 | 五 | 六 | 七 | 八 | 九 | 十 | 十一 | 十二 |
|---|---|---|---|---|---|---|---|---|---|---|---|
| 立春、雨水 | 惊蛰、春分 | 清明、谷雨 | 立夏、小满 | 芒种、夏至 | 小暑、大暑 | 立秋、处暑 | 白露、秋分 | 寒露、霜降 | 立冬、小雪 | 大雪、冬至 | 小寒、大寒 |

阴阳是事物的两种属性，其性质是对立的，如上与下、左与右、动与静、出与入、升与降、昼与夜、明与暗、寒与热、水与火等。既然对立，就有制约，有制约才能达到平衡协调。

从自然界来说，春夏为阳，气候湿热；秋冬为阴，气候寒冷，其性质是对立的。当夏季最炎热的时候，酷暑未去，却已产生了“夏至——阴生”的阴寒苗头；当冬季最寒冷的时候，严寒未去，却又产生了“冬至——阳生”的阳热苗头。这样寒胜热、热胜寒，斗中有制、制中有斗，就推动了事物的变化和发展。

从人体来说，阴阳也是相互对立、相互制约的，如果一方面太过，就会引起另一方面的不足；相反，一方面的不足，也会导致另一方面的太过。例如：

火多而水少，阴不能敌阳

↑

阳胜——功能亢进——阴液受损——“阳胜则阴病”

阴胜——功能衰退——阳气受损——“阴胜则阳病”

↓

水多而火少，阳不能敌阴

由此可见，阴阳无论在自然界、在人体都是相互制约，相互消长的，通过相互制约和相互消长，使事物不断处于协调平衡状态，以推动事物的发展和变化。否则，在自然界就要发生异常变化，在人体就要发生疾病。

2. 阴阳的互根互用

“原来矛盾着的各方面，不能孤立地存在。假如没有和它作对的矛盾的一方，它自已这一方就失去了存在的条件。”（矛盾论）阴阳双方也是如此。阴阳各以对方为自己存在的前提，即没有阴就无所谓阳，没有阳也就无所谓阴，犹如没有上就无所谓下一样。

祖国医学把事物对立两方面的相互依存，相互贯通，相互制约，相反相成关系，叫作“阴阳互根”，即阴根于阳，阳根于阴。阴和阳是相辅相成的，阴中有阳，阳中有阴，相互抱合，彼此融洽，但阴仍是阴，阳仍是阳，各不相混。如果阴阳间失去了互根作用，就会出现“孤阴不生，独阳不长”的情况。

阴阳互根的观点，在中医学的理论中，广泛用于生理、病理、诊断和治疗等各方面。如《素问·阴阳应象大论》说：“阴在内，阳之守也；阳在外，阴之使也。”

守，有守备或基础的意思，是说在内的物质是静而守的，是外在功能活动的物质基础。

使，含有用或作用的意思，是说在外的功能活动，是在内的物质的作用。

这是说明了物质（属阴）和功能（属阳）的关系。

阴阳互根的观点，还体现于对疾病发展过程的观察和认识，如阳虚的病症，在阳虚到一定程度时，由于“无阳则阴无以化”，可进一步出现阴虚，称为“阳损及阴”。同样，阴虚的病症，在阴虚到一定程度时，亦可由于“无阴则阳无以生”，进一步引起阳虚，称为“阴损及阳”。

人体正常生理活动，就是阴阳协调平衡的结果，如果这种关系遭到破坏，甚则“阴阳离决，精气乃绝”而死亡。

离即分离，决是决裂。精气指人的生机，即精气神。阴阳离决，则阴为孤阴，阳为孤阳，孤阴不去，独阳不长，两相离决，不生不长，必致精竭气散，如失水暴脱、大汗亡阳、失血亡精等症，最后出现四肢厥冷，脉微欲绝，导致死亡。正如张景岳曰：“有阳无阴则精绝，有阴无阳则气绝，两相离决，非病则亡。”

3. 阴阳的消长平衡

阴阳双方并不是处于静止不变的状态，而是在一定限度、一定时间内，此消彼长，此进彼退，不断运动变化，以维持相对的平衡。这一动的现象，就称之为“阴阳消长”。例如：

四时气候的变化：

冬寒⟶春温⟶夏热⟶秋凉⟶冬寒

阴消阳长　　阳消阴长

动态平衡

由于四时气候有阴阳消长的变迁，所以才有寒热温凉的不同变化。

人体生理变化：

白天⟶黑夜⟶白天

兴奋→抑制 抑制→兴奋

(阳消阴长)(阴消阳长)

动态平衡

由于阴阳双方的相互制约关系，阴阳的消长，不能超出一定的限度，经常维持在相对平衡状态。如果超过了这个限度，破坏了相对的平衡，就要出现偏盛偏衰的病理变化。

阴阳失调〈偏盛／偏衰〉疾病发生

因此，在诊治疾病的过程中，要审察阴阳，协调阴阳，使其重新恢复到平衡协调状态。

4. 阴阳的相互转化

事物阴阳的两方面不是静止的、不变的，而是在一定的条件下，可以各自向相反的方面转化。也就是说，在一定的条件下，当阴阳两方面的消长运动到了一定的阶段，阴可以转化为阳，阳可以转化为阴。“转化”是阴阳两个方面运动变化的结果。如果说，在一个事物的变化过程中，阴阳消长是一个量变过程的话，则阴阳的转化，即是一个质变的过程。

阴阳相互转化是有其内在因素的，新事物的生成，即倚伏着败亡之因素；旧事物的败亡，也孕育着新事物产生的因素。故《素问·六微旨大论》说：“夫物之生从于化……”

阴阳间的转化，必须具备一定的条件。即阴阳在一定条件下和一定阶段内，是可以相互转化的，故《素问·阴阳应象大论》说：“重阴必阳，重阳必阴”，“寒极生热，热极生寒”。“重”是盛的意思，“极”是到了极端、极度阶段，重和极就是转化的条件。例如：

急性温热病——高热、面红、烦躁、脉数有力→阳证（由阳转阴）
↓
阳气暴脱——体温下降、面色苍白、四肢厥冷、脉数欲绝→阴证（由阴转阳）
↓
抢救后——四肢转温、色脉转和→阳证

寒饮中阻——喜暖恶凉、咳嗽无力、咳白色泡沫→阴证（由阴转阳）
↓
化热——发热发喘、咳黄稠脓→阳证

以上几个方面，是阴阳学说的基本内容，它们是互相影响、互相联系、互为因果的。理解了这些基本观点，进而理解中医学对阴阳学说的运用，就比较容易了。

**（二）阴阳学说在中医学中的应用**

在中医学里，阴阳常被应用于生理、病理、辨证、治疗等各个方面，以说明和解释医学上的一些问题。

1. 说明人体的组织结构

人体上下内外各部分之间，都存在着阴阳对立统一的关系，故《素问·宝命全形论》说："人生有形，不离阴阳。"

（1）上下分阴阳：人体上部为阳，下部为阴。

（2）内外分阴阳：人体外为阳（体表和四肢外侧），内为阴（体内和四肢内侧）。体表是阳气护卫的地方，故体外为阳，体内是精气储存的地方，故体内为阴。

（3）腹背分阴阳：背为阳，腹为阴。因腹向地向下，接受阳光较少；任脉循于腹，统领一身之阴，故腹为阴。背向天向上，接受阳光较多；督脉循于背，总督一身之阳，故背为阳。

（4）脏腑分阴阳：五脏为阴，六腑为阳。因五脏又以储藏为主，故为阴。六腑以排出为主，故为阳。

（5）五脏分阴阳。心肺属阳，肝脾肾属阴。各个脏器分阴阳，心有心阴心阳，肝有肝阴肝阳，脾有脾阴脾阳，等等。

2. 说明人体的生理功能

（1）功能和物质的关系：没有物质就没有功能的产生，没有功能的作用物质就不能化生，二者是相互依存，相互为用的。

（2）脏腑和活动功能的关系：

脏腑功能活动 < 兴奋、活动、上升 —— 阳<br>抑制、静止、下降 —— 阴

由此可见，人体正常生理活动，就是阴阳协调的结果，故《素问·生气通天论》说："阴平阳秘，精神乃治。"

平是静的意思，秘是固的意思。

治是治理。精神乃治，即精神正常，处于有条有理之意。

3. 说明人体的病理变化

一阴一阳谓之道，偏阴偏阳谓之疾。疾病的发生，关系到"正""邪"两个方面，病邪有阴阳，正气亦有阴阳，正邪相争，必有偏胜偏衰之结果。

病理上的阴阳失调，则表现为某一方面的偏胜或偏衰，并且一方面的异常势必影响到另一方面。

（1）阴阳偏胜：

阳偏胜 < 表现热证 ——"阴胜则热"<br>导致阴虚 ——"阳胜则阴病"

如《伤寒论》阳明病，在大热、大渴、大汗，脉洪大，大便秘的情况下，阴液必然受损，而在治疗时，并不以滋阴为主，仍用白虎汤之类以清热，承气汤之类以泻实为主，采用这种"清热""泻实"以存阴的治疗方法，目的是达到阴阳平衡。

阴偏胜 < 表现寒证 ——"阴胜则寒"<br>导致阳虚 ——"阴胜则阳病"

如《伤寒论》少阴病寒化证，其症状表现有脉微细，但欲寐，下利清谷，四肢厥冷，背恶寒等，这是阴胜而致阳虚的现象。治疗宜逐寒回阳以消阴翳，阴翳消则阳气自复。

（2）阴阳偏衰：

阳虚——不能制阴——阴盛——虚寒证——"阳虚则寒"

如命门火衰，则阳不及而致阴盛，症见畏风、怕冷、四肢不温、困倦懒言、自汗少气等，治疗采用温阳散寒之法以扶阳消阴。

阴虚——不能制阳——阳盛——虚热证——"阴虚则热"

如阴虚而致阳亢，症见骨蒸潮热、五心烦热、头晕耳鸣、口干、盗汗等。治疗应采用滋阴潜阳等法以治之。

但须指出，阴虚阳盛，阳虚阴盛，是有阶段性的，如果任何一方虚损到一定程度时，就可导致对方的不足，出现阴阳两虚的状态。

阳虚→功能衰退→阴不化→阴虚
阴虚→物质亏少→阳不生→阳虚
〉阴阳两虚

当然，在阴阳两虚的状态，仍存在着偏虚现象。

(3) 阴阳的转化：内容已如前述，兹从略。

4. 用于疾病的诊断

阴阳失调，既然是病理变化的关键所在，那么疾病的性质，亦可以概括归纳为阴阳两大类。尽管疾病错综复杂，千变万化，都可以根据阴阳变化的规律，加以分析综合，去认识疾病的本质，从而判断病证的属阴属阳。故《素问·阴阳应象大论》说："善诊者察色按脉，先别阴阳。"

八纲辨证分阴阳〈
里寒虚——阴
表热实——阳
〉以阴阳为总纲

察色分阴阳〈
光滑润泽——阳
沉浊晦暗——阴
〉审清浊而知部分

闻声分阴阳〈
气粗声高——阳
气弱声低——阴
〉病苦于中，声发于外

诊脉分阴阳｛
部位——寸为阳、尺为阴
脉象｛浮数大滑实——阳；沉迟小涩虚——阴
｝病在里而脉见于外

5. 用于疾病的治疗

形成疾病的原因，出现症状的条件，都是阴阳偏盛或偏衰所致。治疗的目的，就在于调和阴阳的太过与不足，所以一切治疗原则的确定，都是为了创造条件，使失调的阴阳向着协调方面转化，故《素问·至真要大论》说："仅察阴阳所在而调之，以平为期。"

(1) 确定治疗原则：

偏胜治疗原则〈
阳盛而致阴液耗伤——治以阴寒药——"热者寒之"
阴盛而致阳气不足——治以阳热药——"寒者热之"
〉损其有余

偏虚治疗原则〈
阳虚导致阴盛——益阳以消阴——"阴病治阳"（益火之源，以消阴翳）
阴虚导致阳亢——益阴以致阳——"阳病治阴"（壮水之主，以制阳光）
〉补其不足

这就是泻有余（实者泻之），补不足（虚者补之），调治阴阳偏盛偏衰的基本原则。

此外，在治疗阴阳偏衰病证时，还要考虑到阴阳互根的原理，从阳中求阴，阴中求阳，更及其妙。张景岳曰：“善补阳者，必于阴中求阳，则阳得阴助而生化无穷；善补阴者，必于阳中求阴，则阴得阳升而泉源不竭。”

（2）归纳药物的性能：药物之所以能治疗疾病，亦正是用其阴阳的性能，以调节机体中的阴阳，使其能臻于相对的平衡。

在归纳药物性能上，阴阳同样具有重要的意义，药物的四气、五味、升降浮沉等一般性能，也都包含有阴阳的属性。

四气(亦称四性)
- 寒凉 —— 阴
- 温热 —— 阳

五味
- 酸苦咸 —— 阴
- 辛甘(淡)—— 阳

性能
- 升浮 —— 阳
- 沉降 —— 阴

所以，临证用药，必须注意证之阴阳与药之阴阳的关系，利用药物的阴阳性质来纠正、恢复由疾病引起的阴阳失调状态，从而达到治疗的目的。

**复习思考题**

1. 阴阳学说的基本内容有哪些？其理为何？
2. 为什么说阴阳一方面的异常势必影响到另一方面？

## 二、五行学说

我国古代劳动人民在长期的生活和生产斗争实践中逐渐认识木、火、土、金、水五种物质是构成生活资料和生产资料的最基本物质，并认为这五种物质，既具有相互资生、相互制约的关系，而且在不断地运行和变化，故称之为五行。行，有运行、运动之意。

### （一）五行学说的基本内容

1. 五行的特性

五行特性，虽然来自木、火、土、金、水，但实际上已超越了木、火、土、金、水具体物质的本身，而具有更广泛的含义。

五行特性：
- 木——生长、升发、条达舒畅——“曲直”
- 火——温热、升腾——“炎上”
- 土——生化、承载、受纳——“稼穑”
- 金——沉降、肃降、收敛——“从革”
- 水——寒凉、滋润、向下运行——“润下”

2. 事物的五行属性推演和归类

古人为了说明体内体外的整体性及它们之间的复杂关系，便把人体的脏腑组织、生理、病理现象，以及与人类生活有关的自然界事物做了广泛的联系，并用取类比象的方法，按照事物的不同性质、作用和形态等，分别归属于木、火、土、金、水五大类。为本讲义归纳表所述。

上表从横的方面看，是把不同事物进行取类比象属性的归类，以木为例：木性柔和条畅，春季多风，阳气上升，草木滋生，郁郁青青，而青葱的果木多有酸味，因此，便把木和春、东、风、生、青、酸等联系起来。结合人体来说，肝性条达舒畅，喜滋润而升发，与胆相表里，开窍于目，主筋主怒，故与木联系在一起。由此可见，医学上所沿用的五行，实际上是五种不同属性的抽象概括。

上表从纵的方面看，是表示五类事物间彼此的联系。这种关系，主要有相生、相克、相乘、相侮等方面。

3. 五行的生克乘侮

(1) 生克和制化：①相生：相生是相互资生、相互助长、相互促进之意，其顺序是：木→火→土→金→水→木。

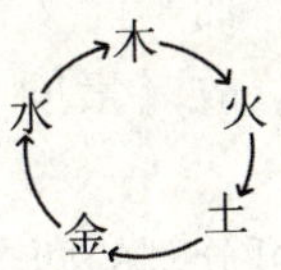


在相生的关系中，任何一“行”，都具有“生我”和“我生”两个方面的关系：生我者为母，我生者为子。所以相生的关系，又叫作“母子关系”。以木为例：

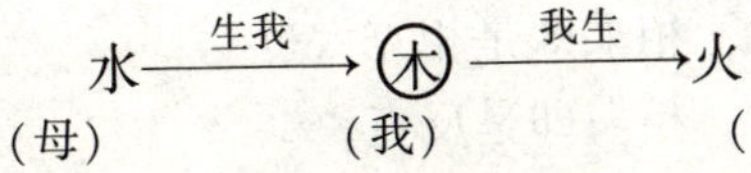


②相克：相克是相互制约，相互抑制之意。其顺序是：木→土→水→火→金→木。

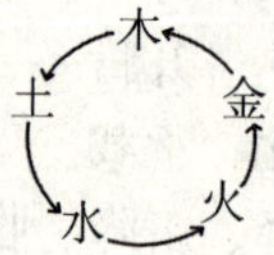


在相克的关系中，任何一“行”，都具有“我克”和“克我”两个方面的关系。我克者叫作“所胜”，克我者叫作“所不胜”。所以五行的相克关系，又称为“所胜”与“所不胜”的关系，以木为例：

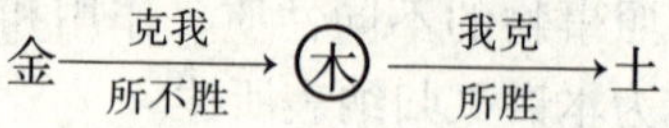


相生和相克，都属于正常情况，只有为此，才能维持正常的协调平衡状态。生和克的结合（生中有克，克中有生），便谓之“制化”（制约生化）。例如：

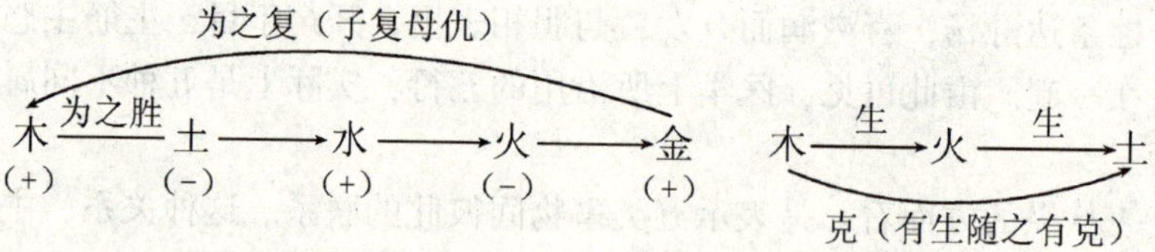


这种相生、相克的过程，也就是事物消长的过程，在这个过程中，经常出现的不平衡的消长情况，其本身就是再一次相生、相克的调节，又重复出现再一次的协调平衡。

这种在不平衡之中求及平衡，而平衡又立刻被新的不平衡所代替的循环运动，推动着事物不断变化和发展。故《素问·至真要大论》说：“胜至则复，复已而胜，不复则害。”

由此可见，相生与相克是不可分割的两个方面，没有生，就没有事物的发生和成长；没有克，就不能维持事物正常协调下的变化，就会出现亢进无度而为害。故《素问·六微旨大论》说：“亢则害，承乃制。”

（2）乘侮：五行正常生克关系失常后，就会出现当生不生，当制不制，或相生不及，相制太过等病理现象。五行学说则称之为“相乘相侮”。

乘，有乘虚侵袭之意，相乘即是相克太过。

侮，有恃强凌弱之意，相侮即是反克。

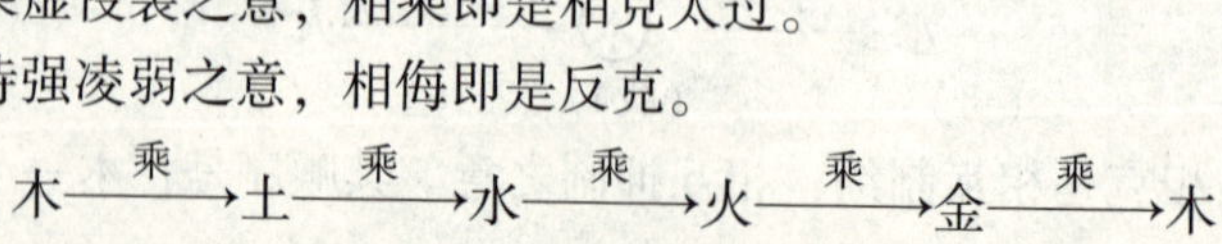

这种相互间的关系失去正常协调的表现，对于人体来说，即是病理现象。例如：

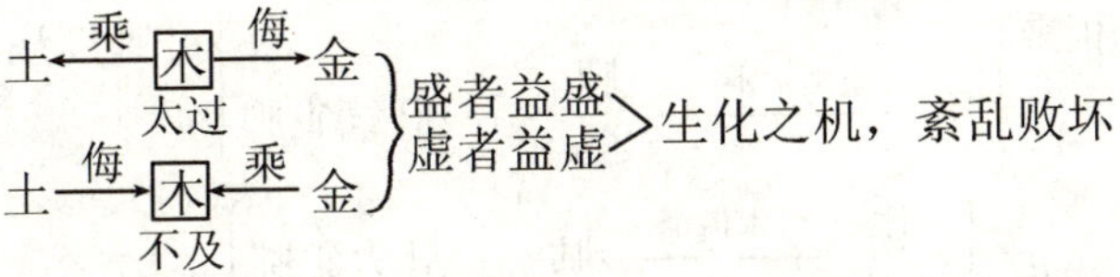


正如《素问·五运行大论》说："气有余，则制己所胜而侮所不胜；其不及，则己所不胜，侮而乘之，己所胜，轻而侮之。"

## （二）五行学说在中医学说中的应用

中医学的五行学说，主要是解释人体内脏的生理活动和病理变化，以及相互的关系，作为分析、研究、归纳、判断的依据。

1. 说明五脏的生理功能及其相互关系

中医学应用五行是以内脏为基础的，分别用木、火、土、金、水代表人体内脏的属性，即肝属木，心属火，脾属土，肺属金，肾属水。其在生理上的运用，主要有两个方面：一是以五行的特性来说明五脏的生理活动特点；一是以五行的生克关系来说明人体脏腑组织之间生理功能的内在联系。因为任何一个脏器组织的生理活动，都是整个人体生理活动的组成部分。它都影响着其他脏器组织，而其他脏器组织的变化活动，也必然影响着它，它们之间，无不存在着相互资生、相互制约的关系。但必须指出，在探讨内脏的生理时，应结合脏腑本身的生理功能实际，在探讨内脏的病理时，应结合疾病的本质和具体病情，决不能离开实际而空谈生克乘侮，更不能机械地生搬硬套。故《素问·玉机真藏论》说："然其卒发者，不必治于传，或其传化有不以次。"

2. 说明五脏病变的相互影响

（1）相生关系的传变：包括"母病及子"和"子病及母"两个方面。例如：

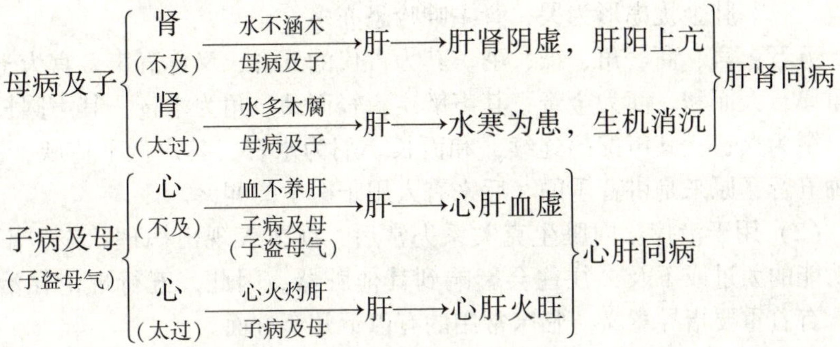

（2）相克关系的传变：包括“相乘”和“相侮”两个方面。例如：

相乘：
- 肝（太过）—木乘土→脾→肝气犯脾
- 肝—土虚木乘→脾（不及）→肝气犯脾

}肝脾同病

相侮（反克）：
- 肝（太过）—木侮金→肺→肝火犯肺
- 肝—木侮金→肺（不及）→肝气犯肺

}肝肺同病

一般来说，母病及子和相侮的病情较轻浅，子病犯母和相乘的病情较深重。

3. 用于诊断和治疗

（1）用于诊断：五脏与五色、五音、五味，以及相关脉象的变化，在五行分类上，有着一定的联系。所以在临床诊断时，综合望、闻、问、切四诊所收集的信息，根据五行的所属及其生克乘侮的变化规律，以推断病情。例如：

面色青、脉弦、喜食酸味 }肝病

面色赤、口苦、脉洪 }心火亢盛

脾虚病——面色青（木乘土）
心病——面色黑（水克火）
}色克病（古人非常重视色诊）

声音：肝怒声呼心主笑，脾为思念发为歌，
肺金忧虑形为哭，肾主呻吟恐亦多。

五音：宫、商、角、徵、羽。其为古代的五音，又称五声。宫为土音，其声重厚，大而和。商为金音，其声敏疾，轻而劲。角为木音，其声圆长，调而直。徵为火音，其声抑扬连续，和而长。羽为水音，其声低平掩映，沉而深。这种五音，原来是讲音乐的，后来有人用于医学的闻诊。

（2）用于治疗：内脏生克关系失常后，就要表现出病理状态。不管哪一脏功能的太过或不及，往往会影响到其他脏器。因此，五行理论在治疗方法上，有着重要指导意义。临床常用的有以下几个方面。

①治未病之脏：根据五行生克的关系，调治本脏，预顾他脏，以防传变。如《难经·七十七难》说："见肝之病，则知肝当传之于脾，故先实其脾气。"《金匮要略》说："见肝之病，知其传脾，当先实脾。"

②以相生治：相生治
- 原则——"虚则补其母，实则泻其子"
- 方法
  - 滋水涵木，益火补土，培土生金，金水相滋
  - 肝火泻心法

③以相克治：相克治
- 原则——抑强扶弱
- 方法——抑木扶土，培土制水，佐金平木，泻南补北

此外，在针灸疗法和精神疗法上，亦多采用五行生克理论，以指导治疗。

上述治疗方法，都是通过临床实践，运用五行生克的理论而总结出来的，仍有实际意义。但须指出，在运用这些理论时，必须紧密结合临床实际，绝不要机械地生搬硬套。

## 小结

（1）阴阳是自然界许多事物或现象共同具有的矛盾对立的名词，可代表和概括事物的体象和属性，说明事物变化、运动和发展的规律性。

（2）阴阳学说，以其独特理论，说明人体脏器生理功能、病理现象和病变机转，作为临床诊断及指导治疗的基本法则。如正常生理现象，可谓之"阴阳调和"，疾病发生，可谓之"阴阳失调"，病理机转可谓之"阴阳偏胜"，临床辨证，可谓之"辨别阴阳"，治疗目的，可谓之"协调阴阳"等。

（3）阴阳是相互的，而不是绝对的对立，是相互依存，相互制约，相互联系，相互协调的统一性。

（4）五行生克制化规律，是古代朴素的唯物辩证法的理论产物，也是劳动人民向疾病作斗争的理论工具之一，但是，很不全面，局限性很大。

（5）五行的运动规律，就是生克制化，这种规律，是通过"亢则害，承乃制"的演变过程，保持着正常的平衡。

（6）阴阳和五行学说，在实际运用的过程中，常常是不可分割的，都是以脏腑、经络等作为客观依据的；都是以自然现象的变化规律去分析、研究、归纳、解释人体生理活动和病理变化的。如肝脏属阳、属木，其生理是应春阳而主升发，其性喜条达而主疏泄。所以说，阴阳之中包含着五行，五行之中也包含着阴阳。因此，两者总是相互联系的，其差异只是阴阳学说概括性较高，原则性较大；五行学说的概括性较具体，个别性较大。两者结合起来，就能更深入、具体地阐明人体极为复杂的一些生理病理变化。

(7) 阴阳五行这个古老的学说，已长期和中医临床实践相结合，成为中医学上的传统概念，至今仍起着重要作用。所以，我们要用“一分为二”的观点，从实际出发，对它进行总结、研究，以便更好地为医疗实践服务。

## 复习思考题

五行学说的基本内容是什么？请详述其理。

# 第三章　藏　象

## 一、藏象的含义

藏象学说，是以脏腑为基础，其内容比较广泛，包括了人体内脏的解剖、生理、病理及辨证论治等许多方面，是中医基础理论的重要组成部分，是中医辨证论治的主要理论依据。离开了藏象学说，就不能认识任何疾病的实质及其内部联系。正如唐容川所说："业医不知脏腑，则病源莫辨，用药无方。"

藏——藏也——藏居于内的脏器

象——形象——形见于外的生理、病理现象

藏象学说，与现代医学脏器的概念不完全相同，在解剖、生理、病理等方面都有着一定的差异。中医学认为脏腑，一方面指实质脏器，另一方面，指不完全和实质脏器一致的一组生理功能活动和病理变化。例如：

- 生理
  - 心
    - 西医——主管血液循环
    - 中医——既主"血脉"，又主"神志"
  - 肾
    - 西医——主管泌尿
    - 中医——既主泌尿，又主"藏精"
- 病理
  - 原发性高血压
    - 西医——心血管疾病
    - 中医——常是肝肾的一种病理反应
  - 神经衰弱
    - 西医——高级神经活动异常
    - 中医——常是心、脾、肾的一种病理反应

因此，首先要了解中医这些基本概念，不能单纯用西医的解剖学、生理学、病理学等观点去理解它，更不能完全把它与现代医学所称的脏器相等同。

## 二、藏象的范围

藏象，包括人身内外一切器官组织和功能，范围比较广泛，但归纳起来，不外狭义和广义两个方面：

- 藏象
  - 五脏（心、肝、脾、肺、肾）｝狭义的
  - 六腑（胆、胃、大肠、小肠、膀胱、三焦）｝狭义的
  - 经络、五官、九窍
  - 奇恒之腑（脑、髓、骨、脉、胆、女子胞）

（以上四项合为广义的）

五官：鼻、眼、口唇、舌、耳。官是职守之谓。

九窍：有两种说法：①眼二、鼻孔二、耳二、口、前阴、后阴。②眼二、耳二、鼻孔二、口、舌、喉。

## 三、藏象的理论

古人是以阴阳五行、人与自然相适应的理论来论述藏象的功能活动的。认为人体一切复杂的生命活动，均属于内脏，举凡能够推动与调整功能活动和适应周围环境的高级生理现象，也都在属功能范畴之内，故《灵枢·本藏》说："五脏者，所以参天地，副阴阳，而连四时，化五节（五行的节序）者也。"所以内脏的活动，实质上是人体整个生命活动，因而认为脏腑的功能活动，不是孤立进行的，而是相互制约、相互依存的。在整体的观点指导下，来论述脏与脏，腑与腑，内脏与体表组织器官，外在环境与人体的内脏，全身各部组织与精神活动等，形成了内外协调的统一体，这就是藏象学说的整体性。

## 四、藏象学说的形成

中医学的藏象理论，是古代医务人员，通过人体的大体解剖，长期的生活实践和医疗实践的观察，逐步建立了比较完整的"藏象学说"。

生活实践——（体验）——生理变化
医疗实践——（经验）——病理变化　}建立藏象学说
大体解剖——（看到）——组织形态

## 五、脏与腑的功能区别

脏腑是内脏的总称，由于它们的功能特点不同，又有脏腑之分。脏是"藏而不泻"，为储藏精气的处所；腑是"泻而不藏"，为接受和消化食物并排泄糟粕的通道。

脏腑{
　脏——藏{
　　精——精气血津液{"满而不实"；藏而不泻}
　　神{精神情志；意识思维活动}
　}以藏为主
　腑——泻{精华输泻于全身；糟粕排泄于体外}{"实而不满"；泻而不藏}以通为用
}

<table>
<tr><td rowspan="4">奇恒之腑</td><td rowspan="2">五脏</td><td>同——藏蓄阴精，与五脏功能近似</td><td rowspan="4">除胆外，无表里配合关系</td></tr>
<tr><td>异——中空，与五脏形态不同</td></tr>
<tr><td rowspan="2">六腑</td><td>同——中空，与六腑形态近似</td></tr>
<tr><td>异——藏蓄阴精，与六腑功能不同</td></tr>
</table>

奇恒之腑，形体类似腑，作用又类似脏，似腑非腑，似脏非脏，在人体中与一般脏腑的作用有所不同，故称奇恒之腑。

# 第四章 五脏六腑

## 一、心

心系统
- 组成
  - 心脏
  - 心系（与心相联系的组织）
  - 心包
  - 经脉
- 联系
  - 小肠
  - 脉
  - 舌
  - 眼（血络、内外眦部位）

### （一）心的主要生理功能

1. 主血脉

心与血脉是密切连属的。血液含有各种营养物质，为机体生理活动所必需，脉为血行的管道而贯通于全身。人身血液之所以能够循行全身，运行不息，以营养周身，主要有赖于心脏的推动。

心═血═脉═全身
↑
心气的推动（心气是推动血液运行的动力）

心气：主要指心血管系统的一些功能表现，这些功能和心阳有不可分割的联系，其表现属阳，其物质基础为心阴和心血。因此，所谓心气，不能单独理解为心阳或心火的功能，其中仍不能忽视心阴和心血对心气的作用。

心阳：指心血管系统的一些功能表现，并能宣通卫外之阳。

心阴：指心脏的阴液，为营血组成部分，有时可以理解为心血。

心血：指心及血脉中的血液，有时可以理解为心阴。为心阳心气的物质基础。

心阳、心阴的作用
- 心阳（心气）
  - 主精神意识
  - 推动血液运行
- 心阴（心血）
  - 心阳不使偏亢
  - 心神不使浮动

心气的强弱，能影响血脉的运行，而血脉的盛衰，也能影响心脏的正常功能。所以，心气旺盛，血脉充盈，才能心跳节律均匀，脉搏和缓有力（心率正常），精力充沛，面色红润光泽。若心气不足，血脉空虚，则面色淡白无华，脉呈细弱之象，甚则出现结、代、促、涩之脉。若气血因心和血脉运行无力，造成瘀滞，则可出现心前区憋闷和刺痛，甚则危及生命。

2. 主神志

心 { 解剖之心（《难经·四十二难》："心重十二两，中有七孔三毛，盛精汁三合。"）
　　神明之心（"心者，五脏六腑之大主也，精神之所舍也。"心者君主之官，神明出焉。）

神有广义和狭义之分：

神 { 广义——生命活动的外在表现，如视、听、言、动等
　　狭义——精神意识，思维活动

中医学的神，可以说是对人的精神意识，思维活动，以及脏腑，精、气、血、津液活动外在表现的高度概括。并认为这些活动，是由心所主，起着调节五脏六腑，维持人体内外环境统一的重大作用。故《灵枢·邪客篇》说："心者，五脏六腑之大主也，精神之所舍也。"人的精神意识、思维活动与五脏皆有关系（心主喜，肝主怒，脾主思，肺主悲，肾主恐），而五脏之情志又统由心所主。

血液是神志活动的物质基础，人的血液旺盛，则思维活动能力就强盛，血液不足，则思维活动能力就减弱。可见，心主神志的功能与心主血脉的功能是密切相关的。从病理来看，这种关系，也是非常明显的，例如：

心血（阴）虚 ⟶ 阴不藏阳 ⟶ 心神浮动 { 心神不宁
　　失眠
　　多梦
　　健忘
　　悸烦不安

心主神志这种理论，在目前仍然有着指导临床实践的意义，如临床见到的精神失常、神志昏迷等病，采用走心经的药物治疗，就能获得疗效。如：

心火偏旺 { 炼液成痰——痰迷心窍——昏迷
　　热扰心神——心神失明 { 谵妄、昏迷
} 清心火，佐以化痰开窍药物治疗

## （二）心的在志、在液、在体和在窍

1. 在志为喜

喜：
- 正常——气和志达、营卫通利
- 病态：
  - 心有余——喜笑不休
  - 心不足——易愁

喜为心之志，心又主神志。过喜和五志过极均可伤心而为病。

2. 在液为汗

心与汗的关系，主要是因为心主血，而津液又与血有互相转化关系，汗液为津血所化的缘故。

汗为心之液

心——血——津液——汗

汗血同源

汗之所以能出，主要是阳气和卫气作用的结果。

阳气——蒸化津液（阳加于阴谓之汗）
卫气——护卫腠理
→ 汗出

腠理：①指皮肤、肌肉和脏腑的纹理。②指皮肤与肌肉交接的地方，又称“皮腠”。

3. 在体合脉，其华在面

由于心主血脉，因此，全身血脉又都连属于心。

其华在面：
- 正常——红润光泽
- 异常：
  - 心气不足——面色㿠白、晦滞
  - 血脉空虚——色淡无华
  - 血脉瘀滞——青紫

为什么“其华在面”？与面部组织薄嫩、血管丰富有关。正如《灵枢·邪气脏腑病形》说：“十二经脉，三百六十五络，其血气皆上于面而走空窍。”

4. 在窍为舌

心开窍于舌，是说心的功能与舌是沟通的。心与舌的关系是通过经络相连通的（心经的别络上行于舌）。故又称舌为“心之苗”。

- 舌
  - 功能
    - 主司味觉
    - 表达语言
    - （是心主血脉，主神志的作用）
  - 正常
    - 舌体柔软红润、灵活
    - 味觉灵敏、语言流利
  - 病变
    - 虚
      - 心阳不足——淡白胖嫩
      - 心阴不足——红绛瘦瘪
    - 实
      - 心火上炎——舌红、生疮
      - 心血瘀阻——暗紫、瘀斑
    - 神志——舌卷、舌强、语蹇、失语

[附] 心包络：其内容，见本讲义，兹从略。

心包与心，从辨证角度上看，是一致的。只不过反映病情的浅深轻重程度不同而已。

总之，心为一身之主，故称“君主之官”，其主要功能是主血脉，主神志，血液的运行，有赖于心气的推动，神志的灵敏不昧有赖于心血的滋养。故又有“心无气不行，无血不用”之说（《本草求真》）。心虽属阴，而功能主阳，故又称心为“牡脏”（阳脏）。心之阳气，一方面发挥温煦作用，保持心脏本身的生理功能；另一方面温通血脉维持整体生命活动，使之生机不息。人们常把心阳喻之为人身之“日”。

**复习思考题**

1. 何谓心主血？心气的主要生理作用是什么？
2. 何谓心藏神？心神有什么重要生理作用？
3. 心主血与心藏神的生理功能之间有何联系？
4. 为什么说心之液为汗？有何意义？
5. 为什么说“舌为心之苗”？舌的主要功能是什么？
6. 你对心为阳脏是怎样理解的？

## 二、肺

中医学对肺的功能阐述，不仅指呼吸系统的功能，还包括了西医学体液调节，血液循环的部分功能及皮肤卫表的防御功能在内。

### （一）肺的主要生理功能

1. 主气，司呼吸

肺主气，包括两个方面。

（1）主呼吸之气：人体通过肺的呼吸作用，进行内外的气体交换，以呼浊吸清，吐故纳新。所以《医宗必读》说：“肺叶白莹，谓之‘华盖’，以覆诸脏，虚如蜂窠，下无透窍，吸之则满，呼之则虚，一呼一吸，消息自然，司清浊之运化。”说明肺本身具有呼吸之功能。

（2）主一身之气：肺不仅主呼吸之气，而且主一身之气，即各脏腑组织功能活动。首先体现于气的生成，尤其是宗气的生成。宗气是由肺吸入之清气与水谷化生之精气结合而成。它渗润于血脉之中而宣发输布于全身，以维持各脏腑组织的正常活动，这是肺主一身之气的一个主要方面。另一方面，肺对全身气机具有调节作用，以保持全身之气的升降出入运动。故《素问·五脏生成篇》说：“诸气者，皆属于肺。”总之，肺主一身之气，主要取决于肺的呼吸功能。

从病变方面，更可看出肺主气的重要作用。例如：

病变：
- 肺气不足 {呼吸无力、宗气亏乏} 全身倦怠
- 肺气衰竭——呼吸停止——生命死亡

2. 主宣发和肃降

宣发是宣散发布的意思，是肺向上向外的功能。其生理体现有三：

（1）通过肺的气化，及时排出体内浊气。

（2）由于肺气的推动，能收津液，水谷精微，运行散布于全身各处，内而脏腑经脉，外而肌肉皮毛，无处不有，无处不到。故《灵枢·决气篇》说：“上焦开发，宣五谷味，熏肤，充身，泽毛，若雾露之溉，是谓气。”

（3）宣发卫气，调节腠理之开合。

肃降，即清肃下降之意，是肺气向下的功能。其生理体现亦有三：①吸入清气，保持机体活力。②向下布散津液和水谷精微，肺为脏之长，居诸脏之上，其位最高，谓之“华盖”，以清肃下降为顺，故能将肺吸入的清气和由脾转输至肺的津液和水谷精微，不断向下布散。③肃清肺和呼吸道内的异物。肺属金，金具有清凉的性质，清净的功能（金清气肃），不能容有水痰浊及其他异物。通过肺的清肃作用，经常保持肺和呼吸道的清洁。

肺的宣发和肃降，是相辅相成的，既有宣又有肃，宣肃结合，才能使肺气通畅，呼吸均匀。所以

肺气：
- 宜宣、宜降、宜清
- 不宜壅满、上逆、燥热

故《素问·至真要大论》说：“诸气膹郁，皆属于肺。”

膹，即喘急。郁，即胸部痞闷。若由某种原因，使肺气不能宣降，则出现

膹郁之病变。

3. 通调水道

水道是指人体水液的运行与排泄，有一定的途径而言。通调水道，是指肺气有促进和维持水液代谢平衡的作用。肺之所以能通调水道，主要靠宣发和肃降的作用。通过宣发，能使水液布散到全身，特别是皮肤，经由汗孔排出为汗。通过肃降，收津液内灌五脏六腑、筋骨经脉，并使多余的水液，下归于肾，经过肺肾的气化作用，使水液下输膀胱，成为尿液，排出体外。所以说“肺主行水”“肺为水之上源”。如果通调水道功能失常，就可发生水液停聚病变。

| | |
|---|---|
| 水道通调失常——→水液停聚 | 痰<br>饮<br>水肿 |

注：到痰饮内容中谈述，故去之。

4. 朝百脉，主治节

（1）肺朝百脉：朝是朝向、会合的意思，指百脉会合于肺，也就是百脉朝肺。肺在呼吸过程中，将吸入之清气，渗润于血脉之中，输送于全身。血脉是心所主，而血液的运行，又赖于气的推动。由此可见，肺朝百脉，既是心肺的关系，也是气血的关系。故《素问·经脉别论》说：“食气入胃，浊气归心，淫精于脉；脉气流经，经气归于肺，肺朝百脉，输精于皮毛。”

食气：指食物中的精微物质。

浊气：指食物精微中的浓郁部分，并非废浊之浊。

淫，作濡养解。

肺主治节：治节，是治理调节之意。《素问·灵兰秘典论》：“肺者，相傅之官，治节出焉。”傅同辅，有辅佐，协助之意。相傅，是古代的宰相，辅助是主治主要国家大事。“出焉”，即治节之能从肺出。

| | | |
|---|---|---|
| 主治节 | 主呼吸——呼吸有节奏<br>主全身气机——升降出入<br>辅助心脏——血液循行<br>水液输布——调节平衡 | 肺功能的概括 |

## （二）肺的在志、在液、在体和在窍

1. 在志为忧

忧和愁，同属肺志，而愁忧又都能伤肺气而使气消，故《素问·举痛论》说：“悲则气消。”为什么“肺在志为忧”呢？张景岳曰：“金气惨凄，故令人忧。”特别是在肺虚的情况下，更易产生悲忧情绪。

2. 在液为涕

肺为涕：涕即鼻涕。鼻为肺之窍，肺之津液外出于鼻则为涕。在病变情况下，更为显著。

病变：
- 肺寒——鼻流清涕
- 肺热——鼻流黄浊涕
- 肺燥——鼻干

3. 在体合皮，其华在毛

皮毛为一身之表，包括皮肤、汗腺、毛发等组织，有分泌汗液、润泽皮肤和抵御外邪的功能。皮毛之所以有这些功能，主要依靠肺气宣发的力量。

肺主皮毛，是说肺与皮毛在生理和病理上都有着十分密切的关系。

生理上：①肺朝百脉，输精于皮毛；②肺主气，通汗孔，《素问·生气通天论》称汗孔为“气门”。后世医家又有“遍身毛窍，俱暗随呼吸之气以为鼓伏”的理论，均说明肌表汗孔这种开合启闭散气作用与肺卫之气的作用关系密切。

病理上：外邪袭表，大多首先出现肺卫症状，如发热恶寒、咳嗽、气喘等肺气不宣的证候，若肺气虚弱，不能宣发卫气津液于皮毛，不仅可使皮毛憔悴枯槁，而且可以使卫外功能不足，易患感冒。卫气与肺的宣发有关，卫气主司汗孔的开合，若肺卫气虚，肌表不固，就会常自汗出；肺卫闭实，毛窍郁闭，又常见无汗的症状。

病理：
- 风寒外感（肺卫闭实——无汗）
  - 袭表——腠理郁闭——恶寒发热
  - 束肺——肺气不宣——鼻塞、咳嗽、气喘
- 肺卫气虚
  - 气津不布——皮毛憔悴
  - 卫外不固
    - 易外感
    - 常自汗

4. 在窍为鼻

肺主呼吸，鼻为呼吸出入之门户，故“肺开窍于鼻”，鼻的通气和嗅觉的功能，主要依靠肺气的作用，肺气和畅，通气才能正常，嗅觉才能灵敏。因此，在临床上，肺气不利，常反映出鼻息不通和嗅觉不灵的症状。根据这个道理，常把鼻的变化作为推断肺的病变的依据之一，鼻塞流涕，则为外邪袭肺之象，鼻翼煽动，则为肺热壅盛之征。同样，鼻的疾患，也常从肺进行治疗，如鼻衄、鼻疳（鼻孔赤痒，破溃生疮）属肺经有热的，必须从肺着手治疗。

肺与喉，与声音的关系：

喉：呼吸的门户、发音的器官——声自肺出，声由气发

喉是呼吸的门户，也是发音的器官，肺的经脉从这里经过，所以有“声自肺出”“声由气发”之说。在病理上，肺的病变，可以引起声音嘶哑、喉痹及其他咽喉部位的病症，如肺结核病，病久肺阴亏损，声道失润，可以出现声音嘶哑的证候。又如外邪犯肺，肺气不宣，常致咽喉不利或失音等病症。

总之，肺居诸脏之上，称为“华盖”，受百脉之朝会，主一身之气而行“治节”之会，为水之上源。肺体清虚，不耐寒热（恶寒金寒而锈、恶热金烁而镕亦恶燥金燥而瘦），形寒饮冷，汗出中风，燥热，皆易伤肺而为病，故又称肺为“娇脏”。

**复习思考题**

1. 肺的生理功能包括哪些方面？
2. 如何理解肺主气？试具体说明之。
3. 肺是怎样通调水道的？
4. 怎样理解“肺朝百脉”的功能？
5. 试述皮毛、鼻窍与肺的关系。
6. 为什么说肺为“娇脏”？

## 三、脾

中医学的脾，相当于西医学的消化系统功能和部分代谢系统功能，以及和出血有关的血液系统功能。

脾
- 组成
  - 脾脏
  - 经脉
- 联系
  - 胃
  - 肌肉
  - 四肢
  - 唇
  - 眼之胞睑

脾气：主要指脾的运化功能，也包括脾的升清和统摄周身血液的功能。

脾阳：指脾的运化功能，以及在运化过程中所具有的热能。

脾阴：指脾本身的阴精。和胃阳相对而言，也称脾阴。

### （一）脾的主要生理功能

1. 主运化

脾的运化功能，是指水谷的消化吸收，化生营养物质的输布过程，包括运化水谷和运化水湿两个方面。

（1）运化功能：
- 运化水谷
- 运化水湿

}主要靠脾阳（脾气）以维持“健运”功能

（2）运化过程：饮食→胃→脾
- 精微{心、肺}气化作用→化生气血→全身
- 水湿{肺、肾}气化作用{环流、排泄}

假如脾的运化功能失常，就会出现一系列病变。

脾失健运
- 精微失运
  - {食欲减退、食后腹胀}运化无力所致
  - {便溏、腹泻}消化吸收障碍所致
  - {倦怠、消瘦}气血化生无源所致
- 水湿失运
  - {痰饮、水肿、腹水、泄泻}“脾病生湿”

故《素问·至真要大论》说：“诸湿肿满，皆属于脾。”

肿满
- 肿——皮肤四肢
- 满——腹内胀塞

水谷运化和水湿运化，关系整个人体的生命活动，因而在治疗上和防病养生方面，都具有非常重要的意义，称脾胃为“后天之本”的道理，也就在这里。

2. 主升清

精微物质的上升与输布，就是“升清”。升清是脾的一个重要功能。升清是与降浊相对而言。脾主升清，胃主降浊，升清可使水谷精微上输于心肺，通过心肺的作用，化生气血，灌注全身。降浊可使水谷及糟粕下行，故有“脾以升为健，胃以降为和”之说。脾胃的升降功能，对整个脏腑间升降协调，也起着非常重要的作用。下以脾气失升为例说明之。

脾气
- 不升
  - 上则不足——头目眩晕
  - 旁则不足——神疲乏力
- 下陷——升举无力
  - 内脏下垂
  - 脱肛、久泄

3. 主统血

统血是指脾能统摄血液，使之正常运行于脉管之中，而不致流出脉管之外的意思。

脾为什么能统血呢?

(1) 气为血之帅：脾为气血生化之源，脾气健旺，则精血充盈，精血充则气壮，气壮能摄血。

脾健→精充→气壮→统血

由此可见，脾能统血，与“气能摄血”，基本上是同一个意义的。这是脾主统血的主要机制。

(2) 脾气升则血统：脾气健旺，上升正常，则血有所统摄而不致外溢。因脾的功能活动，升则健运，升则不下陷，这样，对血液就起到了统摄作用。

(3) 脾藏营，营足则血统：《灵枢·本神篇》说：“脾藏营。”营是经脉内的营养物质。脾得营的滋养，更能发挥其统摄血液的作用。《难经·四十二难》说：“脾主裹血，温五脏”，也可说明“脾藏营”能统血之义。

若脾气虚衰，血失其统，就可发生某些慢性出血疾患。如便血、尿血、崩漏等。

## (二) 脾的在志、在液、在体和在窍

1. 在志为思

思
- 正常——有益于身心
- 过度——气结——升清失常
  - 不思饮食
  - 脘腹胀闷
  - 头目眩晕

《灵枢·本神篇》说：“因志而存变，谓之思。”

因是根据，思即思考。根据已确定的志向，在未行动之前，又反复思考其成败。

《素问·举痛论》说：“思则心有所存，神有所归，正气留而不行，故气结矣。”脾志主思，如事物常存于心，精神集中，思虑过度，则志凝神聚，气因之不行，致使脾运失调，正气留滞，故气结。

2. 在液为涎

涎即口液，脾开窍于口，脾的经脉连舌本，散舌下。正常情况下，脾之精液可上润于口腔。如果脾胃不和或脾虚不能摄津，则口液增多，或口涎自出。

3. 在体合肌肉，主四肢

脾健运功能
- 正常——营养充足
  - 肌肉丰满结实
  - 四肢轻劲有力
- 异常——营养缺乏
  - 肌肉消瘦
  - 四肢痿弱

四肢赖阳气而活动，阳气是水谷所化生，来源于胃，转输于脾。因此，四肢活动力的强弱与脾有密切关系。但应指出，四肢的活动虽然主要依靠脾阳的温养，但与全身各脏的阳气盛衰亦有关。只有在全身阳气旺盛的情况下，四肢才能运动灵活有力。故《素问·阳明脉解篇》说："清阳实四肢。"

《素问·太阴阳明论》说："脾病而四肢不用，何也？岐伯曰：四肢皆禀气于胃，而不得至经，必因于脾，乃得禀也。今脾病不能为胃行其津液，四肢不得禀水谷气，气日以衰，脉道不利，筋骨肌肉皆无气以生，故不用焉。"

禀，是接受的意思。

不得至经：胃所化生的水谷精微之气，不能直接到达各经和四肢。

4. 在窍为口，其华在唇

口腔是消化道的一部分，脾开窍于口，反映了脾胃运化功能与人体的饮食、口味等的关系。这在诊断学上有一定意义。

口唇肌肉薄嫩，反应灵敏。脾主肌肉，其营养丰富与否，常反映于口唇，所以《素问·五脏生成篇》说："脾之合肉也，其荣唇也。"

脾的功能
- 正常→食欲良好→营养充足→口唇红润丰满
- 异常→食欲减退→营养不足
  - 轻（脾虚）——萎黄不华
  - 重（脾气绝）——唇萎、唇白（人中满）

脾与口的关系：①经脉联络：脾脉连舌本，散舌下，胃脉挟口环唇。②口腔是消化道的一部分，王冰曰："脾为化谷，口主迎粮，故开窍于口。"

总之，脾居中以灌四旁，注四末，为"仓廪之官""后天之本"。故有曰："脾有安和脏腑之德"，"脾气为和，则百病不生"（《本草求真》）。配合胃为脏腑气机升降之轴。脾性属土，为太阴，喜燥而恶湿，若运化失常，即易聚湿而为病。

**复习思考题**

1. 脾的生理功能包括哪几方面？

2. 何谓脾主运化？包括哪些生理作用？
3. 为什么说脾为后天之本，气血生化之源？
4. 什么叫脾统血？脾统血的机制是什么？
5. 试说明脾主肌肉、主四肢的机制。

## 四、肝

- 肝
  - 组成
    - 肝脏
    - 经脉
  - 联系
    - 胆
    - 筋
    - 爪
    - 目
    - 两胁肋（肝之分野）
    - 头顶部
    - 少腹两侧
    - 前阴

肝阳：主要是指肝的某些功能活动方面的变化情况。在正常情况下肝阳（肝气）起到升发疏泄、调节情志等作用。

肝气：①指肝本脏的功能；②病症名称。

肝阴：主要指肝脏的阴血和肝本脏的阴液。

肝血：指肝脏所藏的血液，通常和肝阴不能截然分开。

先讲一下肝的部位问题。

关于肝在左之说。《医宗金鉴刺灸篇》引用《难经》说："肝之为脏，其治在左，其脏在右胁右肾之前。"元·滑伯仁《十四经发挥》，也有同样的论述。

肝的部位概念有两种：一种是指解剖部位，脏器形态；一种是指经络的通路和脏器的气化作用，表现于生理、病理的现象。故有"肝在右而行气于左"之说。

### （一）肝的主要生理功能

1. 主疏泄

肝属木而主升发，如树枝一样自由伸展，不能抑郁，故有"肝喜条达而恶抑郁"之说。肝的疏泄功能，主要表现在以下三个方面。

（1）调畅气机：肝主升主动，对人体气机的疏通与调畅，起着调节作用。

气机是人体脏腑功能活动基本形式的概括。气机调畅，升降协调，表现为内脏的正常生理活动，若气不调，升降失序，则可表现为某些内脏的病理性活动。

- 疏泄功能失常
  - 减退→气机通畅受阻→肝气郁结
    - 气病及水→代谢障碍
      - 痰核
      - 臌胀
    - 两乳、少腹、某些面部——胀痛
    - 气病及血→血瘀
      - 癥积
      - 肿块
      - 痛经、闭经
  - 太过→气机升发亢盛
    - 轻——肝气上逆
      - 头目胀痛
      - 面红目赤
      - 易怒
    - 重——血随气逆
      - 吐血、咯血
      - 猝然昏倒

《素问·生气通天论》说：“阳气者，大怒则形气绝，而血菀于上，使人薄厥。”

形气绝：形，指血脉。气，指脏腑功能。绝，是阻滞之意，而非断绝之绝。形气绝是说怒气伤肝，肝气上逆，气血逆乱被阻不能正常运行，而致形气俱伤。

血菀于上：菀，这里当作“瘀”理解。大怒则肝气逆冲于上，血也随之上逆，郁积于上部。

薄厥：薄，是逼迫的意思。血随气迫而上行，出现突然昏倒，头涨痛，面目红赤等症状。

（2）促进脾胃的运化功能：饮食消化，虽为脾胃所主，但与肝亦有密切关系。

肝的疏泄功能，可以调畅气机，协助脾胃之气的升降，以保持消化功能的正常。这种功能关系，就叫作“木能疏土”，也称“土得木而达”。如果疏泄功能失常，势必影响消化功能，从而出现肝气犯脾和肝气犯胃的“木旺乘土”证候。

- 肝气犯脾→脾失升清
  - 上——眩晕
  - 下——飧泄

肝气犯胃→胃失降浊{上——呕逆、嗳气；中——脘腹胀痛；下——便秘或痛泄}

肝与胆相表里，肝失疏泄，还可以影响胆汁的分泌与排泄，胆汁是助脾胃消化的。胆汁分泌排泄受阻，除出现气机郁结的症状外，还可出现口苦、消化不良和黄疸等症。

(3) 调畅情志：肝调畅情志与肝调畅气机功能是密切相关的，情志正常与否，实际也是气机调畅与否的一种表现。

肝气条达→升发透泄{不抑郁、不亢奋}气机调畅{气血和平、心情舒畅}

急躁易怒←太过　　不及→情绪不乐、消沉

上述，是肝主疏泄的三个方面的表现，而三者又往往互相影响，症状同时出现。辨证时应探本求源，各有所重。此外，与疏泄功能有关的还有女子月经来潮和男子排精。

2. 主藏血

肝是人体储藏血液，调节血量的主要器官，为人体的最大血库，故有“血海”之称。

肝藏血包含血液的储藏和调节两个方面的意思。

正常{安静时——血归于肝；活动时——血运于诸经{目受血而能视；掌受血而能握；指受血而能摄；足受血而能步}}

《素问·五脏生成篇》说：“故人卧血归于肝。”

张景岳说：“人寤则动，动则血随气行阳分而运于诸经。人卧则静，静则血随气行阴分，而归于肝，以肝为藏血之脏也。”

如果肝脏有病，藏血功能失常，就会出现一系列肝血失养证候。

异常{肝血不足{目失其濡——干涩、昏花、夜盲；筋失其养——筋脉拘急、肢体麻木、屈伸不利；血海失充——月经量少或闭经}；肝不藏血——血失其藏——月经量多、崩漏}

肝能藏血的基本条件：

(1) 有充足的血量。

（2）有正常的疏泄功能。

如果这两个条件失常，则可导致各种出血和血瘀证候，其机制已如前述。

肝除藏血之外，还能藏魂。魂属于精神活动，肝疏泄条达，情志正常，叫作藏魂。魂是以血为物质基础的，若肝血不足，魂失其藏，就会出现梦境纷纭等症。

## （二）肝的在志、在液、在体和在窍

### 1. 在志为怒

肝以疏泄和升发阳气为用，故在志为怒。怒的发生，大致有两种情况：

刺激太强——升发太过——暴怒
肝血不足——升发太过——易怒
} 伤肝→肝气逆
- 逆于上——血随气上→呕血
- 逆于中——乘于脾胃→飧泄
- 逆于经——经气不舒→胁及少腹痛

### 2. 在液为泪

目为肝之窍，肝之津液通过经脉上注于目，目得滋养，则视物精明。在病变情况下，常呈现以下病症：

病变
- 虚——肝阴不足——两目干涩
- 实
  - 风火赤眼
  - 肝经湿热
  
  } 目眵增多

### 3. 在体合筋，其华在爪

肝主筋的理论：

（1）筋的营养来源于肝，筋靠肝血的滋养，才能强劲有力，关节滑利，运动自如。正如《素问·经脉别论》说：“食气入胃，散精于肝，淫气于筋。”

（2）肝主筋，即是肝与筋，筋与运动之间的关系，故有“肝主运动”之说。“肝者罢极之本”“七八，肝气衰，筋不能动”，都是说明肝与筋的生理关系。

肝与筋的关系
- 肝血充盈——淫气于筋
  - 滋养筋膜
  - 濡润宗筋
  
  } 关节滑利，运动轻便
- 肝血不足——血不养筋
  - 手足振颤
  - 肢体麻木
  - 屈伸不利
  - 瘈疭
  
  } 虚风内动

《素问·至真要大论》：“诸风掉眩，皆属于肝。”

风包括内风和外风，此指内风而言。掉指抽风振掉，眩指眩晕。

肝主筋，“爪为筋之余”，故爪甲荣枯可以反映出肝血之盛衰。故《素问·五脏生成篇》说：“肝之合筋也，其荣爪也。”

- 肝与爪的关系（爪为筋之余）
  - 肝血足——爪甲坚韧光泽
  - 肝血虚——爪甲薄软，皱裂，枯无光泽

4. 在窍为目

- 内在联系
  - 经络相连——肝之经脉联于目系
  - 肝藏血——目得血而能视
    - 目视精明
    - 能辨五色

- 肝病反映于目
  - 肝阴血不足——目失其养
    - 视物不清
    - 夜盲
    - 目干涩
  - 肝经风热——上窜清窍——目赤痒痛
  - 肝火上炎——上灼清窍——目赤生翳
  - 肝阳上亢——上扰清窍——头晕目眩
  - 肝风内动——目系拘急——目斜上视

目不仅与肝有密切关系，与其他脏的关系也非常密切，如《灵枢·大惑论》说：“五脏六腑之精气，皆上注于目而为之精。”精是指眼睛所具有的精明视物的作用而言，与五脏六腑之精气的“精”，意义不同。

- 目与内脏的关系
  - 肾——主骨——骨之精——瞳子
  - 肝——主筋——筋之精——黑眼
  - 心——主血脉——血之精——络
  - 肺——主气——气之精——白眼
  - 脾——主肌肉——肌肉之精——约束（眼睑眼胞）

窠音科，是窝穴。在此引申为汇聚的意思。精之窠为眼，是指五脏六腑的精气汇聚于目，使眼睛各部分能发挥正常的生理功能。

总之，肝为风木之脏，内寄相火，“体阴而用阳”，为“将军之官”，其性刚（故又称肝为刚脏），主动主升，需赖肾水以涵之，心血以濡之，肺金清肃，下降之气以平之，中宫脾土之气以培之，这样，肝的刚劲之质，才能成为柔和之体，以发挥其条达畅茂之性。

**复习思考题**

1. 肝的生理功能包括哪些方面？
2. 何谓肝主疏泄？肝有哪些生理作用？
3. 肝藏血的含义是什么？与疏泄有何关系？

4. 肝与目的关系如何？目与五脏六腑有何内在联系？

## 五、肾

中医学所指的肾（包括命门），不仅概括了西医学所说的肾脏，同时还包括了泌尿系统、生殖系统和内分泌系统及脑的部分功能在内，并关系营养物质的代谢过程。

- 肾系统
  - 组成
    - 肾
    - 经脉
  - 联系
    - 膀胱
    - 骨髓
    - 耳
    - 瞳子
    - 腰部
    - 小腹
    - 前后阴

肾阳：又称“元阳”“真阳”“真火”“命门之火”，是肾脏生理功能的动力，也可以说是人体热能的源泉。

肾气：肾气也是肾脏生理功能的动力和肾阳的作用，不能截然分开，只是反映在病变上，程度不同而已。

肾阴：又称“元阴”“真阴”“肾水”“真水”，是肾阳（肾气）功能活动的物质基础。

### （一）肾的主要生理功能

1. 藏精，主生长、发育与生殖

精，有精华、精粹之意，是人体生命活动的起源物质，又是构成人体各个组织的基本物质，故《素问·金匮真言论》说：“夫精者，身之本也。”

精的来源：

（1）先天之精：先天之精，是先身而有，与生俱来，禀受于父母。精虽见于有生之后，而实由有生之初之精为之本。有其精，方有其形，故《灵枢·决气篇》说：“两神（指男女）相搏，合而成形，常先身生，是谓精。”《灵枢·本神篇》说：“生之来，谓之精。”《灵枢·经脉篇》说：“人始生，先成精。”都是说明男女两性交合的精气，是形成胚胎的基础，故又称为生殖之精。待形体构成以后，此精即寓于肾脏，成为肾精，又成为生育繁殖的新的物质。

(2) 后天之精：后天之精，又名脏腑之精，人体既成之后，就要依靠饮食的各种营养物质，以维持人体的成长发育。饮食物化生的精微，输布到各脏腑，成为脏腑活动的物质基础。

由此可见，精有狭义和广义之分：

精
- 狭义——肾精
- 广义——肾精、血液、津液

1）先天、后天之精的关系：先后天之精，来源虽不同，但相互依存，相互资生，相互为用的关系，极为密切。先天之精是根本，后天之精是条件，没有先天之精，就没有形体，没有动力，没有后天之精，则先天之精无补充，生命不能延续。肾不仅能藏先天之精，而且能藏后天之精，故《素问·上古天真论》说："肾者主水，受五脏六腑之精而藏之。"

2）精的功能：

A. 生长发育，繁衍后代：人的生殖功能和生长发育过程，主要是由肾精和肾气所决定的，肾气是以肾精为物质基础，肾精所化之气即为肾气，因此，精足则肾气盛，精亏则肾气衰，肾气的盛衰，又关系人体生长壮盛和衰退的整个过程。

人在发育阶段，根据肾气盛衰的发展情况，可以表现出一定的阶段性。中医学认为，一般说，男子以八岁为一阶段，女子以七岁为一阶段。

| | | | | | |
|---|---|---|---|---|---|
| 盛 | 女——7岁<br>男——8岁 | 肾气渐充<br>齿更发长 | 14岁<br>16岁 | 初具生殖功能 | 月经来潮<br>精气溢泻 |
| 衰 | 女——35岁<br>男——40岁 | 肾气渐衰<br>生机日减 | 49岁<br>56岁 | 生殖功能衰退 | 月经停止<br>精少 |

这是根据年龄阶段，来分析人体发育及生殖能力的情况，从而判断肾气之盛衰，是指一般大致情况而言。从生育年龄方面来说，与现代医学的说法是一致的。

天癸：是促使生殖功能发育成熟的一种物质，有类似性激素的作用，男女皆有，并不是指月经而言，因肾为先天之本，属水，癸是先天之一，也属水，故称"天癸"。

任脉通：任脉为奇经八脉之一，在女子与子宫有密切关系，任脉通，即任脉通畅。

太冲脉盛：冲脉为奇经八脉之一，为十二经之血海，与女子月经有密切关系。太冲脉盛，即肾脉与冲脉旺盛，合而盛大，王冰说："太冲者，肾脉与冲脉合而盛大，故曰太冲。"

形体皆极：极，疲困的意思，即身体形态疲极困乏之意。

地道不通：地道指月经的经路。通月经的经路在下，地在下，故称地道。

B. 抗御外邪，维护健康：人体抵抗疾病的能力，从根本上来讲，也是以元气为关键。元气旺盛，卫外固密，则抗病力强。所以，中医学对精是非常重视的，如《灵枢·本神篇》说：“是故五脏主藏精者也，不可伤，伤则失守而阴虚，阴虚则无气，无气则死矣。”《素问·疏五过论篇》说：“精气竭绝，形体毁沮。”张景岳说：“欲不可纵，纵则精竭，精不可竭，竭则真散。……故善养生者，必宝其精，精盈则气盛，气盛则神全，神全则身健，身健则病少。”因此，“积精全神”，是健康长寿的基本条件。

藏精是肾的主要功能之一，故有“肾宜固藏，不宜泄露”之说。

《素问·六节脏象论》说：“肾者主蛰，封藏之本，精之处也。”

蛰作藏字解，有生机内藏之意。肾藏精，内含真阳，真阳蛰藏于肾阴之中，故曰肾主蛰。

封藏，是收藏的意思。肾的功能在正常情况下，能封藏真阳真阴，不使上越外泄，故为封藏之本。

精之处：即是藏精的处所。

肾阴、肾阳的功能和关系：

肾阴和肾阳，概括了肾脏生理功能的两个方面。

肾中精气
- 肾阴（又名元阴、真阴、真水）——濡养各脏腑
- 肾阳（又名元阳、真阳、真火）——温煦各脏腑

（二者）相互资生依存、制约

后天水火，实为相悖，先天水火，则为相济，肾藏真阴而寓元阳，故称“肾为水火之宅”。赵献可在《医贯》中说：“先天水火，原属同宫，火以水为主，水以火为原，故取之阴者，火中求水，其精不竭，取之阳者，水中寻火，其明不熄。”

如果这一平衡关系遭到破坏后，就要发生肾阴虚和肾阳虚的病理变化。

肾阴（精）虚衰
- 偏于精亏——脏腑筋骨失濡
  - 腰膝酸软
  - 髓脑衰减
    - 眼花
    - 健忘
  
  （以上）虚而无寒无热
- 偏于阴亏
  - 阴不敛阳——午后潮热
  - 阴虚阳浮——阳不入阴、腠理开泄——盗汗
  - 阴虚阳亢——上扰清窍——头晕耳鸣
  - 阴虚火动
    - 上扰心神——心烦热
    - 下扰精室——遗精梦交
  
  （以上）虚而有热

肾阳虚衰——虚而有寒
- 脏腑筋骨失温煦→气血凝涩→腰膝冷痛，形寒肢冷
- 生化不及
  - 精血少——精神疲惫
  - 精不化气，肾失蒸腾——小便频数
- 肾失封藏——滑精、早泄
- 性功能衰退——阳痿
- 冲任寒冷——宫冷不孕

肾阴肾阳虚衰，不仅在本脏可发生种种病变，而且还可影响到其他各脏发生种种病变，如“水不涵木”的肝阳上亢、肝风内动证，“火不燠土”的五更泄、下利清谷证等。由于肾之阴阳与他脏之阴阳关系密切，他脏阴阳失调，又可影响到肾，故有“久病及肾”之说。

肾阴和肾阳共居于肾脏之中，二者关系是极其密切的。因此，在病理上也往往相互影响，常出现阴虚及阳或阳虚及阴的病理现象。但应注意，当肾阴虚和肾阳虚的症状同时出现的时候，不能平均看待，要辨别哪个方面是病理变化上起着主导作用的方面。以肾阴虚为主的，在治疗上要滋补精血，使肾阴充足，肾阳才能振奋（叫作“精能化气”），以肾阳虚为主的，在治疗上首先要培补元气，使肾阳达到旺盛，才能促进肾阴恢复。

2. 主水

肾主水，在这里主要是指肾脏有主持与调节人体水液代谢的功能。肾之所以具有这种功能，主要靠肾的“气化”作用来进行。

水液代谢过程，是比较复杂的，兹根据《素问·经脉别论》中“饮入于胃，游溢精气，上输于脾，脾气散精，上归于肺，通调水道，下输膀胱”和《素问·灵兰秘典论》中“三焦者，决渎之官，水道出焉”的论述，归纳示意图于下，以便理解。

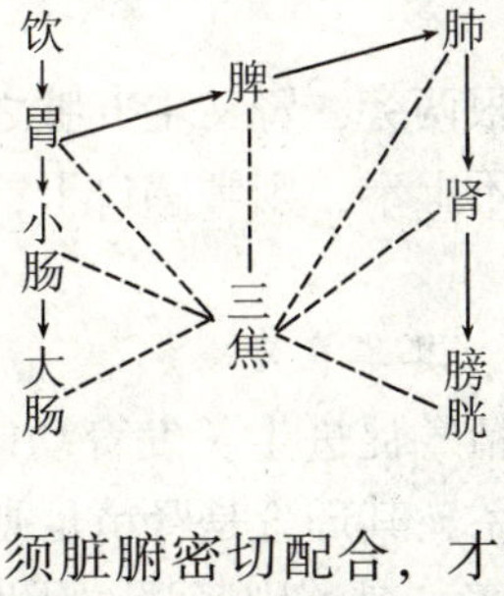


从水液代谢过程来看：

（1）水液代谢全过程，须脏腑密切配合，才能完成，如肺的宣降，肾的蒸化，脾的转输，三焦的通调，膀胱的排出，环环相扣，缺一不可。

（2）脾肺肾是水液代谢与调节的关键。肺居上焦，为水之高源，脾居中焦，为水之堤防，肾居下焦，为水液气化的原动力，故肾又是三脏中的关键。

肾司气化，为胃之关 { 开——水出；合——水留 } 开合失度 { 水肿；小便失常 { 过多；过少 } }

故《素问·水热穴论》说：“肾者，胃之关也，关门不利，故聚水而从其类也。上下溢于皮肤，故为胕肿，胕肿者，聚水而生病也。”胕肿即浮肿。

张景岳曰：“关者，门户要会之处，所以司启闭出入者也。肾主下焦，开窍于二阴。水谷入胃，清者由前阴而出，浊者由后阴而出。肾气化则二阴通，肾气不化则二阴闭，肾气壮则二阴调，肾气虚则二阴不业，故曰肾者胃之关也。”

3. 主纳气

纳气，是指肾对气有固摄、受纳的作用，或者说有收纳吸引的作用。人体的呼吸，虽由肺所主，但吸入之气，必须下纳于肾，所以《难经·四难》说：“呼出心与肺，吸入肾与肝。”这种肾主纳气的功能，也叫作“纳气归元”。实际上是肾的封藏作用在呼吸运动中的具体表现，如果肾吸纳功能减退，即可出现呼吸浅促、呼多吸少等病变，临床上称为“肾不纳气”。所以又有“肺为气之主，肾为气之根”之说。

### （二）肾的在志、在液、在体和在窍

1. 在志为恐

恐（惊） { 恐——气下；惊——气乱 } 伤肾 { 遗尿；心神不定 }

由于肾在志为恐，某些肾虚患者，虽无外来惊恐刺激因素，也可出现“恐”的证候。

2. 在液为唾

肾之经脉沿喉咙，到舌根两旁，肾又主五脏之液，故肾能收津液，滋润于口而为唾。若肾阴不足，津不上奉，则常感口干，肾阳不足，津不得化，又常口多唾。

3. 在体为骨，主骨生髓，其华在发

肾主骨，生髓，是肾之精气促进生长发育功能的一部分。中医学认为骨、髓、脑、发皆与肾有密切关系，其理论是肾精足则髓充。

（1）髓能养骨。骨得髓养，骨骼则坚强，牙齿坚固。故曰“肾主骨”“齿为骨之余”。

（2）髓聚于脑。髓包括骨髓和脊髓。脊髓上通于脑，所以有“诸髓者，皆属于脑”（《素问·五脏生成篇》），“脑为髓之海”（《灵枢·海论篇》）

的理论。

（3）精生血，血生发，发得血养则柔软润泽。故曰“发为血之余”“发为肾之华”。

例如肾精不足：

- 肾精不足
  - 髓亏
    - 骨失髓养——骨髓脆弱
      - 腰膝酸软
      - 足痿
      - 牙齿松动、早脱
    - 髓海空虚
      - 精力不充
      - 头晕耳鸣
    - 发育不良
      - 囟门迟闭
      - 骨软无力
  - 发失其养——枯萎、早脱早白

4. *在窍为耳及二阴*

耳主听觉，听觉系于脑，脑为髓所聚，髓乃肾所生，故耳与肾有密切关系。若肾精不足，就会出现耳鸣、听力减退等症，所以《灵枢·决气篇》说：“精脱者，耳聋。”

- 肾司二阴
  - 前阴
    - 生殖——肾主藏精
    - 排尿（肾主气化）
  - 后阴——排便（肾主气化）
- 肾气虚
  - 遗精、阳痿、早泄、不孕
  - 小便过多或过少，遗尿
  - 大便泄泻或秘结

总之，肾主蛰藏，为水火之脏，是人体的重要器官，藏有“先天之精”，为脏腑阴阳之本，生命之源。所以称“肾为先天之本”。

肾精为人体生命的原始物质，肾精充足，元气就旺盛，有了旺盛的元气，则人体的活力就有了根本，所以又称为“作强之官”。

肾阳能推动人体各个脏腑的生理活动，是一身阳气的根本，所以称为“元阳”。

肾阴是肾精作用的体现，全身各个脏腑都要依靠肾阴的滋养，是人体阴液的根本，所以又称为“元阴”。

肾阴是物质基础，肾阳是生命动力，两者结合，便成为生长发育的根本。

## 复习思考题

1. 肾藏精，有何生理意义？
2. 为什么说“肾为先天之本”？
3. 怎样理解肾主水？
4. 为什么说呼吸与肾有关？

5. “肾为胃之关”的含义是什么？

6. 为什么说“肾为水火之宅”？

## 六、腑

六腑，即胆、胃、大肠、小肠、三焦、膀胱。其主要生理功能有三：

1. 受纳腐熟水谷，转出化物，传导糟粕。

2. 疏通水道，运行津液。

3. 盛精汁。

## 七、胆

胆附于肝，在十二经中属足少阳经，与厥阴肝相为表里。胆内储藏胆汁，胆汁清纯而无杂质，故称为“中精之府”（《灵枢·本输篇》），亦称“中清之府”（《千金要方》）。

《难经·四十二难》说：“胆在肝之短叶间，重三两三铢，盛精汁三合。”

胆虽为六腑之一，但不接受水谷糟粕，故又把胆归属于“奇恒之腑”。

胆与肝相连，与肝共同发挥疏泄作用。胆汁来源于肝，如《脉经》说：“肝之余气泄于胆，聚而成精。”

肝胆本属一体，为表里之经，肝胆共主疏泄，但肝升而胆降。肝助脾之升，胆助胃之降，故能协助脾胃之升降。肝胆皆与情志有关，所以易惊、失眠、心中憺憺动荡等症，往往从胆经论治。

胆的功用
- 胆汁——注于肠以助消化 ⎫
- 胆气
  - 协助脾胃之升降 ⎭ 土得木而达
  - 调节情志之活动——主“决断”

从临床看，胆的功能异常，多出现如下情况。

1. 胆汁疏泄障碍　多因情志内伤，或外湿热之邪，致使肝胆郁热化火，胆汁排出失调。

胆汁
- 疏泄受阻——消化不良
- 逆于血脉，溢于肌腠——黄疸

2. 肝胆郁热，痰火上逆，扰乱心神，则心烦不眠。

3. 胆气虚，决断不能　多因禀赋不足，或久病耗损，或突受大惊大恐，则致精神意识思维活动紊乱，对事物的决断能力减弱。

《素问·灵兰秘典论》说：“胆者中正之官，决断出焉。”

“中正”：不偏不倚，含有准确的意思。

“决断”：对事物做出最后的判断。

胆的决断能力，对于防御和消除某些不良的精神刺激和不良的影响，以维持和控制气血的正常运行，保持脏器互相协调的关系，有着重要作用。故《素问·六节脏象论》说："凡此十一脏，皆取决于胆也。"

## 八、胃

1. 主受纳、腐熟水谷

胃受纳和腐熟水谷，好像粮食仓库、面粉加工厂一样，正如《素问·五脏别论》说："胃者，水谷之海，六腑之大源也，五味入口藏于胃以养五脏气。"

由于胃是供给营养的重要器官，所以又称为"后天之本"。

因此，临床上常把胃气正常与否，作为判断疾病预后是否良好的一个重要依据。如"有胃气则生，无胃气则死"，"纳谷者昌，失谷则亡"等说法就是这个意义。

2. 主通降，以降为和

食物经胃消化，下入小肠，不能停滞，故胃气宜和宜降，只有胃气和降正常，才能消化饮食并推动下行，进入小肠。如果胃失通降，就会发生饮食停滞，脘腹胀闷或上逆呕吐等症。

## 九、小肠

小肠上端接幽门与胃相通，下端与大肠相接，相接之处称为"阑门"。阑者乃分拦水谷各有所归之意。

1. 主受盛和化物

小肠
- 受盛——承受胃中之水谷
- 化物——消化食物，化生精微

2. 泌别清浊

分清别浊
- 清者（精微）→脾→肺→全身
- 浊者（糟粕）
  - 传入大肠→粪便
  - 渗入膀胱→尿

由此可见，小肠不仅具有消化吸收的功能，而且与大小便形成也有一定的关系，正如《诸病源候论》说："水入小肠，下于胞（指膀胱），行于阴（指尿道），为溲便也。"所以，小肠病时，就会发生泌别失常，清浊相混，出现肠鸣、腹泻，或小便短少、混浊等症。"利小便即所以实大便"的治法，就是这个道理。

## 十、大肠

大肠包括回肠（结肠）和广肠（直肠），回肠上接阑门，下接广肠，广肠下端为魄门（肛门），其经脉络肺，与肺相表里。

大肠{传送糟粕 / 吸收水分}形成粪便

传导固然是大肠的功能，但必须有胃的通降、肺的肃降、肾的气化的配合，才能完成。

## 十一、膀胱

膀胱位于小腹部，接受由肾下降的水液，有储藏和排尿的作用。

肾为水脏，膀胱为水府，饮入之水，全凭气化以出，故《素问·灵兰秘典论》说："膀胱者，州都之官，津液藏焉，气化则能出矣。"

水谷进入人体，必须经过"气化"的过程，才能转变为津液。津液是含有营养物质的液体，为生命活动的主要物质。津液在滋养人体后，其剩余的水液和废料，便下输于膀胱而为尿，最后排出。这一整个过程，中医学则认为是"气化"作用的结果。

在"气化"过程中，火是很重要的，火交于水，即化为气。否则，水火分离，水自水，火自火，火之水济则炎焰，水无火温则清冷。膀胱的排泄机能，主要是肾阳（命火）蒸化的结果。若火不足以蒸水，则津液不升，气不得化；水不足以济火，则津液干枯，小水不下。故《素问·灵兰秘典论》说："膀胱者，州都之官，津液藏焉，气化则能出矣。"临床上对于因肾阳不足，膀胱气化不行，而致小便不利或癃闭，或失其约束而出现尿多、小便不禁等症，常采用温阳化气的方法，可收到满意的效果。膀胱病变表现，主要为小便失常或尿时尿道疼痛，这些病变，多与肾的气化功能有关。

## 十二、三焦

三焦是上焦、中焦、下焦的统称。

三焦为六腑之一，是中医学脏腑组织中的一个特有名称，也是历来医家争论最多的一个脏器。争论焦点是有名有形和有名无形的问题。我们认为三焦既为六腑之一，必然有其物质基础，因为一切功能活动，都是离不开物质的，究竟如何，尤待我们作进一步探讨。

## （一）三焦的主要生理功能

1. 主持诸气，总司全身的气机和气化

三焦主持诸气示意图

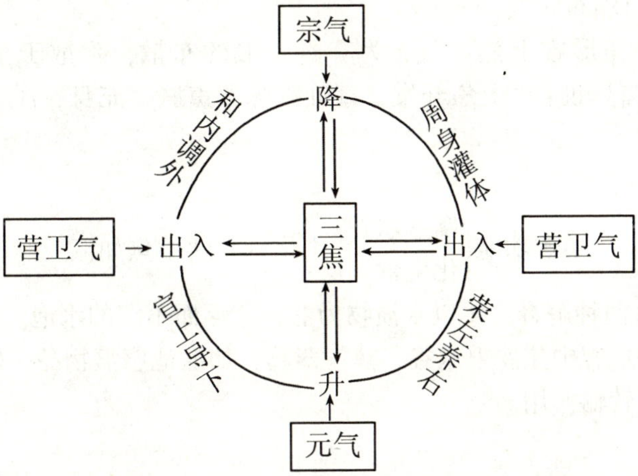


2. 为水液运行之道路

三焦不仅是气的升降出入的道路，也是水液的升降出入的道路。但须指出，三焦是水液升降出入的道路，不是简单的过往，而是通过三焦气化，才得以实现的。三焦在水液代谢中与他脏的关系，参看肾主水中的示意图。

三焦主持诸气和疏通水道的功能，不能截然分开，都是三焦气化作用的结果。

气化，是一个复杂的过程，简而言之，可以理解为体内某些物质化为气，气又化为某些物质，是饮食物在体内的化气、吸收、成形和排泄的变化过程。这些变化过程，与三焦的气化作用是密切相关的。而气化过程的维持，主要依赖命门的原气与胸中的宗气。如示意图：

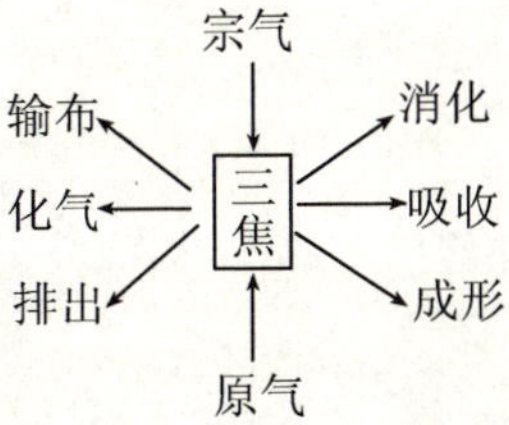

### （二）三焦的部位划分及其各自的生理功能特点

1. 上焦功能

上焦功能{摄纳水谷空气；输布宗气}主纳、主开发、主宣化——“上焦如雾”

“如雾”，是形容上焦之气，为雾露一般的布散，弥散于全身各处。故《灵枢·决气篇》说：“上焦开发，宣五谷味，熏肤，充身，泽毛，若雾露之溉，是谓气。”

2. 中焦

中焦功能{腐熟水谷；化生营气}主化——“中焦如沤”

“沤”：有两种解释：①以水渍物为沤；②浮而不沉的水泡。

如沤，是形容中焦腐熟水谷，热气蒸腾，如沤池腐沤物品一样，实际是指脾胃的消化、转输作用。

3. 下焦

下焦功能{泌别清浊；通调水道；排泄糟粕}主出——“下焦如渎”

“渎”：水道也。

如渎，是形容下焦水液排出的情况，实际是指肾、膀胱、大小肠的泌别清浊及排泄作用。

综上所述，上焦、中焦、下焦，包括五脏六腑在内，是水谷流化的道路，主气主水，总司整个人体水谷精微的生化和水液的代谢。

为什么称“焦”呢？焦含有热的意义，三焦的热来源于命门之火，是通过气化作用来体现的。

另外，温病学中所指的三焦，乃是作为外感温热病的一种辨证方法，是把三焦作为证候分类和论治的纲领，其具体内容，待在温病学中再讲。

# 第五章　奇恒之府

## 一、脑

中医学，把人的精神意识、思维活动，归属于心，称之为“心藏神”。从脏象学说来分析，脑的生理、病理与肝、脾、肺、肾也有一定的关系。例如：

魂——随神往来于外在的功能
魄——本能的感觉和动作
（以上）精神活动

喜——事情顺心，气和志达生喜笑
悲——有伤心之事而表现悲伤、悲痛
思——要实现志愿而反复思考和研究
怒——精神受过度刺激，突发恼怒
恐——有危难之事而惶恐无措
意——心有意念而准备去做的
志——主意已定而未变成行动的
虑——反复思考又想到成败而有虑
智——考虑的结果而有适应的对策
（以上）思维活动

（以上总为）神的总体现

关于脑的生理功能，祖国医学，虽以人的精神意识、思维活动，归属于心，但对脑也有一定的认识。这个认识，也是逐步深化的。例如：

脑为髓之海
↓
髓海不足，则脑转耳鸣……目无所见
↓
脑为元神之府
↓
人之记性皆有脑中
↓
灵机记性不在心在脑

脑的功能，虽然关系五脏，但与肾的关系更为密切。因肾藏精，精生髓，髓聚于脑，而为“髓海”。从临床上看，肾精充足与否，直接影响到脑的功能强弱。所以，对脑功能减弱的疾病，多从补肾着手治疗。

## 二、女子胞

女子胞，又名胞宫、子宫，与肾及冲任关系最为密切。子宫的生殖功能，中医学认为主要是肾脏功能作用的结果。

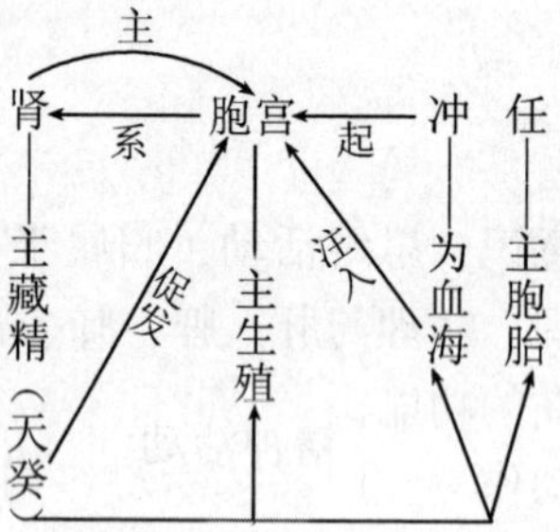


此外，子宫与心、肝、脾三脏，亦密切相关。

心、肝、脾→血
- 心血不足，心气不下——心肾不交——闭经
- 肝失疏泄
  - 疏泄太过——月经过多或经期提前
  - 疏泄不及——月经错后或闭经
- 脾气虚弱
  - 血失统摄——月经过多或崩漏
  - 血之化源不足——经少或经闭

# 第六章　五脏之间的关系

人体是一个对立统一的有机整体，各个内脏器官，虽各有其不同的生理功能，但彼此之间又是密切联系、相互协作的。如果没有这种相互配合的关系，就不能完成复杂的新陈代谢过程。所以每一脏腑都必然与其他脏腑发生直接或间接的关系。

脏腑之间的协调和统一是相对的，而矛盾和对立则是绝对的。它们之间，在依存和制约的过程，即包含着平衡与不平衡的相互转化。

脏腑之间的关系，可以从生理和病理上反映出来，对辨证施治有重要指导意义，必须切实掌握。

（1）只有脏腑相互配合，才能完成复杂的新陈代谢过程。

（2）指导辨证施治。

1. 心与肺

心与肺的关系主要是气血相互为用的关系。心主一身之血，肺主一身之气。心主营，肺主卫，营阴卫阳。两脏相互配合，保证了气血营卫的正常运行，维持人体各组织器官的新陈代谢。故《难经·三十二难》曰：“心者血，肺者气，血为营，气为卫，相随上下，谓之营卫，通行经络，营用于外，故令心肺在膈上也。”

滑寿曰：“心肺既能以气血生育人身，则此身之父母也，以父母之尊，亦自然居于上矣，内经曰：‘膈肓之上，中有父母，’此之谓也。”

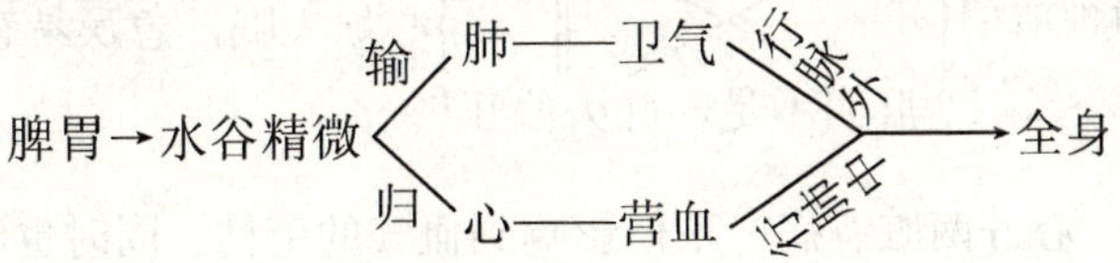


心肺相互为用的关系：

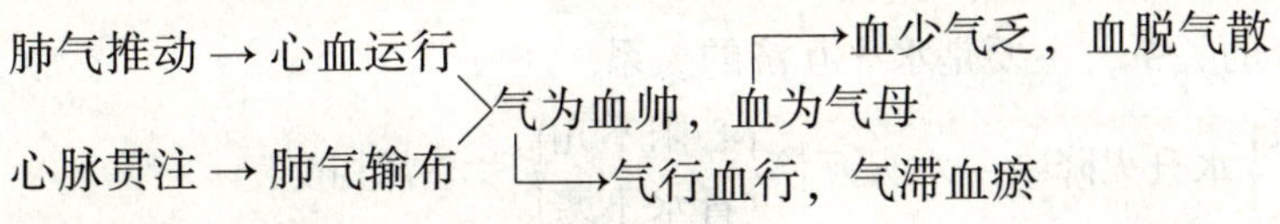


在病理上，常有以下几种情况：

①肺气虚弱——宗气不足——血脉推动无力——血瘀 }
②心气不足——血运不畅——肺失宣降——气逆 } 心肺两虚证

2. 心与脾

心与脾的关系，主要是血液生成和运行方面的关系。

心血赖脾{转输精微以化生；统摄而不外溢}
脾运化功能需{心血滋养；心气（阳）推动}
}若相互资生不足→心脾两虚证

症见：

心悸、失眠、多梦——心失血养，心神不宁；

面色无华——血少不荣于面；

食少，腹胀——脾虚运化无力；

体倦——脾主肌肉四肢，脾虚气血亏少，肢体失充。

3. 心与肝

主要表现在血液和精神情志方面。

其一：

心↓>心血充足，循环旺盛
血
肝↑>肝血充足，调节有源
}失常{心血虚——肝失其养；肝血虚——心失其主}心悸失眠，视物昏花，月经涩少

其二：

精神活动{心阴不足，心火内盛；肝阴不足，肝火偏旺}心烦失眠，急躁易怒

由此可见，心肝两脏有病，不但影响到血气的荣枯，同时也影响到精神方面的变化。

4. 心与肾

心与肾的关系，主要是水火互济的关系。

心主火
肾主水
}水升火降——水火互济{心阳不亢；肾水不寒}"心肾相交"

心为阳中之阳脏而属火，肾为阴中之阴脏而属水，心居上而肾居下，两者之间的关系，如同天阳地阴，相互招引一样。天阳下降，地阴才能上升，升降

相因，自然界才能化生万物。人体的心阳下降，肾阴上升，阴阳相感，水火互济，才能维持正常的生理活动。

从水火自然之性来说，水本就下，火本炎上，此为何而水升火降呢？《慎斋遗书》："心肾相交，全凭升降，而心气之降，由于肾气之升，肾气之升，又因心气之降。夫肾属水，水性润下，如何而升？盖因水中有真阳，故水亦随阳而升至于心，则生心中之火。心属火，火性炎上，如何而降？盖因火中有真阴，故火亦随阴而降至于肾，则生肾中之水。升降者水火，其所以使之升降者，水火中之真阴真阳也。真阳者，心肾中之真气也。故肾之后天，心之先天也，心之后天，肾之先天也。欲补心者须实肾，使肾气得升，欲补肾者须宁心，使心火得降。"

从心肾不交病理来看，常有以下情况：

心火不降——火亢
肾水不升——水聚
} 心肾不交 {
失眠、心悸、怔忡、心烦
腰膝酸软、梦遗、梦交
} 以失眠为主

此外：

心阴虚——火亢——下吸肾阴 {
失眠、心悸、怔忡、心烦
口干少津、口舌生疮
腰膝酸软、梦遗、梦交
} 阴虚火旺

肾阳虚——水泛——水气凌心 {
水肿
惊悸
} 阳虚水泛

前者属心肾不交，后两者为相互影响，概念要明确。

5. 肺与脾

肺与脾的关系，主要表现在气和水两个方面：

气 {
脾为生气之源
肺为主气之枢
} 脾虚⟸⟹肺弱⟶肺脾两虚 {
体倦
少气
}

水 {
脾主运化
肺主肃降
}

肺气虚损——宣发肃降失常——水道失调——影响脾运（上病及中） {
腹胀、
便溏
水肿
}

脾失健运——痰饮（脾为生痰之源）——肺失宣降——喘咳痰多（肺为贮痰之器）

6. 肺与肝

肺与肝的关系，主要表现在气机调节方面。

肝主升发
肺主肃降
} 升降相因，相互为用——气机调畅

若两者协调功能失常，即可发生病理状态。例如：

肝气郁而化火——灼肺（肝火犯肺）｛易怒、胁痛；咳逆、咯血｝

肺失清肃——燥热下行——肝失疏泄｛咳引胁痛；头晕头痛；面红目赤｝

7. 肺与肾

肺与肾的关系，主要表现在水液代谢和气的呼吸方面。

水｛上源——肺肃降通调；下源——肾温化蒸腾｝｛清升浊降；水道通调｝

失常｛肺病及肾——尿少、水肿；肾病及肺——水肿、喘呼、咳逆倚息｝

《素问·水热穴论》："其本在肾，其末在肺，皆积水也。"

肾为水脏，为气之根。水病为气化不行而水积所致，故其本在肾；肺主一身之气，主皮毛，虚则气化不行，故积水而溢于皮肤为水肿。但气化的根本在肾，而肺为其标，故水肿病其标在肺。

气｛在上——肺主呼吸；在下——肾主摄纳｝肺为气之主，肾为气之根

若肾的精气不足，或肺病及肾，以致肾之虚亏，摄纳无权，就可出现呼多吸少，声低息短，气欲断绝，提之若不能升，吞之若不相及的"肾不纳气"证候。

此外，肺主乾舍，肾主坎水，天水之气相通连，因此，肺肾之阴液，在生理上是相互滋养的。若肾阴亏损，火旺灼金，肺阴受伤，或肺阴久虚，损及肾阴，往往肺肾阴虚，同时并见，出现颧红、潮热、盗汗、干咳、音哑、遗精、闭经、腰膝酸软等病症。

8. 肝与脾

肝与脾的关系，主要是肝的疏泄功能和脾的运化功能之间的相互影响。在正常情况下：

肝疏泄正常——脾胃升降适度——消化吸收转输正常｝土得木而达｛生化有源；肝血充盈｝

若肝失疏泄：

疏泄失常｛太过（木旺克土）——上吐下泻，腹胁闷痛；不及（木不疏土）——胸胁痞满，食欲减退，腹胀，嗳气｝肝脾不和

不仅肝病及脾，脾病亦可及肝：

脾不健运
- 运化不健
  - 生血无源
  - 统血失常
  - → 肝血不足
- 水湿内停——湿郁化热——肝疏泄不利——胆汁逆入血中——黄疸

9. 肝与肾

肝与肾主要是精和血相互滋生、相互转化的关系。

在精血相互滋养方面，中医学称之为“精血同源”。古人把肝肾之间的关系叫作“乙癸同源”。由于是同源的关系，所以盛则皆盛，衰则皆衰。如肾阴不足，肝失其养（水不涵木），就会导致肝阴虚损，阴虚阳必亢，可见眩晕、耳鸣等症。反之肝阴不足，久必及肾（下劫肾阴），可见五心烦热、头昏、男子滑精、女子月经不调等症。

从肝肾生理特点来讲，肝主疏泄，肾主封藏，二者相反相成，不致偏过。此保持男子泄精和女子月经来潮的正常功能，如果二者失调，就会出现病症。

失调
- 疏泄太过——肾失其藏
  - 男子——遗精滑泄
  - 女子——经量过多
- 封藏太过——疏泄不及
  - 男子——阳强不泄
  - 女子——闭经

乙癸同源：这是古人把脏腑和天干相配合而言。乙属木、属肝，癸属水、属肾，故称“乙癸同源”。

10. 脾与肾

脾与肾主要反映在先天与后天的关系。

肾为先天之本，脾为后天之本，中医学认为人的生命活动的维持与脾肾是有重要关系的。脾的运化功能需及肾命之火以温煦，才能发挥其作用；肾所藏之精，虽禀受于先天，也必须靠脾所化生之精以充养，才能源源不断发挥其生育和生殖的应有能力。总之，脾肾是维持人体生命活动的关键，二者互相为用。在病理上，亦常相互影响，互为因果。例如：

脾肾阳虚
- 互失温助
- 互相为损
- → 互为因果→痰饮、水肿、下利清谷、五更泄泻、形寒肢冷等

# 第七章　六腑之间的关系

六腑之间的关系，主要表现在饮食物消化、吸收和排泄三个方面：

消化——胃、胆、小肠
吸收——小肠、大肠
排泄——膀胱、大肠
（以上三项）共同完成对饮食物的整个消化过程

六腑对饮食物的消化、排泄，是依次下行的，既不能壅滞，又不能上逆，故有“六腑以通为用”的说法。

六腑消化、吸收、排泄过程：

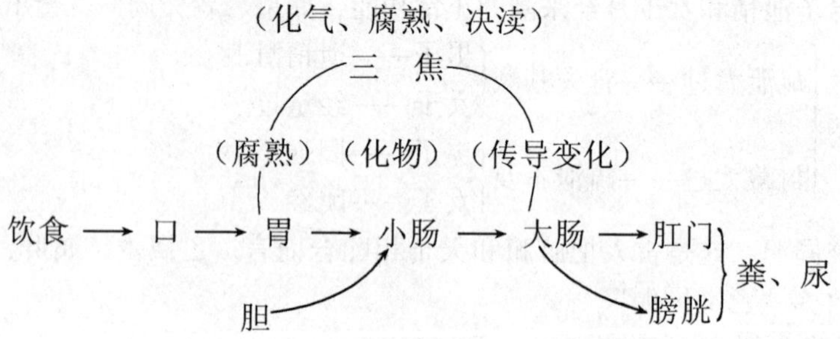


由此可见，六腑是分工合作，共同完成“实而不能满”“传化物而不藏”的功能。

# 第八章　五脏与六腑之间的关系

脏与腑主要是表里关系。这种关系在经络上是互相联络，在功能上是相互配合，故谓之“脏腑相合”。脏为里，腑为表，故又称为“脏腑表里相合”。

明确脏腑表里关系，对临床实践有一定的指导意义：①脏腑发病，互相传变：脏病及腑，腑病及脏，或脏腑同病。②脏腑互治：根据脏腑表里经气相通的关系，可以采用脏腑互治的办法。如心经有热，可从小肠以泄之，效果显著。

1. 心与小肠

经脉：属络关系。

生理：
- 心气降于小肠，助小肠泌别清浊
- 小肠泌别通调，利于心气下降

病理：

心 ↓移热于小肠 ↑上炎于心 小肠 ——心烦、舌赤、口舌生疮、尿赤、尿热、尿痛

2. 肺与大肠

经脉：属络关系。

生理：
- 肺气肃降——大肠通利——传导顺畅
- 大肠通畅——肺气和调——肃降无阻

病理：
- 肺气壅滞——水津不下——大肠干燥——便秘
- 大肠实热——大便秘结（腑气不通、热气上逆）肺气不降——喘满

3. 脾与胃

经脉：属络关系。

生理：

精微上输心肺——宗气推动 { 上至头目；旁及四肢；内而脏腑；外而肌腠

↑

脾运化、吸收，性湿，主升清 } 纳运结合，燥湿相济，
胃受纳、消化，性燥，主降浊 } 升降相因——消化乃成

↓

水谷传至肠中

“脾为胃行其津液”，说明脾与胃的纳运关系。

“脾宜升则健，胃宜降则和”，说明脾与胃的升降关系。

“太阴湿土，得阳始运，阳明燥土，得阴自安”，说明脾与胃的燥湿关系。

由于脾与胃在饮食受纳和消化的关系上极为密切，故胃病及脾，脾病及胃的病证，最为常见。

4. 肝与胆

经脉：属络关系。

生理 { 肝疏泄精汁，储藏于胆；肝及胆的刚果之气，“谋虑”而后“决断” }

病理：

肝火、胆火 } 俱旺→胸胁痛、口苦、咽干、急躁易怒
肝、胆 } 蕴有湿热→发黄、口苦、胁痛
} 肝胆证候同见

5. 肾与膀胱

经脉：络属关系。

生理 {
肾——化气行水，下输膀胱
膀胱 { 不漏泄 —依赖— 肾的固摄；及时排出 —依赖— 肾的气化 }
} 膀胱开阖适度，肾中之浊及时排出

病理 { 肾阳不足——膀胱失约——小便失禁、遗尿、尿频；热结膀胱——灼伤肾阴——腰痛、腰酸 }

但应注意，肾与膀胱的病变，虽然相互影响，但以肾影响膀胱为多，所以有关尿液的储存与排泄的病变，除膀胱本身外，多与肾脏有关，治疗应予注意。

此外，心包与三焦在经脉上亦是相互络属关系，因心包附于心，与三焦的关系，已有所述，兹从略。

**复习思考题**

1. 六腑总的功能和各自的功能是什么？
2. 试述脏与脏之间的主要生理功能有哪些。
3. 何脏与何腑相表里？其生理关系如何？

# 第九章　经　络

经络学说，是中医学所独有的学说，是中医基础理论的重要组成部分，它同藏象学说一样，是研究人体生理活动、病理变化及其相互联系的学说，无论辨证施治、立法处方和针灸等，都与经络有着重要关系。经络学说不但是生理病理学的基础，而且也是诊断和治疗的依据，故有“不明脏腑经络，开口动手便错”之说。

## 一、经络的概念和经络系统的组成

### 1. 经络的概念

经络是人体组织结构的重要组成部分，它担负着人体内外上下各部分的联络任务，纵横交错，分布全身，同时又是气血循环运行的通路。

经{①直行的主干，如径路一样，四通八达<br>②气血运行，经常不息之意

络是经的分支，纵横如网络，无处不到。

经与络的区别：①经少络多。②经直络横。③经有一定的路线分布，络无一定路线。

### 2. 经络系统的组成

照讲义经络系统简表讲述，兹将十二经筋和十二皮部再简述一下：

十二经筋：十二经所属的筋，叫作经筋。经筋和经脉是不同的。

区别{经脉——营行表里，出入脏腑<br>经筋——联络四肢百骸，主管关节运动

十二皮部：皮部，是经脉功能活动反映于体表的部位，也是络脉之气所散布的地方。十二皮部，就是将全身皮肤分为十二个部分，与十二经脉相适应。十二皮部与内脏是密切相关联的，脏腑有病，可通过经络反映于皮部，如寒伤太阳之表，则背部有明显的恶寒感觉。

## 二、十二经脉

十二经脉，是手足三阴经和手足三阳经的总称。

### （一）名称

命名：

1. 按阴阳属性和循行部位命名

中医学把人体相对的两部分，均按其属性分阴阳，如背为阳，腹为阴；外侧为阳，内侧为阴；腑为阳，脏为阴。

手足经{手经——经脉起于手或终于手<br>足经——经脉起于足或终于足

阴阳经{阴经——经脉分布肢体内侧，内属五脏<br>阳经——经络分布肢体外侧，内属六腑

2. 按阴阳消长盛衰命名

阴阳如同各种矛盾一样，具有消长盛衰的不同，均向着相反方向转化，把这种转化过程分为三个不同阶段，即产生了三阴三阳。

太，是大的意思，阴气大盛则称太阴，阳气大盛则称太阳。

少，是初生未充的意思，阴气初生则称少阴，阳气初生则称少阳。

阳明，是“两阳合明”，阳气盛极的意思。

厥阴，是“两阴交尽”，阴气消尽的意思。

### （二）走向、交接、分布、表里关系及流注次序

1. 走向和交接规律

手之三阴胸内手，手之三阳手外头，

足之三阳头外足，足之三阴足内腹（胸）。

示意图

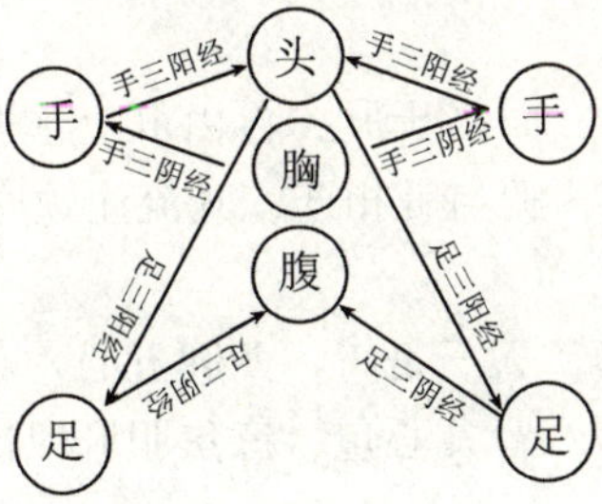


2. 分布规律

十二经脉在体表分布情况：

- 手三阴经
  - 分布——臂臑内侧，止于手指尖端（交手三阳经）
  - 部位
    - 前——太阴
    - 中——厥阴
    - 后——少阴
- 手三阳经
  - 分布——臂臑外侧，止于头面部（交足三阳经）
  - 部位
    - 前——阳明
    - 中——少阳
    - 后——太阳
- 足三阳经从头面至躯干
  - 背——太阳
  - 前——阳明
  - 侧——少阳
  - 股臑外侧
    - 前——阳明
    - 中——少阳
    - 后——太阳
    - 止于足趾间（交足三阴经）
- 足三阴经循股臑内侧
  - 内踝以上八寸
    - 前——厥阴
    - 中——太阴
    - 后——少阴
  - 内踝八寸以上
    - 前——太阴
    - 中——厥阴
    - 后——少阴
  - 止于胸腹（交于三阴经）

3. 表里关系

表里关系即是经络表里相合。阳者主表，阴者主里，一阴一阳，一脏一腑，一表一里，构成一个完整的统一整体。

十二经脉内系六脏（包括心包）、六腑，脏脉属脏络腑，腑脉属腑络脏。例如：

手太阴→（属）肺⇌（络）大肠←（属）手阳明

4. 流注次序

起于中焦，从肺开始，而终于肝，再由肝上注肺。首尾相贯，如环无端。其衔接规律是脏与腑相接，腑与脏相连，其流注顺序如讲义所列之表。可用歌括以概括之。

一肺二大三是胃，四脾五心六小肠，
七膀八肾九心包，三焦胆肝以次详。

### （三）循行部位

从略。

## 三、奇经八脉

奇经的含义：

不同于寻常的叫奇，亦即奇异奇特之义。所谓奇经有两种含义：

（1）十二经发现得早，八脉发现得较晚，故以为奇，如经外奇穴一样。

（2）奇经与十二经相对而言，因他异于正经，故称奇经。

八脉的特点：

（1）循行无逆顺之异，除常脉外，余皆由下而上行。

（2）上肢无奇经的分布。

（3）与脏腑并无络属和表里相合的关系。但与奇恒之腑有连属，如冲、任、督起于胞中（故有“一源而三歧”之说），督脉入属于脑。

（4）除督任二脉有专穴外，其余六脉的腧穴皆附于正经。

八脉的作用：

（1）八脉纵横交错于十二经脉之间，进一步密切了经脉之间的联系。

（2）储存和调节气血：正经气血旺盛，可以注蓄于奇经；当十二经脉气血不足之时，八脉再把气血还流到十二经中以调整气血的相对平衡。

八脉相互联系：
- 督、任、冲——起于胞中，出于会阴（“一源三歧”）
- 任督——在唇内相交接
- 阴阳跻——在眼睛会合
- 阳维与督脉——在项部会合（风府、哑门）
- 阴维与任脉——在颈部会合（天突、廉泉）

1. 督脉

（1）循行路线：起于胞中→会阴→腰（沿脊柱正中线）→背→脑→头顶→额→鼻→上唇。

（2）基本功能：督有总督的含义，能总督一身之阳经，手足三阳经脉皆汇聚于督脉的大椎、神庭、百会等穴，故称为“阳脉之海”。

2. 任

（1）循行路线：起于胞中→会阴→阴阜→腹胸（前正中线）→咽喉→颊下→环绕口唇→目眶下。

（2）基本功能：能总任一身之阴脉，手足三阴经脉皆会于任脉的上中下三脘和关元、中极等穴。冲脉、阴维脉亦会于任脉，故称为“阴脉之海”。因其起于胞中，能妊养胎儿，故又有“任主胞胎”之说。

3. 冲脉

（1）循行路线：

起于胞中→会阴→绕肛门→上行脊柱里→与督脉通
↓
气街→与足少阴经相并→挟脐上行→胸中→咽喉→绕口唇→目眶下
↓
与肾经相合→沿下肢内侧→股→经→跟骨上缘→足大趾

（2）基本功能：冲有要冲（要道）之意，冲脉有总管全身气血的功能，为十二经脉的要冲，分布范围比较广泛，能总统诸经气血，故又称为“经脉之海”。

与生殖的关系：《素问·上古天真论》说：“女子二七而天癸至，任脉通，太冲脉盛，月事以时下，故有子。”

与髭鬚的关系：《灵枢·五音五味篇》说：“妇人无鬚者，无血气乎……今妇人之生，有余于气，不足于血，以其数脱血也，冲任之脉不荣口唇，故鬚不生焉。”

4. 带脉

（1）循行路线：起于季胁下缘→带脉穴→横行绕身一周→斜向前下方与五枢、维道二穴相连。

（2）基本功能：带有腰带的含义，能统束直行诸经，使不妄行。

5. 阴跻脉、阳跻脉

（1）循行路线

阴跻脉：起于内踝下→下肢内侧→前阴→腹胸→缺盆→人迎→目内眦（与手足太阳经、阳跻脉会合）

阳跻脉：起于外踝下→沿腹胸外侧→肩→口角→目内眦→入发际→风池

（2）基本功能：跻有轻健跻情之意，两跻脉共同主持机体的运动功能，能使肢体运动轻劲灵活。眼睛的开合，亦与跻脉有关。

6. 阴维脉、阳维脉

（1）循行路线：阴维脉起于筑宾，与足少阴、足太阴、足厥阴、任脉交会。

筑宾→腹（与足太阴脾经同行）→胁（与足厥阴肝经相合）→廉泉（与任脉相合）

阳维脉起于金门穴（与少阳胆经并行）→身侧→风池→头

（2）基本功能：维是维系，能维系诸经之脉。阳维与手足三阳相维系，其中与膀胱、胆二经更为密切；阴维与足三阴经、任脉相维系。

奇经八脉，相互之间也是有联系的，例如：

八脉相互联系：
- 督、任、冲——起于胞中，出于会阴
- 任、督——在唇内相交接
- 阴跻、阳跻——在眼睛会合
- 阳维与督脉——在项部会合（风府、哑门）
- 阴维与任脉——在颈部会合（天突、廉泉）

## 四、经别、别络、经筋、皮部

经别、经筋、皮部从略，兹将别络作以概述。

十五别络，是从经脉别出的主要络脉。十二经及督、任二脉各有一个别络，加上脾经的另一个大络，合为十五个别络。对络的概念，不能理解为只是一条线，而是应当看作是一条以上的分支，散布于所在的区域内。

## 五、经络的生理及经络学说的应用

### （一）经络的生理功能

1. 人体各个组织器官的联络

人体：
- 内——五脏六腑
- 外：四肢百骸、五官九窍、皮肉筋骨

（以上）赖经络连接与沟通

故《灵枢·海论篇》说："夫十二经脉者，内属于脏腑，外络于肢节。"

气血——→经络传注→营养组织器官、濡润皮肤筋骨、维持新陈代谢、抗御病邪｝传导动力——→经气

2. 人体气血循环运行的通路

故《灵枢·本脏篇》说："经脉者，所以行气血而营阴阳，濡筋骨利关节者也。"

经络的传注动力，一般称之为"经络之气"，简称"经气"，而经气的来源，又有赖于气血的充养。

3. 感应传导

为针灸“得气”和“行气”现象。

4. 调节功能平衡

总之，经络在生理上起到联系各个组织器官，通行气血，抗御外邪，调节功能平衡和反应传导等作用。

### （二）经络学说的应用

1. 阐释病理变化

经络既然能交通脏腑，运行气血，必然也能传变疾病。

传变疾病：
- 由外而内
- 自内而外
- 脏腑之间

（1）经络受病可以内传于脏腑：邪中皮毛→络→经→腑→脏。

（2）脏腑有病，可以反映于体表：经络在内，各自分属脏腑，在外有一定的循行路线和分布区域，所以内脏有病可以通过经络的道路反映于体表。例如：

内病外见（经络传导反映）：
- 胃火——牙龈肿痛
- 肝火——目赤羞明
- 胆火——耳痛耳聋
- 肾病——腰痛、膝软、骨弱

（3）是脏腑病变相互影响的途径：内容见讲义，兹从略。

2. 指导疾病的诊断和治疗

（1）指导疾病的诊断：由于经络有一定的循行部位和与脏腑的关系，故经络可以反映所属脏腑和循行部位的病证。临床上根据所反映的症状、体征、压痛点，可以推断病在何经、何脏、何腑。例如，头痛一证，因痛的部位不同，就有三种不同的内部联系。

头痛：
- 痛在前额——阳明胃经
- 痛在脑后——太阳膀胱经
- 痛在两侧——少阳胆经

例如，寸口诊脉法，亦是以经络理论为指导的，故《难经》一难说：“十二经皆有动脉，独取寸口，以决五脏六腑死生吉凶……寸口者，脉之大会，手太阴之脉动也。”

《伤寒论》六经分证法则，也是在经络学说的基础上发展起来的。例如：太阳病的头痛、项强；少阳病的胁痛、耳聋等，这就是根据经络的循行部位而确定的。

（2）指导临床治疗：①在辨证施治和用药方面。根据各经循行部位和病理表现，进行辨证施治；按药物的归经性能以选用药物，例如：麻黄辛温入肺、膀胱经，可发汗、平喘、利尿；柴胡苦平微寒入肝胆经，可解热开郁，疏行结气。②在针灸、推拿按摩方面。腧穴是人体气血转输的交会点，故针灸、推拿按摩与疾病相关的经穴，便可治疗该经的病证。

由此可见，临床上按经选药，循经取穴，推拿按摩等都是以经络理论为依据的，贯串在中医学的理、法、方、药各个环节之中，是内、外、针灸各科都必须掌握的理论基础。

## 复习思考题

1. 什么叫经络？
2. 经络系统包括哪些内容？
3. 十二经脉命名原则怎样？
4. 简述十二经脉的体表循行和所属络的脏腑。
5. 十二经脉的走向与交接规律怎样？
6. 十二经脉的表里关系怎样？
7. 十二经脉流注次序怎样？
8. 十二经脉的主要生理功能有哪些？
9. 何谓奇经八脉？都有哪些作用？
10. 试述冲、任、督、带四脉的循行及生理功能。

# 第十章　气血津液

气血津液，是构成人体的基本物质，也是脏腑、经络等组织器官进行生理活动的物质基础。

气、血、津液都是精微物质，但从其相对性来说，又可分为阴阳两类。

气——活力很强，具有推动、温煦等作用——阳。

血、津液——液态物质，具有濡养、滋润等作用——阴。

二者互为联系，互为因果。

此外，精也是构成人体的基本物质，已在肾中讲过，不再重复。

## 一、气

### （一）气的基本概念

气
- 在自然——构成世界的基本物质
- 在人体
  - 构成人体的基本物质
  - 维持人体生命活动的基本物质

《周易·系辞》："天地絪缊，万物化醇。"

絪缊：絪，麻帛。缊，棉絮。絪缊是缠绵交密之意。醇，构合。

此言天地二气缠绵交密，互相会合，使万物感应，精纯完固。

《素问·宝命全形论》说："人以天地之气生，四时之法成。"意思是说，人依靠天地之大气和水谷之精气而生存，随着四时生长收藏的规律而成长。

《素问·六节藏象论》说："天食人以五气，地食人以五味……神乃自生。"

五气：臊气、焦气、香气、腥气、腐气。

五气由鼻吸入，储藏于心肺，心主荣面色，肺主音声，因而能使面部五色明润，肺的音声洪亮。

中医学的气，名目较多，但概括起来有两个含义。

物质之气<br>功能之气 } 相互联系，相互为用

何谓物质之气，正如前述。此谓功能之气，是指脏腑组织的活动能力，如脏腑之气、经脉之气等。这种气是通过脏腑的功能活动而显示其存在。但不是

本章所讨论的内容。

此外，气还有一种含义，临床上所说的气，多数是指脏腑功能失调引起的病状，如“胃气不降”“肝气犯胃”等。

### （二）气的生成

从其来源讲，可分为三个方面：

先天之精气——禀于父母，藏之于肾<br>
后天之精气（谷气）——源于水谷，生于脾胃<br>
自然界之清气——由肺吸放<br>
}统称正气

由此可见，气之盛衰与否，与肾、脾胃、肺的生理功能是否正常密切相关。从其生成过程来讲，脾胃的运化功能更为重要，因为人既生之后，先天之精气，也必须靠水谷精气以完善，才能发挥其作用。

总之，气在人体，上下内外，无处不有，无处不到，人们一切活动全赖有此气的存在，气充则体健而寿永，气衰则体弱而毒侵，得其平则安，失之偏则病。《景岳全书·传忠录》云：“行医不识气，治病从何据。”又云：“气聚则生，气散则死”，“病之生也，不离乎气，而医之治病也，亦不离乎气。”

### （三）气的生理功能

1. 推动作用

中医学认为气主宰着人体的一切功能活动，凡血液的运行，津液的输布，饮食的消化，营养的吸收，以及汗、尿、大便的排泄等无不靠气的作用，正为《灵枢·脉度篇》说：“气之不得无行也，如水之流，如日月之行不休。”反之则病。例如：

气虚——推动无力〈脏腑／经脉〉功能减退〈血不行——瘀滞／津不布——水停〉

2. 温煦作用

煦是温和之义，人身有阳气，犹天之有日，天有日则大地温暖，人有阳气则体温正常，各脏腑组织功能活动，血和津液的输布循环，均需阳气的温煦，才能正常进行。故以畏寒怯冷，四肢不温作为诊断阳气虚弱的重要依据之一。

阳气不足——温煦无力〈畏寒怯冷／四肢不温〉阳虚则外寒

当然，气聚不散，郁而化热的气实证，也可出现热的症状。

3. 防御作用

气能卫表御邪，故《素问·生气通天论》说："阳者卫外，而为固也"，又曰："阳密乃固。"

气
- 未病之前——"正气存内，邪不可干"——拒邪于外
- 既病之后
  - 邪之所凑，其气必虚——发病
  - 正气来复，驱邪外出——病愈

4. 固摄作用

固摄｛血液、汗液、尿液、精液｝失常——→血出、汗泄、尿频、精遗

5. 气化作用

人体气化作用是多方面的，概括起来，有两个意义：

气化
- 精气津血｛各自生成、相互转化｝
- 脏腑功能｛本脏功能、相互配合｝

→ 气化流行，生生不息

## （四）气的运动和运动形式

气的运动称为"气机"，其基本形式，可归纳为升、降、出、入四种。

人体各个脏器组织，都是气的升降出入的场所，故《素问·六微旨大论》说："升降出入，无器不有。"

人的生命活动，从根本上来说，也就是气的升降出入运动。故《素问·六微旨大论》说："非出入则无以生长壮老已；非升降则无以生长化收藏。""出入废则神机化灭；升降息则气立孤危。"这充分说明了这一运动对人体和一切生命活动的重要意义。

升降出入的相互关系是相互关联、相互协调的，升中有降，降中有升，出中有入，入中有出，经常维持在协调平衡状态。若是升降出入运动失常，就会出现气逆或气陷、气脱或气结等病理状态。

升降出入，必须保持平衡协调，是从人的整体而言的，从局部来论，也是各有侧重的，但都有一定的规律。

## (五) 气的分布与分类

1. 元气

元气，又名“原气”“真气”(真元之气)，是人体生命活动的原动力。

(1) 组成与分布：元气发源于肾，为先天之精所化生，赖后天水谷之气以充养，借三焦之道路，布于全身，推动一切组织器官的功能活动。

(2) 主要功能：元气具有极其强大的生命活力，各个脏腑、各条经脉、各部组织都必须得到元气的推动、激发与温煦，才能发挥其生理功能的作用。所以，元气愈充沛，则脏腑愈强盛，身体愈健康。

2. 宗气

宗气，是积于胸中之气，称宗气者，是说它为一身气血运行之宗始，此气发于膻中，乃又归于膻中，故称宗气（称为“气海”）。宗者本也、主也。王冰曰：“宗谓十二经脉之尊主也。”

(1) 组成与分布

自然之清气　　　　　　　　　　上——贯注于心肺之脉，走于息道
　　　　　　肺——宗气——胸中
水谷之精气　　　　　　　　　　下——蓄于丹田，注于气街

由此可见，宗气的盛衰与否，与肺的呼吸功能和脾胃的运化功能有着密切关系。

“气街”即是阳明胃经的气冲穴。注于气街，指心脉下行，经气街下注于足。

(2) 主要功能：宗气的功能，主要是推动肺的呼吸和心血的运行。①走息道以司呼吸：帮助肺脏维持呼吸运动，关系语言、声音、呼吸的强弱。②贯心脉以行血气：贯注心脉，推动血液循环，凡气血的运行、肢体的寒温和活动能力，多与宗气盛衰有关。

3. 营气

营有经营、营养之意，又称“荣气”，其性柔顺，行于脉管之中。营对血言，血为体，营为用，血属形，营属气，二者皆行脉中，不能截然分开，故常“营血”并称。

(1) 组成与分布

　　源于水谷
营　　　　　　　　　　行于脉中，营运于全身
　　化于中焦(营出中焦)

营在脉中，是一种精微物质，含有组成血液的重要成分，为血中之气。人

身上下内外，各个组织、各个器官均须得到营气的滋养。

（2）主要功能：营养人体，化生血液。

4. 卫气

卫气是运行于脉外之气，具有防御、保卫的作用。

（1）组成与分布：卫气也是水谷之气所化生，其性慓疾滑利（行快而猛），游走窜透，行于脉外。

肓膜：凡腹腔肉理之间，上下空隙之处，皆谓之肓膜。

分肉：近骨之内，与骨相分。

（2）主要功能：①保卫肌表，抗御外邪。②温养脏腑、肌肉、皮毛等。③调节汗孔的开合，保证体温的相对恒定。

卫气与营气的关系：卫气与营气，是同源异流而又功能有别的两种精微物质。所谓同源，就是皆来源于水谷精微，所谓异流，就是行于脉内的叫“营”，为水谷之清气，属阴；行于脉外的叫“卫”，为水谷之浊气，属阳。

这里的“清浊”，并不是指质而言，是指性能而言，可谓清是含有柔和的意思；浊含有刚悍的意思。

营卫之气应经常保持和谐，反之可出现营卫不和之证。由于其性能不同，出现的症状也有所不同，如《素问·逆调论》说：“营气虚则不仁，卫气虚则不用，营卫俱虚则不仁且不用。”这就是营卫之气不足，肌腠、经脉失濡养、失温煦的一种病态表现。“昼精而夜瞑”就是“营卫之行，不失其常”（《灵枢·营卫生会篇》）的一种表现。

总之，中医学对气是非常重视的，尤其是元气，它关乎人体生命活动的问题，如“脏腑之气”“经络之气”等也都是元气所派生的，属于元气的一部分。

## 二、血

1. 血的基本概念

血是构成人体和维持人体生命活动的基本物质之一，而且是有规律地在脉中循环运行。①血是红色液体，营养和滋润作用很强。②有规律地在脉中循环运行。

2. 血的生成

中医学对血的生成，有如下认识：

（1）脾胃是血液生化之源：血液是由脾胃吸收运化的水谷精微变化而成。故《灵枢·决气篇》说：“中焦受气取汁，变化而赤，是谓血。”

中焦指脾胃。

中焦受气取汁——中焦受谷之气，取谷之味。

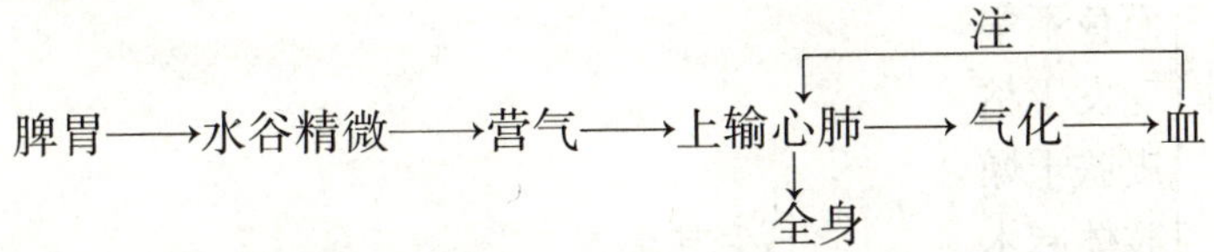


故《灵枢·营卫生会篇》说："中焦亦并胃中，出上焦之后，此所受气者，泌糟粕，蒸津液，化其精微，上注于肺脉，乃化而为血。"

中焦亦并胃中——中焦之气的布散也和上焦一样起于胃中。

出上焦之后——后是时间的先后，因营阴卫阳，营柔卫刚，故营气出发的时间，则在上焦之后。

血液的化生，还必须有营气的参与，故《灵枢·邪客篇》说："营气者，泌其津液，注之于脉，化以为血。"营气是从脾胃化生来的，是血液生成的最基础物质，所以《读医随笔》（清·周学海撰）也说："生血之气，营气也。营盛则血盛，营衰则血衰。"

这是中医学传统的血液化生的概念，所以对血虚的病证，多从脾胃着手治疗。

（2）精化为血：肾藏精，肝藏血，二者可以相互资生，相互转化，但以肾精为关键。因此，对血虚患者的治疗，不仅要补脾补营，而且要补肾填精。

3. 血的功能

（1）血能濡养：血中含有营气、津液等营养物质，循环运行脉道之中，以养之濡之。人体各部组织，均须得到血液的充分濡养，才能进行各种生理活动。故《素问·五脏生成篇》说："肝受血而能视，足受血而能步，掌受血而能握，指受血而能摄。"

（2）血能荣色：人的面色红润、毛发润泽等，皆是血的营养、滋润的结果。

（3）血能生神：血是神志活动的物质基础。正如张景岳曰："形者神之体，神者形之用，无神则形不可活，无形则神无以生，故形之肥瘦，营卫血气之盛衰，皆人神之所赖也。"

血的病变，常从症状呈现出来，例如：

血虚
- 形体
  - 头昏目花
  - 面色不华
  - 毛发干枯
  - 皮肤干燥
  - 肢体麻木
- 神志
  - 健忘、失眠、多梦
  - 惊悸、神志恍惚
  - 精神不振

（皮肤干燥、肢体麻木、健忘、失眠、多梦、惊悸、神志恍惚）失其濡养

4. 血的运行

血液运行循环于脉中，在心、肝、脾、肺等脏腑共同作用下，以保证血流在全身的运行。

- 心主血脉——推动血液运行
- 肺朝百脉——血液布散全身
- 肝藏血
  - 主疏泄——血液运行正常
  - 主调节——适度供应需要
- 脾统血
  - 生化之源——不断补充
  - 统摄——血不外溢

（以上）环环相扣，缺一不可

血与肾是否有关呢？张景岳说：“夫肾主五液，而谓血不属肾，吾不信也。”“血者水谷之精也，源源而来，而实生化于脾，总统于心，藏受于肝，宣布于肺，施泄于肾，而灌溉一身。”

## 三、津液

1. 津液的基本概念

津液是体内一切正常水液的总称，主要指体液而言，包括唾液、胃液、肠液、涕、泪和汗、尿等。

水谷精微，经过三焦气化，分别变化成为津和液。津则随三焦之气运化，内而脏腑，外而皮毛，无处不有，无处不到。液则从三焦而入骨节、筋膜、孔窍、脑髓等部分。二者各发挥其正常作用。

性质
- 津——清而稀——流动性较大
- 液——浊而稠——流动性较小

津属阳，主外泄；液属阴，主内濡

津和液，虽然有性质上与功能上的区别，但二者本属一体，往往相互影响和转化，故不应严格区分，临床上常津液并称。

2. 津液的生成、输布和排泄

津液的生成、输布和排泄是比较复杂的，在脾、胃、肺、大肠、小肠、

胃、膀胱、三焦等共同作用下，才能完成其形成和整个代谢过程。

《素问·经脉别论》说："饮入于胃，游溢精气，上输于脾。脾气散精，上归于肺，通调水道，下输膀胱。水精四布，五经并行……"

游溢——浮游、涌溢之意，是精气满溢的形容词。

饮入于胃，游溢精气，上输于脾——"中焦如沤"之义。

脾气散精，上归于肺——"上焦如雾"之义。

通调水道，下输膀胱——"下焦如渎"之义。

五经：指五脏之经脉。

3. 津液的功能

《灵枢·决气》说："腠理发泄，汗出溱溱，是谓津。……谷入气满，淖泽注于骨、骨属屈伸，泄泽补益脑髓，皮肤润泽，是谓液。"

功能
- 津
  - 充润皮肤
  - 滋养脏腑
  - 组成血液
- 液
  - 补益脑髓
  - 润滑关节
  - 濡养空窍

}滋养组织器官，组成血液

溱溱：形容微汗相续。津弥散到全身各部，发泄在皮肤之外的就称之为汗。汗出溱溱，是津之外见也。

淖泽：淖音闹。淖泽指水谷精微中滑腻浓厚的部分。

泄泽：泄指渗出，泽同上。

## 四、气血津液之间的相互关系

气血津液，都本于先天真元之气，而生产于后天水谷之精气，三者之间的关系非常密切。在生理上是相互依存、相互资生的，在病变上是相互影响的。

### （一）气和血的关系

1. 气能生血

气 —促使→ 精 —化生→ 血 <
- 气旺——生血力强
- 气虚——生血力弱

> 气虚日久 ⟶ 气血双虚

2. 气能行血

血液在生成及运行的过程中，始终离不开气，故称气为血之帅。

血随气行：
- 生理——心的推动，肺的敷布，肝的疏泄 → 血液循行，赖气推动
- 病理：气滞、气虚 → 血行不利⟶瘀血
- 气机逆乱：
  - 血随气升——面红、目赤、头痛、吐血
  - 血随气陷——脘腹坠胀，下血崩漏

3. 气能摄血

参看“脾统血”和气的“固摄作用”内容，兹从略。

气为血帅，实际上就是概括以上三个方面气对血所发生的作用。

4. 血为气之母

气与血始终保持着相互对立、相互依存的关系。气为阳，是动力，血为阴，是基础。

血为气母：
- 血能载气，气在血中——气不散失
- 血能育气，气在血中——气有来源

若大出血，大出汗⟶气丧失：气脱、亡阳

所以说，气不能离开血液而存在。

气与血的生理关系极为密切，故在病变时互相影响，或气病及血，或血病及气，或气血不和，在治疗时，便应调整气血之间的关系。

## （二）气和津液的关系

1. 气能生津

津：源于水谷、生于脾胃 → 脾胃气旺⟶津液充盛

所以气津两伤之证亦属常见。在治疗津液伤耗之病时，勿忘适当加入补气之品。

2. 气能行（化）津

津液化生、输布及代谢过程，均离不开气的作用，尤其是肺、脾、肾之气的作用更为重要。由于气和津液之间的密切关系，故在病变时可互相影响，例如：

气滞——气不行水——津停
津停——气机不利——气滞
→ 内生水湿痰饮，甚则水肿

3. 气能摄津，津能载气

气足则津固，津固则气存。可从病变观之。

津气的病变关系：
- 气失固摄 —— 多汗漏汗 —— 津随气脱
- 津液流失 —— 大吐大泻 —— 气随津脱

### (三) 血和津液的关系

《灵枢·痈疽》说："中焦出气如露，上注溪谷，而渗孙脉，津液和调、变化而赤为血。"

津血同源，相互转化。

中焦出气如露——指中焦输出的营气，如雨露灌草本一样可以营养全身。

上注溪谷——肌肉的小会合处叫溪，大会合处叫谷。

而渗孙脉——津液渗溉于细小的络脉。

津液和调，变化而赤为血——津经气化作用，变成红色的血液。

本节经文，说明津液既有滋养作用，又是化生血液的基本物质。

由于津液是血液的组成部分，所以津液亡失，会影响血液的化源，从而出现血燥。反之，血液亡失，也可造成津液不足，出现口渴、尿少、便秘、皮肤干燥等症。所以有"亡血者禁发汗""亡津液者禁利小便"之戒。"夺血者无汗，夺汗者无血"也是这个道理。

**复习思考题**

1. 何谓气？其生成来源有哪些方面？
2. 气在生命活动中有何重要作用？
3. 如何理解气的运动形式？
4. 元气、宗气的生成、分布、主要生理功能如何？
5. 营气、卫气的含义是什么？它们是怎样生成的？二者的关系如何？各有何生理功能？
6. 何谓血？血液是如何生成的？
7. 血液的运行与哪些脏腑关系密切？
8. 血液的生理功能有哪些？
9. 何谓津液？津液是怎样生成的？有何生理作用？
10. 津液的输布和排泄与哪些脏腑有关？

# 第十一章　病　机

病机，是致病因素作用于人体后引起阴阳偏盛偏衰和邪正相互斗争的发展、变化与结局的机制。其包括发病、病因、病位、病性和传变、转归等多方面内容，可分为具体证候的机制和疾病的总机制，前者是后者的基础，后者是前者的概括和总结。

疾病时机体｛病理性损害；抵抗损害的防御｝最终结局｛康复；恶化；死亡｝

病证的阴阳表里寒热虚实，往往交织夹杂，有病在上而反映于下，病在下而反映于上；病在表而反映于里，病在里而反映于表；虚证而呈实象，实证反见虚候等。因此，必须从分析病机入手，才能探求疾病的本质。疾病虽然如此复杂（有规律的复杂过程），但只要掌握一般规律，找出病机也是不难的。从总体来说，不外以下几个方面。

## 一、邪正盛衰

### （一）邪正盛衰与虚实变化

在疾病发展过程中，正邪相争、力量对比关系上是存在着盛衰消长变化的，这就形成了临床所见的实证和虚证。

所谓实证，主要是指邪气过盛和机体功能亢盛，或机体正气虽伤而未衰，正气积极与邪气抗争，正邪相搏，斗争剧烈。在临床上即表现出一系列有余的（亢进的）证候。

实证｛正邪相争，其势俱盛；症状表现有余，亢盛｝“邪气盛则实”

所谓虚证，主要是指正气虚衰，功能衰弱，或正气不足以与邪气抗争。在临床上即出现一系列不足的（衰退的）证候。

虚证｛正气不胜邪，正气溃散；症状表现不足，衰弱｝“精气夺则虚”

形成虚实证，除与人体正气强弱有着重要关系以外，与病因性质和病程长短有关。一般说，外感六淫，或痰、食、血、水的停聚，常为形成实证的因素；阴阳气血不足，常为形成虚证的因素。从病程来说，疾病初期、中期多为实证，疾病后期或久病不愈多为虚证。

虚、实证的形成
- 病邪性质
  - 外感六淫 } 实证
  - 痰、食、血、水滞留 } 实证
  - 阴阳气血不足——虚证
- 病程
  - 初、中期——为实证
  - 后期、久病——为虚证

但应注意，这是一般规律，在临床上往往呈现虚实夹杂证候。

虚实证的错杂
- 虚中夹实，实中夹虚
- 真实假虚（大实有羸状），真虚假实（至虚有盛候）

### （二）邪正盛衰与疾病转归

疾病的结局如何，主要取决于正邪争力量对比的变化，正胜邪却则病退，邪胜正衰则病进，阴阳离决则死亡。因此，疾病转归，实质上取决于邪正的消长盛衰。

致病因素⟶人体
- 正气充实
  - 病势轻浅、病程短暂 } 易治——痊愈
- 正气虚衰
  - 病势危重、病程较长 } 难治——死亡

## 二、阴阳失调

阴阳失调，是疾病发生的内在根据，中医学认为致病因素作用于人体后，必须通过机体阴阳的失调才能形成疾病。

### （一）阴阳偏胜

1. 阳偏胜

阳偏胜，即是阳盛。阳盛是机体脏腑组织器官兴奋性高、代谢活动增强的一种反应。它可以由于温热外邪侵袭或情志郁而化火所致。所谓“阳胜则热”，系指在病理上阳盛，易于出现化热、化火、化风等病理过程，常表现为发热、昏厥、抽搐等一系列临床证候。

“阳胜则阴病……”

阳胜则阴病
- 相对的阴虚——实热证
- 绝对的阴虚——虚热证或实热兼阴亏证

2. 阴偏胜

阴偏胜，即是阴盛。所谓阴盛，是机体脏腑组织器官抑制性增高，代谢功能障碍的一种反应。既可由于寒湿之邪侵袭，超过人体阳气的温运功能所引起，亦可由阳气虚弱，无力温煦运化阴液所致。前者属实，后者属虚，虚实夹杂。所谓“阴胜则寒”，是指在病理上常表现为阴寒内盛或阳气不足的证候，如形寒肢冷等症，故曰“阴胜则阳病”。

## （二）阴阳偏衰

1. 阳偏衰

阳偏衰，即是阳虚。阳虚，是机体脏腑组织器官的反应性低下，代谢活动减弱，本身生理功能减退的一种反应。阳气不足则相对地造成阴寒内盛，即所谓“阳虚生寒”，常表现为恶寒、肢冷、水液输布障碍等一系列临床证候。多见于脾肾阳虚之证。

阴偏胜与阳偏衰在病机上与证候上的区别：

| | | | | |
|---|---|---|---|---|
| 阳虚则寒 | 区别 | 虚而有寒——虚寒证 | 治疗 | 温阳为主 |
| 阴胜则寒 | | 寒而不虚（虚象不显）——实寒证 | | 散寒为主 |

2. 阴偏衰

阴偏衰，即是阴虚。阴虚是机体由于精、血、津液等阴液不足，相对地造成阳气偏亢，而使机体脏腑组织器官的功能活动虚性亢奋的一种反应，即所谓阴虚生内热。在临床上主要表现为虚热证候，如五心烦热、骨蒸潮热等，多见于肝肾阴虚之证。

阴虚则热与阳胜则热在病机上与证候上的区别：

| | | | | |
|---|---|---|---|---|
| 阴虚则热 | 区别 | 虚而有热——虚热证 | 治疗 | 滋阴为主 |
| 阳胜则热 | | 热而不虚（虚象不显）——实热证 | | 去热为主 |

由此可见，热可以由于阳盛，亦可由于阴虚；寒可以由于阴盛，亦可由于阳衰。偏盛属实，偏衰属虚，这就是寒和热的实质。

## （三）阴阳互损

肾的阴阳虚损或失调，是阴阳互损的前提条件。因此，在治疗上要顾及肾。

1. 阴损及阳

阴为阳之基，阴损到一定程度时，阳则生产化不足或无所依附而耗散，导致以阴虚为主的阴阳两虚证。如肝阳上亢证：

阴虚阳亢　下汲肾阴　阴阳两虚

水不涵木——肝阳上亢——肾阴更耗——损及肾阳

眩晕、头痛、面赤、耳鸣、舌红、脉弦细　畏寒、肢冷、面色㿠白，舌淡红，脉沉弱

2. 阳损及阴

阴赖阳以化生，若阳虚日久，阴液化生不足，便可导致以阳虚为主的阴阳两虚证。例如水肿：

水肿（阴水）{阳气不足　气化无力} 水液代谢障碍——{消瘦，烦躁升火　瘦疭} 阴阳两虚
阴无以生

### （四）阴阳格拒

在邪正斗争比较激烈，身体功能比较紊乱的情况下，常出现寒热真假的现象。

1. 阴盛格阳

阴盛于内，格阳于外（里寒外热）——“格阳”证（真寒假热）。

“格阳”证，身虽热反欲盖衣被，口渴喜热饮，面红浅而娇嫩，脉大而无力，还有见到舌淡苔白等一派寒象。《伤寒论》中第 317 条就是阴盛格阳证候。

此外，“戴阳”证，与此机制相同，是下真寒上假热的病态。

2. 阳盛格阴

热极深伏，阳热内结，郁闭于内，格阴于外（阳气被郁，不能外透）——格阴证（真热假寒）。

这种因热而出现的厥逆，叫作“热厥”或“阳厥”，亦即热深厥深之义。此患者手足虽清冷，但身热不恶寒，脉虽沉但数而有力，不难辨认。

### （五）阴阳亡失

1. 亡阳

亡阳成因{正不敌邪　素体阳虚　过度疲劳　过用汗法} 阳气脱失，症见{大汗淋漓　皮肤手足逆冷　脉微欲绝} 阳回则生，不回则死

2. 亡阴

亡阴成因：
- 热邪炽盛、邪热久留——煎灼阴液
- 大吐大泻——阴液骤耗

——阴液脱失，症见：喘渴烦躁、手足虽温、汗多欲脱——阴多则生，不多则死

无论亡阳或是亡阴，最终导致阴阳两亡，生命终止。

总之，疾病变化，虽然较为复杂，但皆可以用阴阳失调概括之。

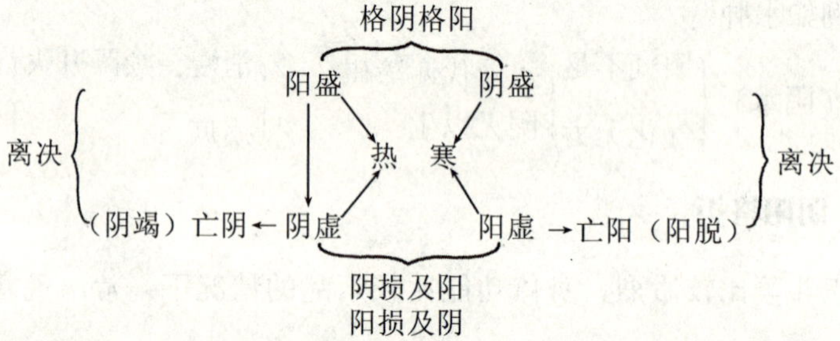


## 三、气血失常

### （一）气的失常

1. 气虚

气虚成因（元气）：
- 先天禀赋不足
- 后天失养
- 生成不足
- 久病
- 过劳

——倦怠乏力，精神萎靡

元气亏虚，不仅出现气虚证候，而且会影响到血、津液的生成输布，从而发生病变。

2. 气机失调

（1）气滞：气宜行不宜滞，滞则即病，既可由于情志引起，也可由痰、湿、食、瘀等邪引起。气滞为病，既可在局部，也可在全身，常出现胀满、疼痛之病，进而又可引起水停、血瘀。

（2）气逆：气逆是指气机升降失常，升多降少之病，一般说，逆在某一脏腑，就在某一脏腑出现症状，如肺气上逆，发为咳逆上气；肾气上逆，发为呕吐、呃逆等。

气逆于上，多为实证，但虚证亦不少见，治疗时不可不慎。

（3）气陷：气陷是气虚的一种，除可引起内脏下垂以外，更多的则是中气下陷。

此外，火气（宗气）下陷证，临床亦不少见。张锡纯在《医学衷中参西录》中论述较详，并制定升陷汤一方。他说："胸中大气下陷，气短不足以息，或努力呼吸，有似乎喘，或气息收停，危在顷刻。其兼证，或寒热往来，或咽干作渴，或满闷怔忡，或神昏健忘，种种病状，诚难悉数。其脉象沉迟微弱，关前尤甚。其剧者，或六脉不全，或参伍不调。"又说："医者不知病因，犹误认为气郁不舒，而开通之。其剧者，呼吸将停，努力始能呼吸，犹误认为气逆作喘，而降下之，则陷者益陷，凶危立见矣。"

升陷汤：生黄芪 18g，知母 9g，柴胡 4.5g，桔梗 4.5g，升麻 3g。

气分虚极下陷者，酌加人参数钱，或加山萸肉数钱，以收敛气分之耗散。

（4）气闭和气脱：气
- 闭——气机郁闭——外出受阻——闭厥（多为浊邪外阻，或气郁之极所致）
- 脱——气机涣散——气不内守——虚脱（各种虚脱病变）

闭宜开，脱宜固，急救挽危

气闭（内闭）常见症状：突然神志昏迷，牙关紧闭，两手握固，或兼见四肢厥冷。脉多沉状，或弦急或洪数。

气脱（外脱）常见症状：汗出如珠，四肢厥冷，口开目合，手撒尿遗，脉微欲绝。

## （二）血的失常

### 1. 血虚

血虚，是指营血不足，或血的濡养功能减退的病理状态。血虚原因较多，一般多由于失血过多，脏腑虚损，化生精血功能减退或障碍等所造成，从而出现一系列血虚症状。

### 2. 血瘀

病理——血液运行迟缓，不流畅，瘀于一定处所。

病因
- 气滞——运行受阻
- 气虚——推动无力
- 痰浊阻络——血行受阻
- 寒邪入血——血凝
- 热灼血液——血结

- 症状
  - 疼痛——痛有定处，得寒温不减
  - 肿块（病）——按之觉硬，推之不移
  - 皮肤瘀斑
  - （以上）伴见面目黧黑，唇舌紫暗

3. 血热

- 血热
  - 耗血——呈血虚之象
  - 伤阴——呈津液不足之象
  - 动血
    - 运行加速——血未出脉外
    - 迫血妄行——血已出脉外
  - （耗血、伤阴、运行加速）均有明显热象

**（三）气和血互根互用的功能失调**

- 气滞血瘀——气滞可致血瘀（肝病多见），血瘀亦可致气滞（心病多见）
- 气不摄血——气虚固摄无力——各种出血
- 气随血脱——突然大出血，气失载体
- 气血两虚——多在慢性疾患中出现
- 气血不荣经脉
  - 气血虚衰
  - 气血失和
  - （以上）经脉失养

## 四、津液代谢失常

- 津液代谢失常
  - 津液不足（津易复而液难复）——津伤化燥
    - 产生干燥失润病态
    - 动风
  - 津液输布，排泄障碍——水液停聚
    - 痰饮
    - 水肿
  - 津液与气血功能失调
    - 津停气阻——受阻部位不同，见证亦各异
    - 气随液脱——气失依附而致散失（吐下之余，定无完气）
    - 津枯血燥
      - 虚热内生——五心烦热，鼻咽干燥
      - 血燥生风——皮肤瘙痒、脱屑等
    - 津亏血瘀——津液走失，因燥而瘀

## 五、内生“五邪”

**（一）风气内动**

在疾病发展过程中，由于机体脏腑组织间阴阳气血功能失调，出现动摇、抽搐、震颤等症状，称为“内风”，亦称为“风气内动”，内风多与肝有关，

故又称“肝风内动”，正如《素问·玉真要大论》说：“诸风掉眩，皆属于肝。”

肝藏血，开窍于目，淫精于筋。动摇眩晕的证候，都与血、目、筋的失常有关。由此构成风气内动与肝的病理关系。

1. 肝阳化风

下汲肾阴（肝阳上亢→肾阴不足）

肾阴不足⟶肝阴失养⟶肝阳上亢⟶生风＜眩晕颤动；突然晕倒

（肾阴不足⟶肝阴失养：水不涵木；肝阴失养⟶肝阳上亢：阴虚阳亢；肝阳上亢⟶生风：阳极化风）

治则：滋阴潜阳熄风。

肝阳化风，突然晕倒，半身不遂，属于“中风”病。所谓中风，是说发病急骤，好像暴风摧残树木，而致枝断干摇的情况相同，故临床上将此类疾病类比为中风。

中国医药学对中风的认识，有个过程：

唐代以前以“内虚邪中”立论。

金元｛刘河间主心火暴盛；李东垣主正气自虚；朱丹溪主湿痰化热生风｝

明·张景岳倡“非风”之说。

2. 热极生风

热｛伤营耗血⟶筋脉失养⟶抽搐；扰心燔肝⟶神昏惊厥（扰心燔肝↗筋脉失养）｝热甚动风（热性病高热期）

此证常见于遍烧引起的惊厥、抽搐。在未转入虚脱之前，多属实证。

治则：清热凉肝熄风。

3. 阴虚风动

在病变过程中，由于津液亏损，筋脉失养，出现缓弱的抽搐（蠕动）、震颤、肉瞤。多见于热病后期，属虚风内动。

治则：大补阴液以熄风。

4. 血虚生风

新产、大出血、久病耗伤营血｝精亏血少⟶筋脉失养｛肢体麻木；筋肉跳动；手足拘挛不伸

治则：养血熄风。

此外，尚有血燥生风。此病主要临床表现为皮肤干燥，肌肤甲错，皮肤瘙痒，落屑等。

### （二）寒从中生

1. 主要症状

面色苍白，舌体胖淡，苔白滑润，畏寒喜暖，手足厥冷，脉象沉迟。

2. 内寒病机

内寒是由于脏腑阳气虚衰所引起，主要与肾阳、脾阳虚衰有关。脾胃阳气虚衰，机体失其温煦，最易表现虚寒之象。在脾肾阳虚之中，尤以肾阳虚为重要。故《素问·玉真要大论》说："诸寒收引，皆属于肾。"

阳虚则气化功能减退（阳不化阴），人体水液代谢机能就要发生障碍或衰退，从而出现病理性产物的停滞积聚，发生肿胀、痰饮之类疾患。

寒的病理表现，原以虚寒为特征，但因阳虚导致阴盛，也有阴寒弥漫的本虚标实之证。

3. 内寒与外寒的区别

内寒外寒虽同属于寒，但一属病因，一属病机，二者是不同的。

| | | | | |
|---|---|---|---|---|
| 内寒 | 区别 | 属病机，虚而有寒，以虚为主 | 联系 | 内寒患者，易感外寒 |
| 外寒 | | 属病因，一般寒而无虚，以寒为主 | | 外寒伤人，可致内寒产生 |

### （三）湿浊内生

体内水谷津液输转代谢的功能障碍，从而引起水分之蓄积停滞，便称内湿。其临床表现，多见食欲减退，胸脘闷胀，口淡乏味而腻，便溏、泄泻，身体沉重乏力，舌质淡，苔白腻等脾虚湿困之症。此外，因湿邪阻滞的部位不同，见症亦不同，临床故有"治湿不健脾，非其治也"之说，当细辨之。

水湿停聚，首责在脾，但与肾有密切关系，因肾阳为诸阳之本，肾阳虚衰，脾失温化，以致脾肾之阳俱虚，从而形成内湿。

素体虚
肥甘厚味
恣食生冷
肾阳虚衰
} 脾——→运化无力——→水液不化——→聚而成湿

内湿和外湿的关系。内容见讲义，兹从略。

总之，内湿产生，多与脾肾阳虚有关，故在治疗上，应着重健理脾肾，温阳化水。

### （四）津伤化燥

内燥多由精血亏虚，津液伤耗，导致身体各部组织干枯失调的病理变化。所以《素问·阴阳应象大论》说："燥胜则干。"燥证不仅在肢体外表上表现燥的征象，而且更多地表现在内脏病变上，如肺燥、胃燥、肠燥等。

内燥病理表现，若以气血划分，则有气燥（气燥津伤）及血燥（精亏血燥）；若从人体部分划分，可分上燥、中燥、下燥；若从脏腑划分则有肺燥、胃燥（包括肠燥）、燥伤肝肾。而这三种划分方法，实际包含了内燥的程度和阶段，它们之间又是有机联系的。

在治疗上则以润燥、生津、养血为主，总以濡润为原则。

### （五）火热内生

火自内生：
- 实——阳盛火旺——实火证候
- 虚——阴虚火旺——虚火证候

其病理：

（1）阳气过盛化火｛阳气过亢、功能亢奋｝耗伤阴液——火旺（壮火）

多见于年轻体壮，素体阳盛之患者。故朱丹溪在《格致余论》中说："气有余便是火。"

（2）邪郁化火｛外感六淫、痰、食、瘀血｝导致阳气郁滞——化火

（3）阴虚火旺｛精亏血少、阴液大伤｝阴虚阳亢——化火（虚火）

多见于急性热病伤津、痨瘵、恶性肿瘤等一类慢性消耗性疾病，长期生活节奏过于紧张而精神烦劳者。

## 六、经络病机

经络病机，也是辨证中所要探求的一个重要部分。由于经络和脏腑是络属关系（脏脉属腑络腑，腑脉属腑络脏），所以脏腑有病可以反映于经络，经络有病亦可内传于脏腑，当然，经络系统也可以独立发病。本处所讲经络病机，即是指致病因素直接或间接作用于经络系统而引起的病理变化。

1. 经络气血偏盛偏衰

经络气血：
- 偏盛——引起某一脏腑功能过亢——实证
- 偏衰——引起某一脏腑功能减退——虚证

足阳明胃经，行身之前，故其经虚实不同，在其循行之处，所表现的症状也不同。实则身前热，虚则身前寒，实则消谷善饥，虚则胃中胀满。

足阳明别行之脉，上络头项，下走足外踝。阳明为多气多血之经，若其经阳气过盛，阳盛则狂，故发狂癫。若阳明之气虚，气血不足，以致足、胫失其荣养，故足不收而或胫枯。

2. 经络的气血逆乱

经络之气，有升有降，升降正常，气血得以正常运行。反之则病。

- 经络气血
  - 正常
    - 升——气血得以上行
    - 降——气血得以下行
  - 异常——升降逆乱
    - 阴阳之气不相顺接——厥逆
    - 脏腑生理功能紊乱
      - 上逆
        - 呕吐
        - 咯血、吐血、衄血
      - 下陷——泄泻

3. 经络的气血运行不畅

经络气血运行不畅，是临床常见的病证，既可出现全身症状，为外邪来表的全身肌肉酸痛，也可再现局部症状，如胁痛、瘿病、梅核气、乳房结块等。

经气不利，久必及血，导致血瘀。

什么叫“是动病”和“所生病”？

《难经校释》：“本难概述十二经脉的病候，有是动病和所生病之分，认为是动病的病变在气分，所生病的病变在血分。因为气为血帅，血随气行，所以说气先病，而血后病。”

4. 经络的气血衰竭

气血——衰竭——终绝

↓

临终现象

↓

十二经见证各异

《素问·诊要经络篇》：“太阳之脉，其终也戴眼，反折，瘈疭，其色白，绝皮乃绝汗，绝汗则终矣。少阳终者，耳聋，百节尽纵目系绝，目系绝，一日半则死矣。其死也，色青白，乃死。阳明终者，口目动作，喜惊、妄言，色黄；其上下之经盛而不孖，则终矣。少阴终者，面黑齿长而垢，腹胀闭塞。上下不通而终矣。厥阴终者，中热溢干，喜溺，心烦，甚则舌卷，卵上缩而终矣。太阴终者，腹胀闭，不得息，气口意，善呕，呕则逆，逆则面赤，不逆则上下不通，上下不通则面黑，皮毛憔而终矣。此十二经之所败也。”

（1）太阳之脉，其终也……：①终：即尽的意思，可作终绝理解。②戴眼：即目不转睛而上视，也称吊眼。由于是太阳经脉起于目内眦，经气绝，经脉失养而收缩，故如是。③反折：谓身背反张，如角弓反张之状，即患者头项强直，腰脊反折。因足太阳之脉从巅入终脑，还出另下项，循肩胛内侧，挟脊抵腰中。太阳经气绝，阳气虚衰，不能化液养筋，则筋挛急，故见反折。④瘈疭：瘈指筋脉拘急挛缩。疭指筋脉弛缓纵伸。瘈疭是形容手足时伸时缩，抽动不止的状态。⑤其色白，绝汗：绝汗即汗出如珠如油，太阳包括手太阳小肠经和足太阳膀胱经。小肠主液，膀胱主藏津液。若太阳经气绝，则卫外不固，津液泄于外，称为绝汗。津液散失，则血液内竭面失血荣而皖白。

（2）少阳终者……：①耳聋：耳是手足少阳经所入之处。少阳经气绝，则经气不能贯注于耳，故耳聋。②百节皆纵：百节指全身骨节，百节皆纵就是全身骨节松懈无力，胆者筋其应，少阳经气绝，筋脉失养，则束骨无力，故百节皆纵。③目瞏绝系：瞏，音琼，两眼直视如惊恐的样子。系指目系，连于眼珠。手足少阳经脉皆通于目锐眦，少阳经气绝，则筋脉失养，目系挛急，故直视。④一日半死：形容病情之危急。⑤其死也色先青白乃死：胆为甲木，木之色青，肺金之色白，金克木，故色发青而后白，根据经之危候，可知色为其脏之色，真脏色见，故死。

（3）阳明终者……：①口目动作：手足阳明经脉，皆挟口环唇入于目。阳明气绝，精微之竭，筋脉失养而强直不柔，故见上症。②善惊妄言：手足阳明均为阳腑，经气绝则二腑精气亦竭，虚阳上越，扰及神明，神志失常，故易惊骇且语无伦次。③色黄：真脏之色外现，色黄为止。④上下经盛：上，指人通脉，在结喉旁。下，指趺阳脉，在足背。盛，即躁动急疾，毫无柔和之象，是无胃气之脉。⑤不仁：即不知痛痒。阳明主肌肉，经气绝，则不能摄取水谷精微营养肌肉，故不仁。

（4）少阴终者……：①面黑：手少阴心脉气绝，则血败而瘀，足少阴肾脉气绝则真脏色现，故面色黧黑。②齿长而垢：齿长即牙龈收削，而牙齿显得增长。垢为齿上污垢。齿长而垢，为肾败所致骨败之象。③腹胀闭，上下不通：肾气绝则气化功能衰竭，故二便闭塞不通，谓之下不通；由于二便不通，胃肠之浊气不及下行而腹胀满，以致上不能食，谓之上不通。

（5）太阳终者……：①腹胀闭：即腹胀便秘。肺脾之气将绝，脾不能运化，肺不能肃降，清不升浊不降，传导失常，故腹胀便秘。②不得息：谓呼吸喘促，气短不续。此为肺经气绝之象。③善噫，善呕，呕则逆：噫即嗳气。肺气绝则气机壅滞，逆而不降，则嗳气。由于腹胀便秘，胃失和降，则上逆为呕。④逆则面赤：气逆则血随之而上升，故面赤。⑤不逆则上下不通，不通则面黑：气不逆则气滞于中，上下不通，为脾败之象。土不制水，水气上乘，故面色发黑。⑥皮色焦：肺主皮毛，肺气绝，不能宣发卫气于皮毛，皮毛失养而焦枯不泽。

（6）厥阴终者……：①中热嗌干：中热指胸中热。嗌，指咽喉部位。手厥阴心包之脉起于胸中，足厥阴肝的经脉循喉咙之后。厥阴经绝，则阴血枯竭，所以阳热独炽而胸中热，热耗津液，津不上潮，则嗌干。②善溺心烦：善溺，指小便过多。足厥阴肝脉循阴股入毛际，过阴器抵少腹。由于阴血枯竭，阳热独炽，致使肝之疏泄太过，故善溺。心包气绝，血不养心，故心烦。③舌卷，卵上缩：舌卷指舌体卷屈不伸，卵缩，指睾丸上缩。厥阴之脉循阴器络舌本，厥阴经气绝，筋脉失养而挛急，则上为舌卷，下为卵缩。总之，以上说明十二经脉经气终绝所表现的危险证候，这些证候的出现，关键是脏腑精气先绝，不能荣养经脉，使经气亦绝。临床上若遇此症状出现，要引起高度重视，这是诊断和预测疾病善恶的关键。

## 七、脏腑病机

脏腑病机，是病机中的核心部分，因为疾病的发生，总是要影响到脏腑的生理功能，从而表现出各个有关脏腑的种种病候。医者辨证，总是要从证候入手的，故此各种辨证均以脏腑为基础，可以说，脏腑病机，在病机制论中占有极其重要的地位，是辨证论治的主要理论根据。

### （一）五脏的阴阳、气血失调

有两点需要注意：①阴阳、气血和各脏生理活动的关系。②各脏之阴阳气血与肾和脾胃的关系。

1. 心的阴阳、气血失调

（1）心阳、心气的失调：①心的阳气偏盛

心阳偏盛（心火偏盛）
- 成因（虚实可以转化）
  - 邪热、痰火内郁——实
  - 五志化火——实
  - 劳心过度，阴伤火旺——虚
- 病理与症状
  - 扰心神——心神不宁
    - 轻——心悸心烦、失眠、多梦、言语过多
    - 重——狂言、昏乱
  - 扰心血——血行加快
    - 轻——心悸、脉数、舌质红绛起刺
    - 重——各种出血
  - 心火
    - 上炎——口舌糜烂、舌尖碎痛、口鼻干燥
    - 下移——小便黄赤、灼热疼痛

②心的阳气偏衰

- 心阳偏衰（心气）
  - 成因（导致心阳虚损）
    - 宗气不足——血行无力
    - 肾阳虚衰——水气凌心
    - 脾虚生痰——郁阻心脉
    - 血瘀气滞——累及于心
  - 病理与症状
    - 神志失其鼓动、振荡——心神不足——出现精神疲乏、神思衰弱之象
    - 血行缓慢——寒从中生——血脉寒滞——出现既有明显的阳虚又有明显的瘀阻之症，甚则亡阳虚脱
  - 与他脏关系
    - 肺气虚⇌心阳虚——咳逆上气，不得平卧
    - 肾阳虚⇌心阳虚——尿少、水肿

（2）心阴心血的失调：

- 心阴不足
  - 成因
    - 劳血过度、久病失养、情志内伤 → 耗伤心阴
    - 心肝火旺——灼伤心阴
  - 病理与症状（脉细数、舌红、盗汗）
    - 阴不制阳——阳偏亢——虚火内生——五心烦热
    - 阴不敛阳——阳浮动——神志不宁——虚烦不眠

- 心血亏损
  - 成因（心血亏损）
    - 各种失血
    - 血液生化不足
    - 情志内伤
  - 病理与症状（舌淡、面色苍白）
    - 心神失养——神思不集中或神思恍惚
    - 心阳失涵敛——阳不入阴——神不守舍——失眠多梦
    - 心失所养——心悸不安、惊恐

- 心血瘀阻
  - 成因（心血瘀阻）
    - 阳气不足——寒从中生——血脉寒滞
    - 痰浊凝聚——血脉瘀阻
    - 劳倦感寒、情志刺激 → 诱感加重
  - 病理与症状
    - 既瘀之前：血脉失其温运——血行不畅
    - 既瘀之后
      - 轻——心脉气血，运行不畅——心胸憋闷、疼痛
      - 重——心脉气血、凝滞不通——心悸怔忡、惊恐万状、心前区暴痛、汗出肢冷、脱厥

［附］心病常见症状及其发生机制　内容自学。

2. 肺的阴阳、气血失调

（1）肺气的失调

宣发肃降失常
- 成因
  - 外邪袭表犯肺
  - 痰阻肺络
  - 肝气上逆犯肺
  - 肺气不足
  - 肺阴虚
- 病理与症状
  - 实
    - 肺气不宣——气机不利——呼吸不畅——鼻塞、多嚏、喉痒易咳
    - ↓
    - 肺卫不宣——腠理闭塞——无汗
  - 虚
    - 肺气不足——宣发无力——卫表不固——自汗、易感
    - 肺阴虚亏——阴不敛阳——津随阳泄——盗汗
  - 肺失清肃——肺气上逆——咳逆上气，痰多喘满
  - 日久——气病及水——尿少，水肿

肺气虚损
- 成因
  - 久病气虚
  - 劳伤过度
- 病理与症状
  - 肺气不足——呼吸功能减退
    - 轻——呼吸气短
    - 重——痰饮、水肿
  - 肺气虚损——卫阳虚弱——自汗

（2）肺阴的失调：指肺津亏损和阴虚火旺。

肺阴失调
- 成因（津亏火旺）
  - 燥热灼肺
  - 痰火内郁
  - 五志过极化火
  - 久咳
- 病理与症状
  - 肺本身——肺燥失润
    - 干咳无痰或痰少而黏
    - 虚火灼伤肺络
    - 兼见气短、五心烦热、潮热盗汗
  - 影响他脏——肺阴久虚，累及于肾——骨蒸潮热、盗汗、遗精、月经失调

3. 脾的阴阳、气血失调

（1）脾阳、脾气的失调：主要表现在以下三个方面：

- 脾气虚损
  - 成因
    - 饮食所伤
    - 禀赋素虚
    - 久病耗伤
    - 劳倦过度
  - 病理与症状
    - 脾气虚弱——运化无权——纳食不化，口淡无味
    - 脾失升清——胃失降浊
      - 上——头目眩晕
      - 中——脘腹胀闷
      - 下——便溏、泄泻
    - 脾失健运——气血生化无源——全身气血不足
    - 统血无权——血失其统——失血
    - 中气下陷——久泄、脱肛、内脏下垂

- 脾阳虚衰
  - 成因
    - 脾气久虚
    - 命门火衰
  - 病理与症状——脾阳虚
    - 寒从中生——脘腹冷痛，下利清谷，五更泄
    - 水湿不化——痰饮、水肿

- 水湿中阻
  - 成因
    - 脾阳不足
    - 津液代谢障碍
  - 病理与症状
    - 脾阳虚——运化无力
      - 水湿内停
      - 外湿内犯
      - （以上二者）内外合邪，交阻中焦
    - 水湿中阻
      - 寒化——呈湿盛阳微之象
      - 热化——湿热交蒸——黄疸

（2）脾阴的失调：脾阴的失调，是指脾（胃）的阴液不足而言，其主要症状有唇燥口干、喜饮、饮食减少，大便干结，舌红少苔或舌面光滑等。

4. 肝的阴阳，气血失调

（1）肝气、肝阳的失调：

- 肝气郁结
  - 成因：精神刺激、情志抑郁
  - 病理与症状
    - 肝失疏泄
    - 气机郁滞
    - 痰气血互结
    - 证见
      - 肝本系统
        - 上——瘿病、梅核气
        - 中——两乳肿痛或结块
        - 下——少腹疼痛，女子痛经
      - 影响他脏
        - 犯胃——嗳气吞酸、脘痛
        - 犯脾——痛泻交作

- 肝火上炎
  - 成因
    - 肝郁化火
    - 暴怒伤肝、引发肝火
    - 五志过极化火
  - 病理与症状
    - 肝阳升发太过——头涨头痛、面红目赤、急躁易怒、耳暴鸣暴聋
    - 肝火内灼
      - 灼伤肺络胃络——咯血、吐血、衄血
      - 气火上逆之极——薄厥

（2）肝阴、肝血的失调：

- 肝血虚亏
  - 成因
    - 失血过多
    - 久病损耗
    - 脾胃虚弱
  - 病理与症状
    - 不能濡养筋脉——肢体麻木不仁、关节屈伸不利
    - 不能上荣头目——眩晕、目花、目干涩、视物模糊
    - 化燥生风——皮肤瘙痒、筋挛肉瞤、瘈疭

- 肝阳上亢
  - 成因
    - 肝阴不足
    - 情志失调
    - 肾阴不足（水不涵木）
  - 病理与症状
    - 阳气亢逆——眩晕、耳鸣、面红如火、眼花、舌红等
    - 肝肾之阴不足——腰酸足软

- 肝风内动
  - 成因
    - 邪热炽盛——热盛动风
    - 肝阳升腾——阳化为风
    - 阴血过耗——虚风内动
  - 病理与症状
    - 肝肾阴虚
    - 阳失制约
    - 证见
      - 轻——手足震颤或蠕动，筋惕肉瞤、抽搐
      - 重——卒然昏倒、不省人事、痉厥

5. 肾的阴阳、气血失调

（1）肾的精气不足：主要表现在两个方面：

- 肾的精气不足
  - 肾精亏虚
    - 成因
      - 老年精亏
      - 先天不足
      - 久病耗损
      - 后天失养
    - 病理与症状
      - 婴儿——发育不良
      - 青年——影响性腺发育
      - 壮年——滑泄、阳痿
      - 脑髓空虚——智力减退、动作迟钝、两足痿软
  - 肾气不固
    - 成因
      - 幼年精气未充
      - 老年肾气衰
      - 早婚
      - 性生活不节
      - 久病肾虚
    - 病理与症状
      - 肾失封藏——遗精、滑泄
      - 肾不纳气——动辄气急易喘
      - 二便失于固摄——大便滑脱、小便清长、遗尿、二便失禁等

（2）肾的阴阳失调：

- 肾的阴阳失调
  - 肾阴亏虚
    - 成因
      - 久病伤阴
      - 五脏之火
      - 五志过极化火
      - 邪热化火
      - 失血耗液
      - 过服温燥、壮阳之品
      - 房劳过度
    - 病理与症状
      - 阴虚内热 / 阴虚火旺 —— 形体消瘦、五心烦热、骨蒸潮热、盗汗等
  - 肾阳不足
    - 成因
      - 心脾阳虚及肾
      - 房劳过度损阳
    - 病理与症状
      - 生殖功能减退——阳痿、精冷不育
      - 水液代谢障碍——水肿
      - 脾肾阳虚——下利清谷、五更泄

## （二）六腑的功能失调

1. 胆的功能失调

- 胆的功能失调
  - 成因
    - 情志所伤、肝失疏泄 / 中焦湿热熏蒸 —— 胆汁排泄障碍
  - 病理与症状
    - 阻碍脾胃运化功能——脘腹胀满、食纳不佳
    - 胆汁外溢——黄疸

2. 胃的功能失调

- 胃气虚
  - 成因
    - 长期饮食失节
    - 禀赋素虚
    - 久病
  - 病理与症状
    - 腐热水谷功能减退——胃纳不佳、饮食不思
    - 胃失和降——脘腹胀满、隐痛

- 胃阴虚
  - 成因
    - 热病后期
    - 久病不复
  - 病理与症状
    - 腐热水谷功能衰退——不思饮食、舌尖红而干或舌如镜面
    - 胃失和降——脘腹虚痞、泛恶、干呕
    - 胃气衰败——口糜

- 胃寒
  - 成因
    - 过食生冷
    - 过用寒凉药物
    - 素体中寒
  - 病理与症状
    - 腐热水谷功能减退——食入不化
    - 寒主收引
      - 气机不利
      - 血气瘀滞
      - 络脉绌急——脘腹剧痛

- 胃热
  - 成因
    - 嗜酒，嗜辛辣
    - 气、瘀、痰、湿、食、郁结化火
    - 肝胆之火犯胃
  - 病理与症状
    - 腐热水谷功能亢进——胃中嘈杂、消谷善饥
    - 燥热内结、胃失和降——口苦、口渴引饮，大便秘结
    - 胃气上逆——恶心、呕吐酸苦黄水
    - 胃火上炎——齿痛龈肿、衄血
    - 火灼胃络——呕血

3. 小肠的功能失调　　内容自学。
4. 大肠的功能失调　　内容自学。
5. 膀胱的功能失调　　内容自学。
6. 三焦气化失调　　内容自学。
7. 奇恒之腑的功能失调　　内容自学。

## 八、脏腑、经络、病机小结

（1）任何疾病，无论是外感，还是内伤，都能影响脏腑经络的功能，导致各脏腑经络的气血、阴阳失调，以及它们之间协调的紊乱。

脏腑经络病机的理论是以五脏为中心，阐明对疾病的系统性认识，因此，这个理论的实际是藏象学说的延续。

（2）掌握每一脏腑、每一经络的病变机制及其相关关系，是认识每一个

具体疾病发生、发展及其变化规律的基础。

(3) 脏腑与经络是不可分割的整体，脏腑是经络的源泉所在，而经络是脏腑联系的通道。生理上联系密切，病理上常相互影响，因此，在认识和掌握人体病理过程中，必须把二者紧密地结合起来，才能全面把握人体生理病理的本质。

## 复习思考题

1. 邪正盛衰与虚实证的形成及与疾病的转归怎样?
2. 阴阳失调有哪几种病理变化？试述其理。
3. 试述气血失常后的病理变化。
4. 何谓内生“五邪”?“五邪”是什么?
5. 虚风内动有哪些类型？并简述其理。
6. 内寒与外寒有何区别与联系?
7. 湿浊内生与哪些脏关系最密切?
8. 津伤化燥的病变特点是什么?
9. 试述火热内生形成虚实两候的病机。
10. 简述经络病机的四个内容。
11. 阴阳气血和五脏生理活动的关系怎样?
12. 为什么说各脏的阴阳失调，久必及肾?
13. 试分述五脏的虚实病机。

# 第十二章　病因与发病

病因，是破坏人体相对平衡状态而引起疾病的原因，又叫作致病因素。

有原因就有结果，结果和原因是相互作用的，在疾病发展到某一个阶段时，结果的东西又可成为病因，如痰饮、瘀血，有人称之为第二病因。

## 一、病因

疾病发生，各有其因，没有原因的疾病是不存在的。既有其因，必须求其因，求其因才能抓住疾病的本质，求其因才能辨证清楚，求其因才能治疗正确，所以“辨证求因”“审因论治”是非常重要的。

病因学说，不仅是指致病因素，更重要的是作为临床症状的概括，并联系自然界的现象加以类比而建立起来的。因此，根据所出现的不同症状和体征，再把病因、病位结合起来，加以去粗取精，去伪存真，便可获得“证候”的概念。例如，根据恶寒发热、无汗、头痛、鼻塞、流清涕、多嚏、咽痒不适、咳嗽有少量清稀痰、舌苔薄白、脉浮等症状，就可以分析为风寒束表证。因此，掌握各种病因致病的一般规律，对于判断疾病的性质，是非常重要的，同时也是辨证论治的重要依据之一。

概而言之，中医学认识病因的方法：一是直接观察的方法。通过患者主诉、询问病史，直接观察客观事物而确定病因。如虫兽伤、烧伤、创伤、寄生虫、中毒等。二是辨证求因的方法，即以临床观察到的病理表现为依据，通过逻辑思维的方法进行分析判断，即所谓“辨证求因”。

古代医家对病因作过归类，其演变过程如下：

（1）《内经》根据致病因素的来源不同，将其分为阴阳两类，以《素问·调经论》说：“夫邪之生也……”

《内经》｛生于阳——风雨寒暑（外因）；生于阴｛饮食居处、阴阳喜怒｝（内因）｝泛指致病因素

（2）汉·张仲景在《金匮要略》中指出疾病发生有三个途径，他说：“一者，经络受邪入脏腑……”

《金匮要略》
- 经络受邪——入脏腑——内因
- 四肢九窍——流入血脉——外因
- 房室、金刃、虫兽所伤

以客气邪风为主，不以内伤外感为内外，而以脏腑经络为内外

（3）宋·陈无择在《金匮要略》这一理论基础上，又提出“三因”学说，即内因、外因和不内外因。将六淫所伤为外因，七情所伤为内因，饮食、房室、跌仆、金刃所伤为不内外因。

陈无择三因
- 六淫邪气外感——外因
- 五脏情志内伤——内因
- 饮食、房室、跌仆、金刃——不内外因

把致病因素和发病途径结合分类

这个学说沿用很久。三因学说，只是把致病因素分成了三类，但没说出人体发病的内在根据，这是很大的缺陷。我们的看法，一切致病因素都属于病邪，都属于外因，人体的正气应是内因。

总之，病因学说，是祖国医学在长期和疾病作斗争的过程中逐步积累起来的丰富经验，并形成了一套中医对疾病认识的理论体系，长期用于临床实践。但由于受历史条件的限制，对病因实质的认识和病因分类，都还有其不足之处。

## 二、六淫

风、寒、暑、湿、燥、火，是自然界的六种气候变化，简称“六气”，亦称“六元正气”。即春风、夏暑（火）、秋燥、冬寒、长夏湿。

六气——时令正常气候，是万物生长、变化所适应的环境，也是人类赖以生存的条件之一。

### 1. 六气为什么称六淫

六淫（六邪）——反常气候
- 太过
- 不及
- 非其时而有其气

成为致病因素

淫，邪也，过也，甚也。六淫就是“六气淫胜”。

气候变化，作为致病的条件，总是与人体的调节适应能力相对来说的。因为气候的正常与反常，并没有绝对的界限。气候虽属正常，但人体正气虚衰，抵抗力低下，也同样能引起疾病，也属于六淫致病。

### 2. 六淫致病特点

（1）六淫致病，多与季节气候、居处环境有关：人与自然气候，有着不可分割的关系，季节气候的变化，时刻影响着人体。故春多风病，夏多暑病、火病，长夏多湿病，秋多燥病，冬多寒病。居处环境对人体的影响，多是潮湿

和高温，同属六淫致病性质。

（2）六淫致病，既可一邪伤人，也可多邪伤人：由于气候变化的复杂性及人体的个体差异，往往同时感受两种以上病邪而发病，如风寒感冒，湿热痢疾，风寒湿痹等。

（3）六淫致病，可以互化：所谓互化，是在一定的条件下，在一定的阶段上，病邪可以互相转化。如风从火化、寒化；寒从湿化、热化；湿从热化、寒化；燥从火化、寒化；暑从燥化等等。所以在研究气候变化与疾病发生的关系时，必须注意到人体的内在因素。

（4）六淫为病，皆自外而入：传入途径{皮毛肌肤、口鼻}或同时受病

此外，在脏腑功能活动失调的时候，出现类似风、寒、湿、燥、火的证候，属于病理范畴，将在“内生五邪”病机中介绍。

### （一）风

风在正常气候中，是善于运动的六气之一，终年常在，四时皆有，故风邪伤人，不限春季。

风邪性质及致病特点：

1. 风为阳邪，其性开泄，易袭阳位

风性轻扬，易于激荡而浮越，故具有升发、向上、向外的特点。所以风邪发病多在上、在表，易开泄。常出现头痛、汗出、恶风等症状。

2. 风性善行而数变

数，屡次的意思。所谓善行数变，是指风来去较快，时有时无，变幻多端而言。善行者是无处不到之意，数变者是证不一端之谓。由于风邪具有这一特性，故发病急，变化快，游走性强。例如：

（1）行痹：行，游走的意思。痹，是闭塞的意思，含有气血凝滞不通的意义。

行痹，即游走性风湿痛，痛无定处。

（2）风疹：

风疹{
瘙痒时作——风邪窜袭肌表，经气运行失和
起落无常，散漫无定——血为风动，风至则起，风过则落
}

尤在泾曰：“血为风动，则身痒而瘾疹。”

3. 风为百病之长

长，是开始之意。风性善于运动和多变，所以对人体的影响也很大、很快，常为外感病之主因。

风邪为外感病的一种极重要的致病因素，许多外感病都可因感受风邪而引起，寒、湿、燥、热等邪多依附于风而侵犯人体，如风与寒合，风与热合，风与湿合，风与燥合等。所以说，风邪很少单独袭人，往往兼邪同犯。

**(二) 寒**

寒是冬季的主气，当水冰地坼之时，伤于寒者为多，故冬多寒病。人受外界寒邪侵犯而发生疾病，有“伤寒”与“中寒”之分。凡寒邪伤于肌表则为伤寒，寒邪直中脏腑则为“中寒”。寒邪致病以后，其症状表现与自然界的寒冷、冰冻、凝结等现象是相类似的。所以中医学将这些现象，用来比拟人体感受寒邪为病时所出现的一系列证候。

内寒外寒，虽同属于寒邪，但有区别。内寒是一种病理反映。二者可互相联系，互相影响。阳虚患者，容易感受外寒，外寒伤人，又易损伤阳气，导致内寒产生。在治疗上，外寒以温散寒邪为主，内寒以温补阳气为主。

寒邪性质及致病特点：

1. 寒为阴邪，易伤阳气

寒
- 伤卫阳——恶寒
- 伤脾肾之阳——时冷身寒，下利清谷，小便清长

人体阴阳是相对平衡的。寒伤阳气，则阴盛而阳衰，阳衰则温煦无力，故见“阴胜则阳病”之证。所以寒邪为病，无论在表在里，皆易损耗人体阳气，总是出现一派阳气不足症状。

2. 寒邪凝滞

血得温则行，得寒则凝，寒邪袭人，深至经脉，可使经脉气血运行滞涩，不通则痛，故《素问·举痛论》说：“寒气入经而稽迟……。”故寒邪伤人，多见疼痛症状。

稽，留止的意思。

客，侵犯而停留的意思。

3. 寒性收引

寒（“寒则气收”）
- 客血脉——血脉收缩——营卫气血凝滞
  - 脉紧
  - 疼痛
- 侵肌表——腠理收缩——卫阳闭束——发热、恶寒、无汗
- 伤经络关节—经脉拘急
  - 屈伸不利
  - 冷厥不仁

踡缩：拘缩不伸。

绌急：绌音出，屈曲之意。绌急是屈曲拘急不舒。

气收：就是气机收引闭塞。

### （三）暑

暑为热邪的一种，带有季节性，为火热之气所化。正如丹波元简曰："温病暑病，皆是热病，以时异其名耳。"

暑邪性质和致病特点：

1. 暑为阳邪，其性炎热

暑为阳热之邪，故为病多见热象，呈现高热、口渴、脉洪、汗多等一派火热症状。

2. 暑性升散，耗气伤津

暑为阳邪，性主升散，故暑邪袭人，则腠理开泄而多汗，正如《灵枢·岁露篇》说："暑则皮肤缓而腠理开。"

因暑热而多汗，本是人体适应外界高温环境的生理现象，若开泄太过，就要伤津耗气（气随津泄）。伤津耗气，就是暑邪升散的结果。所以伤于暑者，往往呈现口渴喜饮，气短乏力之象。正如喻嘉言所说："夏月人身之阳以汗而外泄，人身之阴以热而内耗，阴阳两俱不足，仲景于中暍，禁用汗、下、温针。"

在夏天炎火流行的季节里，人体阳气是向外疏泄的，阳气外散，内必气虚，虚则气少，故"民病少气"。暑热之气扰动心神，气机闭塞，故有心神闷乱，烦躁不安的懊憹，瞀闷之症。若津气暴脱，可突然昏倒，不省人事，甚至死亡。

3. 暑多挟湿

炎暑季节，天暑地溽，暑湿郁蒸，再加之浴冷卧风，过食寒凉，故暑多挟湿。

炎暑季节 {天暑地溽，暑湿郁蒸 / 浴冷卧风，过食寒凉} 故暑多挟湿

暑挟湿之症 {发热烦渴——暑之象 / 胸闷呕恶，肢倦便溏——湿之征}

### （四）湿

湿多盛于长夏季节。此时天气炎热，雨水较多，阳热下降，氤氲熏蒸，水气上腾，潮湿充斥，故湿盛于夏秋之际。

外湿除与季节有一定关系外，还有如下因素：①长期阴雨。②外伤雾露。

③涉水淋雨。④居处卑湿。⑤水中作业。

总而言之，气候潮湿，环境潮湿，皆易使人发生湿病。

湿邪性质及致病特点。

1. 湿性重浊

湿和水属于同类，湿是弥漫存在的水，其性寒而重，因此反映在症状上，就有头重如裹，四肢沉重，倦怠等症状。

“首如裹”：头为诸阳之会，今湿犯肌表，阻遏阳道，清阳不升，故头部紧塞沉胀，如同有物裹束一样。

湿痹（着痹）
- 湿犯经络
  - 营卫凝滞——身体酸痛
  - 气血运行受阻——肌肉麻木
- 湿留关节——关节酸痛沉重，不能转侧或肿

（以上）痛有定处

湿性污浊，人感湿邪之后，易见秽浊之证，如白带、淋浊、湿疹浸淫等症。因此，临床上常把舌苔厚腻或垢浊，看作是体内有湿的重要依据。

2. 湿为阴邪，易阻遏气机，损伤阳气

（1）气机被阻，气行不畅，往往出现胸腹闷胀，小便短涩，大便不爽等症状。在治疗上，应以祛湿为主，佐以理气之品。理气不仅能畅通气机，而且能加强祛湿的作用，故有“治湿不理气非其治也”之说。

（2）阳气被伤，机体失于温煦，可见四肢不温，喜暖恶凉等寒湿之症。在治疗上不能单独祛湿，应佐以温阳之药，以助祛湿之力。

（3）湿阻气伤阳，与脾关系最大，因脾喜燥而恶湿，若湿邪过盛而困脾，脾失运化之力，即可聚湿而为水肿、腹水等病。

3. 湿性黏滞

湿
- 症状——排泄物及分泌物多滞涩不畅。
- 病程——发病缓慢（多隐缓不觉），病程较长或反复发作，难以速愈，故有“治病惟有除湿难”之说

4. 温性趋下，易袭阴位

湿性趋下，与其重浊之性有关，故湿邪为病，常先起于下部或以下部为明显。所以《素问·太阴阳明论》曰：“伤于湿者，下先受之。”此外，淋浊，带下，脚气等症也多是湿邪下注所致。

### （五）燥

燥是秋季的主气，故秋为燥病，《素问·至真要大论》说：“清气大来，燥之胜也。”

燥与湿相反，是缺少水分的表现。在日常生活中，物体干燥，则表面会起

皱折，甚至开裂枯涩。在自然界，秋季常见生物枯萎，天气干燥少雨，故认为燥气清肃，其性干涸。

1. 燥有温燥和凉燥之分

（1）温燥：初秋尚热，秋阳以曝，炎暑未消而凉风已至，此肢感受燥邪，即为温燥（燥易偏热），与风温相似，但燥象较显。

（2）凉燥：深秋既凉，久晴无雨，此肢感受燥邪即为凉燥（燥易偏寒），与风寒相似，但燥象较显。

2. 燥邪性质及致病特点

（1）燥性干涩，易伤津液：燥是湿的反面，能使水分枯竭，所以燥邪伤人之后，以机体津液亏耗的证候为主要临床表现，而且起病即见燥象。故《素问·阴阳应象大论》说："燥胜则干。"刘完素《素问·玄机原病式》说："诸涩枯涸，干劲皲揭，皆属于燥。"

涩：涩滞。

枯：不荣胜之意。

涸：无水液。

干：不滋润。

劲：不柔和。

皲揭：皮肤破裂。

（2）燥易伤肺：肺为娇脏而喜润，燥则干燥易伤津，故燥邪易使肺津干枯，或伤及肺所属组织而出现燥的症状。

燥伤肺
- 本脏
  - 干咳无痰或少痰
  - 痰难咯
  - 痰中带血
- 他脏
  - 大肠——大便秘结
  - 皮毛——皮肤干枯皲裂，毛发不荣

燥属于寒还是属于热呢？有两种意见：①认为燥性属寒，如沈目南说："燥属次寒。"②认为燥性属热，如刘完素说："金燥虽属秋阴，而其性异于寒湿，而反同于风热火也。"俞嘉言也认为"燥金虽为秋令，虽属阴经，然异于寒湿，同于火热"。

若遵《内经》则以沈说为是。《素问·五运行大论》说："其在天为燥，在地为金……其性为凉。"俞慎初《通俗伤寒论》和吴鞠通《温病条辨》说的比较客观，他们认为燥有温燥和凉燥两种，今从之。

### （六）火（热）

火与热皆为阳气，阳气渐盛为温，温气渐盛为热，热极为火。所以温热火三者各异而同类。一般说，温热之邪多属外感，而火邪多化生于内。火的热象较热更为明显，但壮热不一定都是火邪。

1. 火的化生：一般有以下几种情况：

火的化生（常由内生）
- 脏腑阴阳气血失调——化火
- 感受风寒暑湿燥邪——化火（“五气化火”）
- 精神刺激（“五志过极”）——化火（“五志化火”）

2. 火的情性及致病特点

（1）火为阳邪、其性炎上：火热为阳气，阳气主动，向上向外，其性散而不敛，泄而不闭，故火邪为病则呈现一派阳盛之象和躁动之征。

火性炎上，炎是火光向上的意思。火性升腾，伤人之后，多出现炎上症状。例如：

- 心火上炎——口舌糜烂
- 胃火上炎——牙龈肿痛
- 肝火上炎——目赤涩痛

在治疗上，热宜清，火宜泻，根据病情，可从小便泻之，亦可从大便泻之，这种治疗方法，叫作“釜底抽薪”。

（2）火易耗气伤津：火热之邪最易耗津，故火热之证常见津伤证象。

火证伴有
- 口干渴，喜冷饮
- 舌干少津
- 小便短赤
- 大便干结

——津干液少

火热灼津，津伤必燥，津液损伤，又可使火势愈炽，所以火与燥可以互为因果，互为转化。

人身之气必须有正常之火（“少火”）以温养之，若火热亢盛，就要伤耗人体的正气，故《素问·阴阳应象大论》说：“壮火食气。”食是蚀的意思。

（3）火易生风动血：“热极生风”，“极”是生风的条件，“风”是指症状而言。在高热的同时出现抽搐，目睛上视，角弓反张等，就称之为“热极生风”。故《素问·至真要大论》说：“诸热瞀瘛，皆属于火。”这是火热之邪燥灼津液，筋脉失养所致。

瞀：心中昏闷，即神志朦胧的意思。

瘛：抽掣的意思。

火为什么能动血呢？因气属阳，火亦属阳，火邪入血之后，首动其气，气动则血亦动。

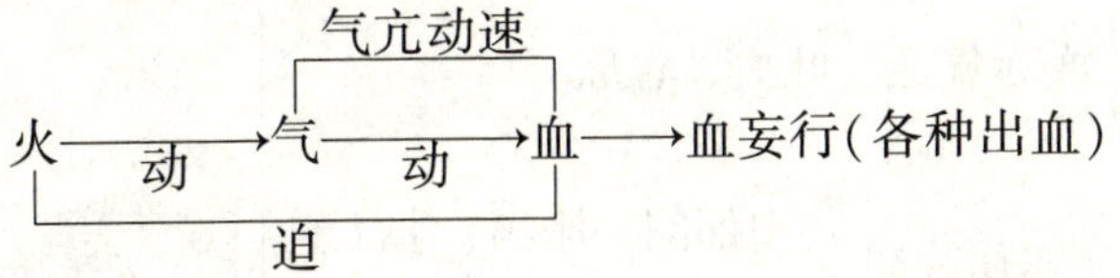


正如《血证论》说："火升则血升，火降则血降"，"气迫则血走。"

(4) 火易致肿疡：火不仅能迫气动血，而且能灼伤脉络，腐蚀血肉而成痈肿疮疡。故《灵枢·痈疽篇》说："火热不止，热甚则肉腐，肉腐则为脓，故命曰痈。"《素问·玉真要大论》说："诸痛痒疮，皆属于心。"这里心，不是指实质脏器的心，而是指心火过盛，相应的血分有热。

## 三、疫疠

1. 什么是疫疠？

疠气，又名戾气、异气、毒气等，是一种不同于六淫的具有传染性的邪气。是由于气候不正，寒暖无常，疠风淫雨，久旱久涝，山岚瘴气等特殊气候变化及污秽湿浊肮脏之物腐败熏蒸所产生。

2. 疠气发病的特点

多从口鼻感受，发病急骤，病情险恶，变化急剧，传染性强，死亡率高。因此，对疫疠之病要加强防治工作，采取有效措施。新中国成立后，在党的领导下，大力贯彻"预防为主"方针，许多种传染病都得到了消灭和控制。

## 四、七情内伤

中医学把人的精神活动，概括为喜、怒、忧、思、悲、恐、惊七种，简称"七情"。七情的变化，属于精神致病因素，又称"七情内伤"。

1. 七情与内脏气血的关系

七情活动，是以内脏作为物质，即心主喜，肝主怒、主惊，脾主思，肺主悲、忧，肾主恐。故《素问·阴阳应象大论》说："人有五脏化五气，以生喜怒悲忧恐。"所以七情致病，就会引起内脏的功能紊乱，气血失调，甚至使脏腑发生器质性变化。例如：

七情致病
- 喜｛气缓、伤心｝血气淫散，精神失常
- 怒｛气上、伤肝｝面赤气逆、吐血、昏厥
- 忧｛气郁、伤肺（亦伤脾）｝胸中郁闷、胀满、善太息
- 思｛气结、伤脾｝胸腔痞塞，饮食失常
- 悲｛气消、伤肺｝气乏形瘁
- 恐｛气下、伤肾｝虚怯不宁，二便失禁
- 惊｛气乱、伤心肝（亦伤肾）｝心神不定，惕惕不安

｝气乱脏伤

情志变化可以影响脏腑，而脏腑气血的变化，亦可影响情志的变化。例如：

内脏病变
- 心气
  - 实——喜笑不休
  - 虚——悲
- 肝气
  - 实——善怒
  - 虚——易惊恐

2. 七情致病的特点

（1）直接伤及内脏。七情致病虽然各有所伤，但多与心、肝、脾三脏关系密切。如惊恐喜都能影响心主神明，出现心悸、失眠，甚则精神失常；悲忧思皆能影响脾的运化功能，出现脘腹满，食欲减退，久则肌肉消瘦，郁怒减退，影响肝之条达疏泄功能，出现胁肋胀痛，急躁易怒等症。然而心为五脏六腑之大主，精神之所舍。因此，心在情志变化方面，是起着主导作用的。

（2）影响脏腑气机：气之在人，和则为正，不和则为邪，七情致病最易影响气机，故《素问·举痛论》说："怒则气上，喜则气缓，悲则气消，恐则气下……惊则气乱……思则气结。"

（3）情志异常波动，可使病情加重，或迅速恶化：人的精神面貌、思想状态，对疾病的发生、发展和预后，是有很大影响的。所以医务人员在治疗疾病时，对精神因素引起的疾病，或在病变过程中，思想紧张的患者，必须首先做好仔细的思想政治工作，充分调动患者的积极性，从而树立战胜疾病的信心。否则，单纯药物治疗，效果也是不会好的，正如《类证治裁》说："若不

能怡情放怀，至积郁成劳，草木无能为挽矣，岂可惜合欢捐忿，萱草忘忧也哉。”

## 五、饮食、劳逸

1. 饮食不节

（1）饥饱失常：饮食有节，是养生防病的原则之一。若饮食失节、过饱或过饥皆易损伤脾胃，引起疾病。

筋脉横解：横，充满也，在此作郁积解。解同懈，弛缓之意。横解，即横满破裂。

肠澼为痔：肠澼，即痢疾或便血沫。痔即痔疮。

高梁之变，足生大丁：高同膏，梁同粱。膏粱指肥美食物而言。足，是很可能的意思。大丁，是泛指痈疽外疮而言。

（2）饮食不洁：从略。

（3）饮食偏嗜：长期五味过用，可导致脏气偏盛，发生疾病。

2. 劳逸损伤

劳逸结合，劳逸适度，也是保证身体健康的重要方面之一，反之，则能为病。

（1）过劳：

过劳
- 劳力过度——伤气——出现气少力衰之症
- 劳神过度——伤心脾——出现气血亏虚之症
- 房劳过度——伤肾——出现精伤之症

（2）过逸：

过逸
- 久卧伤气——卧则阳气不伸
- 久坐伤肉
  - 血脉滞于四肢
  - 脾运减弱，营养不充

## 六、外伤

内容自学。

## 七、痰饮、瘀血

痰饮和瘀血，本属证候范畴，为什么又称之为病因呢？

病因$\xrightarrow{\text{产生}}$病理变化$\xrightarrow{\text{形成}}$痰饮瘀血$\xrightarrow{\text{产生}}$病理变化

由此可见，痰饮和瘀血，是病理变化过程的产物。而这些产物上升为主要矛盾，又可使人体发生新的病理变化，出现新的病理过程，发生新的病证，所以称之为病因。

### （一）痰饮

痰饮是体内水液停积，失于输化的一种产物，广义的痰饮，是诸痰诸饮的总称。狭义的痰饮，则是各个痰饮中的一个类型，本文所论的痰饮，属于前者。

稠浊者为痰，清稀者为饮，更清者为水。

1. 痰饮的形成

痰饮是人体津液凝聚变化而成，主要是体内水液代谢紊乱所造成的。当人体在某些病理因素作用下，肺、脾、肾三脏失去正常的生化输布功能，则津液即潴留聚积而成为痰饮。

2. 痰饮的病证特点

饮痰形成之后，由于停滞部位不同，引起的病变较为广泛，临床表现也较为复杂。

例如：

痰：
- 上犯头部——清阳被蒙——眩晕
- 犯肺——肺失宣降——咳喘多痰
- 犯胃——胃失和降——恶心呕吐
- 迷心窍——心神失明——谵妄昏迷、精神错乱
- 在四肢——阻滞气血——麻木疼痛
- 在胸胁——阻滞气机——胸满而喘，咳引胁背痛
- 在经络筋骨——气机凝滞——痰核瘰疬、阴疽流浊
- 在咽喉——痨气结聚——咽中梗阻（梅核气）

饮：
- 在肌肤——溢而成肿
- 在胸胁——咳嗽引痛，心下痞满
- 在膈上——咳喘不能平卧
- 在肠间
  - 肠鸣沥沥有声
  - 腹满食少

从上述证候可以看出，痰饮可分为有形与无形两类。

痰饮
- 有形
  - 视之可见
  - 触之可及
  - 听之有声
- 无形
  - 头目眩晕
  - 心悸癫狂
  - 昏不知人

（以上）实皆有形，隐显不同

**(二) 瘀血**

瘀血是指全身血液运行不畅，或局部血液停滞，以及离经之血停滞于内而言。

1. 瘀血的形成

(1) 气滞或气虚
- →推动无力
- →血行不畅

血液凝滞不畅——形成瘀血（未出脉道）

(2) 血寒或血热
- →迫血妄行或血热互结
- →凝注不行

形成瘀血（或在脉中或在脉外）

(3) 外力损伤——溢出脉道——成瘀

其他如痰火，湿热所阻，产后恶露不停，崩漏日久等皆可致瘀。

2. 瘀血的病证特点

血液淤滞之后，失去其原有的营养、濡润功能，反而对机体起一种有害作用。

瘀血为害
- 阻碍正常气血的新生和营运
- 造成瘀血留滞，气血亏虚
- 造成癥瘕积块

瘀血不去，新血不生

血瘀之后，因所在部位不同，而产生的病证也不同，但临床表现有其共同特点。

(1) 疼痛：痛有定处，其痛为刺，得寒温不减。

(2) 肿块：触之坚硬，聚而不散。

(3) 出血：月经血块，产后恶露，大便黑色。

(4) 唇舌紫暗或舌有瘀斑瘀点。

他如皮肤紫斑，肌肤甲错，眼圈暗黑，面色黧黑（黑乃黄），皆为瘀血的表现。另外，瘀久化热，可见午后潮热，或时时身热。

这些都是比较显而易见的瘀血证，还有一些比较容易忽略的瘀血证，如胸任重物，胸不任重物，夜睡梦多，心慌，天亮一身汗，脱发，等等，临床应加以注意。

## 八、发病原因

人体相对平衡状态遭到破坏（外因），而又不能立即自行调节恢复时（内因），就会发生疾病。

### （一）邪正与发病

1. 正气不足是疾病发生的内在根据

"外因是变化的条件，内因是变化的根据，外因通过内因而起作用"，疾病的发生也是如此。中医学把人体的抗病能力叫作"正气"，把一切致病因素称为"邪气"。因此，造成疾病的原因，不外乎两个方面：一是人体自身的功能紊乱，一是致病因素对人体的影响。

<table>
<tr><td rowspan="2">发病原因</td><td>内因——正气——根据</td><td rowspan="2">外因通过内因而起作用⟶发病</td></tr>
<tr><td>外因——邪气——条件</td></tr>
</table>

<table>
<tr><td rowspan="2">决定因素⟶正气</td><td>旺盛——抗病力强——"正气存内，邪不可干"</td></tr>
<tr><td>衰弱——抗病力弱——"邪之所凑，其气必虚"</td></tr>
</table>

由此可见，疾病的发生，是"正邪相争""正不胜邪"的结果。

2. 邪气是致病的重要条件

正气虚，固然是形成疾病的主要原因，但在某些特殊情况下，外因亦可成为发病的重要因素。机体对疾病的防御能力并不低下，但由于病邪致病力过强，使正气表现为相对虚弱，从而发生疾病。因此，对于强烈致病因素也要积极做好预防，以"遏其毒气"。

3. 正邪斗争的胜负，决定发病与不发病

（1）疾病与正气强弱的关系：人的禀赋有强弱，个体有差异，所以感受病邪之后，有立即发病的，有缓慢发病的，也有时而复发的，即使是同时感受病邪，其发病也有差异，如同时风寒侵犯肌表，有的则发为"中风"，有的则发为"伤寒"。一般说，正气强，则表现为实证；正气虚，则表现为虚证，或虚实错杂证。

（2）疾病与感邪性质的关系：一般说，苛毒疠气则病重，偏寒偏热则病轻；感受阳邪，则发阳证，感受阴邪则发阴证。

（3）疾病与感邪轻重的关系：邪强则病重，邪弱则病轻。

(4) 疾病与病邪所中部位的关系：一般说，病邪伤于某一部分，就在某一部位发病。

### (二) 内外环境与发病

1. 外环境与发病

(1) 气候因素：季节性多发病，就是与时令气候的关系。气候异常或突变，也容易使人发生疾病。

(2) 地域因素：我国土地辽阔，气候差异很大，所患疾病亦各不相同。

(3) 生活、工作条件：人的起居习惯不同，饮食嗜好各异，以及不良环境，均不利于人体健康，久之皆可使人发病。

2. 内环境与发病

(1) 体质与正气的关系：

体质{先天禀赋——身体素质好，元气充实；饮食调养——营养丰富，气血充沛；身体锻炼——促进新陈代谢，可使弱者变强，强者更强}抗病力强，减少发病

反者亦是。

(2) 精神状态与正气的关系：人体精神状态变化，可以影响脏腑气血的功能活动，既可以促使病愈，又可以促使病进。所以精神调养，也是增强正气的一个重要方面。

**复习思考题**

1. 试述六淫的致病特点。
2. 何谓七情内伤？七情致病的特点是什么？
3. 痰饮、瘀血是怎样形成的？其致病特点如何？
4. 如何理解中医发病学的原理和发病论点？

# 第十三章 防治原则

## 一、预防

### （一）未病先防

1. 调养身体，提高正气抗邪能力

内容自学。

2. 防止病邪的侵害

内容自学。

### （二）既病防变

预防
- 未病防患
- 既病防变
  - 早期诊治
  - 治未病的脏腑

## 二、治则

本章所谓的治疗法则，是根据疾病发生、发展的普遍规律而确定的一种带有指导性的原则大法，而不是每个病的具体治法。

### （一）治病求本

疾病的发展和变化，无论怎样错综复杂，其中必定有一种是主要的。抓住这种主要矛盾，就是解决疾病的根本办法，通常叫作“治病求本”。如王应震说：“见痰休治痰，见血休治血，见汗不发汗，有热莫攻热，喘气毋耗气，精遗不涩泄，明得个中趣，方是医中杰。”

既有本就有标，标本是两个相对的概念，应用范围较广。例如：

标本
- 邪正——正气为本，邪气为标
- 疾病——病因为本，症状为标
- 时间——先病为本，后病为标
- 病位——在内为本，在外为标

每种疾病都必然有其症状，医者通过所表现的症状以探求其本质，疾病的现象并不是疾病的本质。例如：

头痛：
- 风寒——辛温解表法
- 风温——辛凉解表法
- 血虚——养血法
- 血瘀——活血化瘀法
- 痰湿——燥湿化痰法
- 肝阳——平肝潜阳法

（以上均为）治病求本

1. 正治与反治

疾病在发展变化的过程中，其症状表现是错综复杂的，有些病其本质与现象一致，有些病其本质与现象不一致。因此，在诊断上要辨明真假，在治疗上要抓住主要矛盾，或使用正治法，或使用反治法，依据病证的具体情况而定。

（1）正治：药性与病性相反的治疗，叫正治法，是逆其病性而治的，故又称逆治法。为“寒者热之”“热者寒之”“虚则补之”“实则泻之”等。正治法是临床最常用的治疗方法，因为冷热病大多数的征象与疾病的性质是一致的，如寒病见寒象、热病见热象等。

（2）反治：药性与病象相同的治疗，叫反治法，是从其病的假象而治的，故又称从治法，如“热因热用”“寒因寒用”“通因通用”“塞因塞用”。

兹作以分析：列表示之

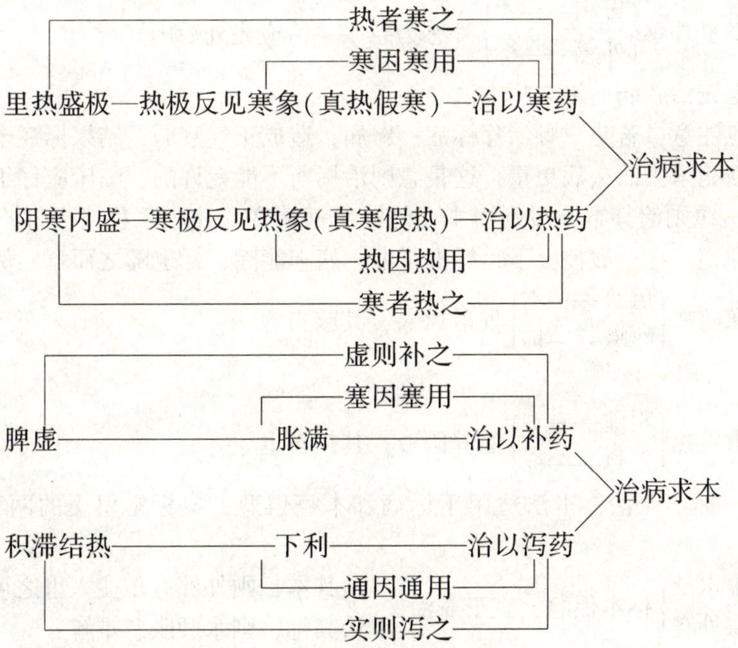

由此可见，反治法不同于正治法，是顺从疾病假象的一种治法。但从其本质来说，也是针对疾病的本质而治疗的，仍是“热者寒之”“寒者热之”“虚则补之”“实则泻之”，可以说，反治法是正治法在特殊情况下的变法，其实仍是正治法。

另外，反佐法，是起诱导作用、引药深入的一种治疗方法，也是祖国医学治疗疾病的又一特殊方法，它适用于疾病发展到阴阳格拒的严重阶段。这时，若是单纯以热治寒，或以寒治热，往往会发生药物下咽即吐的格拒现象。使用反佐法以诱导之，就可以使其与病邪同气相求，不发生格拒，而能更好地发挥药效。详细内容，在方剂学中会讲。

2. 治标与治本

（1）急则治其标：矛盾的主要和非主要方面互相转化着，事物的性质也就随着变化，在一定条件下，标症也可转化为矛盾的主要方面，这就需要采用“急则治其标”的原则。为病情发展迅速或处于紧急而危重的状态，虽属标症，亦应首先采取应急措施，否则，患者就会更痛苦，更严重，甚至危及生命。例如：

脾虚腹水｛脾虚——本；腹水——标｝腹水严重，小便不利——〈利水；逐水〉先攻反利

这是标重于本的治法。

胃病复外感｛胃病——本；外感——标｝外感为急——治应先外后内

这是先治新病后治久病方法。

但应注意，若是只顾治疗标症、新病，造成正气衰弱，结果标症未除而本已败，新病未去而久病更重，这是急则治标所不能允许的，临床应仔细斟酌。

（2）缓则治其本：缓则治本，是针对病情变化比较平稳或慢性疾病而设的治疗原则。在一般情况下，标根于本，病本能除，标也随之而解。例如：

风寒咳嗽｛风寒——本；咳嗽——标｝发散风寒，其咳自愈

阴虚发热｛阴虚——本；发热——标｝滋养阴液，其热自退

（3）标本兼治：本法适用于标病和本病俱急，或标本俱缓的两种情况。例如：

｛肾虚水泛；风寒外袭｝标本俱急，宜于兼治｛单治其本，则外邪有传变入里之可能；单治其标，则水肿胀急难解｝

素有气虚<br>复感风寒 } 标本俱缓，宜于兼治 { 若只益气则表证难解<br>若只解表则汗出又伤正气

标本兼治，可以提高疗效，缩短病程。

## （二）扶正与祛邪

1. 扶正与祛邪的概念及关系

人体一切疾病的过程，都是邪正斗争的过程，正胜邪退则病愈，邪盛正衰则病进。因此，在临床工作中，必须十分重视人体正气，正确处理好“正”与“邪”的辩证关系。

扶正 { 未病之前——作好摄生，提高防病能力<br>既病之后——补充调养之，锻炼之，提高抗病能力

本处所讲的扶正是讲既病之后的扶正。

祛邪：凡是各种治疗方法，使病邪及时驱除体外，就叫作祛邪。

2. 扶正祛邪的运用原则

扶正与祛邪，是解决正邪矛盾的主要方法，其目的是改变正邪双方力量的对比，使之正胜邪却。根据正邪主次情况，或扶正，或祛邪，或扶正与祛邪兼用，或先祛邪后扶正，或先扶正后祛邪，灵活运用。兹分别述之：

扶正 { 病证——正虚邪亦不盛<br>治法——采取相应的补虚之法

祛邪 { 病证——邪实而正亦未衰<br>治法——采取相应的泻实方法

扶正、祛邪兼用 { 病证——正虚邪实<br>治法——采用攻补兼施，孰轻孰重，孰主孰次，详加分辨

先祛后扶 { 病证——邪盛而正虚不甚<br>治法——实则泻之，邪去则紧接扶正

先扶后祛 { 病证——正虚邪实<br>治法——虚则补之，正复则紧接祛邪

### （三）调整阴阳

调整阴阳，从广义来说，适用于治疗一切疾病，在具体运用上，视其偏盛、偏衰情况，或损其有余，或补其不足，达到“以平为期”。

1. 损其偏盛

损其偏盛 { 阳偏盛——热者寒之；阴偏盛——寒者热之 }

在治疗阴阳偏盛疾病时，要仔细审察是否有已经引起相对一方的偏衰现象，注意兼顾其不足。

2. 补其偏衰

补其偏衰 { 阳偏虚；阴偏虚；阴阳偏虚 } 皆当补其不足，若证见 { 阴虚阳亢（虚热证）——“壮水之主，以制阳光”；阳虚阴盛（虚寒证）——“益火之源，以消阴翳” }

### （四）调整脏腑功能

其具体内容，在藏象和脏腑病机中已经详述，兹从略。

### （五）调整气血关系

其内容在前面已多处叙述，兹从略。

### （六）因时、因地、因人制宜

疾病的变化是错综复杂的，加之，体质条件、性别差异、地理环境、生活习惯、季节变化等各有不同，故在治疗求本的基础上，还要具体情况，具体分析，具体对待。

其具体内容，自学。

**复习思考题**

1. 何谓正治、反治？在什么情况下，使用这两种治法？
2. 如何运用标本治疗原则？

# 第二篇
# 内经学讲稿

# 绪　言

《内经》是阐述人体生理、病理、诊断、治疗等基本理论的古典医籍，也是现存祖国医学文献中最古老的一部医书。由于它比较全面地总结了春秋战国时期及以前的医学成就，因此，它又是祖国医学遗产中的一部辉煌巨著。为了便于了解《内经》的概况，今作以下讨论。

## 一、内经的含义

### （一）什么叫作《内经》

内经之名，是西汉刘向校书时开始的，后经班固作《汉书·艺文志》时根据刘向的儿子刘歆所撰的《义署》编辑流传下来。至于刘氏为何称之为《内经》，并未说明，故后世医家认识不一，见解不同。

关于“内”的解释，大致有两种意见：

1. *以人体之内来解释*　张景岳：“内者性命之道。”吴崑：“五内阴阳之谓内。”

2. *以次第之意来解释*

（1）据《汉书·艺文志》记载：“黄帝内经十八卷，外经三十七卷；扁鹊内经九卷，外经十二卷；白氏内经三十八卷，外经三十六卷，旁篇二十五卷。”

（2）丹波元简说：“内外犹韩诗内外传，春秋内外传，庄子内外篇，韩非内外储说，相对名之焉尔，不必有深意。”

看来内和外只是相对之称而已，别无深义。以上张、吴之说作为一种理解则可，命名的初义，未必如此。

关于“经”的解释也很不一致，大致有两种意义：

1. *朴素之称*　经字的含义，在古代是非常朴实的，为编织的绳线，直的叫经，横的叫纬。古代没有纸张，用木板、竹简写书，用绳子联系，这个绳子就叫经。如章太炎说：“案经者，编丝缀属之称，异于百名以下用版者……是故绳线联系谓之经。”可见经并非高不可攀，奥不可及的。

2. *尊崇之称*　属于一种高尚的概念，这也有两种意义。

（1）常法大道：有必须遵守的法则之义，是一种尊称。陆德明在《经典释义》则谓："经者，常也，法也，径也，由也。"吴崑说："万世宗法谓之经。"

(2) 与鄙词示异："经"有意义深奥、富有文采之谓。如刘师培氏说："六经为上古之书，故经之义，奇偶相生（如一生二，三生四），声韵相协(声平仄声，韵是韵律)，以便于记诵；而藻绘成章（文辞华丽，而成篇章），有参互错综之观（造句布局得当，而又不重复）。"古人见经之多文言也，于是假治丝之义，而锡以六经之名，即群书之文言者，亦称之为经，以与鄙词示异。后世以降，以六经为旧典也，乃训经为法，又以六经为尽人所共习也，乃训经为常。"

注："六经"，诗、书、易、礼、春秋、乐记。

刘师培，字申叔，仪征人，曾讲学于北京大学。

藻绘：藻为山梁上的画。藻绘为文采之意。

这些意义，都有可取，因为古人往往把具有一定法则，又为一般所必须学习和掌握的书籍，都称作经。高深的为儒家的"六经"，老子《道德经》之类；浅近的如《三字经》之类，内经便属于前者。

**(二)《素问》和《灵枢》的命名**

《内经》分《素问》和《灵枢》两部分，各九卷，八十一篇。

1. 素问　《素问》之名，最早见于张仲景的《伤寒论》自序。他说："撰用《素问》《九卷》《八十一难》……"从此以后，直到现在，一千七百年来，这个名称都没有改变。为什么要名为《素问》呢？说法不一，可以归纳为两种意见。

(1) 张景岳说："平素所讲问。"马莳也说："平素问答之书。"这是从表面说的。

(2) 林亿说：按《乾凿度》云："……太素者，质之始也。气形质具，而疴瘵由是萌生，故黄帝问此太素质之始也，素问之名，义或由此。"隋·杨上善将《内经》称作《黄帝内经太素》可能也是此意。

注："太素"，"太"是物质之始生，"素"即是物质。

"疴瘵"：疾病也。

用我们现在的意思来理解，"素"就是人身本质的生理、病理等基本情况。"问"就是讲求讨论。《素问》就是研究讨论人的生理、病理等医学基本理论的专书。可以说《素问》的含义是唯物的。

2.《灵枢》有三个名称

(1) 称《九卷》：在唐以前不叫《灵枢》，而称《九卷》。如张仲景即称之为《九卷》。以其书为九卷，故称。

（2）称《针经》：晋·皇甫谧在《甲乙经》序中说："按《七略》艺文志，《黄帝内经》十八卷。今有《针经》九卷，《素问》九卷，二九十八卷，即《内经》也。"因书中主要内容是研究针刺的问题，故称针经。其实针经二字在《灵枢》第一篇《九针十二原》便说："先立针经。"

（3）称《灵枢》：唐·王冰开始叫《灵枢》，他在注《内经·素问》序中说："《黄帝内经》十八卷。《素问》即其经之九卷也，兼《灵枢》九卷，乃其数焉。"至于为何称之为《灵枢》呢？有如下解释：①张景岳说："神灵之枢要，是谓灵枢。"②马莳说："灵枢者，正以枢为门户，阖阙所系，而灵乃至神至元之称，此书之切，何以异是。"③王九达说："枢，天枢也（北斗星斗柄），天运于上，枢机无一息之停。人身若天之运枢，所谓守神守机是也（神机，经气也，经气之运转针刺时要守经度）。其初意在于舍药，而用针，故揭空中之机以示人。空者灵（天空变化，神妙莫测），机者枢也（枢比如六位而司气血开阖，机者，机灵而关键也），既得其枢，则经度营卫，变化在我，何灵为之。"

以上三说，虽然有所不同，但实质精神是一致的，都是形容其针刺疗效有很快很高之意，即灵者验也，针刺的疗效，至为灵验，但必须得其刺法之枢机而后灵，故名之曰灵枢，因此它的命名可能是从针法方面来考虑的多，这是合乎情理的。但须明确，灵枢虽有针经之称，并不意味着该书就是古代的针灸专书；它的内容非常丰富，涉及面较为广泛，只是与《素问》相对而言罢了。

## 二、《内经》成书年代及作者

《内经》的全称，叫作《黄帝内经》。之所以加黄帝者，实有"溯源崇本"之意。也是借以说明我国医学文化渊源甚早。它既非黄帝之圣，留下这样一部伟大的著作，也不等于说《内经》是在黄帝时代就有的。那么这本书究竟成于何时，又为何人所撰？是我们以下要讨论的两个问题。

### （一）《内经》成书年代

《内经》的成书年代约在两千年以前，"诸子蠭起，百家争鸣"的春秋战国时代。近人任应秋先生说："战国至东汉一段时间。"犹待进一步考证。

### （二）《内经》的撰著人

《内经》虽冠以黄帝，又有岐伯等的对话，但并非黄帝所著。因黄帝时代远在公元前两千六百年前，相当于新石器时代的后期，那时还没有文字，文化水平也很低，不可能作出这样伟大而精深的书来，从很多方面可以证实。《内经》成书前，已经有了很多的素材，而后通过搜集整理古医经和当代的医学理论与医疗经验汇合而成书的。

《内经》既非黄帝所作，为何冠以黄帝二字呢？这是秦汉学者的风气，大都借古人的威信，来抬高自己的学说，以易取信于人，尽管内经中有黄帝与岐伯等问答记录，也非是真实情况，而是当代整理者用一种问答的体裁，假托黄帝之名而编成的。

## 三、《内经》的学术思想

《内经》的学术理论，具有朴素的唯物论和自发的辩证法思想。从它的学术思想来看，主要是阴阳五行，统一整体思想观，恒动观念论。它贯穿在整个《内经》。所以无论在脏象、病机、诊法、治则等理论中，都能突出地反映出来，而且是千百年来一直被历代医家奉为圭臬，在长期的实践中获得了验证的。研究《内经》，不首先弄清它这一卓越的学术思想，实无以探其奥义。例如：在论述生理、病理、诊断、治疗等问题上，处处都结合四时气候、地理环境、社会生活、思想情绪等变异情况的综合分析，才能确定诊断与治疗方针等对象。这种"天人相应"的整体观念，就是《内经》里主要学术思想之一。

## 四、《内经》的价值及其影响

《内经》的内容，非常丰富，它一直有效地指导着临床实践，历代医家皆谓为必读之书，其价值之大，影响之深，难于一言而尽，概括提出三点以说明之。

（1）成功地总结了战国时期和战国以前的临床经验和医学理论，成为理论完整、内容丰富、总结性强的医学巨著，是现存祖国医学第一次医疗理论和经验的总结。

（2）将祖国医学的医疗和保健提高到朴素的唯物辩证观点上来，与一切迷信鬼神的唯心论作了坚决的斗争，使祖国医学的思想体系列入唯物主义的范围之中。

（3）奠定了祖国医学的理论基础。千百年来，一直有效地指导着祖国医学的临床实践。历代医家学术虽然有很大发展，但终没有脱离《内经》的思想体系规范。张仲景的《伤寒论》、刘河间的"火热论"、张子和的"攻下法"、李东垣的"脾胃论"、朱丹溪的"阴虚论"等，都是依据《内经》理论发展而来的。

## 五、介绍《内经选读》的基本情况和教与学的要求

本教材是根据《黄帝内经》进行选篇、选节编写而成的，它是介绍祖国医学最基本的理论知识、原始面貌的一门基础理论课程。

### （一）学习目的与要求

《内经选读》是《中医学基础》后继课程，二者在内容上有着极为密切的渊源关系。根据卫生部颁发的教学计划，开设本课程的目的，在于使学生更深入地理解并掌握中医学理论体系和辨证论治的原则，进一步提高临床医疗技术水平，并培养学生阅读古典医著的能力，从而为做好继承发扬祖国医学遗产工作，打下良好的基础。

根据开设本课程的目的，要求学深学透，在深入理解的基础上全面掌握，并熟读原文。

此外，要求学生要用分析的观点来学习本课程。《内经》虽然是古代劳动人民医疗经验的总结，是祖国医学的理论源泉和医学宝库，但也必须认识到由于当时历史条件的限制，也绝不是完美无缺的理论体系，更不能说字字是珍宝，它既有民族性的精华（是主要的），也有封建性的糟粕（是很次要的）。因此，要求我们要以历史唯物主义和辩证唯物主义对待《内经》的学习。

### （二）教与学的方法

1. 教的方法

（1）对每篇的篇名作以题解并说明大意。

（2）对每一自然段，根据其内容写出提示，以突出重点。

（3）针对原文进行分析，或句讲，或串讲，或分为若干概念讲。但多采用句讲，以期达到句栉字梳，昭明详尽。

（4）主要段落之末写出括语。

（5）提问。

2. 学的方法

（1）端正学习态度，纯洁学习思想。

（2）发挥主观能动性和独立思考能力。

（3）切实做好预习和复习。

## 参考书介绍

1.《黄帝内经素问译释》
2.《黄帝内经素问白话解》
3.《教学参考资料》
4.《类经》
5.《黄帝内经素问》
6.《黄帝内经素问集注》
7.《黄帝素问直解》

# 上古天真论

## 篇解

“上古”指遥远的古代，在我国通常指秦以前的较过时代。又，《易经备旨一见能解》：“中古，是夏末周初。”在夏以前就是上古了。

“天真”，一是淳朴无邪，二是本元之气。即先天真元之气，藏之于肾，是人的生殖、生长发育和维护健康的关键。古代医务人员，对此极为重视，认为只要能保精养神，积全真气，就可能却老延年，虽老不衰。反之，若不能保合天真，即易发生疾病，或未老先衰，所以古人把它作为重要的养生之道以垂教后人。因本篇内容，主要是讨论这些问题，故以上古天真论名篇。

### 目的和要求

1. 理解“真气”的含义，体会中医学重视内因的理论观点。

2. 掌握“肾气”在生殖及生、长、壮、老、已生命过程中的作用。

3. 了解古代养生及防止早衰的方法，进一步体会祖国医学预防为主的思想。

**【原文】** 余闻上古之人，春秋皆度百岁，而动作不衰，今时之人，年半百而动作皆衰者，时世异耶？人将失之耶？岐伯对曰：上古之人，其知道者，法于阴阳，和于术数，饮食有节，起居有常，不妄作劳，故能形与神俱，而尽终其天年，度百岁乃去。今时之人，不然也，以酒为浆，以妄为常，醉以入房，以欲竭其精，以耗散其真，不知持满，不时御神，务快其心。逆于生乐，起居无节，故半百而衰也。

提示：说明人体健康长寿和早衰的基本原因。

1. 保持长寿的主要方法

（1）法于阴阳：法，是取法，是摹仿的意思。“阴阳”，是指自然界的阴阳变化规律。法于阴阳，是说取法于自然界的阴阳变化规律，来调节人体的阴阳。正如张景岳所说："天以阴阳而化生万物，人以阴阳而荣养一身，阴阳之道，顺之则生，逆之则死。"本篇所说的"春夏养阳，秋冬养阴"，也就是"法于阴阳"之意。

（2）和于术数："和"是调和。"术数"是一种养生的方法。如古代的导引、吐纳和近代的"气功疗法"等，都属于术数一类。王冰："术数者，保生之大伦，故修养者，必谨先之。"

（3）饮食有节：节，节制。饮食有节，是说饮食饥饱适宜，有定时定量的节制，以免伤害脾胃。

（4）起居有常：是说在作息时间上要有一定的常规。

（5）不妄作劳："妄"，是超乎常度。不妄作劳，意思是说不论体力劳动或脑力劳动，都要有一定的限度，而不要过度疲劳。

以上五点，古人认为是养生的重要方法，必须了解和实行。故指出"上古之人，其知道者"。道，即养生的道理。张景岳："道，造化之名也。"吴崑："全真之道也。"人如能做到这些，就可以形体健康，精神旺盛，形神俱全，故能春秋皆度百岁，而且动作不衰。以尽终其天年，度百岁而去。

"春秋"指年龄而言，是一年的意思。一年之中，春为阳始，秋为阴始，古人以春秋代表说明一年阴阳寒热气候而言的。

"度百岁乃去"：度，越也，超过的意思。度百岁乃去，是说人能活到一百岁才死亡。

"天年"是指自然寿命。尽终天年，是说正命考终，而不夭折的意思。

2. 导致早衰的基本原因

（1）以酒为浆：古人对汤粥一类饮食叫作浆。若嗜酒无度，恣饮无常，把酒当作汤浆一样饱饮，必然乱性伤身，影响健康。

（2）以妄为常：生活无规律，晨昏颠倒，恣意作为，必戕贼其身。

（3）醉以入房：嗜酒纵欲，酒色并行 {精竭 / 真耗} 精气衰竭

欲，同慾。张景岳："欲不可纵，纵则精竭，精不可竭，竭则真散。"

（4）不知持满，不时御神："持"，持守之意。"满"指精气充满。"御"，御用或使用的意思。"神"，精神，精力。

这句话的意思是说不知道保持精气的充满，经常过分使用精力。张景岳说："不知持满，满必倾覆，不时御神，神必外驰。"王冰说："不知持满，不时御神，言轻用而纵欲也。爱精保神，如持盈满之器，不慎而动，则倾竭天真。"

(5) 务快其心，逆于生乐："务"，有尽量之意，"逆"是违反。"务快其心"，即随心所欲，思想无所，贪图一时快乐，而不顾损害身心的后果。"逆于生乐"就是违反养生的乐趣，如旧社会上层的花天酒地之乐。正如张景岳所说："快心事过，终必为殃。"

以上这些，都能耗真损精，伤身折寿，故未老先衰。

按语：人的衰老，固然是自然现象，但与养生之法有重要关系。养生之法能够使用得当，可以减少疾病的侵害，达到自然衰老，而延年益寿，如果违反养生之法，竭精耗真，则未老先衰，甚至夭折。故本文指出"知道者"与"不知道者"两种不同结果。这对于增强体质，提高健康水平，仍有一定的积极意义，我们可师其意，而不必泥古拘法。

**【原文】** 夫上古圣人之教下也，皆谓之虚邪贼风，避之有时，恬憺虚无，真气从之，精神内守，病安从来？是以志闲而少欲，心安而不惧，形劳而不倦，气从以顺，各从其欲，皆得所愿。故美其食，任其服，乐其俗，高下不相慕，其民故曰朴。是以嗜欲不能劳其目，淫邪不能惑其心，愚智贤不肖，不惧于物，故合于道，所以能年皆度百岁，而动作不衰者，以其德全不危也。

提示：说明避免外邪侵袭和防止精神刺激的重要性。

1. 预防外邪的侵袭

"虚邪贼风，避之有时"

$$\text{不正之气}\begin{cases}\text{乘人体正气虚弱而入——虚邪}\\\text{乘人体防卫不密而入——贼风}\end{cases}\text{外因}$$

正如王冰所说："邪乘虚入，谓之虚邪，窃害中和，谓之贼风。"

对于能伤人的"四时不正之气"，要及时做好预防。正如《灵枢·九宫八风篇》说："日避虚邪之道，如避矢石然，邪弗能害。"

2. 防止精神刺激因素

内在刺激因素，不外乎"七情"，善于精神的修养，是消除精神刺激因素的有效方法。

(1) 恬憺虚无，真气从之，精神内守，病安从来：恬音甜，憺音淡。恬憺是安静的意思。虚无，指没有什么妄想与贪求。李士材说："虚极静笃，即恬淡之极。"亦即是"清心寡欲"之意。真气又名"元气"，是产生人体一切功能活动和抵抗外邪力量的物质基础，是人体生命活动的原动力。唯有精神愉快，清心寡欲，真气才能和顺而无损伤，唯有精无妄动，神无妄伤，精神内守，真气才能集全，而无耗散。这样，内部充实，抗病力强，疾病就无法发生。

（2）志闲而少欲，心安而不惧，形劳而不倦：意志安闲而无贪，就少欲望，心神安定而无虑，就无事可恐，（孙沛："心气安舒而不自馁。"）形体虽劳，而不过度，就不疲倦。

关于形劳而不倦有三种解释，兹介绍如下：①张景岳："形劳而神逸，何倦之有。"②《素白》："形体强健的，就会劳动而不知疲倦。"③《素译》："形体虽劳动，并不使他过分疲倦。"我们认为以后说为佳。

（3）气从以顺，各从其欲，皆得所愿：精神清净，则天真之气就会和顺，心意易足，别无异求。故无难得之事，则所愿必从。正如景岳所说："惟其少欲，乃能从欲。"

（4）美其食，任其服，乐其俗，高下不相慕：美其食：饮食不择粗细，都觉得味甘可口。任其服：衣服不管好坏，皆可随便穿着。乐其俗：能适应环境，乐于习俗。高下不相慕：高下，指地位的高下。慕，是羡慕。意思是说不追求名利，不羡慕人家的地位和物质条件。

（5）嗜欲不能劳其目，淫邪不能惑其心：笃于淳朴，心无邪念，精神安定，虽身居异常境地，也目不妄视，心不妄想。

以上这些，古人认为，人人都能做得到，不论愚笨的，聪明的，贤能的，不肖的，只要能无忧无虑，心常泰然，不患得患失，也无所畏惧，并皆合乎养生之道，都能年度百岁，而动作不衰。所以吴崑说："由是则非时世之异，而人自失其道也。"

按语：本节主要说明疾病的发生和人的早衰，是由于外邪侵袭和养生不慎所致。从邪正的关系来说，外因通过内因而起作用，所以对外在的虚邪贼风，要知避，对内在的真元之气，要知守。如此内修养生之道，外避贼害之邪，自能精神内守，健康无病，从而享受到人生应有的寿命。

**【原文】**帝曰：人年老而无子者，材力尽耶？将天数然也？岐伯曰：女子七岁，肾气盛，齿更发长；二七而天癸至，任脉通，太冲脉盛，月事以时下，故有子；三七，肾气平均，故真牙生而长极；四七，筋骨坚，发长极，身体盛壮；五七，阳明脉衰，面始焦，发始堕；六七，三阳脉衰于上，面皆焦，发始白；七七，任脉虚，太冲脉衰少，天癸竭，地道不通，故形坏而无子也。丈夫八岁，肾气实，发长齿更；二八，肾气盛，天癸至，精气溢泻，阴阳和，故能有子；三八，肾气平均，筋骨劲强，故真牙生而长极；四八，筋骨隆盛，肌肉满壮；五八，肾气衰，发堕齿槁；六八，阳气衰竭于上，面焦，发鬓颁白；七八，肝气衰，筋不能动，天癸竭，精少，肾脏衰，形体皆极；八八则齿发去。肾者主水，受五藏六腑之精而藏之，故五藏盛乃能泻。今五藏皆衰，筋骨解堕，天癸尽矣。故发鬓白。身体重，行步不正，无子耳。身体重，行步不正，而无子耳。

提示：说明男女生长发育和衰老过程，以及肾与五脏六腑精气盛衰的相互关系。

人年老而无子{材力尽耶<br>天数然也

人年老：《灵枢·卫气失常篇》说："人年五十以上为老。"《说文解字》："七十曰老。""材力"，即精力之义，与肾气盛衰有关。肾气盛则精力强健，肾气衰则精力枯竭。"天数"，有两解：张景岳说："天数，天赋之限数也。"张隐庵说："男女阴阳气血，有始有终，有盛有衰，各有自然之天数。"当以前说为佳。根据本节内容分为两个方面介绍。

## 一、男女生长衰老和肾气的关系

### （一）生长发育期（女子七——二七，男子八——二八）

1. 女子

（1）七岁肾气盛，齿发更长：女子七岁，张景岳说："七为少阳之数，女本阴体而得阳数者，阴中有阳也。"肾气，是禀赋于先天之气，由父母的精血结合化生而成，具有促使生长发育的作用。齿更发长：女子七岁肾气方盛，肾主骨，齿者骨之余，故齿更。更是更换，齿更俗名换牙。肾为精血之脏，发乃血之余，故发长。

（2）二七而天癸至，任脉通，太冲脉盛，月事以时下，故有子。

天癸：①指男女肾精。马莳说："天癸者，阴精也，盖肾属水，癸亦属水，由先天之气，蓄极而生，故谓阴精为天癸也。"②指天一之气。用现在语言来说，天癸就是促使生殖功能发育的物质。至，极也。天癸至，即天癸充足之意。

任脉通，太冲脉盛：任为阴脉之海，冲为经脉之海，又称血海，二者皆起于胞中，与月经胎孕有密切关系，故有冲为血海，任主胞胎之说。

何为太冲？有两解：《太素》作伏冲，因冲脉起于胞，上循脊里，故名伏冲。王冰："太冲者，肾脉与冲脉合而盛大，故曰太冲。"月事以时下：月事即月经，因其每月有事，故曰月事。以时下，指月经按月而至。

总之，皆与肾气旺盛有关：

肾气盛{冲任流通<br>经血充盈}气盛脉通，月事以时下——有子

2. 男子

（1）丈夫八岁，肾气实，发长齿更：丈夫八岁，张景岳说："八为少阴之数，男本阳体而得阴数者，阳中有阴也。"发长齿更与前同义。

（2）二八肾气盛，天癸至，精气溢泻，阴阳和，故能有子。精气溢泻：溢是指精气开始充满，泻是指精液泻出。阴阳和：阴阳指男女；和，是和合。阴阳和，就是男女媾精之意。

### （二）壮盛期（女子，三七——四七；男子，三八——四八）

1. 女子

（1）三七，肾气平均，故真牙生而长极：平均，是充满的意思。真牙，即智齿，俗称尽头牙，就是最里边的两对臼齿。真与巅通，丁千反，《后魏书·徐之才传》："武成生巅牙，之才拜贺曰：此是智牙，生智牙者，聪明长寿。"《康熙字典》引《正字通》："男子二十四岁，女子二十一岁当真牙生。"长极：有两个意义：一是身材长到一定的高度；一是身体也长到极盛。

（2）四七筋骨坚，发长极，身体盛壮。女子七七而天癸终，四七正及材力之中，精血充足之时。肾主骨而藏精，肝主筋而藏血，血足精充，故筋骨坚，发为血之余，故发长极。

2. 男子

（1）三八，肾气平均，筋骨劲强，故真牙生而长极。肾藏精，肝藏血，精血同为有形的物质。肾水充足，能涵养肝脏，故筋亦劲强。

（2）四八，筋骨隆盛，肌肉满壮。男子八八则数终，四八适当其半，正血气方刚之时，故筋骨隆盛于内，肌肉满壮于外。从人体生长发育过程来看，女子二十八左右，男子三十岁左右，是一个全盛时期，充满了生命的活力，这就是通常所说的青壮年。

### （三）衰老期（女子，五七——七七；男子，五八——八八）

1. 女子

（1）五七，阳明脉衰，面始焦，发始堕：手足阳明脉皆行于面部，阳明为多血多气之经，衰则血气不充，故面始焦，发始堕。为何女衰自阳明始？张景岳说："女为阴体，不足于阳，故其衰也，自阳明始。"

（2）六七，三阳脉衰于上，面皆焦，发始白：三阳脉，指太阳、少阳、阳明而言。三阳经脉皆上于头，三阳脉衰，面失其荣，故颜面容华憔悴。血脉华于色，血脉衰，故发白也。

（3）七七任脉虚，太冲脉衰少，天癸竭，地道不通，故形坏而无子也。

地道不通：地道，指月经通行之路径。不通，即月经停止之意。此时冲任衰微，天癸枯竭，经水绝止，所以形体衰老失去生育能力。

2. 男子

（1）五八肾气衰，发堕齿槁。肾主骨，齿为骨之余，发为肾之华，肾气即衰，齿发失养，故会发堕齿槁。为何男衰自肾始？张景岳说：“男本阳体，不足于阴，故其衰也自肾始。”

（2）六八，阳气衰竭于上，面焦，发鬓颁白：颁白：颁与斑同，鬓发颁白，谓两鬓之发半黑半白也。阳气衰于上：阳气，指三阳经脉之气。其义同女子。

（3）七八，肝气衰，筋不能动，天癸竭，精少，肾气衰，形体皆极：肝气衰：肝衰血不荣筋，故筋不能动。肾气衰：肾衰精不养骨，故形体疲极。肾水养肝木，肾气衰则肝亦必继之而衰，肝肾皆衰，不但衰无形之气，而且衰有形之体，故曰形体极。极，尽也。

（4）八八则齿发去：八八则数终而衰极，不仅发颁齿槁，而且脱落。正如王冰所说：“阳气竭，精气衰，故齿发不坚，离形骸矣。”

上述几个时期的不同变化，均由于肾气的盛衰而出现的。因此，他启示人们保养肾气，不使妄泄，是提高健康水平，延长寿命的很为重要的因素，所以，人的衰老，是由于肾气衰退所造成的，正为马莳所说：“男女之老而无子者，皆由于材力之尽，非由于天数之适值也。”其实，人老而无子，与材力、天数皆有关系，但材力是重要方面。

## 二、肾气与五脏精气的关系

肾藏先天之精，必须有后天水谷之精为之充养，所以，五脏六腑的精气旺盛与否，关系到肾气的盛衰；而肾气的盛衰，关系到人体的生长发育，所以肾精衰少，就会出现一系列的衰老现象。

总之，本节经文，主要说明了以下几个问题。

### （一）男女生长壮老的规律

- 发育期｛女，七至二七；男，八至二八｝肾气盛实｛齿更；发长｝天癸至｛月事以时下；精气溢泻｝阴阳和→有生殖能力
- 壮盛期｛女，三七至四七；男，三八至四八｝肾气平均→真牙生筋骨坚，体壮盛发长极
- 衰老期｛女，五七至七七；男，五八至八八｝肾气衰→阳气衰，面焦，发堕白→天癸竭｛形坏；精少｝无生殖能力

### （二）肾与生长发育和生殖的关系

（1）肾气与肾精：从文中可以看出发育、壮盛、衰老三期，均取决于肾气的盛衰。肾气，即《难经》所说的“原气”化生于先天之精，与肾精共同构成和维持了人体的生命活动。人体的寿命虽然有其自然限度，但通过养生，使肾的精气充足，才能尽其天年；反之，则夭折。

（2）肾气与五脏的关系：发育、壮盛、衰老三期是在肾气、肾精促进下，发挥了机体整体的作用。这就是通常所说的先天促后天，后天养先天的关系。“肾者主水，受五脏六腑之精而藏之，故五脏盛而能泻，今五脏皆衰，筋骨解堕，天癸尽矣。”正是说明这个关系。

### （三）年老有子的原因

肾气有余｛一般的人——天寿过度，气脉常通；道者——能忘却全形｝身年虽寿能生子也

## 复习思考题

谈谈真气与肾气的关系。

谈谈保养真气与保养肾气的重要作用。

# 生气通天论

"生气"，指人体的生命活动。"天"，指自然界。人的生命活动之气与天地间自然之气是密切相关，息息相通的。生命活动之气，概而言之，就是阴阳二气。阴是物质基础，阳是功能活动，都是非常重要的，但从生命活动来说，阳气却占主要地位。本篇内容，主要运用阴阳的理论，并以天人相应为主导思想，来阐述人与自然的关系，故以生气通天名篇。

## 目的和要求

1. 掌握阳气在人体生理、病理中的重要作用及其临床意义。

2. 掌握阳气阴精的相互联系，以及"阴平阳秘，精神乃治，阴阳离决，精气乃绝"的含义。

3. 理解自然界阴气、阳气升降消长的规律及其与人体相通应的理论。

4. 结合药物的性味，理解五味入五脏的理论及其临床意义。

**【原文】** 阳气者，若天与日，失其所，则折寿而不彰。故天运当以日光明。是故阳因而上，卫外者也。

提示：以日光比类阳气，从而说明阳气在人体中的重要性。

（1）失其所：所，作处所和功能讲。张志聪："失其所居之位，所运之机。"失其所，是指人体阳气失其常。《太素》所作"行"。

（2）折寿而不彰：折，损也，有减少之意。不彰，即不显明。又：不彰，淹没的意思，高士宗："不彰著于人世矣。"阳气时于人体就像太阳于天体一样，假如天上没有太阳，则黑暗无光，万物不能正常生长，而人身的阳气如果失其正常功能，就不知不觉地夭折寿命。

（3）天运当以日光明：天运，指天体的运动。

张景岳："天不自明，明在日月，月体本黑，得日乃明，此天运当以日光明也。日即阳也，阳即明也，阳之所在，明必随之，明之所及，阳之至耳。"

天以日之光明为光明，人以身之阳气为寿命之本。

(4) 阳因而上，卫外者也：因为阳气有向外、向上的作用，故能卫外。所以《太素》作“是故阳因上而卫外者也”。

马莳：“故天运当以此日以为之光明，人当有此阳气以为之卫外。是故阳气因而上行于皮肤分肉之间，所以卫外者也。”

高士宗：“阳因而上，其体为天，卫外者也，其体为日，此阳气之若天与日也。”

人体健康无病，主要是阳气卫外的作用。若卫外不固，邪即乘虚而入，故《灵枢·禁服篇》说：“审察卫气为百病母。”

**【原文】**因于寒，欲如运枢，起居如惊，神气乃浮；因于暑，汗，烦则喘喝，静则多言，体若燔炭，汗出而散；因于湿，首如裹，湿热不攘，大筋软短，小筋弛长。緛短为拘，驰长为痿；因于气，为肿，四维相代，阳气乃竭。

提示：说明阳气失常，卫外不固，外邪即易乘虚袭人而为病。

(1) 因于寒，欲如运枢，起居如惊，神气乃浮。

运枢：历代医家有不同见解。

(1) 王冰：“欲为运枢，谓内动也。……言因天之寒，当身居周密，如枢纽之内动，不当烦扰筋骨，使阳气发泄于皮肤而伤于寒毒也。”

(2) 张隐庵：“夫阳气生于营阴，由枢转而外出，风寒之邪，皆始伤皮毛气分，是故因于寒，而居身之阳气，当如运枢以外应。”

(3) 吴崑：“运：旋转也，枢，天枢也，是为北极，言阳气卫外为固，欲如天运于上，枢机无一息之停。”

(4) 孙沛：“心之所欲，贵乎有节，若如枢运不息，则劳甚矣，外则起居不宁，内则神气外浮，皆过劳所致。”

《素问白话解》：“欲心妄动，心神就像运枢一样的不安宁。”

以上各家注解都有道理，但根据本条经文之义，应以张注为合理。因为本条经文是在“阳气者，若天与日……”之下，人身阳气有开阖启闭的功能，当外寒入侵时，阳气就要发挥其抗邪作用，拒之于外，而不得入内，这种功能就叫阖。起居如惊，神气乃浮是阳气失宁状态。

(2) 因于暑，汗，烦则喘喝，静则多言，体若燔炭，汗出而散。汗：暑为阳邪，其性弛缓，故暑邪侵入，则皮肤缓而腠理开，故多汗。烦：暑中有火，心厌火，暑邪内扰心神，故心中烦乱。喘喝：肺乃心之盖，火邪刑金，金失清肃，故喘促而喝喝有声。静则多言：暑邪入心，神明被扰，热邪燔灼，气伤神虚，故不见身形之烦躁，而反见多言多语之特征。体若燔炭，汗出而散：

燔炭，是炽热的火炭。体若燔炭，是身发高热的形容。对本句理解有两说：

张隐庵："天之阳邪，伤人阳气，两阳相搏，故体若燔炭。阳热之邪，得吾身之阴液而解，故汗出乃散也。"

张景岳："此言暑之阴者也，故体热若燔炭，必须汗出，邪乃得解。"

二氏之说应以景岳之说为合理。因暑证有静而得的，有动而得的，如东垣云："暑热于深宅大厦得之者，名曰中暑，其病必头痛恶寒，身形拘急，肢节疼痛而烦心，肌肤火热无汗。此为房室之阴寒所逼，使周身阳气不得伸越也。"此证在暑月，多由于乘凉过久，或露宿于外，肌肤受邪，寒邪外束而产生头痛恶寒，发热无汗等证。治疗须用香薷饮之类辛温发汗以解其寒。

按语：本节经文应作以下调整：将"欲如运枢，起居如惊，神气乃浮"。移于"阳因而上，卫外者也"之后。"因于寒"移于"体若燔炭"之前，将"欲如运枢"作欲心内动解释，如孙沛云："心之所欲，贵乎有节，若如枢运不息，则劳甚矣，外则起居不宁，内则神气外浮，皆过劳所致。"这样较为合理，另外《太素》作"运枢"（是说运动不灵，喻志意不畅），有其道理。

此外，徐灵胎、薛生白、吴崑等医家，都认为这两句应移于"因于寒"之下。同时把"起居如惊，神气乃浮"移于"阳因而上，卫外者也"之下。这也符合临床实际，有待进一步探讨。

（3）因于湿，首如裹，湿热不攘，大筋软短，小筋驰长。緛短为拘，弛长为痿：首如裹：头为诸阳之会，清气之府，若被湿浊之气蒙冒，则清窍不通，阳气阻遏，故觉头沉重而不爽利，似乎有物蒙裹。

湿热不攘：攘，是除或退的意思。湿邪不除，郁而化热，湿热胶结，如油和面，极难分解，故湿热为病，缠绵难愈。

大筋緛短，小筋驰长：緛音软，缩也。驰与弛同。大筋连于骨节之内，小筋络于骨肉之外。若大筋受湿热之邪。则血伤，血不养筋，故緛短而为拘挛不伸，小筋受湿热之邪则柔弱，弱则弛长，故痿弱无力。

（4）因于气，为肿，四维相代，阳气乃竭：

1）张景岳："因于气者，凡卫气、营气、脏腑之气，皆气也，一有不调，均有致疾。四维，四肢也，相代。更迭而为病也。因于气为肿，气道不行也。"

2）马莳："因于气证所致者，凡怒则伤肝，肝气有余，来伤脾土，脾土不能制水，水气泛溢于四肢，而为肿胀之疾。"

3）高士宗："气犹风也……因于气而为肿者，风淫末疾，四肢肿也。四维相代者，四肢行动，不能彼此借力而相代也。"

4）胡澍："此气指热气而言，上云寒暑湿，此若泛言气，则与上文不类，故知气为热气也。阴阳应象大论曰：‘热胜则肿。’”

5）张隐庵：“盖阳气伤而不能运行，则荣血泣而为肿矣。”

以上诸论各有道理，但有些与本节上下文精神似为不符。本节经文论述阳气不能卫外所产生的一系列疾病。我们认为以阳气虚不能运行，而致水湿停聚，产生浮肿来解释较为合理，为脾虚浮肿，是临床常见证候，同时与“阳气乃竭”也能贯通。

“四维”除作四肢解释外，尚有不同意见。张琦在《素问释义》中说：“四维四肢也，本阳虚而为四肢寒暑湿所乘，则阳气竭绝。”湖北中医学院有专家认为：“四”是指上文所说的风、寒、暑、湿等四种邪气维系不离而相互更迭伤人。但此说亦有不足之处，可作参考，犹待进一步研究。

按语：上节和本节，说明阳气在人体的重要作用，犹如日光普照大地一样，阳来则物生，阳去则物死。同样，人体的阳气失常，六淫之邪，即易伤害人体。前一段乃以日比阳而言，后一段历举阳气不固，寒暑湿气之邪，即易伤人为病，是从病变说明阳气的重要性。

**【原文】**阳气者，烦劳则张，精绝，辟积于夏，使人煎厥；目盲不可以视，耳闭不可以听，溃溃乎若坏都，汩汩乎不可止。

提示：说明煎厥的成因及症状。

1. 成因

“阳气者，烦劳则张，精绝，辟积于夏。”

人体阴阳经常维持在平衡状态，平则为常，偏则为病。若烦劳（烦，劳于心也，劳，劳于力也）过度，则阳气亢盛于外，阴精耗损于内。这种情况若重复地发展下去，到了夏天，加上炎暑的重灼，阴精更伤而致气逆，亢阳上扰空窍，发生煎厥之证。由此可见，煎厥的形成，就是阳亢阴亏所致。称煎厥者，由于阳亢，阴精被煎熬，故名煎厥。煎，是形容词。

2. 症状

烦劳太过→阳亢盛→阴精耗竭→煎厥

对于“辟积”有不同解释：

（1）目盲不可以视，耳闭不可以听：肾开窍于耳，肝开窍于目，精气竭绝，内失所养，而外失所用。正如高士宗所说：“精气不注于目，故目盲不可以视，精气不充于耳，故耳闭不可以听。”

（2）溃溃乎若坏都，汩汩乎不可止：溃溃，是水决口而乱流的样子。坏都：张景岳：“都，城郭之谓。”马莳：“都，所以防水。”“汩汩”：汩音骨，是水流不止的样子。这是形容煎厥病势突然发作的严重情况，处于昏然不知、莫名所若的状态，其目盲耳聋之势重而且危，好像河堤决口，水流横溢不可收拾。

《新中医》1979年4期，安徽省徽州地区人民医院中医科程亦成，对“煎厥”有新的见解，他说：“溃，乱然。汩汩应为水波涌出之声。‘溃溃乎若坏都’，是进一步解释‘目盲不可以视’，言两目见房屋倾斜晃动而不欲视，即眩晕也；‘汩汩乎不可止’是进一步解释‘耳闭不可以听’，言耳内轰轰作响不止有碍于听，即耳鸣也。阳旺化风可以见到眩晕耳鸣，符合‘煎厥’病机。”据此程亦成把“若坏都”释为都市房屋崩塌，是有道理的，符合“煎厥”的病机。可作参考。

**【原文】**阳气者，大怒则形气绝而血菀于上，使人薄厥。有伤于筋，纵，其若不容。汗出偏沮，使人偏枯。汗出见湿，乃生痤疿，高梁之变，足生大丁，受如持虚，劳汗当风，寒薄为皶，郁乃痤。

提示：列举阳气不固所引起的各种病证并论述其机制。

1. 薄厥

（1）大怒则形气绝而血菀于上，使人薄厥：“绝”是阻绝，经络阻绝不通之义，不能理解为断绝。菀同郁。怒为肝志，肝为藏血之脏。大怒伤肝，怒则气上，血随气涌而上逆，以致升降失常，气血逆乱，脏腑经络气机阻绝不通，血郁于头部，扰乱精明之府，因而发生薄厥之病。

血菀于上，有不同解释：

1）上，作上焦解。张景岳：“血逆妄行，菀积于上焦也。”

2）上，作胸中解。吴崑：“怒则气逆于肝，迫血上行，而菀积于胸中矣。”

3）上，作心胸解。王冰：“大怒则气逆而阳不下行，阳逆故血积于心胸之内矣。上，谓心胸也。”

根据经文之义，我们认为“上”应指头部，“头为精明之府”，今因大怒，气血并走于上，菀于精明之府，扰乱神明。

（2）使人薄厥：

张景岳：“相迫曰薄，气逆曰厥，气血俱乱，故为薄厥。”

大怒伤肝→气升血逆→菀于头部→薄厥

本文对薄厥的症状，虽未明确指出，但根据病证在头的线索，当有头痛、眩仆等症状。

有伤于筋，纵，其若不容：“纵”，弛缓也，即四肢痿废。“不容”：容，是受的意思，不容，是指肢体不受意志的支配。如张志聪说：“筋伤而弛纵，则肢体有若不容我所用也。”这是薄厥之后，出现的肢体瘫痪，由于肝主筋藏血，肝伤则筋脉失养，所以肢体松弛不收。

2. 偏枯

“汗出偏沮，使人偏枯”：

对偏沮有两解：一作阻塞，如马莳说：“人当汗出之时，或左或右，一偏阻塞而无汗。”一作湿润，如张志聪说：“如汗出而上半身沮湿者，是阳气虚而不能充身遍泽。”

人身阳气，通会于肌腠皮毛，有开有阖，有出有入。阳气若虚，不能周于身，而致平衡协调失常，故偏于半身出汗。也可由于病邪客于身半，营卫运行受阻，而见受邪一侧无汗。日久筋肉失养，可能发生半身不遂症，或肌肉萎缩症。

偏沮一侧是健侧还是患侧有不同认识，如孙沛云：“其无汗之半身因阳气尚充，故运用如恒，惟有汗之半身，因阳气日泄，阴液日涸，筋失所养，势必枯槁，遂成半身不遂之证。”

3. 皶、痤痱、疔疮

（1）汗出见湿，乃生痤痱：痤，是小疖，痱，是痱疹。

人当汗出之时，玄府开张，阳气发泄，若受水湿之寒以遏之，则热郁皮内，湿气凝结，遂为小疖汗疹之疾。

（2）高梁之变，足生大丁，受如持虚：高梁，即膏粱。膏是指脂肪类食物，粱是指精细的饭食。丁同疔。疔为恶疮之一，表面为疔盖，根深，色紫黑，来势凶猛，若不急治，预后不良。这里泛指严重恶疮。

多食肥美厚味，往往雍滞阳气，变生热毒，热腐肌肉而为疔疮。足生大丁的“足”，应作能或多讲，王冰释为手足之足，乃误。

（3）劳汗当风，寒薄为皶，郁乃痤：皶：音渣，粉刺。

劳累汗出，体疲卫虚，又复坐卧则当风，寒邪侵袭肌肤，凝聚脂液为皶，若郁久生热，可变生为小疖。

**【原文】**阳气者，精则养神，柔则养筋。开阖不得，寒气从之，乃生大偻，陷脉为瘘，留连肉腠，俞气化薄，传为善畏，及为惊骇。营气不从，逆于肉理，乃生痈肿。魄汗未尽，形弱而气烁，穴俞以闭，发为风疟。

提示：阳气失常，可以导致偻瘘、畏、惊、痈、疟等证。

1. 阳气与神、筋的关系

“阳气者，精则养神，柔则养筋。”

人身阳气，不但通会于肌腠，外卫于皮肤，而且可以内化为精微以养五脏之神，外融为津液，以养全身之筋。神之灵通变化，筋之运动便利，皆阳气之功能也。若阳气失常，则神明乱而筋骨废。人的一切生命活动，都离不开阳气的温养，如神得阳气的温养，才能保持正常的精神意识、思维活动；筋得阳气的温养，才能屈伸自如。若阳气失常，则神明乱而筋骨废。

2. 阳气失常后的几种病变

（1）开阖不得，寒气从之，乃生大偻：人的腠理开阖，是根据气候变化和人体活动情况而或开或阖，各得其宜。若司开阖之卫气失常，当开不开，当阖不阖，寒邪乘虚而侵入，结于筋络之间，缩急不伸，日久则成偻。

按语：偻多属督脉病变，由于阳气大虚，风寒来袭，耗伤脊髓，脊骨失养，以致脊骨突起，成为伛偻。可用斑龙丸加减治之。

（2）陷脉为瘘，留连肉腠：陷，内陷也。瘘，是瘘疮。寒气深入于血脉之中，则气寒血凝，日久成瘘。因邪结不散，留连于肌肉之间故常缠绵难愈。

按语：瘘疮，多为阴证，为寒邪入脉，血流凝涩，久则成瘘。瘘，漏也，脓水淋漓，经年不愈。此处所说之瘘，正属此类。然而瘘亦有属于痰火和湿热的，如瘰瘘和痔瘘，多不属于寒。应注重辨证。

（3）俞气化薄，传为善畏，及为惊骇：俞，即俞穴。薄，是迫的意思。

五脏之俞，皆在于背，寒气中背入俞，随俞穴之气而内迫于脏。脏伤神不安，故或为畏，或为惊骇。吴崑盖脏主藏神，今为邪气所薄，故神不安如此，此阳气被伤，不能养神之验。

（4）营气不从，逆于肉理，乃生痈肿：“肉理”吴崑：“肉理，腠理也。”“不从”，不顺之意。

营行脉中，并有一定的循行规律。若果寒气入脉，营行失顺而阻逆于肌肉之中，壅结日久，郁而化热，热腐肉为脓，故生痈肿。王冰：“营逆则血郁，血郁则热聚为脓，故为痈肿也。”

（5）魄汗未尽，形弱而气烁，穴俞以闭，发为风疟：“魄汗”，说法不一：

1）张景岳：“魄，阴也，汗由阴液，故曰魄汗。”

2）马元台：“肺经内主藏魄，外主皮肤，故所出之汗，亦可为之魄汗也。”

3）本讲义释为“血汗”：汗出未止，卫虚肌疏，形气正在消弱之时，突受风寒，俞穴随闭，邪气留止，郁而为疟。以所病在风，故曰风疟。

**【原文】**故风者，百病之始也，清静则肉腠闭拒，虽有大风苛毒，弗之能害，此因时之序也。

提示：说明风邪的致病特点和正气的抗病作用。

1. 六淫之气，风居其首

“故风者，百病之始也”：此乘上文所言之病，多因风邪而引起，故称风为百病之始。

张志聪：“风者善行而数变，入于肌腠则及经脉，或为寒中，或为热中，或为偏枯，或成积聚，或入府而生，或于脏而死，邪气淫泆，不可胜论，故曰风者，百病之始也。”总之，风为各种疾病的始因，为六淫邪气的先导。

2. 培养正气，以御外邪

本文指出两点：

（1）清净则肉腠闭拒：清净，包括身心两个方面。即身不妄劳，心无邪念，形神清净，则阳气固密，抗病力强。

（2）因时之序：春生夏长，秋收冬藏，此即时令之序，也就是四时的规律，人在“气交”之中，亦随着季节气候的变化而变化，因此，人要随时令之序，顺从阴阳的规律，做好调摄，才能健康少病。

如果能够做到以上两点，则阳气固密而腠理闭，虽有大风苛毒，弗之能害。

大风苛毒，即强烈的致病因素。“大”含有厉害的意思。苛，重也。

**【原文】**故病久则传化，上下不并，良医弗为。故阳畜积病死，而阳气当隔。隔者当泻，不亟正治，粗乃败之。故阳气者，一日而主外。平旦人气生，日中而阳气隆，日西而阳气已虚，气门乃闭。是故暮而收拒，无扰筋骨，无见雾露，反此三时，形乃困薄。

提示：主要说明阴阳失调后的不良后果和人在一日之中的阴阳变化。

1. 阴阳失调后的病证

（1）故病久则传化，上下不并，良医弗为：“并”是交通的意思。“上”指阳，“下”指阴。

病久，为邪气留连不去之候，邪不去，就有传化之变，传者，是由表入里，由浅入深；化者，是或化寒，或化热，或化燥，或化湿等。这标志着疾病进展情况。如果到了阴阳相离、不相交通的阶段，虽有良医，亦无能为力了。

（2）阳畜积病死：畜，同蓄。阴阳不交，而阳自阳，阴自阴。阳气蓄积过甚，阳亢无阴，易致暴病而死。

（3）阳气当隔：隔者当泻，不亟正治，粗乃败之；“当隔”：当作挡讲。

“亟”，有急和迅速的意思。“粗”：指粗工，是技术不高明的医生，不能迅速给予正确治疗，就会造成死亡。《太素》作“旦乃败亡”（是泛指日内就可死亡），可取。

按语：此乃阳亢阴竭之危证，仲景急下存阴之法盖本于此。

2. 人在一日中的阴阳消长变化

阳气者，一日而主外：平旦人气生，日中而阳气隆，日西而阳气已虚，气门乃闭。“平旦”，是日出的时候。“人气”，人之生气，即阳气也。“隆”，盛的意思。“虚”，减的意思。“气门”即玄府，因其能行营卫之气，故曰气门。

自然界的阳气变化，在一日之中，是根据日出、日午、日西而渐长渐衰的，而人身之阳气亦随着自然阴阳的消长而消长。但应明确，“日西而阳气虚”非是整体阳气虚，乃阳气闭藏于内的关系。

是故暮而收拒，无扰筋骨，无见雾露，反此三时，形乃困薄。“三时”，即平旦、日中、日西。

人当日西而阳气虚之时，应静而勿劳，以免扰乱阳气，抗邪无力。反之，若违反“三时”的阳气活动规律，阳气受损，形体就要被邪气困扰而衰薄。张景岳：“此所以顺阳气也，阳出而出，阳藏而藏。暮时阳气藏于阴分，故动宜收敛，以拒虚邪。无扰筋骨，则阳不耗于内，无见雾露，则邪不侵于外。若劳扰不分朝暮，反此三时，则阳气失养，形体劳困衰薄矣。”

按语：此说有一定道理，是摄生护阳的方法，但有些消极适应，没有看到人体功能的积极能动性。

**【原文】** 岐伯曰：阴者，藏精而起亟也，阳者，卫外而为固也。阴不胜其阳，则脉流薄疾，并乃狂。阳不胜其阴，则五脏气争，九窍不通。是以圣人陈阴阳，筋脉和同，骨髓坚固，气血皆从。如是则内外调和，邪不能害，耳目聪明，气立如故。

提示：说明阴阳在人体相辅相成和相互为用的关系。

1. 阳气阴精的相互关系

（1）阴者，藏精而起亟也：“起亟”，有不同解释。

1）张景岳：“亟，即气也，观阴阳应象大论曰：‘精化为气’即此藏精起亟之谓。”

2）张隐庵：“阴者主藏精，而阴中之气，亟起以外应。”

3）马莳：“卫气有所应于外，营气即随之而起矣，夫是之谓起亟也。”

根据经文之义，我们认为以张隐庵和马莳之解为合理，景岳之解，未免牵强。亟，有急速之义，即是说，阳气在外有所动，阴气在内亟起以应之。

阴者藏精：阴，统指人体津液精血而言。精，专指最精粹的营养物质。阴者藏精，是说津液血脉中藏有最宝贵的营养物质。

（2）阳者，卫外而为固也：阳在外，阴在内。在内之阴必须有在外之阳为之固守，才能更好地发挥作用。张隐庵："阳者，主卫外而为阴之固也。"

阴者，藏精而起亟也，阳者，卫外而为固也。阴精藏于五脏，有不断供应阳气需要的作用，阳气行于外起着护卫体表固密阴精的作用。二者相互依存，相互为用，共同维持着人体的生命活动。

2. 阴阳偏胜的病变

(1) 阴不胜其阳，则脉流薄疾，并乃狂："薄"，相迫之意。"疾"，急数也。"并"，加重之意。阴不胜阳，而阳独亢，脉为热迫，故流急而薄，甚者，热扰神明，发为狂证，即"重阳者狂"之义。此乃阳脉阳证之外见者。

(2) 阳不胜阴其阴，则五脏气争，九窍不通："争"，不和与争扰之意。

阴盛则阳愈虚，阳虚则运化功能失调，五脏不和，交争壅塞，而致九窍不通。此乃阴多阳少，生机消沉，若有冬无夏之象。脏为阴，其气通于九窍，阴寒内盛，阴主凝塞，故脏气争而九窍闭。

3. 调和阴阳摄生防病

人能掌握阴阳这一关系特点，就可获得良好的作用和效果。从以下两点来说明：

(1) 是以圣人陈阴阳，筋脉和同，骨髓坚固，气血皆从。

"陈"，是顺从和掌握之意。人能掌握阴阳，使之各安其位，各得其宜，因而筋脉和同，骨髓坚固，气血皆从。皆从，是皆从其道而不逆乱。

(2) 如是则内外调和，邪不能客，耳目聪明，气立如故。

内为阴，外为阳，内外之阴阳调和，则生机旺盛，抗御力强。故邪不能害。

张景岳："耳目聪明，以九窍之要者言，神气之全可全知也。人受天地之气以立命，故曰气立。然必阴阳调和而后气立如故。"

"气立如故"：除张景岳此解外，还有如下见解：

1) 王冰："邪气不尅，故真气独立而如常。"

2) 张志聪："本经《素问·五常政大论》曰：根于中者命曰神机，根于外者命曰气立。又曰：出入废则神机化灭，升降息则气立孤危。"

按语：根据经文之义，"气立如故"。以王氏之解为切要。

**【原文】**风客淫气，精乃亡，邪伤肝也。因而饱食，筋脉横解，肠澼为痔。因而大饮，则气逆。因而强力，肾气乃伤，高骨乃坏。

提示：说明风、食、饮、劳为病。

(1) 风客淫气，精乃亡，邪伤肝也："淫气"：有不同解释。

1) 张景岳："淫气者，阴阳之乱气也。"

2）高士宗："言风邪客于人身，而为淫乱之气也。"

3）张志聪："风为阳邪，克于肤表，则淫伤于气矣。"

按语："淫"，浸淫，应作渐渐损害解。因风为阳邪，渐而化热，伤害元气，精血也因之耗损。精，泛指精血津液而言。风气通于肝，肝主藏血，故先伤肝。

（2）因而饱食，筋脉横解，肠澼为痔："横解"，当弛张讲。高士宗："横散懈弛也。""肠澼"，即痢疾。指肠中澼积，表现为便下脓血一类疾患。"痔"：痔疮。

阳明为多气多血之腑，过饱则胃肠滞塞，经脉还流受阻，弛而充血，胃肠呈现实而不通状态，郁而化热，热伤血络，故发便下脓血之病。此即痹病篇"饮食自倍，肠胃乃伤"之谓。

（3）因而大饮则气逆："大饮"有两解。

1）张志聪："夫饮入于胃，脾为转输，肺气通调，肺主周身之气，气为邪伤，而复大饮，则水津不能四布而气反逆矣。"

2）张景岳："酒夹风邪，则辛走肺，故肺布叶举而气上奔也。"

按语：二张之释，一为水饮，一为饮酒。证之实践，应以景岳之说为安。

（4）因而强力，肾气乃伤，高骨乃坏："高骨"，指腰脊椎骨而言。张景岳："高骨，腰之高骨也。"

肾主骨，腰为肾之府，若强力入房（房劳过度），或长期从事体力劳动，皆能伤肾，而致腰骨败坏。历代医家把"强力"多释为房劳，不够全面。

**【原文】** 凡阴阳之要，阳密乃固，两者不和，若春无秋，若冬无夏。因而和之，是谓圣度。故阳强不能密，阴气乃绝。阴平阳秘，精神乃治；阴阳离决，精气乃绝。

提示：体内阴阳平衡、协调，是生理正常的基本原则。

1. 人体阴阳应保持平衡和协调

（1）凡阴阳之要，阳密乃固："要"，紧要、关键的意思。"密"，是致密、安宁的之意。"固"，固守。

"阳密乃固"，不仅是指阳的一方，而且包括阴的一方在内。正如张景岳说："阳为阴之卫，阴为阳之宅，必阳气闭密于外，无所妄耗，则邪不能害，而阴气完固于内。"在阴阳平衡中，阳气是矛盾的主要方面，只有阳气固密，阴精才能固守。

（2）因而和之，是为圣度："圣度"：度，是法度，圣度，是最好的法度。

"因而和之，是为圣度"，包括养生和治疗两个方面的意义。

1）张隐庵："是谓圣人调养之法度。"

2）李念莪："泄其太过，补其不足，俾无偏胜，圣人之法度也。"

（3）阴平阳秘，精神乃治："平"，是静的意思。"秘"，是固的意思。"治"，是治理、不乱的意思。

李念莪："阴血平静于内，阳气秘密于外，阴能养精，阳能养神，精足神全，命之曰治。"

2. 体内阴阳失调的病变和预后

（1）两者不和，若春无秋，若冬无夏："两"，指阴阳。"和"含有平衡协调的意思。春夏为阳，秋冬为阴，此以形容和比喻说明人身阴阳的不平衡现象。有春无秋，是为阴不胜其阳而阳气盛；有冬无夏，是阳不胜其阴而阴气盛。这即是"阴盛阳衰"和"阴盛阳衰"的不平衡情况，这种情况，在自然界，对万物不利，在人体，则疾病发生。

（2）阳强不能密，阴气乃绝："强"，亢盛之意。阳气亢盛，孤阳独用，不能固密，同时阴液因之耗损而竭绝。如温热病，阳亢而大热、大汗、大渴，最后导致阴液内竭。

（3）阴阳离决，精气乃绝："离决"：离，分离。决，决裂。"精气"，指人的生机，即精气神。

阴阳失去协调而离决，则阴为孤阴，孤阴不长，独阳不生，不生不长，必致精竭气散。

**【原文】**因于露风，乃生寒热，是以春伤于风，邪气留连，乃为洞泄；夏伤于暑，秋为痎疟；秋伤于湿，上逆而咳，发为痿厥；冬伤于寒，春必病温。四时之气，更伤五脏。

提示：主要说明"伏邪"为病。

释义：

（1）因于露风，乃生寒热：露风，即雾露风邪，其性寒凉，如夏夜乘凉过久，或晓行衣着不慎，寒邪即易乘虚入侵而为病。阳气因寒邪入侵而内拒，阴阳相搏，故生寒热。

（2）春伤于风，邪气留连，乃为洞泄：春季多风，木旺于春，风气通于肝。春伤风邪，即时发病者为外感，若不即时发病者，邪气留连日久，则风淫木旺，克制脾土，脾虚则失健运，故为洞泄。

（3）夏伤于暑，秋为痎疟：夏受暑热之邪，郁于内而未发，续至秋令，复感秋凉，触动伏邪，热欲外出而寒御之，寒欲内入而热拒之，阴阳相薄，寒热交争，故为疟。

（4）秋伤于湿，上逆而咳，发为痿厥。

张景岳："湿土用事于长夏之末，故秋伤于湿也。"伤湿之后，郁而成热，上乘于肺，肺失清肃，故上逆而咳。若湿气下行伤筋，筋弛长，故为痿厥。"厥"不一定是指下肢逆冷。

（5）冬伤于寒，春必病温：冬伤于寒，寒毒藏于阴分，郁久化热，至春阳气发越，邪从内作，新邪外应，乃遍而为温病。

（6）四时之气，更伤五脏：四时之气，即风寒暑湿之气，对于更伤五脏，历代医家有不同见解：

1）高士宗："春夏秋冬，五脏之所主也，故四时之气，所以申明上文之意者为此。"

2）孙沛（著《黄帝内经素问玄解》）："四时风寒暑燥之邪气，不但病人身之阴阳气化，更伤及五脏。"

3）张景岳："风暑寒湿，迭相胜负，故四时之气，更伤五脏。"

按语：以上三说，高氏以对比之意为解；孙氏以进一步之意为释；张氏则以更替之意为注。根据本节经文之义，应以景岳之说为妥。

**【原文】**"阴之所生，本在五味；阴之五官，伤在五味。是故味过于酸，肝气以津，脾气乃绝。味过于咸，大骨气劳，短肌，心气抑。味过于甘，心气喘满，色黑，肾气不横。味过于苦，脾气不濡，胃气乃厚。味过于辛，筋脉沮弛，精神乃决。是故谨和五味，骨正筋柔，气血以流，腠理以密，如是则骨气以精，谨道如法，长有天命。"

提示：主要说明饮食五味与阴阳平衡的关系。

解释：

（1）阴之所生，本在五味，阴之五官，伤在五味：阴，指阴精，泛指精血津液而言。五味，指饮食。五宫，指五脏本体。人体阴精的产生是来源于饮食的五味，而五味偏胜，又可以损害五脏而致病。

（2）味过于酸，肝气以津，脾气乃绝：酸入肝而补肝，若嗜食酸味，则肝气必然过盛克害脾土，以致脾气衰竭。

"津"有两解：

1）张景岳："津，溢也。酸入肝，过于酸则肝气溢，酸从木化，木实则克土，故脾气乃绝。"

2）张志聪："酸味入肝，若过于酸，则肝多津液，津溢于肝，则脾乃绝其转输矣。"

按语：二氏之解，虽略有不同，但都是太盛之意。

(3) 味过于咸，大骨气劳，短肌，心气抑：劳，伤也。大骨即高骨。咸入肾，肾主骨，故多食咸味则伤肾，肾伤则大骨亦伤，而发生腰酸痛楚之病。为什么还会出现短肌、心气抑呢？

肾水盛：
- 侮土——脾主肌肉——肌肉短缩
- 克火——水气凌心——心气抑郁不舒

肾水为何而盛？一则由于肾伤而化气行水功能失常所致，一则由于咸从水化而然。

(4) 味过于甘，心气喘满，色黑，肾气不衡：甘入脾，其性滞缓，过食甘则土气壅实，运化失常，便可引起心下（胃脘）胀满而气逆不舒。马莳则谓：“脾邪有余，子来乘母。”张志聪则谓：“土实则心气不能传之于子，故喘满也。”二说可作参考。肾主水，其色黑，水受土制，故色黑而肾气不平。正如张景岳曰：“甘从土化，土胜则水病，故黑色见于外，而肾气不衡于内。衡，平也。”

(5) 味过于苦，脾气不濡，胃气乃厚：濡是滋润，厚即胀满呆滞之意。心属火，苦乃火之味，过食苦则火旺土焦，津液不润，脾土失沃而不濡，不能为胃行其津液，故胃气呆滞而胀满。

(6) 味过于辛，筋脉沮弛，精神乃泱：沮：张景岳：“沮，坏也。”张志聪：“沮，遏抑也。”二说皆通。

辛能散气而耗津，过食辛味，则肺燥津伤，输布功能失常，筋脉失其养故沮弛。气散津伤，则精神耗损，故发生精神衰弱等现象。

(7) 谨和五味，骨正筋柔，气血以流，腠理以密：饮食五味，既不可太过，又不能缺少，而贵得其平，平则无偏胜之患。只有这样，才能使机体保持正常的健康状态。

高士宗：“五味和，则肾主之骨以正，肝主之筋以柔，肺主气，心主之血以流，脾主之腠理以密。”

(8) 如是则骨气以精，谨道如法，长有天命：如是，指“谨和五味”而言。谨道如法，是谨守养生之道。天命即寿命。骨气是指肾而言，肾为先天之本，五味适当，五脏得养而精充，肾能得五脏六腑之精而藏之，则肾气壮旺，肾气盛则身体强健而寿永，故曰长有天命。

# 阴阳应象大论

本篇是以自然事物的阴阳征象，来比类人体的脏腑气血，从而阐明阴阳学说应用于医学的重要基本理论。正如马莳所说："此篇以天地之阴阳，万物之阴阳，合于人身之阴阳，其象相应，故名篇。其义无穷，学者当熟记之。"

**【原文】** 黄帝曰：阴阳者，天地之道也，万物之纲纪，变化之父母，生杀之本始，神明之府也。治病必求于本。

提示：说明阴阳是宇宙间万物变化的总纲。也是阴阳的总纲，这句话也是阴阳的总概念。而医学的辨证论治法则，亦必本于阴阳。

(1) 阴阳者，天地之道也：天地即宇宙或自然界。道，即法则、规律。天地之道，就是说明阴阳是宇宙事物变化、生成、发展的规律。所谓一阴一阳之谓道，正如孙沛所说："太极生阴阳两仪，天地之判，在天之日月，在地之山水，以及四时昼夜，莫非阴阳之作用，故阴阳为天地之道。"

(2) 万物之纲纪：大者为纲，小者为纪，总之为纲，散之为纪。因万物都有对应的两个方面，总万物而言，只是一阴一阳，及散为万物，亦无不各具一阴一阳。可见，阴阳贯乎万物之始终，无论总散分合，皆离不开阴阳之道。

(3) 变化之父母：父母，作起始或根源解。变和化，虽然都是说明事物发展变化，但有量和质的不同。变为化之渐，是渐变过程，化为变之成，是突变飞跃，为自少而壮，自壮而老，则为变；自有而无，自无而有则为化。在一定条件下，阴可变为阳，阳可变为阴，变化虽多，无非阴阳之所生，故为之父母。

(4) 生杀之本始：生，是新生。杀，是毁灭。本，是根本。始，是终始。其生其死，其始其终，皆由于一阴一阳的变化。同时这个变化，也就是万物生长毁灭的根本。正如张景岳说："生杀之道，阴阳而已，阳来则物生，阳去则物死。凡日从冬至以后，自南而北谓之来，来则春为阳始，夏为阳盛，阳始则温，温则生物，阳盛则热，热则长物。日从夏至以后，自北而南，谓之去，去则秋为阴始，冬为阴盛，阴始则凉，凉则收物，阴盛则寒，寒则藏物，此阴阳生杀之道也。"

(5) 神明之府也：神明，高士宗曰："阴阳不测谓之神，阴阳昭著谓之明。"府，是府库居舍，藏物之所。阴阳之于万物，自生而长，而收，而藏，或自幼而壮，而老，而死，日渐月微，不知不觉地起了变化，骤然观之，好似神妙莫测，这就是神。然时过物迁，表现于外者，又极其显著，这就是明。归根到底，这种神妙昭著的作用，均自阴阳中来，故曰“神明之府也”。

（6）治病必求于本：本是致病之原，此指阴阳而言。张志聪曰：“本者，本于阴阳也。”人之疾病，或在表，或在里，或为寒，或为热，或外感，或内伤，皆不外阴阳二气之本，或本于阳，或本于阴，病变虽多，其本则一，故治疗疾病，必须找出致病之原，求其阴阳之本。

**【原文】**故积阳为天，积阴为地，阴静阳躁。阳生阴长，阳杀阴藏，阳化气，阴成形，寒极生热，热极生寒。

提示：运用阴阳来分析万物的现象、性质、功能和转化。

（1）积阳为天，积阴为地：积是积累、汇聚之意。天是阳的总代表，地是阴的总象征。阴阳是抽象的，不可捉摸，故以天地代表之，所谓积阳为天，积阴为地，即阳气轻浮而上升，汇聚于上而为天；阴气重浊下降，积累于下而为地，这里是说天地为阴阳最大、最显著的象征，一切变化，均取法于天地之阴阳变化。

（2）阴静阳躁：躁，动也，阴性柔而主静，阳性刚而主动，这里从它的性质比较而言的，是相对的而非绝对的。

（3）阳生阴长，阳杀阴藏：阴阳合而后万物生，阴阳离而后万物灭。生万物者阴阳，杀万物者亦阴阳。春温夏热能使万物生长，若阳热亢极，又能使万物焦枯，雨露属阴，能滋养万物，使之成长，霜雪降临，寒气凛冽，又使植物凋零，动物隐藏，此二句是说明阴阳的作用。

（4）阳化气，阴成形：此二句言阴阳变化之性能。万物由阴阳生化而成。然其对物之生化性能则有不同。如马元台曰：“阳化万物之气，而吾人之气由阳化之。阴成万物之形，而吾人之形由阴成之。”

（5）寒极生热，热极生寒：此言阴阳之转化，从自然气候变化来说，冬寒之极将生春夏之热，夏热之极将生秋冬之寒，人的病理变化，亦是如此。在一定条件下，寒是可变为热，热可转为寒。

**【原文】**寒气生浊，热气生清；清气在下，则生飧泄；浊气在上，则生䐜胀，此阴阳反作，病之逆从也。故清阳为天，浊阴为地；地气上为云，天气下为雨，雨出地气，云出天气。故清阳出上窍，浊阴出下窍；清阳发腠理，浊阴走五脏；清阳实四肢，浊阴归六腑。

提示；此取类比象的方法，说明阴阳在人体的生理现象和病理状态。

(1) 寒气生浊，热气生清：寒气是凝固的，故所生的是浊阴之气。热气是升散的，故所生的是清阳之气。如寒能生冰，热能作云，冰为有形之体，故为浊阴，云为漂浮之物，故为清阳。

(2) 清气在下，则生飧泄，浊气在上，则生䐜胀：阳气根于命门而温煦于上，如命门火衰，阳不能上升而衰陷于下，则胃中之水谷无阳气以腐熟运化，完谷排泄而出，故病飧泄。浊阴之气宜下降，若上升则浊邪实于膻中，不能化气，而胸膈胀满，故病䐜胀。此言人体阴阳升降失常而致病。

(3) 此阴阳反作，病之逆从也：吴崑："反作，倒置也，逆从，不顺也。"孙沛："阳上阴下为从。反之，则清浊异位，上下倒置，病之所以违和也。"

(4) 地气上为云，天气下为雨，雨出地气，云出天气：云为阴中之阳，为浊阴之清者，雨为阳中之阴，为清阳之浊者。云虽出于地，而实蒸之于天，雨虽降之于天，而实升之于地，云雨之所以能相互转变，乃由天地阴阳之气为之变化而变化，结合人体而言，水谷精气，由胃而转输于脾，由脾而上散于肺，即地气上为云也。肺气下行，能通调水道，而下输膀胱，水精四布，即天气下为雨也。膀胱藏津液，气化则能出，即雨出地气也。上焦为雾之氤氲者，心肺合而呵出之，即云从天气也。本节以云雨为例，说明了"无阴则阳无以生，无阳则阴无以化"的阴阳互根的道理。

(5) 清阳出上窍，浊阴出下窍：这是从云雨的变化，天地之气的上下交往的理论，推论到人体的生理，亦是本乎天者亲上，本乎地者亲下，故凡出于上窍之物，表现上属于清，属于阳，出于下窍之物，表现上属于清，属于阴。

(6) 清阳发腠理，浊阴走五脏：阳主外，阴主内，腠理为渗泄之门，主表主升而在外，五脏为藏精之所，主里主脏而在内。故饮食物所化之精微，属于阳而气清者，则发散于腠理，属于阴而质浊者，则走入五脏。

(7) 清阳实四肢，浊阴归六腑：四肢为诸阳之本，六腑为传化之腑，水谷精微化生为阳气则充实于四肢，使之举动有力，而混浊者归于六腑，进行吸收和排泄。

**【原文】** 水为阴，火为阳。阳为气，阴为味。味归形，形归气；气归精，精归化。精食气，形食味；化生精，气生形。味伤形，气伤精，精化为气，气伤于味。阴味出下窍，阳气出上窍。味厚者为阴，薄为阴之阳；气厚者为阳，薄为阳之阴。味厚则泄，薄则通；气薄则发泄，厚则发热。壮火之气衰，少火之气壮；壮火食气，气食少火；壮火散气，少火生气。气味，辛甘发散为阳，酸苦涌泄为阴。

提示：以阴阳互根的理论说明味、精、气、形的转换关系，并以阴阳理论分析药物、食物中的气味性能。

（1）水为阴，火为阳：阴主降，水寒而静，其性润下，故为阴。火热乃躁，其性炎上，故为阳。阴阳的含义非常广泛，非常微妙，殊难理解，因此，用水火论阴阳的属性和作用，使阴阳这个抽象概念实际化、明显化。

张景岳曰："水润下而寒，故为阴。火炎上而热，故为阳。水火者，即阴阳之征兆；阴阳者，即水火之性情。凡天地万物之气，无往而非水火之运用，故天以日月为水火，易以坎离为水火，医以心肾为水火……夫肾者水也，水中生气，即真火也；心者火也，火中生液，即真水也。水火互藏，乃至道之所在，医家首宜省察。"

（2）阳为气，阴为味：气无形为阳，味有质为阴，进一步说明人身的精微物质为阴，一切功能活动为阳。

（3）味归形，形归气：归，前归字作生或滋养解；后归字作依赖解。此说明人之形体，既赖味以养，又赖气以存。

（4）气归精，精归化：本句是说精血由真气而化生，而阴精又能化生真气。通过气化作用，能将水谷精微转化为机体最宝贵的精。精不但是机体生长和生存最重要的物质，而且是繁衍后代的起源物质，可以说，机体的化生是由精而来的。

（5）精食气，形食味：此与"气归精，味归形"同义。张景岳曰："食，如子食母乳之义。气归精，故精食气。味归形，故形食味。"

（6）化生精，气生形：此申述上文"精归化，形归气"的进一步作用。由精推动生化，由生化而又生精，即张景岳所说："万物化生，必从精始，故化生精。前言精归化者，言未化之前，由精为化生也。此言化生精者，言既化之后，由化生精也。"所谓气生形，即是人体的阳气能化生精微以养形体。

（7）味伤形，气伤精：味可以养形，过之又可以伤形，即"阴之五宫，伤在五味"之义。气可以化生精，若气不调而独亢，火炎水必涸，故曰气伤精。

（8）精化为气：不仅气能化生精，而精亦能化生气，此乃精气互根之妙。故气足则精盈，精盈而气盛，精气充而形自强。

（9）气伤于味：五味过用，变生气而为伤气。正为《素问·至真要大论》说："久而增气，物化之常，气增而久，夭之由也。"

味有质而为阴，重浊沉降，故走下窍。气无形为阳，轻清上浮，故走上窍。

（10）味厚者为阴，薄为阴之阳；气厚者为阳，薄为阳之阴。味厚则泄，薄则通；气薄则发泄，厚则发热。

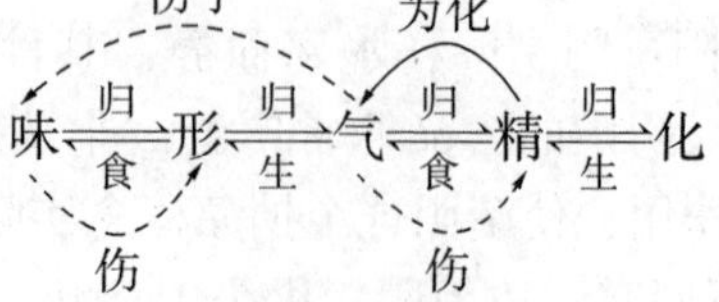


- 气味厚薄
  - 厚
    - 味厚
      - 性质——阴中之阴
      - 作用——泄（消导泄下，如硝、黄）
    - 气厚
      - 性质——阳中之阳
      - 作用——发热（助阳生热，如桂、附）
  - 薄
    - 味薄
      - 性质——阴中之阳
      - 作用——通（通利小便，如苓、泽）
    - 气薄
      - 性质——阳中之阳
      - 作用——发泄（解表发汗，如荆、防）

本文只说到味厚、味薄的一个方面，如熟地黄味亦厚，专行补养，并非泻下。因此，对经文要灵活领会。

(11) 壮火之气衰，少火之气壮：壮火指亢盛的阳气，有破坏作用，少火指正常的阳气，是生命活动的基本动力。壮火是由少火发展而来，必因机体遭受某种因素的侵害，则少火失常而亢盛，就要耗损机体的功能而生病。

(12) 壮火食气，气食少火；壮火散气，少火生气：

- 火
  - 少火——饲气——生气——气壮
  - 壮火——蚀气——散气——气衰

(13) 气味，辛甘发散为阳，酸苦涌泄为阴：张志聪曰："言气味固分阴阳，而味中复有阴阳之别。辛走气而性散，甘乃中央之味，而能灌溉四旁，故辛甘主发散为阳也。苦主泄下而又炎上作苦，酸主收降而又属春生之木，味皆能上涌而下泄，故酸苦涌泄为阴也。"

这里说的是部分药味的作用，并不是所有辛甘的药物都可以发散，所有酸苦的都可以吐下。

**【原文】**阴胜则阳病，阳胜则阴病。阳胜则热，阴胜则寒。重寒则热，重热则寒。

提示：以阴阳偏胜学说，说明寒热为病的病理变化。

(1) 阴胜则阳病，阳胜则阴病：阴阳失和则有胜有衰，盛衰皆能为病。由于阴阳是相互依存的，所以阴阳任何一方有病，都必然影响到另一方。

(2) 阳胜则热，阴胜则寒：阳偏胜则阴不敌阳，必致阴虚阳胜而热，如阳明病的经证和腑证，都是阳胜的结果。阴偏胜则阳不敌阴，必致阴盛而寒，如太阴病的腹满，食不下，自利益甚均是阴胜的结果。

（3）重寒则热，重热则寒：重，平声，做极字解。阴阳发展到一定的阶段，在一定的条件下，可以相互转化，也可以出现两极假象。

**【原文】** 寒伤形，热伤气。气伤痛，形伤肿。故先痛而后肿者，气伤形也，先肿而后痛者，形伤气也。风胜则动，热胜则肿，燥胜则干，寒胜则浮，湿胜则濡泻。天有四时五行，以生长收藏，以生寒暑燥湿风。人有五脏化五气，以生喜怒悲忧恐。故喜怒伤气，寒暑伤形。暴怒伤阴，暴喜伤阳。厥气上行，满脉去形。喜怒不节，寒暑过度，生乃不固。故重阴必阳，重阳必阴。故曰：冬伤于寒，春必温病；春伤于风，夏生飧泄；夏伤于暑，秋必痎疟；秋伤于湿，冬生咳嗽。

提示：以阴阳偏胜学说，说明外感内伤之病因。

（1）寒伤形，热伤气：寒为阴邪，性主凝滞。寒则血滞，身形失养，故伤形。阳胜则热，热则气散，故伤气。

（2）气伤痛，形伤肿：热不仅能伤气，甚则可腐肉为肿为脓，故气伤痛。寒伤形体之后，血液凝滞，壅于皮肤则肿，如冻疮。

（3）故先痛而后肿者，气伤形也，先肿而后痛者，形伤气也：此承上文“气伤痛，形伤肿”之义，进一步发挥形气互伤之先后。

（4）风胜则动：风性动摇，故风气胜者，身必振动，为眩晕抽搐之类。

（5）热胜则肿：热胜则阳气内郁而作肿，甚则荣气逆于腠理，聚而为痈。

（6）燥胜则干：燥气胜，则津液枯涸，呈现内外干涩之症。

（7）寒胜则浮：寒胜则阴气结聚，阳气不行，故为胀满浮虚之病。

（8）湿胜则濡泻：脾喜燥而恶湿，湿气胜则土不制水，故水谷不分而病濡泻。

（9）天有四时五行，以生长收藏，以生寒暑燥湿风：四时五行，即四季配五行——春木、夏火、长夏湿、秋金、冬水。生长化收藏，是生物之变化规律，寒暑燥湿风，是每季不同的气候名称。本句是说，自然界有四时五行的变化，出现了不同的气候，由于气候的影响，形成一切生物的生长变化规律。

（10）人有五脏化五气，以生喜怒悲忧恐：心气主喜，肝气主怒，脾气主悲，肺气主忧，肾气主恐。可见，五志的物质基础是五脏之精气。所以五脏精气有盛衰之变，则五志亦有异常之变。

（11）故喜怒伤气，寒暑伤形：举喜怒概括七情，举寒暑概括六淫。喜怒为情志而藏于内，过则伤内脏之气，此为病之内因。寒暑之邪起于外，由外而内，害人形体，此为病外因。

本句与上文“寒伤形，热伤气”似乎不同，但“彼以阴阳分气形，此以内外分形气”（张景岳）。

（12）暴怒伤阴，暴喜伤阳：

怒为肝志，肝藏血，血为阴。

↘暴怒则肝气逆而血乱——伤阴

喜为心志，心藏神，神为阳

↘暴喜则心气缓而神逸——伤阳

（13）厥气上行，满脉去形：厥，逆也，厥气即逆乱之气，脉，经脉也。由于外因寒暑，内因喜怒，而致逆乱之气满于经脉之中，则神气浮越，脱离形体而去。

（14）喜怒不节，寒暑过度，生乃不固：固，坚固之义，生可以释为生命，亦可释为真气。人若不能节制情志或适应寒暑的异常变化，都能损伤人的真气，甚则危害生命。正为王冰所说：“喜怒不恒，寒暑过度，天真之气，何可长久？”此与《灵枢·本神篇》“智者之善生也，必顺四时而适寒暑，和喜怒而安居处”的精神是一致的，其区别只不过是：前者言既病之后，后者言未病之前，含有预防的意思。

（15）故重阴必阳，重阳必阴：重，平声，重有两种含义：①重，重复的意思，如张景岳曰：“重者，重叠之义，谓当阴时而复感寒，阳时而复感热，或以天之热气伤人阳分，天之寒气伤人阴分，皆谓之重。”②重作极盛解，就是说阴盛到极点或阳盛到极点。至于重阴必阳，重阳必阴，是有条件的，不是绝对的，根据本节经文下八句之义，重应作重复解为妥。

（16）冬伤于寒，春必病温：冬为时之阴，寒为气之阴，冬季感受寒邪，是为重阴。寒邪深伏，不即发病，至来春，阳气发越，其内藏之寒邪与阳气相合而变为温病。此即重阴必阳之意。

（17）春伤于风，夏生飧泄：春为时之阳，风为气之阳，春时感受风邪，是谓重阳。风气伏于肝，留连于夏季脾土当令之时，木邪乘土，脾失健运，完谷不化，而生飧泄之阴证。此即重阳必阴之意。

（18）夏伤于暑，秋必痎疟：痎，音皆，《说文》“二日一发疟”。在此可以理解为疟之通称。夏为时之阳，暑为气之阳，夏伤于暑，是为重阳。当炎夏之时，暑邪内伏，至秋复感新凉，触动伏暑，暑与秋凉相搏，而成往来寒热痎疟之阴证。此亦重阳必阴之意。

（19）秋伤于湿，冬生咳嗽：秋为时之阴，湿为气之阴，秋日感受湿邪，是为重阴。当夏秋之交，土金用事之时，伤于湿而即病者，乃为濡泻等证。若不即病，湿邪内郁，壅而化热，至冬季则外寒内热，寒与热搏，乘于肺金，而发咳嗽之阳证。此重阴必阳之意。

按：以上八句，是举例说明"重阴必阳"和"重阳必阴"之理。故张景岳云："按此四节，春夏以木火伤人而病反寒，秋冬以寒湿伤人而病反热，是即上文重阴必阳，重阳必阴之义。"这种上一季感邪，到下一季发病的理论，为后世医家伏气发病，奠定了理论基础。

**【原文】**故曰：天地者，万物之上下也；阴阳者，血气之男女也；左右者，阴阳之道路也；水火者，阴阳之征兆也；阴阳者，万物之能始也。故曰：阴在内，阳之守也，阳在外，阴之使也。

提示：举例说明阴阳的体象和作用，并进而说明阴阳在人体的互根关系。

(1) 天地者，万物之上下也：万物生于天地之中，天者覆于上，地者载于下。此处天地上下，是指司天在泉而言，每岁司天为天，在泉为地。

(2) 阴阳者，血气之男女也：气为阳，血为阴，男为阳，女为阴，这里男女，可以引申为阴阳，正如张志聪说："阴阳之道，其在人则为男为女，在体为气为血。"因此，可以说此处是借男女形容相对的。亦正如吴崑说："言阴阳二气为血气中之男女，甲男乙女之类也。"

(3) 左右者，阴阳之道路也："四步间气"随着司天在泉的转移，而有阴阳升降的变化，（阴升则阳降，阳升则阴降）。故王冰曰："阴阳间气，左右循环。"

(4) 水火者，阴阳之征兆也：阴阳二气，无形可见，自天一生水，地二生火，水性寒，静而就下，火性热，动而炎上，而无形之阴阳，已于有形之水火，显见其征兆。

(5) 阴阳者，万物之能始也：举凡万物，莫不有始，莫不有成，亦莫不有终，其始其成其终，皆阴阳为之变化。正如张景岳说："能始者，能为变化生成之元始也，能始则能终矣。"

(6) 阴在内，阳之守也，阳在外，阴之使也：

"阳"，指人体无形的气及由气所产生的生化、运动功能等。

"阴"，指人体内有形物质，如血液、津液等。

人体内的阴阳，是互为其根的，阳无阴则亡，阴无阳则脱。阴主静而在内，如将军之守营，阳主动而在外，如士卒之捍卫。由此可见，阴阳虽然是相对的，但又是相互依赖、相互生成的（阳以阴为基，阴以阳为用）。正如张景岳曰："阴主静，故为阳之守也；阳主动，故为阴之使。守者守于中，使者运于外。"

**【原文】** 帝曰：法阴阳奈何？岐伯曰：阳盛则身热，腠理闭，喘粗为之俯仰，汗不出而热，齿干以烦冤，腹满死，能冬不能夏。阴胜则身寒，汗出身常清，数栗而寒，寒则厥，厥则腹满死，能夏不能冬。此阴阳更胜之变，病之形能也。

提示：说明阴阳偏胜的病变及预后。

- 阳热
  - 身热——阳盛于外
  - 腠理闭——阳实于表
  - 喘粗为之俯仰——热盛于里，气不得平
  - 阳胜汗不出而热——腠理闭，热无所泄
  - 齿干以烦冤
    - 阳热内蒸，阴精干涸
    - 血液内耗，心气压抑不舒
  - 腹满死——内外阳热皆盛，土气内绝。此为阳热偏胜之死证。
- 阴胜
  - 身寒——阴盛阳衰
  - 汗出——阳虚表不固
  - 身常清——阳失温煦
  - 数栗而寒——寒气在里
  - 寒则厥——表里俱寒，四肢失温
  - 腹满死——阴邪充腹，阴极阳竭，此为阴寒偏胜之死证。

**【原文】** 帝曰：调此二者，奈何？岐伯曰：能知七损八益，则二者可调，不知用此，则早衰之节也。年四十，而阴气自半也，起居衰矣。年五十，体重，耳目不聪明矣。年六十，阴痿，气大衰，九窍不利，下虚上实，涕泣俱出矣。故曰：知之则强，不知则老，故同出而名异耳。

提示：说明调和阴阳二气的重要意义。

(1) 年四十，而阴气自半也：《内经·上古天真论》谓女子五七始衰，男子五八始衰。无论男女，年至四十，真阴已衰其半，这是一般规律。由于禀赋不同，其衰之迟早多少，亦名有异。故吴崑说："此言早衰之节也。"

(2) 年五十，体重，耳目不聪明矣：肾开窍于耳，肝开窍于目，肝主筋，筋主运动。年五十而精液、血液皆虚，耳失其充，目失其养，筋失其濡，故体重不轻便，耳目不聪明。

(3) 年六十，阴痿，气大衰，九窍不利，下虚上实，涕泣俱出矣：人年六十，精血日减，阳气日虚，衰老日甚。肾气大衰则阳不能举；阴气内亏，九窍失水注之气，则不利于用。至于下虚上实，诸家认识不一，张景岳谓为

“阴虚则阳无所归而气浮于上”；张志聪谓为“精竭于下，水泛于上”；孙沛则谓为“阳气虚于下，而阴气实于上”。吴崑谓为“下虚谓阴气虚，上实谓阳邪实，非阴气果实也，气大虚而不能固闭则阴液之涕泣自出耳”。综以上所说，应以孙氏之说为合理，从实际情况看，人到老年，涕泪常不自主地外出，就是这个道理。

（4）知之则强，不知则老：能知七损八益之道，而善于调摄身体，则精足气充而体强，可以却老。反之，不知此道，耗其天真，则易衰老。

**【原文】** 故邪风之至，疾如风雨，故善治者治皮毛，其次治肌肤，其次治筋脉，其次治六腑，其次治五脏，治五脏者，半死半生也。故天之邪气，感则害人五脏；水谷之寒热，感则害于六腑；地之湿气，感则害皮肉筋脉。

提示：①说明外感疾病以早治为宜。②说明病因不同伤人部位亦不同。

（1）天之邪气，感则害人五脏：天之邪气，指风寒暑湿燥火之类。人感之，会伤及五脏，其机制：①马元台曰：“天气通于肺，肺为五脏之华盖，言肺则五脏皆通矣，故天之邪气，感则害人五脏，凡风寒暑湿燥火皆是也。”②吴崑曰：“风气入肝，寒气入肾，暑热之气人心，湿气入脾，燥气入肺，是害人之五脏也。”二氏之说虽各有理，但从邪犯皮毛，渐次深入而伤五脏之传变，应遵马氏。而吴氏之说，亦颇有参考价值。

（2）水谷之寒热，感则害于六腑：饮食之寒热失时，胃先受之，胃为腑之首，便由胃而入他腑。

（3）地之湿气，感则害皮肉筋脉：湿浊之气，地之所生，湿气通于脾，脾主肌肉，湿先伤及肌肉而后及于筋脉，正如张景岳说：“人之应土者肉也，湿胜则营卫不行，故感则害于皮肉筋脉。”

按：本文是说明疾病应早期治疗和病因不同伤害的部位亦不同的道理，但亦包括阴阳的含义在内。因外感邪气由皮毛而渐入脏腑，则在外为表，在内为里，在表为阳，在里为阴，病在阳分较为轻浅，病在阴分较为重深。

**【原文】** 故善用针者，从阴引阳，从阳引阴，以右治左，以左治右，以我知彼，以表知里，以观过与不及之理，见微得过，用之不殆。

提示：主要说明施用针法必察阴阳之理。

按：人身阴阳，相互贯通，人身经络，左与右同，故病在阳而治其阴，病在阴而治其阳；病在左者取之右，病在右者取之左（为缪刺之法）。尔我不同，情理则一，故以我明的阴阳之理，以测彼之阴阳之情，故以我表之证而知里之病。且邪气实则失之过，正气虚则失之不及，过与不及均须察明其理。既有病之始，必有病之变和病之终，医者贵乎见病之初起轻微阶段，即可预测到疾病将要发生的变化和发展，方能立于不败之地，故曰用之不殆。

**【原文】** 善诊者，察色按脉，先别阴阳，审清浊，而知部分；视喘息，听音声，而知所苦；观权衡规矩，而知病所主；按尺寸，观浮沉滑涩，而知病所生。以治无过，以诊则不失矣。

提示：说明诊法的运用，亦不能离开阴阳的总原则。

（1）察色按脉，先别阴阳，审清浊，而知部分：疾病的变化，虽然错综复杂，但概括起来，总不外乎阴证阳证两大类型。欲辨明阴阳证候的性质，又必须通过四诊的方法，才能得出。

色者神之旗，脉者血之府。善于诊断疾病的医生，察色之枯泽，按脉之过与不及，必首先辨别其证是属阳还是属阴，故曰："察色按脉，先别阴阳。"这是辨病之性质。

由于证候性质不同，所显现于身面的五色亦不同，若色呈润泽光明，则知病在阳分；色见枯槁晦暗，则知病在阴分。在根据五脏主五色之理，更可测知内部之病，在何部位。故曰："审清浊而知部分。"这是辨病之部位。

（2）视喘息，听音声，而知所苦：喘息，此处可作呼吸的气息讲。音声，是患者所发出的声音。

病的喘息，不但可以听，而且可以视，从临床来看，往往是视听结合的，如果单凭听诊，只能了解喘息的高低、粗细，而不能了解患者气衰或气盛的动态，所以此言"视喘息"。

五脏有声，而声有音，欲知病在何脏，当听其所发之音声，例如肝在声为呼，在音为角，音声相应则无病，否则知病在肝。此即所谓病苦于中，而声发于外。《金匮要略》曰："病人语声寂然喜惊呼者，骨节间病；语声喑喑不彻者，心膈间病；语声啾啾然细而长者，头中病。"又曰："息摇肩者，心中坚；息引胸中上气者，咳；息张口短气者，肺痿唾沫。"又曰："吸而微数，其病在中焦，实也，当下之则愈；虚者不治。在上焦者，其吸促，在下焦者，其吸远，此皆难治。呼吸动摇振振者，不治。"这都是视喘息，听声音，而知所苦，在临床上的具体运用。

（3）观权衡规矩，而知病所主：这里的权衡规矩，应包括两个方面的意义：一是形容四肢正常的脉象，如《素问·脉要精微论》说："春应中规，夏应中矩，秋应中衡，冬应中权。"二是衡量斟酌病情，即"权，然后知轻重；度，然后知长短；不以规矩，不能成方圆"之意。医生在诊治疾病时，必须衡量病情的深浅轻重，病在何脏何腑。正如吴崑所说："权衡所以较轻重，规矩所以制方圆。言病之来必有轻重阴阳，犹之权衡规矩也。治者宜较量之，孰为轻为标，孰为重为本，何者为阴为内，何者为阳为外，而知某病为客，某病为主也。”

(4) 按尺寸，观浮沉滑涩，而知病所生：尺寸，历代医家多作寸、关、尺之尺寸解释。而日本丹波元简认为“尺”为尺肤，“寸”为寸口，他说：“谓按尺肤而观滑涩，按寸口而观浮沉也。尺，非寸关尺之尺，故义为然。”因为内经只言寸口、尺肤，未言寸关尺，虽言寸尺，实指寸口、尺肤。据此应以丹波元简之说为是。

寸口脉浮为表为阳，沉为里为阴。尺肤滑为有余为阳，涩为不足为阴，所以说：“按尺寸，观浮沉滑涩而知病所主。”

**【原文】**故曰：病之始起也，可刺而已；其盛，可待衰而已。故因其轻而扬之，因其重而减之，因其衰而彰之。形不足者，温之以气；精不足者，补之以味。其高者，因而越之；其下者，引而竭之；中满者，泻之于内。其有邪者，渍形以为汗；其在皮者，汗而发之；其慓悍者，按而收之，其实者，散而泻之。审其阴阳，以别柔刚，阳病治阴，阴病治阳，定其血气，各守其乡。血实宜决之，气虚宜掣引之。

提示：审查疾病的性质，以决定治法。

(1) 因其轻而扬之：外感初期，邪尚在表，病势轻浅，应以疏散的方法治疗，以免内传而为患。张景岳说：“轻者浮于表，故宜扬之，扬者，散也。”

(2) 因其重而减之：证属实候，其势又重，应以逐步消减之法治之。正如王冰曰：“重者节减而去之；”张景岳曰：“重者实于内，故宜减之，减者泻也。”不曰泻而曰减，恐有伤正气，如吴崑曰：“减，衰其半也，重者不可全去，恐伤正气。”

(3) 因其衰而彰之：衰，指气血虚弱。彰，是指用补益之法，而使衰弱的气血，彰复于常。

(4) 形不足者，温之以气：形不足，是说阳气不足，而形体虚弱。对此，当以气厚养阳之药温其阳气，使阳气足，肌肉温而皮肤充。如参芪桂附之类，可用以温养元阳。

(5) 精不足者，补之以味：精为阴，味亦为阴，若阴精不足，当选用味厚之品，如龟胶、阿胶、鹿角胶等以滋补阴精。

(6) 其高者，因而越之：越，历代医家，多释为吐法，唯景岳认为不单是吐法，他说：“越者，发扬也，谓升散之，吐涌之，可以治其上之表里也。”此说可作参考。

（7）其下者，引而竭之：下，指下焦。引，引导之意。竭，祛除之意。病在下焦，而属实证者，当引之就下，而利其二便，如阳明腑实证，用承气汤；太阳蓄水证用五苓散之类。所以张景岳说："竭，祛除也，谓涤荡之，疏利之，可以治其下之前后也。"

（8）中满者，泻之于内：中满有虚有实，本文主要是指实证而言。关于泻之于内的"泻"，有的认为是消法，如吴崑说："消其坚满是也；"高士宗说："可消而已。"有的认为是泻下，如马莳说："谓蓄积有余，腹中胀满，当从而泻之也。"另有人认为"泻"包括消导和泻下两法，如秦伯未说："是健运消导，有帮助机体的自然疗法，使之与祛邪药物，协同起来，消除病邪，并不以攻泻为唯一手段。"

按：本段既有"其下者引而竭之"之法，此"泻"应指消法为当。

（9）其有邪者，渍形以为汗：渍，是浸的意思。渍形以为汗，是指用辛散之品，煎汤熏洗身体使之出汗。此法多用于外感于邪而药不能汗，或天寒不易发汗者。

（10）其在皮者，汗而发之：外感初期，邪在皮表，病较轻浅，故只用发汗之法以散其邪。

（11）其慓悍者，按而收之：（有两解）①慓，是急。悍，是猛。按，是按摩。谓暴病而邪气急猛者，当施以按摩而收敛之。吴崑说："慓悍，卒暴也，按，谓按摩也，言卒然暴病慓悍之疾，则按摩而收之，将谓定其慓悍也。"②病情发越太过的，可用抑收法。姚止庵说："慓悍者发越太过，如阳虚外浮，真阴不足之类，按者，抑而下也，抑而下降，使之收敛以归于原地。"二者相较，以后者为佳。

（12）其实者，散而泻之：人之疾病，有表里阴阳之不同，而治疗方法亦因之而异，同是实证，由于邪在部位不同，就有或散或泻治法之别。所谓散，是对向上向表的证候；泻，是对向下向里的证候。吴崑："表实则散，里实则泻。"

（13）审其阴阳，以别柔刚：疾病变化，虽然错综复杂，但不出阴阳这个范畴，所以在辨证施治时，首先要分出疾病的性质是属阴还是属阳，然后确定相应的治法。正如李中梓说："审病之阴阳，施药之柔刚。"

（14）阳病治阴，阴病治阳：高士宗："阳盛则阴虚，故阳病当治其阴，阴盛则阳虚，故阴病当治其阳。"阴阳恢复平衡，则病自愈。究其实质，阳病治阴，当指虚热而言；阴病治阳，当指虚寒而言。亦指"诸寒之而热者取之阴，热之而寒者取之阳"之义。

（15）定其血气，各守其乡：病在气分或血分，必须首先认定，其在血，治其血。其在气，治其气，不可紊乱，以防血病复伤其气，气病复伤其血，故曰："定其气血，各守其乡。"

（16）血实者决之："血实"是血瘀而实。"决"是泄去之意，如决水。邪气凝结于血，血行瘀阻，应用逐瘀的方法，以去其实，故曰："血实宜决之。"

（17）气虚宜掣引之：（解见讲义，兹从略）关于"气虚宜掣引之"，除作导引解释外，尚有以下三种解释：①调济之意。吴崑："掣、掣同。气虚经气虚也，经络之气有虚，必有实处，宜掣引其实者，济其虚者，刺法有此。"②挽回之意。张景岳："掣，挽也，气虚者无气之渐，无气则死矣，故当挽回其气，而引之使复也。如上气虚者外升而举之，下气虚者纳而归之，中气虚者温而补之，是皆掣引之义。"③升提之意。张志聪："气虚者掣之使升，盖阳气发原于下也。"李中梓曰："提之上升，如手掣物也。"应以景岳和中梓之解为优。

# 灵兰秘典论

灵兰，即灵台兰宝，相传是黄帝藏书之所。秘典，即秘藏典籍。正如吴崑所说："灵台兰室，皇帝藏书之所，秘典，秘藏典籍也。"本篇主要论述人身十二脏腑的功能，以及他们的相互关系，尤其是心为"君主之官"的作用，关系至大，古人认为是很重要的，应当作为秘典保藏。高士宗有云："盖心为君主，主明则下安，不明则危，是君道之所系者大。"帝闻岐伯之言，而悟为君之道，故尊奉其言，斋戒择吉，以藏灵兰之宝，故曰"灵兰秘典"。

**【原文】**黄帝问曰：愿闻十二脏之相使，贵贱何如？岐伯对曰：悉乎哉问也！请遂言之。心者，君主之官也，神明出焉。肺者，相傅之官，治节出焉。肝者，将军之官，谋虑出焉。胆者，中正之官，决断出焉。膻中者，臣使之官，喜乐出焉。脾胃者，仓廪之官，五味出焉。大肠者，传道之官，变化出焉。小肠者，受盛之官，化物出焉。肾者，作强之官，伎巧出焉。三焦者，决渎之官，水道出焉。膀胱者，州都之官，津液藏焉，气化则能出矣。凡此十二官者，不得相失也。故主明则下安，以此养生则寿，殁世不殆，以为天下则大昌。主不明则十二官危，使道闭塞而不通，形乃大伤，以此养生则殃，以为天下者，其宗大危，戒之戒之！

提示：以取类比象方法，论述十二个脏腑的生理功能和心的主导作用。

（1）心者，君主之官也，神明出焉：君主，是封建王朝的最高统治者。神明，这里是指心的功能表现，即是人的精神活动和思想意识的表现。为何称心为君主之官？因为主宰全身血脉的循环运行，统率一切精神活动，故为君主之官。但心为君主之官的更多含义，还是后者。吴崑："心为一身之主，五脏百骸，皆听命于心，故为君主之官，心藏神，故曰神明出焉。"张景岳："心为一身之君主，禀虚灵而含造化，具一理以应万机，藏府百骸，惟所是命，聪明智慧，莫不由之，故曰神明出焉。"

（2）肺者，相傅之官，治节出焉：相傅：相，去声。傅，同辅，有辅佐、协助的意思。治节：治理调节的意思。肺与心同居膈上，而肺主气，心主血，肺气调和则气机畅达，血脉流通，全身各处都能及时得到气血的温煦和滋养，以维持生理功能活动，好像宰相辅助君主一样，治理全身。张景岳说："肺与心皆居膈上，位高近君，犹之宰辅，故称相傅之官。肺主气，气调则营卫脏腑无不治，故曰治节出焉。"

(3) 肝者，将军之官，谋虑出焉：将军：武官名。古时将军，性急而多怒，好动而不好静。谋虑：是深谋远虑之意，属于精神意识范畴。肝属风木之脏，有易升易动之特性，肝藏魂，心藏神，能配合心神调节情志思维活动，故称"将军"而主"谋虑"。"谋虑"亦为木主发生之意。

(4) 胆者，中正之官，决断出焉。中正，是处理事物不偏不倚，正确的意思。决断，即决定判断，是对事情作出最后的处理。胆藏精汁，是最清虚的脏器，清阳上升，无所偏倚，故称中正之官。胆禀刚果之气，直而不疑，故有主决断。《素问·奇病论》说"此人者，数谋虑不决，故胆虚"，正是说明胆虚不能决断的病理状态。

胆附于肝，相为表里，肝主谋虑，非胆不决，故有"肝谋胆断"之称。只有二者功能协调，相互为用，人的精神意识才有正常的表现。

(5) 膻中者，臣使之官，喜乐出焉：膻中有两解：一指气海，如王冰曰："膻中者，在胸中两乳间，为之海。"张景岳、马莳、吴崑等人均同此解。一指心包络，如高士宗曰："膻中，即心包络。"孙沛亦同此解。这里膻中，是指心包络。

心包贴近心脏，起保护作用，具有宣通脉络，传达心神的功能，好像君主的臣使一样，即所谓"代"君行令。心志为喜，有所喜乐，包络从之，并且传出之，故曰喜乐出焉。

由于心包位于心外，保护心脏，故又有"代心受邪"之说，如《灵枢·邪客》说："心者，五脏六腑之大主也……邪弗能容也，容之则心伤，心伤则神去，神去则死矣。故诸邪之在于心者，皆在于心之包络。"所以后世温病学家叶天士依据这个理论，提出了"温邪上受，首先犯肺，逆传心包"的著名学说。

(6) 脾胃者，仓廪之官，五味出焉：仓廪，《荀子·富国篇》杨倞注："谷藏曰仓，米藏曰廪。"五味，即酸、辛、苦、甘、咸。

胃主受纳，脾主运化，皆主水谷，故称仓廪之官。五味化生营养，滋养人体，皆由脾胃消化、吸收，才产生出来的，故曰五味出焉。

人之有生，唯资谷气，谷气化生，必赖脾胃，故脾胃健运与否，关乎气血津液的化源问题，所以后世医家称"脾胃为后天之本"。由于脾与胃，以膜相连，关系至为密切，共同完成水谷精微的化生，故脾胃合言之。

(7) 大肠者，传道之官，变化出焉：传道，道同导，是传导输送的意思。变化，指食物糟粕，经大肠的作用，变为粪便而排出。大肠主出糟粕，传腐秽。高士宗曰："糟粕所出，犹之传道之发，食化而变粪，故变化由之出焉。"

（8）小肠者，受盛之官，化物出焉：受盛，盛，平声，是承受的意思，是说小肠居于胃下而接受胃中之水谷。化物，消化食物，分别清浊之意。小肠接受胃中传化的水谷，并进一步消化，以分别清浊，使糟粕归于大肠，津液渗入膀胱。高士宗曰："受胃之浊，水谷未分，犹之受盛之官，腐化食物，先化后变，故化物由之出焉。"

（9）肾者，作强之官，伎巧出焉：作强，即作用强力，主要指体力而言。伎巧，伎同技，精巧多能的意思，主要指智力而言。肾藏精，主骨生髓，髓充于骨而聚于脑，故肾精充足，则骨骼坚强，动作有力；髓海丰满而智慧灵巧。所以在临床上，肾虚而出现头昏健忘，智力迟钝，腰酸腿软等证候，用补肾益精之药治疗，多获良效。

（10）三焦者，决渎之官，水道出焉：决，渎，决通的意思。渎，是水道。决渎，即疏通水道。三焦主司气化，为水谷出入流化之道路。内通于脏腑，外达于腠理。气化则水行，水行则无壅。如决渎之闭塞，使水顺流而下，排泄而出，故为决渎之官，水道出焉。王冰曰："三焦引导阴阳，开通闭塞，故官司决渎，水道出焉。"

（11）膀胱者，州都之官，津液藏焉：州都，都会之地。周礼地方，五党为州。郑注，州，二千五百人家，人四县为都。津液，此处系水液而言。气化，阳气对水液的蒸化作用。

膀胱为水液下归贮藏之处，在阳气的蒸化作用下，清者升腾于三焦，敷布于全身；浊者形成尿液，排出于体外。

膀胱主水，水不自化，而化于气，此阴以阳为用，故曰气化则能出矣。此气是指天一元气，居丹田之间，是人体生化动力的源泉，是蒸化人身水液的"薪灶"。王冰曰："膀胱位当孤府，故谓州都，居下内空，故藏津液，若得气海之气施化，则溲便注泄。"

按：以上是论述十二官的各个功能，下面从"凡此十二官者，不得相失也……其宗大危，戒之戒之"是论述十二个脏腑之间的相互协调关系和心在各个脏腑中的主导作用。本文以"主不明则十二官危"，说明各个脏腑，在心神的主宰下，分工合作，各司其职，不能失去协调，否则灾殃必至。

# 六节藏象论

“节”，谓一定的度数（一年二十四气的常数），古人以甲子纪天度（周天365度），谓天气始于甲，地气始于子，甲子相合，六十日甲子一周而为一节，六节为一岁（六六三百六十日），故称六节。“脏”，指内在的脏器，“象”，为可见之形征；脏居于内，形见于外，故曰脏象。

本篇首论天度，继论脏象，以明人与天地相应之理，故以六节脏象论名篇。

## 目的和要求

1. 掌握十二脏的功能及其与体表组织、精神活动、四时气候的关系，进一步体会“脏象学说的理论观点”。

2. 结合《素问·生气通天论》的有关内容，深入理解“人与自然相应”在中医理论体系中的重要性。

3. 理解五脏所属的五华在临床诊断中的意义。

**【原文】**帝曰：善。余闻气合而有形，因变以正名。天地之运，阴阳之化，其于万物孰少孰多，可得闻乎？岐伯曰：悉哉问也，天至广，不可度，地至大，不可量。大神灵问，请陈其方。草生五色，五色之变，不可胜视，草生五味，五味之美不可胜极，嗜欲不同，各有所通。天食人以五气，地食人以五味。五气入鼻，藏于心肺，上使五色修明，音声能彰。五味入口，藏于肠胃，味有所藏，以养五气，气和而生，津液相成，神乃自生。

提示：主要说明人赖五气，五味而生存。

(1) 气合而有形：气，指阴阳二气。合，即交合。形，即形体，指万物的形体。万物禀天地阴阳之气以生，即有形之体，本于阴阳之气。“合”字很有意义，必须阴阳之气和合而交，才能生出有形之体，若阴阳二气乖离，形必不成。故王冰曰：“万物皆有形，必气和而后成之。”张景岳也说：“因气之合，而有万物之形。”此与《灵枢·本神》“天之在我者德也，地之在我者气也，德流气薄而生者也。”同义。

(2) 因变以正名：物体因变化之结果，种种不一，因而各定其主名，如动则动，植则植，飞则飞，潜则潜，而各类之中，又有种种名称之不同。名称之所以不同，主要在于变也。正如张景岳说：“因形之变，而有万物之名。”

(3) 孰少孰多：形体既异，其禀气之多少，当然不同。对于多少，有的认为是禀阴阳之气的多少，如马莳曰：“万物禀此阴阳之气者，必有多少；”有的认为是禀五行之气的多少，如高士宗曰：“有禀四时五行之一二者，有禀四时五行之二三气者，有禀四时五行之全气者；”也有人认为是种类的多少，如张景岳说：“万物之广，孰少孰多，无不有数。”根据经文之义，三氏之说，应以马、高之说为优。禀气应包括阴阳之气和五行之气，不能截然分开。

(4) 草生五味：此以草为例，说明认识众多事物的方法。草非单独指草，张志聪：“草者，五谷为菜，概及果木而言也。盖天三生木，故先言草木，而后及于昆虫万物也。”意思是说，只要掌握了五色五味这个纲领，则可知所有草木的变化，总不出五色五味的范围。

(5) 天食人以五气：食，音饲，是饲养之意。五气，根据《素问·金匮真言论》为臊、焦、香、腥、腐，谓臊气入肝，焦气入心，香气入脾，腥气入肺，腐气入肾。五气为何入通于相应之脏？马莳认为“气因木变则为臊也”。“凡物火变则为焦。”“凡物因土变则为香。”“凡气受金变则为腥。”“凡物因水变则为朽腐之气。”根据本节经文之义，“五气”未必指此，故吴崑曰：“五气非徒臊、焦、香、腥、腐而已，此乃地气，非天气也。盖谓风气入肝，暑气入心，湿气入脾，燥气入肺，寒气入肾，当其不亢不害，则能养人。”应以吴氏之解为是。

(6) 五气入鼻，藏于心肺，上使五色修明，音声能彰：五气与五味相对而言，五气属阳，故入鼻窍而藏于心肺，已达五脏。心主血，其色华于面，心气充，故上使五色修明；肺主气而主音声，肺气充，故音声彰著。反之，若人失于五气之养，则必失色而丧音。

(7) 五味入口，藏于肠胃，味有所藏，以养五气：五气，这里是指五脏之气。饮食五味入口，经过胃肠的消化，其精微之气输布于五脏而营养之。“味有所藏”还含有酸入肝，苦入心，甘入脾，辛入肺，咸入肾之义。

(8) 气和而生，津液相成，神乃自生：气，指五脏之气。和，有作和合解的，亦有作调和解的。作和合解的，意为五脏之气与五味的谷气，两相和合。作调和解的，意为五脏之气得养，则气和而相生。两解虽不同，其实质精神，则是一致的。

由于五脏之气，既相和而相生，津液也得以生成。气化津生，脏气充盛，人的神气也自然生生不息而旺盛。这也充分说明阴精是神化生的物质基础，而神又是阴精物质作用的体现。故有曰："神气为阳故曰生，津液为阴故曰成。"

**【原文】**帝曰：藏象何如？岐伯曰：心者，生之本，神之变也；其华在面，其充在血脉，为阳中之太阳，通于夏气。肺者，气之本，魄之处也；其华在毛，其充在皮，为阳中之太阴，通于秋气。肾者，主蛰，封藏之本，精之处也；其华在发，其充在骨，为阴中之少阴，通于冬气。肝者，罢极之本，魂之居也；其华在爪，其充在筋，以生血气，其味酸，其色苍，此为阳中之少阳，通于春气。脾、胃、大肠、小肠、三焦、膀胱者，仓廪之本，营之居也，名曰器，能化糟粕，转味而入出者也，其华在唇四白，其充在肌，其味甘，其色黄，此至阴之类，通于土气。凡十一脏，取决于胆也。

提示：主要说明内脏与精神活动、体表组织及与四时气候的关系。

(1) 心者，生之本，神之变也；其华在面，其充在血脉，为阳中之太阳，通于夏气：心为一身之主宰，其性属阳，阳主生，故为生之本。心藏神，为精神意识，思维活动的发源地，故曰神之处。有谓心藏神，而灵应万机，变化不测，故心为变化之原，亦通。心主血脉，血足则脉充而面华。心属火为阳脏，居于阳位，故为阳中之太阳，与《素问·金匮真言论》"阳中之阳，心也"是同一意义。心属火，夏亦属火，故通于夏气。

(2) 肺者，气之本，魄之处也；其华在毛，其充在皮，为阳中之太阴，通于秋气：魄是属于精神活动的一部分。肺主一身之气而藏魄，故为气之本，魄之处。皮毛为肺之外候，肺主宣发而输精于皮毛，故其华在毛，其充在皮。肺为太阴，居于至高之位，故为阳中之太阴。肺属金，秋亦属金，故曰通于秋气。

(3) 肾者，主蛰，封藏之本，精之处也；其华在发，其充在骨，为阴中之少阴，通于冬气：蛰，伏藏的意思。《说文解字》："蛰，藏也。"直立切。封藏，闭藏之意。肾既藏生殖之精，又藏五脏六腑之精，故曰精之处也。肾宜固藏而不宜妄泄，犹蛰虫周密，故曰封藏之本。肾藏真阴而寓元阳，不仅精宜固藏，而阳亦宜固藏，同时还含有阳气发生之义。正如张志聪曰："冬令之时，阳气闭藏封闭，蛰虫深藏，肾主冬藏，故为蛰封藏之本，盖蛰乃生动之物，以此生阳之气，至春一阳初生，而蛰虫复振矣。"肾精生髓，髓能养骨，故其充在骨。肾藏精，发得精血充养则荣润，故其华在发。肾为少阴，而居至下之也，故为阴中之少阴。肾属水，冬亦属水，故通于冬气。

(4) 肝者，罢极之本，魂之居也；其华在爪，其充在筋，以生血气，其味酸，其色苍，此为阳中之少阳，通于春气：罢极，罢同疲。劳甚，曰罢极。

魂，是精神活动的一部分。肝主筋，筋主运动，故为罢极之本。这说明人的运动皆由于筋力，肝是产生人体运动的根本。所以《素问·上古天真论》说："七八，肝气衰，筋不能动。"肝藏魂，故为魂之居。肝主筋，爪为筋之余，筋和爪，皆得到肝血的濡养，则爪华而筋充。这就是说肝气旺盛，肝血充足，则筋力劲强，屈伸自如，爪甲坚韧而红润。肝属木，主升生之气，为生发之本，故曰以生血气。酸者木之味，苍者木之色。木旺于春，阳始生，故为阳中之少阳。肝属木，春亦属木，故通于春气。

(5) 脾、胃、大肠、小肠、三焦、膀胱者，仓廪之本，营之居也，名曰器，能化糟粕，转味而入出者也，其华在唇四白，其充在肌，其味甘，其色黄，此至阴之类，通于土气：器，此指盛物之具，这里用以代表六腑容纳，传送水谷的功能。唇四白，即口四际之白肉。李杲："当为唇四红。"孙沛则删去"四白"二字。胃主受纳，脾主运化，小肠主泌别清浊，大肠主传导，三焦主输化，膀胱主藏津液。人食水谷之后，经过这些脏器的共同作用，化为精微物质，营养全身，并将糟粕部分，排出体外。由于它们能受纳水谷，运输津液，排泄糟粕，所以统称为器。脾主肌肉，开窍于口，脾主运化水谷精微，营气为水谷之精气，全身肌肉得水谷精气的充养，故其华在唇四白，其充在肌。甘者土之味，黄者土之色，脾属土，故曰："其味甘，其色黄。"脾为阴中之至阴，其气分旺于四季，从其主时来讲，与长夏土气相应，故曰通于土气。"至阴之类"，非单指脾，而胃、肠、三焦、膀胱，亦包括在内，因皆属脾气所统，故曰："此至阴之类。"正如张景岳说："此虽若指脾为言，而实总结六腑者，皆仓廪之本，无非统于脾气也，故曰此至阴之类。"

此段文义欠明，高士宗作如下改动，可作参考。

"脾者，仓廪之本，营之居也，其华在唇四白，其充在肌，其味甘，其色黄，此至阴之类，通于土气。"

"胃、大肠，小肠，三焦、膀胱、名曰器，能化糟粕，转味而入出者也。"这样，文意通顺，符合本节层节。

(6) 凡十一脏，取决于胆也：五脏六腑，共为十一脏，此脏乃广义之脏也。

十一脏取决于胆，意思是说各脏腑所发之气，不能自决，必取于胆而后行。根据历代医家的见解，可归纳以下几个方面：

1) 胆为中正之官，刚直果断而无偏私。如王冰曰："然胆者中正刚断无偏私，故十一藏取决于胆也。"

2) 胆为奇恒之腑，能通连全身之阴阳。如张景岳曰："足少阳为半表半里之经，亦曰中正之官，又曰奇恒之腑，所以能通连阴阳，而皆取决于此也。”

3）胆主甲木，主春升之令，为五运六气之首，万物生长收藏皆始于春。如李东垣曰：“胆者，少阳春生之气，春气升则万化安，故胆气春升，则余脏从之，所以十一脏取决于胆也。”

以上三说，各有其理，当皆宗之，然根据胆的功能，三者皆具，又当总而合之，方为全面。

## 复习思考题

1.“嗜欲不同，各有所通”，对临床有何意义？
2. 藏象的含义是什么？试从本节经文论述之。

# 五藏生成（节选）

篇解：按讲义，兹从略。

吴崑："五藏未病，有相因相成之理，五藏已病，亦有相生相成之理。"

孙沛："五藏相合而相生，相制而相成"。

王冰："此篇直记五藏生成之事，而无问答之辞，故不云论，后皆仿此。"

**【原文】** 心之合脉也，其荣色也，其主肾也。肺之合皮也，其荣毛也，其主心也。肝之合筋也，其荣爪也，其主肺也。脾之合肉也，其荣唇也，其主肝也。肾之合骨也，其荣发也，其主脾也。

提示：说明五脏与外在形体组织的联系及其相互制约的关系。

（1）心之合脉也，其荣色也，其主肾也：合，配合，亦有通的意思。荣，荣华，是颜色润泽的表现。主，此指制约而言。

心主血，血行脉中，脉之动，是由于血之动。血之动，是由于心气之动。因为脉应心而动，故心与脉相合。血气荣于色，心血充足，则荣彩见于颜色。心属火，肾属水，火惟畏水，故曰其主肾也。

（2）肺之合皮也，其荣毛也，其主心也：肺主气，气达于皮毛，皮毛与肺相通，故肺与皮毛相合。张志聪："肺主气，气主表，故合于皮。"肺宣发输布精气于全体，皮毛得其滋养而荣泽。肺属金，心属火，火能克金，故其主心也。

（3）肝之合筋也，其荣爪也，其主肺也：王冰曰："木性曲直，筋体亦然，肝脏应木，故合筋。"爪为筋之余，筋为肝所生，故之华彩呈现于爪。肝属木，肺属金，金克木，故其主肺也。

（4）脾之合肉也，其荣唇也，其主肝也：脾主中土，为仓禀之官，主运化水谷精微，以生养肌肉，故脾主肌肉，与肉相合。王冰曰："土性柔厚，肉体亦然，脾脏应土，故合肉。"可作参考。脾开窍于口，唇为口之门户，唇是肉之余，故脾血充足，则口唇红润。脾属土，肝属木，木克土，故其主肝也。

（5）肾之合骨也，其荣发也，其主脾也：肾主骨而藏精，精生髓，髓养骨，故肾与骨相合。发为精血之余，精髓充满，其发必荣。肾属水，脾属土，土克水，故其主脾也。

【原文】是故多食咸，则脉凝泣而变色；多食苦，则皮槁而毛拔；多食辛，则筋急而爪枯；多食酸，则肉胝䐢而唇揭；多食甘，则骨痛而发落，此五味之所伤也。故心欲苦，肺欲辛，肝欲酸，脾欲甘，肾欲咸，此五味之所合也。五脏之气，故色见青如草兹者死，黄如枳实者死，黑如炲者死，赤如衃血者死，白如枯骨者死，此五色之见死也。青如翠羽者生，赤如鸡冠者生，黄如蟹腹者生，白如豕膏者生，黑如乌羽者生，此五色之见生也。生于心，如以缟裹朱。生于肺，如以缟裹红。生于肝，如以缟裹绀。生于脾，如以缟裹栝楼实。生于肾，如以缟裹紫。此五脏所生之外荣也。色味当五脏，白当肺辛，赤当心苦，青当肝酸，黄当脾甘，黑当肾咸。故白当皮，赤当脉，青当筋，黄当肉，黑当骨。

提示：说明五味、五色与五脏的关系，以及过食五味的病变和五色主病的预后。

（1）多食咸，则脉凝泣而变色：凝泣，凝涩也。咸入肾而属水，脉属心而主火。多食咸，则肾水过盛，心火受尅，心火衰不能运行血脉，故脉凝涩而颜色变黑。正如马莳曰："心之所主者惟肾，故肾之味，主咸者也，多食咸，则心为肾伤，心之合在脉，脉则凝泣而不通，心之荣在色，色则变常而黧黑矣。"

（2）多食苦，则皮槁而毛拔：槁，枯槁。拔，脱落。苦入心而属火，皮毛属肺而主金。多食苦，则火旺尅金，肺金被火所灼而津伤，不能养其皮毛，故皮槁而毛拔。王冰曰："肺合皮，其荣毛，苦益心，胜于肺，肺不胜，故皮枯槁而毛拔去也。"

（3）多食辛，则筋急而爪枯：辛入肺而属金，筋与爪属肝而主木。多食辛，则金气过旺，尅于肝木，肝伤而血不能荣养筋与爪，故"筋急而不柔，爪枯而不润"。张景岳："辛从金化，金能尅木，故病在肝之筋爪也。"

（4）多食酸，则肉胝䐢而唇揭：胝音抵，皮厚为胝。䐢音趋，皮皱为䐢。胝䐢，即皮肤厚而皱缩。掀起叫揭。唇揭，即口唇皮干裂掀起。酸入肝属木，肉与唇属脾而主土。多食酸则肝气过盛，脾土受尅，肌肉失养，故肉厚而皱缩，唇焦而掀揭。张志聪："多食酸，是木味太过而伤脾，则肉胝䐢而唇掀揭矣。"

（5）多食甘，则骨痛而发落：甘入脾而属土，骨与发属肾而主水。多食甘，则脾土过亢，肾水受克，骨发失养，故骨痛而发落。吴崑曰："甘从土化，骨发属肾水，多食甘则水受其尅，故骨痛而发落。"

（6）此五味之所伤也：五味本能养五脏，若食之过度，脏气有偏胜，则所不胜之脏，反受其害。此为制之太过而为病。

(7) 心欲苦，肺欲辛，肝欲酸，脾欲甘，肾欲咸，此五味之所合也：欲：喜欢之意。合：相宜之意。五味入五脏，是五脏之所喜。五脏得五味之气所养，无有偏胜之变，则津液相成，而神自生矣。

(8) 故色见青如草兹者死，黄如枳实者死，黑如炲者死，赤如衃血者死，白如枯骨者死，此五色之见死也：皆为毫无润泽之色。说明五脏败于内，五色夭于外，故知其必死。

(9) 青如翠羽者生，赤如鸡冠者生，黄如蟹腹者生，白如豕膏者生，黑如乌羽者生，此五色之见生也：皆为润泽不枯之色，是有生气的表现，故知其可生。

(10) 生于心，如以缟裹朱。生于肺，如以缟裹红。生于肝，如以缟裹绀。生于脾，如以缟裹栝楼实。生于肾，如以缟裹紫。此五脏所生之外荣也。生，有生气的意思。张景岳："生，生气也，言五脏所生之正色也。"缟，白色的丝绢。吴崑："缟，素帛也。"皆为明润含蓄之色，是脏器充足而色荣于外的表现。

(11) 色味当五脏，白当肺辛，赤当心苦，青当肝酸，黄当脾甘，黑当肾咸：当，作"合"字解。吴崑："当，合也。"外见之色，生于五脏之气。五脏之气，生于五味，故五色五味，均与五脏以类相合也。可参照《素问·阴阳应象大论》："辛生肺，在色为白，在味为辛……"条。

(12) 故白当皮，赤当脉，青当筋，黄当肉，黑当骨：当，仍作"合"字解。肺合皮，心合脉，肝合筋，脾合肉，肾合骨，故五色分别合于所主之脏。当皮、当脉……应作当肺，当心来理解，仍是内脏精气华于外的表现。正如张志聪曰："此言生于心，生于肺之色，承五脏之合而见于外也。"

**【原文】**诸脉者，皆属于目；诸髓者，皆属于脑；诸筋者，皆属于节；诸血者，皆属于心；诸气者，皆属于肺，此四支八溪之朝夕也。故人卧血归于肝，肝受血而能视，足受血而能步，掌受血而能握，指受血而能摄。卧出而风吹之，血凝于肤者为痹，凝于脉者为泣，凝于足者为厥。此三者，血行而不得反其空，故为痹厥也。人有大谷十二分，小溪三百五十四名，少十二俞，此皆卫气之所留止，邪气之所客也，针石缘而去之。

提示：本节叙述①脉、髓、筋、血、气的连属；②四肢关节，眼目等组织，需得血液濡养，才能发挥作用；③以痹厥为例，说明血行失常后的病变。

(1) 诸脉者，皆属于目：属，连属之意，可以理解为相互关系。五脏六腑之精气皆上注于目，是通过经脉的途径实现的，正如《灵枢·口问篇》说："目者，脉之所聚也。"这是其理之一。再者，肝开窍于目，肝主藏血，心主行血，血行脉中，故诸脉皆属于目。

（2）诸髓者，皆属于脑：肾藏精，精生髓，髓聚于脑，脑为髓海，故诸髓皆属于脑。

（3）诸筋者，皆属于节：肝主筋，筋附于节，正如吴崑曰："诸筋过于骨节，必结于节间也。"高士宗也说："筋连于节，能屈能伸，故诸筋者，皆属于节。"《素问·宣明五气篇》曰："久行伤筋"，也正是说明这个道理的。

（4）诸血者，皆属于心：有两义：①心主一身之脉，为一身血液循环的总枢纽。②心为生血之源，《素问·阴阳应象大论》曰："心生血。"高士宗曰："心为君主，奉心化赤，故诸血者，皆属于心。"

（5）诸气者，皆属于肺：肺既主呼吸之气，又主一身之气，故曰："诸气者，皆属于肺。"高士宗曰："诸气者，周身荣卫外内之气也，肺为脏长，受朝百脉，故诸气者，皆属于肺。"

（6）此四支八溪之朝夕也：四支，即四肢。溪：肉之小会为溪。八溪，即两肘，两腋，两髀、两腘。朝夕：有不同解释。①作时刻不离解。如张景岳："言人之诸脉、髓、筋、血、气，无不由此出入，而朝夕运行不离也。"②作比喻解。张景岳："朝夕即潮汐之义，言人身气血往来，如海潮之消长，早曰潮，晚曰汐。"③作会合解。吴崑："朝夕，会也，古者君臣朝会谓之朝，夕会谓之夕。谓脉髓筋血气五者与四肢八溪相为朝夕而会见也。"④作盛衰解。《黄帝内经素问注解》："朝夕，有盛必有衰之谓，四肢八大关节，或左手得力，或右手得力，不能一律，即朝夕之意也。"

以上四种见解，以第一种较为恰当。主要是指人身关节和脉、髓、筋，时刻不能缺少血、气的濡养。

（7）故人卧血归于肝，肝受血而能视：肝为藏血之脏，人卧则血徐行而静，故归于肝。肝开窍于目，目得血养，则神聚于目，故能视。

（8）足受血而能步，掌受血而能握，指受血而能摄：足能步，掌能握，指能摄，虽皆属筋之作用，实皆为肝脏所藏之血进行濡养的结果。正如吴崑所说："人之所以能步，能握，能摄者，虽系于筋，若无血以养筋，则痿弱无力，足不能步，掌不能握，指不能摄矣。"

（9）卧出而风吹之，血凝于肤者为痹，凝于脉者为泣，凝于足者为厥：卧出有三解：①卧于室外。高士宗："人之卧也，必居户内，若卧出而风吹之……。"②醒后起床外出。《黄帝内经素问注释》："刚刚起床而被风邪所吹袭。"③醒后汗出。《黄帝内经素问注解》："睡醒后出汗受风也。"

以上三说，虽有不同，但实质精神则是一致的，都是说明在卧出之际，腠理疏松，玄府未闭，被风邪所袭。

风邪袭人入血，血行不畅而凝滞，凝于皮肤，可发生顽痹麻木之症；凝于经脉，可发生血涩不利之症；凝于足部，则阳衰阴盛，可发生寒厥之症。由此可见，此风必兼挟寒也，否则，不能使血液凝滞。

(10) 此三者，血行而不得反其空，故为痹厥也："空"与孔同，指血行之道，经遂而言。即下文所称大谷、小溪等处。三者，指上文肤、脉、足而言。血得温则行，得寒则凝，肤、脉、足，皆因风寒所客，致使血行不畅，不能循环运行于经脉之道，故为痹厥之症。虽不言泣，实则兼泣也。

(11) 此皆卫气之所留止，邪气之所客也：此，指上文大谷、小溪而言。张景岳："凡此溪谷之会，本皆卫气留止之所，若其为病，则亦邪气所客之处也。"

(12) 针石缘而去之：缘，因的意思。邪客经遂，用针石因其所客之处而刺之，使邪气随之而去。

**【原文】** 诊病之始，五决为纪。欲知其始，先建其母。所谓五决者，五脉也。是以头痛巅疾，下虚上实，过在足少阴巨阳，甚则入肾。徇蒙招尤，目冥耳聋，下实上虚，过在足少阳厥阴，甚则入肝。腹满䐜胀，支膈胠胁，下厥上冒，过在足太阴阳明。咳嗽上气，厥在胸中，过在手阳明太阴。心烦头痛，病在膈中，过在手巨阳少阴。

提示：主要论述诊病必先求因。

(1) 欲知其始，先建其母：对于"母"有不同解释：①应时胃气。吴崑："建，立也，母，应时胃气也。如春脉微弦，夏脉微钩，长夏脉微软，秋脉微毛，冬脉微石，谓之中和而有胃气。土为万物之母，故谓之母也。若弦甚则知其病始于脾，毛甚则知其病始于肺，石甚则知其病始于肾，故曰欲知其始，先建其母。"丹波元简亦同意此说。②致病原因。张景岳："母、病之因也，不知其母，则标本弗辨，故当先建其母，为下文某脏某经之谓。"高士宗亦同此说，"母、病本也。"

以上二氏之说，各有其理，若从"五决为纪"之义来讲，应以吴说为是。若从下文某脏某经之义来讲，应以张说为是。

(2) 所谓五决者，五脉也：五脉，即五脏所现之脉象，以五脉决人生死，故谓五决。

(3) 头痛巅疾，下虚上实，过在足少阴巨阳，甚则入肾：对于下虚上实的理解，有两种意见：①认为是两种性质的病，即症状相同，而病性不同。意思是说，头痛癫疾属实的，是足太阳为病。属虚的，是足少阴为病。如吴崑曰："下虚，少阴肾虚，上实，巨阳膀胱经实也。"②认为是同一性质的疾病，上实是由于下虚所导致。如张景岳曰："头痛巅疾，实于上也，上实者因于下虚……肾与膀胱相表里，阴虚阳实，故为是病。"

从临床实际情况来看，头痛巅疾，在辨证上，确有上述两种情况，但从本文整个精神来看，应以吴氏之解为妥，正如丹波元简说："按下文云：病在鬲中，过在手巨阳、少阴，则知吴义长矣。"

若病久不愈而重者，邪由少阴太阳二经而传入肾脏，故曰甚则入肾。

(4) 徇蒙招尤，目冥耳聋，下实上虚，过在足少阳厥阴，甚则入肝：少阳胆经，起于目锐眦，上抵头角，下耳后，其支者从耳后入耳中，出走耳前，至目锐眦后。厥阴肝脉，连目系，上出额，与督脉会于巅。若肝胆阳气实，而郁结于下，不能上达于目，或上荣于耳，以致正气虚于上，出现徇蒙招尤，目冥耳聋之象。正如吴崑曰："下实，肝胆自实，上虚，经脉虚也。"若病久不愈而加重者，邪由少阳厥阴二经而传入肝脏，故曰甚则入肝。

(5) 腹满䐜胀，支膈胠胁，下厥上冒，过在足太阴阳明：支，有多种解释：①吴崑："支，支离而痛也。"支离，是分散之意。②张景岳："支，隔塞也。"③张志聪："支，支络。"

按：以上诸解，皆非经文原义，应作支撑解释，"支鬲胠胁"即胸膈肋胁，支撑胀满。

足太阴脾脉，入腹，属脾络胃，上膈。足阳明胃脉，下膈，属胃，络脾，其直者，下乳内廉，其支者，起于胃口，下循腹里。脾与胃相表里，脾主升而胃主降，今胃气不降而上冒，脾气不升而下厥，清不升，浊不降，气机升降失常，所以胸腹胁肋，闷满撑胀。正如高士宗所说："太阴脾气不升，则下厥，阳明胃气不降，则上冒。""冒"，是犯的意思，张景岳作"冒闷"解。马莳作"上焦昏冒"解，吴崑作"头目如蒙冒"解。从本文之义来分析，"下厥上冒"，是说明病理变化机转的。不应把"冒"作为症状，所以应把冒作上犯、上冲解释较好。王冰曰："下厥上冒者，谓气从下逆上而冒于目也。"这是把"冒"作为上逆解释的。我认为不是冒于目，而是冒于胸腹胁肋。

按：以上两条，皆言甚则入肾，甚则入肝，以下三条皆不言入脏。张景岳曰："此下三节，皆不言甚则入藏，盖文之缺而义则同也。"高士宗曰："脾脏先病，故不言甚则入脾，肺脏先病，故不言甚则入肺，心脏先病，故不言甚则入心。"二说相较，以张说为优。

(6) 咳嗽上气，厥在胸中，过在手阳明太阴。手太阴肺脉，起于中焦，上膈属肺，手阳明大肠脉，下入缺盆络肺。肺与大肠相表里，其气皆以下行为顺，今肺气失于肃降，大肠失于传导，脏腑不和，则气厥逆于胸，故为咳嗽上气之症。上气为喘息、逆喘之症。吴崑谓上气为浮肿，非也。

(7) 心烦头痛，病在膈中，过在手巨阳少阴：心与小肠相表里，若心火旺盛，或小肠有热，上熏于心，心神被扰，则烦躁不宁，火邪上攻于头，则头为之热痛。吴崑：“心烦，热而烦闷也，头痛，火痛也。”膈中，指心之部位而言，实即膈上。张景岳：“膈中，膈上也。”

**【原文】**夫脉之小大滑涩浮沉，可以指别；五脏之象，可以类推；五脏相音，可以意识；五色微诊，可以目察。能合色脉，可以万全。

提示：此承上节审证求因之论，进一步说明诊察疾病要有整体观念。

(1) 脉之大小滑涩浮沉，可以指别：脉有阴阳，大脉为阳，多为阳强邪盛之证；小脉为阴，多为阴阳俱虚之证；滑脉为阳，多为血实气壅之证；涩脉为阴，多为气滞血少之证；浮脉为阳，多为表证；沉脉为阴，多主里证。这些脉象都可用手指按寻以分别之。此乃诊脉以知病。

(2) 五脏之象，可以类推：脏居于内，而象现于外，如肝病在筋、在目，心病在脉、在舌，脾病在肉、在口，肺病在皮毛、在鼻，肾病在骨、在二阴等。其他如心主惊骇，肝主挛急，脾主肿满，肺主声咳，肾主收引等，皆为外观之征象，以类推之，可知其病发于何脏。此乃藏象理论在临床上的运用。

(3) 五脏相音，可以意识：五脏均有其相应的声音，如脾音宫、肺音商、肝音角、心音徵、肾音羽。医者于其所发之声音，意会而默识之，即可知病在何脏及由何脏传于何脏也。如宫之宫，为脾家实；宫之商，为脾病传肺；宫之角，为脾病传肝，宫之徵，为脾病传心；宫之羽，为脾病传肾。余可类推，凡此五五二十五音。此乃闻声以知病。

五音，为古代的五音，又称五声。宫为土音，其声重厚大而和；商为金音，其声敏疾，轻而劲；角为木音，其声圆长，调而直；徵为火音，其声抑扬递续和而长；羽为水音，其声低平掩映沉而深。这五种声音原来用于音乐的，后来用于医学闻诊，每多不验，很久以来，已无人运用。

(4) 五色微诊，可以目察：五色，即肝青、心赤、脾黄、肺白、肾黑。外见之五色，与在内之五脏是相应的。察五色，既要察色之润泽与晦暗，又要察色之生克与乘侮，但其色往往微而不显，医者必须目察其微而剖析之，即王冰所说：“目明智远者，可以占视而知之。”此乃望色以知病。

(5) 能合脉色，可以万全：五脏有病，各显其脉，各见其色，然色有多种，脉有多端，察之不可不详；色与脉有相应的，有不相应的，察之又不可不慎。故医者必色脉合参，把四诊所获得的材料，加以认真的综合分析，做出正确的诊断，然后进行治疗，方可以万全而无一失。所谓万全，并非百分之百的痊愈，而是正确无误之意，正如王冰所说：“然其参校异同，断言成败，则审而不惑，万举万全。”

**【原文】**凡相五色之奇脉，面黄目青，面黄目赤，面黄目白，面黄目黑者，皆不死也。面青目赤，面赤目白，面青目黑，面黑目白，面赤目青，皆死也。

提示：察五色之变化，以推断疾病的预后。

《针灸甲乙经》无“之奇脉”三字。

万物得土则生，失土则死，人有胃气则生，无胃气则死，土居中央，其色为黄，凡面带黄色者，胃气犹存，故能生。若面无黄色，胃气已绝，故必死。

# 五藏别论

篇解见讲义，兹从略。

高士宗曰：“此承上篇五藏生成，而复论五藏之别也。肝心脾肺肾，五藏之正也，脑髓骨脉胆女子胞，五藏之别也。”

## 目的和要求

1. 理解五脏“藏而不泻”和六腑“泻而不藏”的意义。
2. 了解五脏、奇恒之腑与六腑之间的关系。
3. 了解诊脉独取寸口的原理。

**【原文】** 黄帝问曰：余闻方士，或以脑髓为脏，或以肠胃为脏，或以为腑，敢问更相反，皆自谓是，不知其道，愿闻其说。岐伯对曰：脑、髓、骨、脉、胆、女子胞，此六者，地气之所生也。皆藏于阴而象于地，故藏而不泻，名曰奇恒之府。夫胃、大肠、小肠、三焦、膀胱，此五者天气之所生也，其气象天，故泻而不藏。此受五脏浊气，名曰传化之府，此不能久留，输泻者也。魄门亦为五脏使，水谷不得久藏。

提示：说明奇恒之腑，和一般脏腑的主要区别。

(1) 或以脑髓为脏，或以肠胃为脏，或以为腑，敢问更相反，皆自谓是，不知其道，愿闻其说。脏腑名称，众说不一，各自为是，故以此为问。张景岳：“脏腑之称，异同不一，故欲辨正之也，即在本经，亦有之矣。如《素问·灵兰秘典论》曰：‘愿闻十二脏之相使。’《素问·六节脏象论》曰：‘凡十一脏取决于胆也，’是亦此类。”

(2) 脑、髓、骨、脉、胆、女子胞，此六者，地气之所生也：皆脏于阴而象于地，故藏而不泻，名曰奇恒之府。

此六者在性能上，是属阴象也，主藏蓄阴精，与五脏功能近似；而在形状上又都是中空的，又与六腑近似。既不完全像脏，又不完全像腑，所以称为奇恒之腑。“藏而不泻”是与下文“泻而不藏”相对而言，不是绝对的不泻。

（3）夫胃、大肠、小肠、三焦、膀胱，此五者天气之所生也。其气象天，故泻而不藏。此受五脏浊气，名曰传化之府，此不能久留，输泻者也：此说明六腑功能与奇恒之腑的区别，不言六腑，而只言“此五者”，因胆为奇恒之腑，此不再言也。

六腑属阳，其气最盛，阳气主动，运行不息，六腑传导水谷，变化而出，好像天气之所出生，亦好像天气健运不息一样。六腑的功能是主消化水谷，吸收精华，排泄糟粕的，其精气的运行，糟粕的排泄，俱不能停留，故曰泻而不藏。泻而不藏亦是与上文“藏而不泻”相对而说的，不是绝对的不藏。

此受五脏浊气，历代医家有不同解释。如①马莳：“此则受五脏之浊气而传化之，名曰传化之腑。”②张志聪：“夫脏为阴，地为阳，地之浊气升于天，天受之而复降于下，故名曰传化之腑。”③《黄帝内经素问白话解》：“必须接受五脏之精气，才能营其正常功能。”

此“浊”字，究竟是废浊之浊还是浓郁的水谷精气？张、马之解不太明确。我们认为此“浊”应是废浊之浊，因为五脏在生理活动过程中，所剩余的废浊无用部分，必须通过六腑才能排出。

（4）魄门亦为五脏使，水谷不得久藏：魄门，古魄与粕通用，魄门即肛门，因肛门传送糟粕，故名魄门。王冰谓“内通于肺，故曰魄门”，未免牵强。故丹波元简曰：“王注恐凿矣。”使，役使，“魄门”亦为五藏使，是说肛门听命于五脏的意思，亦即受五脏支配之意。因为肛门是糟粕排出体外的最后一段，故曰“水谷不得久藏”。

**【原文】** 所谓五脏者，藏精气而不泻也，故满而不能实。六腑者，传化物而不藏，故实而不能满也。所以然者，水谷入口则胃实而肠虚，食下则肠实而胃虚。故曰实而不满，满而不实也。

提示：主要说明五脏、六腑的功能特点。

本节经文，应分两段理解。

（1）从“所谓五脏者”至“实而不能满”为一段。主要说明脏腑在功能上的区别。“满而不能实”，是说五脏所化生贮藏之精气，应经常地以丰满充盈为主，而不得郁结，反之，则郁结成实而为病。“实而不能满”是说六腑的功能主要是以饮食物的传化为主，却不能满而不泻的。正如张景岳曰：“五脏主藏精气，六腑主传化物，精气质轻，藏而不泻，故但有充满，而无所积实，水谷质浊，传化不藏，故虽有积实，而不能充满。”

（2）从“所以然者”以后为一段。主要说明胃肠的虚实关系，饮食入胃则胃实，下入于肠则胃虚而肠实。如此虚实互相交替，才能保持正常生理状态。若肠胃俱实，则生满病。

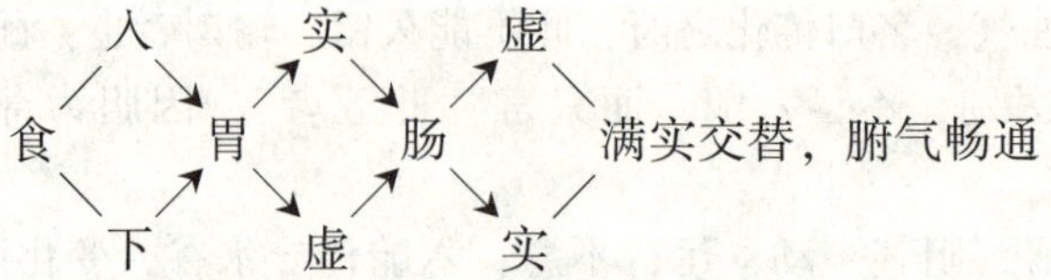


按：以上两节，首先明确了脏腑分类法，把内脏分为五脏、六腑和奇恒之腑三类。然后又将脏腑的主要功能加以区别。用藏、泻、满、实四个字（藏与泻，满与实），说明脏与腑的功能不相同，以及脏与腑之间的关系。这对于临床有着重要的指导意义。在长期的临床实践中，证实了奇恒之腑并非孤独之脏，故将其分别属于五脏。但“奇恒之腑”的分类，临床并无重要意义。

**【原文】** 帝曰：气口何以独为五脏主？岐伯曰：胃者水谷之海，六腑之大源也。五味入口，藏于胃以养五脏气，气口亦太阴也，是以五脏六腑之气味，皆出于胃，变见于气口。故五气入鼻，藏于心肺，心肺有病，而鼻为之不利也。

提示：说明气口脉与五脏的关系。

1. 脉取气口的意义

气口，又称“脉口”“寸口”（《灵枢·终始篇》称为“脉口”，《素问·六节藏象论》称为“寸口”），名称虽不同，但实质精神则是一致的，张景岳对气口之义，解释比较清楚，他说：“气口之义，其名有三：手太阴肺经脉也，肺主诸气，气之盛衰见于此，故曰气口；肺朝百脉，脉之大会聚于此，故曰脉口；脉出太渊，其长一寸九分，故曰寸口。是名虽三，而实则一耳。”

五脏六腑，皆赖于胃化生的水谷之气为之充养，而水谷之气，是通过经脉循行的，经脉之气，又会聚于寸口，寸口为肺脉所主，故本文曰：“五脏六腑之气味，皆出于胃，变见于气口。”“气口亦太阴也。”这说明了肺与胃的密切关系。

气口本为肺脉所主，为什么说“气口亦太阴也”？因为手太阴肺的通调四布，必须有足太阴脾的转输灌溉。气口虽为肺所主，但实为脾所达，故曰气口亦太阴也。张景岳曰：“气口本属太阴，而曰亦太阴者何也？盖气口属肺，手太阴也，布行胃气，则在于脾，足太阴也。……胃气必归于脾，脾气必归于肺，而后行于脏腑营卫，所以气口虽为手太阴而实即足太阴之所归，故曰气口亦太阴也。”丹波元简：“按张、马所解，其理虽详备，而考之经文，似不太明。李中梓诊家正眼，删‘亦’字。”此说较佳。

2. 五气入鼻和心肺的关系

本节经文前一段说明五味入口藏于胃；后一段说明五气入鼻，藏于心肺。五气，自然界之清气也，亦即《素问·六节藏象论》中的“天食人以五气”之气。地之五味必须与天之五气结合起来，才能发挥其濡养五脏的作用。因天气由鼻而入，鼻为肺窍，故曰藏于肺，肺与心同居上焦，气血相互为用，故亦曰藏于心也。藏于心肺，还含有在心肺进行调节的意思。

**【原文】**凡治病必察其下，适其脉，观其志意，与其病也。拘于鬼神者，不可与言至德；恶于针石者，不可与言至巧。病不许治者，病必不治，治之无功矣。

提示：①诊察疾病，要全面而细致。②不信医者，不治。

（1）必察其下：对于“下”，有不同解释：①王冰：“下谓目下所见可否也。”②张景岳：“下言二阴。”③杨上善：“必察其上下。”

王氏所言“下”，是望诊的意思。张氏所言“下”是指大小便。杨氏所言“上下”，是指全身上下情况，根据经文之义，应从《太素》。

（2）适其脉：张景岳：“适，测也。”气口为脉之要会，能候人之五脏之精气，以决死生。医者必平心静气，测候各种脉象的变化。

（3）观其志意：观，是观察。观其志意，是观察患者的情志变化，如喜怒忧思悲恐惊，伤人为病等。吴崑：“求其志意，为之施治。如怒伤肝，喜伤心，思伤脾，意伤肺，恐伤肾，皆志意为病。又如先富后贵，先贵后贱，亦当会其意志而为之处治也。”

（4）与其病也：杨上善作“与其病能”。当从。病能，有两种意义：①病理功能。如《素问·风论》：“五藏风之形状不同者何？愿闻其诊即其病能。”②病的形态。古代“能”和“态”是通用的。如《素问·阴阳应象大论》曰：“病之形能也”。

（5）拘于鬼神者，不可与言至德：至法，此指医学理论。迷信鬼神之人，唯知祈祷，崇尚虚无，与言医理，必不见信，故不可与言至法也。正如《史记·扁鹊》云：“信巫不信医，六不治也。”

（6）恶于针石者，不可与言至巧：针石治病，能调阴阳，和气血，通经络，愈病甚速，至为精微，至为巧妙。若遇憎恶针石之人，不可与言针石巧术，即言之，亦必不信，故不可与言。

（7）病不许治者，病必不治，治之无功矣：病不许治者，一则属于讳疾忌医之辈，一则属于信医不笃之人，如拘于鬼神，恶于针石之类皆是。似此病不许治之人，病必难治，若勉强治疗，亦断难成功。

按：本条最后一段，介绍了对待不同思想要求的患者所采取的方式方法。我们应该很好地体会这种为了掌握患者心理而机动灵活的治疗方法。医生若遇见这样的患者，应尽力做好说服教育工作，不能拂袖而去，弃而不治，这也是我们应有的态度。

## 复习思考题

1. 怎样理解脏腑“藏与泻”和“满与实”的关系？
2. 为什么诊脉要独取寸口？
3. 治病要注意什么？你是怎么认识的？

# 汤液醪醴论

汤液，是用五谷煮的汁液。醪醴是古代用粮食制成的酒类，正如吴崑所说："物之可以成汤者，皆名汤液，谷之造作成酒者，皆名醪醴。"醪是比较浓厚的浊酒，醴是较淡薄的甜酒。古人治病，常用汤液醪醴，所以汤液已成为煎剂的专称，醪醴是药酒类的最早形成。本篇首先论述了汤液醪醴的制法和应用，故以名篇。

## 目的和要求

1. 了解汤液醪醴对方剂发展的意义。
2. 掌握阳气虚形成水肿的机制。
3. 掌握"开鬼门、洁净府"的治疗法则及其临床运用。
4. 理解"神不使"和"病为本、工为标"等理论的临床意义。

**【原文】**黄帝问曰：为五谷汤液及醪醴奈何？岐伯对曰：必以稻米，炊之稻薪，稻米者完，稻薪者坚。帝曰：何以然？岐伯曰：此得天地之和，高下之宜，故能至完，伐取得时，故能至坚也。

提示：以稻米为例，说明汤液醪醴的原料和制法。

本文可分为两段来讨论。

1. 汤液醪醴的原料和制法

汤液醪醴是以五谷为原料的，五谷，即麦、黍、稷、稻、豆。"为五谷汤液及醪醴"，为，是制作之意，是说用五谷都可做成汤液、醪醴，用以养生和治病。岐伯乃以稻米为例以答黄帝之问。

2. 用稻米和稻薪制造汤液醪醴的意义

稻生于阴月，成于阳月，得天地阴阳中和之气较全，且稻禀天之气而长，得地之气而生，而又收割于秋，所谓"得时"，是指得秋令天气胜、地气肃之时。所以说，稻米者，其质完备，稻节薪者，其质坚韧，故以稻米为汤液醪醴之料，以稻薪为汤液醪醴之炊。由此可见，五谷皆能为汤液醪醴，而以稻谷为最佳，其酒味甘而性柔，药用为优。至于用稻薪为炊，无临床实际意义，不必拘泥。

本文“高下之宜”的“高下”，当作天地解。

按：汤液醪醴为汤剂之始，历代医家在此基础上不断改进和发展，逐步形成了比较完善的诸多方剂。

**【原文】** 帝曰：夫病之始生也，极微极精，必先入结于皮肤。今良工皆称曰病成，名曰逆，则针石不能治，良药不能及也。今良工皆得其法，守其数，亲戚兄弟远近音声日闻于耳，五色日见于目，而病不愈者，亦何暇不早乎？岐伯曰：病为本，工为标，标本不得，邪气不服，此之谓也。

提示：主要说明医生与患者，必须密切合作，才能将病治好。

（1）病成：指病邪内传，病证已成严重的难治之病。

（2）得其法，守其数：法，是法则，指治疗大法，如正治法，反治法，求本法。数，是度数，如开方用药，针刺等。得守，是掌握之意。

（3）亦何暇不早乎：有两种说法，一是认为治疗的太迟，如马莳说：“亦何不早治，而使病之至于斯也。”一是认为治疗的不迟，如《素白》说：“这还说是没能得到早治吗？”

（4）标本不得，邪气不服：标本不及，指患者和医生不合作。邪气不服，指病邪不能被征服。标本不得，关乎患者和医生两个方面的问题。在患者方面：如小病不治，大病失误，吃药怕苦，针刺怕痛，隐瞒病情，不信任医生等。在医生方面：如诊断不认真，用药马虎，不听患者主诉，骄矜自作聪明，或不学无术，江湖习气。在这两方面中，医生是矛盾的主要方面。但需要说明的一点，在本节论述中，医生是没有责任的。

**【原文】** 帝曰：其有不从毫毛而生，五脏阳以竭也，津液充郭，其魄独居，孤精于内，气耗于外，形不可与衣相保，此四极急而动中，是气拒于内，而形施于外，治之奈何？岐伯曰：平治于权衡，去菀陈莝，微动四极，温衣，缪刺其处，以复其形。开鬼门，洁净府，精以时服，五阳已布，疏涤五脏，故精自生，形自盛，骨肉相保，巨气乃平。帝曰：善。

提示：本节举水肿病例，论述它的病因、症状和治疗原则。

以下共分三段，以释其义。

1. 病因与病理

五脏阳以（张景岳：以作已）竭也，是发生本病的根本原因。人体水液的输布和通调，有赖于阳气的温化蒸腾，五脏阳以竭，是有阴无阳也，无阳则肺不能布，脾不能运，肾不能化，三焦不通，水道失调，故“津液充郭”而为水肿。张景岳：“津液水也，郭，形体胸腹也。”郭同廓。

阴无阳不行，水无气不化。阳气衰竭，阴气独盛，故曰：“魄独居”（魄者阴之属，指阴精而言）。阴盛则阳愈衰，所以说孤精于内，气耗于外。正如张景岳所说：“精中无气，则孤精于内，阴内无阳，则气耗于外。”终成阴精孤存于脏腑躯廓之内，卫阳之气衰耗于躯廓肌肤之外的状态。

2. 症状与治则、治法

（1）症状：阴盛阳衰，水气泛滥，形体浮肿。

水肿{形不可与衣相保，四极急——全身肿胀较甚<br>　　{动中——兼有喘促

形不可与衣相保：形体肿胀，衣不适用，故曰不相保。保，全也。

四极急：四极即四肢。急，是肿急。脾主四肢为诸阳之本，今脾虚不运，阳气不行，故四肢多阴而肿急。

动中：是喘咳不宁之意，因脾肾阳虚，水湿不化，水气迫肺，肺失肃降，肺气上逆，故喘咳。

这些症状的出现，总由于阴盛阳衰，水气泛滥所致。

（2）治则与治法：主导思想“平治于权衡”，治疗水肿要针对病的性质，阳虚补其阳，阴盛消其阴，使其阴阳平衡，则水肿自消。

治则：“去菀陈莝”。高士宗：“菀，积也，陈，久也，莝，腐也。”去菀陈莝，是除去其积久之腐秽。这里是说要驱除体内的积水，这是治疗水肿的基本法则，但它并不能适应水肿病的各个阶段，只是一个治标的办法。

外治法：“微动四极”，脾主四肢，四肢为诸阳之本，让患者轻微活动四肢，可使阳气逐渐宣通，以利恢复。

温衣：让患者穿着温暖的衣服，以助肌表之阳而阴气易散。

缪刺：张景岳：“缪，异也，左病刺右，右病刺左，异其处，故曰缪刺。”又：“刺络脉，不刺经脉，亦称为缪刺。”通过缪刺，一则可以调整阴阳，一则可以宣通络脉，去络之留滞，以上为外治法。

内治法：“开鬼门，洁净府”。鬼门指汗孔，净府指膀胱。开鬼门就是发汗，洁净府就是利小便。水在表者，汗而出之；水在里者，利而出之。开鬼门可以使肺气畅达（肺主皮毛），“治节”有权，洁净府可以使膀胱无停潴，气化复常，如此表里畅通，水道通调，而肿自消。这是治疗水肿的基本方法。

3. 治疗后的变化

治疗后｛精以时服、五阳已布、疏涤五脏｝精生形盛，骨肉相保，正气乃平

精以时服：精，是真精、正气。以，作依解。服，是行的意思。张介宾："水气去则真精服。服，行也。"精以时服，就是说水邪已去，正气来复，正气仍依照四时的常规而运行全身。

五阳已布：五阳，即五脏（包括六腑）的阳气。五阳已布，即五脏的阳气能输布流通。

疏涤五脏：疏，是疏通，涤是洗涤。疏涤五脏，是指通过上述方法治疗后，使脏腑积邪祛除净尽之义。

巨气乃平：巨气，即大气，正气。如马莳云："巨气大气也，正气也。"巨气乃平，是说邪气已去，正气也恢复正常。

# 平人气象论

平人气象，是指健康无病，气血和平人的脉气与脉象而言。因为脉不能自行，必须随气而至，所以称之为“气象”。胃为水谷之海，气血生化之源，胃气的强弱与否，直接关系到疾病的预后是否良好，所以在诊察脉象时，首先要注意脉有没有胃气的存在。正如高士宗所说：“欲知平人之脉，当以病脉、死脉参之；欲知病脉死脉，当以胃气准之。”本篇主要是论述脉象的诊察方法，是以常衡变，以变知病，分析比较，然后得出病情。其指导思想是，欲知其变，先知其常。故以“平人气象论”名篇。

## 目的和要求

1. 掌握平人的脉息、至数和调摄方法。
2. 理解“脉以胃气为本”的道理及临床意义。
3. 理解四时五脏平脉、病脉、死脉的形象和鉴别特点。
4. 了解虚里诊法即脉诊与尺肤诊合参在临床上的意义。
5. 了解水肿、黄疸、胃疸的病机、病证，掌握妊娠脉的特点。
6. 了解真脏脉的含义。

**【原文】**胃之大络，名曰虚里，贯膈络肺，出于左乳下，其动应手，脉宗气也。盛喘数绝者，则病在中；结而横，有积矣；绝不至曰死。乳之下其动应衣，宗气泄也。

提示：说明按虚里的临床诊断意义。

（1）其动应手，脉宗气也：胃为水谷之海，宗气是胃中水谷精微所化生，气为阳，阳主动，营血之搏动，是以气为原动力，故知其动应手者，即宗气之动也。这是说明虚里与胃、宗气的关系。

（2）病在中：如果虚里搏动急剧而时有断绝，是中气或心肺有了病变。对此有不同见解：

1）张景岳：“中气不守。”

2）马元台："病当在胃之中。"

3）张志聪："宗气病于膻中也。"

（3）结而横：是说脉来中止，其形充大，兼有弦硬之象，多为气血瘀滞成积。对于"结而横"，亦有数说：

1）马元台："其脉结而且横，则内必有积，此脉之太过也。"

2）吴崑："横格于指下也。"

3）张景岳："若有停阻，则结横为积，故凡患病者多在左肋之下，因胃气积滞而然。"

按：本文是说虚里脉之动象的，应以马、吴之解为妥。

总之，虚里脉的动象有四种，不外虚实两证。

虚里
- 盛喘数绝（多为虚证）
  - 有力——实证
  - 无力——虚证
- 结而横——实证
- 其动应衣——虚证
- 绝不至——濒死

**【原文】** 颈脉动喘疾咳，曰水。目裹微肿，如卧蚕起之状，曰水。溺黄赤安卧者，黄疸。已食如饥者，胃疸。面肿曰风。足胫肿曰水。目黄者曰黄疸。

提示：主要说明水肿病和黄疸病的望诊要点。

（1）颈脉动喘疾咳：颈脉，指结喉旁动脉，古称人迎脉，属阳明。动，指颈动脉搏动过甚，异于平常。喘疾咳，为喘咳气急。正如马莳所说："其脉则动，其气则喘，其咳则疾。"此为水气内动，侵于阳明则颈脉动，水溢于肺则喘咳疾急。

（2）目裹微肿，如卧蚕起之状：目裹，指眼胞。眼胞属脾，脾恶湿，眼胞浮肿薄亮，为水邪侵及脾胃，循经上溢于目胞，是水肿病的先兆。

（3）溺黄赤安卧者，黄疸：小便黄者，属于内热；体困嗜卧，由于湿滞，可见于湿热蕴结的黄疸病。

（4）已食如饥者，胃疸：胃热则消谷善饥，故称胃疸。

（5）面肿曰风：风为阳邪，头为诸阳之会，"阳受风气"，则经脉之气运行失和，故面肿。此为风热阳邪所致。但也有人认为此属风水之肿。如马莳曰："然水证有兼风者，其面发肿。"张隐庵曰："面肿者，知其为风水也。"张琦曰："即风水之候，风鼓水气上行于面也。"

按：面肿因风，是否兼水，临床上当据其证而辨。

（6）足胫肿曰水：水为阴邪，足胫为下为阴，"阴受湿气"，水湿停聚，故足胫肿胀。亦可由于脾肾阳虚，水液失于运化和蒸腾，内停之水流注于下而致足胫肿，多属于阴水。

(7) 目黄者曰黄疸：目为肝窍，黄为土色，目黄为肝热脾湿，蕴结熏蒸，循经上见于目。

**【原文】** 妇人手少阴脉动甚者，妊子也。

提示：指出妇女妊娠的脉象。

对“手少阴脉动甚”，历代医家认识不一，有的说是心脉，有的说是肾脉。例如：王冰曰：“手少阴脉，谓掌后陷者中，当小指动而应手者也。”即神门穴处。张志聪曰：“以妇人之两手尺部诊之。”

按：心主血，肾藏精，精充血旺，乃能养胎。故脉象流利滑动，呈现气血壮旺的有生之气。从临床实践来看，也多以肾脉动甚者测候妊娠，但也有人按神门穴处以候妊子，并认为准确可靠，有待进一步探讨。因此，心脉、肾脉互相参照，对妊娠判断的可靠性会更大一些。然而，这里面有一个问题须加讨论，即《内经》中言寸口，无寸关尺之分，《难经》始有分属。我们认为，“手少阴脉动甚者”，当指心脉，应宗王氏之说。

**【原文】** 脉有逆从四时，未有脏形，春夏而脉瘦，秋冬而脉浮大，命曰逆四时也。风热而脉静，泄而脱血脉实，病在中脉虚，病在外脉涩坚者，皆难治，命曰反四时也。

提示：说明脉逆四时即脉证不符的现象。

1. 脉与四时相逆

人与季节气候是息息相关的。四时气候的变化，人的脉象亦随之而有所不同。脉与时令相应者，称为顺四时，反之为逆四时。正本文所谓“脉有逆从四时，未有藏形”。逆为反，从为顺，脉有逆从四时，即脉不顺从于四时。“未有藏形”，即当其时而不见五脏应时之脉象，如春弦、夏钩、秋毛、冬石，却而反见逆时之脉。例如：

(1) 春夏而脉瘦：瘦，瘦小。《素问·玉机真藏论》作沉涩。春夏为阳，正当生长之时，脉当浮大，反而瘦小，瘦小为阴，阳时见阴脉，脉时相反。

(2) 秋冬而脉浮大：秋冬为阴，正当收藏之时，脉宜沉细，反而浮大，浮大为阳。阴时见阳脉，亦为脉时相反。

以上为脉与时相逆，下面再讲一下，脉与证相逆的问题。

2. 脉与证相逆

(1) 风热而脉静：风热为阳邪，风热之病，脉宜躁动而反沉静，沉静为阴，是阳证见阴脉，为正气虚衰，不能与邪相争的表现。

(2) 泄而脱血脉实：泄，泄利。脱血，失血过多。泄而脱血，伤精耗气必甚，其脉当虚，反而见实，为正气虚衰，邪气独盛之象。

(3) 病在中脉虚：中，内里之意。病在中，则邪实于内，脉应沉实，而反虚弱，为邪盛于里，正气虚而难支之象。

(4) 病在外脉涩坚：外感之病，邪在肌表，正气奋而抗邪，脉宜浮滑，反见涩坚，为邪盛正虚，表证见里脉之象。

以上四种，皆为脉不应病，病不应脉，正气虚衰，邪气独盛之象，皆为难治之证，亦犹脉之反四时也。

按：本条以整体观念，说明无病之脉要随着季节气候的变化而变化，有病之脉，亦贵阴阳外内之相应。否则，即为逆四时、逆病证；逆则病进而难治。对于这些反常的病理变化，在临床上应予特别注意。

**【原文】** 人以水谷为本，故人绝水谷则死，脉无胃气亦死。所谓无胃气者，但得真脏脉，不得胃气也。所谓脉不得胃气者，肝不弦、肾不石也。

提示：诊脉应注意脉有无胃气。

1. 脉与胃气的关系

胃为水谷之海，为气血生化之源，五脏六腑均需得水谷之精气为之充养，才能发挥其正常功能。可以说胃气是人体活动功能的来源，不可没有，如果没有胃气，就断绝了活动机能的来源。故本文指出："人绝水谷则死。"脉是人体一个重要组成部分，也要依靠水谷之气的滋养，所以脉中必须有充足的胃气，才是健康的现象。反之，若脉无胃气，则预后不良，故本文又指出："脉无胃气亦死。"况脉又与脏腑相连，内脏精气充盛与否，可从脉象反映出来。

何谓有胃气之脉？根据经文之义，可以这样说："脉缓均匀，不浮不沉，不大不小，不疾不徐，不长不短，应手冲和，意态悠扬，即为有胃气之脉。"

2. 脉无胃气的现象

脉无胃气，真脏脉见，如"但钩""但毛""但弦""但代""但石"等，皆为无胃气之脉。此言"肝不弦""肾不石"，即是指弦、石之脉失去柔缓之象，而成"但弦""但石"之状。正如吴崑所说："肝不弦，肾不石，以其无冲和胃气。"

无胃气之脉可以概括为：举按坚强、搏击有力、如操带钩、如新张弓弦、如鸟之喙等，或微渺在骨，按之不可得；或空虚无根，散乱无绪。前者为太过，后者为不及，皆失冲和柔缓之象。

按：本节强调了脉有胃气的重要性，因人赖水谷之气以生，而水谷之气又依脾胃之气以化，因此，只有胃气旺盛，才能化生精微以养五脏气。脏气得养，则脉搏可出现冲和柔缓的有胃气之象。若胃气败绝，则精气来源涸竭，脏腑经脉皆失其养，从而出现真脏之脉，成为死候。

# 宣明五气

篇解：见讲义。

历代医家对“五气”有不同的解释。兹举数家于下，以作参考。

马莳：“此篇宣明五脏之气，故名篇。”

张志聪：“此篇承上章而宣明五气五味，五脏五邪。”

吴崑：“五气，木火土金水也。”

高士宗：“盖天地之数，不外于五，人身形藏，总属于气。故举五味所入，五气所病，五精所并，五脏所恶，五脏化液，五味所禁，五病所发，五邪所乱，五邪所见，五脏所藏，五脏所主，五劳所伤，五脉应象，而宣明五气也。”

**【原文】**五味所入：酸入肝、辛入肺、苦入心、咸入肾、甘入脾，是谓五入。

提示：指出食物及药物归属五脏的一般规律。

五味所入，是古人根据五行应五脏的理论而提出的，如《素问·阴阳应象大论》说：“木生酸，酸生肝，金生辛，辛生肺，火生苦，苦生心，水生咸，咸生肾，土生甘，甘生脾。”因为脏腑功能不同，对于饮食和药物的选择性上也有所不同，药物归经和药物炮制（醋炒、盐炒、土炒）亦大都基于这种理论，至今仍有实际意义。

胃为水谷之海，五味入胃，然后分别入于所相应之脏，如《素问·至真要大论篇》说：“夫五味入胃，各归所喜攻。酸先入肝，苦先入心。甘先入脾，辛先入肺，咸先入肾。”根据这个道理，此处五味所入，虽未言先，也应有“先”的含义。

**【原文】**五气所病：心为噫，肺为咳，肝为语，脾为吞，肾为欠、为嚏，胃为气逆、为哕、为恐，大肠小肠为泄，下焦溢为水，膀胱不利为癃，不约为遗溺，胆为怒，是谓五病。

提示：论述脏腑气逆和气机失调的病变。

（1）心为噫：噫，即嗳气，是气失于平所致。噫气应属于胃，而此为何又属于心呢？因脾与胃相表里，脾脉从胃直上过横膈，注入心中。若胃气上逆于心，可为噫，或火土气郁，不及舒伸，亦可为噫。从临床讲，有些心情不乐之人，即噫气频频。

(2) 肺为咳：《素问·阴阳应象大论》说："肺在变动为咳，故凡咳嗽，皆关于肺。"清·陈修园说得比较形象，他说："肺为钟，撞则鸣，风空入，外撞鸣，劳损积，内撞鸣。"

(3) 肝为语：肝为将军之官，在志为怒，若肝气抑郁，疏泄失常，如木之枝条委曲而自欲多言语也。肝气不舒，欲多言语以自畅也。试观大怒之人，往往言语多于平常。

(4) 脾为吞：对于吞的解释，意见不一，例如：

1）张志聪："脾主为胃行其津液，脾气病而不灌溉于四脏，则津液反溢于脾窍之口，故为吞咽之证。"

2）张景岳："脾受五味，故为吞。象土包容，为物所归也。"王冰、马莳、吴崑皆与此解相同。

3）高士宗："吞，舌本不和也。"

按：从本条经文来看，是讲病理的，不是讲生理的，应以第一种解释为优。

(5) 肾为欠、为嚏：《灵枢·口问》曰："阳者主上，阴者主下，故阴气积于下，阳气未尽，阳引而上，阴引而下，阴阳相引，故数欠。"又曰："阳气和利，满于心，出于鼻，故为嚏。"由此可见，欠和嚏，皆关乎阴阳二气，而五脏阴阳之气，又皆由肾所主，故欠、嚏与肾有关。

(6) 胃为气逆、为哕、为恐：哕，呃逆也。胃以和降为顺，若胃病失于和降，其气上逆，发为哕证。恐为肾志，肾属水，土邪盛则尅水，故为恐。

(7) 大肠小肠为泄：大肠、小肠，受盛水谷，转化糟粕，若传导失职，泌别清浊失常，则水谷下注而为泄。

# 脉要精微论

脉，指脉体，脉体是由营血灌养而充实，营血赖心气的推动而运行，故脉能反映出内脏气血的盛衰。而本篇所说的脉是指脉诊而言，是脉象的诊察方法。脉诊是由脉搏的搏动变化来探察、推测内脏的生理病理变化情况。要，是重要、扼要。脉要即诊脉之要。

本篇主要说明脉诊的方法，以及应与望、闻、问、切等诊法密切配合，参照五色、声音、阴阳、四时等各方面，进行综合分析，然后才能察知疾病的虚实及预后。而经文中特别强调了望色、切脉的重要性，其理论又非常精微，故以“脉要精微”名篇。

## 目的和要求

1. 从气血运行与体内外环境的关系，领会“诊法常以平旦”的意义。
2. 理解诊脉的原理及其在临床诊断中的价值。
3. 掌握望五色辨善恶的要点。
4. 掌握四诊合参的意义及其在临床中的应用。
5. 从四时脉象的一般变化规律，理解人与天地四时相应的理论。

**【原文】**黄帝问曰：诊法何如？岐伯对曰：诊法常以平旦，阴气未动，阳气未散，饮食未进，经脉未盛，络脉调匀，气血未乱，故乃可诊有过之脉。切脉动静而视精明，察五色，观五脏有余不足，六腑强弱，形之盛衰，以此参伍，决死生之分。

提示：主要说明诊脉的适宜时间和诊脉必须与望诊结合起来，才能诊断更准确。

兹从两个自然段以析其义：

1.“平旦”是诊脉的最好时间

“平旦”是清晨时分，为阴阳交会之时。张景岳：“平旦者，阴阳之交也。阳主昼，阴主夜，阳主表，阴主里，凡人身营卫之气，一昼一夜五十周于身，昼则行于阳分，夜则行于阴分，适至平旦，复皆会于寸口。故《难经》曰：‘寸口者，脉之大会，五脏六腑之所终始也。’”

（1）阴气未动，阳气未散：滑寿：“平旦未劳于事，是以阴气未扰动，阳气未耗散。”

（2）饮食未进：饮食入则气血增，过时不入则气血少，人在平旦之时，气血平调，食未进则络脉气血未盛。人体处于络脉调匀、气血未乱的状态。

在这种体内外环境安静的情况下，故乃可诊有过之脉。

有过之脉：过，过失也，脉因病而失常，也就是有病之脉。张景岳：“有过，言脉不得中而有过失也，夫脉者气血之先也，气血盛则脉盛，气血衰则脉衰，气血热则脉数，气血寒则脉迟，气血微则脉弱，……凡此之类，是皆有过之谓。”

本节所说的“诊法”，是指诊脉而言，不是广义的诊法。

2. 脉诊与望诊结合

脉诊为四诊之一，是诊法不可缺少的部分，但唯独依靠诊脉一法，是不能够全面了解病情的，正如《素问·征四失论》告诫我们的“诊病不问其始，忧患饮食之失常，起居之过度，或伤于毒，不先言此，卒持寸口，何病能中。”所以本节明确地提出了“切脉动静，而视精明，察五色……”

（1）切脉动静：切脉，谓以指切近于脉也，亦即按索之谓。动静，是脉搏的动静变化，借以诊察人体阴阳的盛衰。脉的形状和至数，皆可以分阴阳。静是与动相对而言，并不是静止之意，如浮脉为动为阳，沉脉即为静为阴；滑脉为动为阳，涩脉即为静为阴；大脉为动为阳，小脉即为静为阴；数脉为动为阳，迟脉即为静为阴；促脉为动为阳，结脉即为静为阴，如此等等皆是。

（2）视精明，察五色：精明，是目之精光。五脏六腑之精气皆上注于目而为之精，视目之精明，可以诊脏腑之神气。五色，是青、黄、红、白、黑，为五脏神精之显露。察五色的变化，一方面可以知病在何脏，另一方面，可以知其生尅。

（3）观五脏有余不足，六腑强弱，形之盛衰：观，并不单指望，含有观察认识的意义。正如张景岳所说：“观脏腑虚实，以诊其内，别形容盛衰以诊其外。”

（4）以此参伍，决死生之分：参伍，是在相参照、参合的意思。张景岳：“夫参伍之义，以三相较谓之参，以五相类谓之伍，盖彼此反观，异同互证，而必欲搜其隐微之谓。”以此，指以上切脉，视精明，察五色，观脏腑虚实强弱和形之盛衰等方面。以此参伍，是说通过以上的诊察所获得的材料，加以分析、比较、归纳，就可以决断病的轻重吉凶，故曰决死生之分。

兹把本文综合列表于下：

- 诊脉
  - 诊脉的适宜时间
    - 平旦
    - 饮食未进
  - 诊脉的整体观
    - 切脉
    - 视精明
    - 察五色
    - 观五脏六腑的虚实强弱
    - 观形之盛衰
- 以此参伍，决生死之分

按：本条主要提出诊脉时间以平旦为宜，因为此时人体自身平静，环境安静，饮食未进，脉搏反映较平稳，诊断也较准确。后世医家，虽不强调平旦诊脉，但非常注意环境的安静和患者自身气息的平定。如吃饭和活动后来就诊者，必使其休息之后，再予诊察脉搏才能反映出病理的真实情况。但是切脉必与望、闻、问、切结合，才能诊断正确。否则，单以脉诊确定诊断，是不够全面的。因为病理变化错综复杂，常出现脉症不符的情况，所以四诊合参，最为重要。

**【原文】**夫脉者，血之府也，长则气治，短则气病，数则烦心，大则病进，上盛则气高，下盛则气胀，代则气衰，细则气少，涩则心痛，浑浑革至如涌泉，病进而色弊，绵绵其去如弦绝，死。

提示：说明脉搏的正常和异常及其所主病证。

兹根据本文内容，从以下两个方面来讨论。

1. 脉和血的关系

脉和血的关系，本文以“脉者血之府”以概况之。府，是归聚的意思。脉者血之府，是说脉道是血液归聚的地方，血是在脉道里面循环流动的。脉与血的相互依赖关系，如同鱼和水一样的密切，所以《素问·刺志论》说：“脉实血实，脉虚血虚。”血行脉中，赖气以推动，脉中不仅有血，而且有气，正如张景岳说：“此血字，实兼气为言，非独指在血也。”

2. 从脉象变化，测知人体病情

(1) 长则气治：长，指长脉，其首尾端直，如循长杆，过于本位，长而和缓，是中气充足之象，故称气治。

长脉
- 正常——长而和缓（气血充盛的健康表现）
- 异常——长而（洪、大、实）邪气方张

（2）短则气病：短，即短脉，其首尾俱短，不能满部。短为不足，因气虚不能推动血液以充其脉，故短则气病。

短脉
- 形态——不及本位（即中间有，两头无）
- 主病
  - 虚证——如脱血（气血虚少）
  - 实证——如痰厥、癫狂（气道受阻）

（3）数则烦心：数，即数脉，一息脉五至六至及以上，称为数脉。数脉为阳为热，热邪乘心，故心烦。但数脉不一定都有心烦症状，而烦心多见数脉。

（4）大则病进：大，即大脉，脉来满指，为邪气有余。病势发展，古曰病进。但大脉也有正常和异常两个方面：

大脉
- 正常——大而和缓（气血充盛）
- 异常
  - 大而虚——虚劳病、久病、新产、大出血——虚证
  - 大而实——胃家实——实证

本文所说大则病进，一定兼有躁疾之象，否则大而和缓，为气血充盛，身体健康的表现。

（5）上盛则气高，下盛则气胀：上，指上部脉，即两额（天）动脉，两颊（地）动脉（人迎脉），耳前（人）动脉。中部：气口部（天），合谷部分（地）神门穴部分（人）参看《素问·三部九候论》下，指下部脉，即太冲部脉（天）、太溪部脉（地），冲阳部脉（人）。有些医家把上、下释为寸尺，而丹波元简不同意此解，他说："按诸家以上下为尺寸之义，而内经有寸口之称。无分三部而为寸关尺之说，乃以难经以降之见读斯经，并不可以。此言上下者，指上部下部之诸脉。"上部脉盛，即搏动有力，为邪气壅滞于上；下部脉搏动有力，为邪气壅滞于下。邪壅于下，则肺气逆而不降，表现气促喘满（气高），邪壅于下，则少腹气机不舒而胀满。

（6）代则气衰：代，即代脉，为动而中止，不能自还，良久复动，止有定数的脉象。代脉多为脏器衰微，不能接续之象，故称气衰。

（7）细则气少：细，即细脉。脉细如线，应指显然按之不绝，多为气血两虚，主诸虚劳损。此因气血虚少，脉不能充，故脉象细而主气少之病。

（8）涩则心痛：涩，即涩脉。脉往来艰涩，如轻刀刮竹，与滑脉相反。涩脉多主气滞血少，气滞则不通，血少则流涩，甚则瘀滞，气血瘀滞，不通则

痛，故涩则心痛，心痛指胃脘痛而言。

(9) 浑浑革至如涌泉：革，即革脉，其形浮而搏指，中空外坚，如按鼓皮。至如涌泉，谓脉来如涌泉一样出而不伏不返。浑浑，言脉之浊乱也。浑浑革至如涌泉，是说脉来混乱，又急又坚，势如涌泉，按之中空，主亡血，失精，为病进之象。

(10) 病进而色弊：弊，败坏之意。色弊，为气血败坏之象。因色生于脉，或因血脱，面部失荣，或为苍白，或为青紫，枯槁不泽。此言在浑浑革至如涌泉病进之时，而又色加憔弊，为病情危重之象。

(11) 绵绵其去如弦绝，死：绵绵，言脉微似有而不甚搏指。其去如弦绝，指细微之脉去时如弦之卒断，似有似无，此为正气败绝欲脱之象。正如王冰所说："绵绵，言微微似有而不甚应手也。如弦觉言脉卒断如弦之绝去也。"此为气血内败，真气已竭，故死。

按：本节说明脉象与气的关系，从而指出几种不同的脉象，与所主的证候，以辨别正气的强弱，邪气的盛衰，以及预后的判断。这些都是古人临床经验的总结，至今仍为临床所用。

**【原文】** 夫精明五色者，气之华也。赤欲如白裹朱，不欲如赭；白欲如鹅羽，不欲如盐；青欲如苍璧之泽，不欲如蓝；黄欲如罗裹雄黄，不欲如黄土；黑欲如重漆色，不欲如地苍。五色精微象见矣，其寿不久也。夫精明者，所以视万物，别白黑，审短长。以长为短，以白为黑，如是则精衰矣。

提示：观察色之变化和目的视觉，以推测脏腑气血的盛衰。

1. 精明五色为气之华的原理

精明，指眼睛。五色，就是青黄赤白黑。古人认为眼睛和五色均与内脏有关，正如张景岳说："精明见于目，五色显于面，皆五气之精华也。"所以从目的神光和颜面色泽的变化，可以测知内脏的病变。

2. 五色之欲与不欲的意义

欲，是"要"或"象"的意思。

五色{欲——润泽光明——预后良（气血充盛）<br>
　　　不欲——枯槁晦暗——预后不良（气血衰败）

兹从所见之色以析其理：

(1) 赤欲如白裹朱，不欲如赭：白，当作帛，是白色的绢帛。朱，是深红色。赭，是代赭，色赤而紫。色赤要像以白色的绢布包裹朱砂一样，隐现红润之色，此为心脏有生气之色。但如色赤为代赭，紫暗枯涩而不润泽，此为心脏精气衰败之象。

(2) 白欲如鹅羽，不欲如盐：色白为鹅羽而明润，为肺气有生气之色。若色白为盐之晦暗无光，为肺脏精气衰败之象。

(3) 青欲如苍璧之泽，不欲如蓝：苍，为青绿色。璧，是玉石。色青要像苍璧之泽，青而明润，此为肝脏有生气之色。若色青为靛蓝而沉晦，为肝脏精气衰败之象。

(4) 黄欲如罗裹雄黄，不欲如黄土：罗，是丝织品，轻软而有疏孔。雄黄色黄而明润。色如罗裹雄黄，是为隐现黄而明润之色，为脾脏有生气之色。若色黄如土色灰黄而枯槁，为脾脏精气裹败之象。

(5) 黑欲如重漆色，不欲如地苍：漆，是植物漆，色黑而明润。色如重漆，为肾脏有生气之色。地苍，指苍黑的泥土，黑而无光，此为肾脏精气衰败之象。

总之：

赤为白裹朱<br>白如鹅羽<br>青如苍璧<br>黄如罗裹雄黄<br>黑如重漆 } 润而有神的色（有生气之色），均以明润、含蓄为佳

反之，为枯槁无神的色，为五脏精气衰败的现象。

3. 五色精微象见的理解

精微，精华，精粹之意。

象，是现象。

精微象见，是说精华毕露于外，毫无含蓄，为内脏真元之气外泄的标志，亦称真脏色。正如吴崑所说："精微象见，言真元精微之气，化作色象，毕见于外，更无藏蓄，是真气脱也，故寿不久。"俗说"回光返照"，亦即此义。

4. 视觉与内脏精气的关系

"五脏六腑之精气，皆上注于目"（《灵枢·大惑论》），人在正常情况下，应做到以下几点：

目 { 视万物<br>判黑白<br>审长短 } 内脏精气充足的表现。

否则，长短不分，黑白颠倒，是内脏精竭的表现。所以临床上从视觉的变化，可以测知内脏精气的盛衰。如《素问·阴阳应象大论》说："年五十体重，耳目不聪明矣。"《灵枢·大惑论》说："精散则视歧，视歧见两物。"《灵枢·决气》说："气脱者，目不明。"《素问·脏气法时论》说："肝病者

……虚则目䀮䀮无所见。”从此可见，视觉的变化，是人体内脏精气盛衰的表现。故本文曰：“如是则精衰矣。”

按：以上主要讨论了五色的变化和视觉的改变对临床的诊断意义，因为精明见于目，五色显于面，皆为内脏精华之气显现于外的反映。但若五色失常，出现“不欲”之色，以及视觉失常，长短不分，黑白颠倒，皆为内脏精气衰竭的现象，所以本文说：“其寿不久也”，“如是则精衰矣”。古人这些宝贵经验，至今仍有实用价值。

**【原文】**五脏者，中之守也。中盛脏满，气胜伤恐者，声如从室中言，是中气之湿也。言而微，终日乃复言者，此夺气也。衣被不敛，言语善恶，不避亲疏者，此神明之乱也。仓廪不藏者，是门户不要也。水泉不止者，是膀胱不藏也。得守者生，失守者死。

提示：从语言、声音的变异和大小便失常来判断疾病的性质。

1. 闻声辨病

病在内而声发于外，从语言、声音的变异中，可以判断疾病的性质。因为五脏各有所藏，属阴居内而守于中，在正常情况下，藏而勿失则精神完固，故曰：“五脏者，中之守也。”“中”作内读，“守”作“固藏也”解。

（1）声如从室中言：言语混浊不清，重浊低沉，如隔壁室中说话一样，此为脾不化湿，水湿停聚，致中盛脏满。若水湿之气偏盛，下伤肾阳，不能宣化水湿，故曰伤恐。恐为肾志，伤恐即伤肾也。水湿不仅下伤于肾，而且可以上泛渍肺，使肺气不利。此为肺、脾、肾三脏失守而致声音重浊不清。正如高士宗所说：“人之音声，起于肾（肾为生气之原），出于肺，会于中上，若中盛脏满，气胜伤恐者，则声如从室中言，此中土壅滞，致肺肾不交，故曰：“是中气之湿也。”

这种症状，临床上多见湿阻中焦，水饮渍肺，或与水肿并发。

（2）言而微，终日（疑为衍文）乃复言：即语言低微，断续不接，语不成句，此为气虚之极，故称“夺气”。

从临床所见，这种症状，多为中气不足，或重病内脏精气衰竭，或久病元气大伤之证。

（3）言语善恶，不避亲疏：言语错乱，骂詈不论亲疏。病由阳热内盛，痰气内郁，蒙蔽清窍，扰乱神明，同时还有衣被散乱，不知欲盖，此为狂证。

2. 问二便以辨病

（1）仓廪不藏者，是门户不要也：仓廪，指脾胃。不藏，是说脾胃不能行使运化、吸收和转输之职。门户，指幽门、阑门、魄门。要，作约束讲，不要失掉约束；是说脾胃功能不健，失于中守，而致泄泻的病证。

（2）水泉不止者，是膀胱不藏也：水泉，指小便。水泉不止，即小便不禁。肾与膀胱相表里，肾主闭藏，职司气化，肾的气化功能正常，膀胱开合适度，小便能适时排出。故《素问·灵兰秘典论》说："膀胱者，州都之官，津液藏焉，气化则能出矣。"如果肾的气化功能失常，而致膀胱失约，小便时时下注而不止。

以上言语声音的改变和大小便失常，皆为五脏之气不能内守，以致变生他病，所以说"得守者生，失守者死"。正如高士宗说："得守则神气保固而生，失守则神气离脱则死。"

按：本节主要讨论五脏精气守与不守的一些病变。五脏主藏精气，是维持人体生命活动的物质基础，一切功能活动，均赖五脏精气为之供养，而语言声音亦发于五脏。如精气外泄，五脏失守，语言声音也随之而发生变化。大小便也可发生失禁现象。临床上依据这些症状表现，可辨别脏腑之盛衰和疾病之虚实。

**【原文】**夫五脏者身之强也。头者，精明之府，头倾视深，精神将夺矣。背者，胸中之府，背曲肩随，府将坏矣。腰者，肾之府，转摇不能，肾将惫矣。膝者，筋之府，屈伸不能，行则偻附，筋将惫矣。骨者，髓之府，不能久立，行则振掉，骨将惫矣。得强则生，失强则死。

提示：从形态的异常改变来诊断内脏的病变。

1. 五脏与形体的关系

人体的壮健，主要依脏五藏内藏之精气以充养，五脏精气旺盛，身体必然壮健，所以说："五脏者，身之强也。"若五脏精气内竭，而外在的形体亦必败坏。所以又说："得强则生，失强则死。"

2. 形体的异常与内脏的病变关系

（1）头倾视深：

1）头者，精明之府：精明，指精神意识、思维活动及目的神光而言。头为诸阳之会，内藏脑髓，脑为元神之府，为精明之所出。"五脏六腑的精气皆上注于目，而为之精"，所以人的头和目的"精明"作用，是内脏精气充养而实现的。正如高士宗说："人身精气，上会于头，神明上出于目，故头者精明之府。"

2）头倾视深：头倾，是头低垂不能抬举。视深，是目陷无光。此为内脏精气衰败，精神极度衰竭的表现。多见于严重疾病趋于危笃之期，故称精神将夺矣。

(2) 背曲肩随:

1) 背者，胸中之府：这里的胸不是单指胸部，而是指心肺两脏。因心肺居于胸中，心俞、肺俞皆在背部。背部和胸构成胸廓是心肺两脏的外廓，故称背者胸中之府。张志聪：“心肺居于胸中，而俞在肩背，故背为胸之府。”

2) 背曲肩随：背曲，是背部弯曲不能挺胸。肩随，是两肩下垂，无力抬起。这是由于心肺有病，精气衰败，不能充养于背以致出现背曲肩随的异常体态，也是疾病到了危险阶段。故曰“府将坏矣”。

(3) 转摇不能:

1) 腰为肾之府：肾附于腰部，腰为肾之外廓，故称腰为肾之府。

2) 转摇不能：是说腰部不能随意转动，运动有障碍日惫。这是由于肾脏亏虚，精气衰少，不能充养于府，因而出现转摇不能的病态，所以说“肾将惫矣”。惫，困惫、疲极曰惫。因肾虚而出现的腰部转摇不能，常伴有腰酸、腰痛等症。

(4) 屈伸不能，行则偻附:

1) 膝者，筋之府：筋虽附络于全身各个关节，但以膝腘之处为最多。正如张志聪所说：“筋会阳陵泉，膝乃筋之会府也。”

2) 屈伸不能，行则偻附：偻，佝偻，身体曲弓之状。附为依附。“屈伸不能，行则偻附”，既是说两膝关节不能屈伸自如，同时在走路的时候，要弯着身子，依附手杖或它物而行走。这是由于肝肾不足，筋失其养所致。高士宗：“大筋联属于膝，故膝者，筋之府，若屈伸不能，行则佝偻依附，膝软不坚，而筋将惫矣。”

(5) 不能久立，行则振掉:

1) 骨者，髓之府：人赖骨以立，骨赖髓以养，髓藏骨内，故骨者髓之府。

2) 不能久立，行则振掉：即是说在站的时候不能持久，走路的时候即振颤摇晃欲倒。这是由于肾精衰败，精髓内枯，不能充养骨骼，骨弱无力所致。

按：本节主要论述五脏与头、背、腰、膝、骨的关系。脏居于内而形见于外，内脏功能正常与否，可从五脏所属部位反映出来。临床上根据这些反常体态变化，便可诊知内脏的病变。这也是望诊的一个重要方面。

**【原文】**帝曰：病成而变何谓？岐伯曰：风成为寒热，瘅成为消中，厥成为巅疾，久风为飧泄，脉风成为疠。病之变化，不可胜数。帝曰：诸痈肿筋挛骨痛，此皆安生？岐伯曰：此寒气之肿，八风之变也。帝曰：治之奈何？岐伯曰：此四时之病，以其胜治之愈也。

提示：主要说明疾病的变化情况。

（1）病成而变：成，是形成。病成，是疾病已经形成。讲义语译为成因，欠妥。张隐庵：“言病已成而又变为别病。”符合经文原义。

（2）风成为寒热：谓风病已成，而又变为寒热。何又变为寒热？因人体感受风邪以后，从阳化热则为热，从阴化寒则为寒，这是一种道理。另一方面，人受风邪以后，可出现寒热症状。正如张志聪曰：“风者善行而数变，腠理开则洒然寒，闭则热而闷。”

（3）瘅成为消中：瘅，是热也。善食易饥为消中。热积于内，热则消谷，故为消中之证。

（4）厥成为巅疾：气升而上，害于神明，可发生眩晕或疼痛诸证，成为巅疾。

（5）久风为飧泄：肝为风木之脏，肝经感风，木盛乘土，脾胃失于运化而成飧泄。治疗此症，应责之于肝，不能责之于脾或肾。故有曰：“治脾治肾均欠妥，凉肝破血或可痊。”（《黄帝内经·素问注解》）

（6）脉风成为疠：疠，即疠风，为恶疠之疾，即麻风病。血脉受风，则血郁结于皮肤肌肉之内，日久瘀坏，发生疠疮。

（7）痈肿筋挛骨痛：见讲义，兹从略。

**【原文】**肝与肾脉并至，其色苍赤，当病毁伤，不见血，已见血，湿若中水也。

按：对于本节经文，历代医家注解不一，本讲义亦略而不解。《黄帝内经·素问注解》对此条注解，颇有参考价值，兹录于下：“肝脉弦，肾脉沉，弦沉两脉同时并至者，病在肝肾。其外见之色，当为肝肾之苍黑二色。今现苍赤，色脉不应也。肝肾不足，火来乘之，水为火抗，火胜于水，故色不现黑而现赤，其病当为血液毁伤。盖肝不足火必盛，肾不足火亦盛，火盛必毁伤血液，始则血为火劫，郁于中而不见血，郁之既久，逆以出之，必唾咯见血而不止矣。湿若水中者，形容咯血不止之状，为湿地中而出泉水也。”

# 经脉别论

题解：从略。

## 目的和要求

1. 结合五脏的功能及其相互关系，理解喘、汗发生的病因、病理，了解五脏分证法的辨证理论，体会同病异治的理论原则。

2. 掌握饮食的生化过程。

3. 掌握肺气在饮食物生化过程中的作用以及“肺为水上之源”的理论及其临床运用。

4. 结合《素问·五脏别论》的有关内容，理解独取寸口所以能诊病的原理。

**【原文】** 黄帝问曰：人之居处动静勇怯，脉亦为之变乎？岐伯对曰：凡人之惊恐恚劳动静，皆为变也。是以夜行，则喘出于肾，淫气病肺。有所堕恐，喘出于肝，淫气害脾。有所惊恐，喘出于肺，淫气伤心。度水跌仆，喘出于肾与骨。当是之时，勇者气行则已，怯者则着而为病也。故曰：诊病之道，观人勇怯，骨肉皮肤，能知其情，以为诊法也。

提示：说明气喘的不同成因及病理（同中求异）。

（1）凡人之惊恐恚劳动静，皆为变也：气血在人身中，循行不已，有一定的常度。但常因环境变化、精神刺激、起居失宜而有所变化。为惊则气乱，恐则气下，怒则气上，劳则气耗，动则血旺而行急，静则血少而流缓，这都是引起经脉、气血变化的因素，故曰人之惊恐恚劳动静，皆为变也。（恚，慧、畏二音）

（2）是以夜行，则喘出于肾，淫气病肺：肾在时主夜，夜属阴，宜闭藏而静养。若夜行过度，劳骨伤阴，肾气不能闭藏，故喘出于肾。肺肾为母子之脏，少阴肾脉，上入肺中，故淫气病肺。淫气，是偏胜的病气。

（3）有所堕恐，喘出于肝，淫气害脾：坠堕而恐，伤筋损血，故喘出于肝。肝因堕恐而气逆，气逆尅土，故曰淫气害脾。孙沛：“由高而堕，因恐而肾气下沉，以致水不生木，肝阳亢盛，上攻于肺，故曰喘出于肝。肝阳亢盛而尅脾土，故曰淫气害脾。”此说，可作参考。

(4) 有所惊恐，喘出于肺，淫气伤心：肺藏气，惊恐则神越气乱，故喘出于肺。肺为心之盖，心藏神，神乱则邪入，故淫气伤心。

(5) 度水跌仆，喘出于肾与骨：度，同“渡”。肾主水，水气通于肾，故渡水能伤肾。肾主骨，跌仆伤于肾，骨伤肾亦伤，故曰喘出肾与骨。

(6) 当是之时，勇者气行则已，怯者则着而为病也：在上述情况下，均能伤人脏气，但勇者不病，而怯者病。因勇者气盛，虽有感触，但时过境迁，逆气乃散，正气即复，故邪不能为病。怯者正气先衰，故邪气乘虚人之，留着不去而为病。

(7) 诊病之道，观人勇怯，骨肉皮肤，能知其情，以为诊法也：人之禀气有勇怯，腠理有疏密，皮肉有厚薄，骨骼有坚脆。所以在诊治疾病之前，必须先了解患者的体质情况，人与证互参，由表而及里，由此而及彼，洞察病情，不使漏误，方为善诊，故曰以为诊法也。

**【原文】** 故饮食饱甚，汗出于胃。惊而夺精，汗出于心。持重远行，汗出于肾。疾走恐惧，汗出于肝。摇体劳苦，汗出于脾。故春秋冬夏，四时阴阳，生病起于过用，此为常也。

提示：说明活动超过常度而致汗出的道理。

(1) 饮食饱甚，汗出于胃：饮食养人，贵于有节，若过饱则胃气痞满，运化不及，胃热蒸腾，迫津外泄而为汗。

(2) 惊而夺精，汗出于心：心主血而藏神，血乃心之精，汗乃心之液。惊则心动而神外越，神越则阴不内守，故汗出。

(3) 持重远行，汗出于肾：肾为“作强之骨”（《素问·灵兰秘典论篇》），持重远行，则用力太过，骨疲气越，肾液外泄，故曰汗出于肾。

(4) 疾走恐惧，汗出于肝：见讲义注释，兹从略。

(5) 摇体劳苦，汗出于脾：摇体劳苦，是动作用力，不同于疾走运行。脾主肌肉、四肢，用力勤作，则肌肉动于外，而脾运于肉，谷精四布而汗出。

(6) 生病起于过用：暑往寒来，四时有序，阳生阴长，二气调和，人在“气交”之中，必须适应于四时阴阳的变化，才能气血和平、疾病不生。若心力过用，逆于四时阴阳，则气血失常，营养失调，疾病发生，故曰生病起于过用。这是古人启示人们在日常生活中应该注意和掌握这些问题。

【原文】食气入胃，散精于肝，淫气于筋；食气入胃，浊气归心，淫精于脉，脉气流经，经气归于肺，肺朝百脉，输精于皮毛。毛脉合精，行气于腑，腑精神明，留于四脏，气归于权衡，权衡以平，气口成寸，以决死生。饮入于胃，游溢精气，上输于脾，脾气散精，上归于肺，通调水道，下输膀胱，水精四布，五经并行，合于四时五脏阴阳，揆度以为常也。

提示：说明饮食物在人体内的输布流化，以及气口成寸的意义。

兹将本内容分为三部分来讨论。

1. 食物入胃后精气的归输

(1) 散精于肝：

1) 食气：指食物中的营养成分。

2) 散精：精，是水谷精微。散，是输布之意。

3) 淫：是滋养的意思。

4) 食气入胃，散精于肝，淫气于筋：是说食物入胃后，化生精微，由脾的运化，将精气输布于肝，肝主筋，筋亦得其养。

2. 浊气归心：

1) 浊气：指水谷精微的浓郁部分。

2) 肺朝百脉：朝，朝会。百脉，是众多之意，是说全身血脉都要流经于肺，肺受百脉朝会的意思。张景岳："经脉流通，必由于气，气主于肺，故为百脉之朝会。"

3) 输精于皮毛：为气血循行，内而脏腑，外而皮毛，无处不到之意。

4) 毛脉合精：肺主皮毛，心主血脉。毛脉合精是说心肺相互配合，气血相互为用之意。

5) 行气于府：历代医家有不同见解：

A. 作"膻中"解。王冰："府谓气之所聚处，是谓气海，在两乳间，名曰膻中。"

B. 作"玄府"解。吴崑："行气于玄府，是为卫气。"

C. 作"脉"解。《素问·脉要精微论》："失脉者，血之府也。"

D. 作"六腑"解。张志聪："六腑为阳，故先受气。"

以上四种意见，应以张说为要。

6) 腑精神明，留于四脏：六腑津液相成，神乃自生，同时又流入心、脾、肝、肾四脏，留而以养四脏之气。

按："府精神明"，从本讲义之解。但也可作两个内容来解，即府精，指经脉中精气充盈；神明，指心的脏气强则精神旺。

2. 饮于胃后的精气归输

（1）游溢：即流行布散的意思。

（2）合于四时，五脏阴阳：是说人体内环境和外环境的相对统一性。饮入之水在体内升降输布排泄，是随着四时气候变化而有所变化，夏天多汗少尿，冬天多尿少汗。但是，这种调节水液的功能，主要是五脏的功能，所以说合于四时五脏阴阳。

（3）揆度：是衡量的意思。“揆度以为常”，就是说衡量水液的进入与排出，以保持体内一定常度的水液。

3. “权衡以平，气口成寸”的意义

（1）权衡：权，是秤锤；衡，是秤杆。权衡以平，就是平衡协调的意思。

（2）气口：即寸口，又称脉口。①与鱼际相去一寸。②分尺为寸。③成一寸之脉。

为什么诊寸口能决死生呢？首先要明确寸口之脉与内脏的关系。寸口脉，是手太阴之脉，为《灵枢·经脉》说：“手太阴之脉寸口，上鱼际。”手太阴为百脉流注朝会之始，即《素问·五藏别论》所说：“胃者，水谷之海，六府之大源也。五味入口，藏于胃以养五脏气而变见于气口也。”所以内脏血气盛衰，可以从气口反映出来，从气口的脉象变化，又可测知内脏气血虚实情况。“气口成寸，以决死生”，道理即在于此。

按：本节对食气入胃后，一则曰：“散精于肝”，一则曰“浊气归心”。对饮入于胃则谓“上输于脾”。看来好像途径不同，其实是一致的。只是含蓄概括各撮其要而已。胃为五脏六腑之本，胃受水谷，化生食气，食气下达于肠，藉三焦吸收，靠脾气运化，赖肝气升散，一部分归于心肺而入于经脉，一部分滋养肝筋，其多余部分藏于肝脏，以备需要，即所谓“散精于肝，淫气于筋。”至于脾与肺的关系，犹为地与天一样，脾为地，脾将化生的水谷之精气上腾于肺天，所谓地气上为云之类；肺为天，肺气肃降，使气化之云，化而为水，藉三焦之道，宣发于体表四肢，输于脏腑，达于膀胱，所谓天气下为雨之类。

本节论述了“气口成寸，以决死生”的论脉原理，为《难经》《脉经》的重要理论根据。

附：饮食在人体内输布过程示意图。

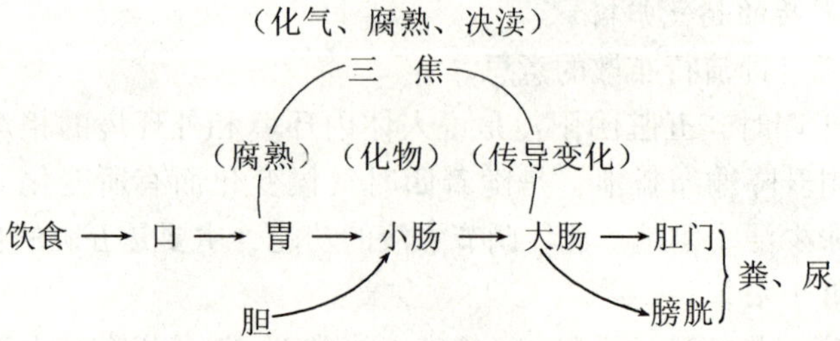


**【原文】**太阳脏独至，厥喘虚气逆，是阴不足阳有余也。表里当俱泻，取之下俞。阳明脏独至，是阳气重并也。当泻阳补阴，取之下俞。少阳脏独至，是厥气也。跻前卒大，取之下俞。少阳独至者，一阳之过也。太阴脏搏者，用心省真，五脉气少，胃气不平，三阴也。宜治其下俞，补阳泻阴。一阳独啸，少阳厥也。阳并于上，四脉争张，气归于肾。宜治其经络；泻阳补阴。一阴至，厥阴之治也。真虚痛心，厥气留薄，发为白汗，调食和药，治在下俞。

提示：论述三阳三阴各见独至之脉证，以及分别给予适当之针药调治。

（1）太阳脏独至，厥喘虚气逆，是阴不足阳有余也。表里当俱泻，取之下俞：太阳，指足太阳膀胱。何以知其为足经？因为有“下俞”二字，故知之，下同。膀胱与肾为表里，一为水腑，一为水脏，水皆属阴，今阳气有余，阴气不足，有余者泻之，而不足者自复，故表（膀胱）、里（肾）俱泻。肾阴不足，为何亦泻？因为阳邪俱盛，必须表里兼泻，才能热去阴复。膀胱从束骨穴泻之，肾从太溪穴泻之。

（2）阳明脏独至，是阳气重并也。当泻阳补阴，取之下俞：阳明胃经为十二经脉之海，而行气于三阳，以盛阳之经，又感受阳邪，是为阳经见阳证。胃经阳盛，必伤及与其相表里的脾经，故当泻胃之阳，补脾之阴，臻于平复。泻胃取陷谷穴，补脾取太白穴。

（3）少阳脏独至，是厥气也。跻前卒大，取之下俞：少阳主初生之气，若生气厥逆于下，其经气必盛，故跻前卒大。宜取该经临泣穴以泻之。“一阳之过也”，一阳即指少阳；过，谓太过也。

（4）太阴脏搏者，用心省真，五脉气少，胃气不平，三阴也：宜治其下俞，补阳泻阴：太阴脾脉，本贵和缓，若坚强搏指，类乎真脏脉，当细心审查，以免差误。脾为后天之本，五脏皆受气于脾而后治，若太阳经气太过而失常，五脏皆失其所养，则五脏之脉气俱少，而胃气亦不平和。此皆为脾之太过所致，故曰“三阴也”。三阴即指脾而言。

（5）一阳独啸，少阳厥也。阳并于上，四脉争张，气归于肾：张景岳：“一阳当作二阴，少阳当作少阴。”吴崑：“一阳足少阳胆，手少阳三焦也。

啸，耳鸣也，二经之脉皆入耳，故耳鸣，谓其经气厥逆也。”应从景岳之说。

少阴为二阴，为相火所系，若相火上炎而独炽（独啸），为少阴之气逆于上也。若解“少阳厥也”的“厥”为热厥，似嫌欠妥（此景岳之见解）。肾与膀胱相表里，今肾阴不足而膀胱阳盛，故泻膀胱经之昆仑和其络穴之飞扬，补少阴经之复溜和其络穴之大钟。

（6）一阴至，厥阴之治也。真虚痛心，厥气留薄，发为白汗，调食和药，治在下俞：足厥阴肝经，谓之一阴。至，即独至。治，当主讲。足厥阴肝脉上贯膈，手厥阴之脉，出属心包。若肝邪独盛，木火相干，故心痠痛而真气亦虚。其厥逆之气不散，留于经脉与真气相薄（搏），气虚不固，故汗出。可针刺其经太冲穴以治之。至于“调食和药”治疗，张景岳认为：“至若一阴调食和药一句，盖亦总结上交而言，不独一经为然，古经多略，当会其意。”

## 复习思考题

1. 内外环境的变化对经脉有什么影响？
2. 喘和汗与五脏的关系怎样？你是如何理解的？
3. 饮食物是怎样输布的，和经脉有何关系？

# 评热病论

评，评议、讨论之意。热病，是发热性疾病。评热病，就是讨论热性病中的几种变证，如阴阳交、风厥、劳风、肾风等病的成因、症状及预后。因病情属于热病之类，故从评热病名篇。

## 目的和要求

1. 理解精气和邪气在热病过程中的关系。
2. 掌握阴阳交、肾风等病的病因、病理和症状。
3. 掌握热病发汗后的吉凶变化。

**【原文】**黄帝问曰：有病温者，汗出辄复热，而脉躁疾不为汗衰，狂言不能食，病名为何？岐伯对曰：病名阴阳交，交者死也。帝曰：愿闻其说。岐伯曰：人所以汗出者，皆生于谷，谷生于精。今邪气交争于骨肉而得汗者，是邪却而精胜也。精胜，则当能食而不复热，复热者，邪气也，汗者，精气也；今汗出而辄复热者，是邪胜也，不能食者，精无俾也，病而留者，其寿可立而倾也。且夫《热论》曰：汗出而脉尚躁盛者死。今脉不与汗相应，此不胜其病也，其死明矣。狂言者是失志，失志者死。今见三死，不见一生，虽愈必死也。

提示：说明阴阳交的成因、症状及预后。

（1）有病温者：即有患温热病的人。温病是一种发病较急，热象偏盛，而又易于化燥伤阴的疾病。

（2）汗出辄复热：辄，常常。复热，又热。温热病，热邪常随汗而解，汗出热退，体温正常，今虽汗出，而热邪不退，仍复发热，是为异常之象。

（3）脉躁疾不为汗衰：脉躁疾，躁，跳动不安。疾，同急，就是说脉象急数不静之义。温热病，理应汗出热退而脉静，今汗后，热不退，脉不衰减，说明邪气仍然很盛。

（4）狂言不能食：热扰神明则言狂，胃热炽盛，故不能食。此为热邪入里之征。

（5）病名阴阳交，交者死：①作交结解。阳邪交入阴分，火愈旺而水愈耗，形成阳亢阴竭之危候，故曰死。此病，古人可能无法治疗。后世温病学大发展，治疗方法日趋丰富，可以用玉女煎、增液汤、三甲复脉汤等加减化裁，以挽其危，不能绝对认为“阴阳交”就是死证。“死”字应当活看。②作交争解。阳邪交入阴分，正不胜邪，邪逼津泄，邪盛正衰，即为阴阳交之危证。正如张志聪曰：“阴阳交者，谓汗乃阴液，外出于阳，阳热不从汗解，复入于阴，名曰阴阳交。交者，乃正不能胜邪，而邪复伤正气，故为死证。”

（6）邪气交争：邪，即病邪。气，指正气。邪气交争，即邪正交争。

（7）精无俾也：俾，《针灸甲乙经》作俾（音避），补益的意思。“不能食者，精无俾也”是指不能纳谷，耗损的精气得不到补充，故曰精无俾也。

（8）《热论》：指《灵枢·热病》。《热病》曰：“热病已得汗，两脉尚躁盛，此阴脉之极也，死。”文与本论小异，其义则同。

（9）失志：志，指五志而言。失志，即失去五志的正常作用。五志皆以精为基础，精不能复，邪气仍盛，则五脏之志皆失，神志相依，失志即失神，失神者亡，故曰失志者死。

（10）今见三死，不见一生，虽愈必死也：张景岳：“汗后辄复热不能食者一死，汗后脉尚躁盛者二死，汗后反狂言失志者三死。”此皆为热陷精伤的逆证，故难治疗。虽愈必死的“愈”，不是痊愈，而是暂时的好转，正如吴崑所说：“虽或稍愈，犹必死也。”

按：本篇论述温病中“阴阳交”一证。以汗出仍发热，脉躁疾，狂言不能食为其主要症状，并以此断为死候。这是由于温热不止，精气耗伤，阳亢阴竭正不胜邪所致。阴阳交，虽然未必皆死，但治疗不恰当，不及时，确实是有危险的，应予注意。这种从邪正盛衰以判断预后的理论，在临床上是很重要的。

**【原文】**有病身热，汗出烦满，烦满不为汗解，此为何病？岐伯曰：汗出而身热者，风也；汗出而烦满不解者，厥也，病名曰风厥。帝曰：愿卒闻之。岐伯曰：巨阳主气，故先受邪；少阴与其为表里也，得热则上从之，从之则厥也。帝曰：治之奈何？岐伯曰：表里刺之，饮之服汤。

提示：说明风厥的成因、症状及治疗。

（1）汗出而身热者，风也：风为阳邪，性主升，故汗出而身发热。

（2）汗出而烦满不解者，厥也：厥，指肾气上逆，逆于心则烦，逆于脾则中满（张志聪）。高士宗：“汗乃阴液，外出于阳，今汗出而心烦胸满不解者，乃阴竭阳虚，不相交济，是为厥也。此因风致汗；因汗致厥，病名曰风厥。”

(3) 巨阳主气，故先受邪：巨阳，即太阳。气，应作“表”字解。太阳主一身之表，为六经之藩篱。外邪犯表，太阳首受其邪，故曰“先受邪”。

(4) 少阴与其为表里也，得热则上从之，从之则厥也：其指太阳膀胱。之，代表太阳。肾与膀胱相为表里，太阳膀胱受热邪，则少阴肾阴气上行而接济它，这叫作得热则上从之。由于少阴肾之阴气，上济太阳，太阳风热蒸为大汗，大汗则伤阴（肾阴），阴竭则为风厥之证。（正如高士宗说：“此因风致汗，因汗致厥，病名风厥。”）

(5) 表里刺之，饮之服汤：表，指太阳；里，指少阴；汤，指汤药。风热在太阳之表，当用刺法泻之，阴虚于少阴之里，当用刺法补之。同时再内服汤药以调之。意在针药并用，期其速愈。张景岳说：“阳邪盛者阴必虚，故当泻太阳之热，补少阴之气，合表里而刺之也。饮之服汤，即脉度篇所谓，虚者饮药以补之之意。”

按：风厥为风热在太阳之表，伤及少阴之里，成为太少俱病，表实而里虚之证。在治疗上，若单泻其表实，而里虚不能复，若只补其里虚，而表实不能去，故表里同治，补泻并用，并以汤药内服。本证与上证皆为汗出而病不解之证，但上证为热邪在里而致阳亢阴竭；本证为热邪在表而致阳盛阴虚，二证相较，则本证轻于上证。

张志聪：“按此篇评论阳热之邪，惟借阴精以制胜，汗者，精气也，一出于水谷之精，一出于肾脏之液。水谷入胃，津液四布，汗出溱溱，水谷之精气也。又肾为水脏，受五脏之精气而藏之，所藏之精，奉心化赤而为血，血之液为汗，此肾脏之精气也。是以上节讨论汗生于谷，此以下复论风伤肾脏之精气。”

本病因风致汗，治疗不可因表而过汗。太阳表汗可致少阴阴伤，治疗须固其里阴。这是本原文的临床指导意义。

**【原文】** 劳风为病何如？岐伯曰：劳风法在肺下，其为病也，使人强上冥视，唾出若涕，恶风而振寒，此为劳风之病。帝曰：治之奈何？岐伯曰：以救俛仰，巨阳引。精者三日，中年者五日，不精者七日，咳出青黄涕，其状如脓，大如弹丸，从口中若鼻中出，不出则伤肺，伤肺则死也。

提示：论述劳风的成因、症状、治疗及预后。

(1) 劳风：因劳力汗出而受风，故名劳风。马莳释为劳证，而丹波元简不同意此说。他说：“此一时劳而受风之证，未见劳证咳出青黄涕而愈者，则马注难凭。”

（2）强上冥视：肺为热邪上蒸，其气上逆，不能俯首，故为强上；邪火上炎，伤精害目，故为冥视。正如张景岳曰：“邪在肺下，则为喘逆，故令人强上，不能俛首。风热上壅，则畏风羞明，故令人冥目而视。”而丹波元简认为“冥视，即目眩之谓”。可作参考。因风热上犯而头目眩晕，亦属常见。《素问》则谓“是咳嗽剧烈而呈现耸肩、目为脱的现象”。

（3）唾出若涕：肺中津液为风热蒸灼而黏稠，故唾出为鼻中之涕，甚者“其壮如脓，大如弹丸”。

（4）恶风而振寒：卫虚表不固，故恶风，正邪相争于肌表，故振寒。

（5）不出则伤肺，伤肺则死也：咳出脓痰，为邪热结毒之重，如能排出，是邪有出路，肺气得畅，故为可生之兆。若不能排出，一则由于肺热叶焦，痰稠难出；一则由于肺气大伤、无力排出，终致津枯金绝而死。此外《诸病源候论·风热候》说的比较朴实，其说：“青黄脓涕如弹丸大，从口鼻内出为善也，若不出则伤肺，变咳嗽唾脓血也。”

总归纳如下：

劳风
- 病因——劳后肺受风邪
- 症状
  - 表——恶风振寒
  - 里——咳出脓痰

治法——利肺散邪（以救俛仰）

按：本病为风邪袭肺，化热灼津而致。对其咳出脓样痰，要及时排出，保证呼吸通畅，以免毒热重伤肺，“伤肺则死”。张仲景遵此理论创桔梗汤排脓以疗肺痈。至于“引精者三日，中年者五日，不精者七日”，说明预后良好与否与患者的年龄及精气的盛衰有着直接关系。

**【原文】**帝曰：有病肾风者，面胕痝然，壅害于言，可刺不？岐伯曰：虚不当刺，不当刺而刺，后五日其气必至。帝曰：其至何如？岐伯曰：至必少气时热，时热从胸背上至头，汗出手热，口干苦渴，小便黄，目下肿，腹中鸣，身重难以行，月事不来，烦而不能食，不能正偃，正偃则咳，病名曰风水，论在《刺法》中。

帝曰：愿闻其说。岐伯曰：邪之所凑，其气必虚，阴虚者，阳必凑之，故少气时热而汗出也。小便黄者，少腹中有热也。不能正偃者，胃中不和也。正偃则咳甚，上迫肺也。诸有水气者，微肿先见于目下也。帝曰：何以言？岐伯曰：水者阴也，目下亦阴也，腹者至阴之所居，故水在腹者，必使目下肿也；真气上逆，故口苦舌干，卧不得正偃，正偃则咳出清水也。诸水病者，故不得卧，卧则惊，惊则咳甚也。腹中鸣者，病本于胃也。薄脾则烦，不能食，食不下者，胃脘膈也。身重难以行者，胃脉在足也。月事不来者，胞脉闭也，胞脉者属心，而络于胞中，今气上迫肺，心气不得下通，故月事不来也。帝曰：善。

提示：主要说明肾风的成因、症状及其病变。

本节分两个自然段，前一段叙述肾风症状并讨论误治后的变化。后一段详细说明肾风的症状及其病理。

（1）肾风：肾者水脏，风动肾脏之水而引起的病变，故曰肾风。即风邪伤肾，肾不能化气行水而致水肿。

（2）面胕痝然，壅害于言：（从讲义之解，此作参考）胕，浮肿。张景岳："胕，浮肿也"。痝，音芒。张景岳说："痝然，失色貌。"高士宗说："痝然，肿貌。"有的以为"痝"即"庞"，面胕庞然，即面部因浮肿而庞大，这是水邪风热而上浮所致。肾脉循喉咙挟舌本，风水上泛，肾脉不利，故壅害于言语。壅，是重浊不清之意。

（3）可刺不：不，古与"否"字音义相同。可刺不，即是说这种患者，可以不可以用针刺呢？

（4）后五日其气必至：其气，指病气。肾风，本是虚证，肾虚感风，若谓肿为实，以针泻之，则真气愈虚，邪必乘虚而至。脏气五日一周，肝心脾肺肾，循序而行，针后五日，复遇肾脏，其脏虚亏，故病气随之而来，更为加重。

（5）至必少气时热，时热从胸背上至头：病气来时，肾阴已伤，阴虚生内热，故时时发热。肾为生气之源，肾虚故少气也。肾的经脉自足上行至胸中，膀胱经脉自头项下行肩背，肾与膀胱相表里，其经气相通。肾阴虚生内热，热熏经络，故热从胸背上至头。

（6）汗出手热，口干苦渴：阴阳是相对平衡的，阴虚阳必胜，阳胜必乘阴，阳主散而凑于阴分，即"阳加于阴"之义，故汗出。心之经脉入掌中，肾水不足，则心火有余，故又为手热。口干苦渴，即口苦舌干，为"真气上逆"。真气指心火之气，水气凌心、水火不相容，心气挟火上逆，故口苦舌干。

（7）正偃则咳出清水：

不能正偃｛胃中不和<br>水上迫肺｝咳出清水

肾为水之本，肺为水之标，胃为水之制，今水邪为患，土被其伤而不和，肺被其凌而失肃，以致水邪上泛于肺。故不能仰卧（正偃）。因仰卧，更加重水气上逆之势，所以说正偃则咳出清水。

(8) 卧则惊，惊则咳甚：惊，惊悸，心中动荡不安。卧则水气凌心更甚，故卧则惊，同时水邪迫肺，故卧而咳甚。

(9) 薄脾则烦，不能食，食不下者，胃脘膈也：薄，逼迫之义。脾脉从胃上膈注心中，今水邪逼迫脾胃，热邪扰于心中，故烦不能食。即便食亦不能下入胃中，由于胃之上脘贲门为水邪阻隔所致。

(10) 心气不得下通，故月事不来也：胞者相火之所在，心者君火之所居，上下交通，月事乃行。今水气迫肺，阴邪阻绝阳道，心气不得下行，故月事不来。

按：本节的肾风和风水，历代医家多皆混称，如张景岳说："肾主水，风在肾经，即名风水。"高士宗说："此肾风之病，肾受风邪，风行水涣，故病名曰风水。"唯丹波元简不同意此解，他说："本篇所论风水者，乃因肾风误刺，而变之称，犹《伤寒论》温病发汗身灼热者，名风温。"我们认为此说符合原文精神，可作参考。

《内经》所论之风水与《金匮要略》所论之风水是有区别的，后者是在前者的基础上进一步发展。

## 复习思考题

1. 试述阴阳交的病因、病理、症状及预后。
2. 什么是风厥？它对临床有何指导意义？
3. 试述劳风的病机病证，论述"不出则伤肺，伤肺则死"对临床治疗有何提示。
4. 简述肾风的病因、病理及症状。

# 逆调论

调，即和顺。逆，即反悖。所谓逆调，就是与调和相悖逆，而不相调和之义。人身阴阳水火气血荣卫，以协调为顺，以不协调为逆。所以逆调就是阴阳气血等反其常而造成了病理变化。如寒热逆调，则为烦为痹；水火逆调，则为肉烁为挛节；荣卫逆调，则为肉苛；脏腑逆调，则为喘息。本篇着重讨论了由各种逆调所发生的病变，故名逆调论。

## 目的和要求

1. 掌握内热、里寒的病机及其在临床辨证和治疗中的意义。
2. 理解形成肉烁的主要原因和病理特点。
3. 理解骨痹的病因、病理和临床表现。
4. 掌握营卫失调所致肢体麻木、不仁不用的病机及其临床意义。
5. 了解经脉脏气失调所致的喘息、不得卧等病变的病机和辨证的意义。

**【原文】** 黄帝问曰：人身非常温也，非常热也，为主热而烦满（闷）者，何也？岐伯对曰：阴气少而阳气胜，故热而烦满也。帝曰：人身非衣寒也，中非有寒也，寒从中生者何？岐伯曰：是人多痹气也，阳气少，阴气多，故身寒如从水中出。

提示：说明阴阳逆调形成寒热病证的机制。人体阴阳经常保持在相对平衡状态，偏盛偏衰则为病。人身有非常之温或有非常之寒，即为阴阳偏胜的表现。

1. 阴不胜阳

阴不胜阳{病理——阴气少而阳气胜<br>症状——热而烦满

阴气少而阳气胜，故热而烦满：阴阳在人身，阴代表有形的物质为精血、津液等；阳代表功能活动。阳气依阴精而化生，阴精赖阳气而存在。二者相互资生，相互为用，相互制约。若阴气少不足以制阳，则阳必胜，阳胜则热。热扰于内故烦闷，盛于外故发热。这种热属于阴阳逆调，非同一般外感温热之邪，所以本文提出“非常温”和“非常热”。

2. 阳不胜阴

阳不胜阴{病理——阳气少而阴气多<br>症状——身寒如从水中出

此寒为脏腑阳气虚寒，功能低下，机体失于温煦，出现阳虚阴盛之象。故畏寒的感觉从内部发生。这种寒既非衣服单薄之寒，也不是外寒侵入体内之寒，而是阳少阴多，营卫不能充达所致。血得温则行，血得寒则凝。今因阳虚内寒，血凝涩而脉不通，致为痹着，且自觉身冷如从水中出。这就是阳衰阴盛，寒从中生的原因。

按：人体寒热的产生，有从外来，有从内生，其内生多与体内阴阳的盛衰有关。本节即以体内阴阳的逆调，说明内热的产生，是由于阴气少而阳气多；内寒的产生是由于阳气少而阴气多。同时也进一步说明人体的病理变化尽管复杂多变，均可以阴阳逆调以概括之，即所谓“阳盛则热，阴盛则寒，阳虚则外寒，阴虚则内热”。

**【原文】**帝曰：人有四肢热，逢风寒如炙如火者，何也？岐伯曰：是人者，阴气虚，阳气盛，四肢者，阳也。两阳相得，而阴气虚少，少水不能灭盛火，而阳独治，独治者，不能生长也，独胜而止耳。逢风而如炙如火者，是人当肉烁也。

提示：阐明阴虚阳亢，复感风邪的病理变化。

（1）四肢热，逢风寒如炙如火者：“如炙如火”《太素》作“如炙于火”。好像火烧灼一样的热。此乃阴气虚少，阳气偏胜，又加风邪随阳化热所致。

（2）两阳相得，而阴气虚少：“得”作“合”字解。四肢为诸阳之本，风亦属阳，今阴虚内热，复感风阳，以阳邪旺于阳分，则两阳相合而阴气愈虚。

（3）少水不能灭盛火：少水，是阴气虚少；盛火，是阳气亢盛；即“两阳相得”之盛火。此乃“杯水车薪”，火岂能灭。

（4）阳独治不能生长：阳独治，是指阴虚之极而阳气独旺，阳独旺，即为孤阳，孤阳就不能生长。此乃水不胜火，阳无所畏而纵暴之患。

（5）是人当肉烁也：阳亢为火，火盛则伤津耗血，肌肉失养而渐瘦削，是谓肉烁。此病当大救其阴，方能挽危。

肉烁：
- 症状：
  - 四肢热
  - 肌肉消瘦
- 病理——阴虚阳盛，精血干枯

**【原文】** 帝曰：人有身寒，汤火不能热，厚衣不能温，然不冻慄，是为何病？岐伯曰：是人者，素肾气胜，以水为事，太阳气衰，肾脂枯不长；一水不能胜两火，肾者水也，而生于骨，肾不生则髓不能满，故寒甚至骨也。所以不能冻慄者，肝一阳也，心二阳也，肾孤脏也，一水不能胜二火，故不能冻慄，病名曰骨痹，是人当挛节也。

提示：说明水火逆调而成骨痹之证。

(1) 不冻慄：冻，寒冷之意。慄，是战慄。不冻慄，即是不因寒冷而战慄。

(2) 以水为事，太阳气衰，肾脂枯不长：事，是职业、生活之意。以水为事，就是日常生活和职业经常与水接触，如涉水游泳之类。若其人肾中水之气胜，再经常以水为事，水气通于肾，而更伤肾中之阳。肾与膀胱相表里，太阳气衰，则肾成为孤脏，孤阴不生，故肾脂不长。

(3) 一水不能胜两火：高士宗说："七子在下，误重于此，衍文也。"丹波元简，亦同此见。

(4) 寒甚至骨：因肾脂枯不长，不能化生精髓，肾不能充满于骨。肾既阳衰，又加髓减，则阴寒之气得以透至骨中。其寒之甚，难以用温汤、火烤、厚衣等所能温暖。

(5) 肝一阳也，心二阳也，肾孤脏也：高士宗说："肝为阴中之阳，故肝一阳也，……心为阳中之阳，故心二阳也，肾为阴中之阴，故肾孤脏也。"无阳为匹，故为孤脏。

(6) 一水不能胜二火，故不能冻慄：一水，即肾孤脏之水；二火，即指心肝之阳。阳是火的互词。意思是说，肾之水寒虽胜，但心肝之火正常不衰，尚能支持一些温煦之力，所以虽觉寒甚至于骨，汤火不能热，厚衣不能温，但不至于战慄。

(7) 病名曰骨痹，是人当挛节也：上述之症，即为骨痹，且有骨节拘挛之象。是因肾脏阳衰水寒，不能生精化髓，以致精枯髓少，骨节失养，则为挛节。

按：本节与上节均为水火逆调之病变。前者为水不能胜火，阳气独盛，表现如炙如火之身热；后者为火不能胜水，阴气独盛，表现为汤火不能热，厚衣不能温的身寒。二者病理不同，证候判然，当细推求。

关于“素肾气胜，以水为事”一句，诸家见解不一。有以为素本肾气充胜，而恃胜纵欲（如张景岳）；有以为是肾中寒水之气胜（如张志聪）；有以为自恃肾气素胜，而多于水中作业（如张琦）。究竟以孰说为是，我们认为应是肾中寒水之气胜，肾阳虚已久，再“以水为事”，即易感受寒湿之气而伤于肾，这是比较符合临床实际的。

**【原文】**帝曰：人之肉苛者，虽近衣絮，犹尚苛也，是谓何疾？岐伯曰：荣气虚，卫气实也。荣气虚则不仁，卫气虚则不用，荣卫俱虚，则不仁且不用，肉如故也，人身与志不相有，曰死。

提示：说明荣卫逆调而致成肉苛。

（1）肉苛者，虽近衣絮，犹尚苛也：肉苛，是皮肤麻木不仁之意。这种病虽然以衣絮暖之，也仍不知痛痒，说明肉苛较一般不仁为重。

（2）荣气虚，卫气实：营阴而卫阳，营内而卫外，营濡而卫煦，二者相得而行，互相为用，若荣气虚少，肌肉失养，故顽麻不仁。由于卫气未虚而尚正常，肢体活动不受影响。

（3）荣卫俱虚，则不仁且不用：荣卫俱虚则气血俱伤，营血虚则肌肉失濡，故为不仁；卫气虚则筋骨失温运，故为不用。不用，不能举动之意。

（4）肉如故也：是形体外观肌肉如常之意。因为不仁不用，只是感觉和运动方面的异常，但肌肉不瘦削，而外观仍如故也。正如马莳云：“肉甚痹重，其肉未必有减于昔也。”

（5）人身与志不相有，曰死：吴崑：“志不足以帅形气，人虽犹存，失其生理矣，死其一肢一肉，是为死之徒也。”此说局部肌肉死亡。张景岳：“人之身体在外，五志在内，虽肌肉如故，而神气失守，则外虽有形，而中已无主，若彼此不相有也，故当死。”此说神气失守而死亡。

根据经文之义，似以张说为允当。

按：所谓肉苛证，即由于营气虚而引起的肌肤不知痛痒寒热的证候。但由于卫气未虚，故举动正常，而且肌肉亦丰满如故。关于“荣气虚、卫气实”之句，丹波元简认为“恐是衍文”。我们以为不然，此七字是与荣虚则不仁、卫虚则不用相对而言的，说明荣卫可以俱病，也可以单独为病。

**【原文】**帝曰：人有逆气、不得卧而息有音者；有不得卧而息无音者；有起居如故而息有音者；有得卧行而喘者；有不得卧不能行而喘者；有不得卧，卧而喘者；皆何脏使然？愿闻其故。岐伯曰：不得卧而息有音者，是阳明之逆也，足三阳者下行，今逆而上行，故息有音也。阳明者，胃脉也。胃者，六腑之海，其气亦下行。阳明逆，不得从其道，故不得卧也。下经曰：胃不和则卧不安，此之谓也。夫起居如故而息有音者，此肺之络脉逆也；络脉不得随经上下，故留经而不行。络脉之病人也微，故起居如故而息有音也。夫不得卧，卧则喘者，是水气之客也。夫水者，循津液而流也。肾者，水脏，主津液，主卧与喘也。帝曰：善。

提示：说明脏气逆调而为息喘之病。

（1）不得卧而息有音者：

<table><tr><td>阳明之逆<br>足三阳<br>逆而上行</td><td>}逆冲于肺，肺气失降——喘息有音</td></tr></table>

阳明胃气以下行为顺，今上逆迫肺，肺气不降，气道壅塞，呼吸不利，故喘息有音。

足三阳经，皆由头面下行至足，所以其气均应下行，今反逆而上行，逆则上冲于肺，肺主呼吸为逆气所迫，故呼吸不利而息有音。张景岳：“足之三阳，其气皆下行，足之三阴，其气皆上行，亦天气下降，地气上升之义。”

（2）胃不和则卧不安：胃以和降为顺，若由饮食过饱，或病胀满，胃气失于和降，反而上逆，满闷不舒，故反复不宁，不能安卧。正如张琦曰：“阳明逆则诸阳皆逆，不得入于阴，故不得卧。”

（3）起居如故而息有音：

起居如故而息有音
↓　　　　↓
络脉之病人也微　　肺之络脉逆

张景岳：“病不在胃，亦不在脏，故起居如故。气逆于肺之络脉者，病浅而微，故但为息有音耳。”

（4）不得卧，卧则喘者，是水气之客：肺与肾在水液代谢、津液环流中起着非常重要的作用。若肾气不足，水液失于蒸化，而致停聚。停聚之水气上凌于肺，故卧而喘也，此为标本俱病。水性就下，坐则水下行，肺不受碍故不喘，卧则水邪上迫于肺，气出不畅，故喘。“与”字可能是“西”字之讹。

按：本节经文问者六，而答者三。王冰以为是“古之脱简”，吴崑竟增补三条，而张志聪则谓：“圣人之言，浑然隐括，或言在意中，或意在言表。”我们认为，张氏之说，较为合理。

此节所论述之喘息，虽然涉及经脉气逆、阴阳不和等方面，但最主要的是肺、胃、肾三脏的病变，而且多为胃肾病变，影响于肺。阳明胃脉气逆，则不及卧而喘；太阴肺络气逆，则起居如故而喘；少阴肾水上迫于肺，则卧而即喘。所以同一喘息病，因病理机制不同，则有卧而加重与卧而不加重之分。经文虽少，实已概括了逆气的大义。特别“胃不和则卧不安”的理论，对临床实践有着重要指导意义。

# 本神

题解：本者，源也；神者，人的精神意识，思维活动之总称。本神者，就是探讨人的精神意识、思维活动产生的由来及其正常的生理作用和反常的病理现象。同时进一步说明，不论治病养生，都必须注意神的变化，才有预期的效果。

## 目的和要求

1. 掌握精、神的概念，精与神的相互关系。
2. 掌握神、魂、魄、意、志与五脏的关系及其虚实证候。
3. 从思维与存在的关系理解魂、魄、意、志、思虑、智的一般含义。
4. 了解情志太过，伤及五脏引起精神活动变异的一般症状。

**【原文】**黄帝问于岐伯曰：凡刺之法，先必本于神。血、脉、营、气、精、神，此五脏之所藏也。至其淫泆离藏则精失，魂魄飞扬，志意恍乱，智虑去身者，何因而然乎？天之罪与？人之过乎？何谓德、气、生、精、神、魂、魄、心、意、志、思、智、虑？请问其故。

岐伯答曰：天之在我者德也，地之在我者气也，德流气薄而生者也。故生之来谓之精，两精相搏谓之神，随神往来者谓之魂，并精而出入者谓之魄，所以任物者谓之心，心有所忆谓之意，意之所存谓之志，因志而存变谓之思，因思而远慕谓之虑，因虑而处物谓之智。故智者之养生也，必顺四时而适寒暑，和喜怒而安居处，节阴阳而调刚柔。如是，则辟邪不至，长生久视。

提示：主要说明神的具体内容及其在治疗和养生上，都要注重神的调养与变化。

（1）凡刺之法，先必本于神：言凡刺之法则必须首先从根本上了解人的精神活动，以确定其补泻等手法。

（2）天之罪与；人之过乎：天，指自然。与，同欤，问词。此乘上文，言形成以上种种之病态，究竟是自然趋势的罪过呢，还是人为的罪过呢？

(3) 天之在我者德也，地之在我者气也，德流气薄而生者也：天为阳之总称，地为阴之总称。在，作赋予、赏赐、送给解。我，作我们，泛指万物而言。德，指阳之功能与精气，如天空的气候、日光、雨露等。气，指阴精物质，为地面上的水土、物产等。流薄，即交会，德流气薄而生，即阴阳雌雄交会而产生新的生命。

(4) 故生之来谓之精：精，是在生命之先就存在，人的生命来源于精，故曰生之来谓之精。

(5) 两精相搏谓之神：两精，即阴阳之精。搏，是交结的意思。神，是生命活动的动力。生活之人，有形体，有神明，而形体在神明之先。正如天年篇所说："血气已和，荣卫已通，五脏已成，神气舍心，魂魄毕具，乃成为人。"

(6) 随神往来者谓之魂：人的精神活动，总名之为神，分言之有魂魄等名。魂是神中思想意识的一种功能，和神的关系非常密切。如神静则魂藏，神清则魂宁，神惊则魂动，神昏则魂荡，神失则魂散，神之安危，魂为之表露，故曰随神而往来谓之魂。

(7) 并精而出入者谓之魄：并，有依附、随从之意。魄是神中知觉运动语言活动的一种功能。诸如人体的寒热痛痒，行走举动，言语笑貌，情态表露，均与魄有直接关系，而魄之正常与否，与精又有直接关系。如精充则魄盛，精衰则魄弱，精败则魄离。

(8) 所以任物者谓之心：任，是担任。物，是万事万物。心主神明，为一身之主宰，既负担五脏六腑的生命活动，又担任处理处置事物的变化。正如马莳所说："其所谓心，意、志、思、智、虑，举不外于一心焉耳。"

(9) 心有所忆谓之意：忆，即思忆。意，即意念。心有所思，这就是一个意念，也叫作一个念头，属于思维活动的第一步，为低级阶段。正如李念莪说："心已起而未有定属者意也。"

(10) 意之所存谓之志：志，即志向。认为意念正确，可以确定作为自己行动的方向，这是思维活动的高级阶段。正如李念莪说："意已决而确然不变者志也。"

(11) 因志而存变谓之思：因，是根据。思，即思考。就是说根据已确定的志向，在未行动之前，又反复思考其成败，正如张景岳说："意志虽定，而复有反复计度者曰思。"

(12) 因思而远慕谓之虑：虑，是考虑，谋思之谓。对其准备实行之事，又加深思远虑，心生忧疑，盘旋其最终之结果，即谓之虑。

（13）因虑而处物谓之智：凡深思熟虑的，必既虑其始，又虑其终，既虑其成，又虑其败，经过周密思考之后，妥善而稳当地办理事物，即谓之智。

（14）节阴阳而调刚柔：刚为阳，柔为阴；刚为有余，柔为不足。从人体来说，阴阳调和，刚柔相济，不亢不卑，方为生理常态。这样心情舒畅，气血流通，身体健壮。

**【原文】**是故怵惕思虑者则伤神，神伤则恐惧流淫而不止。因悲哀动中者，竭绝而失生。喜乐者，神惮散而不藏。愁忧者，气闭塞而不行。盛怒者，迷惑而不治。恐惧者，神荡惮而不收。心，怵惕思虑则伤神，神伤则恐惧自失。破䐃脱肉，毛悴色夭，死于冬。脾，愁忧而不解则伤意，意伤则悗乱，四肢不举，毛悴色夭，死于春。肝，悲哀动中则伤魂，魂伤则狂妄不精，不精则不正，当人阴缩而挛筋，两胁骨不举，毛悴色夭，死于秋。肺，喜乐无极则伤魄，魄伤则狂，狂者意不存人，皮革焦，毛悴色夭，死于夏。肾，盛怒而不止则伤志，志伤则喜忘其前言，腰脊不可以俛仰屈伸，毛悴色夭，死于季夏。恐惧而不解则伤精，精伤则骨痠痿厥，精时自下。是故五脏主藏精者也，不可伤，伤则失守而阴虚；阴虚则无气，无气则死矣。是故用针者，察观病人之态，以知精、神、魂、魄之存亡得失之意，五者以伤，针不可以治之也。

提示：论述神志为病的病理、症状及预后。

（1）心，怵惕思虑则伤神，神伤则恐惧自失，破䐃脱肉，毛悴色夭，死于冬：心藏神，若神受伤不能自持，故恐惧莫知所措，而有心神失守之状。心又主血脉，神明逆乱之后，必致血郁气滞，肌腠皮毛失养，故见上症。色夭，谓如赭之色也，心属火，冬季属水，水能克火，故心病死于所不胜之冬季。

（2）脾，愁忧而不解则伤意，意伤则悗（音满）乱，四肢不举，毛悴色夭，死于春：脾藏意，若忧愁不解，百思索回，而致脾气不舒，运化失畅，故使心胸苦闷烦乱。脾为气血生化之源，今脾病，不能输送精微物质于全身，故四肢不举，毛悴色夭。色夭，谓如黄土之色也，脾属土，春属木，木克土故死于所不胜之春季。

（3）肝，悲哀动中则伤魂，魂伤则狂妄不精，不精则不正，当人阴缩而挛筋，两胁骨不举，毛悴色夭，死于秋：肝藏魂，若怨哀过甚，影响内脏而伤魂，魂伤则神识异常，表现为癫狂或迷忘，而不精明，言行失常。肝脉循两胁，环阴器，肝又主藏血。今肝血受伤，筋脉失养，故见上症。色夭，谓如蓝之色，肝属木，秋属金，金克木，故死于所不胜之秋季。

（4）肺，喜乐无极则伤魄，魄伤则狂，狂者意不存人，皮革焦，毛悴色夭，死于夏：肺藏魄，若喜乐无度则伤魄，魄被伤则其人狂妄，旁若无人。由于肺伤，皮毛得不到肺所宣发的“如雾露之溉”之气以充养，故皮革焦而毛悴色夭。色夭，谓如盐之色也。肺属金，夏属火，火能克金，故死于所不胜之夏季。

（5）肾，盛怒而不止则伤志，志伤则喜忘其前言，腰脊不可以俛仰屈伸，毛悴色夭，死于季夏：肾藏志，若因大怒不止则伤志，志伤则意失，故记忆力减退而好忘前言。肾主藏精，主骨生髓，腰为肾之府，今肾伤则不充于骨，则腰脊转动困难。皮毛失去精血的濡养，亦谓之憔悴而零落。色夭，谓色如地苍也。肾属水，季夏属土，土能克水，故死于所不胜之季夏。季夏，是夏季的末尾，是农历六月十三日至三十日（或十二日至二十九日）的十八天。

以上五脏受情志之伤而为病，皆为受其他脏所主之志而伤，其理何在？张志聪曰：“夫脾志并于心，肺志并于脾，肝志并于肾，乃子气并于母也。肺志并于肝，心志并于肺，受所不胜之相乘也。”此说可作参考。

（6）恐惧而不解则伤精，精伤则骨痠痿厥，精时自下：肾在志为恐，又主藏精，若恐惧日久，伤及肾精，精伤则骨骼失充养，故骨节痠痛，下肢痿弱而厥冷。恐则气下而陷，肾气伤而不能固藏，故精时自下。

（7）是故五脏主藏精者也，不可伤，伤则失守而阴虚，阴虚则无气，无气则死矣：气本于精，精藏于脏，气聚则生，气散则死。今精伤阴虚，不能化气，无气则气化不能进行，生机不能启动，生命也就停止。

按：上述几节，论述了精神魂魄志意思虑之生成及其作用。对于精和神的关系，论中明确的提示了“两精相搏谓之神”。精是神的物质基础，即物质是第一性，精神是第二性，这是我国较早的朴素的唯物论观念。

神生于精，精生于脏而又藏于脏，故可谓五脏是神志的寓舍，所以脏腑与神志，可以相互影响而发生各种虚实疾病。如精神失常，可以危及脏腑，累及肢体，甚至于死亡。他示人防治疾病，不但要注意四时寒暑，饮食居处，而且要注意精神调养，才能延年益寿。

**【原文】**肝藏血，血舍魂，肝气虚则恐，实则怒。脾藏营，营舍意，脾气虚则四肢不用，五脏不安，实则腹胀，经溲不利。心藏脉，脉舍神，心气虚则悲，实则笑不休。肺藏气，气舍魄，肺气虚，则鼻塞不利，少气，实则喘喝胸盈仰息。肾藏精，精舍志，肾气虚则厥，实则胀，五脏不安。必审五脏之病形，以知其气之虚实，谨而调之也。

提示：说明五脏各有所藏及虚实为病。

（1）肝藏血，血舍魂，肝气虚则恐，实则怒：舍，是寄附的意思。肝为将军之官，虚则魂无所依，故恐，实则郁遏不伸故怒。

（2）脾藏营，营舍意，脾气虚则四肢不用，五脏不安，实则腹胀，经溲不利：脾胃气血生化之源，五脏之主，今脾虚，四肢不得禀水谷气，故不用。五脏失于灌养，故不安。脾脉入腹络于胃，土气壅郁，则升降不调，气化失常，气与水不得输转，故腹胀，经溲不利。经，当作“泾”，《素问·调经论》曰：“形有余，则腹胀，泾溲不利。”

（3）心藏脉，脉舍神，心气虚则悲，实则笑不休：喜为心之志，气和志达生喜笑。若心血虚少，心神不足，故易生悲，心为阳中之阳脏，心气实，阳气愈盛，经常处于亢奋状态，故喜笑不休。

（4）肺藏气，气舍魄，肺气虚，则鼻塞不利，少气，实则喘喝胸盈仰息：肺主气司呼吸，开窍于鼻，若肺气不足，阖阙无力，故感鼻若塞而不通利，呼吸气短。喘喝者，气促声粗。胸盈，乃胀满之意。仰息，是不能偃卧，仰首而呼吸也。今肺气壅滞，不能肃降，满而上逆，故见上证。

（5）肾藏精，精舍志，肾气虚则厥，实则胀：肾精所化之气，即为肾气，若肾气虚弱，元阳不足，四肢失于温煦，故厥。胀，是腹胀，因肾之寒气过甚，不能为胃行使关门之权故也。

（6）五脏不安。必审五脏之病形，以知其气之虚实，谨而调之：张景岳曰：“此总结前章而言其治法也。”

**附：简讲表**

- 肝
  - 虚——魂无所依——恐
  - 实——郁遏不伸——怒
- 脾
  - 虚
    - 四肢不得禀水谷气——不用
    - 五脏失于灌养——不安
  - 实——土气壅郁，升降失调，气化失常，气与水不得转输
    - 腹胀
    - 小便不利
- 心
  - 虚——心血虚少，神气不足——悲
  - 实——心为阳中之阳脏，实则阳气愈盛——喜笑不休
- 肺
  - 虚——阖阙无力——鼻若塞而不通利，呼吸气短
  - 实——肺气壅滞，满而上逆
    - 气促声粗
    - 胸部胀满
    - （以上二者）仰息（仰首呼吸）
- 肾
  - 虚——阳气不足，皮肤失温——厥
  - 实——寒气过甚，不能为胃行使关门之权——腹胀

# 营卫生会

题解：所谓营，是行于脉中之精气，所谓卫，是行于脉外之阳气，生是生成，会，是会合。本篇主要论述营卫之生成与会合，故名营卫生会。营卫之生成，同出一流，均由水谷之精微所化生，其柔顺者为营，剽悍者为卫，营主营养，卫主捍卫，营行脉中，卫行脉外。然二者运行异途，但于夜半则会合于阴，故曰“合阴”。又因营卫之运行敷布与三焦密切相关，故又论述了三焦的部位及功能。

## 目的和要求

1. 掌握营卫的生成、分布与功能。
2. 理解营卫运行的规律及其与自然气候的关系。
3. 掌握昼精夜瞑与卫气运行的关系。
4. 了解营卫与三焦的关系，理解三焦的概念及其生理功能。

**【原文】**黄帝问于岐伯曰：人焉受气？阴阳焉会？何气为营？何气为卫？营安从生？卫于焉会？老壮不同气，阴阳异位，愿闻其会。岐伯答曰：人受气于谷，谷入于胃，以传与肺，五脏六腑，皆以受气，其清者为营，浊者为卫，营在脉中，卫在脉外，营周不休，五十度而复大会，阴阳相贯，如环无端，卫气行于阴二十五度，行于阳二十五度，分为昼夜，故气至阳而起，至阴而止。故曰：日中而阳陇，为重阳，夜半而阴陇为重阴，故太阴主内，太阳主外，各行二十五度分为昼夜。夜半为阴陇，夜半后而为阴衰，平旦阴尽而阳受气矣。日中而阳陇，日西而阳衰，日入阳尽而阴受气矣。夜半而大会，万民皆卧，命曰合阴，平旦阴尽而阳受气，如是无已，与天地同纪。

提示：主要说明营卫之气的生成与循行。

(1) 营周不休，五十度而复大会：营周不休，即营气运行，周而复始，无有休止。五十度而复大会，营行脉中，运行于十四经，起于手太阴肺经，终于足厥阴肝经，再回手太阴，是为一周。每日四十五周。夜半与卫气会于内脏。至次日寅时复会于手太阴肺经。

（2）卫气行于阴二十五度，行于阳二十五度，分为昼夜：一度，即一周。卫气夜行阴分二十五周，昼行阳分二十五周，一昼夜共行五十周。其行阴行阳之顺序如下：①昼行于阳：平旦由足少阴肾经注于足太阳膀胱经，出于目内眦之睛明，循太阳下至足；同时又从目锐眦循手太阳小肠下至手而散。其至足者，又从足少阴上行至头，注于目锐眦。从足少阳胆经下行至足；同时又循手少阳三焦下至手而散。其至足者，又从足少阴上行至头，注于耳前，循足阳明胃经下行至足；同时又循手阳明大肠经下至手而散。其至足者，又从足少阴上行至头，复出睛明，是为行阳一周。②夜行于阴：先从足少阴肾注于心，心注于肺，肺注于肝，肝注于脾，脾又注于肾，是为行阴一周。

附：卫气散行示意图

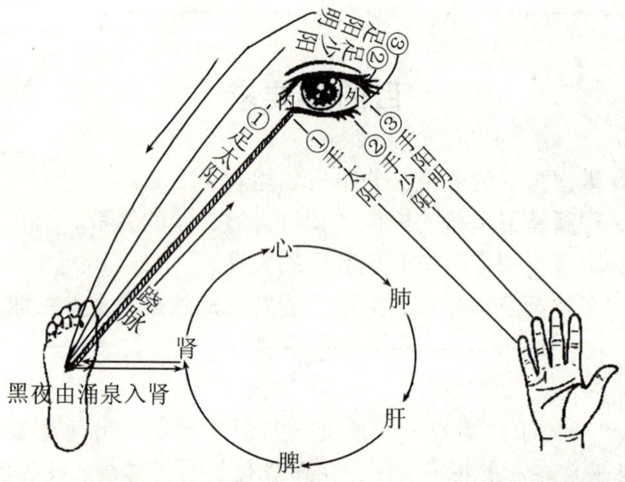


说明：卫气在白日行于足三阳者，则如环无端，循环不已。它的特点是通过跷脉而上于目。

循行于手三阳经的卫气，沿着手三阳的经脉，与循行于足三阳经的卫气同时出发，逆着经脉的走行方向。多放散于躯壳的组织中去，而不再反流。当夜晚入睡之时，卫气从阳经下于足心“涌泉”穴，转足少阴肾经，进入内脏，按五行相克的次序转注于心、肺、肝、脾、肾为一周。当天明之时，卫气又通过跷脉转至三阳经活动而不休止。

文中提到从目锐眦循手太阳小肠，而示意图是在目内眦，是否矛盾？因手太阳经另一支脉至目内眦，实际殊途同归。

（3）与天地同纪：规律、度数叫做纪。与天地同纪，是说营卫的运行，与天地日月运行规律及度数相类似。

**【原文】**黄帝曰：老人之不夜瞑者，何气使然？少壮之人不昼瞑者，何气使然？岐伯答曰：壮者之气血盛，其肌肉滑，气道通，营卫之行，不失其常，故昼精而夜瞑。老者之气血衰，其肌肉枯，气道涩，五脏之气相搏，其营气衰少而卫气内伐，故昼不精，夜不瞑。

提示：主要说明夜瞑和不夜瞑的道理。

(1) 昼精而夜瞑：即是说，白天精神充沛，夜晚安卧熟睡。

这是营卫气血运行畅达，少壮人及健康人的正常生理现象。

营与卫合偕行于皮肤肌腠之间，因昼夜不同而或外出或内入。少壮之人，气血旺盛，其充肤温肉之功用显著，而肌肉亦因之滑利。所谓气道，即肌肉纹理，络脉之所布，为三焦通会元真之处和营卫游行出入之路。若结合这几个方面关系则为血气盛—肌肉滑—气道通—营卫出入，不失常度—昼精夜瞑。

(2) 昼不精，夜不瞑：老人气血衰败，肌肉枯槁，气道滞涩，内脏之气搏聚而不行，不能通调于内外。白天卫气不振故不精，夜晚卫气内伐，营气衰少不能与其匹配故不瞑。

**【原文】**黄帝曰：愿闻营卫之所行，皆何道从来？岐伯答曰：营出于中焦，卫出于下焦。

提示：说明营卫之气的化生来源。

按：营出于中焦，古今医家均无异议。而卫气所出，则有上焦和下焦之说，不能同一。我们认为二说皆有道理和依据。卫出下焦，理由有二：①命门属阳，为一身阳气之根本，藏于下焦气海丹田，卫气必然由此而发出。②卫气之运行昼出于太阳膀胱，行于手足三阳；夜出于少阴肾，均属下焦，故曰卫出于下焦。

至于卫出上焦，理由亦有二：①卫为水谷之悍气，命门阳气上过中焦与悍气相并，偕行于中焦，然后宣发于上焦，以熏肤、充身、泽毛、卫外、司开阖，故曰卫出上焦。②卫气运行，平旦出于目内眦之睛明穴，目在头上，为诸阳之会，属上焦之分，故卫出上焦。

从此可见，卫气出下焦和上焦，只是本末之不同，言卫气出下焦者，是言其化生之根本，言卫气出上焦者，是言其宣发运行之门户，从出生本源而论，则应从下焦为是。

**【原文】**黄帝曰：愿闻上焦之所出。岐伯答曰：上焦出于胃上口，并咽以上，贯膈，而布胸中，走腋，循太阴之分而行，还至阳明，上至舌，下足阳明，常与营俱行于阳二十五度，行于阴亦二十五度，一周也。故五十度而复大会于手太阴矣。

黄帝曰：人有热饮食下胃，其气未定，汗则出，或出于面，或出于背，或出于身半，其不循卫气之道而出，何也？岐伯曰：此外伤于风，内开腠理，毛蒸理泄，卫气走之，固不得循其道，此气慓悍滑疾，见开而出，故不得从其道，故命曰漏泄。

提示：说明漏泄的病因、病理。

所谓漏泄，即是说在热饮食刚入胃后，人体某一部分，为面部、背部或半身，汗出不止，为漏而外泄。

为何出现这种情况呢？本文提出了两种原因：

（1）热饮食：热食气悍，内助其热，热气熏蒸，则腠理开发，汗即外泄。

（2）伤于风：风为阳邪，其性开泄，故风邪伤人，易使腠理失固而汗出。

由此可见，漏泄之证，不是卫气本身有病，而是热饮食和外伤于风，汗不循卫气之常道而出无方所，出不由度所致。正如张景岳所说："风为阳邪，有外热也，热食气悍，因内热也，热之所聚，则开发腠理，所以毛蒸理泄，而卫气走之，故不循其常道也。"此因卫气慓悍滑疾，一见腠理不密之处，即乘隙而出，既失其卫外之固护，又失其循行之常度，故汗出为漏。

**【原文】**黄帝曰：夫血之与气，异名同类。何谓也？岐伯答曰：营卫者，精气也，血者，神气也，故血之与气，异名同类焉。故夺血者无汗，夺汗者无血，故人生有两死而无两生。

提示：说明气与血和汗与血的关系。

（1）营卫者，精气也：营卫之气虽有清浊精悍之分，但均为水谷化生的精微之气，故皆称之为精气。

（2）血者，神气也：张景岳："血由化而赤，莫测其妙，故曰血者神气也。"张志聪："血者，中焦之精汁，奉心神而化赤，神气之所化也。"根据经文之义，二氏之说，均似欠安。因为血液是神志活动的物质基础，神赖血而生存，有其血方有其神，故曰血者神气也。

（3）血之与气，异名同类：气，指营卫之气。营卫与血，名虽不同，然均为水谷所化生，故曰异名同类。

（4）夺血者无汗，夺汗者无血：夺，是剥夺，耗伤过度之意。血以营气而化，以液而成，汗乃血之液，气化而为汗。由于血汗同源，故对血液耗伤过度的人，不能再发其汗，汗液耗伤过度的人，不能再取其血（放血疗法之属）。张仲景在《伤寒论》中明确指出“亡血家不可发汗”，就是根据这个道理。

（5）故人有两死，而无两生：“两”，指夺血，夺汗两者而言。无两生者，是说夺其血未夺其汗，或夺其汗未夺其血，两者未有俱夺，病虽重而有生活之机。如大汗亡阳，急用四逆辈以回阳；崩中脱阴，速投独参类以救阴，往往转危为安。如果失血又兼大汗，阴阳俱脱，每多难救，此即所谓“有两死”。

## 复习思考题

1. 试述昼精夜瞑，昼不精夜不瞑与卫气运行的关系。
2. 营卫与血汗的关系如何？

# 决 气

题解：见讲义。

## 目的和要求

1. 掌握精、气、津、液、血、脉的概念及其主要功能。
2. 掌握六气不足所发生的病变特征在临床辨证中的意义。
3. 理解六气同源而异名的机制及其指导临床的意义。

**【原文】** 黄帝曰：余闻人有精、气、津、液、血、脉，余意以为一气耳，今乃辨为六名，余不知其所以然。岐伯曰：两神相搏，合而成形，常先身生，是谓精。何谓气？岐伯曰：上焦开发，宣五谷味，熏肤、充身、泽毛，若雾露之溉，是谓气。何谓津？岐伯曰：腠理发泄，汗出溱溱，是谓津。何谓液？岐伯曰：谷入气满，淖泽注于骨，骨属屈伸，泄泽补益脑髓，皮肤润泽，是谓液。何谓血？岐伯曰：中焦受气，取汁变化而赤，是谓血。何谓脉？岐伯曰：壅遏营气，令无所避，是谓脉。

提示：主要说明六气的含义、来源与作用。

(1) 余意以为一气耳，今乃辨为六名：对“一气”有不同见解：

1）张景岳：“六者之分，总由气化，故曰一气。”

2）杨上善：“一气者，真气也。真气在人，分一以为六别。”

3）马莳：“精气津液血脉，分而言之则有六，总而言之则曰气。”

以上三说，虽名有理，然以景岳之说为妥。这里谈的是精气津液血脉六者与气的功能关系，并非一即六，六即一之义。

(2) 两神相搏，合而成形，常先身生，是谓精：两神，即阴阳，在人指男女，在其他动植物指牝牡，雌雄两性而言。相搏，言彼此交合之意。合而成形，言两性交合之后，便可以产生一个新的形体。精是形体的物质基础，形体是由精气而化生，先有精而后有其形，所以说“常先身生是谓精。”阴阳合而万物形成，无不先从精始。

(3）上焦开发，宣五谷味，熏肤、充身、泽毛，若雾露之溉，是谓气：开发是通达之意。宣是布散之意。五谷味，指水谷精微而言。关于气，有不同见解：

张景岳："气者，人身之大气，名为宗气。"

杨上善："上焦开发宣扬五谷之味，熏于肤肉，充身泽毛，若雾露之溉万物，故谓之气，即卫气也。"

此处之气，应兼指卫气和宗气而言。卫气生于下焦命门，由上而下，到中焦脾胃与谷气相并，而上达于上焦，赖上焦宗气之力，宣布五谷之精微，温熏肌肤，充养形体，润泽毛发，如同雾露之灌溉万物一样，这就叫作气。

(4）腠理发泄，汗出溱溱，是谓津：腠理，即肌肉之纹理。发泄，言玄府开发泄汗。溱溱，是指滋泽之意。津者阳之液，津较液为清稀。充于肌肤以内者为津，发于肌肤以外者为汗。但津具有营养物，而汗则纯为废物，是其所别。

(5）谷入气满，淖泽注于骨，骨属屈伸，泄泽补益脑髓，皮肤润泽，是谓液：淖泽，指水谷精微中滑腻浓厚的部分。骨属，指骨骼系统。泄泽：泄，是流出之意，泽指汁液。

关于气满，有两解：

1）张景岳："谷入于胃，其气满而化液。"

2）马元台："谷气入于胃，化为精微之气，充满淖泽。"

液属阴而体较浓，流动性较小，故主濡润骨骼，补益骨髓。

(6）中焦受气，取汁变化而赤，是谓血：这是中医学血液生成的传统概念。中焦指脾胃，脾胃化生的水谷精气，经过心肺的气化作用，变为血液。心肺参与血的化生，过去医家早有论述，《灵枢·营卫生气》说："中焦亦并胃中，出上焦之后，此所受气者，泌糟粕，蒸津液，化其精微，上注于肺脉，乃化而为血。"吴懋先曰："中焦受水谷之精气，济泌别汁，奉心神变化而赤，是为血。"

(7）壅遏营气，令无所避，是谓脉：筑土为堤，防水之横流为壅。遏者，制止之意。壅遏营气，即营血行于脉道之中，而不是外溢横流。逆行或他行，令无所避，就是说，使营血不能逆行或他行，而必须流行于脉管之中。张景岳："壅遏者，堤防之谓，犹道路之封疆，江河之有涯岸。"

**【原文】**黄帝曰：六气者，有余不足，气之多少，脑髓之虚实，血脉之清浊，何以知之？岐伯曰：精脱者，耳聋；气脱者，目不明；津脱者，腠理开，汗大泄；液脱者，骨属屈伸不利，色夭，脑髓消，胫痠，耳数鸣；血脱者，色白，夭然不泽，其脉空虚，此其候也。

提示：说明六气的病态。

（1）精脱者，耳聋：肾藏精——开窍于耳｛精充——耳聪；精脱——耳聋｝

耳聋证原因较多，除气闭耳聋无耳鸣外，其他多是先耳鸣后聋。精脱耳聋，常有眩晕，耳鸣，腰酸，脉细等症。临床治疗：滋补肾阴。

（2）气脱者，目不明：气，指人体真气而言，也包括精在内。人之眼目，精明善视，主要是精与气的作用。精与气二者是互相为用的，任何一方有所亏损，都会影响到另一方面。所以气脱即包括精脱。为失血过多，导致气脱者，患者就觉得两目发黑，视物不清，用大剂独参汤固气，可以获得明显的疗效。

（3）津脱者，腠理开，汗大泄：在内为津，发外为汗。汗大泄者津必脱。其病理机制，一则可能由于卫虚表不固，腠理开而不闭，因而亡阳大汗，一则汗虽出于津，但实为阳气所化，所以汗出太多，就会引起亡阳，叫作大汗亡阳。不论是亡阳大汗还是大汗亡阳，若病症已濒于这种危急阶段，皆应投回阳益阴之剂，以固其脱。

（4）液脱者，骨属屈伸不利，色夭，脑髓消，胫痠，耳数鸣：夭，指皮肤枯槁无华。液能充骨益脑而泽皮肤，今因液脱则皆失养，骨髓无以充，故屈伸不利，脑消，胫痠；皮肤无以滋，故色枯而夭；液脱则阴虚，故耳鸣。

（5）血脱者，色白，夭然不泽：夭然不泽，即枯槁无神的意思。血之荣华显现于色，故血脉充盛，则色泽有神，血脉虚衰，则色枯无神。正如张景岳说："血之荣在色，故血脉者色白如盐。夭然不泽，谓枯涩无神也。"

（6）其脉空虚，此其候也：《针灸甲乙经》在其脉空虚之上，有"脉脱者"三字，丹波元简亦同此见，他说："本经脱'脉脱者'三字，当补。若不然则六脱之候不备焉。"此说可作修改。

**【原文】**黄帝曰：六气者，贵贱何如？岐伯曰：六气者，各有部主也，其贵贱善恶，可为常主，然五谷与胃为大海也。

提示：说明六气各为五脏所主，而五谷与胃是六气生化的来源。

（1）六气者，各有部主：部主，指六气各有主宰的部位。

六气部主
- 精——→肾
- 气——→肺
- 津 ↘ 脾
- 液 ↗ 脾
- 血——→肝
- 脉——→心

（2）其贵贱善恶，可为常主：其，指六气。贵贱善恶，指六气的重要和次要而言。常主，指六气各有自己所固定的作用。六气在人体中虽然作用有大小的不同，但都有自己所固定的功能。

（3）五谷与胃为大海也：马莳："此六气者，成于五谷精微之气，而胃则纳谷而成之，故胃又为六气之大海也。"

# 热 论

本篇具体地讨论了热病的成因、症状、传变规律，治疗大法及预后禁忌等诸方面问题。并把“外感”“伏邪”“两感于寒”作了对比。它是一篇较系统而又全面的热病文献。因本篇讨论的都是有关热病问题，故以热论名篇。

## 目的和要求

1. 理解“今夫热病者，皆伤寒之类也”的含义。

2. 理解六经分论的病机、病症、传变规律，治疗大法以及它在热病发展史上所起的作用。

3. 了解两感于寒的见证和预后。

4. 了解“病遗”“食复”的原因及其治疗大法。

**【原文】**黄帝问曰：今夫热病者，皆伤寒之类也。或愈或死，其死皆以六、七日之间，其愈皆以十日以上者何也？不知其解，愿问其故。岐伯对曰：巨阳者，诸阳之属也，其脉连于风府，故为诸阳主气也，人之伤于寒也，则为病热，热虽甚不死；其两感于寒而病者，必不免于死。

提示：说明热病的形成及预后

(1) 今夫热病者，皆伤寒之类也：就是说，凡是外感发热的疾病，皆都属于广义伤寒的范畴。如《难经·五十八难》说：“伤寒有五：有中风、有伤寒、有湿温、有热病、有温病，其所苦各不同。”

(2) 巨阳者，诸阳之属也，其脉连于风府，故为诸阳主气也：“巨”，即大的意思，《甲乙》作太。巨阳，即指太阳。太阳为六经之长、为人身之藩篱，统摄阳分，故曰诸阳之属。诸阳，即指三阳经。属，作宗属或会解。

足太阳经脉上连风府，风府为督脉穴位。足太阳之脉，起于目内眦，上颊交巅，下脑后，连于督脉之风府穴（在枕后大筋陷中，入发际一寸）。督脉总督一身之阳，与太阳脉挟脊下行，故太阳为诸阳主气，而诸阳皆归其统摄。

(3) 人之伤于寒也，则为病热，热虽甚不死：足太阳主一身之表，寒邪入侵，首犯太阳。寒邪束表，玄府闭密，阳气不及散越，乃怫郁肌表而为热。此时（正气未伤）用汗法，使毛孔开张，邪随汗解。故发热虽甚而无不良预后。

(4) 其两感于寒而病者，必不免于死：两感，即是阴阳两经表里同时受病，为太阳、少阴同病，阳明、太阴同病，少阳、厥阴同病。这样，阴阳皆受，脏腑俱伤，邪盛正衰，治之较难，正如张隐庵说："若两感于寒者，阴阳交逆，荣卫不通，必不免于死。"

按：本节所论热病是指一切外感发热疾病，并非单指一种热病而言，所以本篇一开始就说："今夫热病者，皆伤寒之类也。"由于热从寒起，寒而致热，故又曰："人之伤于寒也，则为病热。"这里所说的伤寒，是广义的伤寒，其中包括各种热性病，实邪伤于寒，传为热病，并非伤寒即热病，热病即伤寒，从下文"凡病伤寒而成温者"句，便可明了。

**【原文】**伤寒一日，巨阳受之，故头项痛，腰脊强。二日，阳明受之，阳明主肉，其脉挟鼻络于目，故身热，目疼而鼻干，不得卧也。三日，少阳受之，少阳主胆，其脉循胁络于耳，故胸胁痛而耳聋。三阳经络皆受其病，而未入于脏者，故可汗而已。四日，太阴受之，太阴脉布胃中络于嗌，故腹满而嗌干。五日，少阴受之，少阴脉贯肾络于肺，系舌本，故口燥舌干而渴。六日，厥阴受之，厥阴脉循阴器而络于肝，故烦满而囊缩。三阴三阳，五藏六腑皆受病，荣卫不行，五脏不通，则死矣。

提示：主要阐述伤寒的传变、证候及预后。

(1) 足太阳膀胱之气外应毫毛而主表，寒邪伤人，必首犯太阳，经气被阻，故见头项、腰脊强痛的症状。

(2) 阳明之气外应肌肉，肌肉在皮肤里层，太阳邪气不解，便传入阳明。阳明经气被邪气郁遏，故出现周身肌肉发热。足阳明经起于鼻旁，交于鼻茎，绕络于目内眦。邪气侵入足阳明经变化为热，所以出现目痛、鼻干的证候；热邪循阳明经上扰心神，故出现不得卧的证候。

(3) 阳明病邪不解，传入少阳。其脉从耳后入耳中，循行胸胁，邪入足少阳经，故出现胸胁痛、耳聋的证候。

(4) 少阳病邪不解，传入太阴。足太阴经入腹，属脾络胃，上膈、挟咽，故热邪侵入足太阴经，便会出现腹部胀满，咽喉干燥的证候。

(5) 太阴病邪不解，便传入少阴，足少阴经从肾上贯肝膈，入肺中，循喉咙，系舌本，故热邪侵入足少阴经，便出现口燥舌干而渴的证候。

(6) 少阴病邪不解，便传入厥阴，足厥阴肝主筋，其脉绕阴器抵小腹，挟胃，属肝络胆，上贯膈，布胁肋，热邪入于足厥阴经，所以出现阴囊收缩，胸膈烦闷的证候。

总之，本节经文，应注意以下几点：

1）掌握六经的主要证候。本文以六经为纲，以经络循行所过的部位为依据，进行分析归纳。

2）皆为实证热病，未及虚证寒证。张志聪说：“六经相传，虽入里阴，而皆为热证。”

3）不能机械理解六经传变日期。方有执在《伤寒条辨》中说：“一日、二日、三四五六日，犹言第一、第二、第三四五六之次第也。大要譬如计程，如此立个前程的期式约摸耳。”

六经顺序及传变规律

太阳（三阳）→ 阳明（二阳）→ 少阳（一阳）→ 太阴（三阴）→ 少阴（二阴）→ 厥阴（一阴）

（太阳、阳明、少阳）三阳；（太阴、少阴、厥阴）三阴

表 —由表传里 / 由阳传阴→ 里

**【原文】** 帝曰：热病已愈，时有所遗者，何也？岐伯曰：诸遗者，热甚而强食之，故有所遗也。若此者，皆病已衰而热有所藏，因其谷气相薄，两热相合，故有所遗也。帝曰：善。治遗奈何？岐伯曰：视其虚实，调其逆从，可使必已矣。帝曰：病热当何禁之？岐伯曰：病热少愈，食肉则复，多食则遗，此其禁也。

提示：热病之后，余热不尽的原因和治疗及其禁忌。

1. 热病后，余热不尽的原因和治疗

（1）原因：{热有所藏、热甚而强食} 两热相合（病机）→余热不清（遗）

“遗”，遗留之意。杨上善：“遗，余也。”此指病邪虽衰，而余热未除，尚有残热留着在脏腑之内外，若当此余热尚盛之时，而勉强或多进饮食，必使未复的脾胃受伤，食气停聚，蕴而为热。谷气之热与病之余热，两热相合，则致病复发，后世称作“食多”证。这就是“热病已愈，时有所遗”的原因。

“强”，上声。

“薄”，与搏义同。吴崑“薄两物摩擦之名。”

（2）治疗：{视其虚实、调其逆从} 可使必已（痊愈）

虚实，是指疾病的虚实。逆从，即不顺之意。此病为热病后期，因饮食不当而病复发，治疗应是轻者减少饮食，则热病渐退，即《伤寒论》“损谷则愈”之义。重者当视其虚实，予以调治，食滞于中的实证当用泻法；脾虚不运的虚证当用补法。调其逆从，就是说根据病性的虚实，而予以适当的治疗。

2. 热病后的禁忌

病热少愈，食肉则复，多食则遗；少愈，病热虽轻尚未全愈之意。此时指热邪未净，脾胃虚弱，应适当调理，多加注意，对于肉食之类，皆当从缓从少。否则，食肉则重浊难消，蕴积成热，使热病复作。若勉强多食，则积滞难化，并可助长余热，使病留连不愈（遗），所以本文最后强调指出“此其禁也”。禁，非绝对禁止，有特别注意之意。正如张景岳说：“其有挟虚内馁者，又不可过于禁制，所以贵得宜也。”

总云：

热病{
- 遗热原因——热甚而强食之
- 遗热病机——因其谷气相薄，两热相合
- 遗热治疗——视其虚实，调其逆从
- 热病禁忌——食肉则复，多食则遗

按：热病后期，由于热邪的煎熬，机体多阴虚且余热不尽。脾胃功能也因病致虚，尚未得复。此时宜慎起居，节饮食，病可渐愈。若饮食无制，必致热病复作，缠绵难已，此即后世所说的“食复”证。由此可知，在病变过程中，治疗是一个方面，而饮食的调理也是重要的一环。

**【原文】**帝曰：其病两感于寒者，其脉应与其病形何如？岐伯曰：两感于寒者，病一日，则巨阳与少阴俱病，则头痛口干而烦满。二日，则阳明与太阴俱病，则腹满身热，不欲食，谵言。三日则少阳与厥阴俱病，则耳聋囊缩而厥，水浆不入，不知人，六日死。

帝曰：五脏已伤，六腑不通，荣卫不行，如是之后，三日乃死，何也？岐伯曰：阳明者，十二经脉之长也，其血气盛，故不知人，三日，其气乃尽，故死矣。

提示：阐述两感病的证候及预后。

1. “两感”的症状

由于人体的正气不足，不能抵御外邪，所以邪气侵入人体后，便形成表里俱病的两感证。既然表里俱病，就有两经症状同时出现。

（1）头痛口干而烦满：头痛时病在太阳，太阳之经起于目内眦，上额交巅，邪伤太阳之表，经气不舒，逆而向上，邪正交争于头部，故头痛。口干而烦满（闷）为病在少阴，少阴脉贯肾络于肺，系舌本。热伤肾阴，津不上承故口干；阴伤不能上济于心，心火亢盛，故烦；热上灼肺，肺失清肃，故满（闷）。

（2）腹满身热，不欲食，谵言：腹满为病在太阴，因脾弱而运化输布功能失职，故腹满。身热，不欲食，谵言为病在阳明。热盛阳明，阳明主肌肉，故身热尤甚；胃因热而纳谷失常，故不欲食；热扰神明故谵言。王冰："谵言，谓妄谬而不次也。"

（3）耳聋囊缩而厥：耳聋为病在少阳，少阳经脉出耳前后，热邪上壅，故耳聋。囊缩而厥时病在厥阴。厥阴之脉循阴器，故致囊缩；热闭于内，阳不外达故厥逆。

2. "两感"病的预后

（1）水浆不入，不知人，六日死："两感"于寒，即表里阴阳脏腑俱病。若五脏六腑皆受病，再加水浆不能进入及昏不知人之症。是胃气已败，神气将去故死。高士宗说："夫三阳以胃气为本，三阴以神气为先，水浆不入，胃气绝矣，不知人，神气亡矣，五六日则不能环复而死。"

（2）阳明者，十二经脉之长也，其血气盛，故不知人；三日，其气乃尽，故死矣：阳明胃为水谷之海，气血生化之源，五脏六腑皆禀气于胃，故阳明为十二经脉之长。其经多气多血，邪犯阳明易致成实热证，热盛上扰神明，则使人昏迷。病后三日，五脏六腑皆病。胃气因之大伤，再延三日，即六日之后，胃气败绝，脏腑荣卫皆失其养，则生机断绝而死。张景岳："如此之后，三日乃死，谓两感传变之后，复三日而死也，即六日之义。"

按：本节说明两感于寒，必不免于死的道理。第一段说明寒邪之中人，多以六经的次序相继传变，使一经受病，或不愈则向里传，这种以次相传，虽然症状逐渐加重，但未见表里脏腑同病，正气尚盛，则病势较轻。本节为两感于寒，表里俱伤，脏腑同病，邪气日盛，精气日竭，故预后不良。

本篇所论之两感，为感受外邪所致，但亦有兼内伤之两感，如《类经》云："两感者，本表里之同病，似若皆以外邪为言，而实有未必尽然者，正以内外俱伤，便是两感。今见少阴先溃于内，而太阳继之于外者，即纵情肆欲之两感也；太阴受伤于里，而阳明感于表者，即劳倦竭力，饮食失调之两感也；厥阴气逆于脏，少阳复病于腑者，必七情不慎，疲筋败血之两感也。"

两感证候，病情虽重，但未必皆死。即是死亡，亦未必期之以三日、六日而死，不要拘泥。

**【原文】**凡病伤寒而成温者，先夏至日者为病温，后夏至日者为病暑，暑当与汗皆出，勿止。

提示：说明伏气温病及其病名。

（1）凡病伤寒而成温者：温，指温热病而言。此即“冬伤于寒，春必病温”（素问·生气通天论）之义。

（2）先夏至日者为病温，后夏至日者为病暑：夏至是节气名，一般在旧历五月底。这两句话是接上一句而来的，意思是说，感受寒邪而变成温热病的，在夏至以前发生的叫作温病，在夏至以后发生的便称暑病。温与暑，在性质上同属火热之邪，只是程度不同（温轻于暑）而已。正如丹波元简所说：“温病、暑病，皆是热病，以时异其名耳。”

（3）暑当与汗皆出，勿止：暑病为阳热内盛，蒸液外泄，故病暑多汗。汗出则外邪有外出之路，切不可见汗出而止之。正如吴崑曰：“暑邪在表，令人自汗，则暑邪当与汗皆出，勿得止之，恐蓄邪为患也。”张琦：“暑当与汗八字有脱误。”另有释“汗”为用药物发汗，可作参考。

按：温病、暑病皆是热性病，多为感受温热之邪而致病。至于本处的温病、暑病，是为感受寒邪，不即发病，藏于肌肤之间，至春夏阳气上升，久蓄之邪，随阳化热而成温病或暑病。所以后世医家根据这一理论提出“新感”与“伏邪”之说，对外感病成因的认识有了进一步的发展。

对本段经文有两种理解，一种认为是“伏邪”，已如上述。另一种认为，四时有不同的时邪，所以四时有不同的外感热病，如冬日感受寒邪为伤寒，夏日感受暑邪为暑病，春日感受时邪为温病，这是外感热病的一种分类方法。如马莳曰：“此言温病暑病各有其时也，伤寒之病，发于冬者为正伤寒……。”我们认为这种解释符合篇首“今夫热病者皆伤寒之类也”的含义。

# 胀 论

题解：见讲义。

## 目的和要求

1. 掌握气肿形成的病机、临床特点以及肺、脾、胃、肠等脏气胀的临床表现。

2. 理解气胀的触诊特点。

3. 掌握胀病治法，“工在疾泻”的临床运用。

**【原文】** 黄帝曰：脉之应于寸口，如何而胀？岐伯曰：其脉大坚以涩者，胀也。黄帝曰：何以知脏腑之胀也。岐伯曰：阴为脏，阳为腑。

提示：胀病的脉象。

(1) 其脉大坚以涩者，胀也：

胀病脉{大——邪气盛；坚——邪气不散；涩——气血涩滞而虚}正虚邪壅

(2) 阴为脏，阳为腑：此阴阳是指脉象而言。一般说，脏病多见于阴脉，腑病多见于阳脉。

以脉象别脏腑之胀{阴——脉涩而坚——胀在脏；阳——脉大而坚——胀在腑

**【原文】** 黄帝曰：夫气之令人胀也，在于血脉之中耶？脏腑之内乎？岐伯曰：三者皆存焉，然非胀之舍也。黄帝曰：愿闻胀之舍。岐伯曰：夫胀者，皆在于脏腑之外，排脏腑而郭胸胁，胀皮肤，故命曰胀。

提示：胀的成因和部位。

(1) 三者皆存焉，然非胀之舍也：三者，指血脉、五脏、六腑而言。舍，指病所，也就是发病的部位。三者皆存，然非胀之舍，意思是说，气机留滞，使人发生胀病，可以关系到血脉、五脏、六腑，但并非胀病的部位。

(2) 脏腑之外，排脏腑而郭胸胁，胀皮肤：此言气病为胀的广泛性，其留止之处，内而脏腑之外，胸胁空廓之中，外而皮肤腠理之间，有其处，而又似无其定处。

胀之舍{在内{脏腑之外；空郭之中}；在外——皮肤腠理之间}在无形之气分

关于脏腑之外的“外”，不能单纯理解为脏腑以外的外，他只是说明胀在气分，而未及脏腑之形质。否则气在胃肠作胀，能说在脏腑之外吗？当然，胀在皮肤之胀，就是脏腑之外的了。

**【原文】** 黄帝曰：脏腑之在胸胁腹里之内也，若匣匮之藏禁器也，名有次舍，异名而同处，一域之中，其气各异，愿闻其故。黄帝曰：未解其意，再问。岐伯曰：夫胸腹，脏腑之郭也。膻中者，心主之宫城也；胃者，太仓也；咽喉、小肠者，传送也；胃之五窍者，闾里门户也；廉泉、玉英者，津液之道也。故五脏六腑者，各有畔界，其病各有形状。营气循脉，卫气逆为脉胀；卫气并脉循分为肤胀。三里而泻，近者一下，远者三下，无问虚实，工在疾泻。

提示：胀病的成因病理与治法。

(1) 夫胸腹，脏腑之郭也：郭，城郭也。胸腹为脏腑之保障，故为脏腑之郭。

(2) 膻中者，心主之宫城也：张景岳：“膻中，胸中也，肺覆于上，隔膜障于下，为清虚周密之宫，心主之所居也，故曰宫城。”

(3) 胃者，太仓也：《太素》作“大仓”。胃为水谷之海，气血生化之源，以供养脏腑，故曰太仓。

(4) 咽喉、小肠者，传送也：传送，《太素》作传道也。杨上善曰：“咽传水谷而入，小肠传之而出，喉传气之出入，故为传道也。”

(5) 胃之五窍者，闾里门户也：见讲义。

(6) 廉泉、玉英者，津液之道也：廉泉、玉英俱属任脉穴，与津液流通有密切关系。张志聪曰：“五脏主藏水谷之精者也，其流溢于下焦之津液，从任脉而出于廉泉、玉英。”杨上善曰：“廉泉乃是涎唾之道，玉英复为溲便之路，故曰津液道也。”津液之道，与胀病的关系，津液之道不通，则空窍闭塞，而气逆于中，故治胀者，当先通其津液。

(7) 营气循脉，卫气逆为脉胀：营清卫浊，营在脉中，卫在脉外，营行缓而卫行速，二者关系极为密切。若卫气循行逆而不顺，而后病及于营，逆于脉中，则为脉胀。

(8) 卫气并脉循分为肤胀：张景岳：“卫气逆而并于脉，复循分肉之间，故为肤胀。”杨上善：“卫气在于脉外，傍脉循于分肉之间，聚气排于分肉为肿，称为肤胀。”

二氏之说相较，以后者为优，因为这里说的是肤胀机制，若卫气并于脉，则必及于营，而为脉胀矣。

由此可见，肤胀，不在于营气，而在于卫气。

(9) 三里而泻……工在疾泻：工，指医生。三里，指足三里，为胃经穴位，胃为脏腑之海，而主肌肉，五脏六腑，虽各有畔界，但与胃皆有密切关系，故泻足三里，以通其经而去其邪，吴懋先曰：“卫气逆于空郭中，则为鼓胀，著于募原，而传送道阻塞者，则为肠胃之胀，门户界畔不清者，则为五脏之胀，此皆胃腑之门户道路，故泻足三里。”这里的疾泻，虽然是指针刺泻法，但同样适用于药物泻法，为胀病的治标方法。若病久正虚过甚，又不宜单纯使用，以免伤正，病情恶化。所以在本篇又曰：“当泻则泻，当补则补。”

**【原文】**黄帝曰：愿闻胀形。岐伯曰：夫心胀者，烦心短气，卧不安；肺胀者，虚满而喘咳；肝胀者，胁下满而痛引小腹；脾胀者，善哕，四肢烦悗，体重不能胜衣，卧不安；肾胀者，腹满引背央央然，腰髀痛。六腑胀，胃胀者，腹满，胃脘痛，鼻闻焦臭，妨于食，大便难；大肠胀者，肠鸣而痛濯濯，冬日重感于寒，则飧泄不化；小肠胀者，少腹䐜胀，引腰而痛；膀胱胀者，少腹满而气癃；三焦胀者，气满于皮肤中，轻轻然而不坚；胆胀者，胁下痛胀，口中苦，善太息。

提示：胀病的五脏六腑分证及其临床特征。

胀产生以后，内迫脏腑，使内脏功能失常。

(1) 心胀者，烦心短气，卧不安：心属火而主神明，今心气壅滞，而火热内郁，神明受扰，故心烦而卧不安。短气者，心气不畅，胀迫于肺，而呈呼吸短促之象。

(2) 肺胀者，虚满而喘咳：肺主气，司呼吸，以宣为畅，以降为顺，今肺气壅滞而宣降功能失常，气郁于肺，逆而上奔，故胸中满而喘咳。

(3) 肝胀者，胁下满而痛引小腹：肝脉布两胁，抵少腹，肝气壅滞而疏泄不畅，气逆于经，故胁下满而痛引小腹。

(4) 脾胀者，善哕，四肢烦悗，体重不能胜衣，卧不安：脾主肌肉、四肢，以健运为常，今脾气壅滞而运化功能不健，脾胃失和则常发呃逆；脾被湿困，阳不外达，则四肢烦悗而闷胀，身体也特别沉重无力；卧不安者，是受上症之苦所致。

（5）肾胀者，腹满引背央央然，腰髀痛：肾之经脉，贯脊至腰经腹。今肾气壅滞而气化功能失常，水湿失于输化，气机亦因之受阻，经气不舒，故见上症。髀，股也。

（6）胃胀者，腹满，胃脘痛，鼻闻焦臭，妨于食，大便难：胃主受纳，腐熟水谷，宜和宜降，今胃气壅滞而功能失常，故见上症。鼻闻焦臭者，是湿热熏蒸于中土之气所致。

（7）大肠胀者，肠鸣而痛濯濯，冬日重感于寒，则飧泄不化："大肠者传道之官，变化出焉"，今大肠气壅滞而传道功能失职，又复感寒，阳气受损，故轻而肠鸣疼痛，重则飧泄不化。

（8）小肠胀者，少腹䐜胀，引腰而痛："小肠者，受盛之官，化物出焉"，今小肠气滞化物不及，气滞不通，故腹见胀形，且引腰而痛。

（9）膀胱胀者，少腹满而气癃："膀胱者，州都之官，津液藏焉，气化则能出矣"，今膀胱气化失常，故水道不通。张景岳："气癃，膀胱气闭，小水不通也。"

（10）三焦胀者，气满于皮肤中，轻轻然而不坚：三焦为水谷之道路，气化之总司，彻上彻下，通里达表。今三焦因胀而气机失调，逆于皮肤之中，故肿而轻浮，中空不坚。

（11）胆胀者，胁下痛胀，口中苦，善太息：胆与肝相表里，胆胀必及于肝，肝胆之气郁而不伸，故胁下痛胀，善太息。口中苦，是胆气热而上冲也。

**【原文】**黄帝曰：胀者焉生？何因而有？岐伯曰：卫气之在身也，常然并脉，循分肉，行有逆顺，阴阳相随，乃得天和，五脏更始，四时循序，五谷乃化。然后厥气在下，营卫留止，寒气逆上，真邪相攻，两气相搏，乃合为胀也。黄帝曰：善。何以解惑？岐伯曰：合之于真，三合而得。帝曰：善。

提示：论述胀病的病因、病机。

卫气之在身也……五谷乃化。是说明卫气循行的正常情况。

（1）病因：一是外寒侵袭，一是本身功能紊乱。

（2）病机：寒为清冷之邪，清湿伤人，下先受之，由上而下，故曰"寒气逆上"。若其人自身生理功能紊乱，卫气不能正常运行而失顺，故曰"厥气在下"。寒邪与逆乱的真气相搏结，或存于脏，或存于腑，或存于血脉而形成诸胀。

# 咳　论

本篇重点讨论了各种咳嗽的成因、症状、治疗及其病理改变。特别指出了咳与肺胃的关系和“五脏六腑皆能令人咳”的道理。因本篇专论咳嗽，故以咳论名篇。

## 目的和要求

1. 掌握咳嗽与肺脏的关系以及“五脏六腑皆令人咳，非独肺也”的机制。
2. 了解咳嗽发病与四时气候的关系。
3. 理解“聚于胃，关于肺”这一理论的临床指导意义。
4. 了解咳嗽的治疗原则。

**【原文】**黄帝问曰：肺之令人咳何也？岐伯对曰：五脏六腑皆令人咳，非独肺也。帝曰：愿闻其状。岐伯曰：皮毛者，肺之合也，皮毛先受邪气，邪气以从其合也。其寒饮食入胃，从肺脉上至于肺，则肺寒，肺寒则内外合邪，因而客之，则为肺咳。五脏各以其时受病，非其时，各传以与之。

人与天地相参，故五脏各以治时感于寒则受病，微则为咳，甚则为泄、为痛。乘秋则肺先受邪，乘春则肝先受之，乘夏则心先受之，乘至阴则脾先受之，乘冬则肾先受之。

提示：说明咳的发病机转及与季节气候的关系。

本节经文，从以下三个方面来讨论。

1. 咳与肺的关系

咳嗽是肺脏病变的反映，不管内伤外感，皆可影响于肺而发生咳嗽，汪昂说：“肺主气，又属金，主声，故咳必由于肺也。”本篇论咳，虽认为五脏六腑皆能令人咳，但特别指出咳与肺的关系最大陈修园曰：“咳嗽不止于肺，然亦不离于肺。”故本节首论肺咳。

陈修园曰：“咳嗽不止于肺，然亦不离于肺。”

2. 咳的原因及病理机转

引起咳嗽的原因很多，但归纳起来，不外于内因和外因两个方面。从本论言咳的病因，亦分内外两个方面：

(1) 外因：皮毛先受邪气。邪气，指风寒而言。风寒之邪客于皮毛，皮毛者，肺之合也。皮毛先受寒气，然后从其合而伤肺脏，此为外寒。

(2) 内因：寒饮食入胃。肺脉起于中焦，循胃口上膈属肺。胃中饮食之寒，从肺脉上于肺则肺寒，此为内寒。若内外之寒合并而客于肺，则肺伤而致咳嗽。《灵枢·邪气脏腑病形》说："形寒饮冷而伤肺"，与此同一个意义。如下图所示：

外感风寒（外寒）→皮毛

寒冷饮食（内寒）→胃→肺脏

3. 咳与四时气候及内脏传变的关系

人与自然界是息息相关的，而季节气候的变化时时在影响着人体，所以本文说："人与天地相参，五脏各以其时受病。"五脏各以其时，即春肝、夏心、长夏脾、秋肺、冬肾。

兹将本段经文分析于下：

(1) 非其时，各传以与之：这里非其时指不是肺主的时令而发病，如肺主秋，而咳嗽不一定都在秋季发生。各传以与之，指其他脏受邪亦可传之于肺，如春季咳嗽是肝先受病而传之于肺，夏季咳嗽是心先受邪而传之于肺等，余可类推。

(2) 五脏各以治时：治时，张景岳："治时，治令之时也。"此指五脏各以其所主之时令感寒而受病。

(3) 微则为咳，甚则为泄、为痛：此指感受寒邪的轻重和深浅而言，感受轻者，则连皮毛，皮毛内通于肺故为咳。若感受较重，其寒深入肠胃。胃与脾相表里，胃寒伤及于脾，脾阳虚而失运化，寒凝于腹，故为泄、为痛。

(4) 乘秋则肺先受邪，乘春则肝先受之，乘夏则心先受之，乘至阴则脾先受之，乘冬则肾先受之：此即"治时"受病之义，某脏应其时，即先受其邪。说明五脏的受病与本脏相应的季节最有关系。"至阴"阴历六月。

各脏因时而咳，皆能传之于肺，故高士宗说："肝心脾肾，虽先受之，皆传于肺而为咳。"

**【原文】** 帝曰：何以异之？岐伯曰：肺咳之状，咳则喘息有音，甚则唾血。心咳之状，咳则心痛，喉中介介如梗状，甚则咽肿喉痹。肝咳之状，咳则两胁下痛，甚则不可以转，转则两胠下满。脾咳之状，咳则右胁下痛，阴阴引肩背，甚则不可以动，动则咳剧。肾咳之状，咳则腰脊相引而痛，甚则咳涎。

帝曰：六腑之咳奈何？安所受病？岐伯曰：五藏之久咳，乃移于六腑。脾咳不已，则胃受之，胃咳之状，咳而呕，呕甚则长虫出。肝咳不已，则胆受之，胆咳之状，咳呕胆汁。肺咳不已，则大肠受之，大肠咳状，咳而遗矢。心咳不已，则小肠受之，小肠咳状，咳而失气，气与咳俱失。肾咳不已，则膀胱受之。膀胱咳状，咳而遗溺。久咳不已，则三焦受之，三焦咳状，咳而腹满，不欲饮食。此皆聚于胃，关于肺，使人多涕唾，而面浮肿气逆也。

提示：主要论述五脏六腑咳嗽的病变机制和症状表现。

根据本节内容，分作两部分来论述。

1. 咳的分类

咳嗽是一种症状，它可由许多原因引起。对于有兼杂的咳嗽，不辨明其原因，只单纯治咳，效果是不会好的。本文把这些复杂症状，用脏腑归类法对其归类，这对于指导辨证治疗，是有很大作用的。

（1）五脏归类：

1）肺咳之状……甚则唾血：肺主气，司呼吸。若内伤生冷，外受寒邪，合而伤肺，则气逆而咳。痰结于胸，阻碍气机，故喘息有音；咳甚则肺系震动，肺络损伤，则血随唾出。

2）心咳之状……甚则咽肿喉痹：介介，是坚硬而有妨碍之意。形容喉中如有物阻塞的现象。心脉起于心中，上挟于咽，心受寒邪，上传于肺故咳；心主血脉，因寒凝，流行不畅，故咳则心痛。喉为肺窍，为呼吸之门户，气为寒闭，结于咽喉，则喉中介介如有物梗塞之状。久则寒郁化火，发为肿痛，闭塞不通。

3）肝咳之状……转则两胠下满：胠，读区，或读去。为腋下胁上空软之处。肝脉布胁肋，其支者上注于肺。肝受邪气，上乘于肺则咳。肝的经脉之气为邪所遏，郁结胁下而不通，故咳则胁下痛，病甚则身不可以转动，动则气更逆，则两胠胀满。

4）脾咳之状……动则咳剧：阴阴，即隐隐，微痛之状。脾脏居左而气化行于右。脾脏受邪，母病及子，则肺气逆而为咳。脾气郁结故右胁下痛。脾气上通于肺，肺俞在背，故咳引肩背作痛。咳甚则不能转动，动则肺气更逆故咳剧。

5）肾咳之状……甚则咳涎：肾脉贯脊系于腰背，其直者入肺中。肾受寒邪上乘于肺则咳，寒凝于腰部，故咳则腰背相引而痛。肾主五液，窍通舌下廉泉，甚则水气上逆，故涎随咳出。

（2）六腑归类：

1）胃咳之状……呕则长虫出：长虫就是蛔虫。脾与胃相表里，脾咳日久，必移于胃，胃气因咳而上逆，故呕，呕甚则虫随气而上出。

2）胆咳之状，咳呕胆汁：肝与胆相表里，肝咳日久，必移于胆，胆受邪则气逆，(胆失和降)，逆气冲胃，故呕吐胆汁。

3）大肠咳状，咳而遗失：失作矢，与屎同。肺与大肠相表里，肺咳日久，则邪传大肠，大肠为传导之腑，大肠受邪则传导失职，故咳时则大便失禁。

4）小肠咳状，咳而失气，气与咳俱失：失气与矢气同，即肛门排气。心与小肠相表里，小肠与大肠相通连。心咳日久，传之于小肠。小肠因咳而下奔失气，故曰气与咳俱失。

5）膀胱咳状，咳而遗溺：膀胱为津液之府，与肾相为表里，肾咳日久，传于膀胱，膀胱受邪失于约束，故咳而遗溺。

6）三焦咳状，咳而腹满，不欲饮食：三焦为水谷出入流化之道路，为气机升降之总司，久咳不已，则上中下三焦俱病，出纳升降，皆失其和，故腹满不能饮食。

2. 咳嗽分类对治疗的指导意义

（1）按照五脏、六腑分类，对临床治疗有实际指导意义：如按东垣治肺咳，用麻黄汤；心咳用桔梗汤；肝咳用小柴胡汤；脾咳用升麻汤；肾咳用麻黄附子细辛汤；胃咳用乌梅丸；胆咳用黄芩加半夏生姜汤；大肠咳用赤石脂禹余粮汤、桃花汤，不止，用猪苓汤分水；小肠咳用芍药甘草汤；膀胱咳用茯苓甘草汤；三焦咳用钱氏异功散。

肝咳：在治疗咳的同时要配合疏肝理气之品。

膀胱咳：在治疗咳的同时要配合固肾补元之品。

（2）为后世医家治疗分类打下了基础：后世医家在这一基础上，把咳嗽分为外感内伤两大类。

外感：外邪自表而入，由皮毛到肺，治疗上以散邪为主。

内伤：多由他脏虚损而及于肺，如肾阴亏损，子盗母气，而致伤肺咳嗽，治疗应以调补他脏虚损为主。

（3）治疗应注意肺胃：本论用“此皆聚于胃，关于肺”两句话以总结上述之证。即五脏六腑的咳嗽皆与肺胃有关。因胃为五脏六腑之本，肺为皮毛之合，外寒伤人首犯皮毛而及于肺。寒饮冷食，必先伤胃，而后及于肺。这就具体说明了肺胃为成咳之源。也是后世医家提出的“脾为生痰之源，肺为贮痰之器”的理论基础。

肺失肃降，津液停聚，所以多咳出痰涎。

阳明之脉循行面颊，肺胃之气上逆，故咳甚多出现颜面浮肿的证候。

按：本篇对咳嗽的病因、病理及五脏六腑皆能令人咳的道理，作了较为准确的讨论，同时对咳嗽发病与四时气候的关系，咳嗽的脏腑分证及其症状也都作了较为明确的分析与分辨。这对于临床治咳，是有很大指导意义的。

人是一个有机的整体，人体内脏之间，在生理情况下，是互相依存、互相联系的，在病变情况下，是互相影响、互相传变的，所以肺病咳嗽可以影响他脏，而他脏病变亦可影响于肺。脏腑相移的基本精神，是指病势的发展由轻而重、由单纯到复杂的过程。

但应指出，本文由脏传腑和外感病由脏出腑是根本不同的。前者是病势由轻而重，后者是病势好转，由阴转阳，二者不能等同看待。

# 举痛论

举，是列举。痛，是症状。本篇首先讨论了由寒邪客于脏腑经脉，使经脉凝涩不通，而引起的多种疼痛。故以举痛名篇。本篇对望、闻、问、切在临证的运用以及“九气”为病的症状和病理也作了讨论。所以说不能因其以举痛名篇，而忽视了它的全面精神。

## 目的和要求

1. 掌握因寒致痛的病机。
2. 理解因寒所致多种疼痛的病理及临床表现。
3. 理解“百病皆生于气也”的含义及九气导致内脏功能失调的病理变化和临床表现。

**【原文】** 黄帝问曰：余闻善言天者，必有验于人；善言古者，必有合于今；善言人者，必有厌于己，如此则道不惑而要数极，所谓明也。今余问于夫子，令言而可知，视而可见，扪而可及，令验于己而发蒙解惑，可得而闻乎？岐伯再拜稽首对曰：经脉流行不止，环周不休。寒气入经而稽迟，泣而不行，客于脉外则血少，客于脉中则气不通，故卒然而痛。

提示：本条主要说明诊察疾病要有全面的观点，以及卒痛的病因和病理。兹分两个问题来讨论：

1. 诊察疾病要有全面观点

本文首先以天与人，古与今，人与己的关系，进一步洞察人的生理和病理，次以问诊、望诊和触诊全面了解病情，只有这样才能明而不惑。

（1）善言天者，必有验于人：言，是讨论、研究之意，天，指宇宙自然。验，是验证、参验。人在“气交”之中，与宇宙自然是息息相关的，人常随自然的变化而有调节性的适应。如“天暑衣厚则腠理开，故汗出……天寒则腠理闭，气湿不行，水下流于膀胱，则为溺……”（《灵枢·五癃津液别》）。

（2）善言古者，必有合于今：古今虽远，其理则一，从医学来讲，能把古人所讲的养生医学之道与现代情况结合起来，才能符合客观现实。正如张景岳所说："古者今之鉴，欲察将来，源观既往。"

（3）善言人者，必有厌于己：厌，即餍，为饱足、满足之意。人己虽异，性理有同，欲评论别人，必须先对自己有足够的认识。在医学上，欲洞察人身的生理病理，而自己必须有深刻的研究。

以上三者，如能做到，就可能对至精至微之医道而不疑惑，对其中的奥秘至理也能彻底了解，这样才算得上是明达事理的。

（4）言而可知：言，是指问诊和闻诊。就是听病人的主诉和声音以知病性。

（5）视而可见：视，指望诊。通过观察病人的神色和形态以知病性。

（6）扪而可及：扪，摸也，这里指切诊和触诊。通过切脉以知病性，通过触诊以知病位，故曰扪而可及。

2. 卒痛的病因和病理

卒痛{病因——寒<br>　　　病理——血气不通

（1）寒气入经而稽迟，泣而不行：稽迟：即稽留迟缓。人之气血，得温则行，得寒则凝，当寒邪入经之后，血脉因寒而流行不畅，滞涩不通。

（2）客于脉久则血少：客，是侵犯和留止之意。寒邪客于脉外，经脉因寒而收引蜷缩，血行不畅而迟缓，故曰血少。少，非血虚之谓，而是血流迟缓之意。

（3）客于脉中则气不通：脉中之血因寒而凝滞，血凝而气亦滞，故曰气不通。

总之，皆为血气不通，不通则痛，故曰猝然而痛。

**【原文】**帝曰：其痛或卒然而止者，或痛甚不休者，或痛甚不可按者，或按之而痛止者，或按之无益者，或喘动应手者，或心与背相引而痛者，或胁肋与少腹相引而痛者，或腹痛引阴股者，或痛宿昔而成积者，或卒然痛死不知人，有少间复生者，或痛而呕者，或腹痛而后泄者，或痛而闭不通者，凡此诸痛，各不同形，别之奈何？

岐伯曰：寒气客于脉外，则脉寒，脉寒则缩踡，缩踡则脉绌急，绌急则外引小络，故卒然而痛，得炅则痛立止；因重中于寒，则痛久矣。寒气客于经脉之中，与炅气相薄则脉满，满则痛而不可按也。寒气稽留，炅气从上，则脉充大而血气乱，故痛甚不可按也。寒气客于肠胃之间，膜原之下，血不得散，小络急引，故痛；按之则血气散，故按之痛止。寒气客于侠脊之脉，则深按之不能及，故按之无益也。寒气客于冲脉，冲脉起于关元，随腹直上，寒气客则脉不通，脉不通则气因之，故喘动应手矣。寒气客于背俞之脉，则脉泣，脉泣则血虚，血虚则痛，其俞注于心，故相引而痛，按之则热气至，热气至则痛止矣。寒气客于厥阴之脉，厥阴之脉者，络阴器，系于肝，寒气客于脉中，则血泣脉急，故胁肋与少腹相引痛矣。厥气客于阴股，寒气上及少腹，血泣在下相引故腹痛引阴股。寒气客于小肠膜原之间，络血之中，血泣不及注于大经，血气稽留不得行，故宿昔而成积矣。寒气客于五脏，厥气上泄，阴气竭，阳气未入，故卒然痛死不知人，气复反，则生矣。寒气客于肠胃，厥逆上出，故痛而呕也。寒气客于小肠，小肠不得成聚，故后泄腹痛矣。热气留于小肠，肠中痛，瘅热焦渴，则坚干不得出，故痛而闭不通矣。

提示：主要说明因寒因热引起疼痛的病理和症状。

本条分两个自然段，第一段列举了十四种痛证、症状表现各不相同。第二段，具体分析了各种疼痛的病机。

1. 痛得炅则止

炅同炯，热也。寒气客于脉外，寒主收引，而致经脉缩蜷（拘缩不伸）、绌（音屈）急（绌，屈曲也，急，拘急也），牵引小络亦发生拘急，故卒然疼痛；因寒气客于脉外，邪不甚深，得热气则卫气流通，经络舒缓，故痛止，若复感寒邪，寒气重盛，不易解散，故痛久不止。

2. 痛得按则止：有两种情况

（1）寒气客于肠胃之间，膜原之下，使血凝涩而不散，小络拘急牵引而疼痛。若加按压，则寒气可散，小络可缓，故其痛止。膜原：王冰："膜为鬲间之膜，原为鬲肓之原。"这里是指胸膜与膈肌之间的部位。

（2）寒气客于背俞。背俞，五藏俞穴也，俞穴在太阳经循行之线，五脏之气皆至于此而输转传运，故曰"俞注于心"。寒气客于背俞之脉，则脉涩血虚，故背与心相引而痛。若在背俞穴和痛处加以按摩，能使阳复寒散，气血流通，而疼痛停止，故曰"按之则热气至，热气至则痛止矣"。

3. 痛得按不止

寒气客于侠脊之深处，按之不能及，不及则寒不能解，故曰"按之无益"。侠脊：侠同挟，脊，即脊柱。

4. 痛而拒按

主要由"脉满"和"血气乱"所致。寒气客于经脉之中，与脉中的阳热之气相搏击，热欲膨胀，寒欲收缩，致使气血逆乱而脉满。脉满和血气逆乱，皆为邪实于经之候，故痛而不可按。脉满作痛和气血逆乱作痛，仅是程度上轻重不同，所以姚止庵说："一段两义，盖微甚之分也。"

5. 痛而喘动

冲脉起于胞中，胞当关元（任脉穴在脐下三寸）之处。当寒邪侵入冲脉，脉中之血凝注不通，而气亦随之滞逆，气因血凝，欲通不能，故关元处腹痛而冲动应手。

“喘动”：有两解：张景岳说：“冲脉起于胞中，即关元也。其脉并足少阴肾经夹脐上行，会于咽喉，而肾脉上连于肺。若寒气客之，则脉不通，脉不通则气亦逆，故喘动应手也。”丹波元简说：“盖此指腹中筑动而言”。我们认为以丹波元简之说为是，因本文明确指出，寒气客于冲脉，又在关元之处，所以说喘动应是腹中疼痛而冲动，为动之疾。本文虽有“随腹直上”之句，是指冲脉循行部位而言，不是指邪气上冲于肺。

6. 痛引胁腹

肝经之脉，布胁肋，抵少腹，过阴器。寒入厥阴肝经之脉，而致血行凝泣经脉拘急，故胁与少腹相引而痛。

7. 痛引阴股

股，即大腿。阴股就是大腿内侧，因外为阳，内为阴，故曰阴股。阴股为足三阴经脉和冲脉循行之处。寒邪侵于厥阴经脉，由阴股循经上少腹，血行凝泣故相引而痛。“厥气”：因寒气循厥阴脉上及少腹，故称为厥气，而张景岳认为“厥气，寒逆之气也”。

8. 痛久成积

“小肠等受盛之官，化物出焉”，若寒气入侵小肠的膜原之间，络血瘀阻，不得注入大经（脏腑之大络也），稽留渐久，久而聚积成形。“宿昔”，日久之意。

9. 痛死不知人

寒伤脏气，脏气被迫，逆而上行，从上而泄越，阴气因而衰竭。四时阳气又未能及时入内，致使阴阳相离，邪气独盛，故突然痛死，不知人事。此时若阴阳之气复返，二气相交，气血得和，即可死而复苏。

10. 痛而呕吐

腑以通为顺，以降为和，若寒气侵于胃肠，凝结于里则腹痛，气返上逆而呕吐。

11. 痛而便泄小肠主化物。

寒客于小肠，则化物功能失常，食物不能在小肠停留变化即迅速下传而为“后泄”。后泄即大便泄泻。因阴寒凝聚于肠，络脉不通，故为腹痛。

12. 痛而便闭热为阳邪，小肠为阳腑，热邪侵于小肠，两阳相遇，留结于肠，失于传导，气不畅通故作痛。热盛必伤津，故又出现“焦渴”和“坚干”

之症。由于大便坚硬不出，腑气结聚不通，故曰“痛而闭不通矣。”

“瘅热”：即热证。“焦渴”：口干而渴。“坚干”：坚硬干燥，指大便燥结而言。

按：本节主要讨论诸痛之因，对临床治疗有着重要指导意义，. 若因寒而致痛证，多以散寒、通血脉为治则。

【原文】帝曰：所谓言而可知者也，视而可见奈何？岐伯曰：五脏六腑，固尽有部，视其五色，竟亦为热，白为寒，青黑为痛，此所谓视而可见者也。帝曰：扪而可得奈何？岐伯曰：视其主病之脉，坚而血及陷下者。皆可扪而及也。帝曰：善。

提示：论述察色知病和扪脉知病的机制。

(1) 五脏六腑、固尽有部：脏腑虽居于内，而面部有其各属之处，如五官应五脏，二目应五脏等，这就是望外而知内的主要依据。固尽有部，吴崑改作“面尽有部。”丹波元简不赞成吴的改动，他说：“吴改固作面，泥矣”。

(2) 黄赤为热：黄赤，谓黄赤相兼之色，为内热外现之象。热邪内盛(气亢)，血行迅速，充于肌表，故面色黄赤。

(3) 白为寒：血应寒而运行迟缓，不充于肌表，故面色白。

(4) 青黑为痛：痛症原因很多，今痛而兼见青黑之色，则为血行凝滞不通所致。

按：以上是指人的整体疾患而言，不是单纯指脏腑说的，不能把黄赤理解为心脾之热，白理解为肺寒等。

(5) 视其主病之脉，坚而血及陷下等：视，有观察之意，不能理解为看。脉，指脉象而言。主病之脉，是病之所在。若脉象坚实的则为阳为实，脉象陷下的，则为阴为虚。

对于“坚而血”，历代医家有不同见解。张景岳：“脉坚者，邪之聚也，血留者，络必盛而起也。”张志聪：“坚而血者，邪气实也。”吴崑：“坚而血，谓如陂陇之起是也。”

《素问》：“而血”二字，颇难解释，疑其或为错简，或有脱文。

【原文】余知百病生于气也。怒则气上，喜则气缓，悲则气消，恐则气下，寒则气收，炅则气泄，惊则气乱，劳则气耗，思则气结，九气不同，何病之生？岐伯曰：怒则气逆，甚则呕血及飧泄，故气上矣。喜则气和志达，荣卫通利，故气缓矣。悲则心气急，肺布叶举，而上焦不通，荣卫不散，热气在中，故气消矣。恐则精却，却则上焦闭，闭则气还，还则下焦胀，故气不行矣。寒则腠理闭，气不行，故气收矣。炅则腠理开，荣卫通，汗大泄，故气泄。惊则心无所倚，神无所归，虑无所定，故气乱矣。劳则喘息汗出，外内皆越，故气耗矣。思则心有所存，神有所归，正气留而不行，故气结矣。

提示：九气的病理机制。

1. 百病生于气的含义

百病，是很多病的意思。气，一般是指人体的生理功能而言。本节所讨论的“气”，含义较广，包括了脏腑功能活动，人体精神情绪的变化等。百病生于气也，是说疾病的发生都是由于气失调所引起的，不论内因外因，都可导致这种变化，从本条来说，有因七情内伤所引起的，有因寒热引起的，有因劳倦过度引起的。因为气之在人，和则为正，不和则为邪，故百病皆生于气。

2. 九气的证候与病理

（1）怒则气逆，甚则呕血及飧泄：肝主怒，怒为肝志，大怒则肝气逆而气上，血亦随之而上壅，故为呕血。肝与脾是木土关系，土木无忤，肝脾乃和，今肝因怒而气盛，盛则乘脾土，脾受损伤，虚而不运，水谷不化，故为飧泄。

怒则伤肝{肝气不逆—气逼血升——呕血<br>肝本肆横——乘袭脾土——飧泄}

（2）喜则气和志达，荣卫通利，故气缓矣：喜为心志，心主喜，正常的喜可以使气和志达，荣卫通利。若过于喜而气过缓，渐至涣散。气缓而散，血行滞涩，不能上奉心神，即可出现神志异常等证。《灵枢·本神篇》说：“喜乐者，神惮散而不藏”，亦是此义。

大喜则气散——不收——纵横不能摄取——神散不藏{笑不休<br>甚则狂}

（3）悲则心气急，肺布叶举，而上焦不通，荣卫不散，热气在中，故气消矣：“心系”，是指心脏与其他脏器相联系的脉络，如滑伯仁说：“五脏系通于心，而心通五脏联系”。“肺布叶举”：姚止庵说：“布者胀也，举者起也。”张志聪亦说：“肺脏布大，而肺叶上举”。就是肺叶胀大，呼吸喘急。心系上连于肺，悲为肺志，为心神所主，悲则心气抑郁，郁则心系急，悲则伤肺，肺叶胀大，呼吸失常，如此则上焦气闭不通，荣卫之气无以布散，郁而化热，郁热耗气，故曰气消。

悲{心系急<br>精气通于肺}心肺郁结——心焦阻塞——荣卫不利——郁热耗气——气消

（4）恐则精却，却则上焦闭，闭则气还，还则下焦胀，故气不行矣：却，退却，在此当衰退讲。肾藏精，恐伤肾，肾伤则精气衰退，生阳之气不能上升，故上焦郁闭。气既不得上升，则闭复还于下焦，下焦气郁，故生胀满。其气不能上升而仍在于下，故气不行。不行者不行于上也。

（5）寒则腠理闭，气不行，故气收矣：寒束于外→腠理闭密→阳气不能宣达→收敛于里而不散。寒为阴邪，性主收引，寒邪袭表，则腠理闭密，阳气不得行于外，故曰“气收”，伤寒表实证，即属于此。

（6）炅则腠理开，荣卫通，汗大泄，故气泄矣：炅。同炯，热也。热为阳邪，性主升散，故热可以使人腠理开张，津液外泄而汗大出，但气随汗出而外泄，故曰“气泄”。

（7）惊则心无所倚，神无所归，虑无所定，故气乱矣：心藏神，“为君主之官”，人遇大惊则伤神，神伤而心悸如悬，似无凭依，神志散乱，无所归宿，因而谋虑也无一定的主张，故曰气乱。张志聪：“惊则心气散而无所倚，神志越而无所归，思虑惑而无所定。”

（8）劳则喘息汗出，外内皆越，故气耗矣：过劳则气伤于外，故气短促而喘息，劳则卫气耗散，因而汗出气耗，外内气皆散越（喘则内气越，汗则外气越），故曰劳则气耗。

（9）思则心有所存，神有所归，正气留而不行，故气结矣：脾主运化，在志为思，如事物常存于心，精神集中，思虑过度，则志凝神聚，气机因之不畅，致使脾运失调，气留于中而不行，故气结。正如孙沛所说：“脾志思，主运用，思则脾气不宣，运用失职，故气结。”

按语：本节详尽讨论了七情、寒热、劳倦等因素导致“气病”的病理机制。前人对本条大体分为三个方面，一是七情致病为精神因素；二是寒热致病，为外在因素；三是劳倦，为内伤因素。这种分类，虽与祖国医学强调内因的作用有矛盾，但在临床实用方面，确有一定价值，直到今天仍是临床的圭臬。

# 风 论

题解：风在正常情况下为六气之一。在反常情况下为六淫之首。

因风能统五气，为外感病之先导，所以称风为百病之长。又因风性善行而数变，故受风之后，而变症却多。本篇是论述风邪为病的专篇，从研究风邪侵入人体以后所表现的不同症状入手，详细讨论了不同病变及其诊疗方法，故称风论篇。

## 目的和要求

1. 掌握因风邪所致的热中、寒中、疡、不仁、疠风的病理机制。

2. 掌握多种风证（偏风、脑风、目风、漏风、内风、首风、肠风、泄风）的病理机制。

3. 了解五脏风的病证。

**【原文】** 黄帝问曰：风之伤人也，或为寒热，或为热中，或为寒中，或为疠风，或为偏枯，或为风也，其病各异，其名不同，或内至五脏六腑，不知其解，愿闻其说。岐伯对曰：风气藏于皮肤之间，内不得通，外不得泄；风者，善行而数变，腠理开则洒然寒，闭则热而闷，其寒也，则衰食饮，其热也则消肌肉，故使人怢慄而不能食，名曰寒热。

提示：风邪入侵及各种不同症状及病理机制

（1）风气藏于皮肤之间，内不得通，外不得泄：皮肤腠理之间，乃三焦通会元真之处，若风寒袭入，玄府闭塞，邪气稽留，则内部元气不能通达于外，而外之邪气亦不得泄于表。此为受风之始，邪未入里之候。

（2）风者善行而数变，腠理开则洒然寒，闭则热而闷：洒然寒，即洒淅恶寒，是轻微寒冷之意。风性主动，故其为病，传变速而病变多端。若其人素体阳虚，复感风邪，风性疏泄，表益不固，故洒淅而寒。若其人素体阳盛或内有郁热，风邪侵袭之处，即易郁而化热，热闭于内，故热而闷，这是其理之一。再者，也可能与风是否有兼邪相关，若风偏胜，则使腠理疏泄，寒偏胜，则使腠理闭密，正如张景岳说：“风本阳邪，阳主疏泄，故令腠理开，开则卫气不固，故洒然而寒。若寒胜则腠理闭，闭则阳气内壅，故烦热而闷。”以上二者，究竟是体质而然，还是病邪所致，当根据实际情况而定。

（3）其寒也，则衰食饮；其热也，则消肌肉。故使人怢憟而不能食，名曰寒热若邪从寒化，胃气受伤，消化无力，故饮食减少。若邪从热化，津液被耗，肌肉失养，故肌肉消瘦。怢（秩）憟是因其寒。不能饮食，是或因其寒，或因其热，以致胃的运化功能失常。“名曰寒热”，即指“其寒”、“其热”而言，亦可作症状解释，因邪之所凑，其气必虚。正气虚，营卫失调，故外为寒热怢憟、内而不能饮食，正如张志聪曰：“盖言邪之所凑，其正必虚，正气为邪所伤，故使人怢憟而不能食也，名曰寒热。”

**【原文】**风气与阳明入胃，循脉而上至目内眦，其人肥则风气不得外泄，则为热中而目黄；人瘦则外泄而寒，则为寒中而泣出。风气与太阳俱入，行诸脉俞，散于分肉之间，与卫气相干，其道不利，故使肌肉愤䐜而有疡，卫气有所凝而不行，故其肉有不仁也。疠者，有荣气热胕，其气不清，故使其鼻柱坏而色败，皮肤疡溃，风寒客于脉而不去，名曰疠风，或名曰寒热。

提示：说明热中、寒中、疡、不仁、疠风的病理及症状。

（1）热中而目黄：足阳明胃脉，起于目下，下膈属胃。今风伤阳明之脉而内入于胃。若其人体质肥胖，则腠理致密，邪不得泄，郁而化热。况胖人多湿，湿热结合，成为湿热，湿热循经上蒸于目则目黄，热气内留则为热中。

（2）寒中而泣出：若其人肌肉薄瘦，则腠理疏松，风邪犯之，易使阳气外泄，阳外泄则阴盛于内，故为寒中。中寒液不化，寒气上行，故泣自出。

（3）肌肉愤䐜而有疡：太阳之气，通肤达表，其俞穴皆在于背，与周身之气相连通。今风袭太阳经脉，随俞穴而散布于分肉之间（分肉之间，乃卫气循行的通路），阻碍了卫气通行，卫气与风邪郁结于肌肉之间，化为热毒，故使肌肉肿起而为疮疡。

（4）肉有不仁：不仁，即肌肉顽痹不知痛痒，犹不仁爱其身之意。而马莳以果核之仁为释，他说：“盖果核中有仁，惟肉无所知，则若有不能为仁有生意矣，遂以不仁名之也”。卫气有温分肉，肥腠理的作用，今卫气因受邪阻碍，凝滞不通，故肉有不仁之处。

（5）名曰疠风，或名曰寒热：

疠风
- 症状
  - 鼻柱坏而色坏
  - 皮肤疡溃
- 病因病理——风寒客于脉中，化热伤荣

所谓疠风，是感受暴厉风毒，滞于肌肤，入于脉中，与荣气相合，化为热毒，则经脉之气混浊不传，久而肌肉腐坏。若毒热之气，上熏肺窍，故使鼻柱腐烂而塌陷。疠名寒热者，以疠风之病，是由风寒客入脉中，久留不去，寒化为热而形成，故又称为寒热。丹波元简认为“此衍文，诸注属强解”。

**【原文】** 风中五脏六腑之俞，亦为脏腑之风，各入其门户所中，则为偏风。风气循风府而上，则为脑风；风入系头，则为目风，眼寒；饮酒中风，则为漏风；入房汗出中风，则为内风；新沐中风，则为首风；久风入中，则为肠风飧泄；外在腠理，则为泄风。故风者百病之长也，至其变化，乃为他病也，无常方，然致有风气也。

提示：主要说明多种风证的病理机制。

(1) 偏风：就是偏枯，半身不遂。脏腑之俞，是脏腑之门户，亦是血气之门户也，风中于俞，则使气血失调，荣卫失和，故发偏枯之证。若风邪循俞而内入于脏腑，则为脏腑之风证，即无外见之偏枯。

(2) 脑风：脑风，即头痛，鼻流清涕之证。风府为督脉穴位，督脉上入络脑。今风邪客于风府，循经而上，入于脑户，故为脑风。

(3) 目风：足太阳之脉起于目内眦，上额交巅，入络脑。风邪入侵，随太阳经上入头目，害于目系，成为目风，呈现或痛，或痒，或眼寒而畏风羞涩之症。

(4) 漏风：酒为熟谷之液，其性慓悍而温散，善开玄府，若饮之过多，玄府大开，风邪乘虚而入，肆其疏泄之性，故汗漏不止，名曰漏风。

(5) 内风：张志聪曰：“夫内为阴，外为阳，精为阴，气为阳，阳为阴之卫，阴为阳之守，入房则阴精内竭，汗出则阳气外弛，是以中风则风气直入于内，而为内风关。”经未明言其症状，吴崑则谓：“今人遗精咳血寝汗骨蒸，内风之所致也。”可作参考。

(6) 首风：风性轻扬，有向上之特性，头为诸阳之会，易感受阳邪，新沐（沐，在此指洗头）之后，毛孔开张，风邪乘虚侵入首之皮肤，则首为风痛，遇风则发，病名首风。

(7) 肠风：即肠风下血之证，因风久不去，传变而入于肠胃之中，风从热化，热伤阴络，故血常从大便而去，谓之肠风。若风从寒化，伤及肠胃之阳，肠胃虚寒，消化吸收不良，则为水谷不化的飧泄证。

(8) 泄风：风居腠理，玄府开通，风迫汗出，汗出不止，故曰泄风。

由此可见，风邪为病，变化无常，证不一端。所谓“风为百病之长”，是风邪易于伤人为病之意。所谓“至其变化”，是说风邪为病，不止于风，而且常变为他病。因此，医者当慎，而养生者亦当慎之。

**【原文】** 帝曰：五藏风之形状不同者何？愿闻其诊及其病能。岐伯曰：肺风之状，多汗恶风，色皏然白，时咳短气，昼日则差，暮则甚，诊在眉上，其色白。心风之状，多汗恶风，焦绝，善怒嚇，赤色，病甚则言不可快，诊在口，其色赤。肝风之状，多汗恶风，善悲，色微苍，嗌干善怒，时憎女子，诊在目下，其色青。脾风之状，多汗恶风，身体怠惰，四支不欲动，色薄微黄，不嗜食，诊在鼻上，其色黄。肾风之状，多汗恶风，面痝然浮肿，脊痛不能正立，其名炲，隐曲不利，诊在肌上，其色黑。

提示：主要说明五脏风的症状及特点。

(1) 肺风：①多汗恶风：风为阳邪，性主开泄，风伤于表，表卫不固，故多汗。营卫因风而失和，又加多汗而肌疏，故恶风。②色皏然白：肺主气，其色白，风邪伤肺则肺气虚，气虚则鼓血无力，血不荣于面，故色白。皏，淡白色。③时咳短气，昼日则差，暮则甚：肺主气，在变动为咳。风邪迫肺，肺失宣降，故时咳短气。昼则阳气盛而能胜邪，故差。暮则阳气衰，抗邪无力，故甚。④诊在眉上，其色白：眉上，即两眉间之上，阙庭之部，是肺的外候，白乃肺之色，故白色见于眉上。

(2) 心风：①焦绝，善怒嚇：风为阳邪，内迫于心，心为火脏，风淫则火盛，火盛则津液枯绝，故唇舌焦燥。火热炽盛，风火相煽，不仅心神被扰，而肝火亦起，斯时“君主不宁”“将军”躁动，故善怒嚇。②病甚则言不可快：快，即利，言不可快，即言语不利。心主舌，心火盛则心阴伤，舌失其养，故舌本强而言语不利。③诊在口，其色赤：火盛阴伤，故唇舌色赤。

(3) 肝风：①善悲，色微苍：苍，青色，微苍，是淡青色。《灵枢·本神篇》曰：“神有余则笑不休，神不足则悲。”今肝病血虚，心失其养，神气消沉，故善悲。色微苍，乃肝色之外见也，亦是肝血虚之故。②嗌干善怒，时憎女子：足厥阴脉，循喉咙之后，上入颃颡，风伤肝阴，津不上游，故嗌干，肝阴虚而气实，“实则怒。”肝脉环阴器，肝气条达，心情舒畅，则悦色而欲女子，若肝气病而善怒，故恶色而憎女子。这种病变状态，男女皆有，非独男性。③诊在目下，其色青：肝气通于目，肝主木，其色青，故肝病则目下色青。

(4) 脾风：①身体怠惰，四肢不欲动：脾主肌肉、四肢，今脾病不能运化水谷，肌肉、四肢皆失其养，故怠惰不欲动。②色薄微黄不嗜食：黄为脾之色，脾虚则健运失调，气血生化不足，故面色淡薄而黄。脾不运而胃纳失常，故不欲食。③诊在鼻上，其色黄：鼻为面主，主应脾胃，故脾病而色见于鼻。

(5) 肾风：①面痝然浮肿：肾主化气行水，今风邪入肾，挟水气上升，故面目浮肿。②脊痛不能正立：肾主骨，其脉贯脊，肾病则髓不养骨，故腰脊疼痛不能正立。③其色炲，隐曲不利：炲，音台，烟煤色。隐曲，指前阴。肾主水，其色黑，风动肾水，肾气受伤，故色黑。肾气虚，气化失调，故小便不利。④诊在肌上，其色黑：肌，应做臇，两颊肉叫做臇，肌上，即颧，为肾之所主。肾气不化，水色外见，故两颧呈现黑色。景岳释"诊在肌上"，为水侮土，欠妥。

关于隐曲，历代医家有不同的见解：

（1）张景岳："隐曲，阴道也……肾开窍于二阴，故为隐曲不利。"

（2）吴崑："俛首谓之隐，鞠躬谓之曲，肾脉入肺中，循喉咙，故不利于隐，隐则喉痛也。肾脉贯脊，故不利于曲，曲则脊痛也。"

**【原文】**胃风之状，颈多汗，恶风，食饮不下，膈塞不通，腹善满，失衣则䐜胀，食寒则泄，诊形瘦而腹大。首风之状，头面多汗，恶风，当先风一日，则病甚，头痛不可以出内，至其风日，则病少愈。漏风之状，或多汗，常不可单衣，食则汗出，甚则身汗，喘息恶风，衣常濡，口干善渴，不能劳事。泄风之状，多汗，汗出泄衣上，口中干，上渍其风，不能劳事，身体尽痛，则寒。帝曰：善。

提示：承上节五脏之风，继续讨论胃风、首风、漏风和泄风的症状及病理。

（1）胃风：①颈多汗，恶风：胃脉循于颈，风入阳明胃经，故腠理开而多汗、恶风。②食饮不下，膈塞不通，腹善满：胃主受纳水谷，胃脉循腹裹。今胃受风邪，失于和降，故见上症。③失衣则䐜胀，食寒则泄：若不慎脱衣受寒，寒凝胃府，故䐜胀。食寒则伤其胃气，不能腐熟水谷，故泄泻。正如吴崑说："失衣则风寒助邪，脉益凝涩，故令䐜胀，食寒则胃气虚衰，不能运化而腐熟之，故令泄。"④诊形瘦而腹大：胃病，则精微化源不足，肌肉失于充养，故形体消瘦。胃虚中气不运，郁结于内，故腹大。

（2）首风：①头面多汗恶风：风为阳邪，上先受之，风邪侵入头部，头为诸阳之会，以阳部受阳邪，更助风的疏泄之性，故多汗。汗出肌疏而卫虚，故恶风。②当先风一日则病甚：人身之气，外合于天，首风疼痛，时作时止。当自然界风气将发之前一日，风邪初动，必助头部之风邪，故头痛加剧而不敢外出。③至其风日，则病少愈：风甚之日，甚极必衰，风邪随风气而散，故风日则头痛减轻。

（3）漏风：①常不可单衣：汗多肌疏，不耐风寒，故常不能穿单薄的衣服。张志聪则与此解相反。他说："酒性悍热，与风气相搏，故虽单衣而亦不可以常服。”②食则汗出，甚则身汗，喘息恶风，衣常濡：食入于胃，则阴生而阳长，一则助酒之热，一则助胃之阳，阳热迫津外泄，故食则汗出，甚则汗出不止。热气熏于肺，肺失肃降故喘息。汗出过多，卫气不固，故恶风。③口干善渴，不能劳事：汗常出，则津耗于外，肺胃热盛，则津耗于内，津液耗伤，阳热独亢，故口干善渴。因漏风患者，本为多汗，若从事劳动，则汗出更多，故不能劳事，正如吴崑所说：“不能劳事者，一则风热伤其筋，二则汗多而衰弱也。”

（4）泄风：①汗出泄衣上，口中干：汗出过多，津液耗伤，故口干。②上渍其风：渍，浸泡之意。上，指上半身。意思是说，上半身汗出如浸，是因风性开泄所致，正如吴崑所说：“上渍，半身之上，汗多如浸渍也。风之伤人也，头先受之，故上渍。”③不能劳事，身体尽痛则寒：本易汗出，劳则更汗，故不能劳事。汗多津伤，筋失其养故身痛，汗多亡阳，体失其温，故身寒。

# 痹　论

痹，闭也，不通的意思。痹，是风寒湿三气侵入人体而致气血凝滞不通所产生的病变。由于致病因素和病邪侵犯的部位不同，其证候类型也不一。本篇内容，是专门讨论痹证有关问题的，故以痹论名篇。此篇当与《灵枢·周痹》参看。内经中有关痹的论述甚多，但总括起来有四种不同的含义：

（1）指病在阴分的总称，如《灵枢·寿夭刚柔篇》说："病在阳者名曰风，病在阴者名曰痹。"

（2）专指气血不通的病机。

（3）指肌肤麻木不仁的症状。

（4）指痛风历节病。

本篇所论痹的含义是指风寒湿邪侵犯人体后所致的气血凝滞不通的一类证候。

## 目的和要求

1. 掌握"风、寒、湿三气杂至，合而为痹也"的病机及其临床意义。

2. 掌握行痹、痛痹、着痹的病因、病机、临床特点及治疗大法。

3. 了解痹证的五脏分证法及肠痹、胞痹的主要症状。

4. 了解营气、卫气对痹证的形成和治疗的关系。

**【原文】**黄帝问曰：痹之安生？岐伯对曰：风寒湿三气杂至，合而为痹也。其风气胜者为行痹；寒气胜者为痛痹；湿气胜者为著痹也。

帝曰：其有五者何也？岐伯曰：以冬遇此者为骨痹；以春遇此者为筋痹；以夏遇此者为脉痹；以至阴遇此者为肌痹；以秋遇此者为皮痹。

提示：痹证的成因和分类，以及痹与季节的关系。

1. 痹的成因、症状和分类

人体营卫气血是逐渐运行于内部的五脏六腑和外在的四肢百骸的。如果风寒湿三气侵袭人体就会导致经络闭塞、气血运行阻滞，从而发生痹证。

痹的成因，本节明确指出“风寒湿三气杂至，合而为痹”，即风寒湿错杂而至，混合而成。但由于“三气”的偏胜有异，其症状表现也就不同。

(1) 风气胜者为行痹：风性善行而数变，故痛而游走无定，如走注历节之类。治疗：散风为主，佐以除寒祛湿，并参以补血之剂，所谓治风先治血，血行风自灭。

风无定体，故为行痹。

(2) 寒气胜者为痛痹：寒为阴邪，易伤阳气，其性凝滞。阴寒之气，客于肌肉筋骨之间，致使气血凝滞，阳气不行，故疼痛较剧，甚则痛如锥刺(即痛风)。治疗：散寒，所谓热则流通是也。

(3) 湿气胜者为著痹：著，吴崑：“著着同。”湿为有形之阴邪，其性黏滞，入侵人体，最易伤害阳气，留着于肌肉筋脉之间，阻遏气血运行，而使肢体重著不移，或为疼痛，或为麻木不仁。治则：燥湿为主，佐以祛风散寒，并参以补脾之剂，所谓“土旺能胜湿，气足无顽麻”是也。

2. 痹与季节的关系

痹虽由风寒湿三气为病，但随着季节的不同，其伤人也，又有骨、筋、脉、肌、皮等五痹之分。

(1) 骨痹：冬气通于骨，肾主骨。如果肾气衰，不能抵御冬天严寒之气，感之而成痹者，称为骨痹。

(2) 筋痹：春气通于肝，肝主筋。如果肝气衰，不能适应春生之气，受邪而成痹者，称为筋痹。

(3) 脉痹：夏气通于心，心主血脉。如果心气不足，不能适应暑热之气，受邪而成痹者，称为脉痹。

(4) 肌痹：长夏湿气通于脾，脾主肌肉。如果脾气虚，最易感受湿邪，而成肌痹。

(5) 皮痹：秋气通于肺，肺主皮毛。如果肺气虚不能适应肃杀之气，受邪而成痹者，称为皮痹。

关于五种痹的症状，参看以下条文。

按语：本条明确指出了痹证病因是由风寒湿三气杂至而为病。因病邪的偏胜不同，又有行痹、痛痹和著痹之分。因季节气候的不同，又有骨、筋、脉、肌、皮等五痹之称。痹证名称虽不同，但其致病因素仍在于“风寒湿三气杂至”。

**【原文】** 帝曰：内舍五脏六腑，何气使然？岐伯曰：五脏皆有合，病久而不去者，内舍于其合也。故骨痹不已，复感于邪，内舍于肾；筋痹不已，复感于邪，内舍于肝；脉痹不已，复感于邪，内舍于心；肌痹不已，复感于邪，内舍于脾；皮痹不已，复感于邪，内舍于肺。所谓痹者，各以其时重感于风寒湿之气也。

提示：五痹不已，重感于风寒湿之邪，而内传于相应之脏。

1. 五痹不去，久则内入

五痹在体，五脏在内，人体内外的关系，是以经脉相连，以气相通。所以五痹久而不去，多由外而内，伤及有关脏腑。“舍”，藏也，邪入而居之意。

五脏皆有合，“合”，外内相应也，五脏与五体之相合，即肾合骨，肝合筋，心合脉，脾合肌，肺合皮。风寒湿邪侵入五体，留而不去，由经脉内侵与其相合的藏府，成为五藏之痹。

2. 邪盛正虚，易于入内

五痹不去，正气必虚。虚则邪易袭之而入于内。这是内在条件。“重感于风寒湿之气”是五痹内入的外在条件。正如张景岳所说：“病久不去，而复感于邪，气必更深，故内舍其合，而入于脏。”

按语：本节承上节，指出了五痹不已，复感于风寒湿三气之邪，“内舍五脏”，成为五藏之痹。

人是一个有机的整体，其功能活动，以脏腑为核心，脏腑与外在体表各个组织器官皆有相应的连系，所以外邪伤人，多由外而内，伤其有关的脏腑。本节的五脏痹，就是由外入内的，这就启示后人，要防患于未然，以免病情加重。

**【原文】**凡痹之客五脏者，肺痹者，烦满喘而呕；心痹者，脉不通，烦则心下鼓，暴上气而喘，嗌干善噫，厥气上则恐；肝痹者，夜卧则惊，多饮数小便，上为引如怀；肾痹者，善胀，尻以代踵，脊以代头；脾痹者，四肢解堕，发咳呕汁，上为大塞；肠痹者，数饮而出不及，中气喘争，时发飧泄；胞痹者，少腹膀胱按之内痛，若沃以汤，涩于小便，上为清涕。

提示：论述脏腑之痹的症状。

兹据其证以析其义。

（1）肺痹者，烦满喘呕：肺主气，司呼吸。肺因痹则气不布而上逆，故烦满喘息。肺脉起于中焦，还循胃口，肺气被风寒湿邪凝滞，不能肃降，致胃气亦不得下降，反而上逆，故为呕吐。

（2）心痹者，脉不通，烦则心下鼓，暴上气而喘，嗌干善噫，厥气上则恐：心主血脉，心因痹则脉不通。脉痹不通而心火郁，郁则烦。阳盛伤阴则心阴虚，心阴虚则心阳浮动，故为烦而心下鼓。鼓，即跳动之意。心脉通于肺，心气暴然上逆于肺，肺主宣降，故呼吸迫促而喘。心脉起于心中，其支者上挟咽，心火郁则灼津液，故咽喉干燥。心气上逆，气机郁闷，脾气不伸，故善噫。恐为肾志，心气上逆，不能下交于肾，水火不济，肾气衰弱，故善恐。

(3) 肝痹者，夜卧则惊，多饮，数小便，上为引如怀：肝藏血，血舍魂，人卧血归于肝。由于肝痹郁而化火，伤耗肝血，血虚不能藏魂，魂不得安，故夜卧则惊。肝脉上循喉咙，下过阴器，肝火过盛，灼伤津液，故多饮，多饮则小便频数。肝脉抵少腹，肝气郁滞，疏泄失常，腹部上下牵引而腹满，故如怀。“如怀”即如怀孕之状。

(4) 肾痹者，善胀，尻以代踵，脊以代头：肾因痹而阳衰不能助胃气腐化水谷，故腹胀。①马莳：“肾者，胃之关也，关门不利，则胃气不转，故善胀”。②高士宗说：“人之生气发原于肾，生气不升，故善胀。”肾主骨，肾因痹不能生髓养骨而骨痿，故足不能主，而以尾骨着地代行，故曰尻以代踵，是足骨痿也。颈骨下倾，脊骨上耸，反过于头，故曰脊以代头，是天柱倾也。

(5) 脾痹者，四肢解堕，发咳呕汁，上为大塞：解同懈，堕同惰。脾主肌肉与四肢，脾痹则气虚不能运化水谷精微以充养肌肉和四肢，故懈惰无力。脾之经脉上膈挟咽。脾痹则中气不调，迫气上逆于肺而为咳嗽。脾不能为胃行其津液，因而胃失和降，故上逆而呕吐清水。脾土虚不能生肺金，肺脾俱虚，脾气不升，肺气不降，升降失调，气不通利，故胸部痞闷如有物塞之状。高士宗：“脾气不能转输则肺不能通调，故上为大塞。”

(6) 肠痹者，数饮而出不得，中气喘争，时发飧泄：肠包括大肠和小肠。肠因痹而不能导心火下行，火郁烁津，故多饮而小便短涩。邪客肠中，痹而不通，邪正交争，故攻冲雷鸣而为奔喘。小肠化物失常或大肠传导失职，清浊不分，水谷趋于大肠，故时发飧泄。

(7) 胞痹者，少腹膀胱按之内痛，若沃以汤，涩于小便，上为清涕：胞，指膀胱。风寒湿邪，伤足太阳膀胱，经气不行，气化失常，水道不利，淤热内结，故按之内痛。若沃以汤，内有热也，涩于小便，热伤而津液少也。膀胱之脉，从巅入脑，太阳之气，痹闭于下，阳郁于下，不能循经上升，脑髓虚寒，故为清冷液涕。

按语：本条列述了脏腑各痹的主要症状，因风寒湿三气侵犯的部位不同，所以又出现了各痹的症状特点。此乃承上条“内舍五脏六腑”而进一步论述其发病机理与症状。风寒湿由体表内入脏腑之后，在一定条件下，有寒化、热化和属虚属实之不同，临证时“必伏其所主，而先其所因。”

六腑痹为什么只言肠痹、胞痹，而不言胃、胆、三焦呢？有两种解释：①

张志聪：六腑之痹，止言其三，盖荣气者，胃腑之精气也，卫气者，阳明之悍气也，荣卫相将，出入于内外，三焦之气，游行于上下。甲胆之气，先脏腑而升。夫痹者，闭也，正气运行，邪不能留，三腑之不病痹者，意在斯欤？②高世宗：言六腑之痹不及胃胆三焦者，肠胃皆受糟粕，言肠不必更言胃矣。胞为经血之海，胆为中精之府，言胞不必更言胆矣。三焦者，中渎之府，水道出焉，属膀胱，言膀胱不必更言三焦矣。

注：胞为经血之海。高世宗云："胞痹，即膀胱痹也。膀胱居于胞中，胞中位于少腹。"

**【原文】** 帝曰：荣卫之气，亦令人痹乎？岐伯曰：荣者，水谷之精气也，和调于五脏，洒陈于六腑，乃能入于脉也；故循脉上下贯五脏，络六府也。卫者水谷之悍气也，其气慓疾滑利，不能入于脉也；故循皮肤之中，分肉之间，熏于肓膜，散于胸腹，逆其气则病，从其气则愈。不与风寒湿气合，故不为痹。

提示：荣卫之气的生成和功能，以及荣卫之气不为痹的道理。

1. 荣卫之气的生成和功能

荣卫之气，皆来源于饮食水谷，通过脾胃的消化，吸收了其中的精华部分，化生而成。

荣为水谷之精气，荣与营通，是具有丰富营养的物质之气，为血的重要组成部分，运行于脉中，内而五脏六腑，外而四肢百骸，以"洒陈"之、"和调"之。洒尘犹言普遍散布之意，和调，有柔和调顺之意。

卫为水谷之悍气，悍，勇猛之谓，卫行于脉外，既快且猛，故称为慓疾滑利，慓，总也。形容卫气运行急速流利。正如张景岳所说："卫气者，阳气也，阳气之至，浮盛而疾，故曰悍气。"卫气所到之处，较为广泛，循行于皮肤分肉之间，达于四肢，至于肓膜，散于胸腹之中。

（1）分肉之间：一条肌肉叫做分肉，肌肉与肌肉之间，叫做分肉之间。

（2）熏于肓膜：熏，是温的意思。肓膜：肓，是体腔内脏腑间空虚无肉之处。正如张景岳说："凡腔腹肉理之间，上下空隙之处，皆谓之肓。"膜，鬲膜也。推而广之，凡肉理之间，脏腑内外其成片联络薄筋，皆谓之膜。

2. 荣卫之气不为痹

荣行脉中，卫行脉外，循环运行，周而复始，时刻不停。逆其气则病生，顺其气则病愈。因为荣卫流行不止，不像皮、肉、筋、骨、脉及脏腑之有形可著，故不与风寒湿三气为合，而发生痹证。倘若因某种原因，致使营卫运行异常、减弱或失去温养机体、抗御外邪的功能则风寒湿邪乘虚侵入，使营卫之气痹而内著，便可发为痹证。由此可见，营卫之气运行的正常与否，是形成痹证的关键。

**【原文】**痹，或痛，或不痛，或不仁，或寒，或热，或燥，或湿，其故何也？岐伯曰：痛者寒气多也，有寒，故痛也。其不痛，不仁者，病久入深，荣卫之行涩，经络时疎，故不通，皮肤不营，故为不仁。其寒者，阳气少，阴气多，与病相益，故寒也。其热者，阳气多，阴气少，病气胜，阳遭阴，故为痹热。其多汗而濡者，此其逢湿甚也，阳气少，阴气盛，两气相盛，故汗出而濡也。

提示：痹证的病理变化，在于阴阳寒热之气的盛衰。

（1）痛：血气得温则行，得寒则凝，凝而不通则痛。故痹证偏于寒胜者，则疼痛较剧。

（2）不痛：痹病日久，荣卫损伤，运行涩少，又加经络空虚，故不疼痛，正如张景岳说："疎，空虚也，荣卫之行涩而经络时疎，则血气衰少，血气衰少，则滞逆亦少，故为不痛。"

故不通的"通"字，当作痛，甲乙经亦作痛。

（3）不仁：不仁，是皮肤麻木不仁，因为荣卫虚少，不能营养肌肤，故为不仁，亦即《逆调论》所说："荣气虚则不仁。"

（4）寒：即痹证有明显之寒象者。人体阳气虚少而阴气盛，阳虚阴盛则寒从中生，以原有之外寒，复加阳虚之内寒，故为寒证。

（5）热：若其人素体阳气多，阴气少，内有蕴热，感受寒邪以后，阴不胜阳，则寒从热化，故为痹热。

阳遭阴：遭，是逢遇之意，就是阳气盛又遇阴邪。

（6）多汗：人体阳气不足，阴气有余，复感寒湿，两阴相合。阴盛而阳衰，阳衰表不固，故多汗而濡。濡即汗出而皮肤湿润。

按语：本节明确指出了痹证的病理变化在于人体阴阳之气的盛衰。若人体阳衰阴盛，感受寒邪，则病寒痹，感受湿邪，则病湿痹。反之，阳盛而阴虚之人，感受寒邪，郁而化热，则病热痹。由于人身阴阳气血的盛衰不同，而症状表现又有或痛、或不痛、或不仁、或寒、或热、或湿之各异。充分说明外因是通过内因而发生变化的，同时也给痹证的辨证施治，指出了更多的方向。

**【原文】**帝曰：夫痹之为病，不痛何也？岐伯曰：痹在于骨则重；在于脉则血凝不流；在于筋则屈不伸；在于肉则不仁；在于皮则寒，故具此五者，则不痛也。凡痹之类，逢寒则虫；逢热则纵。帝曰：善。

提示：痹证不痛的病理，及其与气候的关系。

（1）痹之为病不痛：痹之为病，多有疼痛。因气血被风寒湿之气的痹阻，不通则痛。正如《素问·阴阳应象大论》说："气伤痛。"若风寒湿之邪仅伤及皮、肉、筋、骨、脉有形之体，气尚能流通，故不痛。但只见在骨则重，在脉则血凝，在筋则屈曲，在肉则不仁，在皮则寒之症状。正如张志聪所说："邪痹骨肉筋脉之有形，而不伤其气者，则不痛也。"我们认为不痛，非是痹证不痛，而是"缝热则纵"之谓。

（2）逢寒则虫；逢热则纵：虫，《甲乙》《太素》均作急。急，拘急。纵：弛纵。大凡痹之为病，复遇天气寒冷则筋挛而拘急，复遇天气温热则筋弛而纵缓，以寒则气血凝结，热则气血流通故也。

按语：本条与上条皆言不痛之痹，彼因荣卫行涩，经络时疏而不痛，此因气尚未伤，流通无阻而不痛，二者虽皆不痛，但病机各异，当予详辨。

本篇要点：

1. 病因

病因是风寒湿三气杂至，但有偏胜的不同。

2. 分类

（1）病因分类：

- 病因分类（病邪在表）
  - 上血行痹，痛痹着痹
    - 风胜——行痹
    - 寒胜——痛痹
    - 湿盛——着痹
  - 五体痹
    - 春——筋痹
    - 夏——脉痹
    - 长夏——肌痹
    - 秋——皮痹
    - 冬——骨痹

（2）病位分类：

- 脏腑痹
  - 五脏痹（病邪进入脏腑）
    - 肝痹
    - 心痹
    - 脾痹
    - 肺痹
    - 肾痹
  - 六腑痹
    - 肠痹
    - 胞痹

3. 说明荣卫之气，不与风寒湿三气相合，不会发生痹证

如果荣卫协调关系失常，再感受风寒湿邪，就会发生痹证。

# 痿　论

痿与萎同，弱而不用之意。本篇以五脏五体之所合，分别论述了痿躄、脉痿、筋痿、肉痿、骨痿的病因、病理、辨证和治疗。重点论述了五脏之痿始于肺和治痿独取阳明的道理。由于篇内详论诸痿之病，故以痿论名篇。

## 目的和要求

1. 掌握痿证的病因、病机及其临床意义。
2. 理解肺脏在痿证形成过程中的重要性。
3. 理解“治痿独取阳明”的意义及其临床运用。

**【原文】**黄帝问曰：五脏使人痿，何也？岐伯对曰：肺主身之皮毛，心主身之血脉，肝主身之筋膜，脾主身之肌肉，肾主身之骨髓。故肺热叶焦，则皮毛虚弱急薄，著则生痿躄也；心气热，则下脉厥而上，上则下脉虚，虚则生脉痿，枢折挈，胫纵而不任地也；肝气热，则胆泄口苦，筋膜干，筋膜干则筋急而挛，发为筋痿；脾气热，则胃干而渴，肌肉不仁，发为肉痿；肾气热，则腰脊不举，骨枯而髓减，发为骨痿。

提示：说明五痿的成因、症状及其与内脏的关系。

（1）肺热叶焦，则皮毛虚弱急薄，著则生痿躄也：肺因热而阴伤，阴伤则肺燥，肺燥则清肃和宣发之能失常，故在内则叶焦，在外则皮毛虚弱而干枯。由于肺失去传精布气的作用，又加之热气留著不去，关节筋脉得不到滋养濡润，故足废弛而成痿躄。

（2）心气热，则下脉厥而上，上则下脉虚，虚则生脉痿，枢折挈，胫纵而不任地也：人身筋骨关节，皆赖血脉为之充养，才能轻劲有力，活动自如。今心热火盛，火气上炎，则脉中之血逆而上行以从心虚，故下脉虚（上盛下虚）。虚则生脉痿，此是下部脉痿也。脉痿之状，其四肢关节如枢纽断折而不能提，故足胫纵缓无力，而不能站立。

（3）肝气热，则胆泄口苦，筋膜干，筋膜干则筋急而挛，发为筋痿：肝主筋，与胆相为表里，今肝气热，则胆亦热，胆气上泄，故为口苦，肝热必致血液耗损，不能淫气于筋，则筋膜干燥。筋膜干而失润，其原有之韧性必然丧失，因而拘急痉挛，成为筋痿。"筋膜"，即筋之外膜。

（4）脾气热，则胃干而渴，肌肉不仁，发为肉痿：脾与胃相为表里，主肌肉而开窍于口，脾热胃亦热，热则津液被灼，不能上润，故口渴。脾热内蕴，精气耗伤，肌肉失养，故肌肉不仁，发为肉痿。

（5）肾气热，则腰脊不举，骨枯而髓减，发为骨痿：腰为肾之府，肾主藏精，主骨而生髓，其脉贯脊。今肾因热而阴精耗损，腰脊失养而不能伸举，骨失其养而枯槁，骨枯髓减，故发骨痿。

按：本节主要论述了与内脏有关的五种痿证，皆由内脏热气熏灼阴液，使皮毛、筋、肉、骨失于灌养所引起，通过与其内脏相合的联系而表现于外的，也正是五痿命名的依据所在。肺为脏之长，居于诸脏之上，能充养于周身，布津液于全体，犹如天之下垂雨露一样，所以论述五脏之热，唯肺为"肺热叶焦"，并冠其首，其义可知。

**【原文】**帝曰：何以得之？岐伯曰：肺者，脏之长也，为心之盖也，有所失亡，所求不得，则发肺鸣，鸣则肺热叶焦，故曰：五脏因肺热叶焦，发为痿躄，此之谓也。悲哀太甚，则胞络绝，胞络绝则阳气内动，发则心下崩，数溲血也。故《本病》曰：大经空虚，发为肌痹，传为脉痿。思想无穷，所愿不得，意淫于外，入房太甚，宗筋弛纵，发为筋痿，及为白淫。故《下经》曰：筋痿者，生于肝，使内也。有渐于湿，以水为事，若有所留，居处伤湿，肌肉濡渍，痹而不仁，发为肉痿。故《下经》曰：肉痿者，得之湿地也。有所远行劳倦，逢大热而渴，渴则阳气内伐，内伐则热合于肾，肾者水脏也；今水不胜火，则骨枯而髓虚。故足不任身，发为骨痿。故下经曰：骨痿者，生于大热也。

提示：说明五痿的病因与病理机制。

（1）肺者，脏之长也，为心之盖：肺体至大而位最高，朝百脉，而行气于脏腑，故为脏之长。肺与心同居膈上，覆盖于心，故为心之盖。

（2）有所失亡，所求不得，则发肺鸣，鸣则肺热叶焦：当人们事不遂心，心情不安而抑郁，郁而生火，火灼肺金。金受火刑，即发喘鸣，阴虚肺燥，则为叶焦。

（3）五脏因肺热叶焦，发为痿躄：张志聪曰："肺热叶焦，则津液无从输布，而五脏皆热矣。"五脏因肺热而阴皆不足，故曰五脏因肺叶焦，发为痿躄。张景岳："五痿之证虽异，总皆谓之痿躄。"

（4）悲哀太甚，则胞络绝，胞络绝则阳气内动，发则心下崩，数溲血也：胞络，是指心包的络脉，杨上善："胞络者，心上胞络之脉。"胞，当作包。有以女子胞宫为解者，不妥。绝，是阻绝，而非断绝。心在志为喜，喜则气和志达，血气流通。若受精神刺激，悲哀过度，则心系急而胞络绝，气行不畅，气为阳，不通则郁而生热，郁热内动，即为阳气内动。亢阳内动，逼血下崩，故令人时常作血。所谓"心下崩"，是说心血下注如崩也。

（5）故《本病》曰：大经空虚，发为肌痹，传为脉痿：《本病》，古经篇名。因出血过多，而致大经空虚，不能渗灌肌肉，营养脉络，故肌肉顽痹，日久则变为脉痿。

（6）思想无穷，所愿不得，意淫于外，入房太甚，宗筋弛纵，发为筋痿，及为白淫：思想无穷，所愿不得，指淫欲言。欲望无穷，又不能如愿以偿，常常其意淫纵于外，神不静存，欲火内动，精不内守。又加房事过度，耗损阴精，阴精虚衰，宗筋失养，故驰纵不举而为筋痿。筋痿由于肝伤，肝伤则脾失其制而湿气过盛，湿与妄动之相火交迫下注，在男子为滑精、白浊，在女子为带下。

（7）筋痿者，生于肝，使内也：使内，指房事而言。肝主谋虑，肾主藏精，所愿不遂伤于肝，使内太甚伤于肾，肾精伤不能涵养肝木，宗筋失濡，故为筋痿。

（8）有渐于湿，以水为事，若有所留，居处伤湿，肌肉濡渍，痹而不仁，发为肉痿。故《下经》曰：肉痿者，得之湿地也：有渐于湿，是湿邪渐渐侵渍人体，其伤人也缓。如从事于水中工作的人，使湿邪留居于体内，或居处湿地，湿气常常侵渍人体，湿著于肉，卫气不荣，故肌肉顽痹而为肉痿。此是否有热？高士宗云："以明上文脾热成痿……之意。"

（9）阳气内伐：内伐，即内攻，亦称内陷。由于远行劳倦伤津生热，又适逢气候大热，阴液更伤，故发生口渴。由于内热大渴，胃枯肾竭，阳热之气由中焦陷于肾脏，是谓阳气内伐。

（10）发为骨痿：肾主水而藏精，邪热伤肾，则水涸精竭，精不生髓，髓虚骨枯，故足痿无力，不能负身，发为骨痿。因此，其病机则是损于肾精，始于大热。

按：本节承上节进一步说明五痿的病机，除大热耗津为重要原因之外，还有精神情志、意淫房劳、水湿劳倦等因素，以致精枯液竭，及湿侵害皮肉筋脉，而成痿证。这对诊治痿证有很大启示。

**【原文】**帝曰：如夫子言可矣。论言治痿者，独取阳明，何也？岐伯曰：

阳明者，五脏六腑之海，主闰宗筋，宗筋主束骨而利机关也。冲脉者，经脉之海也，主渗灌谿谷，与阳明合于宗筋，阴阳总宗筋之会，会于气街，而阳明为之长，皆属于带脉，而络于督脉。故阳明虚，则宗筋纵，带脉不引，故足痿不用也。帝曰：治之奈何？岐伯曰：各补其荥而通其俞，调其虚实，和其逆顺，筋脉骨肉，各以其时受月，则病已矣。帝曰：善。

提示：说明治痿独取阳明的机制。

(1) 论言：是古代论治的某种书籍。张景岳则认为："论言者，即《根结篇》曰：痿疾者，取之阳明。"此说有据亦可从之。

(2) 主闰宗筋，宗筋主束骨而利机关：闰，同润。宗筋，指身中之大筋。束，是管摄之意。机关，《素问·骨空论》："挟髋为机，膕上为关。"此统指关节而言。

胃腐熟水谷，化生精微，以营养表里，故为五脏六腑之海。宗筋得其润养，能更好地发挥其约束关节的作用，使关节运动灵活，是谓主束骨而利机关。

(3) 冲脉者，经脉之海也，主渗灌谿谷：谿谷，吴崑："肉之大会为谷，小会为谿。"人身经脉汇聚于冲，犹如江河百川，汇聚大海，经常渗透灌溉于全身肌肉之间。

(4) 与阳明合于宗筋：这里的宗筋，是指前阴而言。气街，是阳明经腹部的最下穴位，在任脉曲骨穴旁开二寸。冲脉与阳明在气街会合于宗筋之旁，故曰与阳明合于宗筋。

(5) 阴阳总宗筋之会：张景岳："宗筋聚于前阴，前阴者，足三阴、阳明、少阳，及冲、任、督、跷九脉之所会也。九者之中，则阳明为五脏六腑之海，冲为经脉之海，此一阴一阳，总乎其间，故曰阴阳总宗筋之会也。"

(6) 皆属于带脉，而络于督脉：属、络，均为连系之意。就是说足三阴、足三阳、冲、任、跷、维，均与带脉纵横相连，通过带脉又与督脉相连。

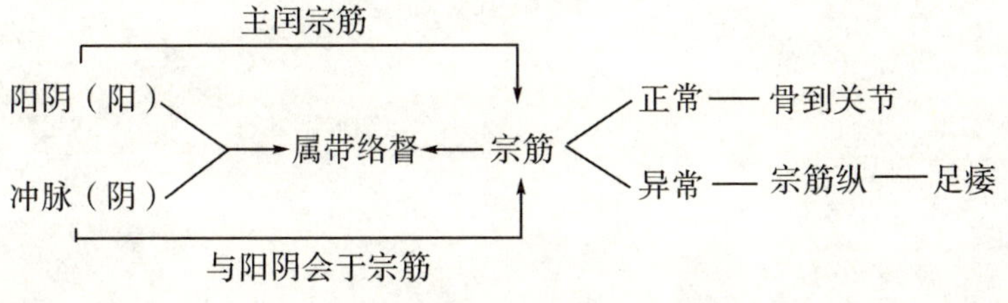


**本篇要点**

按：本节主要论述治痿独取阳明的机制。因为阳明胃为五脏六腑之海，能润筋骨利关节。又由于阳明与冲、任、督、带等奇经相会，奇经与筋脉骨节的运动密切相关，所以治痿要独取阳明。但必须明确这绝不是治痿的唯一方法，应辨证施治，正如张景岳说："盖治痿者，当取阳明，又必察其所受之经，而兼治之也。"

（1）病因：一般都由于五脏偏热，筋骨、肌肉、皮毛、血脉受其影响而致痿。但亦有情志、房事太盛甚及外感水湿，远行劳倦所致的。

（2）病位：强调"肺热"（五脏因肺热叶焦，发为痿躄）。

（3）治疗：强调"独取阳明"（阳明经者，五脏六腑之海也，主润宗筋，宗筋主束骨而利机关也）。临床上多依阳明多气多血的特点而选用黄芪、人参、当归等品以大补气血。

根据"肺热叶焦，发为痿躄"和"阳明虚，则宗筋纵"的理论，人们常选用东垣清燥汤（黄芪、苍术、白术、茯苓、黄连、橘皮、当归、生地黄、人参、甘草、黄柏、麦冬、神曲、猪苓、泽泻、升麻、柴胡、五味子）为基础方，治疗痿证。

# 厥　论

题解：见讲义，兹从略。

【原文】黄帝曰：厥之寒热者，何也？岐伯对曰：阳气衰于下，则为寒厥，阴气衰于下，则为热厥。帝曰：热厥之为热也，必起于足下者何也？岐伯曰：阳气起于足五指之表。阴脉者，集于足下而聚于足心，故阳气胜则足下热也。帝曰：寒厥之为寒也，必从五指而上于膝者，何也？岐伯曰：岐伯曰：阴气起于足五指之里，集于膝下而聚于膝上，故阴气胜，则从五趾至膝上寒。其寒也，不从外，皆从内。

提示：主要说明寒厥和热厥的病理机制。

（1）阳气衰于下，则为寒厥，阴气衰于下，则为热厥：

寒厥{病机——下焦阳气不足；症状——手足寒}
热厥{病机——下焦阴气不足；症状——手足热}
}阴阳偏衰的结果

（2）关于“阳气”“阴气”和“下”，有不同的认识

1）杨上善曰：“下谓足也。足之阳气虚也，阴气乘之，足冷，名曰寒厥。足之阴气虚也，阳气乘之，足热，名曰热厥也。”

2）马莳曰：“三阳经气衰于下，则阳气少阴气盛而厥之，所以为寒。三阴经脉衰于下，则阴气衰阳气盛而厥之，所以为热。下者，足也。”

本文所论“寒厥”“热厥”，与后世所称论的寒厥和热厥是有区别的。从症状上来看，后者所说的寒厥、热厥，皆为手足寒，而本文所说的寒厥则手足寒，热厥则手足热。从病理上讲，后世所说的寒厥、热厥，是内寒和内热所致，而本文的寒厥、热厥是阳和阴不足所致。二者名称虽同，而实有异，应加分辨。

（3）阳气起于足五指之表，阴脉者集于足下而聚于足心，故阳气胜则足下热也：表，指五趾之端，三阳经脉起于足趾之端。起，应作经止讲，（或作走讲），因足三阳经脉起于头而终于足。所以此“起”不能当作起始理解。足心为足少阴经脉所出，少阴主诸阴之气，故阴气集中在足下，聚会于足心。今阳盛阴虚，阳乘阴位，所以足心发热，名曰热厥。

(4) 阴气起于五指之里，集于膝上，故阴气胜则从五趾至膝上寒：阴脉起于足趾之里，循小腿内侧而上膝。若阳气衰竭于下，而阴气偏盛，阴盛阳虚，阳不胜阴，故自足至膝皆寒，名曰寒厥。

**【原文】** 帝曰：寒厥何失而然也？岐伯曰：前阴者，宗筋之所聚，太阴阳明之所合也。春夏则阳气多而阴气少，秋冬则阴气盛而阳气衰；此人者质壮，以秋冬夺于所用，下气上争不能复，精气溢下，邪气因从之而上也。气因于中，阳气衰，不能渗营其经络，阳气日损，阴气独在，故手足为之寒也。

提示：寒厥的病理机制。

(1) 前阴者，宗筋之所聚，太阴阳明之所合也：宗筋，宗，是总的意思，人身大筋之总聚处为宗筋，张景岳："宗筋者，众筋之所聚也。"足三阴经脉，阳明、少阳、冲任和阳跷等脉结聚于阴器，故曰前阴者宗筋之所聚。脾与胃相表里，为水谷之海，为气血生化之源，主润宗筋，故特提出，以示其要。

(2) 此人者质壮，以秋冬夺于所用：此人，指寒厥之人。质壮，即形体壮盛。人与自然是相应的，当秋冬阴盛阳衰之时，自恃体强，不宝其精，入房太甚，损伤肾阳，故曰夺于所用。

(3) 下气上争不能复，精气溢下，邪气因而从之而上：下，指肾。上，指脾胃。争，有急取之意。纵欲伤精于下，需急取脾胃化生的水谷精气为之充补，但伤之太过，补之不及，故曰下气上争不能复。纵欲伤精亦伤阳，阳虚阴必胜，阴寒之气乃上逆于脾胃，故曰精气溢下，邪气因从之而上也。

此数句，历代医家有不同见解，故录之以备参考。

1) 张景岳："精虚于下，则取足于上，故下气上争也，去者太过，生者不及，故不能复也。精溢则气去，气去则阳虚，阳虚则阴胜为邪，故寒气因而上逆矣。"

2) 张志聪："过于作劳，则下气上争，不复藏于下矣，阳气上出，则阴藏之精气，亦溢于下矣。所谓烦劳者张，精绝也。邪气者，谓阴脏水寒之邪。夫阳气藏于阴脏，精阳外出，则阴寒之邪，因从之而上矣。"

3) 马莳："在下之肾气，乃因强力而遂与而上焦之气相争，不能复如其旧，其精气为之溢下，故寒邪之气，因从相争之气而齐上也。"

(4) 气因于中，阳气衰，不能渗营其经络：阴寒之气，逆入脾胃，而阳气日衰，阳气衰则水谷难化，气血不生，不能渗营其经络，渗者，渗于脉外，营者，营于脉中。

(5) 故手足为之寒也：四肢皆禀气于胃，今阳虚其中，不能达于四末，惟阴气独在，故手足寒冷，名曰寒厥。

**【原文】**热厥何为而然也？岐伯曰：酒入于胃，则络脉满而经脉虚，脾主为胃行其津液者也。阴气虚则阳气入，阳气入则胃不和，胃不和，则精气竭，精气竭，则不营其四肢也。此人必数醉，若饱以入房，气聚于脾中不得散，酒气与谷气相搏，热盛于中，故热遍于身，内热而溺赤也。夫酒气盛而慓悍，肾气有衰，阳气独胜，故手足为之热也。

提示：热厥的病理机制。

(1) 酒入于胃，则络脉满而经脉虚：酒为熟谷之热液，其性剽悍而行疾，故先充于络脉。酒能伤阴，遂先充于络而已伤于阴，阴伤脉不充，故经脉虚。正如张景岳说："酒为熟谷之液，其气悍而疾，故先充络脉。络满而经脉虚者，酒能伤阴，阳盛则阴衰也。"这是经络的阳盛阴虚。

(2) 脾主为胃行其津液者也：阴气虚则阳气入（入，当作"实"），阳气入则胃不和，胃不和则精气竭，精气竭则不营其四肢也：脾胃相为表里，胃阳而脾阴，酒入于胃，必归于脾，则胃阳必胜，脾阴必伤，脾胃俱病，则水谷精气必竭，故不能营其四肢。这是脾胃的阳盛阴虚。

(3) 此人必数醉，若饱以入房，气聚于脾中不得散，酒气与谷气相搏，热盛于中，故热遍于身，内热而溺赤也：醉饱入房，既伤其脾，又伤其肾，阴皆虚矣，脾伤则不能为胃行其津液，故曰气聚于脾中得散。此则易于化热。再加酒热之气与之相搏，二热相合，其热必盛，故外而身热，内而溺赤。这是脾肾的阳盛阴虚。

(4) 夫酒气盛而慓悍，肾气有衰，阳气独胜，故手足为之热也：肾气，指肾阴而言，吴崑："肾气，阴气也。"酒热之气乘肾阴虚而又袭之，阴益虚而阳益旺，故曰独胜。阴气内衰，阳气外盛，故手足发热。

**【原文】**帝曰：厥或令人腹满，或令人暴不知人，或至半日远至一日乃知人者，何也？岐伯曰：阴气盛于上则下虚，下虚则腹胀满，阳气盛于上，则下气重上，而邪气逆，逆则阳气乱，阳气乱则不知人也。

提示：主要说明阴阳逆乱而致厥。

(1) 阴气盛于上则下虚，下虚则腹胀满：人体上为阳下为阴，但阳中有阴，阴中有阳，各安其位，以行其职。若阴气盛于上，阳气虚于下，阳虚则脾肾之气不化，故腹胀满。

(2) 阳气盛于上，则下气重（并上之意）上，而邪气逆，逆则阳气乱，阳气乱，则不知人也：阳气盛于上，上已实矣，若在下之气复逆并于上，则阳气盛而且乱，神明失守，故昏不知人。

按：本条所论之厥，不是手足逆冷和发热之厥，虽皆属阴阳逆乱，但症状不同。

**【原文】**帝曰：善。愿闻六经脉之厥状病能也。

岐伯曰：巨阳之厥，则肿首头重，足不能行，发为眴仆。阳明之厥，则癫疾欲走呼，腹满不得卧，面赤而热，妄见而妄言。少阳之厥，则暴聋颊肿而热，胁痛，骱不可以运。太阴之厥，则腹满䐜胀，后不利，不欲食，食则呕，不得卧。少阴之厥，则口干溺赤，腹满心痛。厥阴之厥，则少腹肿痛，腹胀泾溲不利，好卧屈膝，阴缩肿，骱内热。盛则泻之，虚则补之，不盛不虚，以经取之。

提示：主要论述六经厥病的症状表现及治疗原则。

（1）巨阳之厥，则肿首头重，足不能行，发为眴仆：足太阳之脉，起于目内眦，上额交巅入络脑，其下行之支者，合腘中，贯腨内。若厥逆于上则上实，故为头肿、头重，眴仆。若厥逆于下则下实，故为足不能行。

（2）阳明之厥，则癫疾欲走呼，腹满不得卧，面赤而热，妄见而妄言：阳明胃为多气多血之经，易于燥热为病，若气逆邪实，阳盛则狂，故为癫狂之疾，欲走而呼。阳盛则神明内乱，故妄见而妄言。胃脉循腹里，经气厥逆，故腹满。胃不和则卧不安，故不得卧，阳盛神乱，动而不静，亦是卧不安的重要原因。阳明之脉行于面，阳热之气盛于上，故面赤而热。

（3）少阳之厥，则暴聋颊肿而热，胁痛，骱不可以运：手足少阳之脉皆入耳中，足少阳经脉循颊下胁循骱（音杭）至足。厥则循经发病，故见上症。

（4）太阴之厥，则腹满䐜胀，后不利，不欲食，食则呕，不得卧：足太阴之脉属脾络胃。今经气逆，邪气实，脾失运化，故腹满而大便不利。脾不转运，则胃亦不和，故食则呕而不得卧。

（5）少阴之厥，则口干溺赤，腹满心痛：足少阴经脉循喉咙，挟舌本，络心，循腹里。今厥在少阴，阴伤而热生，阴伤则津不上滋，故口干。热灼州都，故溺赤。邪气逆于腹，则腹满，逆于心则心痛。

（6）厥阴之厥，则少腹肿痛，腹胀泾溲不利，好卧屈膝，阴缩肿，骱内热：足厥阴之脉，挟胃，抵少腹，环阴器，下行至胫内侧，经气逆于少腹，不通则痛，滞而为肿。肝气逆而疏泄不畅，故腹胀而小便不利。肝主筋，为罢极之本，故足软好卧而屈膝。阴缩肿，胫内热，亦是循经发病之故。阴缩肿，《针灸甲乙经》无肿字。

（7）盛则泻之，虚者补之，不盛不虚，以经取之：盛不泻则邪不能除，虚不补则正不能复，故盛则泻之，虚者补之。不盛不虚，是本经自病，未受外邪，应调其本经之气而治之。正如张志聪说："夫厥在经脉，故当随经以治之。为经气盛者，用针泻而疏之，经气虚者，以针补之。不盛不虚，即于本经以和调之，名曰经刺。"

如在肝取肝，而不取之胆，在胆取胆，而又不取之肝。

**【原文】**太阴厥逆，胻急挛，心痛引腹，治主病者。少阴厥逆，虚满呕变，下泄清，治主病者。厥阴厥逆，挛，腰痛，虚满，前闭，谵言，治主病者。三阴俱逆，不得前后，使人手足寒，三日死。太阳厥逆，僵仆、呕血、善衄，治主病者。少阳厥逆，机关不利，机关不利者，腰不可以行，项不可以顾，发肠痈不可治，惊者死。阳明厥逆，喘咳身热，善惊、衄、呕血。手太阴厥逆，虚满而咳，善呕沫，治主病者。手心主少阴厥逆，心痛引喉，身热，死不可治。手太阳厥逆，耳聋，泣出，项不可以顾，腰不可以俛仰，治主病者。手阳明少阳厥逆，发喉痹，嗌肿，痓，治主病者。

提示：说明足六经和手六经厥逆症的症状与治疗。

(1) 太阴厥逆，胻急挛，心痛引腹，治主病者：足太阴之脉上腨内，循胫骨之后，入腹注心中，所以经气逆则胻急挛，心痛引腹。可刺其主病之穴以治之。

(2) 少阴厥逆，虚满呕变，下泄清，治主病者：肾为胃之关，肾阳虚衰，火不生土，脾失健运，故为虚满呕变，下泄清。

(3) 厥阴厥逆，挛，腰痛，虚满，前闭，谵言，治主病者：肝主筋，故病挛急，其脉抵少腹，故引及腰痛。肝脉挟胃，木盛克土，故虚满。肝脉环阴器，经脉厥逆，肝不疏泄，故小便不通。肝主语，厥逆在肝则魂乱，故谵语。

(4) 三阴俱逆，不得前后，使人手足寒，三日死：三阴俱逆，则阴阳离绝，生气绝灭，故二便不通。手足寒冷，三日而死。三日死，谓三阴之气皆绝也。

(5) 太阳厥逆，僵仆、呕血、善衄，治主病者：太阳主诸阳之气，太阳气逆，则诸气皆逆，气逆于上，则上盛而下虚，故为僵仆。高士宗说："即上文为眴仆之义。"气厥于上，迫血妄行，故为呕血、衄血。

(6) 少阳厥逆，机关不利，机关不利者，腰不可以行，项不可以顾，发肠痈不可治，惊者死：屈伸要会之处，谓之机关，即筋骨关节。少阳主枢，其经脉循颈过季肋，下合髀厌中，与肝为表里，肝主筋，胆为筋之应。所以少阳厥逆，则枢机不利，筋不柔和，故在腰项机关之处，活动受限。若少阳相火，郁于肠内，热腐肠为痈。不可治者，不是病不可治，而是不可用针治，正如张志聪说："痈肿在内，非针刺之可能治也。"若失于治疗，毒气内陷于脏，发为惊骇则死。

关于发肠痈不可治，历代医家有见解不同，姑录之以备参考：

1）杨上善："发肠痈病犹可疗之，肠痈气逆伤胆死也。"

2）马莳："发肠痈，则经气绝，故不可治。"

3）高士宗："发肠痈，则内郁之气，从痈而泄，不可治，少阳之主病，当治阳明之肠痈。"

4）张琦："肠痈五字衍。"

（7）阳明厥逆，喘咳身热，善惊、衄、呕血：厥在阳明，逆气上冲于肺，故喘咳。阳明主肌肉，郁而化热，热蒸于外故身热，热扰神明故善惊。阳明悍热之气上逆，迫血妄行，故为衄血、呕血。此上为足六经之厥逆。

（8）手太阴厥逆，虚满而咳，善呕沫，治主病者：肺主"治节"，行降下之令，今厥逆在肺，肺失肃降，故虚满而咳。肺因满咳，水津不能分布，影响于胃，故呕沫。

（9）手心主少阴厥逆，心痛引喉，身热，死不可治：手心主即心包，手少阴即心。心脉从心系上挟咽，经厥气逆，故心痛引喉。心主一身之血脉，心与心包均属火，而经之气均厥逆，逆则邪热必炽盛，邪热充斥于脉，故身热。二经皆逆，内外皆热，致使心伤则神去，神去则死，故曰死不可治。

（10）手太阳厥逆，耳聋，泣出，项不可以顾，腰不可以俛仰，治主病者：手太阳小肠之脉，至目内外眦，入耳中。经气逆于耳，窍络不通，故而聋。经气逆于目，目液失守，故泣出。其脉出于项，系于小肠，小肠系腰之部分，因经气厥逆，故项与腰不利。

（11）手阳明少阳厥逆，发喉痹，嗌肿，痓，治主病者：大肠和三焦之脉，均从缺盆上项。二经厥逆，阳明之燥气与三焦之火气并炎于上，故喉痹嗌肿。热盛则津液耗伤，筋脉失养，故颈项强直。此上言手六经之厥逆。

按：本节是言六经之厥逆，上节是言六经之厥，厥与厥逆，本无差异，但两节所述之症状有所不同。张景岳认为："已具上文，此复言者，考之全元起本，自本节之下，另在第九卷中。盖彼此发明，原来两篇之文，乃王氏（指王冰）类移于此，非本篇之重复也。"由此可见，古人对某些病所举症状，不是固定的，也不尽相同，应参照学习。

## 复习思考题

1. 厥证的主要病因有哪些？其病理变化为何？

2. 本文所论之寒厥、热厥与后世所说的寒厥、热厥有哪些不同？

# 奇病论

**【原文】** 黄帝曰：人有重身，九月而瘖，此为何也？岐伯对曰：胞之络脉绝也。帝曰：何以言之？岐伯曰：胞络者系于肾，少阴之脉，贯肾系舌本，故不能言。帝曰：治之奈何？岐伯曰：无治也，当十月复。《刺法》曰：无损不足，益有余，以成其疹，然后调之。所谓无损不足者，身羸瘦，无用石也。无益其有余者，腹中有形而泄之，泄之则精出而病独擅中，故曰：疹成也。

提示：说明了子瘖的成因及预后，并提出了“无损不足，益有余”的治疗原则。

1. 子瘖的成因

肾脉入肺中，循喉咙，挟舌本。喉者肺之部，肺主声音。胎孕九个月，儿体增大，胞宫系于肾经之络脉，被儿体压迫而经气循行受阻，即所谓“胞之络脉绝也”。绝是阻绝之绝，非断绝之绝。由于足少阴阻绝不能上行，肺失其充，故致失音。但须指出，并非每个孕妇都是为此，主要取决于儿体和母体的具体情况。

2. 子瘖的预后

子瘖证是一种生理上暂时的反常现象，而又不是病邪所引起的病理变化。待十月子生，胞络复通，不需治疗，自必能言，故曰：“无治也，当十月复。”

3. 勿犯损不足，益有余之误

（1）虚者补之，实者泻之：这是虚实证的治疗大法。若反其道而治之，虚证反用泻法，实证反用补法，即犯了“虚”“实”的错误，会给患者造成不良后果。

按：自“然后调之”至“故曰疹成也”，诸注不同，本讲义从张琦之说，弃而不解。为了解诸家之说，兹录数说，以备参考。

1）张景岳：“当察其形证，然后因而调之。”意思是说在治疗疾病之前，先审查清楚疾病的性质，然后再给以治疗，不要盲目地去治。

2）马莳：“必俟十月之后，然后调理之耳。”意思是说，子瘖病不需治疗，到十月分娩之后，自能复言，虽有虚实之疾，也待十月分娩之后，再行调治。

3）吴崑：“然后调之，谓又从而救其失也。”意思是说，对误治后的疾病，进行调治，以补救其过失。

（2）所谓无损不足者，身羸瘦……而病独擅中：

1）王冰曰："妊娠九月，筋骨疲劳，力少重身，又拒于谷，故身形羸瘦，不可以镵镵石伤也。胎约胞络，肾气不通，因而泄之，肾精随出，精液内竭，胎则不全，胎死腹中，著而不去，由此独擅，故疹成焉。"

2）张志聪曰："腹中胞积，皆为有形，在女子胞则曰无益有余，在息积曰不可灸刺，在伏梁曰不可动之，是腹中有形者，皆不可刺泄，刺虽中病，而有形之物不去，则反泄其精气，正气出而邪病反独擅于其中，故曰疹成也。"

3）丹波元简曰："马张（指马莳、张景岳）仍王（指王冰），为重身之義，非也。"

【原文】帝曰：病胁下满气逆，二三岁不已，是为何病？岐伯曰：病名曰息积，此不妨于食，不可灸刺，积为导引、服药，药不能独治也。

提示：说明息积的症状及治疗的宜忌。

（1）病胁下满，气逆：胁为肝之分野，肝喜条达而恶抑郁，肝气不舒则胁下满。肺主气，气以下降为顺，肺气不降则气逆。胁下满是由肺气壅滞所致。

（2）病名曰息积：一呼一吸为一息，肺气不畅，则呼吸不利，积累日久，胁下满，气逆之病，故曰息积。正如张志聪曰："此肺积之为病也。肺主气而司呼吸定息，故肺之积曰息奔。"

关于息积的解释，尚有不同意见，兹摘录以备参考。

张景岳："积不在中，而在胁之下者，初起微小，久而至大，则胁满气逆，喘促息难，故名息积……若饮食过伤，脾不及化，则余气留滞，而结聚于此，……则上连于肺，此所以为息积也。"

丹波元简："息谓生长，犹瘜肉之瘜也。……今气聚胁下，息而不消，积而不散，故满逆为病。"并引《灵枢·百病始生》曰："稽留不去，息而成积。"

（3）此不妨于食：积不在胃，故不妨碍饮食。

（4）不可灸刺，积为导引服药，药不能独治也：不可灸刺，一则因息积为气病，气属阳，灸则热气内攻，恐助火邪，故不可灸；息积病不在经，刺之徒伤经气，故不可刺。惟宜外用导引之法，以宣通其气，内服药饵用，以舒解其积，因息奔病不可速效，必须久为导引服药，方能气行流畅，病渐痊愈。正如高士宗曰："积渐次也，须渐次为之，导引而服药。"若但服药，而不用导引之法，亦难为功，故曰药不能独治也。由此可见，此病治之不易也。

【原文】帝曰：人有身体髀股骱皆肿，环脐而痛，是为何病？岐伯曰：病名曰伏梁，此风根也。其气溢于大肠而着于肓，肓之原在脐下，故环脐而痛也。不可动之，动之为水溺涩之病也。

提示：说明伏梁的病因和症状。

髀、股、骱，皆为下肢部位，脐乃下焦所属，肠外之膏膜，原出于脐下。今风邪久留体内，溢于大肠之外，留著于膏膜（肓）之处，积而为伏梁之病。积病既成，气机运行，必然受阻，故环脐而痛。肾与膀胱均司化气行水之职。若病邪影响肾和膀胱的化气行水职能，则水液停聚。水性就下，故下肢肿。若谓其病有肿有痛，妄用攻下之药以动之，则反伤其阴，而积气愈壅于下，水道更为之不利，故曰不可动之，动之为水溺涩之病。

按：伏梁病，所说不一，《灵枢·邪气脏腑病形》《灵枢·经脉篇》《难经·五十六难》，均谓伏梁为心之积。本篇和《素问·腹中论》均为论及它与心的关系。可见伏梁病，不单是心之积，凡腹内有坚硬之形状者，如痞块之类，皆可为之伏梁。

“不可动之”的“动”，是切按还是药物攻逐？王冰、张景岳、马莳、高士宗等诸医家，皆以为是药物攻逐，如王冰曰：“动，谓齐其毒药而击动之，使其大下也。”我们认为应该以药物攻逐解释为优。因急于攻逐，积未去而正气先伤，恐有不良后果，故《素问·腹中论》有“勿动亟夺”之戒。

**【原文】**帝曰：人有尺脉数甚，筋急而见，此为何病？岐伯曰：此所谓疹筋，是人腹必急，白色黑色见，则病甚。

提示：说明疹筋的脉象，症状及预后。

(1) 尺脉数甚：脉呈有热之征。

(2) 筋急而见：外见筋脉拘急之象。

(3) 是人腹必急：内有筋脉拘急之感。

按：在脉诊方面，内经中没有寸、关、尺的明确划分，因此，在本节不应该作寸、关、尺的“尺”来解释病证。

疹筋者，筋病也，筋为肝所主，此虽不言肝，而肝亦在其中矣，然而此病，是阴竭阳越的寒证还是筋被热灼的热证？医家有不同认识。丹波元简：“简按《圣济总录》云：夫热则筋缓，寒则筋急，今也肝气内虚，虚则生寒，故筋急而见。其尺脉数甚者，盖尺里以候腹中，其人腹急，则尺脉见数，数亦为虚，以腹内气虚故也。气既寒而筋急，其色又见白黑，是为寒甚之证”。《内经素问注解》：“腹急，腹抽痛也，白色黑色，筋之色也，尺脉属阴，尺脉数，阴亏也，阴亏阳必盛，阳盛则热甚，热极则血为煎熬，不能荣筋，故尺脉之筋，见为劲急，此筋病也，故名为疹筋，腹为宗筋上行之路，尺里以候腹中，筋因血不能荣而急，故由尺脉之筋急，可推知其腹中必抽痛。筋为肝所主，白为金色，黑为水色，筋见白色，乃木为金克，见黑色，乃子夺母气，故病甚。”此外姚止庵说：“尺为肾主水，肝为木，主筋。今水虚不能养木，故令筋急而腹亦为之急。”

**【原文】**帝曰：人有病头痛以数岁不已，此安得之，名为何病？岐伯曰：当有所犯大寒，内至骨髓，髓者以脑为主，脑逆，故令头痛，齿亦痛，病名曰厥逆。帝曰：善。

提示：主要说明了头痛的病因和病理。

头者，至高之位，为髓之海，为诸阳之会。若外犯大寒，内至骨髓，寒邪随髓上逆于脑，故头痛，因齿为骨之余，故齿亦痛。骨髓为人身之里，寒邪深入骨髓，不易外出，故数岁不愈。寒非温不散，阳非温不复，可选用羌活附子汤、麻黄附子细辛汤和白附子散等方以治之。

**【原文】**帝曰：有病口甘者，病名为何？何以得之？岐伯曰：此五气之溢也，名曰脾瘅。夫五味入口，藏于胃，脾为之行其精气，津液在脾，故令人口甘也，此肥美之所发也，此人必数食甘美而多肥也，肥者令人内热，甘者令人中满，故其气上溢，转为消渴。治之以兰，除陈气也。

提示：说明脾瘅病的症状、病因、病理和治疗方法。

(1) 此五（应作“土”）气之溢也，名曰脾瘅：瘅，音，旦，热也。脾开窍于口，在味为甘。今脾因热而脾气上溢于口，故口中常有甜味之感。

(2) 此肥美之所发也：肥为厚味之类，美为香美之味，肥美是脾瘅的主要致病因素，故曰此肥美之所发也。

(3) 肥者令人内热，甘者令人中满：肥甘厚味，本能养人，若食用太过，以致气机壅滞，郁而化热，则阳气因厚味腻滞而不达，久则郁而化热；中气因甘味迟缓滞而不散，久则积而生满。此为脾瘅的主要病理变化。

(4) 其气上溢，转为消渴：其气指脾气，甘味使津液留滞于脾，不能输布五脏，随而上溢于口，则口甘。内热不去，津液被灼，故饮水善消而渴不止。转为消渴的“转”字很有意义，说明本病非一朝一夕所得，长期肥甘厚味过度，日久则转变为消渴之症。此为脾瘅病的主要症状表现。

(5) 治之以兰，除陈气也：陈气，是肥美日久不化之气。兰，佩兰也，味辛气香，能除陈腐，辟秽恶，腐秽之气既除，则津生渴止，而病自愈。此为脾瘅之治法。

【原文】帝曰：有病口苦，取阳陵泉。口苦者，病名为何？何以得之？岐伯曰：病名曰胆瘅。夫肝者，中之将也，取决于胆，咽为之使，此人者，数谋虑不决，故胆虚，气上逆，而口为之苦。治之以胆募俞，治在阴阳十二官相使中。

提示：论述胆瘅的成因、症状和治疗

胆瘅的症状主要是口苦。胆贮藏胆汁，胆汁味苦，今胆因热致胆汁循经上溢于口，故口苦。

肝与胆相表里，肝主谋虑，胆主决断，若谋虑不决，则肝胆俱劳而气虚，虚则气不固，故胆气上溢而为口苦。

按：瘅，是热的意思，既云胆瘅，胆必有热，此热是因为数谋虑不决，胆气拂郁，郁而化热，热熏胆汁上溢于口，故口苦。据此，“胆虚”的“虚”应是衍文，《甲乙》无虚字。

【原文】帝曰：有癃者，一日数十溲，此不足也。身热如炭，颈膺如格，人迎躁盛，喘息气逆，此有余也。太阴脉微细如发者，此不足也。其病安在？名为何病？岐伯曰：病在太阴，其盛在胃，颇在肺，病名曰厥，死不治，此所谓得五有余二不足也。帝曰：何谓五有余二不足？岐伯曰：所谓五有余者，五病之气有余也，二不足者，亦病气之不足也。今外得五有余，内得二不足，此其身不表不里，亦正死明矣。

提示：论述癃病的症状、病理及预后。

（1）有癃者，一日数十溲，此不足也：肺主气，为水之上源，能通调水道，若肺气虚，不能通调水道，下输膀胱，故致膀胱不利而为癃。又因肺失治节，水无约束，故使小便次多量少而无度。虽一日数十溲，而所出无多，此阴不足以下达，阳不足以化气，故曰此不足也。

（2）身热如炭，颈膺如格，人迎躁盛，喘息气逆，此有余也：身热如炭，为阳热之外盛；颈膺为格（颈指咽喉，膺指胸膺），为上下不得畅通而若相格拒；人迎脉躁动甚盛，为阳明气盛所致；喘息，气逆者，既系肺不肃降，又为胃气逆于上而为患。此皆为有余之象。

（3）太阴脉细微如发者，此不足也：阳明气盛而太阴受损，故手太阴肺脉细如发。其虚损之甚也明矣。故曰此不足也。

（4）病在太阴，其盛在胃，颇在肺：太阴，手太阴肺也，病指癃病而言。癃病虽与手太阴肺有关，但究其实，是阳明热气过盛。致使手太阴气阴两虚，故曰颇在肺，颇，偏颇也。

按：太阴，有作脾解的（吴崑），有作肺脾两脏的（张景岳），有作肺解的（高士宗），丹波元简曰：“参之王说（指王冰），义尤明晰，吴以太阴为脾，张则为肺脾二脏，与经旨左矣。”根据经文之义，太阴作肺解为妥。

(5) 今外得五有余，内得二不足，此其身不表不里，亦正死明矣：身热，颈膺格，人迎盛，喘息气逆，皆为邪气有余，故曰五有余。病癃日数十溲，太阴脉细如发，皆正气不足之象，故曰二不足。

有余者，应当泻之，但内有二不足，又不能以泄，不足者，应当补之，但外有五有余，又不能以补，表里相为违逆，补泻皆为难施，故曰不表不里。虚者愈虚，实者愈实，阴阳两相离绝，其必死而无疑也。正如高士宗说：“所以癃厥之病，死不治也。”

**【原文】** 帝曰：人生而有癫疾者，病名曰何？安所得之？岐伯曰：病名为胎病，此得之在母腹中时，其母有所大惊，气上而不下，精气并居，故令子发为癫疾也。

提示：说明癫疾的成因。

癫病原因非一，若人之初生，未受邪气，而有病癫疾者，是因得之于胎中，胎在母腹，其母猝然受有大惊。惊则气乱，乱则气逆上而不下，精也随之上逆，精气并居于胞胎，而子受之，故生后发为癫疾。

**【原文】** 帝曰：有病痝然如水状，切其脉大紧，身无痛者，形不瘦，不能食，食少，名为何病？岐伯曰：病生在肾，名为肾风。肾风而不能食，善惊，惊已，心气痿者死。帝曰：善。

提示：说明肾风的症状、病理及预后。

痝然，是浮肿之象。有病身体庞然肿胀，好像有水一样，其实非水，此乃水气并风邪而外见，非全为有形之水也。大则为风，紧则为寒，故其脉大紧。病在肾而不在表，故身无疼痛而形亦不瘦。风水之气乘侮中土，故不能食，即食亦不多。水气凌心，故善惊。惊已而神气复常，心火犹壮，仍有生机。若惊已而心气痿弱不能复常者，为心肾皆病，水火俱困，所以死亡。

## 复习思考题

1. 试述子瘖的病理及治法。
2. 试述脾瘅的病因、病理及症状，为何治之以兰？
3. 何谓五有余二不足？并详述其病理及预后。

# 水胀

题解：本篇是讨论水胀、肤胀、鼓胀、肠覃、石瘕等病之成因。这些病的成因，虽由阴盛阳衰，气化失常，寒水之气凝结，气血运行障碍而致，但由于病邪所伤之脏器部位不同，故诸病各有其症状特征。又因诸胀，形同病异。临证易于混淆，故《内经》特别提出以示鉴别。本篇虽论述了诸种胀病，而是以临床常见之水胀为重点，故以水胀名篇。

## 目的和要求

1. 掌握水胀与肤胀的临床鉴别。
2. 理解鼓胀的病机病证。
3. 理解肠覃、石瘕的病因、病机，两者的鉴别及其治疗原则。

**【原文】** 黄帝问于岐伯曰：水与肤胀、鼓胀、肠覃、石瘕、石水，何以别之？岐伯曰：水始起也，目窠上微肿，如新卧起之状，其颈脉动，时咳，阴股间寒，足胫肿，腹乃大，其水已成矣。以手按其腹，随手而起，如裹水之状，此其候也。

提示：论述水胀的症状。

（1）目窠上微肿：目下称目窠，马元台："目之下为窠，俗名卧蚕。"是足阳明之脉所循之处，人身水气之行，全由阳气之推动，如脾胃阳虚，水气泛滥，循经溢于上，故目窠肿。

（2）颈脉动，时咳：颈脉指足阳明经人迎穴处。阳明之脉自人迎下循腹里，水邪乘之，故颈脉动甚。肺为水之上源，水邪迫肺，故时咳。

（3）阴股间寒：阴股，指大腿内侧。阴股寒冷，乃阳虚不能温煦所致。

（4）随手而起，如裹水之状：裹水，是形容水胀病为皮中满盛水液一样，按之随手而起，此为水气互停之象。

**【原文】** 黄帝曰：肤胀何以候之？岐伯曰：肤胀者，寒气客于皮肤之间，鼟鼟然不坚，腹大，身尽肿，皮厚，按其腹，窅（音，杳）而不起，腹色不变，此其候也。

提示：论述肤胀的症状。

按：此肤胀，历代医家多认为是气胀，如余伯荣曰："寒者，水之气也，此无形之气，客于皮肤而为虚胀也。无形之气，故鼟鼟然不坚。"张景岳曰："寒气客于皮肤之间者，阳气不行，病在气分，故有声若鼓。气本无形故不坚。气无所不至，故腹大身尽肿。若因于水，则有水处肿，无水处不肿，此为可辨。然有水则皮泽而薄，无水则皮厚。"综合本条对肤胀所述症状，虽然多具有气肿之特点，但从全文来看，也不能认为完全无水。如"按其腹，窅（音，杳）而不起"这个症状，结合临床实际，属水肿的却多为按之凹陷不起，属气肿的反多为按之即起。我们认为此应属风水肤胀之重者。正如《金匮要略》云："按其手足上，陷而不起者，风水。"肤胀属于气滞者可用神仙九气汤治疗。姜黄香附为末，每日服15g，淡盐汤送下。

关于水胀和肤胀的按诊问题。文中对水胀却曰"以手按其腹，随手而起"。对肤胀反曰"按其腹，窅而不起"。从症状来看，二者似有矛盾，应如何理解？我们认为，二者皆应结合临床实际来分析，因所按部位不同，其结果也不同。一般说，水有形，其在腹，为中裹水，按之随手而起，有波动感；其在四肢，按之则水走肌腠，手起而水不能骤聚，故窅而不起至于肤胀则与水胀相反，气无形，其在腹，按之气散，故窅而不起；其在四肢，按之气走肌腠，抬手气还复聚，故当随手而起。总之，从临床实际出发，辨别胀之属水属气。

**【原文】**鼓胀何如？岐伯曰：腹胀身皆大，大与肤胀等也，色苍黄，腹筋起，此其候也。

提示：主要说明鼓胀的症状和与肤胀的鉴别。

鼓胀病，常因肝气郁滞，脾胃湿热壅结而致。开始病偏气分，渐而瘀凝水聚，腹大日增。色苍黄，腹筋起，为土败而木乘之候。

| 项目<br>病名 | 病理 | 症状 | | | | 辨证要点 |
|---|---|---|---|---|---|---|
| | | 望 | 闻 | 问 | 切 | |
| 水胀 | 水停为主 | 目窠上微肿，颈脉动，足胫肿，腹大 | 时咳 | 阴股间寒 | 以手按其腹，随手而起，如裹水之状 | 按其腹如水中 |
| 肤胀 | 寒客皮肤，阳气损伤 | 身尽肿，皮厚，腹大 | 叩之空响 | — | 按其腹，窅然不起 | 按其腹，窅然不起 |
| 鼓胀 | 肝旺脾虚，气血水同病 | 全身皆肿，腹大如鼓，色苍黄，腹筋起 | — | — | — | 腹大如鼓，青筋暴露，其色青黄 |

**【原文】**肠覃何如？岐伯曰：寒气客于肠外，与卫气相搏，气不得荣，因有所系，癖而内著，恶气乃起，瘜肉乃生。其始生也，大如鸡卵，稍以益大，至其成，如怀子之状，久者离岁，按之则坚，推之则移，月事以时下，此其候也。

提示：主要论述肠覃的形成与症状。

寒邪客于肠外，不在胞中，故无伤于月事。其病理过程：寒邪内停——与卫相搏——卫气不运——与汁沫结聚——附着肠外——瘜肉生——肠覃。

可用木香通气散治疗。木香、青盐、三棱、厚朴、枳实、炮姜、甘草，共为细末，每日服9g，一日三次。

病因：寒气。

病位：肠外。

病机：寒与卫气相搏，气血汁沫结聚癖积留滞。

病程：缓慢久者离岁。

症状：始如鸡子，大如杯子，按之坚，推之移。

辨证要点：月经按时来潮。

治疗：可导而下。

**【原文】**石瘕何如？岐伯曰：石瘕生于胞中，寒气客于子门，子门闭塞，气不得通，恶血当泻不泻，衃以留止，日以益大，状如怀子，月事不以时下，皆生于女子，可导而下。

提示：石瘕的成因、症状与治法。

（1）衃（pēi 音胚）：凝败之血为衃。

寒邪内停—气行受阻—瘀血留滞—结聚成块—石瘕。

（2）可导而下：丹波元简认为：“导，谓坐导药，其病在胞中，故用坐药以导下之。”可作参考。

石瘕
- 病因：寒气
- 病位：胞中
- 病机：气不得通，衃以留止，气血结聚
- 症状：状如怀子
- 辨证要点：月事不以时下
- 治疗：可导而下

# 调经论

经，是经脉，指人体的十二经脉，内通脏腑，外络肢节，为气血运行的通道。若由于内因或外因引起气血失调，呈现出有余和不足的病变，在治疗上，就要根据疾病所在主经而调治，故谓调经。

本篇主要论述由于经脉不调而产生的神、气、血、形、志五种疾病的虚实证候及针刺调治方法。同时进一步论述了气血阴阳虚实的成因和调治虚实的大法。

## 目的和要求

1. 了解神、气、血、形、志虚实的病机、病证及治疗原则。

2. 结合经络的功能，理解外邪侵犯经络、由表入里的过程及调治经络的原理。

3. 掌握“夫邪之生也……阴阳喜怒。”经文的精神意义及其对后世病因分类法的影响。

4. 掌握阴阳盛衰、寒热虚实的病机及其与后世八纲辨证的关系。

**【原文】**黄帝曰：余闻刺法言，有余泻之，不足补之，何谓有余？何谓不足？岐伯对曰：有余有五，不足亦有五，帝欲何问？帝曰：愿尽闻之。岐伯曰：神有余，有不足，气有余，有不足，血有余，有不足，形有余，有不足，志有余，有不足，凡此十者，其气不等也。

提示：本条说明五脏之气各有有余与不足。

本条经文可分为两段来讨论：

（1）补虚泻实，是治疗疾病的大法：实则邪气实，虚则正气虚，实邪不泻则亢而不平，虚证不补则卑而有偏，所以说“有余泻之，不足补之。”不仅刺法如此，用药亦如此。

（2）应辨别五脏有余与不足：临床上不但要辨别证之虚实，而且辨别虚在何处，实在何处，否则治疗不具体，影响疗效。本文神、气、血、形、志，是指心、肺、肝、脾、肾。王冰曰："神属心，气属肺，血属肝，形属脾，志属肾。"关于五脏的虚实见证，将在下文详论。

**【原文】** 帝曰：人有津液、四肢、九窍、五脏十六部，三百六十五节，乃生百病，百病之生，皆有虚实。今夫子乃言有余有五，不足亦有五，何以生之乎？岐伯曰：皆生于五脏也。夫心藏神，肺藏气，肝藏血，脾藏肉，肾藏志，而此成形。志意通，内连骨髓，而成身形五脏。五脏之道，皆出于经隧，以行血气，血气不和，百病乃变化而生，是故守经隧焉。

提示：本节主要说明五脏的生理功能和疾病发生，皆与气血是否和调有关。

（1）十六部：即手足二、九窍九、五脏五，共十六部。高士宗释为"两肘、两臂、两腘、两股、身之前后左右，头之前后左右"。张志聪："十六部共十六部之经脉也，手足经脉十二，跷脉二、督脉二，任脉一共十六部。"

（2）三百六十五节：节，是指脉络之气交会的地方，不是指骨节。王冰曰："三百六十五节者，非谓骨节，是神气出入之处也。"张景岳："所谓节者，神气之所游行出入也，非皮肉筋骨也。"王冰："神气出入之处。"

本节经文着重说明以下三个问题。

1. 疾病与五脏的关系

人体四肢百骸，经络官窍，阴阳表里，皆与五脏密切相关。病邪由表入里，或由里出表，以及气血的盛衰，都关乎到五脏，所以说："皆生于五脏也。"高士宗："百病之生，不外五脏。"

2. 五脏与神、气、血、肉、志的关系

神、气、血、肉、志分别为五脏之所主，亦是五脏之所生，但又是形体生成所不可少的，故曰"而此成形"。张志聪曰："五者之气，皆生于五脏，而五脏所藏之血气神志以成此形也。"（人体才能达到阴阳平衡的生理常态）然必须志意通达，血气条畅，浅而经脉，深而骨髓，皆畅行无阻，才能更好地发挥身形五脏的作用。张景岳："志意者，统言人身之五神也，骨髓者，极言深邃之化生也。五神藏于五脏，而心为之主，故志意通调，内连骨髓，以成身形五脏，则互相为用矣。"

3. 五脏与经隧气血的关系

血气化生于五脏，运行于经脉，经脉与五脏相通。所以在诊治疾病时，要依据经脉运行的规律，找出它失调的原因，采取相应措施，使其畅通无阻，故曰："五脏之道，皆出于经隧，以行血气，血气不和，百病乃变化而生，是故守经隧焉。"道，路也。隧，是通道。守，依据的意思。

按：本节经文以血气为主，论述了生理和病变。血气调和，志意通达，人无疾病。血气如果不和，就要发生各种疾病。因而在治疗血气失和的病证时，要紧紧抓住通畅经隧，调和血气这一关键。

**【原文】** 帝曰：神有余不足何如？岐伯曰：神有余则笑不休，神不足则悲。血气未并，五脏安定，邪客于形，洒淅起于毫毛，未入于经络也，故命曰神之微。

提示：本节主要说明神之有余、不足的临床表现。

本节经文有两个意义，即神之重病和神之微病。

1. 神之重病

神有余，则笑不休，神不足则悲：神为心所主，喜为心之志，神有余则心气旺盛，而喜笑不休，此为阴不抑阳的表现。悲为肺之志，神不足则心气虚而不能胜金，肺金反侮，故悲。吴崑曰："神，阳也，阳有余则喜胜，故笑不休；阳不足则阴惨乘之，故悲。"吴氏以阴阳盛衰为解，亦较朴实。

2. 神之微病

血气未受病邪侵犯，未与病邪相并，则气血和，五脏安定于内。若病邪伤人，初犯在表，感到好似冷水洒于肌肤的振寒之象，此乃病邪在表，尚较轻浅，未入于经络。高士宗："是为微邪，未入经络也，故名曰神之微。犹言心主之神，外受微邪也。"因心主血脉而通于表，邪未伤及大经大络，故曰神之微。张景岳曰："但洒淅起于毫毛，未及经络，此以浮浅微邪在脉之表，神之微病也。"

按：神有余和不足，是心病的虚实证。实而太过，病出于心，则笑不止，虚而不足，病及肺则悲。邪之中人，初犯皮毛，未及皮毛，未及经脉，邪轻病浅，五脏安定。脉舍神，邪犯脉之小络，故曰神之微。

**【原文】** 帝曰：善，气有余、不足奈何？岐伯曰：气有余则喘咳上气，不足则息利少气。血气未并，五脏安定，皮肤微病，命曰白气微泄。

提示：说明气有余和不足的临床表现。

本节经文着重说明气之重病和微病。

1. 气之重病

（1）气有余则喘咳上气，不足则息利少气：肺主气，司呼吸，肺气和顺则气机畅达，呼吸均匀。若肺气壅逆失于宣降，则发喘咳上气。反之，肺气不足，则呈息利少气征象。

（2）息利：有两解：①根据《灵枢·本神》"肺气虚，则鼻塞不利少气"

之论，此息利应作呼吸不利解。②指鼻气的出入。高士宗：“息利，鼻气出入也。”

2. 气之微病

（1）血气未并，五脏安定，与上文义同。

（2）白气微泄：白色属于肺，肺主皮肤，外邪伤人，首犯于表，邪浅病轻，肺气微伤，故曰白气微泄。

按：肺气宜宣、宜降、宜清。若肺气内逆而有余，不宣不降，则“喘咳上气。”肺气内虚而不足，鼓动无力，阖阓不顺，故“息利少气”，此皆为气之重病，“皮毛微病，白气微泄”为肺经之表病，浅而且轻。

**【原文】**帝曰善。血有余不足奈何？岐伯曰：血有余则怒，不足则恐。血气未并，五脏安定，孙络水溢，则经有留血。

提示：主要说明血有余、不足的临床表现。

本节可分为血之重病和血之微病。

1. 血之重病

血有余则怒，不足则恐：血有余而肝气盛，盛则怒；血不足而肝气虚（升发之气不够）虚则恐。因肝与胆相表里，胆气刚豪果断，肝虚而胆亦虚，虚则气怯而易恐。实际上就是肝阳不足。

2. 血之微病

孙络水溢，经有留血：为肝经之表邪，邪不在脏而在经。经与络是相互贯通的，病邪初入孙络，而致孙络水气溢满，经脉中之血不能流入络脉，故有留血。“水溢”《针灸甲乙经》《类经》均作“外溢”。乃为外来之邪盛于孙络，阻碍经脉，而致血行不畅，有留滞现象。“经有留血”的“经”字，当为“络”字，根据原文治法条中“视其血络，刺其出血”句，“经”字当是“络”字为妥。

**【原文】**帝曰善，形有余不足奈何？岐伯曰：形有余则腹胀，泾溲不利，不足则四肢不用。血气未并，五脏安定，肌肉蠕动。命曰微风。

提示：说明形有余不足的临床表现。

本节可分为形之重病和形之微病。

1. 形之重病

形有余则腹胀，泾溲不利，不足则四肢不用：形，指形体，形属于脾，以脾主肌肉故也。形病有余，是邪盛于脾，土气壅滞，失于运化，故腹胀而泾溲不利。泾，水名，行有常也。泾溲不利，是说常行之小便不利也。若脾气虚衰，气血生化之源不足，不能运达四肢，故不用。《灵枢·本神》亦说“脾气虚，则四肢不用”。

2. 形之微病

肌肉蠕动，命曰微风：此为风邪仅在肌肉，未入里，因风性主动，故觉肌肉间如有虫行之感。

**【原文】** 帝曰善。志有余不足奈何？岐伯曰：志有余则腹胀飧泄，不足则厥。血气未并，五脏安定，骨节有动。

提示：说明志有余不足的临床表现。

本节可分志之重病与志之微病。

1. 志之重病

肾藏志，志属于肾，志有余是肾脏的病邪有余，肾为寒水之脏，若寒水之气盛于里，则气不运，水不化，故腹胀飧泄。若肾中元阳不足，四肢得不到阳气的温煦，故厥逆而冷。

2. 志之微病

肾主骨，邪未入脏，而薄于骨，故骨节有颤动的感觉。

**【原文】** 帝曰：善。余已闻虚实之形，不知其何以生？岐伯曰：气血以并，阴阳相倾，气乱于卫，血逆于经，血气离居，一实一虚。血并于阴，气并于阳，故为惊狂。血并于阳，气并于阴，乃为炅中。血并于上，气并于下，心烦惋善怒。血并于下，气并于上，乱而喜忘。

提示：主要说明气血与阴阳上下相并的临床表现。

（1）气血以并，阴阳相倾：并，偏胜之意。人体气血阴阳是经常维持在相对平衡状态的，若不得其平而有偏胜，就失去了相互间的平衡协调，而有倾轧之象。

（2）气乱于卫，血逆于经：由于阴阳气血失去协调，故气乱于卫而偏胜于外，血逆于经而偏胜于内。王冰：“卫行脉外，故令血行经内，故血逆。”

（3）血气离居，一实一虚：因气乱于卫而主外，血逆于经而主内，血气乃离其原处，故产生一虚一实的现象。正如张志聪曰：“血离其居，则血虚而气实，气离其居，则气虚而血实。”故曰：“一实一虚。盖有者为实，无者为虚也。”

（4）血并于阴，气并于阳，故为惊狂：张志聪：“脉外气分为阳，脉内血分为阴。”血偏胜于阴分则阴盛，气偏胜于阳分则阳盛，阴偏盛则惊，阳偏盛则狂。张景岳：“血并于阴，是重阴也，气并于阳，是重阳也。重阴则癫，重阳则狂，故曰惊狂。”吴崑：“惊狂，癫狂也。”

（5）血并于阳，气并于阴，乃为炅中：炅，热也，炅中，即热中。张志聪：“血并于阳，则阴虚而生内热矣，气并于阴，则阳气内盛而为热中矣。”《素问》：“血实于外则外热，气盛于内则内热。”阴虚则热，阳在里热盛于内，阳盛则热，故皆为炅中。此解中之义。

（6）血并于上，气并于下，心烦惋善怒：除讲义引杨上善和张志聪之解之外，景岳之说，亦可参考，他说：“上，高上也，下，高下也，血并于上，则阴邪抑心，故烦惋；气并于下，则火动于肝，故善怒。”

（7）血并于下，气并于上，乱而喜忘：张景岳：“血并于下则阴气不升，气并于上，则阳气不降，阴阳离散，故神乱而喜忘。”张志聪：“血并于下，则血蓄于下而喜忘，气并于上，则气逆于上而为悗乱。”

除上述二张之解外，还可作以下理解：血并于下，则心失所养，神无所舍，故喜忘。气并于上，则心神被扰，故乱。

**【原文】**帝曰：血并于阴，气并于阳，如是血气离居，何者为实？何者为虚？岐伯曰：血气者喜温而恶寒，寒则泣不能流，温则消而去之，是故，气之所并为血虚，血之所并为气虚。

提示：说明气血虚实的病理。

（1）血并于阴，气并于阳：即血偏胜于阴分，气偏胜于阳分。

（2）血气离居：血气离居，是气血偏聚的结果。张景岳：“血并于阴，则阳中无阴，气并于阳，则阴中无阳，阴阳不和，故血气离居。”

（3）血气者喜温而恶寒：人之血气得暖则行，得寒则凝。故过寒则血气凝涩而不能畅流，过温则血气消散（涣散）而疏通，前者为实，后者为虚。

（4）气之所并为血虚，血之所并为气虚：气偏胜于阳则阳盛，阳盛则阴虚，血为阴，故曰血虚。血偏胜于阴则阴盛，阴盛则阳虚，气为阳，故曰气虚。故高士宗说：“是故气之所并，气实也，而为血虚，血之所并，血实也，而为气虚，此实之所在，即虚之所在。”

按：血并于阴，是为重阴，重阴者无气，无气者气离其所。气并于阳，是为重阳，重阳者无血，无血则血离其居。气之所并为气实而血虚，血之所并为血实而气虚。所谓气实者系指气郁而言，所谓血实者，是指血滞而言。此即血气并各有虚实之理也。

**【原文】**帝曰：人之所有者，血与气耳。今夫子乃言血并为虚，气并为虚，是无实乎？岐伯曰：有者为实，无者为虚，故气并则无血，血并则无气。

今血与气相失，故为虚焉。络之与孙络俱输于经，血与气并则为实焉。血之与气并走于上，则为大厥，厥则暴死，气复反则生，不反则死。

提示：说明形成虚实的原因及大厥的病理机制。

（1）有者为实，无者为虚：有者，指有邪气。无者，指无正气。此即“邪气盛则实，精气夺则虚”之义。

（2）气并则无血，血并则无气：气并，即气偏胜，气偏胜则血虚。血并，即血偏胜，血偏胜则气虚，气和血各自分离失去平衡，不足的地方，就成为虚了。

（3）血之与气，并走于上……不反则死：大厥的症状为“暴死”，也就是卒然昏倒，不省人事。此“死”是假死，从下文“气复反则生”即可明了。其病理机制和预后如下：

血随气升——并走于上（脑部）——大厥
- 上实下虚，上而不下，阴阳不相顺接——暴死
- 上逆之气
  - 复而下行，血随气下——生
  - 上行不反，上厥下脱——死

**【原文】** 帝曰：实者何道从来？虚者何道从去？虚实之要，愿闻其故。岐伯曰：夫阴与阳皆有俞会，阳注于阴，阴满之外，阴阳匀平，以充其形，九候若一，命曰平人。夫邪之生也，或生于阴，或生于阳。其生于阳者，得之风雨寒暑。其生于阴者，得之饮食居处，阴阳喜怒。

提示：主要说明人体阴阳气血均平和外感内伤的病因。

兹分两段来讲：

1. 阴阳来去，由于俞会

俞会，是俞穴的意思。是人体周身阴阳气血相会合的地方，也是阴阳气血来去转输的地方。阴经和阳经都有输入和会合的穴位，所以阴阳经之气，内入和外出，有余和不足，皆由俞会之处调节。阳注于阴，即阳经之气内注于五脏。阴满之外，是指阴经之气自脏而外行于经，“之”可作“到”字解。张景岳：“阳注于阴，则自经归脏，阴满之外，则自脏及经。”这样，内入外出，阴阳均平，才能够充实形体，九候部位的脉搏也一致，才能视为正常的人。

2. 病因分类

凡病邪伤人，不外内伤和外感两个方面，伤于外者多为风雨寒暑，伤于内者多为饮食居处和精神刺激等方面。生于阴，生于阳的“阴阳”应作表里解。外感多有余，内伤多不足。这就是实之所以来，虚之所以去的道理。

本段经文，对后世病因分类法有很大影响。

关于阴阳喜怒的“阴阳”，杨上善认为代表“男女”；丹波元简认为代表

“房事”。二人虽然各有所指，但其意义是基本相同的。

**【原文】** 帝曰：风雨之伤人奈何？岐伯曰：风雨之伤人也，先客于皮肤，传入于孙脉，孙脉满则传入于络脉，络脉满则输于大经脉，血气与邪并，客于分腠之间，其脉坚大，故曰实。实者，外坚充满不可按之，按之则痛。帝曰：寒湿之伤人，奈何？岐伯曰：寒湿之中人也，皮肤不收，肌肉坚紧，荣血泣，卫气去，故曰虚。虚者，聂辟气不足，按之则气足以温之，故快然而不痛。帝曰：善。

提示：论外感致虚实病变的机制。

（1）风雨之伤人也：风雨为外感之邪，其伤人也，由外入内，由浅入深。

风雨──→皮肤──→孙脉──→络脉──→大经脉

（2）实者外坚充满，不可按之，按之则痛：外邪内入，与血气相并居，留于肉腠之间，致使孙脉、络脉、经脉，皆充实而坚大。坚满是留邪所致，故按之相拒而疼痛。这是辨别实证的依据之一。

（3）寒湿之中人也，皮肤不收，肌肉坚紧：寒湿为阴邪，易伤人体的阳气，卫阳被伤，故皮肤不收而为纵缓。肌肉坚紧，是涩滞而不柔和之意，寒湿之邪，不仅容易伤人阳气，而且易使血液凝滞，所以营血因寒湿而涩于脉中，卫气因寒湿而去于脉外，血涩气去，故成为虚证。

（4）虚者聂辟气不足，按之则气足以温之，故快然而不痛：聂，当皱讲。辟，当叠讲。聂辟，是形容皮肤松弛的现象，因卫气虚不能温分肉，充皮肤所致。气血不足，肌肉失温养，故虚证亦可发生疼痛，但以按之不痛为特点。因为按可以致气，气至则阳聚阴散，故快然而痛止。这是辨别虚证的依据之一。

**【原文】** 阴之生实奈何？岐伯曰：喜怒不节则阴气上逆，上逆则下虚，下虚则阳气走之，故曰实矣。帝曰：阴之生虚奈何？岐伯曰：喜则气下，悲则气消，消则脉虚空，因寒饮食，寒气熏满，则血泣气去，故曰虚矣。

提示：说明内伤之邪而致虚实的病理机转。

（1）喜怒不节，则阴气上逆：阴气，指肝气。怒则气上，上实而下虚，下虚则阳邪凑之，以为实。此虽喜怒并称，但从下文以喜则气下为虚，而此节所重在怒。喜怒是多怒之意。

（2）喜则气下，悲则气消：下，陷也。消，散也。喜为心之志，悲为肺之志，过喜则神气陷下，过悲则伤肺而气消散。气下或气消，皆令经脉空虚。

（3）因寒饮食，寒气熏满：饮食过于寒凉，阳气必然受损，因而血行滞涩不畅，气亦被耗而散去，形成虚证。

按：虚实证，往往是兼杂而存在的，本节经文，前段为实中加虚，后段为虚中夹实，经文虽未明显提出，但是包含于中，宜细玩之，当为详辨。

**【原文】** 帝曰：经言阳虚则外寒，阴虚则内热，阳盛则外热，阴盛则内寒，余已闻之矣，不知其所由然也。岐伯曰：阳受气于上焦，以温皮肤分肉之间，令寒气在外，则上焦不通，上焦不通，则寒气独留于外，故寒栗。帝曰：阴虚生内热奈何？岐伯曰：有所劳倦，形气衰少，谷气不盛，上焦不行，下脘不通，胃气热，热气熏胸中，故内热。帝曰：阳盛生外热奈何？岐伯曰：上焦不通利，则皮肤致密，腠理闭塞，玄府不通，卫气不得泄越，故外热。帝曰：阴盛生内寒奈何？岐伯曰：厥气上逆，寒气积于胸中而不泻，不泻则温气去，寒独留，则血凝泣，凝则脉不通，其脉盛大以涩，故中寒。

提示：以阴阳为总纲，分析内外寒热虚实的病理。

1. 阳虚生外寒

（1）阳气受气于上焦：阳，指卫阳而言，卫气根于下焦，养于中焦，开发于上焦，卫气之所以能到达人之体表，以温养皮肤肌肉，主要是肺的宣发作用，故曰阳受气于上焦。

（2）寒气在外，则上焦不通：寒气袭表，阳道被阻，则上焦之气不能通达于肤腠之间。

（3）寒气独留于外，故寒栗：寒袭于外，阳阻于内，卫气不温于表，而寒气独留，故恶寒战栗。此即阳虚则外寒之理。

按：此为寒伤卫阳之气，使卫气不能通达肌肤之间，则卫阳不足于外而寒气独留于体表，所以发生恶寒战栗。

2. 阴虚生内热

（1）有所劳倦，形气衰少，谷气不盛：张景岳：“形气，阴气也。”若劳倦不慎，劳伤于脾，而致脾阳不足。脾伤而运化功能减退，水谷化源不足，故谷气不盛。形体属脾，劳能伤脾，若劳倦过度，形体气力就会衰疲，脾胃之气也会不足。

（2）上焦不行，下脘不通，胃气热，热气熏胸中：上焦之气，是水谷精微所化生，脾胃运化力弱，水谷精微之气化生不足，则上焦不能宣五谷味，故上焦不行。下脘不能化谷之精，故下脘不通。不行不通，致使胃气郁遏而生热。

（3）胃气热，热气熏胸中：脾阴虚而胃气热，热气熏于胸中，故生内热。

按：劳倦过度，损伤脾气，而致中气虚弱，升降失职，清气不升，浊气不降，胃中之气，郁而化热，热气熏中，所以虚生内热。

3. 阳盛生外热

(1) 上焦不通利：上焦之气主阳而向外，今受寒邪侵袭，肌表闭塞，卫气被郁而伸发不能，故上焦不通利。

(2) 皮肤致密，腠理闭塞，玄府不通：此为寒邪束表所致。

(3) 卫气不得泄越，故外热：玄府、皮肤、腠理不相通贯，则卫气壅聚不得泄越，故阳盛而外热。

按：此为寒邪束表，卫阳被郁而出现的外热，与上文阳虚生外寒，同属外感之证，但彼着重在阳虚，而此着重在阳盛也。是外感寒证的两种不同病理，也可以说外热是在外寒之前，正如《伤寒论》第三条所说："或已发热，或未发热，必恶寒。"当然，还要注意到患者的体质情况，如果阳虚感寒，则不尽然。

4. 阴盛生内寒

(1) 厥气上逆：厥气，寒厥之气也。或寒气伤脏，或饮食寒凉伤中，阴寒之气，自下而逆于上，故曰厥气上逆。

(2) 寒气积于胸中而不泻，不泻则温气去：胸中为阳气之府，阴寒之气，上逆于胸中，阴乘阳位，守而不去，阳气为之衰耗。

(3) 寒独留，则血凝泣，凝则脉不通，其脉盛大以涩：血得寒则凝，凝则脉不通（脉通不畅），即见脉象盛大而脉中有涩象。另一种解释则认为盛大而涩，即在内的经脉盛大而胀，并且涩滞，不是指外见脉象而言。马莳说："此节脉若作脉诊之脉，理应沉涩，今曰盛大而涩，恐是在中之脉，非外见者。"

按：此为阴寒过盛，寒气上逆，寒气积于胸中而不散，阳损寒留，以致血行涩滞，脉通不畅。这与现在所说的"阴盛则内寒"的概念大同小异。

# 百病始生论

题解：见讲义。

## 目的和要求

1. 掌握“风雨寒热不得虚，邪不能独伤人”一段原文，并结合《中医基础理论》发病一节的内容，加深理解“正”“邪”在发病过程中的相互关系。

2. 了解内伤外感病的一般发病因素，以及外邪入侵途径，传变过程，体会早期治疗的重要意义。

3. 了解积病的概念及其病因病机。

**【原文】**夫百病之始生也，皆生于风雨寒暑，清湿喜怒，喜怒不节则伤脏，风雨则伤上，清湿则伤下，三部之气所伤异类，愿闻其会。岐伯曰：三部之气各不同，或起于阴，或起于阳，请言其方。喜怒不节则伤脏，脏伤则病起于阴也，清湿袭虚，则病起于下，风雨袭虚，则病起于上，是谓三部，至于其淫泆，不可胜数。

提示：说明外感内伤之邪及其侵入的途径。

(1) 百病之始生也，皆生于风雨寒暑，清湿喜怒：风、雨、寒、湿侵入人体为病，为外感之邪，喜怒过度，伤人致病，为内伤之邪。疾病的发生，多由于外感内伤所致，故曰“百病之始生也，皆生于风雨寒暑，清湿喜怒。”“始”字很有意义，不曰生，而曰始生，是病之初起之意，是言其病之始，未言其病之变。

(2) 是谓三部：喜怒，是概括七情而言，人之情志是以内脏为基础的。若喜怒不节，则内伤于脏，脏属阴而居人体中部，故曰病起于阴。风雨为阳邪，人体上部属阳，阳从阳，故病起于上。清湿为阴邪，人体下部属阴，阴就阴，故病起于下。此即上中下三部之谓。分之则为三部，合之即是表里，因上与下皆为表也。故张景岳说：“百病始生，无非外感内伤，而复有上中下之分也。”

(3) 至其淫泆，不可胜数：泆，音逸，淫泆即浸淫布散，是病邪旺盛，病变复杂之意。受病之始，只此三部，至于邪气浸淫深入，则变化多端而复杂，故曰不可胜数。由此可见，疾病开始阶段较单纯，中、后阶段较复杂，治疗宜早不宜迟。

百病始生
- 外因——风雨寒暑湿
  - 风雨伤上
  - 清湿伤下
- 内因——喜怒不节——伤脏

是谓三部——邪传变——淫泆不可胜数

**【原文】**余固不能数，故问先师，愿卒闻其道。岐伯曰：风雨寒热不得虚，邪不能独伤人。卒然逢疾风暴雨而不病者，盖无虚，故邪不能独伤人。此必因虚邪之风，与其身形，两虚相得，乃客其形。两实相逢，众人肉坚。其中于虚邪也，因于天时，与其身形，参以虚实，大病乃成。气有定舍，因处为名，上下中外，分为三员。

提示：人体正气虚弱是外感致病的内在条件。

(1) 两虚相得，乃客其形：外因是变化的条件，内因是变化的根据，外因通过内因而起作用。人体正气不虚，虽逢疾风暴雨之邪，也不能伤人致病。只有身先虚，又遇虚邪，才触感而为病。正如马莳所说：“然此诸外感者，不得天之虚邪，则不能独伤人也。又不得人之本虚，亦不能伤人也。”

(2) 参以虚实，大病乃成：虚者，正气虚，实者，邪气实，正虚邪实为病进之象，故大病乃成也。

(3) 气有定舍，因处为名：气，指邪气。舍，是寄宿潜藏之意。气有定舍，是说邪气侵入人体，有一定的潜藏部位。因处为名，即依据病邪所在的部位不同而定其名称。

(4) 分为三员：三员，即三部。历代医家有不同见解。

1) 张景岳：“三员，为下文虚邪之中人，病因表也；积聚之已成，病因内也；情欲之伤脏，病在阴也，即内外三部之谓。”

2) 马莳：“三员，犹言三部也。盖人身大体，自纵而言之，则以上中下为三部，自横而言之，则以在表、在里、半表半里为三部，故谓之上下中外之三员也。”

3) 张志聪：“此论风雨伤上，下节论清湿伤下，末节论喜怒伤中，而分为三员也。”

4) 丹波元简同意景岳之解，他说：“据有一外字，张注为是。”

【原文】是故虚邪之中人也，始于皮肤，皮肤缓则腠理开，开则邪从毛发入，入则抵深，深则毛发立，毛发立则淅然，故皮肤痛。留而不去，则传舍于络脉，在络之时，痛于肌肉，其痛之时息，大经乃代，留而不去，传舍于经，在经之时，洒淅喜惊。留而不去，传舍于输，在输之时，六经不通，四肢则肢节痛，腰脊乃强，留而不去，传舍于伏冲之脉，在伏冲之时，体重身痛。留而不去，传舍于肠胃，在肠胃之时，贲响腹胀，多寒则肠鸣飧泄，食不化，多热则溏出糜。留而不去，传舍于肠胃之外，募原之间，留著于脉，稽留而不去，息而成积，或著孙脉，或著络脉，或著经脉，或著俞脉，或著于伏冲之脉，或著于膂筋，或著于肠胃之募原，上连于缓筋，邪气淫泆，不可胜论。

提示：主要说明外邪伤人由表入里、由轻到重的变化过程。

(1) 在皮肤：邪之所凑，其气必虚，表虚则皮肤缓而腠理不固，邪即乘虚而入。邪在表则营卫不和，经气不舒，故毛发坚立，淅然而恶寒，皮肤酸痛。抵深的深，是指皮肤之内，与皮肤相对而言，并非深入内脏。故《针灸甲乙经》将抵作稍。

(2) 在络脉：表邪不去，其入渐深，故邪由表传舍于络脉，络浅于经而深于皮肤。络脉因受邪而运行不畅，故痛于肌肉之间。若其疼痛，时渐止息，是邪去络而深入大经之象，故曰大经乃代。代是替代，即大经替代络脉而受邪。

(3) 在经脉：经虽深于络，但犹为表位，故邪传于经，仍出现洒淅恶寒之表症。因经气连脏，故又见易惊之症。

(4) 在输：输，张志聪："输者，转输血气之经脉。"

张景岳："凡诸输穴，皆经气聚会之处。"

前者作"输脉"解，后者作"输穴"解，名虽不同，其义则一，都是说明"输"有转输的作用。邪留止于输，影响经气的输转，而致六经不通，经不通则肌肉筋骨失养，故肢节痛，腰脊强。

(5) 在伏冲：伏冲，即冲脉，张景岳："伏冲之脉，即冲脉之在脊者，以其最深，故曰伏冲。"冲为血海，濡养筋骨，若邪入于冲，血液不能充溢于形体，故体重身痛。

(6) 在肠胃：邪气入于肠胃，消化功能失常，水与气停聚而相激，故贲响腹胀。若邪从寒化，寒则澄澈清冷，水谷不分，故为肠鸣飧泄，食不化，若邪从热化，热则水液混浊，水谷相腐，故大便溏糜。溏，指大便稀薄，糜，指大便糜烂腐败，恶臭难闻。丹波元简："溏出糜，盖肠垢赤白滞下之属。"

(7) 在肠胃之外，募原之间：张景岳："肠胃之外，募原之间，谓皮里膜外也，是皆隐蔽曲折之所，气血不易流通。若邪气留著于中，则止息成积，如疟痞之属也。”

(8) 邪气淫泆，不可胜论：外邪伤人之后，一般说是由表入里、由浅入深，有其规律性，若邪气旺盛，浸淫体内，无处不到，“或著孙脉，或著络脉……”就是外邪在体内的复杂情况，故曰不可胜论。

**【原文】**积之始生，至其已成，奈何？岐伯曰：积之始生，得寒乃生，厥乃成积也，黄帝曰：其成积奈何？岐伯曰：厥气生足悗，悗生胫寒，胫寒则血脉凝涩，血脉凝涩则寒气上入于肠胃，入于肠胃则䐜胀，䐜胀则肠外之汁沫迫聚不得散，日以成积。卒然多食饮，则肠满，起居不节，用力过度，则络脉伤，阳络伤则血外溢，血外溢则衄血；阴络伤则血内溢，血内溢则后血。肠胃之络伤，则血溢于肠外，肠外有寒，汁沫与血相抟，则并合凝聚不得散，而积成矣。卒然外中于寒，若内伤于忧怒，则气上逆，气上逆则六输不通，温气不行，凝血蕴里而不散，津液涩渗，着而不去，而积皆成矣。

提示：论述积证的病因、病机。

兹根据本节主要内容，归纳简表于下：

积
- 寒气入于肠胃——阳气不化——䐜胀——肠外汁沫结聚——成积
- 饮食不节、起居不慎、用力过度——络脉伤——血溢肠外——与寒邪、汁沫结聚——积成
- 外中寒邪、内伤情志——经气不通，阳气不行——血凝液涩——成积

“阳络伤则血外溢，血外溢则衄血；阴络伤则血内溢，血内溢则后血”之句应加熟记。

**【原文】**其生于阴者，奈何？岐伯曰：忧思伤心；重寒伤肺，忿怒伤肝；醉以入房，汗出当风伤脾；用力过度，若入房汗出浴，则伤肾。此内外三部所生病者也。

提示：精神情志，生活起居失常，皆能伤肾脏而为病。

(1) 忧思伤心：喜为心志，诸事遂心，则心情愉快，若忧思萦怀，抑郁不解，逆于心志，故伤心。

(2) 重寒伤肺：重寒，即形寒饮冷之义。肺脉循胃口，而肺气通于肤表，故形体受寒，容易伤及肺，胃受寒凉，亦易循经伤肺，故曰重寒伤肺。

(3) 忿怒伤肝：肝为将军之官，体阴而用阳，以疏泄调达为顺，若忿怒不解，则肝气必动，进而阴肝血受伤。

（4）醉以入房，汗出当风伤脾：醉以入房，本为伤肾，汗出当风，亦应伤肺，为何此曰伤脾？盖因脾为精气之源，入房、汗出，亦寓劳义，劳倦则伤脾，醉酒亦伤脾，故而如此。但虽未言伤肾、伤肺，但亦未必不伤，古经含蓄，当推其义。

（5）用力过度，若入房汗出浴，则伤肾：

| | | |
|---|---|---|
| 用力过度——损骨 | | |
| 入房————损精 | | 伤肾 |
| 汗出浴——水气入肾 | | |

本讲义以“入房后汗出入浴”为解，似为欠妥。马莳：“用力过度，乃入于房，以致汗出而复往浴体，则伤肾。”

按：本节承上节继续论述积证的成因和所伤的脏器，但未明确提出为积，正如张志聪曰：“五脏止曰生病，而不曰积，盖五脏之病，积在气而非有形也。《难经》所谓在肝曰肥气，在肺曰息贲，在心曰伏梁，在脾曰痞气，在肾曰奔豚，此乃无形之气积，而非有形之血积也。”

# 至真要大论

本篇论述的是运气学说的临床运用。指出疾病的发生与六气变化有密切关系。并把一般常见病的症状，分别类型，归纳为病机十九条。可根据这些类型，选择适当的治疗措施。对于处方用药方面，也作了精密细致的组织和说明。同时对论述运气学说的《天元纪大论》《五运行大论》《六微旨大论》《气交变大论》《五常政大论》《六元正纪大论》等篇作了总括和补充，认为这些论述，至真至要，故名“至真要”。正如吴崑云：“道无尚谓之至，理无妄谓之真，提其纲谓之要。”

## 目的和要求

1. 掌握病机十九条的病机、病证及其临床价值。
2. 掌握虚寒、虚热的病机。
3. 理解阳病治阴、阴病治阳治法的临床意义。
4. 了解组方的法则，以及君、臣、佐、使的含义。
5. 了解五味各归其所喜攻的理论在养生和治疗中的意义。

**【原文】**“风淫于内，治以辛凉，佐以苦，以甘缓之，以辛散之；热淫于内，治以咸寒，佐以甘苦，以酸收之，以苦发之；湿淫于内，治以苦热，佐以酸淡，以苦燥之，以淡泄之；火淫于内，治以咸冷，佐以苦辛，以酸收之，以苦发之；燥淫于内，治以苦温，佐以甘辛，以苦下之；寒淫于内，治以甘热，佐以苦辛，以咸泻之，以辛润之，以苦坚之。”

提示：申述诸气淫胜致病的治疗原则。

兹分六段，以析其义：

(1) 风淫于内，治以辛凉，佐以苦；以甘缓之，以辛散之：“淫”，即过胜。淫于内，就是邪由外入，而盛于内之意。风为阳邪，为木为温，故以辛凉之品，以治风淫于内之疾，因辛凉为金之气味，金能胜木也。也就是辛能散风，凉能清热，故治之。佐以苦，苦味主泻，能清热邪，一则，可防辛散过度而伤其阴。木性躁急，故以甘缓之，木喜条达，风邪胜而实，故以辛散之。《素问·藏气法时论》说："肝苦急，急食甘以缓之，肝欲散，急食辛以散之"，即是此意。

（2）热淫于内，治以咸寒，佐以甘苦，以酸收之，以苦发之：热盛于内，热盛必伤阴，咸为水之味，水能胜火，故以咸寒之品以治之，并佐苦以降水，佐甘以培液。热盛必伤津耗气，故以酸味药以收敛之。热郁于内而不解，故以苦味以宣发之。高士宗曰："苦味虽寒，本于火味，故曰发。"

（3）湿淫于内，治以苦热，佐以酸淡，以苦燥之，以淡泄之：湿为土气，其性凉，易伤阳气。苦味可以燥湿，热性能以胜寒，故以苦味热性的药治之。佐以酸淡，酸为木味，木能胜土，淡能渗湿利水，使湿有去路。"以苦燥之，以淡泄之"，是申明"治以苦热，佐以酸淡"之义。健脾燥湿，淡渗利湿，为治湿胜之常法，二法兼用，或有侧重，当因证制宜。正如高士宗说："土气虚而阴湿，则以苦燥之，土气滞而不行，则以淡泄之。"

（4）火淫于内，治以咸冷，佐以苦辛，以酸收之，以苦发之：火为阳邪，易灼伤津液。咸为水之味，冷为水之气，水能制火，冷能胜热，故治以咸冷。佐以苦辛者，以苦能泻火，辛能散火也。以酸收之，以苦发之，与热淫于内，同一意义。

（5）燥淫于内，治以苦温，佐以甘辛，以苦下之：燥为金之气，其性凉。苦为火之味，温为火之气，火能制金，温能胜凉，故以苦温治之。因燥有寒化、热化的不同，故或佐辛甘之药以发散之，或用苦药泄下之。

（6）寒淫于内，治以甘热，佐以苦辛，以咸泻之，以辛润之，以苦坚之：寒为阴邪，易伤阳气，以甘热之品治之。因寒为水之气，甘为土之味，甘味能补脾土以制水，热能温阳以散寒，故治之。佐以苦辛，以咸泻之，是由于甘性易腻滞，故佐苦辛以散之，以咸泻之。寒邪过盛，则水气不能蒸化而为燥，用辛热药以蒸发水气，化为津液，濡润周身，故以辛润之。寒盛则肾气弱，故用苦温药以坚之。也有人认为"以咸泻之，以辛润之，以苦坚之"是寒的变证治法，如吴崑说："伤寒内热者，以咸泻之，伤寒内燥者，以辛润之，伤寒内热见血者，以苦坚之。"此论可作参考。

关于"以辛润之"，《黄帝内经·素问注解》认为："寒淫于内，水气大行，津液不布。以辛散其水，水去津液输布，故曰以辛润之。"

按：六气淫胜发病的治疗用药法则，是以五行生克制化关系作为理论依据的。如"风淫于内，治以辛凉，"辛凉为金之气味，金可制木，故用辛凉以治风木之过胜。但辛能散风，凉能清热，这是药物本有之性能，用五行学说，只不过是说理工具而已。所用辅佐之性味，或助主药之力，或制主药之偏。这些相互制约、相得益彰的用药法则，对临床治疗，仍有一定的指导意义。

**【原文】**帝曰：善。夫百病之生也，皆生于风寒暑湿燥火，以之化之变也。经言盛者泻之，虚则补之，余锡以方士，而方士用之，尚未能十全，余欲令要道必行，桴鼓相应，犹拔刺雪污，工巧神圣，可得闻乎？岐伯曰：审察病机，无失气宜，此之谓也。

提示：指出疾病的产生是由“六气”的异常变化所致。并告诫医生在诊治疾病时要“审察病机，无失气宜”。

(1) 之化之变是六气能否使人发病的原因之一。“之”是代词，指“六气”而言。六气在正常情况下是不会使人发病的，只有在异常情况下，才能使人发病。所谓“化”是从六气推移而产生的正常作用，也就是化生万物的意思。所谓“变”是六气互为胜负而产生的变动，也就是损伤人体的病气。

(2) 审察病机，无失气宜：是掌握病机的关键。医生是知补虚泻实的治则，但治病“尚未能十全”，其主要原因就是在于没有掌握病机。医生治病，必须详细地审察发病的机制，在治疗时不要违背六气主时的规律（气宜）。这样才能收到“桴鼓相应”之效，为像“拔刺雪污”一样祛除病邪，达到了“工巧神圣”的程度。

**【原文】**诸风掉眩，皆属于肝；诸寒收引，皆属于肾；诸气膹郁，皆属于肺；诸湿肿满，皆属于脾；诸热瞀瘛，皆属于火；诸痛痒疮，皆属于心；诸厥固泄，皆属于下；诸痿喘呕，皆属于上；诸禁鼓栗，如丧神守，皆属于火；诸痉项强，皆属于湿；诸逆冲上，皆属于火；诸胀腹大，皆属于热；诸躁狂越，皆属于火；诸暴强直，皆属于风；诸病有声，鼓之如鼓，皆属于热；诸病胕肿，疼酸惊骇，皆属于火；诸转反戾，水液浑浊，皆属于热；诸病水液，澄澈清冷，皆属于寒；诸呕吐酸，暴注下迫，皆属于热。

提示：病机十九条，是对许多疾病的症状，进行同性质的纲领性概括。

1. 对“病机”的理解

病机，就是疾病发生、发展与变化的机制。“机”，含有重要之意。张景岳：“机者，要也，变也，病变所由出也。”王冰：“病机，病之机要。”

2. 病机十九条的基本精神

(1) 把很多不同的症状，归纳于一种病因之下，便于掌握重点，确定治则。

(2) 利用不同的病因，分析疑似的症状，以便审证求因，从因论治。

(3)“各属其属”，定性定位。

3. “诸”“皆”“属”的意义

“诸”作“众”字解，仅表示不定的多数，不能理解为“凡是”。因部分病机有局限性，不能包罗一切。

“皆”，可作“同”字解，是多数的意思。

“属”，近也，有关之意。不可释为“隶属”。

4. 原文分析

(1) 诸风掉眩，皆属于肝：“风”包括内风和外风，本虚偏重内风。

“掉眩”：掉，摇也，包括头部、四肢摇动和肌肉跳动。眩，是指眩晕。眩者，悬也，目视动乱如悬物摇摇然，即患者昏乱旋转的自觉症状。

1) 因风而引起的掉眩，为什么属于肝呢？风性主动，风气通于肝，肝属木，木喜飘摇，故风遇木则动摇，木遇风则摇显，正如王冰所说：“《素问·阴阳应象大论》：在天为风，在地为木，在体为筋，在脏为肝。”“诸风掉眩者，以风性动，故木气同之。”

2) 肝主筋，开窍于目，肝的经脉随督脉会于巅，故肝风而症见掉眩。

引起肝风病变不外虚实两个方面，例如：

风｛虚 → 肝阳化风……；虚 → 血虚生风……；实——热极生风……｝肝风

其虚其实，临证时应该详辨。

总之，凡因风阳上扰的头目眩晕，筋脉所伤的肢麻、震颤、拘急、抽搐等症状，大都属于肝的病变。

掉眩一证，原因多方面的，临床应加辨析。如《伤寒论》八十二条“头眩，身瞤动，振振欲擗地”，是因误汗导致阳虚，水气上逆所致，就不属于肝的范围。

(2) 诸寒收引，皆属于肾：“寒”，有内寒外寒之分。内寒由于阳气虚衰，寒从内生。外寒因卫气不固，寒从外入。

“收引”：收，敛也，引，急也。收引，就是筋脉挛急收缩，关节屈伸不利。

内、外寒 → 经脉 → 气血运行不畅 → 筋膜失温养 → 关节不利 → 收引

诸寒收引，为何皆属于肾呢？因为肾脏藏真阴而寓元阳，为阴阳水火之

宅。若肾脏虚寒，命门火衰，温煦无力；或外寒侵袭，寒伤阳气，温煦无力。二者皆能使血脉凝滞，涩而不流，筋骨经脉失养，而致筋脉挛急，关节屈伸不利。故马莳曰："诸寒收引，皆属于肾者，言肾属水，水生寒。"张景岳亦曰："肾属水，其化寒。"故又有"寒气通于肾"之说。《素问·阴阳应象大论》："在天为寒，在地为水，在体为骨，在脏为肾。"

本节"寒"字是着眼点，因寒而引起的收引，应伴有形寒肢冷，面色㿠白，二便清利等症状，否则非是。高烧伤津，筋脉失养的挛急，就不属于寒。

（3）诸气膹郁，皆属于肺：气，指气的功能失常而发生的疾病。膹郁，喘急为膹，痞闷为郁。

从气的特点来说，气贵流通，最忌滞塞。流通则经络脏腑，皆能升降通利，生机旺盛。滞塞则经络不通，脏腑俱拒。

膹郁为什么责之于肺呢？因肺主气以降为顺，以宣为和，故有"肺者气之主，肺气降则诸气皆降"之说。若肺失宣降，失其"主气之枢"的功能，则升降失宜，气逆不舒，故喘急或痞闷之证，因之而生。

但膹郁亦有不属于肺者，为肝气抑郁、暴怒气逆者，脾胃不健，运化失常而痞闷者，皆不属于肺。

（4）诸湿肿满，皆属于脾：湿，分内湿外湿。外湿多由于气候潮湿，涉水淋雨，居处潮湿等外在湿邪侵袭人体所致。内湿多由脾失健运，则湿从内生。

肿满，即浮肿胀满。肿在皮肤四肢，满是腹内胀塞。吴崑："肿者，肿于外，满者，满于中。"

水湿在人体内的运化，主要靠肺、脾、肾三脏来进行，尤其以脾为最重要。因脾居中州，职司运化，灌溉四旁。若健运失常，津液不布，水湿不化，潴留体内，发生肿满。李士材曰："脾主运化，肺主化气，肾主五液。凡五气所化之液，悉属于肾，五液所行之气，悉属于肺，转输二脏，以制水生金，悉属于脾。"可见，人体水湿的潴留，关键在于脾，是因脾主运化，湿气通于脾之故。故有"治湿不健脾，非其治也"之说。

湿邪每多引起肿满，而肿满不一定都是湿。为"诸胀腹大，皆属于热"，就不属于湿邪。

（5）诸热瞀瘈，皆属于火：

诸热：①指发热、恶热，瘟暑等证。唐荣川："诸热指发热，恶热，瘟暑等证而言。"②指火热之邪。

瞀：音茂。有两种含义：①心中昏闷，即神志朦胧。张景岳："瞀，昏闷也。"②目昏花不明之意。高士宗："诸热而目瞀经瘈。"

瘈：音翅，抽搐的意思。

火热内扰于心，故神志不清，昏闷不爽。热邪伤肝，肝阴亏虚，筋脉失养，故挛急抽搐。

从火邪致病来看，在神志不清时四肢也常伴有抽搐痉挛。正如张景岳说：“热邪伤神则瞀，亢阳伤血则瘈。”

（6）诸痛痒疮，皆属于心：痛、痒、疮，是三种不同的病症，不是以疮为主的病症。如张景岳说：“热甚则疮痛，热微则疮痒。”此说似与经旨不符。

心，在这里不是单指实质脏器，主要指心之属性为火，主血脉而言。故高士宗把它改之为“火”，而把诸热瞀瘈，皆属于“火”的“火”改为“心”。可作参考。

疼痛属于“心”者，多为经络闭阻，气血瘀滞所致，是否属于火热之邪为病，当从症而辨。

疮疡属于“心”者，则为心火旺盛，火热郁结于营血之中，血流不畅，血瘀热蒸，热腐肌肉而为疮疡，疼肿之患。

痒属心者，多为血热与血虚。属热者，则为火热郁结于营血，血行失畅，营卫不和所致。血虚者则为营虚血燥生风而致。

（7）诸厥固泄，皆属于下：厥，逆也，气逆上而阴阳失调，轻则四肢厥冷，重则不省人事。

固泄：固，指二便不通；泄，指二便不固，即大便泄泻，小便不禁。

下：下焦也，泛指下部而言，为肝肾膀胱等，此处主要指肝肾，着重是肾。张景岳：“下言肾气。”吴崑：“下谓肾也。”

肾脏真阴而寓元阳，为水火阴阳之宅。若元阳衰微，不能温煦经脉，阳衰阴盛，则为寒厥，其症为下肢厥冷。若真阴亏涸，不能滋养经脉，阴虚阳盛，则为热厥，其症为两足发热。如《素问·厥论篇》说：“阳气衰于下，则为寒厥，阴气衰于下，则为热厥。”若肾肝阴虚，肝阳上亢，阳亢生风而发生昏厥。亦可谓之属下。

肾开窍于二阴，而司开阖。若肾命火衰，气化不及，则前为小便频数或失禁，后为大便泄泻或五更泄泻。若肾阴不足，水不济火，大便失润则便秘；膀胱不利，化源告匮，则小便癃闭。正如吴崑所说：“肾家水衰火实则为固，火衰水实则为泄。”

然而肾阳虚，亦可出现大便秘结，小便癃闭。这是因为阳虚阴凝则大便秘结，阳虚无以气化使出，则小便癃闭。

大肠主燥，为传导之官。大肠燥化太过，传导不行，则为便秘，燥化不及，传导太过，则为泄泻。

但固泄并不完全属于下，为肺不肃降，不能通调水道，下输膀胱，亦可引起小便不利，即所谓“上焦不通，则下焦不泄”。肺移热于大肠，肠燥液干，亦可导致大便燥结。此皆属于上，而不属于下。

（8）诸痿喘呕，皆属于上：痿，有枯萎，痿废之意。《医经精义》：“痿有两症，一是肺痿，肺焦叶举，不能通行津液，则为虚劳咳嗽；一是足痿，胫枯不能行走，则为足痿。”

喘、呕：气急曰喘，有声无物曰呕。

上，是与下相对而言，“诸厥固泄，皆属于下”的“下”是指下焦，而此处的“上”是指下焦以上的中、上二焦，不应局限于上焦。

肺居膈上，为五脏之“华盖”，能输布津液，灌溉周身。若肺热叶焦，津不分布，诸脏失其濡养，则可发为“五痿”（筋痿、脉痿、皮痿、骨痿、痿躄）；若肺阴不足，虚热灼津，则肺热叶焦而为虚热肺痿；若胸阳不振，津液不化，则肺寒叶枯而为虚寒肺痿，这是因肺病而致痿。但因胃病而致痿者亦不少见，大都由于脾胃虚弱，“脾病不能为胃行其津液，四肢不能禀水谷气”而致痿，故《素问·痿论篇》有“治痿独取阳明”之说。

喘病原因虽多，但皆由于肺气上逆所致。

呕病原因虽多，但多由于胃气上逆所致。

肺胃均在上，故曰：“皆属于上。”

但痿、喘、呕，亦有不属于上的，如肾虚的骨痿，肾不纳气的喘，肝气犯胃的呕吐等，皆不属于上。

（9）诸禁鼓栗，如丧神守，皆属于火：

禁：同噤，牙关紧闭的意思。张景岳：“禁，噤也，寒厥咬牙曰禁。”

鼓：鼓颔也，是下巴壳振战的意思。

栗：战栗，即身体发抖。

丧神守：丧，即丧失；神守，乃神明之守。谓心主神明的功能丧失而不能自主，是心神惶恐不安的样子。

火邪郁闭于内，阳气不能宣达于外，则外呈僵寒之象（禁鼓栗）。火扰于内，心神浮而不守，不能自主，故惶恐不安，甚则昏迷。此为热极似寒，烈焰鼓风之象，辨之不可不慎，此属实火。若阳虚阴盛，气不卫外而寒战者，此火虚也。

但临床所见的禁鼓栗症状，并非完全属火，如疟疾发作时的禁鼓栗，就不属火。

（10）诸痉项强，皆属于湿：痉，身体强直。项强：颈项强直，头难转侧。

项为足太阳膀胱经所过之处，膀胱为水湿之府。若湿邪侵入太阳经脉，阳气被阻被伤，经脉失于温煦，故发项强。故王冰曰："诸痉项强，太阳伤湿也。"

惟徐忠可认为此湿，是汗余之湿，他说："痉症之湿从何来乎？不知，痉之根源，由亡血阴虚，其筋易强，而痉之湿，乃即汗之余气，搏寒为病也。故产后血虚多汗则致之；太阳病汗太多则致之……"此说可作参考。

痉病原因很多，非独湿邪，如十九条中，就有因热、因风的不同。他如产后之痉，疮家汗后之痉等，皆非属湿。

(11) 诸逆冲上，皆属于火：逆：凡是功能本来向下，因病而反向上叫逆，如肝气横逆，胃气上逆之类。冲上：突然向前进行叫冲，冲上是突然向上之意，如呕吐，呃逆之类。

火性炎上，其性急速，火邪内盛，势必上冲，脏气皆可因火邪而冲逆。如冲于肺则喘咳；冲于胃则呕吐、呃嗳；冲于脾则气满；冲于肝则气逆躁急等。李念莪："喘咳呕吐，气满逆急，皆冲逆之症，火性炎上，故皆属于火。"所以一般逆、冲之症，多属于火。

冲逆之症，非独火邪，寒亦有之，如久病胃弱，虚寒上逆之呃忒，即属寒证。

(12) 诸胀腹大，皆属于热：胀：胀满。

热邪内壅，或者热与燥屎相结，导致腑气不通，故致腹满胀大。

如《伤寒论》257条"腹满不减，减不足言，当下之，宜大承气汤"即是。其他如嗜酒厚味，湿热郁结，肝脾两伤，升清降浊功能失常而致腹胀大，皆属此类。应将腹胀大联系起来理解，即腹大而胀或胀而腹大，李东垣把此条改为"诸胀腹大"，也是此意。

属于热的腹胀证，大多发病较急，属于实证，李士材："大抵阳证必热，热者多实。""阳邪急速，其至必暴，每成于数日之间。"

腹胀大一证，病因较多，寒、湿、气、血、水、食，均可引起此证，如《素问·异法方宜论》"脏寒生满病"，就是因寒而引起的腹胀满，所以说因热而胀满，只是各种胀满病因的一种，不能概括所有胀满。故东垣说："大抵寒胀多，热胀少。"

(13) 诸躁狂越，皆属于火：

躁：躁动不安。

狂：即狂妄，如喧扰不宁，打人骂人等。

越：超越常度，如登高而歌，弃衣而走。

一般说，狂越必兼躁，但躁不一定兼狂。

火有内外之因，外因是由外感温热、热势由轻转重，郁而化火，内因是五志之火内燔，煎熬津液成痰，痰火内盛，神明被扰，狂妄无畏，烦乱不安，其证身无热而躁狂。火盛于外，则肢体躁扰不安，火盛于内，则神志躁动不宁。张景岳："热盛于外，则肢体躁扰，热盛于内，则神志躁烦。"

躁属于火邪所致者，确为多见，但亦有不属于火者，如成无已说："阴躁欲坐井中，但欲饮水，不能入口。"李东垣亦说："阴躁欲坐井中，阳已先亡，医犹不悟，重以寒药投之，其死也何疑焉。"此属阴寒内甚，格阳于外的真寒假热证，与本节火热之躁，性质不同。

(14) 诸暴强直，皆属于风：

暴：猝也，突然之意。

强直：就是筋脉强劲不柔和的意思。李念莪："强者，筋强；直者，体直而不能屈伸也。"

风：中医学中的风，既指病因，又代表某些症状。此处指的是病因。

风有内风、外风之不同，二者皆可使人发生强直症状。

风
- 内
  - 肝阴不足，肝阳上亢 } 强直
  - 热极动风 } 强直
- 外
  - 通于肝，引动肝风 } 强直
  - 侵袭经络骨节，气血痹阻 } 强直

} 前三者可兼见抽搐、口眼歪斜，后者可兼见关节、肌肉僵硬不舒

本条虽未明确提出风与肝的关系，实际上肝亦在其中矣。如高士宗说："筋强而直，屈伸不能，乃足厥阴肝经之病。"李念莪亦曰："肝主筋，其化风，故曰属风。"

本节的"风"，究竟是内风还是外风？有两种意见：①认为是内风。张景岳："非外来虚风，八风之谓，……治宜补阴已制阳，养营以润燥。"②认为是外风。吴崑："风伤于阳分大筋，故筋引急而暴强直。"我们认为本节的"强直"症状，可属于外风，亦可属于内风，应从证候性质分辨。

"强直"原因较多，湿、热、火皆可致之，当加详辨。

(15) 诸病有声，鼓之如鼓，皆属于热：

有声：一是指肠鸣；一是指敲打腹部之声音。

鼓，前一个鼓字作动词，敲打之意。后一个鼓字作形容词，指如鼓响之声音。

因热而致有声者，为热邪壅遏于内，气机阻滞，肠胃传化不利之故。如食滞胃肠，传化迟滞，积而生热，产生腐气，充满肠胃，腹胀而肠鸣，叩之如鼓声。但必伴见实热之证象。

鼓之为鼓之证，不尽属于热，也有属于寒的，如《灵枢·水胀》说："寒

气客于皮肤之间，鼟鼟然不坚，腹大，身尽肿，皮厚。”

（16）诸病胕肿，疼酸惊骇，皆属于火：

胕肿：各家注释不同。汪机：“胕肿，热肉而引起阳气郁滞故也。”高士宗：“胕肿，肉肿也。”张景岳：“胕肿，浮肿也。”唐荣川：“胕，同跗，即足背。”以上四说，以汪、高二氏之说为合理。因阳热郁滞而发生局部肉肿（热胜则肿），临床较为多见。但因火热而引起浮肿，确实少见。唐氏释为足背，未免过狭，经文既言“诸”“皆”，乃是包括广义的病机，非单指足背而言。

疼酸：酸同痠。

惊骇：火邪在脏则惊骇。

血热壅盛，瘀而不通，肌肉因之而肿，甚则疼痛不堪。热邪灼伤筋脉，气血不畅，故发酸痛。火邪内迫心肝，神志不宁，故发惊骇。吴崑：“火郁于经则胕肿，阳象之呈露也，疼酸者，火甚制金，不能平木，木实作酸也，火在内则惊骇，火性卒动之象也。”吴氏此解，说明了火邪在外为胕肿，在内为惊骇之义，但对疼酸解释，似为勉强。不过还有一定的道理，可资参考。

（17）诸转反戾，水液浑浊，皆属于热：

转：左右扭转。唐荣川说：“转，左右扭转也。”

反：角弓反张。即身向后仰，颈项强直。

戾：说文：“戾，曲也，从犬出户下，其身曲戾。”即身向前弯曲的意思。

水液：指小便。

热盛伤血，筋失血养，则挛急抽搐，呈现转、反、戾之状。热盛则津液被灼，而致小便黄赤短少，浑浊不清，转、反、戾，水液浑浊，不尽属热。如“诸痉项强，皆属于湿”“诸暴强直，皆属于风”就不属于热。属于热者，必有身热、口渴、脉数，小便灼热等见症。

（18）诸病水液，澄澈清冷，皆属于寒：

水液：指涕、泪、唾液、小便及呕吐、泄泻物。

澄彻清冷：水液澄澈透明，淡薄而又寒冷。

寒邪侵入脏腑，阴盛阳衰，气寒水冷，水冷则清（水体清，其气寒），故上下窍所出之液体皆澄澈清冷。如李中梓说：“中寒糟粕不化，色如鸭粪，澄澈清冷，小便清白。”

“水液混浊”和“水液澄澈清冷”一属于热，一属于寒，对于分析疾病的寒热，有很大的参考价值。

（19）诸呕吐酸，暴注下迫，皆属于热：

暴注：暴，突然的意思。水流如射叫注。暴注，是急剧的喷射样腹泻。

下迫：是下利时，里急后重，窘迫不堪的感觉。

邪热壅滞于中，气机升降失常，热挟肝胃之气逆于上，则呕吐酸水。火性急速，大肠因热而传化快（邪热下迫于肠）故“暴注”，肠因热腐，故“下迫”。正如李士材所说：“腹痛泻利肠鸣，疼一阵，泻一阵。”

从临床所见，暴注下迫，一般都是属于热的，而呕吐酸水，属于寒者，亦不少见，如张景岳说：“则吞酸虽有寒热，但属寒者多，属热者少。”

按：病机十九条是从复杂的病症中提出纲领（以五脏为纲，上下为纲，六气为纲）作为辨证求因的初步概念。它把相同的病因，出现不同的症状，和相近似的症状，而病因不同，进行了概括性的归类，以便于同中求异，异中求同。对于临床诊断和治疗，有很大的启示。

病机十九条，只是一个示范性的举例，不能概括一切。在此基础上，再和后世医家学说结合起来，它的应用范围就广了。如果局限在十九条之内，反而缩小了中医理论的范围。

**【原文】** 故大要曰：谨守病机，各司其属，有者求之，无者求之，盛者责之，虚者责之，必先五胜，疏其气血，令其调达，而致和平，此之谓也。

提示：“谨守病机”的临床运用。

本节的内容可分三篇来讨论。

1. 审查病机是治疗疾病的关键

每一种疾病，都有它的致病因素，也都有它的病理机转，所以在审查疾病时，必须抓住病机这个关键，即“谨守病机”之谓。只有如此，才能各司其属，认识它所隶属的类型。

2. 要透过现象去探求疾病的本质

一般说，有本质即有现象，现象和本质是一致的，但在特殊情况下，也有现象隐而不现，或现象与本质不一致。所以在审查疾病时必须透过现象，去探求疾病的虚实真伪。有无求之，虚实责之，就是强调了这一点。求者是追求有此症状和无此症状的原因。责者是探找虚实证的原因和虚实证的真伪。这就是谨守病机的主要环节。正如高士宗所说：“上文诸病，有属于肝心脾肺肾者，有属于风火热湿寒者，《素问·至真要大论》曰：‘谨守病机，各司其属。’有属形藏之有形者，当求之而得其真，有属气化之无形者，亦当求之而得其真。有余而盛者，不得其平，故当责之，不及而虚者，不得其平，亦当责之。”

3. 调整偏胜是治病的原则

人体阴阳气血，是经常保持相对平衡状态，不能有所偏胜，若有偏胜，疾病就要发生。所以本文强调指出：“疏其血气，令其调达，而致和平。”这就是协调偏胜，使其重新恢复到相对平衡的状态。为其“疏”有目的，“疏”得其法，又强调“必克五胜”。五胜者，是指按照五行相胜的原理，结合人身五脏来考虑疾病的治疗法则。

**【原文】** 帝曰：善。五味阴阳之用何如？岐伯曰：辛甘发散为阳，酸苦涌泄为阴，咸味涌泄为阴，淡味渗泄为阳。六者或收、或散、或缓、或急、或燥、或润、或软、或坚，以所利而行之，调其气使其平也。

提示：药物的性味和功用。

1. 药物的性味和作用

酸、苦、甘、辛、咸，是药物的五味，还有一种淡味，共六味，但淡附于甘，仍称五味，所以本文既言六者，又言五味。

药物味各有别，作用不同，但可分为阴阳两大类，即辛、甘、淡属阳，酸、苦、咸属阴。

从其作用来说，六味总的作用，有发散、涌泄、渗泄三种，在治疗运用上，又有收、散、缓、急、燥、润、耎坚之不同。药归纳于下：

- 药物
  - 阳
    - 辛：散、润 } 发散
    - 甘──→缓 } 发散
    - 淡──→渗泄
  - 阴
    - 咸──→软 } 涌泄
    - 苦：降、燥、坚 } 涌泄
    - 酸──→收 } 涌泄

王冰曰：“涌，吐也。泄，利也。渗泄，小便也。言水液自回肠泌别汁，渗入膀胱之中，自胞气化之，而为溺以泄出也。”

一般说，辛能散，酸能收，甘能缓，苦能坚，咸能软。其实一种性味的药物，并非只有一种功用。例如，大黄味苦能泻下，黄连味苦能止泻，黄芩味苦能清热，这就证明苦味药并不限于一种涌泄的作用。

2. 调节平衡，是治疗的目的

药性多偏，人病亦偏，以药性之偏，纠病证之偏，即所谓补偏救弊。正如唐荣川说：“设人身之气，偏盛偏衰则生疾病，又借药物一气之偏，以调吾人之盛衰，而使归于和平，则无病矣。”故《内经》作者特指出：“调其气，使其平也。”

**【原文】** 帝曰：非调气而得者，治之奈何？有毒无毒，何先何后？愿闻其道。岐伯曰：有毒无毒，所治为主，适大小为制也。帝曰：请言其制。岐伯曰：君一臣二，制之小也；君一臣三佐五，制之中也，君一臣三佐九，制之大也。寒者热之，热者寒之，微者逆之，甚者从之，坚者削之，客者除之，劳者温之，结者散之，留者攻之，燥者濡之，急者缓之，散者收之，损者温之，逸者行之，惊者平之，上之下之，摩之浴之，薄之劫之，开之发之，适事为故。

提示：主要说明因证施方和治疗法则。

根据病情需要，方分大、中、小，务使切中病情，无太过不及之弊。凡药味多，组织复杂的为大方，用于治疗复杂或严重的疾病；药味少，组织简单的为中方或小方，用于治疗单纯或轻浅的疾病。否则，病重而药轻，或病轻而药重，皆为失宜，所以说："适大小为制也。"这些就叫作因证施方。下面再探讨一下治疗法则：

（1）寒者热之，热者寒之：寒者，热者，系指证候之性质而言。热之，寒之，系指治疗原则而言。也即是治寒以热，治热以寒之义，为正治法。

（2）微者逆之，甚者从之：这是根据疾病的本质和现象的异同情况来决定治法的。微者，是病势较轻，症状单纯之意，为阳病则热，阴病则寒，其真形显而易见。在治疗用药上，是逆其病性而治，即"寒者热之，热者寒之"的正治法。甚者，指病势严重，症状复杂之证，为热极反寒，寒极反热，病的本质和现象不一致。在治疗用药上，是顺从病象而治，如以寒治寒、以热治热的反治法。其实反治法，是正治法在特殊情况下的运用，归根结底，仍是正治法。

以上为寒热两大病型的论治。

（3）坚者削之：坚，指腹内坚硬有形一类病证，为癥瘕，痃癖（如弓弦大小不一或病或不病。癖是指潜匿于两胁之间的积块，平时寻摸不见，病时摸之才觉有物）等。在治疗上，就要用攻克伐荡之类方药以削之，包括敷贴法。

（4）客者除之：客，指外邪侵袭一类病证，如风寒，风热，风湿等。在治疗上，就要用发汗解表之剂以驱除之。

（5）劳者温之：劳，指劳倦所伤及虚劳之证，多为阴精，阳气俱不足之证，当用温滋长养之剂以复之，如小建中汤证，黄芪建中汤证，即属此类。不能把"温"理解为温热燥烈之剂。

（6）结者散之：结，指邪气、痰浊郁结，包括部分外证，如郁证、结胸、流注等，在治疗上，就要用消散之剂以散其结。

（7）留者攻之：留，指脏腑有积滞不能排出，如痰、食、水、血的停蓄等。在治疗上，就要用攻逐泻下之剂，如十枣汤、控涎丹、大承气汤、桃核承气汤、抵当汤之类以攻逐之。

(8) 燥者濡之：燥，指体内津液缺乏，呈现干燥证象，治疗当用生津润燥之剂以滋其枯。

(9) 急者缓之：急，指拘急强直一类病证。治疗则用舒缓之剂，以缓其急疾，如芍甘汤证。

(10) 散者收之：散，指耗散不能约束的病证，为盗汗、滑精、瞳神散大等。治疗则用收敛固涩之剂以收其散。

(11) 损者温之：温，诸本皆作“益”。当从。损，指亏损虚弱之证，如阴、阳、气、血不足等，当用补益之剂以治之。

(12) 逸者行之：逸，指运动障碍，气血停滞之证。用活血通络之剂，以行其逸置。

(13) 惊者平之：惊，指不安定现象，如惊悸、失眠、小儿惊风等。治疗则用镇静之剂以平定之。

以上为一般病证的治法。此外，根据病情需要，病在上者用吐法，病在下者用泻法。他如摩、浴、薄、劫、开、发，都要依据病情来决定。

张景岳：“摩之，按摩也，薄之，追其隐藏也，劫之，夺其强盛也，适事为故，适当其所事之故也。”

吴崑：“薄之，谓渐磨也，如日月薄蚀以渐而蚀也。”

高士宗：“或举而上之，或推而下之，或膏以摩之，或汤以浴之，或缓治以薄之，或急治以劫之，或开导之，或发散之，凡此皆各适其事之所宜，为复其故。”

**【原文】**帝曰：何谓逆从？岐伯曰：逆者正治，从者反治，从少从多，观其事也。帝曰：反治何谓？岐伯曰：热因热用，寒因寒用，塞因塞用，通因通用，必伏其所主，而先其所因，其始则同，其终则异，可使破积，可使溃坚，可使气和，可使必已。

提示：论述反治法。

(1) 热因热用：即以热治热的意思，用于真寒假热证，如《伤寒论》317条：“少阴病，下利清谷，里寒外热，手足厥逆，脉微欲绝，身反不恶寒，其人面色赤……通脉四逆汤主之。”

(2) 寒因寒用：即以寒治寒的意思，用于真热假寒证，如《伤寒论》350条：“伤寒脉滑而厥者，里有热，白虎汤主之。”此即所谓“热深厥亦深”的证候。

(3) 塞因塞用：前一个“塞”字，指壅滞胀满的征象，后一个“塞”字指治法。壅塞胀满之证，有虚有实，实者宜泻，虚者宜补。本文所说的塞，属于虚的范畴，故以补法治之。如脾阳虚弱，运化失常，而致腹胀证，以理中汤治之，即塞因塞用之法。

（4）通因通用：前一通字，指泻利证候而言；后一通字，指治法，即通利的方法。泻利之证，有虚有实，虚者宜补，实者宜泻。本文所说的泻利，是属于实证范畴。故以通利之法治之。正如张景岳说："大热内蓄，或大寒内凝，积聚留滞，泻利不止，寒滞者以热下之，热滞者以寒下之，此通因通用治法也。"

（5）必伏其所主，先其所因，其治则同，其终则异。

这是总结上文，说明使用反治法的主要关键。这就是说，要想一定制伏他的主要症状，但必须先找出他的致病因素，辨明本质，才能真假不惑，治疗得当。在反治过程中，开始时药性与病象相同，如以热治热，以寒治寒，到了最后，假象消失，真象显露，药性与病性是不同的了。这说明反治法，仍是正治法。

（6）可使破积，可使溃坚，可使气和，可使必已。

这是使用反治法所收到的效果和所达到的目的。通过使用通法，可以破除积滞，溃散坚结；塞法可以增强功能活动；热用，寒用，可以使阴阳协调，气血和平，从而达到病愈的目的。

**【原文】** 帝曰：论言治寒以热，治热以寒，而方士不能废绳墨而更其道也。有病热者，寒之而热，有病寒者，热之而寒，二者皆在，新病复起，奈何治？岐伯曰：诸寒之而热者取之阴；热之而寒者取之阳，所谓求其属也。帝曰：善。服寒而反热，服热而反寒，其故何也？岐伯曰：治其王气，是以反也。帝曰：不治王而然者何也？岐伯曰：悉乎哉问也！不治，五味属也。夫五味入胃，各归所喜，故酸先入肝，苦先入心，甘先入脾，辛先入肺，咸先入肾，久而增气，物化之常也。气增而久，夭之由也。帝曰：善。

提示：主要论述虚寒和虚热的治法，并说明使用药味不当的后果。

兹分为三个方面进行论述。

1. 现象治疗

（1）治寒以热，治热以寒，而方士不能废绳墨而更其道也：医生治病，不但要知其常，而且要知其变，因为病理变化是错综复杂的，往往寒病呈现热象，热病反见寒形。若只墨守成规，不能以常达变，就容易被疾病的现象所迷惑。

（2）有病热者，寒之而热，有病寒者，热之而寒，二者皆在，新病复起：

此谓治热以寒，而热如故，治寒以热，而热不减，甚者，不但寒热未除，而且加重。这就是只注意现象，不注意本质的结果。

2. 本质治疗

（1）诸寒之而热者取之阴：阴虚阳亢之热，当补阴以配阳，其热自退，若投苦寒泻火之剂，则为诛伐无过，非唯阴不能补，且苦寒沉降，更伤其阴，故热不除。此非火之有余，乃真阴之不足，故曰取之阴。取之阴，即“壮水制火”之义。

（2）热之而寒者取之阳：阳虚阴盛之寒，当益火以消阴，其寒自退，若投辛热则为舍本求末，且辛热耗散，更伤其阳，阳不得复，寒自不去。此非寒之有余，乃真阳之不足，故曰取之阳，取阳，即“益火消阴”之义。

（3）求其属也：张景岳：“属者根本之谓，水火之本，则皆在命门之中耳。”此“属”字很有意义，含有推求疾病本质之意。“寒之而热，热之而寒，”是不求其属的结果。从这里我们受到的启示，应该掌握初诊时的正确诊断，不能以药试病，待误治以后，才改变治法。所以本文又强调指出：“治其王气，是以反也。”意在告诫人们，病之王气，有实有虚，如果专治亢盛之气，而忽略了虚衰的一面，那就要出现相反的结果。

3. 过食五味的不良结果

五味，有两个含义：一是指药物，一是指食物。五味对于人体有两面性，即有利的一方和有害的一面。

（1）久而增气，物化之常也：气，指五脏之气。五味分别入于五脏之后，就能增加五脏的本气，久之，就会引起某一脏的偏胜，即所谓增其味而益其气。

（2）气增而久，夭之由也：夭，是夭亡。饮食五味偏嗜，或久服某一种药物，脏气偏胜过度，以致脏腑之间，失于平衡，发生疾病，甚则死亡。正如王冰曰：“气增不已，益以岁年，则脏气偏胜，则有偏绝，脏有偏绝，则有暴夭者，故曰气增而久，夭之由也。”

**【原文】**方制君臣何谓也？岐伯曰：主病之谓君，佐君之谓臣，应臣之谓使，非上中下三品之谓也。帝曰：三品何谓？岐伯曰：所以明善恶之殊贯也。帝曰：善。病之中外何如？岐伯曰：调气之方，必别阴阳，定其中外，各守其乡。内者内治，外者外治，微者调之，其次平之，盛者夺之，汗之下之，寒热温凉，衰之以属，随其攸利，谨道如法，万举万全，气血正平，长有天命。帝曰：善。

提示：制方的原则和运用。

兹分为以下几个方面来论述。

1. 君臣佐使的意义

方剂中的主治药味多为主君，辅助药味为之臣，监制药味为之佐，引导药味为之使。

张景岳曰："主病者，对证主要药也，故谓之君，君者味数少而分量重，赖之为主也。佐君者谓之臣，味数稍多而分量稍轻，所以匡君之不迨也。应臣者，谓之使，数可出入而分量更轻，所以备通行向导之使也。"

按语：本文虽有君臣佐使之分，但只言君、臣、使，未言其佐。此处的佐，是辅佐之意，不是制方之称。

2. 方剂的作用

方剂是由单味药发展而来的，这是通过长期临床实践总结出来的经验。

（1）提高疗效：药物通过配伍以后，可以发挥它的综合作用，并非把它分作"三品"。

三品：吴崑曰："当时有言上药为君，中药为臣，下药为使者。"因为上药主养命，中药主养性，下药主治病，故曰："明善恶之殊贯也。"马莳："殊贯，异等也。"王冰："此明药善恶不同性用也。"张志聪："谓药有毒无毒之分。"

（2）减少副作用：药物通过配伍以后，可以消除和防止有害于人体的不良反应，使之更适应病情。

3. 治法的应用

（1）辨别疾病的性质和部位：①调气之方，必别阴阳：气，指病气；方，是法的意思。阴阳，是指内外，马莳："必别阴经阳经，阳经为表，阴经为里。"吴崑亦曰："阴阳，三阴三阳也。"②定其中外，各守其乡：中外，即表里。乡，处所之谓，此指病变部位。定其中外，是辨明和确定病证是在表还是在里。各守其乡，是说表即表，里即里，不能误表为里，或误里为表。

（2）因证施方：①内者内治，外者外治：即病在外者治其外，病在内者治其内，病之所在，药则到之，正所谓"药到病所，其患必除"。②微者调之，其次平之，盛者夺之：病有轻重，治分缓急，小病小治，大病大治，如此，则无太过和不及之弊，本文"调""平""夺"等治法，就是因证制方。正如张景岳曰："微者调之，谓小寒之气，和之以温，小热之气，和之以凉也。其次平之，谓大寒之气，平之以热，大热之气，平之以寒也。盛者夺之，谓邪之甚者，当直攻而取之。"而高士宗见解，于此有异，他说："正气微者调补之，其次平定之，邪气盛者辟夺之。"此说似与经旨不符，可作讨论。③汗之，下之：此即"盛者夺之"的运用，实邪在表，汗之而去，实邪在里，下之而去，汗与下皆属劫夺之法，或汗或下，贵得其宜。用之得当，可收桴鼓之效。④寒热温凉，衰之以属：马莳曰："以寒治热，以热治寒，以温治凉，以凉治温，随其所属，以衰其病。"

4. 治疗效果

"随其攸利，谨道如法，万举万全，气血正平，长有天命。"良好的治疗效果，是基于正确的治疗，而正确的治疗，又本于正确的辨证。本文"随其攸利"即是依据病情，含有辨证之意。"谨道如法"，即是严格遵守上述之法，含有正确处理之意。只要如此，则举无不当，治无不善，病速愈而正气不伤，身不为疾病所夭折，能尽终其天年，故曰长有天命。

# 大惑论（节选）

题解：见讲义。

## 目的和要求

1. 掌握眼睛与五脏精气的关系。

2. 了解迷惑、善忘、善饥、多卧、不及卧、少瞑等症发生的原因及病机。

3. 理解精神状态与治疗的关系。

**【原文】** 五脏六腑之精气，皆上注于目而为之精。精之窠为眼，骨之精为瞳子，筋之精为黑眼，血之精为络，其窠气之精为白眼，肌肉之精为约束，裹撷筋骨血气之精，而与脉并为系。上属于脑，后出于项中。故邪中于项，因逢其身之虚，其入深，则随眼系以入于脑。入于脑则脑转，脑转则引目系急。目系急则目眩以转矣。邪其精，其精所中不相比也，则精散。精散则视歧，视歧见两物。目者，五脏六腑之精也，营卫魂魄之所常营也，神气之所生也。故神劳则魂魄散，志意乱。是故瞳子黑眼法于阴，白眼赤脉法于阳也。故阴阳合传而精明也。目者，心使也。心者，神之舍也，故神精乱而不转。卒然见非常处，精神魂魄散不相得，故曰惑也。黄帝曰：余疑其然。余每之东苑，未曾不惑，去之则复，余唯独为东苑劳神乎？何其异也？岐伯曰：不然也。心有所喜，神有所恶，卒然相惑，则精气乱，视误，故惑，神移乃复。是故间者为迷，甚者为惑。

提示：目的各部组织，视觉变化与五脏之间的生理关系。

1. 目能视物的原理

五脏六腑之精气皆上注于目而为之精：此即是说，眼之所以能精明视物，主要是脏腑的精气都上注汇集眼部，目得其养而后能视。杨上善曰：“五脏六腑精液及脏腑之气，清者上升注目，以为目之精也。”

2. 内脏和眼的关系

内脏与眼的关系：
- 肾——主骨——骨之精——瞳子
- 肝——主筋——筋之精——黑眼
- 心——主血脉——血之精——络
- 肺——主气——气之精——白眼
- 脾——主肌肉——肌肉之精——约束

3. 眼与脑的联系

裹撷｛筋、骨、血、气之精；脉络｝目系｛上属于脑；后出项中｝

4. 目视变化的几种表现

（1）目眩以转：转而旋转，目眩以转，即头目眩晕。此因外邪乘虚中于项（风府、天柱之间），入脑过目，扰动“精明之府”，故眩转。

（2）视歧见两物：目之所以能洞见万象，明察秋毫者，在于脏腑所上奉之精的充灌。若邪气犯目，精气被伤而耗散，则五脏精气不协调，二目经脉有缓急，故生歧视。

（3）视觉迷乱：目是神气外见之地，两神统于心，故目为心之使，心为神之舍。若目视非常之物，或心有所喜，或神有所恶，喜恶相感于卒然，则神魂动荡，精气散乱，随有视误之感。

**【原文】** 黄帝曰：人之善忘者，何气使然？岐伯曰：上气不足，下气有余，肠胃实而心肺虚。虚则营卫留于下，久之不以时上，故善忘也。

提示：说明善忘的机制。

善忘｛心肺虚——上气不足；肠胃实——下气有余｝营卫不能上奉心肺——神气不足——善忘

营卫生于中焦，运行于全身。若营卫之气留于肠胃，不能上奉于心，则神气不足，故善忘。

**【原文】** 黄帝曰：人之善饥而不嗜食者，何气使然？岐伯曰：精气并于脾，热气留于胃，胃热则消谷，谷消故善饥。胃气逆上，则胃脘塞，故不嗜食也。

提示：说明善饥的不嗜食发病机制。

饮食入胃｛精微聚于脾；热气留于胃｝胃热过盛｛热则消谷——善饥；胃气上逆——胃脘阻塞——不嗜食｝

杨上善曰：“精气阴气也，胃之阴气并在脾内，则胃中独热，故消食善饥。"

【原文】黄帝曰：病而不得卧者，何气使然？岐伯曰：卫气不得入于阴，常留于阳。留于阳则阳气满，阳气满则阳跻盛，不得入于阴则阴气虚，故目不瞑矣。黄帝曰：病目而不得视者，何气使然？岐伯曰：卫气留于阴，不得行于阳，留于阴则阴气盛，阴气盛则阴跻满，不得入于阳则阳气虚，故目闭也。

提示：说明不得卧和目闭不能视的机制。

不得卧和目闭不能视与卫气留于阳、留于阴而致阴阳二跻盛满有关。阴跻与阳跻会合于睛明，卫气行阳行阴之后，皆会于目，故卫气留于阳，则阳跻盛，不得入于阴，则阴气虚，阴虚阳动而不变，故目不瞑。反之，卫气留于阴，则阴跻盛，不得入阳，则阳气虚，阳少阴多而功能不振，故目不能开视或多寐。兹列表于下：

卫气{留于阳——阳跻盛<br>留于阴——阴跻盛} 目⟶{阳胜则动——目不瞑<br>阴胜则静——目闭

【原文】黄帝曰：人之多卧者，何气使然？岐伯曰：此人肠胃大而皮肤湿，而分肉不解焉。肠胃大则卫气留久；皮肤湿则分肉不解，其行迟。夫卫气者，昼日常行于阳，夜行于阴，故阳气尽则卧，阴气尽则寤。故肠胃大，则卫气行留久；皮肤湿，分肉不解，则行迟。留于阴也久，其气不清，则欲瞑，故多卧矣。其肠胃小，皮肤滑以缓，分肉解利，卫气之留于阳也久，故少瞑焉。黄帝曰：其非常经也，卒然多卧者，何气使然？岐伯曰：邪气留于上焦，上焦闭而不通，已食若饮汤，卫气留久于阴而不行，故卒然多卧焉。黄帝曰：善。治此诸邪，奈何？岐伯曰：先其脏腑，诛其小过，后调其气，盛者泻之，虚者补之，必先明知其形志之苦乐，定乃取之。

提示：主要说明多卧和少瞑的原因。

兹根据本段内容，分为四个方面来讨论。

1. 寤寐的机制

中医学认为人之入寐和醒寤与卫气入阴出阳有关。卫气昼行于阳，夜行于阴，行阳则寤，行阴则寐。

2. 多卧的原因

（1）肠胃大：肠胃大而道路迂远，卫气停留较久而不能出。

（2）皮肤湿：湿，《太素》作涩。若肉腠湿滞不利，障碍卫气运行，则卫气出于身者既迟且少。

（3）上焦闭：上焦属阳，而心肺居之，若邪留上焦，卫不上达，而心失精明。

(4). 已食若饮汤：饮食入胃则中焦满实，卫气受阻，不能上行于阳。人当饱食之后，困倦欲卧，正是此义。

以上四者，皆为卫行受阻，不能及时而充分地行于阳分，以致精阳之气虚少，神不振奋，故为多卧，但有轻重之分，当予区别。

3. 少瞑的原因

(1) 肠胃小：肠胃小而道路近，则卫气周于阴也速，留于阴者少。留于阴少，而留于阳必多，故少瞑。

(2) 皮肤滑以缓：皮肤滑缓，分肉解利，则卫气行于阳也久，行阳则寤，故少瞑。

4. 治疗原则

(1) 注意精神因素：{志——苦<br>志——乐}

(2) 注意脏腑变化：{盛者泻之<br>虚者补之}

在此“两先”的前提下，再施用“诛其小过”和“后调其气”，很有临床实际意义。因此证虽属有余，但非大实之证，若诛伐太过，不伤其阳即伤其阴，仍然处于阴阳失调状态，而且可能更为严重，故特提出“诛其小过”。诛其小过之后，再调其卫气，使其行阳行阴无愆，而多卧和少瞑之证，乃得平复。由于病理变化是错综复杂的，其虚实情况又要依据客观实际而定，决不能以脱离客观的主观成见去机械地诊治病证，故又提出“定乃取之”。

# 第三篇
# 用药心典

# 用药法度

1. 大毒治病，十去其六

药物为治病而设，然而其有两面性，既有治病之功效，亦有致病之副作用。临床用药一定要做到合理使用，正确配伍，不偏不倚，药到病除，中病即止，即用药之“毒”之义。

中药的毒性，是中药治疗疾病有效成分的重要组成部分之一。对中药毒性的认识，“毒药”一词，古今有不同的含义。景岳云：“药以治病，因毒为能，所谓毒药，是以气味之有偏也。盖气味之正者，谷食之属也，所以养人之正气。气味之偏者，药饵之属也，所以去人之邪气。其为故也，正以人之为病，病在阴阳偏胜耳……是凡可辟邪安正者，均可称为毒药，故曰毒药攻邪也。”阐释了广义的“毒”即是药，就是药物的偏性，泛指一切药物。毒性作为药物性能之一，是一种偏性，以偏治偏也就是药物治病的基本原理。狭义的“毒”是指药物对人体产生的不良影响及损害，就是药物的毒性和副作用。并不是所有的药物都有毒性，有毒性的药物专门指那些药性强烈，对人体有毒性或副作用，安全剂量小，用之不当，或药量稍有超过常量，即可对人体产生危害，甚至致人死亡者。隋·巢元方在《诸病源候论》中提到：“凡药物云有毒及大毒者，皆能变乱，与人为害，亦能杀人”，张景岳《类经·脉象类》指出：“毒药，谓药之峻利者。”历代本草书籍在具体药物的性味下，标明“有毒”“无毒”或“小毒”“大毒”“剧毒”等，就是指这些药物所具有大小不等的毒性。

《神农本草经》对中药的毒性就有论述。按药物的毒性和疗效分为上中下三品：即上品，能补养，无毒，可以长服、久服之品；中品，能治病补虚，无毒或有小毒，斟酌使用；下品，专治大病，多为有毒，不可多服，不能久服。《素问·五常政大论》云：“大毒治病，十去其六，常毒治病，十去其七，小毒治病，十去其八，无毒治病，十去其九，谷肉果菜，食养尽之，无使过之，伤其正也。”这是根据药物毒性的大小，把药物分为“大毒”“常毒”“小毒”“无毒”，同时又说要针对病体虚实，疾病深浅适当选择药物和确定剂量。有毒副作用的药物在治病时，收到相当效果后，就要停用，毒性越大的药物越不能久服，即所谓的“衰其大半而止”。从另一个侧面说明了治疗疾病时需要从疾病本身出发，使用合适的药物进行治疗，这样才能“无殒”，这些中医药的理论，至今仍为中医辨证施治、指导使用中药治疗疾病的重要法则。

在临床实践中，对于有毒药物，临床应用较少，但对于必要用时，仍遵循“大毒治病，十去其六”的原则。

2. 有故无殒，亦无殒也

“有故无殒，亦无殒也”语出《素问·六元正纪大论》：“黄帝问曰：妇人重身，毒之何如？岐伯曰：有故无殒，亦无殒也。帝曰：愿闻其故何谓也？岐伯曰：大积大聚，其可犯也，衰其大半而止，过者死。帝曰：善。”原文中“故”意为“疾病”或“疾病的原因”，“无殒”是指“没有损伤”，此段经文大意为有病邪存在，虽使用峻烈药物，只要掌握“衰其大半而止”的原则，是不会伤害母体及胎儿的。张景岳注曰：“重身，孕妇也，毒之，谓峻利药也，故如下文大积大聚之故，有是故而用是药，所谓有病则病受之，故孕妇可以无殒，而胎气亦无殒也，殒，伤也。”我们应当先对疾病进行准确的辨证，再通过辨证选用恰当的药物进行治疗，即使治疗时所使用的药物是妊娠的禁忌药物，一般也多无大碍。因为使用的这些禁忌药物的峻猛之性，是作用于母体本身，祛除母体的邪气的。不能仅仅考虑药物本身的特性，更要与机体性质相互结合起来，当机体有邪气时，药物作用于病邪，表现出的是治疗作用；而当药物作用于正常机体时，毒性就会作用于机体本身。不能直接从药物本身的特性去使用，从而割裂药物和临床辨证之间的关系。

医圣张仲景对此应用堪称典范。在《金匮要略》治疗妊娠疾病的众多方剂中，多含有妊娠禁忌药，其中包括干姜人参半夏丸、桂枝茯苓丸、当归芍药散、白术散等，如治疗妊娠素有癥病漏下不止者，以小剂量桂枝茯苓丸破瘀消癥，使祛瘀而不伤正，化癥而不伤胎，瘀消血止，胎元自安。妊娠妇女因为有（大积大聚等）危重疾病，所以用大寒大热或峻猛的药物攻邪对孕妇（及胎儿）均没有损害，但要中病即止，待邪去大半时停止用药，切勿过量用药而损伤了孕妇及胎儿。

# 用药原则

1. 首选药食两用

在中医辨证治疗过程中，应根据患者的实际情况进行合理用药，不同的人，不同的病，不同的发病时间，往往用药不同。

作为我国第一本本草学专著，《神农本草经》就记录了较多的药食两用药物，如大枣、枸杞子、桑葚、薏苡仁、生姜、杏仁、乌梅、核桃、莲子、蜂蜜、百合等在民间即是常见的食物，这些物品在书中主要强调了其补益的作用，可以久服、多服。“药食同源”是我国劳动人民在食物和药物发现中总结的智慧结晶，体现了食物在保健和治疗方面的功能。在临床用药中，张师首选药食两用之品，比如甘麦大枣汤治疗妇人脏躁，山药用于治疗脾虚便溏者，枸杞子、桑葚用于肝肾亏虚等。

2. 次选无毒之品

有毒无毒是中药药性理论的重要组成部分，对中药有毒无毒的认识，可以追溯到远古时代“神农尝百草……一日而遇七十毒”。《神农本草经》在序列中论述了毒药的配伍、炮制及使用方法，在正文中又将所记载的365种药物按有毒无毒分为上、中、下三品，说明先祖对药物的有毒无毒已有了初步的了解。随着社会的发展，用药品种的扩大和中医药的进一步发展，药物的有毒无毒理论，同四气五味归经一样，已成为指导临床用药的基本原则。

通常药理学意义的毒药是指治疗量与中毒量比较接近或相当，超过中毒量即可引起不良反应甚至死亡的药物。狭义上讲，有毒中药的意义亦在于此。但是中医对有毒无毒的认识更加广泛。中医对“毒”的含义可从三个方面认识。

第一：毒与药相通，上古时期，毒与药的含义相通，常将“毒药”作为药的统称。神农“尝百草之滋味，水泉之甘苦，令民知所避就”。神农尝百草是为了寻找食物，无毒者为“食”，有毒者为“药”。此亦为药食同源之说。药多有毒害，区别于食，故谓之药。因此可以总结为“药”即“毒”。

第二：“毒”乃“药”之偏性，张介宾《类经》中指出：“药以治病，以毒为能。所谓毒者，因气味之偏也。盖气味之偏，药饵之属也，所以祛人之邪气。”即是说，毒是指药物所具有的偏性，是药物所以能“补偏救弊”，治疗疾病的物质基础。这种“毒”与上古毒药通称之毒，有相同的一面，亦有相区别的一面。不同之处在于，上古认为，药物多毒，但较笼统，一般不作大、中、小毒之分。而后一种对毒的认识是指药物所具有的偏性，不一定兼具毒副作用。《神农本草经》载药365种，按其特性分为上、中、下三品，其于序录中云：“上药一百二十种为君，主养命以应天，无毒，……中药一百二十种为臣，主养性以应人，无毒有毒，……下药一百二十五种为佐使，主治病以应地，多毒，不可久服。”可知《本经》中药性有毒、无毒并非专指毒害之有无，而主要是指药性之强弱、缓烈之别，性峻烈之品多被视为毒药。可见其所谓大毒、常毒、小毒、无毒，是可用以描述药性辛烈、和缓之别的。

第三：“毒”为药之害，随着医疗实践的发展和进步，毒药概念逐渐由广义转向狭义，毒药专指使用不当会产生副反应甚或致人死亡的药物。

我们应当辩证地认识中药的有毒无毒。首先应认识到有毒无毒是从药物的性效对比而言，是表示不同药物在常量应用时性能的峻缓及对人体毒害的大小。但是仅仅有这样的认识还不够，因为药物的有毒无毒与用量及使用方法有关，有些认为无毒的药物因用量和不合理的使用可毒害人体。甘草无毒，《本经》列为上品，若大量久服，可使患者脘腹痞满或水肿。反之，有些有毒或大毒的药物只要适量合理应用则能化毒为利。如乌头有大毒，但正常量使用，不但不能毒害人体，可收散寒止痛之功。其次，性能相异的毒药，对人体的毒害程度有差别。古本草及现代的药典常以"大毒""有毒""有小毒"等词来表示药物毒性的强弱。

在众多类似功效的中药中，仍是以无毒之药作为首选。

3. 选廉价之品

人参是补气佳品，用于危重症的抢救，否则党参可以取代。一般来说，即使是人工栽培的人参，其价格也是党参的几倍。对于容易出汗、语声低微的肺脾气虚者来说，可用党参 15g 泡水代茶饮。

鹿茸是补肾壮阳的良药，适合阳虚者服用，但它的功效并非无可替代。临床上常用肉苁蓉、韭菜子、仙茅、巴戟天等相对便宜的药来代替鹿茸。如阳虚体质的老人，冬季养生可用肉苁蓉羊肉粥来代替，做法很简单：取肉苁蓉 30g，精羊肉、粳米各 100g，精盐少许，葱白、姜末各适量。将肉苁蓉放入砂锅内，加水适量煎煮至沸，去渣取汁，用此汁液与粳米、切碎的羊肉共煮至熟，加入精盐、葱白、姜末，稍煮一两沸即可食用。

用浙贝母、前胡、紫菀代替川贝母，用石决明、钩藤代替羚羊角，用红花、益母草代替藏红花，用桃仁、红花、赤芍代替三七。

4. 选药源丰富之品

在祖国广阔的大地上，分布着种类繁多、产量丰富的药材资源，可谓是一个天然药库。仅药典记载已达五千种以上，被用作防病治病的主要武器，对保障人类健康和民族繁衍起着重要作用。

中药的来源除部分人工制品外，绝大部分都是来自天然的动物、植物、矿物。资源丰富的比如陈皮、薄荷、茯苓、柴胡等。临床实践中，在辨证论治的基础上，多选资源丰富的中药为宜。

# 用药如兵

临床辨证用药，如同临阵打仗调兵遣将，有需要轻取的，有需要重攻的；有需要集团军作战的，有需要单兵种进攻的；有需要急取的，有需要缓图的；有需要王道之师的，有需要霸道之将的；目的是一致的，要战胜敌人，即治愈疾病。

1. 要知己知彼

医生临病与军人临战一样，在不明敌情时要周密侦察，即通过望、闻、问、切四诊，仔细收集资料，结合发病时间、患者体质，进行辨证分析，慎重判断，知道邪之盛衰、病变部位、寒热多少、正气强弱；还需要知道所用武器，即药物之性味、归经、特性、特长，以及配伍适宜，做到“知彼知己”，心中了然。就清热药而言，有清气分热的，有清热凉血；有清热燥湿的，有清热养阴的；有清实热的，有清虚热的；有清上焦热的，有利下焦热的；有偏清脏热的，有偏泄腑热的。除了辨证准确，一定要知道药性。

2. 要调兵遣将

辨证已毕，目标一定，就要调兵遣将。古代的医家看到，“药性刚烈，犹若御兵，兵之猛暴，岂容妄发!”（《千金要方·食治》）这是从“兵”与“药”的特性上说明二者都具有“刚烈”的共同特点，因此用药要慎之又慎。古人还从用药之法“贵乎明变”着眼，看到灵活多变的共同点。徐春甫《古今医统》指出：“治病犹对垒。攻守奇正，量敌而应者，将之良；针灸用药因病而施治者，医之良也。”这是医家以用兵来比喻用药。如对于急危重症，用药宜足量重剂，犹如使用飞机大炮，猛烈攻击；对慢性虚损性疾病，用药宜轻量缓剂，犹如小米加步枪，缓缓图之；《白豪子兵》指出：“良将用兵，若良医疗病，病万变药亦万变。”

3. 要不战而胜

对于疾病，医家主张“圣人不治已病治未病”，“良医者，常治无病之病，故无病”，只有那些能预防或减少疾病发生的医生，才能称得上是良医。《医学源流论》曰：“是故兵之设也以除暴，不得已而后兴；药之设也以攻疾，亦不得已而后用，其道同也。”应该树立治未病的思想，防患于未然。既病之后，少用药开小方，治大病；尽量使用无毒性或毒性小的药物，不能不治病而致病。尽量使用“王道之师”，平淡之中见奇功。

把兵学原理移植到医学之中，特别是中医学之中，无论在理论上还是实践上，都可以启发人们的意智，开阔人们的视野，指导养身治病，意义深远。

# 药物的量效关系

古今名医，在精通药性、药物归经、四气五味的同时，没有不在药量上细加摸索的。中药对于疾病的治疗效果怎样，除取决于诊断是否正确、选方是否对证、用药是否合理外，与剂量不无关系。故医学大家岳美中曾感慨道："中医不传之秘在于量。"同一种药物，有时用量不同，主治功用就不一样，临床效果就会差别很大，有时甚至会产生相反的效果。所以深入挖掘药物的剂量和效用之间的关系，是充分发挥中药功效，提高临床疗效至关重要的环节。

1. 麻黄　麻黄以其轻扬之味，而兼辛温之性，善达肌表，走经络，能表散风邪，祛除寒毒，用量宜重，若为风寒外感，用 10~15g，常用的有麻黄汤、小青汤龙等；若为风寒湿痹，用 15~30g，如桂枝芍药知母汤、乌附麻辛桂姜草汤，用量轻则效果不佳。若寒邪深入少阴、厥阴，隐匿于筋骨之间，非用麻黄、官桂不能逐者，用量宜轻，3~5g 即可，如阳和汤。老年男性患者，麻黄用量大，有致癃闭之嫌，但此副作用，可用来治疗儿童遗尿病，多配伍益智仁、芡实、金樱子、莲须等补肾制品。

2. 柴胡　柴胡用量不同，临床功效差别很大，《药品化义》："柴胡性轻清，主升散，味微苦，主疏泄，若用二三钱，能祛散肌表……若少用三四分，能升提下陷。"若用于解表退热，用量宜大，15~30g，如柴葛解肌汤、柴胡达原饮、小柴胡汤，用量过轻达不到退热效果；若用于疏肝解郁，量宜中等，10~15g，如逍遥散、柴胡疏肝散、龙胆泻肝汤，如果用量过大，则使肝气疏泄太过，作用会适得其反，还会损伤阳气和肝阴；用于升举阳气，少量即可，一般不超过 6g，如补中益气汤、升陷汤，若用量过大，会减弱参芪等的益气功能，直接影响益气升阳之效果。

3. 升麻　《辨证录》："盖升麻少用则气升，多用则血升也"，升麻少量可以升举阳气，透表发疹，若用于治疗久泻脱肛、子宫下垂、崩漏下血等气虚下陷证及疹出不畅的风疹、麻疹等病，用量宜小，3~6g，如补中益气汤、举元煎、升陷汤、升麻葛根汤；重量可以深入血分，而达凉血解毒的功效，如治疗痈肿疮毒，热毒血痢等热毒炽盛之证，用量宜重，可以用 15g 以上，如升麻鳖甲汤、麻黄升麻汤；若用治疗一般的阳明胃肠郁热证，用量宜适中，10~

12g，如清胃散、普济消毒饮。

4. 羌活　《本草汇言》："羌活功能条达肢体，通畅血脉，攻彻邪气，发散风寒风湿。故疡证以之能排脓托毒，发溃生肌；目证以之治羞明隐涩，肿痛难开；风证以之治瘘、痉、癫痫，麻痹厥逆。盖其体轻而不重，气清而不浊，味辛而能散，性行而不止，故上行于头，下行于足，遍达肢体，以清气分之邪也。"故若用于风寒外感，10~15g，如九味羌活汤；若用于风湿痹证，用量宜加重，15~30g，如除风湿羌活汤、羌活胜湿汤；若用于疡证以排脓托毒，发溃生肌，或用于脾虚湿陷证以升发脾胃清阳之气，用量宜轻，仅以为向导而任佐使之药，3~6g，如升阳益胃汤、羌活透肌汤。

5. 黄芪　黄芪具有"量小则壅，量大则通"的特点，若补虚益损，用量一般为10~20g，如归脾汤、圣愈汤、十全大补汤等；若固表止汗，治疗汗证，黄芪的用量为30g，如气虚自汗的玉屏风散、阴虚盗汗的当归六黄汤；若升阳举陷，固气摄脱，治疗中气下陷、崩漏脱肛、脏器下垂，黄芪用量30~40g；若利水消肿，治疗腹水、下肢水肿，黄芪用量为40~60g；如补中益气汤治脾胃气虚、脱肛、子宫下垂、久泻久痢等气虚下陷诸症，举元煎主治气虚下陷、血崩血脱、亡阳垂危等证；若行滞通痹，治疗中风偏枯，手足不遂，黄芪用量一般从30~60g开始，逐渐加大，如补阳还五汤；同时还有对血压双重调节作用，若用于低血压，黄芪用量不超过15g，若用于高血压，黄芪用量在15g以上。

6. 红花　《药品化义》："红花，善通利经脉，为血中气药，能泻而又能补，各有妙义。若多用三四钱，则过于辛温，使血走散。同苏木逐瘀血，合肉桂通经闭，佐归、芎治遍身或胸腹血气刺痛，此其行导而活血也。若少用七、八分，以疏肝气，以助血海，大补血虚，此其调畅而和血也；若止用二三分，入心以配心血，解散心经邪火，令血调和，此其滋养而生血也；分量多寡之义，岂浅鲜哉。"红花具有"量小则和血，量大则破血"的特点。故若用于月经不调、经脉痹阻等证，用量宜小，6~9g，如桃红四物汤、血府逐瘀汤；若用于跌打损伤，瘀肿疼痛、癥瘕积聚之证，用量宜大，10~15g，如复元活血汤、八厘散、解毒活血汤。

# 常用药对

临床上有时需要按照病情的需要和药物的不同特点，有选择地将两种以上的药物合在一起应用，这就形成了药物的配伍。“药有个性之特长，方有合群之妙用”，方剂临床疗效的发挥，很大程度上取决于中药的配伍，而药对正是方剂配伍的核心所在，它是临床上常用且相对固定的中药配伍形式，也是方剂最小的组方单位，是历代医家积累临床用药经验的升华。尤其是方剂中的核心药对，它决定了方剂的主要功效，它的组成是不可随意分割和取舍的，改变核心药对的组成，原方的主要作用功效也会随之改变。因此熟悉常用药物的配对效用，对我们掌握药物的配伍规律，提高临证遣方用药的水平尤为重要。

1. 黄连配伍半夏　黄连苦寒，清胃热而燥湿，以开中焦气分之热结；半夏辛温，燥湿化痰、降逆止呕，以开中焦气分之湿结。二者相伍，辛开苦降，寒热互用，清热与燥湿并举，共奏清热燥湿化痰、宽胸止呕之功效，用于治疗湿热痰浊、郁结不解之胸脘满闷、痰多黄稠；寒热互结、气机失畅之心下痞闷、按之疼痛。

2. 黄连配伍大黄　黄连清热燥湿解毒；大黄泻热通便、凉血解毒。二者皆苦寒之品，相须为用，其清热泻火、凉血解毒之功效更著，用于治疗邪热内结之热痞证；胃肠湿热火毒壅滞之湿热下利、里急后重，或大便不爽；实火上炎之目赤肿痛、口舌生疮、牙龈肿痛以及血热妄行之吐衄、发斑等症。

3. 黄连配伍阿胶　黄连苦寒，清心降火除烦，以泻为功；阿胶甘平质润，滋肾养阴补血，以补为用。二者相伍，能使心肾相交、水火互济，共奏滋阴清热、养血安神之功效，用于治疗热邪伤阴、阴虚火旺之心烦不安、失眠多梦、舌红少苔、脉细数等。

4. 黄连配伍干姜　黄连苦寒，清热泻火解毒、降逆止呕、燥湿止痢；干姜辛热，温中散寒开结、回阳通脉。二者伍用，辛开苦降、寒温并施，有泻热痞、除寒积、清郁热、止呃逆之功效，用于治疗寒热互结心下之胃脘痞满、嘈杂泛酸、不思饮食；上热下寒之食入即吐、腹痛下痢等症。

5. 黄连配伍厚朴　黄连清热燥湿；厚朴行气化湿。二者合用，有清热行气除湿之功效，用于治疗泄泻因湿热所致者。

6. 黄连配伍吴茱萸　黄连清热燥湿、泻火解毒、清心除烦、清胃止呕；吴茱萸温中散寒、下气止痛、降逆止呕。二者伍用，辛开苦降，有清肝泻火、和胃降逆止呕之功效，用于治疗肝郁化火、胃失和降引起的胁肋胀痛、嘈杂吞酸、口苦、呕吐等症。

7. 黄连配伍紫苏　黄连苦寒，清热、燥湿、泻心胃之实火；紫苏芳香，理气宽中、化浊辟秽、醒脾止呕、宣通肺胃之气郁。二者合用，寒温相伍，有清热和胃、理肺畅中之功效，以调整胃肠功能为其长，用于治疗恶心呕吐、胃脘痞闷、妊娠恶阻、胎动不安等证因气滞、热郁、湿阻所致胃失和降而致者。

8. 柴胡配伍白术　柴胡疏肝解郁；白术益气健脾。二者伍用，疏肝补脾，可治疗肝郁脾虚之胸胁作痛、神疲食少者。

9. 柴胡配伍升麻　二者均能升清阳而举陷。但柴胡主升少阳清气；升麻主升阳明清气。二药常相须为用，其升清举陷之功效更著，用于治疗因气虚下陷而致之脱肛、子宫脱垂、胃下垂；清阳下陷之泄泻等病症。

10. 柴胡配伍香附　二者均为疏肝补脾之良药，常相须为用，治疗肝郁胁肋胀痛之症。

11. 柴胡配伍枳实　柴胡辛散升阳，疏肝解郁；枳实苦泄沉降，下气消痞、除痰消积。二者合用，共奏疏肝理脾、调畅气机、通阳达郁之功效，用于治疗肝脾失和、气机不调之胸胁胀满、积食难消、腹痛泻下以及肝郁而致四肢厥逆者。

12. 麻黄配伍杏仁　二药皆入肺经，都有平喘之效，麻黄性味辛温，偏于宣散，杏仁性味苦温，偏于肃降，二者一宣一降，相互为用，咳嗽、气喘，肺寒肺热皆可用之。《本经疏证》云："麻黄汤、大青龙汤、麻黄加术汤、麻黄杏仁薏苡甘草汤、厚朴麻黄汤、文蛤汤，皆麻黄、杏仁并用……则可谓麻黄之于杏仁，犹桂枝之于芍药，水母之于虾也。"

13. 麻黄配伍熟地黄　麻黄辛温达卫，宣通毛窍，能开腠理，散寒凝；熟地黄甘温，滋补阴血，填精益髓。二药合用，一补一散，共奏温阳补血，散寒通滞之功，如阳和汤，其中少量麻黄发越阳气，宣通经络，开腠理，散寒凝。

14. 升麻配伍葛根　升麻辛散以发表透疹，寒凉以清热解毒；葛根轻扬发散，既解肌退热，又透发麻疹。二者均为甘辛轻清之品，相须为用，则辛能达表，轻可去实，升散透达，解肌透疹之功效更著，用于治疗麻疹初起，头痛发热；或麻疹透发不畅者。

15. 升麻配伍生地黄　升麻升阳、发表、清热解毒；生地黄滋阴养血、凉血止血。二者合用，升麻能引生地黄入肺胃，以清肺胃之积热，其清热、凉血、止血功效更著，用于治疗肺胃热盛迫血妄行所致之各种血证以及胃热上攻之头痛、牙痛等。

16. 枳实配伍枳壳　二者本为同一种植物，前者为幼果，后者为将熟之果。作用相近，但枳实力猛，偏于破气除痞，消积导滞；枳壳力缓，偏于行气开胸，宽中除胀。二者配对，相须协同，增强行气破结之力，通治三焦气机壅实之证。

17. 百合配合生地黄　百合甘寒，养阴润肺，清心安神，生地黄清热凉血，养阴生津。二者合用成为百合地黄汤，治百合病，阴虚内热，神志恍惚，沉默寡言，如寒无寒，如热无热，时而欲食，时而恶食，口苦，小便赤。

18. 郁金配石菖蒲　郁金辛苦而寒，功能解郁开窍、清心凉血；石菖蒲辛苦而温，功能开窍醒神、化湿豁痰。二药相合，既化湿豁痰，又清心开窍，治痰火或湿热蒙蔽清窍之神昏、癫狂、癫痫。

19. 白术配伍泽泻　泽泻气味甘寒，生于水中，得水阴之气，而能制水。一茎直上，能从下而上，同气相求，令水饮之气以下行。然犹恐水气下而复上，故用白术之甘温，培土制水，必筑堤防也。共奏利水除饮、健脾制水之功。

20. 黄柏配伍滑石　二者合用清热利湿，用于湿热引起淋证、腹泻及带下证。

21. 蒲公英配伍白蔹　蒲公英苦寒，清热解毒，消肿散结，利尿通淋；白蔹苦泄，能清湿热而通壅滞，痈肿疽疮，多湿火为病。二者合用可治疗乳痈、瘰疬、肠痈及带下病等。

# 常用药组

药组由临床上常用的、相对固定的几味药物组合而成，它不是简单的药物堆积，而是在中医药理论的指导下，以中药药性理论为基础，针对某些疾病或证候起特殊治疗作用的药物组合。它是医家个人在长期的医疗用药实践中总结出来的宝贵用药经验。

1. 忍冬藤、丝瓜络、通草　忍冬藤，味甘，性寒，入肺、胃经，功能：清热解毒、疏风通络，主治风湿热痹，关节红肿热痛；丝瓜络，味甘，性凉，归肺、肝、胃经，长于通经活络，且能清热化痰。《本草便读》："丝瓜络，入经络，解邪热，热除则风去，络中津液不致结合而为痰，变成肿毒诸症。"通草，味甘、淡，性微寒，归肺、胃经，能利水通经，通气下乳。此三味药都善于通经络，皆入肺、胃经，肺胃外合皮毛肌肉，故其药用部位相对较浅，未深入筋骨，长于治疗皮肉之间的经络郁滞，故临床上常用于治疗经络气滞，运行不畅而致全身郁胀，似肿非肿的证候。

2. 葛根、木瓜、鸡血藤　葛根，味苦、辛，性凉，入脾、胃经，能升津液，濡筋脉，解肌舒筋，长于缓解外邪郁阻，经气不利，筋脉失养的项背强痛；木瓜，味酸，性温，归肝、脾经，可以益筋和血，缓急止痛，且能祛湿除痹，为湿痹、筋脉拘挛的要药，常用于腰膝关节酸重疼痛；鸡血藤，味苦，性微甘温，入肝、肾经，能行血养血，通经止痛，为治疗经脉不畅，脉络不和的常用药。肝在体为筋，《金匮要略》："肝之病，补用酸，助用焦苦，益用甘味之药而调之"，此三味药，酸、苦、甘、温俱全，且都能益筋和脉，故常联合用于肝经阴血不足，筋脉失养所致项背强痛、腰肌酸痛、下肢拘挛疼痛。

3. 桑枝、桂枝、片姜黄　桂枝，味辛、甘，性温，入膀胱、心、肺经，具有温经通脉，散寒止痛之效；桑枝，微苦，平，入肝经，祛风湿而善达四肢经络，通利关节；片姜黄，辛、苦、温，归肝、脾经，能外散风寒湿邪，内行气血，通经止痛。此三味药，桂枝偏于温经散寒，桑枝偏于祛风除湿，姜黄偏于活血止痛，皆能治疗肢体关节疼痛，且长于行肢臂而除痹痛，故常合而用于上肢和肩关节疼痛。

4. 冬瓜仁、生薏苡仁、桃仁　冬瓜仁，味甘，性凉，能清肺化痰，利湿排脓，能够治疗肺热咳嗽、肺痈吐脓等证；生薏苡仁，味甘、淡，性凉，归脾、胃、肺经，能上清肺热而排脓，下利肠胃而渗湿；桃仁，味苦、甘，性平，归心、肝、大肠经，能活血祛瘀以消痈。三药合用，共具清热利湿，化痰逐瘀之效，适用于各种浊邪为患的病证，尤其适用于痰、湿、热、瘀阻滞之证。如浊邪阻肺，而见咳、喘、胸闷痰多之证；浊邪中阻，而见体胖困倦、舌苔厚腻及有高血压、糖尿病倾向者；浊邪积聚于肝，而见右胁不适或疼痛者；浊邪阻滞下焦，而见小便黄浊不利，小腹不适者。

5. 青皮、陈皮、白芥子　青皮，苦、辛，温，归肝、胆、胃经，辛温升散，苦辛剧烈，沉降下行，偏于疏肝胆气分，兼能消食化滞，消痈散结，多用于肝郁气滞，治胸胁胃脘疼痛，疝气，食积，乳肿，乳核，久疟癖块；陈皮，辛、苦，温，理气健脾，燥湿化痰，为治痰之要药；白芥子，辛，温，归肺、胃经，温肺化痰，利气散结。朱丹溪云："痰在胁下及皮里膜外，非白芥子莫能达。古方控涎丹用白芥子，正此义也。"此三味药，青皮偏于入肝经，陈皮偏于入脾经，白芥子偏于入肺经，性皆辛温，能够辛行温散，化痰散结，常用于各种气滞痰凝为患的病证，如甲状腺结节，乳房肿块、久疟癖块、肋间神经疼等。

6. 胆南星、橘络、白芥子　胆南星，味苦、微辛，性凉，归肺、肝、脾经，能清热化痰，息风定惊，用于痰热咳嗽，咯痰黄稠，中风痰迷，癫狂惊痫；橘络，味甘、苦，性平，能行气通络，化痰止咳；白芥子，性辛，温，归肺、胃经，能温肺化痰，利气散结，通络止痛，且善除"皮里膜外"之痰。三药合用，能化痰止咳，通络止痛，多用于痰滞经络之胸痛、咳嗽、痰多等证。

7. 煅乌贼骨、茜草炭、黑荆芥　乌贼骨，味咸、涩，性温，归肝、肾经，能收敛止血，涩精止带，制酸，敛疮；茜草，味苦，性寒，归肝经，凉血，止血，祛瘀，通经，用于吐血，衄血，崩漏，外伤出血，经闭瘀阻，关节痹痛，跌扑肿痛。荆芥，性辛，味微温，归肺、肝经，炒炭后，性味变为苦涩平，长于止血。此三味药，皆能收敛止血，且皆入肝经，故尤善于治疗月经量多、崩漏下血等妇科血证。其中乌贼骨、茜草，即《素问·腹中论》四乌贼骨一藘茹丸。

8. 谷精草、青葙子、夏枯草　谷精草，味辛、甘，性平，归肝、肺经，能疏散风热，明目，退翳，用于风热目赤，肿痛羞明，眼生翳膜，风热头痛；青葙子，味苦，性微寒，归肝经，清肝泻火，明目，退翳，用于肝热目赤肿痛，眼生翳膜，肝火眩晕；夏枯草，味苦、辛，性寒，归肝、胆，清肝明目，散结解毒，主治目赤羞明、目珠疼痛、头痛眩晕、耳鸣、瘰疬、瘿瘤、乳痈、痄腮、痈疖肿毒。此三味药，轻清升浮，皆入肝经，能达头巅，能够清肝泻火，明目退翳，常用于风热或肝热之邪伤于头部的疾患，如头痛、头懵、耳鸣、眼胀、鼻塞流浊涕等病。

9. 僵蚕、蝉蜕、姜黄　此三味药来源于清·杨栗山《伤寒瘟疫条辨》中的升降散。僵蚕，辛咸性平，气味俱薄，轻浮而升，善升清散火，祛风除湿，清热解郁，为阳中之阳；蝉蜕，甘咸性寒，升浮宣透，可清热解表，宣毒透达，为阳中之阳。二药皆升而不霸，无助热化燥、逼汗伤阴之弊。姜黄，气辛味苦，性寒，善行气活血解郁，气机畅达，以利热邪外达。三药合用，僵蚕、蝉蜕，升阳中之清阳，姜黄降阴中之浊阴，一升一降，内外通和，而杂气之流毒顿消，故临床上常用三药治疗外感发热而兼见热毒之证。

10. 僵蚕、乌梅、醋槐花　乌梅，性味酸平，有敛肺涩肠，入肝止血，蚀恶肉，化痔消息肉之功，《本经》云："去死肌、青痣、蚀恶肉。"《本草逢源》："恶疮胬肉，亦烧灰研敷，恶肉自消，此即本经去死肌恶肉之验。"又"曰治溲血、下血，诸血证"；僵蚕，味咸、辛，性平，有消风、化痰、散结之功。《本草纲目》："散风痰结核、瘰疬"；槐花味苦，性微寒，归肝、大肠经，凉血止血，清肝泻火，用于便血、痔血、血痢、崩漏、吐血、衄血、肝热目赤、头痛眩晕。《药品化义》："槐花味苦，苦能直下，且味厚而沉，主清肠红下血，痔疮肿痛，脏毒淋沥，此凉血之功能独在大肠也，大肠与肺为表里，能疏皮肤风热，是泄肺金之气也。"三药合用有涩肠止血、化痔消息肉之效，故常用于治疗便血、热毒血痢、胃肠息肉等。

11. 木瓜、槟榔、川牛膝　槟榔，味苦、辛，性温，归胃、大肠经，能杀虫消积，降气，行水，截疟。《药性论》："宣利五脏六腑壅滞，破坚满气，下水肿。"木瓜，味酸，性温，归肝、脾经，能舒筋活络，并能化湿；川牛膝，味苦、酸，性平，归肝、肾经，补肝肾，强筋骨，活血通经，引血（火）下行，利尿通淋，主治腰膝酸痛、下肢痿软、血滞经闭、痛经、水肿。三药性善下行，利湿祛浊，常用于治疗湿浊阻滞经络所引起的水肿、脚气等病证。

12. 半夏、海藻、昆布　半夏化痰散结；海藻化痰软坚散结；昆布除热散结。三者伍用，有化痰软坚散结之功效，用于治疗瘿瘤痰核。

13. 升麻、黄芪、桔梗、柴胡　升麻、柴胡、桔梗三药共同升阳举陷；黄芪益气健脾。四者合用，有益气健脾、升阳举陷之功效，用于治疗中气下陷之气短、倦怠、便溏、乏力、内脏下垂、脱肛等症。

# 用药新知

唯物辩证法指出：人的认识是有限性和无限性的统一。世界上不存在不可被认识的事物，只有尚未被认知的事物。中药的功效是我国劳动人民在长期与疾病斗争过程中总结出来的对药物治疗作用的认识，对中药功效的认识也是一个不断发展的过程。由于社会条件的限制和自身认识的局限性，会存在着对一些药物的治疗作用认识不充分的问题，这就需要广大中医人在医疗实践中细心观察，用心总结，这对扩展药物的功效，促进中医药事业的发展很有必要。例如：

1. 桑叶　桑叶用到30g能清热止汗，如《重庆堂随笔》：“桑叶，虽治盗汗，而风温暑热服之，肺气清肃，即能汗解。息内风而除头痛，止风行肠胃之泄泻，已肝热妄行之崩漏，胎前诸病，由于肝热者尤为要药。”

2. 连翘　活血通络，消肿散结止痛，用量30g。李东垣曰：“连翘散诸经血结气聚；消肿。”张锡纯也在活络效灵丹后曰“痹疼加连翘”。

3. 威灵仙　威灵仙可通络交通阴阳，治失眠，“威灵仙，辛咸气温，其性善走，能宣疏五脏十二经络，凡一切风寒湿热，而见头风顽痹，癥瘕积聚，黄疸浮肿，大小肠秘，风湿痰气，腰膝腿脚冷痛等症，得此辛能散邪，温能泄水，苦能破坚，服此性极快利。通经达络，无处不到。诚风药中之善走者也。”（《本草求真》）

4. 白术　白术生用能益脾阴，润肠通便。常用于脾阴亏虚证及老年人脾虚便秘证，若用于治疗便秘，用量宜大，30~60g。

5. 苏叶　苏叶配黄连有止呕安神的功效。用于湿热证之呕吐、失眠等。

6. 麻黄　麻黄用量大，有致癃闭之嫌，但此副作用，可用来治疗儿童遗尿病。

# 第四篇

# 医论

# 医生功夫

功夫，也做工夫，一词有多义，这里是指素养和造诣而言。各行各业都有它的功夫要求，没有过硬的真功夫，就不能很好地完成他所肩负的任务。

医生是一个特殊的职业，肩负着救死扶伤的任务，责任重大，要有过硬的功夫。清代陈修园曾说："医者，生人之术也，一有所误，即为杀人。"

医学门类较多，各科有各科的功夫，一个人要具备各科的功夫也有困难，但有一点是相同的，即必须具备的基本功。

刀要磨，不磨则不利；水要注，不注则干涸。医生功夫要常练，不练就不能提高，甚则倒退。据我个人体会，练好理论功夫和临床功夫，都应视为基本功。所谓理验俱丰，是练出来的。要有决心，要有恒心，要有毅力，千万浮躁不得。

## 一、理论功夫

从词义讲，理论是说理立论。这里所说的理论，当然是中医的理论。有一点需要说明，现在所说的中医，是西医传入中国以后的称谓。古时也有中医这个说法，但与现在中医的概念是截然不同的。据《辞源》对中医的解释："符合医理。《汉书·艺文志·经方》：'庸医以热益热，以寒增寒，精气内伤……故谚曰有病不治，常得中医。'"实际这个中应读仲音（"中"的去声）。

何谓中医理论，是难以用简单的文字和语言能说得了的，这里不作具体讨论，但可用博、大、精、深四个字来概括。毛泽东主席说"中国医药学是个伟大的宝库"，概括得非常好。

有局外人说"中医理论非常玄，玄之又玄"。他说对了，中医理论就是玄，就是玄奥。这正是中医理论的独特所在。这个理论的形成，历经了实践—认识—理论，再实践—再认识—再理论的反复过程，一步一步地向高级发展（这个过程永远不会停止），可以说是"仰之弥高，钻之弥坚"。它一直在有效地指导临床。试观历代大医家，皆具有高深的理论功底，无论疾病种类怎样繁多，病症怎样千变万化，只要运用好中医理论，皆能治之。如"非典"和"艾滋病"经中医治疗，皆获得了满意疗效。"医者理也，以一理而应万变"并非夸张之谈。故此，要当好医生，必须在理论上多下功夫，或者说下一番苦功夫，功夫不负苦心人。下功夫还要排除一些干扰，如懒惰、自满、浮躁、自弃、追逐名利、华外瘁内和讥讽等。从哪些方面下功夫，我个人之见，要多读书，读书有法。

**(一) 多读书**

1. 经典著作　当首推《内经》《伤寒论》和《金匮要略》。这些书大家都读过，我认为还应再读。

(1)《内经》：即《黄帝内经》，是我国现存医学文献中最早的一部典籍，也是一部医学巨著，“理论渊深，包举弘博”（清代汪昂）。读《内经》时，要在通读的基础上背诵其重要条文。只有通读，才能观其全貌；只有背诵，才能便于运用。《内经》文奥理深，不易读懂，必须借助注释才能明其深意，兹介绍几家，以作参考。

1)《类经》。《类经》对《内经》的注释颇为详尽，多有发明。张景岳用四十年时间研究《内经》，写成《类经》一书，深为医家所推崇，可以说为学《内经》的必备参考书。此外，《类经图翼》和后附的《类经附翼》也不可不读。

2)《黄帝内经素问注证发微》和《黄帝内经灵枢注证发微》。《黄帝内经素问注证发微》是明代医学家马莳所著，他用了三年时间写成此书，在解析医理方面有所见解；《黄帝内经灵枢注证发微》亦是马莳所著，《灵枢》文辞古奥，医理深邃，非常难懂，马氏长于针灸，有丰富的临床经验，本书中多结合临床对《灵枢》经文进行注释，故本书注释水平高于《黄帝内经素问注证发微》。

3)《黄帝内经素问集注》。《黄帝内经素问集注》是明代张志聪会合同学及门人数十人共同注释，是一部集体著作，质量较高，有人称此书开我国医学集体创作之先河，功不可没。

(2)《伤寒论》。《伤寒论》与《内经》一脉相承，它将理论和临床实践相结合，确定了祖国医学辨证论治的完整体系，有人称之为“开辨证论治之先河”，是一部理法方药具备的指导临床实践的医学典籍。为了更好地理解它，可以多看一些《伤寒》注家。

1)《伤寒来苏集》。本书注重理论，与临床联系较紧，颇为后世医家所推崇。柯氏学识渊博，精通医学，他在“自序”中说：“常谓‘胸中有万卷书，笔底无半点尘’者，始可著书；‘胸中无半点尘，目中无半点尘’者，方许作古书注疏，夫著书固难，而注疏更难。”他对读仲景书颇有感触地说：“凡看仲景书，当从无方处索方，不治处求治，才知仲景无死方，仲景无死法。”

2)《伤寒贯珠集》。本书从临床辨证论治着眼，以阐发《伤寒论》。尤氏辨证抓主证，鉴别抓要点，他用自己的研究心得阐释了原书的深文奥意，精简扼要，条理通达。

(3)《金匮要略》：我觉得《金匮要略心典》写得很好，注释明晰，条理通达，据理确凿，切合临床，是学习和研究《金匮要略》的必读之书。

2. 后世医家著作　自仲景以后，医家辈出，代有发展，其著作可谓浩如烟海，琳琅满目。一个人精力有限，时间有限，难以尽读，但一定要多读。《全国名医验案类编》序中说："不读书不足以明理，徒读书不足以成用；不读书不知规模，不临证不知变化。"

3. 现代医家著作　医学随着时代的发展而发展，现在大医家在继承的基础上，结合自己的临床实践，无论在理论上、学术上、经验上都有很多创新和发展，这些著作不可不读。他们都有镕古铸今之功，能使我们眼界大开，受益多多。

### (二) 读书"七重"

书要多读，又不能尽读，怎样读才能效果更好呢？我个人体会，应有选择地读。大致可分为精读之书和粗读之书。对于精读之书，要反复读，多下功夫；对于粗读之书，顾名思义要读得粗些，一览而过。但不可忽视粗读之书也有精的部分，这一部分同样要精读。概括为"七重"。

1. 重背诵　学习固须勤奋，亦宜讲求方法。以读书而言，背诵是打好中医基础最根本的方法，而且越早背诵越好。如盖房一样，一块砖一块砖砌起来，然后才能粉刷。背诵也是为后来领悟、理解和运用打下基础，后劲较足。初学医时先背诵《雷公药性赋》《汤头歌诀》《濒湖脉学》等，作为启蒙读物。继背《内经》《难经》《伤寒论》《金匮要略》等经典著作。背诵时不用默诵，可在僻静处朗朗诵读，使声出之于口，闻之于耳，会之于心。内容多的篇章，采取分段滚动式背诵方法，背诵着后边的，复习着前面的，如盖楼打地基，垫一层夯实一层，如此，才能强记不忘。背诵开始要少，由少而多，集腋成裘，积沙成丘。俗话说得好："少年背书如锥锥石，锥入虽难，但留痕不易消失；中年背书如锥锥木，锥入较易，但留痕不如前者牢固；老年背书如锥锥水，锥入甚易，消失也快。"这个比喻，非常形象。

2. 重经典　我认为，为医者，尤其为上医者，四大经典不可不读。纵观历代大医家、有突出成就者，都是从读经典起家的。根深则叶茂，本固则枝荣。岂可忽乎者哉！《内经》为中医理论之渊薮，为医不读《内经》，则学无根本，基础不固。后世医家虽然在理论上多有创建，各成一家之说，但就其学术思想的继承性而言，无不发轫于《内经》，故读《内经》《难经》《神农本草经》，目的在于掌握中医理论之根本。读经典著作时，要参阅相关著作，前文已述，此不多讲。

3. 重广博　除经典著作之外，还要阅读很多后世医家著作。我常说，医家要博览群书，广得其益。学习病因病机，除背诵“病机十九条”外，还要读《诸病源候论》，可以明了病因病机学理论；中医诊断方面，要读《医宗金鉴·四诊心法要诀》，该书造精微，通显幽，易学易懂，切于实用；方剂学知识，应读《医方集解》，该书辨证论方，贯通理法方药；中药学方面，可参阅《本草纲目》，其内容丰富，理明义详。我崇尚《脾胃论》，善用李东垣的补中益气汤治疗气虚发热、气虚头痛等疾病。王清任的《医林改错》本着求实精神，敢于创新，敢于纠古人之错，论述了血瘀所致病症，丰富发展瘀血学说。我主张多读名家医话医案，如《临证指南医案》《明清柳选四家医案》《谢映庐医案》《经方实验录》《秦伯未医话医案》《施今墨临床经验集》等。我认为，医案是医生临床经验的体现，是非常珍贵的医籍，读之能得到很多启发。医案大致分为两类：一是一家之专著，一是多家之集萃。前者系一人之经验，其系统性、学术性较强，如参天大树，望之蔚然；后者是医林掇英，如众蜂所酿之蜜，甘味绵绵。二者各具特色，各有其优，皆应读之。有些医案则妙中有妙、巧中有巧，有些医案则独辟蹊径，有些医案则棋高一着，令人目不暇接。其方也，如重型炮弹者有之，如轻舟行水者有之，如围魏救赵者有之。根据不同内容，或取其论，或取其方，或取其法，或取其巧，或取其妙，对其中最精要部分，更要细读，反复读，悟其理，会其意。只有广开学路才能迅速提高医疗水平。程钟龄说：“知其浅而不知其深，犹未知也；知其偏而不知其全，犹未知也。”对各家学说合读则全，分读则偏；去粗取精，扬长避短。学问并非尽载名家论著，广采博搜，不嫌点滴琐碎，“处处留心皆学问”。

4. 重得要　读书不仅要“博”，而且还要由博返“约”，能够领会或掌握一本书、一段文章的精华所在，对重要篇章或段落，要精读，反复读，重点语句还要朱笔圈点，得其要旨。如据《素问·阴阳应象大论》“故因其轻而扬之”及《温病条辨》“治上焦如羽，非轻不举”的理论，我确立了“轻清法”。本法主要用于因风热之邪伤于头部的疾患，如头痛、头懵、头晕、耳鸣、眼胀、鼻流浊涕、鼻塞不通等病。创制谷青汤，方由谷精草、青葙子、决明子、薄荷、菊花、蝉蜕、酒黄芩、蔓荆子、生甘草组成。即用轻清上浮而又凉散的药物，易于速达病所，以祛除病邪。根据《素问·汤液醪醴论》“去菀陈莝……疏涤五脏”之旨，确立了“涤浊法”。因浊邪所在的上、中、下三焦位置不同，以及病邪兼挟不同，而分浊邪阻肺、肺失清肃方，浊邪中阻、脾失其运方，肝热脾湿、浊邪积着方，浊在下焦、膀胱失利方（详见临证八法篇）。阅读《医学心悟》后，认识到医生应具备"五知"。一是知理。明了中医博大精深的理论。《景岳全书·传忠录·明理》中说："万事不能外乎理，而医之于理尤切……故医之临证，必期以我之一心，洞病者之一本，以我之一，对彼之一，既得一真，万疑俱释，岂不甚易？一也者，理而已矣。"二是知病。知病首先要求本，其中最重要的是求病因、病性和病体之本。《素问·至真要大论》中说："必伏其所主，而先其所因。"三是知动。人是一个时刻不停的活动机体，疾病是一个动态的病理变化，尤其用药治疗后，其变化更是明显，所以，医者不但要知病之为病，而且要知动之为动。四是知度。要把握好对患者的治疗尺度和用药尺度。"谨察阴阳所在而调之，以平为期。"五是知误。既要知他医之误，又要知自己之误，误必纠之，即"观其脉证，知犯何逆，随证治之"。最怕的是不知误，"一逆尚引日，再逆促命期"。张锡纯的《医学衷中参西录》是很值得认真研读的。许多书我是"蓝笔点来红笔圈"，有感于此，曾做诗一首，谓之《读书有感》："医道精深学莫休，学如逆水荡行舟。书中要语自圈点，点点圈圈心上留。"愿与同道共勉。

5. 重心悟　学习中医典籍，不仅"博""约"，而且还要"悟"。读书不能仅停留在字面意义上，尤其对经典著作，其理深，其义奥，非潜心研读，穷思精悟，莫得其要。如对《阴阳应象大论》"阴阳者，天地之道也……治病必求于本"中的"治病必求于本"体会较深，临床治疗中应该求病因之本，求病机之本，求病性之本，求病位之本，求病体之本。再如《素问·至真要大论》中"谨守病机，各司其属。有者求之，无者求之；盛者责之，虚者责之。必先五胜，疏其气血，令其条达，而致和平"这段经文，从"有者求之，无者求之；盛者责之，虚者责之"悟出了临床辨证思维六要，即：辨证中之证与证外之证，注意其杂；辨静态之证与动态之证，注意其变；辨有症状之证与无症状之证，注意其隐；辨宏观之证与微观之证，注意其因；辨顺逆之证与险恶之证，注意其逆；辨正治之证与误治之证，注意其伤。从"疏其气血，令其条达，而致和平"悟出了"疏利法"。疏是疏导，有分陈治理之义；利是通利，有运行排遣之义。常用于水湿失于输布出现全身郁（瘀）胀，似肿非肿的经络湮瘀证。针对水、湿、痰、瘀、气停滞的脏腑经络不同，又细分为疏补相兼方、行气通络方、化痰通络方、疏肝利湿通络方和化瘀通络方。对"令其条达，而致和平"提炼出"动、和、平"的学术思想。所谓"动"，是指正常情况下，人体是一个时刻不停地在"和"的状态运动的有机整体；其次，人体的病理是在"失和"状态下运动变化着的机体；再次，针对运动变化着的机体、疾病、病症，其理、法、方、药也应随之而动；最后，治疗的目的，使失去"和态"的机体，得到纠正，重新建立新的和平动态，达到"阴平阳秘”。这些都是所强调读书要读到无字处的体现。

6. 重持恒　自学医以来，看书学习，从不间断，持之以恒。在受业期间以读书为主，在中医学院任教时还是以读书备课为多。现在因年龄从职务上退休，但读书学习不能退休，学无止境，干到老学到老，学到老干到老。即便诊务再忙，也要挤出一点时间看看书，展卷有益。如“达郁法”的形成，首先取法于《素问·六元正纪大论》的“五郁”，谓“木郁达之，火郁发之，土郁夺之，金郁泄之，水郁折之”。继以《伤寒论》中治“少阴病，四逆”的四逆散和《丹溪心法》治疗“六郁”的越鞠丸化裁，组成“达郁汤”，药有柴胡、枳实、白芍、苍术、川芎、香附、栀子、神曲、甘草。随着临床实践的深入，理论知识的不断积累，结合吴又可《瘟疫论》中达原饮之义，在原方的基础上，又伍入槟榔、草果、黄芩，使治疗五脏六腑之郁的力量更大，功效更全面。又如在阅读医案方面，读《临证指南医案》《吴氏医话二则》等，这些书涉及疾病广泛，论述精辟，见解独到，对临床治疗启发很大，对完善临床辨证思维很有帮助。《程门雪医案》《蒲辅周学术经验集》《岳美中医学文集》等，均为辨证精细，理验俱丰，见解独到的医著。近几年，中医医话医案迅猛增多，阅读的数量也大幅度增加，感受较深的是《朱良春用药经验集》和《李可老中医急危重症疑难病经验专辑》等，这些医家用药独到，有胆有识。我常说，当好一个中医不容易，尤其当一个水平较高的中医，更不容易。深知自己的不足，在祖国医学博大精深的海洋里，只有奋力搏击才能前进！

7. 重笔录　俗语说：“好记性不如坏笔头。”读书背诵固然重要，面对汗牛充栋的中医典籍、博大精深的中医理论及丰富多彩的临床经验，都记忆不忘是不可能的，因此，对重要段落、观点做好笔录是非常重要的。系统学习中医理论是必要的，这是一个循序渐进、由浅到深、登堂入室的过程，但也不能忽视平时对零星知识的积累，每次读书勿求于多而求于精，重要部分摘录卡片，日久天长，积少成多，逐渐丰富自己、壮大自己，为临床、教学水平的提升起到重要作用。以学源不能断，起点作零点，求实不求虚，思近更思远作为学习的指导思想，坚信只要学而不厌，乐此不疲，久而久之，自能千丝成锦，百花成蜜。

## 二、临床功夫

医生不但要有理论功夫，而且要有临床功夫。临床在疗效，疗效是检验医生本领的标尺。说得天花乱坠，但治不好病，无异于纸上谈兵。诚然，医生也不可能把每个病都治痊愈，而要看你治疗是否得当。治疗是否得当，医应知之。医生应竭力避免治疗失当。如何避免失当，一是要有高度责任心，二是在技术上要精益求精。从另一方面，患者也有个选医的问题。一般说，患者有病乱投医，心情是可以理解的，若投错了医（如庸医、假医、江湖骗子），会造成不良后果。明代张景岳曾说："病有缓急，效有迟速。若以迟病而求速效，则未免易医。易医多，则高明本少，庸浅极多，少不胜多，事必败矣。""但知见病求医，而不知医之为医，亦可悲矣。""病不贵于能延医，而贵于能延真医。"临床功夫是多方面的，我觉得辨证识病和遣方用药最为重要。

证是对疾病过程中一定阶段的病位、病因、病性、病势及机体抗病能力的强弱等本质的概括，而辨证识病是中医学术的重要部分，舍去辨证识病就难以给予正确的治疗。正如清代林佩琴说："治病之难，在于识病，而识病之难，在于辨证。"由此可见，辨证是至关重要的。也可以说，辨证是中医理论和临床经验的集中体现，辨证正确与否是疗效好坏与否的关键。辨证也是中医特色的具体体现，是任何现代仪器所不能取代的，将会永远存在下去，失去辨证，就意味着失去了中医的灵魂。辨证说起来容易，做起来也就不那么容易了，没有理验俱丰的功夫，是难以做到的。依据我个人的感悟，归纳出辨证思维六要，供临床参考。

1. 辨证中之证与证外之证，注意其杂　辨证中之证即是临证时注意抓主证。所谓主证，可以是一个症状，也可能是几个症状，这一个症状或几个症状是疾病的中心环节，它既是辨证的要点，又是治疗的重点。抓主症可以从三个方面着手：一是患者只有一个病，但伴有许多症状，如失眠患者往往有心烦心慌、头晕耳鸣等症状，很显然，失眠是其主证；二是有些患者说出一大堆症状，觉得浑身都是病，患者也说不出什么是主证，对此，医生要仔细琢磨，多费心思，找出主证；三是一个患者同时患有多种慢性病，究竟是治其一，还是兼而治之，根据其具体情况，从整体出发，权衡利弊，分清缓急，遵《素问·标本病传论》"谨察间甚，以意调之，间者并行，甚者独行"之旨，做出恰当的处理。同时，辨证必须"到位"，如一个患者，已辨其为阴虚证，这是不够的，要进一步辨其为何脏何腑之阴虚。所谓辨证外之证，即是辨其兼夹证。兼证有时与主证是一致的，有时是不一致，甚或是相反的，既要主次分明，又要统筹兼顾。辨证中之证与证外之证，也是中医辨证整体的具体体现。

**病案1**　赵某，女，18岁。2005年8月15日就诊。

初诊主诉：月经淋漓不断5年。12岁月经初潮，13岁到现在月经淋漓不断（每天都有），量时多时少，经色暗；膝关节以下凉，手心热，纳差，入睡困难，易醒，多梦；大便带血，小便正常；冬季怕寒，手足凉，病情加重；舌质红有瘀斑，苔薄白，脉芤；易过敏，特别是对油漆。理化检查 $T_3$ 2.98nmol/L，$T_4$ 180nmol/L，TSH 1.3mU/L。B型超声提示：双侧卵巢增大，多囊性回声改变，胰腺轻度增大，诊为崩漏，由脾肾亏虚，冲任失固所致。处方：川续断炭10g，山茱萸15g，茜草炭10g，煅海螵蛸30g，阿胶10g（烊化），干姜炭10g，党参15g。7剂，水煎服，每日1剂。

二诊：服上药月经已干净5天。服药自觉每天总有欲大便感，大便不成形，1天2次；腰酸，腰两侧胁下气多上下窜；矢气多。现感冒已3天，纳差，小便可，白带稍多，色稍黄，舌质暗红有瘀斑，苔白腻，脉沉弱。照上方加炒山药30g，盐杜仲10g，炒麦芽20g，麦冬15g。10剂，水煎服，每日1剂。另治感冒方：金银花10g，连翘10g，竹叶10g，荆芥10g，牛蒡子10g，薄荷10g，桔梗10g，苇根30g，前胡10g，甘草6g，黄芩10g。2剂，水煎服。

三诊：服上药8剂，月经又至，色鲜红，量多，行经时两胁下有空虚感、胀感，大便不成形，小便可，舌质暗红，有瘀斑，苔薄，脉沉弱。处方：熟地黄炭30g，荆芥炭10g，制何首乌30g，茜草炭10g，煅海螵蛸30g，阿胶10g（烊化），干姜炭10g，山茱萸10g，党参10g，小麦30g，地榆炭30g，乌梅炭10g。6剂，水煎服，每日1剂。

四诊：服上药后月经已有明显周期，但周期仍较短，色黑；双膝关节以下发凉，手心热，咽腔疼痛，面部头部有多个疖子；腹部胀气，下午明显；舌质暗，边有瘀斑，苔黄，脉细。处方：炒白术10g，生黄芪15g，茯神10g，党参10g，远志10g，炒酸枣仁20g，龙眼肉10g（另煎），制何首乌10g，木香6g，栀子10g，黄芩10g，生地黄20g，茜草炭10g，煅海螵蛸30g，炙甘草6g。6剂，水煎服，每日1剂。

本案患者素体肾气不足，封藏不固，冲任失摄，以致自月经初潮以来，淋漓不断达5年之久，痛苦异常。观前医用药，清热凉血者有之，补肾固冲者有之，健脾补肾者有之，均未见效。细审经量时多时少，色暗，双下肢发凉，冬季怕冷，病情加重，乃为脾肾亏虚，冲任失固，且有血虚血瘀之候。以川续断、山茱萸补肝肾；党参、干姜温阳健脾；茜草、煅海螵蛸收敛止血；阿胶补血止血。且多炭用，取其一药双效，方中药少，效专力宏，单刀直入，迅见效果。之后补肝肾，继续治疗。辨证之中注意“手心热、入睡困难、易醒”是由肾虚失固、淋漓伤血所致，不可视为阴虚内热，即“辨证外之证，注意其杂”。本方以四乌贼骨一藘茹丸和胶姜汤为主进行加味。胶姜汤治妇人陷经漏下黑不解者。陈修园赞之曰：“胶姜方阙症犹藏，漏下陷经黑色详，姜性温提胶养血，刚柔运化配阴阳。”5年之漏，3剂起效，足见此方之妙。末方以归脾汤加入栀、芩、地，以清火宁血，有相得益彰之用。

**病案2** 王某，女，66岁。2006年3月29日就诊。

初诊主诉：五更泻10余年。患者从小即肠胃弱，30多岁时曾经腹泻一段时间，体重下降；消瘦，吃青菜、油腻则泄泻；腹不胀，纳少；乏力腿软，下肢发凉；口干引饮，饮不解渴；舌质暗，苔薄白，脉沉弱。有心肌缺血病史。诊为脾肾阳虚泄泻。处方：补骨脂10g，吴茱萸6g，五味子10g，肉桂6g，制附子10g（先煎），煨肉豆蔻10g，炒山药30g，乌梅6g。6剂，水煎服，每日1剂。

二诊：服药后病情见好，体力增强，口渴减轻，饮水减少，曾做甲状腺、肿瘤等检查，均无发现异常。现不食青菜及油腻之品则大便正常，四肢肌温正常，但足厥寒冷，以致不能入睡，舌质淡，苔薄，脉沉弱。处方：党参10g，炒白术10g，茯苓10g，补骨脂10g，五味子10g，肉桂6g，制附子6g（先煎），炒山药30g，乌梅6g，鸡内金6g，炒麦芽15g，炙甘草6g，生姜3片（为引）。12剂，水煎服，每日1剂。

三诊：患者服上药24剂后，五更泄大有好转，口干渴亦轻。现消瘦，泛酸；大便成形，每日1次，纳可，小便可；口干渴，饮水多，不能吃凉食物；眠差，早醒；腰髋以下冷，全身亦怕冷；舌质淡红，苔薄腻，脉弱细。仍为脾肾阳虚，水失蒸腾而致。上方加鸡内金6g，干姜3g，煅海螵蛸10g。12剂。水煎服，每日1剂。

案中五更泄10年余是主症，饥不欲食，双下肢发凉是次症，皆脾肾阳虚之候。但口渴引饮，每次能饮水2~2.5L，是其兼症，颇似阴虚之象，实乃脾肾阳虚，水失蒸腾气化，不能化生津液所致。故以温补脾肾，涩肠止泻为法。四神丸合附子理中汤加减，使脾阳得健，肾阳得补，气化复常，泻、渴自除。辨证时既注重辨证中之证“五更泄”、双下肢发凉等，又须重视证外之证“口渴引饮，饮不解渴”，莫为现象迷惑，应究其病机，注意其杂。

2. *辨静态之证与动态之证，注意其变*　中医的证是疾病在发生发展中某一时期的特定的病理状态，它随外界气候、患者个体体质、邪正关系的对比、治疗措施是否得当等因素而变化。疾病是动态的，不是静止的；静是相对的，动是绝对的。因为疾病是在人身上发生的，除病邪本身变动外，人体本身就是一个时刻不停的活动机体，尤其是用药以后，其变动更是明显，所以说，医者不但要知病之为病，而且要知动之为动。这个动，主要靠医生依据当时的病态细心体察。因此，医生对待复诊患者时要特别用心，否则就会出现失误。由于疾病是动态的，医生要具有对疾病治疗的驾驭能力，证变治亦变，有是证用是药，证型决定治疗措施。因此，对疾病的整个辨证论治过程是在动态中进行的，既有原则性，又是灵活多变的。如果以僵硬的辨病论治的诊疗思路来对待中医，必将把中医的研究引入歧途。

**病案1**　陈某，女，21岁，汉族。2006年1月12日就诊。

初诊主诉：面部烘热、面赤如醉4年，低热4月余。患者自于5个月前无明显原因出现低热，体温37.5℃左右；面部烘热，面赤如醉4年，下午或晚饭后较多，能持续3~4小时。低热一般于下午、晚上出现，上午不发热。畏寒风，全身肌肉轻拍时疼痛，右肩部麻似虫行，腰痛；月经提前10余天，经期6~7天，量多色暗血块多；白带正常；纳可，二便调；常咽干痛，饮水多；两手颤，颈显大。舌质红淡、瘦，苔薄白稍腻，脉细数。血常规：白细胞低（$3.1\times10^9/L$），类风湿因子弱阳性，曾查$T_3$、$T_4$正常。处方：金银花30g，玄参30g，栀子10g，蒲公英30g，赤芍15g，连翘10g，竹叶10g，知母10g，地骨皮15g，牡丹皮10g，柴胡10g，制香附10g，生甘草6g。6剂，水煎服，每日1剂。

二诊：服药后体温较前降低，温度37.2℃，面热较前时间短，大便干，咽干痛，口不苦，仍手颤，全身肌肉有叩击痛。处方：熟地黄10g，当归10g，生白芍20g，川芎6g，牡丹皮10g，地骨皮20g，柴胡10g，黄芩10g，桔梗10g，连翘10g，生甘草6g。

三诊：服上药期间体温降至正常，停药后又出现低热，时全身燥热；面部红赤如醉，燥热，时恶寒；晨起全身僵硬，腰硬痛，左手麻；月经提前8~9天，经期5~6天，量稍多，经期腰痛；二便调；双下肢久坐后不舒适；舌质淡红，苔薄白，脉细略数。处方：熟地黄10g，当归10g，生白芍20g，川芎6g，牡丹皮10g，柴胡10g，黄芩10g，金银花10g，连翘10g，生龙骨30g（先煎），生牡蛎30g（先煎），生甘草6g，地骨皮20g，知母10g。12剂，水煎服，每日1剂。

本案患者病程较长，面部烘热如醉，低热，全身肌肉叩击痛，两手震颤，月经提前，量多色暗，咽干痛，饮水多，畏风寒，乃风热稽留，深陷厥阴肝经，耗伤阴血，引动肝风。先以银翘散合地骨皮饮加减，疏风散邪，滋阴清热。恶风寒消失，风热渐散，但低热未除，病仍未变，证有变化，以邪陷厥阴为主。用地骨皮饮合小柴胡汤加减，以滋阴养血，和解透达，使耗伤之阴血渐复，深陷厥阴之邪热外透，热退风息，疗效良好。

**病案2** 刘某，女，41岁。

初诊主诉：6个月前停经，检查为卵巢早衰（卵巢萎缩），使用黄体酮、己烯雌酚，行经3天，至今闭经。现身乏力，易感冒，左肩关节发凉，双脚大趾怕凉，心悸；大便每日2次，小便可；白带量多，色淡黄；口干有时苦；睡眠多梦；舌质暗红，苔白腻兼黄，脉弦。以前月经来时乳房胀痛。某医院B超检查：卵巢早衰，子宫（40mm×35mm×32mm）。月余后再次B超检查：双侧卵巢萎缩（17mm左右），子宫（35mm×27mm×25mm）。诊断为闭经。由肝肾亏虚，冲任失养所致。以补肾固元，养血疏肝为治。方用逍遥散加味。处方：柴胡10g，白芍10g，当归10g，茯苓12g，炒白术10g，薄荷3g（后下），制香附10g，菟丝子20g，川续断10g，炒杜仲10g，紫石英15g，肉桂6g，炙甘草6g。10剂，水煎服，每日1剂。

二诊：上药服第5剂时，月经即行。现腰凉明显，右下肢空虚感，按压右腰，空虚感减轻；急躁则汗出，心悸气短；舌质红，苔薄白，脉沉弱。以养血活血温阳为治。处方：熟地黄10g，当归10g，生白芍10g，川芎6g，桃仁10g，红花10g，菟丝子20g，川续断10g，紫石英15g，肉桂6g，炒茴香10g，制香附10g，柴胡10g，麦冬15g，炙甘草6g。15剂，水煎服，每日1剂。

三诊：患者自觉腰部冷困不舒，右下肢空虚，左肩冷，项强困，纳可，二便可，近3个月月经正常，舌质红，苔薄白，脉沉无力。守方微调。上方去川芎，加川牛膝10g，炒白术10g，茯苓10g，生姜3片为引。15剂，水煎服，每日1剂。

本案系肝肾亏虚，精血乏源，冲任失养，肝失疏泄，而致闭经。如《医学正传》云："月水全借肾水施化，肾水既乏，则精血日以干涸。"因前有"月经来时乳房胀痛"，肝肾亏虚之中肝郁气滞比较明显，故先以逍遥散加补肾之品，养肝疏肝为主，补肾填精为辅。肝气得疏，气机渐畅，故5剂而经至。证以虚为主，以郁为辅，改以补肝肾为主，疏肝活血为辅。治法有先后，用药有轻重，环环相扣，步步为营，而药中其的。

3. *辨有症状之证与无症状之证，注意其隐*　在临床实践中，常有许多患者症状较之疾病滞后或提前消失，即所谓"无证可辨"。如肝病无症状的ALT升高，糖尿病无症状的血糖、尿糖升高，B超提示无症状的结石病，各种肿瘤的早期阶段等，这些疾病在某些阶段往往"无症可辨"，但根据患者的体质、既往病史，根据对同种疾病有证可辨者积累的经验，借鉴现代医学的各种理化检查手段，参照现代中医药研究成果等来寻找蛛丝马迹，进行分析，找到"隐证"，变"无证可辨"为有证可辨。并且"无证可辨"的辨证论治，必须突出中医特色，若离开了中医的辨证，单纯依靠西医的理化检查来选方用药，非但难以奏效，有时还会导致误治、变证而延误病情。另外某些疾病或主证的背后还隐藏着另一种疾病或病邪，没有表现出明显的症状，处于较隐蔽的状态，与具有明显症状的疾病主证有着密切关系，治疗时应注意隐匿的病邪或疾病。

**病案1**　贺某，男，40岁。2005年9月9日就诊。

初诊主诉：患者左侧甲状腺癌部分切除术1个月，未进行放、化疗治疗；口干，夜间重，无口苦口渴；纳、眠可，大、小便正常；无心烦心悸；左颌下、左甲状腺仍有硬结节，如黄豆大小，触之坚硬不移，皮肤发紧；舌质淡暗，脉沉滞。此为痰毒郁结，气滞血瘀。治当化痰散结解毒。处方：忍冬藤30g，炒白芥子10g，制天南星10g，陈皮10g，夏枯草30g，连翘12g，赤芍30g，浙贝母10g，玄参30g，皂角刺12g，川芎10g，重楼10g，通草6g，葛根30g，甘草10g。16剂，水煎服。

二诊：服上药平和，颌下皮肤发紧较前减轻，舌质淡暗，舌苔黄腻。颌下结节是险恶之证，宜缓图之，仍化痰散结消肿为治。处方：重楼10g，蒲公英30g，夏枯草30g，黄芩10g，山慈菇10g，蜈蚣1条，浙贝母10g，玄参30g，雄黄0.2g（分2次冲服），白花蛇舌草30g，赤芍15g，牡丹皮10g，陈皮10g，生甘草6g。15剂，水煎服。

三诊：服药后病情稳定，颈部皮肤发紧又减轻，口干，小便黄，脉沉滞。此系痰结阴伤加湿热，病机复杂又相互矛盾。以养阴化痰、散结解毒为治。处方：重楼10g，蒲公英30g，夏枯草30g，黄芩10g，山慈菇10g，蜈蚣1条，浙贝母10g，玄参30g，雄黄0.2g（分2次冲服），赤芍15g，牡丹皮10g，陈皮10g，清半夏10g，皂角刺10g，天花粉10g，连翘10g，甘草6g。20剂，水煎服。

四诊：服上药颈部皮肤紧张感明显减轻，皮肤硬结减小。方药奏效，解毒之品雄黄暂缓使用，仍以养阴散结解毒为治。处方：玄参30g，浙贝母10g，生牡蛎30g，炒白芥子10g，清半夏10g，山慈菇10g，陈皮10g，夏枯草30g，蜈蚣1条，连翘10g，赤芍10g，甘草6g。30剂，水煎服。

本案仅凭咽干口苦，喉结肿大坚硬，不易定性诊断。结合病理结果，辨证为痰毒郁结于咽喉，触之不移，是其恶候。治以化痰散结、解毒清热。方用消瘰丸加减。方中炒白芥子、浙贝母、皂角刺、制天南星去筋膜之顽痰痼结，赤芍、川芎活血化瘀，夏枯草泻肝热、散郁结，选用重楼、雄黄、山慈菇、蜈蚣解毒清热，即是注意“毒邪”之隐，使痰消毒散，气血通畅而缓解。雄黄虽然有毒，但解毒之力较强，只要用之适量适度，效果很好，勿畏其毒而不敢用也。

**病案2**　孙某，女，28岁。2005年9月23日就诊。

初诊主诉：双眉棱骨疼痛1年。眉棱骨痛以攒竹穴处为重，时轻时重，夜间易发作，伴有恶心呕吐，胸闷嗳气，睡眠休息后明显好转，可以自行缓解；眼不胀，食欲可，口不干苦；大小便正常，月经正常；平时易上火；舌质淡红，苔薄白，脉沉滞。有肾病病史5年，尿中一直有蛋白（+~++），无明显症状，无服药治疗。此为阴血不足，虚热上扰，经气不畅，络脉瘀阻不通。当以养血散热为治。处方：熟地黄10g，当归10g，白芍15g，川芎6g，菊花10g

(后下)，夏枯草30g，白芷10g，羌活10g，蝉蜕6g，连翘10g，玄参30g，知母15g。15剂，水煎服。

二诊：服药期间眉棱骨疼痛未发作，尿中蛋白（++），免疫球蛋白IgA4.2mg/L，其他正常，舌质淡红，苔薄白，脉沉弱。眉棱骨疼痛缓解暂不治疗，今日尿蛋白加重，与感冒有关，属正虚挟湿热。以益气健脾、清热利湿为治。处方：炒白术10g，茯苓10g，连翘10g，赤小豆30g，芡实30g，蝉蜕6g，白茅根30g，生地黄10g，土茯苓20g，生黄芪30g，知母15g，生甘草6g。15剂，水煎服。

三诊：服药后病情无明显变化，尿中蛋白（++），红细胞2~4个/Hp，舌质淡红，苔薄黄，脉细。上药乏效，仍应从肾阴不足考虑。阴血不足，内有郁热，是其基本病机。以补肾清热为法。处方：生地黄炭30g，山茱萸10g，生山药15g，泽泻10g，牡丹皮10g，茯苓10g，连翘10g，芡实30g，蝉蜕6g，地肤子15g，知母10g，黄柏6g，竹叶10g。15剂，水煎服。

四诊：服上药后效果良好，5年来尿蛋白第1次全部消失，隐血（±），面部素有痤疮，偶有头懵，睡眠浅，大便正常，舌质淡红，苔薄白，脉细。上方再加凉血利尿之品，巩固治疗。以补肾清热凉血为法。处方：生地黄炭30g，山茱萸10g，生山药15g，泽泻10g，牡丹皮10g，茯苓10g，连翘10g，芡实30g，蝉蜕6g，地肤子15g，知母10g，黄柏6g，竹叶10g，小蓟15g，板蓝根30g，瞿麦15g。15剂，水煎服。

本案辨证既注重辨有症状之证“眉棱骨疼痛，以攒竹穴为重”，乃太阳经气血不足，络脉瘀滞，风热上扰，急则治标，以四物汤加味，养血散热，眉棱骨疼痛愈；更要重视辨无症状之证“平时易上火，休息后疼痛可以缓解”，说明素体阴血亏虚；同时结合病史，又辨微观之证“肾病5年，尿蛋白（+~++）”，属证中“隐证”。肾阴亏虚，虚火内生，固摄无权，以知柏地黄汤加味，补肾清热，凉血止血，尿蛋白消失。

4. *辨宏观之证与微观之证，注意其因*　所谓宏观之证，是指具有明显症状表现的证候，容易观察到，也容易辨识；而微观之证则相反，由于受条件的限制，或受诊疗水平的限制，不容易发现或辨识，不能找到疾病真正的病因所在。因此，必须把宏观之证与微观之证有机地结合起来，抽丝剥茧，找到症结，求因论治。各种疾病都有其致病之因，由于人的体质不同和自然气候变化的复杂性，在感受六淫之邪以后，往往出现“互见互化”的情况。所谓互见，是指同时感受两种以上病邪而发病；所谓互化，是在一定条件之下，可以出现互相转化。所以在研究外界气候变化与疾病发生的关系时，必须注意人体的内在因素。内伤也是如此，如“五志”化火，食积化火，饮冷化寒等，都与人的体质有一定关系。可见治病求因重要，求因中之因则更重要。故《素问·至真要大论》说："有者求之；无者求之；盛者责之，虚者责之。""有者"是有邪，或有此症状，是宏观之证；"无者"是无邪，或无此症状，是微观之证：都要追求其原因。微观还应微到证之最小偏颇处，临床上会其意，探其微，在治疗上方能丝丝入扣。

**病案1** 尹某，男，71岁。2005年6月20日就诊。

初诊主诉：咳嗽右胸痛1月余。1年前发现右甲状腺癌，在某医院行部分切除术。近2个月出现咳嗽，吐白色泡沫样痰，右胸疼痛，活动后胸闷，自汗多，黎明时恶寒，食欲可，大小便正常，舌质红苔白厚，脉数大。胸片示：右胸腔积液。此为郁毒内结，肺失通调，水液内停，宣降失司之证。当涤浊解毒。方用涤浊汤加味。处方：苇根30g，冬瓜仁30g，生薏苡仁30g，桃仁10g，桔梗15g，猪苓30g，雄黄0.2g（冲），延胡索15g，白芥子10g，重楼10g，生地黄30g，茯苓15g，甘草10g。25剂，水煎服。

二诊：服药后仍咳嗽吐黄痰，痰中有血丝，胸痛加重，夜不能寐，舌质淡红，苔薄黄，脉大。肺中郁热明显，涤浊中加重清肺之品。处方：苇根30g，冬瓜仁30g，生薏苡仁30g，桃仁10g，桑叶30g，桑白皮10g，地骨皮10g，桔梗15g，黄芩15g，白花蛇舌草30g，延胡索20g，生白芍30g，海浮石30g，甘草10g，炒麦芽20g。30剂，水煎服。

三诊：服药后胸痛、咳嗽较前减轻，痰中已无血丝，食欲缺乏，乏力，舌质红，苔黄厚腻，脉大。涤浊化痰解毒，方案不大调整。处方：苇根30g，冬瓜仁30g，生薏苡仁30g，桃仁10g，桔梗15g，制半夏10g，茯苓12g，陈皮10g，豆蔻10g，海浮石30g，炒神曲10g，猪苓30g，甘草6g，延胡索10g。30剂，水煎服。

本案咳嗽吐白色泡沫样痰，右胸疼痛，活动后胸闷，自汗多，黎明时恶寒，是宏观之证；胸片示右胸腔积液，是其微观之证。求其所因，乃甲状腺癌切除后，正气虚弱，邪毒侵肺，肺失宣降，通调失职，水津失布，饮停胁下所致。邪毒痰饮皆浊邪之类，辨病注意浊毒蕴肺，治疗注意涤浊荡邪，勿失其宜。方用涤浊汤加味，收效良好。

**病案2** 刘某，男，77岁。2005年4月6日就诊。

初诊主诉：汗血半年。不明原因出现汗液呈红色，洗手洗足水也呈红色，穿白色内衣可染成红色，几日不洗脚，血色凝于皮肤，近半年出汗不多，双膝以下水肿，时头晕，口干口苦，大小便正常。诊断为汗血。证属心肺郁热，迫血外泄所致。治以清心泻肺。处方：连翘12g，金银花15g，生地黄炭30g，紫草10g，牡丹皮10g，白茅根30g，槐花30g，桑白皮10g，地骨皮10g，赤小豆

30g，甘草 6g，炒麦芽 20g，陈皮 10g。10 剂，水煎服。经随访，上药尽剂而病告愈，至今未发。

汗血临床少见，《诸病源候论》认为与心肝有关，《血证论》认为与心肝肺有关，因心主血脉，汗为心之液，肺主皮毛，司腠理开合，心血不足，心火亢盛，灼伤肺金，开合失司，心液外泄，发为汗血。治以清心泻肺，凉血止血为大法。药用生地黄炭、连翘，滋阴清心；金银花、桑白皮、地骨皮，泻肺中伏热；紫草、牡丹皮、槐花，凉血止血；白茅根、赤小豆，导热下行，使邪有出路。全方以清热凉血为则，使血复其常道，而血汗止矣。本案汗液呈红色，洗手洗足水也呈红色，血色凝于皮肤，是宏观之证；腠理开合失司，心液外泄，是其微观之证。求其因，乃患者年近八旬，阴精亏虚，心血不足，心火亢盛，灼伤肺金所致。

5. 辨顺逆之证与险恶之证，注意其逆　顺逆之证与险恶之证关乎神。《灵枢·天年篇》曰："失神者死，得神者生也。"以脉象言，具有冲和之象谓有神，芤、牢、代、疾脉，乃危候之脉；以脉证言，脉证相应是顺证，不相应是逆证；以形证言之，《景岳全书·传中录》说"目光精彩，言语清亮，神思不乱，肌肉不削，气息如常，大小便不脱，若此者，虽其脉有可疑，尚无足虑，以其形之神在也；若目暗睛迷，形羸色败，喘急异常，泄泻不止，或通身大肉已脱，或两手寻衣摸床，或无邪而言语失伦，或忽然暴病即沉迷烦躁，昏不知人，或一时卒倒即眼闭口开，手撒遗尿，若此者，虽其脉无凶候，必死无疑，以其形之神去也"。从大类来说，疾病不外乎顺、险、逆三种情况，绝大多数是顺易之证，治之较易。但少数险恶之证，若辨证、治疗失当或失误，就会危及患者生命。因此，临证之时，尤要注意其逆。

**病案 1**　孟某，男，3.5 岁。2006 年 4 月 14 日就诊。

初诊主诉：智力运动性倒退 2 年。患儿约 1 岁 3 个月时发现智力倒退，表现为 1 岁会拍手，会说"再见"，喊"爸妈"之后，理解语言逐渐下降，运动倒退。目前瘫痪在床，呼之不应，双手不自主徐动，无抽搐，病情进行性加重；夜间咬牙，牙已咬掉很多；夜间烦躁，哭闹；舌质红，苔薄微黄，脉浮大。曾用中药、西药、针灸等许多方法治疗，效果不明显。在北京某大学医院诊查为神经轴索营养不良症，并说只能活 10 岁，此例为全国第 3 例。神经系统检查：眼球震颤（+），舌颤（+），双侧肱二头肌、三头肌膝腱反射与跟腱反射均亢进，掌下颌（+），巴氏征（+），肌张力高，诊断为痿证。证属脾胃湿热下注，伤肝伐肾，阴精耗损，水亏火旺，骨枯髓减，元神失养，发为痿证。处方：盐黄柏 6g，盐知母 6g，生地黄 3g，熟地黄 3g，龟甲 15g（先煎），麦冬 6g，天冬 6g，桑白皮 6g，地骨皮 6g，石斛 10g，生麦芽 10g，川牛膝 6g，节菖蒲 3g，郁金 3g。10 剂，水煎服。

二诊：前 6 剂药效果好，服药后感到好转，会大便，现仍咬牙，吃饭呛，哭闹少，初诊症状仍在，指纹左紫暗，舌质淡红，苔薄微黄，脉浮大。处方：盐黄柏 6g，盐知母 6g，生地黄 3g，龟甲 10g（先煎），麦冬 6g，竹叶 6g，栀子 6g，石斛 10g，炒枳实 6g，茵陈蒿 10g，通草 3g，桃仁 4g，红花 3g，生龙骨 10g（先煎），生牡蛎 10g（先煎），赤芍 6g，生石膏 15g，生甘草 3g，郁金 3g，玄参 10g。15 剂，水煎服。

三诊：服药后继续好转，会大便，会笑，睡眠好转，仍咬牙，吃饭呛较前少，夜间哭闹少，舌质淡红，舌苔薄，脉细。照上方加怀牛膝 10g，节菖蒲 3g。15 剂，水煎服。

四诊：症状依然，夜间咬牙重，吃饭仍呛，腹胀，易汗出，指纹暗，脉细。处方：生地黄 6g，熟地黄 3g，当归 6g，白芍 6g，生山药 10g，山茱萸 6g，泽泻 3g，牡丹皮 3g，茯苓 3g，盐知母 6g，盐黄柏 3g，桃仁 3g，红花 3g，薄荷 2g（后下），川芎 2g，炒麦芽 10g，陈皮 3g，大黄 3g（后下），桑叶 6g，龟甲 10g（先煎）。15 剂，水煎服。治疗有效，但取效缓慢。

本案患儿神情委顿，痴呆不语，夜间咬牙，烦躁哭闹，咳嗽少痰，瘫痪在床，呼之不应，双手不自主徐动，脉浮大，处于无神状态，病情笃重。源于脾胃湿热内蕴，上犯于肺则肺热叶焦，下及肝肾则伤肝损肾，阴精耗损，水亏火旺，骨枯髓减，元神失养，治疗颇难。治以甘露饮合大补阴丸加减，清利湿热、滋阴降火，使肺脾胃之湿热渐清，肝肾阴精渐复，初见小效。此乃重证只能缓缓图之，西医谓之只能活到 10 岁，不无道理，但未免言之过重。

**病案 2**　宋某，男，49 岁，工人。2005 年 12 月 21 日就诊。

初诊主诉：腹泻心悸、头晕、身乏力 4 个月余。长期饮酒，曾住院治疗 3 次乏效，西医诊断为酒精性肝病、酒精性心肌病、酒精性神经病病变并肌萎缩、小肠吸收不良综合征并重度营养不良。现症：腹泻，每日 10 余次，水样便带不消化食物，肠鸣，便后小腹痛，小腹畏寒，得暖觉舒，心悸，头晕，身乏力，小便可，纳少，食后即泻，身体消瘦，手凉，舌质暗红，苔黄厚腻，脉沉细。理化检查：结节性甲状腺肿，腺瘤不能排除。诊断为泄泻。乃脾胃阳气衰败，湿浊瘀热内生，清阳不升，清浊杂下所致。治宜燮理法。方用山前汤加味（经验方）。处方：炒山楂 15g，生山楂 15g，炒车前子 15g（包煎），生车前子 15g（包煎），赤石脂 30g，干姜 10g，炒山药 15g，生山药 15g，禹余粮 30g。4 剂，水煎服。

二诊：服药后症状无减轻，大便每日 8～10 次，不成形，夹杂不消化食物，便后腹痛，头晕，颈软，头倾，心悸乏力，腿痛，情绪不稳定，痛苦欲死，舌质瘀暗，舌苔厚腻黄，脉沉弱。处方：党参 15g，麦冬 10g，五味子 10g，山茱萸 10g，生黄芪 30g。10 剂，水煎服。

三诊：服上药仍大便溏，腹痛便后不解，头晕乏力，恶心，舌质暗红，苔黄厚，脉沉弱。此虽正虚较甚，但邪实更甚，邪不去则正难安，乃更方。处方：制半夏 10g，陈皮 10g，茯苓 10g，猪苓 10g，泽泻 10g，厚朴 10g，炒苍术 10g，葛根 15g，黄芩 10g，黄连 3g，白扁豆 30g，炒山药 30g，独活 3g，羌活 3g，干姜 10g，党参 15g，生甘草 3g。8 剂，水煎服。

四诊：大便每日 1~2 次，不太稀，消化不良，食少，乏力，舌苔厚黄灰，舌质偏淡，脉沉弱。处方：制半夏 10g，陈皮 10g，茯苓 10g，猪苓 10g，车前子 15g（包煎），炒苍术 15g，炒白术 10g，炒白扁豆 30g，炒山药 30g，葛根 10g，黄芩 10g，黄连 3g，豆蔻 6g（后下），佩兰 6g（后下），砂仁 3g（后下），生甘草 3g。10 剂，水煎服。

五诊：病情好转，大便每日 1~2 次，质软，纳少运差，身困倦，舌苔灰厚（吸烟），舌质偏淡，脉沉弱。照上方加佛手 3g，炒麦芽 10g，党参 10g，生黄芪 10g。10 剂，水煎服。

六诊：服药后仍乏力，纳少，大便每日 1 次，较成形，腹胀，仍有恶心，舌质暗红，舌苔黄厚腻。处方：党参 15g，茯苓 10g，炒白术 10g，炒山药 30g，炒苍术 15g，豆蔻 6g（后下），草豆蔻 6g，砂仁 3g（后下），炒麦芽 15g，炒神曲 6g，鸡内金 6g，车前子 15g（包煎），升麻 6g，藿香 3g（后下），炙甘草 3g。10 剂，水煎服，继续治疗。

本案患者长期酗酒，伤肝败胃，腹泻无度，大肉已脱，骨瘦如柴，心悸，头晕乏力，行走困难，手足欠温，舌质暗红，苔黄厚而浊，脉沉弱乏力，乃脾胃阳气衰败，湿浊瘀热内生之候。清阳不升，浊阴不降，正衰邪实，攻补为难，先治以燮理法，用山楂、车前子、山药生熟各半，平补平泻，协调阴阳，参以桃花汤、赤石脂禹余粮丸，涩肠止泻，效不显著。遵《内经》“湿盛则濡泻”之旨，以胃苓汤合桃花汤，健脾祛湿，涩肠止泻，明显见效。后以苦温燥湿与苦寒燥湿、健脾化湿与淡渗利湿结合，扶正与涤浊并进，燮理脏腑阴阳，缓缓图之。辨证之时注意“大肉已脱、泻下无度”为其恶候，治疗之时紧扣脾主运化，主升清，主肌肉是其关键。对于此例慢性重症，只能遣“王道”之药，进行调理，欲速则不达也。当知此症，预后不良。

**病案 3**　刘某，男，75 岁。2006 年 2 月 22 日就诊。

初诊主诉：18 年前发现“肺气肿”，间断性出现胸闷、气短、喘息，3 个月前受凉后再发。CT 检查：两肺大泡，肺气肿，右侧胸膜增厚。现持续吸氧，胸闷，气短，喘息动甚，稍微活动则身发颤，手腿颤，二便失禁，晨起咽部有痰，咳吐不利，大便不干，平素身畏寒，舌质暗红，苔黄乏津，脉数弦大。诊为哮喘。证属浊邪阻肺，郁而化热，热灼肺气，肺失清肃，宣降失常。宜用涤浊法。方用涤浊汤（经验方）加味治之。处方：苇根30g，冬瓜仁30g，生薏苡仁30g，桃仁10g，猪牙皂6g，海浮石30g（包煎），桔梗10g，黄芩10g，炒紫苏子6g，桑白皮10g，地骨皮10g，葶苈子15g（包煎），大枣6枚（切开为引）。10剂，水煎服，每日1剂。

二诊：咳嗽吐痰减轻，仍胸闷、气喘，活动后明显，气短，心悸，食欲欠佳，口干口渴，大便每日4～5次，尿频有解不尽感，活动时颤动，舌质暗，苔白厚，脉弦大数有减，可以间断吸氧。患者属本虚标实，心肺俱衰，但邪实明显，以祛邪为主，扶正为辅。处方：苇根30g，冬瓜仁30g，生薏苡仁30g，桃仁10g，海浮石30g（包煎），桔梗10g，黄芩10g，炒紫苏子6g，当归6g，桑白皮10g，地骨皮10g，葶苈子15g（包煎），党参15g，麦冬10g，五味子10g，生甘草6g，炒山药30g，茯苓10g，大枣6枚（切开为引）。10剂，水煎服。

三诊：胸闷、气喘减轻，食欲增强，活动时气短，心悸，舌质淡红，苔白腻，脉中取则弦，按之则软。处方：党参15g，麦冬20g，五味子10g，生甘草6g，炒山药30g，山茱萸10g，苇根30g，冬瓜仁30g，生薏苡仁30g，海浮石30g（包煎），百合20g，炙麻黄3g，大枣6枚（切开为引）。10剂，水煎服。先后加减服药3个月余，病情明显好转。

本案患者年逾古稀，正气虚弱；病程10余年，呼吸困难，张口抬肩，气不接续，稍微活动则身发颤，手腿颤，二便失禁，脉弦大而数。正虚邪实，既是重症，又是险症，既有心、肺、肾气虚衰，又有痰、湿、热瘀阻滞，治疗颇为棘手。根据正邪盛衰，权衡攻补利弊，结合临证经验，首先使用涤浊法，方用涤浊汤合葶苈大枣泻肺汤，荡涤肺中浊阻之邪，以安其清肃之所；继则攻补兼施，以攻为主，以补益心、肺为辅，方用涤浊汤合生脉散，益气养阴；终则以扶正为主，健脾补肺，培土生金，杜绝生痰之源，滋阴补肾，培补肺气之根，涤浊宣肺为辅，以顺肺性。治疗此类疾患，总以“涤浊”为治，适当加入他法，往往取得良效。至少可以减缓肺气肿加剧之进程。

6. *辨正治之证与误治之证，注意其伤*　在具体病例的整个诊疗过程中，经常会出现反复判断的情况，如首次判断错误，后来又作出正确的判断，这一过程可以是对他人所作错误判断的纠正，也可以是医者自已误诊所作错误判断纠正。这是认识的深化过程，是认识由不正确到正确反映疾病本质的过程，亦是一次性判断与反复判断相统一的过程。即使判断正确，亦需反复判断。许多疾病，尤其是慢性疾病，很难一药而愈，往往需要较长时间的治疗才能获效。

因此就少不了复诊的问题。初诊重要，复诊更重要，可以说复诊是认识疾病的深化过程。从临床所见，复诊患者大致有四种情况：一是有效，二是无效，三是加重，四是出现不良反应。对于药后有效的患者，一般比较好处理，或不必再药，或效不更方，或做些微调，渐治渐佳。对于药后无效的患者，要细审之，往往有以下几种情况：一是辨证、用药均无差误，多因为病程长，正气虚、邪气未伏，果真如此，应坚持用原方，不要轻易改弦更张，否则会越改越乱；二是首次辨证用药不妥，此应当机立断，及时纠正；三是有些患者取了多剂药，首服数剂，效果很好，继服效果不好了，这可能是药应变而未变的(疾病是动态的）缘故。此外也应注意到患者自身的因素，如饮食、起居、情志变化等。从医生来说，要多责之于己。对于药后加重的患者，除用药失当外，常有药性与病性相争较剧，而表现出病情加重之象，必须区别对待，慎而重之。对于药后出现不良反应，如呕吐、皮肤瘙痒、腹痛、腹泻等，要查其所因，各得其宜。总之，医生对患者服药后的每个变化，都须认真对待，切不可粗枝大叶，以遗人夭殃。所以说，医生治病，要能知误。既能知他医之误，又能知自己之误，误必纠之。最怕不知误或讳误。因此，在纠误过程中，始终要注意“伤”字。

**病案1**　王某，女，65岁。2006年1月25日就诊。

初诊主诉：持续性发热2个月。无明显诱因，发热从下午2点到次日凌晨6点，体温37.3~38.8℃，无恶寒，夜晚自汗、盗汗，晨起身乏力，腿沉困，下午、夜晚口渴，饮水多，口苦口干，二便调，眠差，纳少，食欲差，舌质紫暗，苔黄腻厚偏干，脉数有促象。在当地查胸腹部CT、血培养、痰培养、结核抗体、肾功能等均无异常发现。既往有心律失常、浅表性胃炎、十二指肠球部炎、脑梗死、失眠1年病史，服地西泮（安定）2片，能休息5~6小时，此为邪伏膜原之证。方用达原饮化裁。处方：厚朴10g，槟榔10g，黄芩10g，草果6g，知母10g，生白芍20g，柴胡10g，白茅根30g，滑石30g（包煎），青蒿30g，生石膏30g，生甘草6g。10剂，水煎服。

二诊：服上药期间配服大复康，体温可降至37.2℃以下，停用西药则体温升高。仍低热，体温37.5℃，无恶寒，汗出，口唇脱皮，下午口渴饮水减少，痰转白，嗳气频，食欲减退，大便溏，脉细数。守方加强养阴之品。处方：厚朴10g，槟榔10g，黄芩10g，草果6g，知母10g，生白芍20g，柴胡10g，白茅根30g，滑石15g（包煎），竹叶10g，生石膏30g，白薇15g，制鳖甲30g（先煎），炒麦芽20g。10剂，水煎服。

三诊：服上药自觉双下肢酸沉，体温不稳定，37.5℃左右，盗汗，下午体温较上午高，夜间11点到凌晨2点时高，口干，下午饮水多，纳差，二便可，嗳气，舌质淡暗胖，苔白厚腻，脉细。上按邪伏膜原治之乏效，今以阳经郁火治之。处方：葛根30g，升麻10g，柴胡10g，羌活6g，独活6g，防风10g，白芍10g，党参10g，白茅根30g，车前草30g，生甘草6g，天花粉10g，生姜3片，大枣4枚（切开为引）。15剂，水煎服。

四诊：近期体温波动较大，中午睡醒时体温37.4℃，20分钟后体温自降至36.5℃左右，服药期间有2天体温下降，无盗汗，近2天，午后体温升高至37.4℃左右。晚间热，自扪肌肤热；口干口黏，饭后嗳气，脘部痞实；大便干，2天1次；睡眠差，口干时上午不欲饮；午后欲饮；气短乏力，面色萎黄，语声低弱，舌欲溃疡；舌质暗，苔白厚，脉沉滞。处方：杏仁10g，豆蔻10g（后下），生薏苡仁30g，厚朴10g，清半夏10g，竹叶10g，滑石30g（包煎），通草6g，青蒿30g，黄芩10g，生甘草6g。10剂，水煎服。2006年4月7日来告服上药低热渐除。

本案患者有不寐及卒中病史，近2个月出现发热无恶寒，自汗，盗汗，口干，口苦口渴，纳差，舌质暗苔黄厚，按邪伏膜原，治以柴胡达原饮病情无减。细问症状，有出气热，小便黄，嗳气，疑为阳经郁火，以升阳散火汤，以发散郁火，初见小效。自扪肌肤热，大便干，2天1次，脘腹痞满，苔白厚，仍口干，口苦，此为上、中、下三焦俱病，湿热弥漫，用三仁汤加味宣畅气机，清利湿热，病情渐好。由此可见，治疗疾病的过程，也是认识疾病的过程，对病情复杂，寒热、虚实难以在初诊辨明者，应重视复诊。在三诊时，明了治疗的得与失，及时调整治疗的方案及用药，才能渐治渐佳。

**病案2**　王某，男，74岁。2005年9月21日就诊。

初诊主诉：后半夜胃痛1年余。每晚2点多胃痛，嘈杂不适，按揉觉舒，伴烧心，无泛酸，无嗳气，不能食生冷及硬食，大便有时干，每日1次，小便夜频；眠差，纳少，夜晚口干；近10余日感冒，咳嗽，吐黏痰，咽痒；舌质红，苔黄腻，脉沉弱。诊断为胃痛（脾胃虚寒）。此为脾胃虚弱，运化无力，积滞内停，气机郁滞所致，故见胃痛之证候。治用灵动法，健脾和胃，理气止痛。方以健脾丸加减。处方：党参10g，炒白术6g，茯苓10g，制半夏10g，陈皮6g，砂仁3g（后下），草果3g，草豆蔻3g，黄连3g，重楼10g，延胡索6g，煅瓦楞子15g，决明子20g，杏仁10g，生甘草6g。7剂，水煎服。

二诊：服药4剂，呕吐，血压升高，遂停服。症状同前。舌质红，苔黄（染苔，服甘草片），脉细。从痰热治之，方以黄连温胆汤加减。处方：制半夏10g，陈皮10g，茯苓10g，炒枳实10g，竹茹15g，黄连3g，佛手3g，炒麦芽20g，生甘草6g。6剂，水煎服。

三诊：服药后呕吐止，咳嗽愈，仍胃痛吞酸。此为木土壅郁。以越鞠丸、小柴胡汤、丹参饮加减。处方：川芎10g，炒苍术10g，炒神曲10g，栀子6g，制香附10g，柴胡10g，黄芩10g，制半夏10g，党参10g，丹参30g，檀香3g（后下），砂仁3g（后下），生姜3片，大枣3枚（切开）。6剂，水煎服。随访，临床治愈。

患者年逾古稀，脾胃虚弱，运化无力，水停成为湿，食停成为积，湿积内生，阻滞气机，气机失和，郁久生热，故胃痛嘈杂烧心；复因感冒，风邪袭肺，肺失宣肃，咳嗽吐痰。权衡正邪盛衰，则正虚不甚，邪实不重，故施以灵动法。以健脾丸加减，治疗乏效，出现呕吐、血压升高。详审病证，胃有痰火，参、术有碍，胃气上逆，改用黄连温胆汤加减。药后呕吐止，咳嗽愈，仍胃痛吞酸，此系木土壅郁，以越鞠丸、小柴胡汤、丹参饮加减，效果较好。纵观治疗过程，初诊不应，二诊详审，知误何处，速更方药，病情好转。效又更方，此为病机有变，当药随证变，治不失度。虽三易其方，然其法乃一，俱属“灵动法”之活用。

以上是治疗内科杂病临证思辨的主要方法，具体到临床实践中，可以用一种方法，也可以两种或多种方法结合使用，圆机活泼，不失其宜。勿刻舟求剑，勿胶柱鼓瑟。在辨证过程中，还应注意综合、撮要、分析、识变、烛幽等，做到由此及彼、由表及里、去伪存真。

## 三、方药功夫

作为合格的中医师，必须会遣方、用药。遣方即医生治疗疾病时开出的药方。按照立法原则，由多少不等的药味所组成，通过周密的组方，药物可以更好地发挥其作用。根据病证不同，方子规格也各有不同。金代成无己把方的组成归纳为大、小、缓、急、奇、偶、复，称为七方，直到现在仍有重要指导价值。

遣方如派兵。派兵要有兵可派，而且要有更多的兵可派。遣方也是如此。如果一个医生掌握的方子不多，到用方的时候就困难了。中医的方，历代以来，浩如烟海，谁也不能把它都记在脑子里，但常用的基本方却不可不记，如最常用的经方、时方和经验方。经方数量不大，其识见高明，用意深远，奥妙无穷，只要用之得当，效如桴鼓，故有曰“能起大病者经方也”；时方内容更为丰富，适应面更宽，疗效亦很显著，是中医治疗的发展，应多读多记；经验方包括他人和个人的经验方，有些还是独特的。我以为，多读方，多记方，既可以便于临床应用，又是自己组方的基础，多多益善。

但需说明，疾病是千变万化的，也是很复杂的，有些方子对证，有些方子不一定完全对证，因此，就要灵活加减变化，或取其方义，或化裁其方，务求与病相符。正如清·吴仪洛在《成方切用》中说："病有标本先后，治有缓急逆从，医贵通变，药在合宜。苟执一定之方，以应无穷之证，未免虚虚实实，损不足而益有余，反致杀人者多矣。用方之切于病，岂易易哉。"清·汪讱庵在《医方集解》中也说："庸医浅术，视之懵如，乃拘执死方以治活病，其不至于误世殃人者几希矣。"汪氏之言，决不是不要成方，而是说如何活用其方，不能以词害义。

用药与遣方的关系最为密切，辨证的落脚点在用方用药。药用的是否恰当，直接关系到疗效。譬如作战，即使战略战术正确，若兵不精或用兵不当，也是难以取胜的。要想把药用好，需注意以下几个方面：一要熟悉每味药的性能。中药品种各异，其性味功能也各不同，很多药物性能并不单一。如玄参既能清火解毒，又能养阴生津；鳖甲既能滋阴清热，又能软坚散结；大黄既能泻热通肠，又能破结行瘀；远志既能安神疗忘，又能治疮疡肿毒等。二要掌握药物用量的分寸。该用大量的不用大量为药疲于病，不该用大量的用大量为药过于病，过与不及，同属于失。三要明确处方中药与药用量的比例。在一个处方中，有些药可用至30g或更多，有些药用量数克或更少，有的必须等量使用。同时根据病症新久不同，用量也有讲究。如久咳须佐用汗透，深痹须伍用驱风，但分量要轻，否则有开门引盗之误。四要注意药物的炮制。通过炮制，药物性能会有改变。如大黄生用则泻力大，炭用则泻力小并能止血；干姜生用则温中散寒，炭用则温经止血；红花生用则活血散瘀，炭用则散瘀止血等。如油、盐、醋、蜜、糖、酒等，也是制药必备。五要注意鲜药的使用。有些药鲜用比干用好，如白茅根、苇根、竹叶、石斛、车前草等生用较佳。前人也很重视鲜药的使用，四生丸即是其例。

## 四、文学功夫

中医理论博大精深，玄奥难穷，中医书籍浩如烟海，汗牛充栋，要学好中医，用好中医，没有深厚的古汉语知识是比较难的。试观历代的大医家，都有很深厚的古汉语底蕴。我幼上私塾，诵读经史，对"四书""五经"包本背诵，为后来学好中医奠定了古文学基础。试观古今精于医者，无不文理精通。文是基础，医是楼，文理不通则医理难明，学好古文当是学好中医的基本功之一。秦伯未说过："专一地研讨医学可以掘出运河，而整个文学修养的提高，则有助于酿成江海。"（《秦伯未医文集》）。我还懂得音韵，常写旧体诗以抒发情怀，如"夏日闲吟"云："南山当户户常开，且喜清风日日来，一曲瑶琴能惬意，仰观明月净灵台。"平素喜爱音乐，自学拉二胡，自娱自乐。上私塾讲究写毛笔字，奠定了写毛笔字基础，故在业余时间也常练习书法，以陶冶性情。看来这些虽不属于医学内容，但它与医学有着相互启迪、相互连通的关系，都可以增强心有灵犀的亮点，扩大知识内涵，达到一专多能的效果。

总之，医生功夫是多方面的，其内涵非常丰富，要达到相当高度和深度是很不容易的。功夫必须常练，越练越熟，越练越扎实，越练越巧，越练越能得心应手。

# 谈治病求本

本，是本始、根本、由来之意。宇宙间各种各样的现象，都有它的真实本质。与本相对的就是标。所谓标，是指次要和现象而言。一般说来，现象是本质的反映，有什么样的本质就反映出什么样的现象，现象与本质是一致的。然而事物的变化是错综复杂的，往往有现象与本质不一致的，通常叫做假象。从疾病来说，人的个体有差异，病情有兼杂，也往往出观现象与本质不—致的病证。鉴于此，透过观象去认识疾病的木质，是医者首务之急。所以《素问·阴阳应象大论》说："治病必求于本。"此"本"指阴阳而言。张景岳则阐明其义说："本，致病之原也。人之疾病，或在表，或在里，或为寒，或为热，或感于五运六气，或伤于脏腑经络，皆不外阴阳二气，必有所本。故或本于阴，或本于阳，病变虽多，其本则一。知病所从生，知乱所由起，而直取之，是为得一之道。譬之伐木而引其柢，则千枝万叶莫得弗从矣。倘但知见病治病，而不求其致病之因，则流散无穷。"历代医家，凡技术高明、疗效显著者，莫不遵循这个原则而后然。在祖国医学里，很早就有这样几句话，即"见痰休治痰，见血休治血，无汗不发汗，有热莫攻热，喘生休耗气，精遗不涩泄，明得个中趣，方是医中杰"。这是治病求本之理，也是治病求本的真知灼见之言。辨证、立法、用方这三个环节缺一不可，若有一个环节不精不细，就会影响治疗效果。而辨证是其中最重要的一个环节，假若证辨错了，其立法用方自然也就错了。究而言之，辨证就是求本。

## 一、求病因之本

各种疾病，都有其致病之因，既有其因，就必须求其因。然而疾病的原因又非常复杂，有因外感六淫而得的，有因内伤七情而得的，有因饮食劳倦而得的，有因外伤而得的，亦有因瘀血痰饮而得的。但痰饮、瘀血并非原始病因，而是脏腑功能失调的病理产物，它能直接或间接地作用于机体的某些脏腑组织，引起各种疾病，所以也称它为致病因素，有人说它是第二致病因素，也有其一定道理。固然，各种疾病都有其致病之因，但由于人的体质不同和自然气候变化的复杂性，在感受六淫之邪以后，往往出观“互见互化”的情况。所谓互见，是指同时感受两种以上病邪而发病；所谓互化，就是在一定条件之下，可以出现相互转化。所以在研究外界气候变化与疾病发生的关系时，必须注意到人体的内在因素。不仅外感是这样，内伤也是如此。如“五志”化火，食积化火，饮冷化寒等，都与人的体质有一定的关系。由此可见，治病求因重要，求因中之因则更为重要。临床上都必须下功夫探求各种致病之因，而后从因施治，方可无误。故《素问·至真要大论》说：“有者求之，无者求之，盛者责之，虚者责之。”“有者”“无者”是指有邪或无邪，有邪者辨其邪，无邪者辨其虚。也有人认为“有者”“无者”，是指有此症状和无此症状而言。有此症状的就要追求它发生的原因。应有此症状而反不发生此症状的，也要追求它不发生的原因。此两种解释虽有不同，但从求因的实质精神来看则是一致的。每一个疾病所出现的症状，是错综复杂的，症状所表现的虚实，往往不等于实际的虚实。同时，同一实证和虚证，情况也有所不同。如实证应下者，尚有三承气之别；虚证应补者，亦有气血阴阳之分。如果不研究其盛何以盛，其虚何以虚，就失去了辨证求因的原则要求和实际意义。

1973 年，我与某老师协同治一湿热为患且较严重的脚气病，就是求因而治愈的。患者，男，57 岁，某化工厂锅炉工人。因劳动后用装过化学漆的铁桶储存的水加温洗澡，第 2 天即感不适，继之右足胫水肿，不数日，整个右下肢肿胀欲裂，疼痛亦较严重。当地医院先诊为过敏，后诊为栓塞性静脉炎，曾用过各种抗过敏药物和消炎药物，中药亦曾用过清热解毒，活血化瘀之剂，辗转月余，病势日增，谓非截肢不可。患者不同意手术，乃来郑州就医，经某医院检查，亦谓非截肢不能治。患者仍不同意手术，随就诊于中医学院。我同某老师会诊，症见右下肢焮热红肿，肿势很重，小腿和足部发红而紫黯，不能伸屈，舌苔厚腻而黄，舌质紫暗，脉象滑数有力。但体温一直不高，白细胞数量正常。根据患者发病的整个情况来看，乃为劳后汗出肌疏，感受水湿之邪而致。由于水湿之邪瘀阻经络，压抑脉道，郁而化热，郁而致瘀，瘀和热是病之标，湿是病之本，此属湿脚气之重证。即以鸡鸣散加减投之。处方：木瓜 30g，吴茱萸 12g，陈皮 12g，防己 12g，紫苏叶 12g，槟榔 12g，苍术 12g，黄柏 12g，土茯苓 30g，薏苡仁 30g。水煎服。患者服第 1 剂后即觉见效；经加减服至 30 剂后，能下地行走；服 60 剂后，基本恢复正常，欣然返回原单位，继续服中药治疗。随访 3 年，健康如常。此治疗期间，未用任何西药。

## 二、求病机之本

病机，是疾病发展变化中最关紧要和最本质的部分。正如张景岳所说："机者，要也，变也，病变所由出也。"所以中医在审察疾病时，非常重视病机，只要把病机真正找出来了，理、法、方、药的运用必然合拍而恰当，治疗效果也自然显著而迅速。诚如唐代王冰所说："得其机要，则动小而功大，用浅而功深。"反之，如果抓不住病机，或分析不出病机，在治疗上就难免有盲目性，甚至出现不良后果。故《素问·至真要大论》反复告诫要"审察病机""谨守病机"。究竟哪些算是病机呢？举例来说，如《素问》"病机十九条"就是病机的概括，它反映出中医辨证的基本方法，它把相同的病因出现不同的症状和相近似的症状而病因不同进行了概括性的归类，以便于同中求异，异中求同，这对于临床辨证，起到了执简驭繁的作用。再如《伤寒论》太阳经证，在治疗上，之所以有麻黄汤、桂枝汤之别，就在于病机不同。前者为表实，后者为表虚，表实和表虚，就是太阳经证中的具体病机，临床上只要把表实和表虚这个病机找出来了，麻、桂二汤的使用，也就各适其宜了。再从完整的概念来说，病机应包括发病、病因、病位、疾病的性质和传变等方面，它可分为具体证候的机制和疾病的总机制，二者是密切相关的，但后者具有普遍指导意义。如阴阳失调、邪正虚实和脏腑、经络、六气等病机，就具有普遍指导意义。兹就此再略述其义。

在正常生理情况下，人体阴阳经常处于相对平衡状态，即《素问·生气通天论》所说"阴平阳秘，精神乃治"。若因为某种原因，平衡协调遭到了破坏，即有偏胜的状态出现。有偏胜就有偏衰，偏胜偏衰，就是病理状态。尽管疾病有多种多样，若从阴阳这个原则来分析，总不外乎阴阳的偏胜偏衰。所以分析疾病首先要分析出阴阳的偏胜偏衰，偏胜偏衰的症状出现，可概括为"阳虚则外寒，阴虚则内热；阳盛则外热，阴盛则内寒"。这种概括，可以说是由博返约、至精至要之言。明于此，乃能触类旁通，探精入微。如阴虚这种证候，就应辨出几种不同情况：一为阴虚而相对的阳盛，此非阳之过盛，乃阴之不足，显得相对的阳盛，在治疗上应采取滋阴以配阳，即"壮水之主，以制阳光"的治法，亦即《素问·至真要大论》所说"诸寒之而热者取之阴"之理，可用六味地黄汤治之，或加桂附以引火归原，导龙入海，若妄用苦寒，则有损阳之弊；一为阴虚而火旺，即既有明显的阴虚，又有明显的阳盛火旺之象，宜用大补阴丸、知柏地黄丸之类以滋阴降火，不如此，则阴难复而火亦难平；一为水涸而火飞，多为温热病后期，真阴大伤，阳失而飞越，病势较重，应急予三甲复脉汤以滋水涵阳，挽救垂危。

总之，疾病的发生，可谓之阴阳失调，但引起失调的原因和失调后的变化是比较复杂的，临床贵于详辨。

1978年我曾治一阴阳失调的低热患者，男，26岁，干部。自述于1978年6月出现头痛，头晕、低热、四肢无力，失眠、食欲减退，形体瘦弱。经医院检查，均未找出低热原因，后就诊于我。根据其整体情况及治疗经过，诊为阴阳失调，且属阴阳俱不足并有阳浮之象。随以桂枝龙牡汤加味治之。处方：桂枝9g，白芍9g，生龙骨30g，生牡蛎30g，白薇12g，制附子9g，麦冬12g，炙甘草6g，生姜9g，大枣4枚。水煎服。服药6剂，体温由37.3℃降至36.9℃，低热消失，精神、睡眠均转好。于此可见，治病必须审查阴阳的盛衰，以求其本。

## 三、求病性之本

所谓病性，是指疾病的性质。从大的方面来说，疾病的性质不外乎虚、实、寒、热而已。

虚与实，是体现人体正气与病邪相互斗争消长的病理。所谓实证，主要是指邪气过盛和机体功能亢盛，或机体正气虽伤而未衰，正气积极与邪气抗争，正邪相搏，其势俱盛，在临床上即出现一系列有余亢盛的证候，如白虎汤证、承气汤证。此即《素问·通评虚实论》所说“邪气盛则实”；所谓虚证，主要是指正气虚衰，功能衰弱，或正气不足以与邪气抗争，在临床上即出观一系列不足、衰退的证候，如四逆汤证、理中汤证，此即《素问·通评虚实论》所说“精气夺则虚”。形成虚证和实证，除与人体正气强弱有着重要关系以外，与病因性质和病程长短亦有密切关系。一般来说，外感六淫，或痰、食、血、水的停聚，常为形成实证的因素；阴阳气血不足，常为形成虚证的因素。从病程来说，疾病初期、中期多为实证，疾病后期或久病不愈多为虚证。实际上这与正气受损程度不同有关。在疾病发展变化过程中，邪正双方在疾病中的地位决定着疾病的虚实性质，同时疾病的转归也取决于正邪斗争的结果，正旺邪衰则病退，邪盛正衰则病进。所以我们在审查病机时，必须注意到邪正消长情况。由于正邪斗争的消长变化，虚证和实证也不是一成不变的，往往出现虚实互相转化的情况。如实证病程较长或攻伐太过，正气损伤，即由实转虚；虚证日久，治疗失时，正气无力驱邪，常可形成痰、食、水、血结聚的虚实夹杂证侯。所以说虚、实证是相对的，不是绝对的。临床上依据虚证和实证所表现于外的症状，再加以去粗取精，去伪存真的分析研究，是不难辨认的。

寒与热，是辨别疾病性质的两个纲领，是用以概括机体阴阳偏盛偏衰的两种证候。阳盛是机体脏腑组织器官的兴奋性增高，代谢活动增强的一种反应，它可以由于温热外邪侵袭或情志郁而化火所致；阳虚是机体脏腑组织器官的反应性低下，代谢活动减弱，本身生理功能减退的一种反应。阴盛是机体脏腑组织器官的抑制性增高，代谢功能障碍的一种反应。它可由于寒湿之邪侵袭，超过人体阳气的温运功能所引起，亦可由阳气虚弱，无力温煦运化阴液所致，前者属实，后者属虚实夹杂；阴虚是机体由于精血、津液等阴液不足，相对地造成阳气偏亢，而使机体脏腑组织器官的功能活动虚性亢进的一种反应，即所谓“阴虚生内热”。总之，寒为阴象，热为阳征。热可以由于阳盛，亦可由于阴虚；寒可以由于阴盛，也可由于阳衰。偏盛属实，偏衰属虚。在病变过程中，寒证和热证是可以互相转化的。本属热证，但因日久正气虚衰，阳气不足，可出现虚寒证候；反之，虚寒之证，正气来复，由寒转热，是为病退转愈之兆。辨证之寒热，实际上就是辨阴阳之盛衰。

总之，虚、实、寒、热可以说是疾病性质的四个大方面，临床上能把虚、实、寒、热分辨清楚，治疗就不会有原则性的错误。单纯的虚证、实证、寒证、热证并不难于分辨，难在虚、实、寒、热错杂和真假，它们孰多孰少，孰主孰次，孰真孰假，往往有似是而非之象，辨之不可不详，不可不慎。

虚、实、寒、热不是空泛的，具体到某个病证上，都有其具体内容。如《伤寒论》阳明腑实证，症见潮热谵语、便秘、腹满而痛、脉沉实等实热之象，据此进一步分析出这是外邪入里化热，与大肠燥热相合，以致津液被耗，燥结成实，成为里热实证，这就是阳明腑实证的性质。临床所见之证，都应当把它的性质找出来，才能明确地确定治疗方针。

1977 年经我治愈 1 例右眼流泪羞明之证，就是按照这个原则进行辨证的。患者，男，15 岁，沈丘县人。自述于 1977 年 10 月发热，服安乃近而热退，而后不久，右眼发生见光流泪，逐渐加重，既不能见阳光，也不能见灯光，在阴天和灯光之下亦流泪不止。当地医院诊为角膜炎，曾用氯霉素眼药、红霉素眼药、泼尼松眼膏等均无效，又用中药 40 多剂亦无效。于同年 12 月来郑州就医，经某医院检查为浅树枝状病毒性角膜炎，用药亦无效。后就诊于我。症见右眼泪如雨下，自觉泪水发热，眼胞微肿，不红不痛，视物不昏，舌苔薄黄，根据脉呈弦象。苔黄、脉弦、泪热之征，乃系心肝火旺，上走空窍，迫液外出之证。遂疏方与服。处方：荆芥 9g，栀子 6g，黄芩 6g，黄连 4.5g，生地黄 12g，木贼 12g，夏枯草 15g，连翘 9g，菊花 9g，甘草 4.5g。水煎服。1978 年 3 月 13 日复诊，上方服 30 剂，基本痊愈，惟见强阳光稍有流泪。宗上方去生地黄，加桑叶 30g，密蒙花 9g，当归 9g，白芍 12g，川芎 3g。水煎服。月余后得悉，患者完全康复。

## 四、求病位之本

疾病的变化部位，不外乎表、里、上、下。表里是代表病变部位的浅深，标志着病理变化的趋势；上下亦代表病变的部位，体现阴阳气血升降顺逆之机。

表与里是相对性的概念，表中有表，表中有里，里中有里，里中有表。至于表证与里证的形成，大致有如下三方面因素：①病邪性质与表证和里证的关系。一般来说，六淫之邪首先犯表，形成表证；七情、饮食、劳倦所伤，则病起于里，形成里证，正如《素问·调经论》所说："其生于阳者，得之风雨寒暑；其生于阴者，得之饮食居处，阴阳喜怒。"②正气强弱与表证和里证的关系。如素体虚弱，感邪之后，正气不支，邪易入里，"实则太阳，虚则太阴"，即是此义。③治疗正确与否与表证和里证的关系。这也关系正气的问题。当疾病形成之后，治疗是否得当，直接关乎疾病预后是否良好。假如失治或误治，造成正气损伤，抗邪无力，病邪即由表入里，成为里证。若治疗适当，正气来复，病邪即可去表或由里出表，温病学中的"透营转气"之法，就是这个道理。由于邪正双方斗争的力量不断发生变化，所以表证和里证亦不断有出入的变化。临床上辨别病变表里部位固然重要，而辨别表里出入的趋势尤为重要，因此，必须用动态观念去对待它，分析它。此外，表里同病，以及表里与寒热的关系等，均应注意，不可忽视。

上与下，是代表病变部位的高低。一般来说，在上部出现的症状，是上部病变的反映；在下部出现的症状，是下部病变的反映。然而人体经络相通，升降相因，往往有病在上而反映于下，病在下而反映于上的情况。如肺热叶焦而出现的痿躄，为病位在下而病本在上；肾阴亏虚而出现的眩晕，为病位在上而病本在下。在正常生理情况下，脾主升，胃主降，是人体阴阳气血升降的枢纽。当升则升，当降则降，升中有降，降中有升，二者是相辅相成的。其他各个脏器，无不配合脾胃以完成升降运动。若果升降之机失常，就会出现太过、不及等失调现象。不及方面，有升之不及的，如气虚不能上升出现眩晕、耳聋、目障等；有降之不及的，如肺失清肃出现的喘咳、气逆等。太过方面，有升之太过的，如肝气上逆出现的眩晕、耳鸣等；降之太过的，为肺气清肃过度而致心气被抑出现的心悸、气短等。在升降失调后，还有上不制下的，如中气虚的脱肛，肺气虚的遗尿、小便频数等；有下不制上的，如肾不纳气的喘息气短等。有应升而反降的，如脾失升清而反下降的飧泄病；有应降而反升的，如胃失降浊而反上逆的膜胀等。由此可见，上下与升降是密切相关的，故在临床上，有病在上而取之下，病在下而取之上的。

1978年我曾治愈1例小便不通患者，主要是遵“病在下取之上”的原则治疗的。患者，女，6岁半。某日，患者随其小姨看电影，欲解小便，她小姨吓唬她，让她强忍住。由于精神紧张，回家后小便就排不出了，即服中药2剂无效，乃住院治疗，先行导尿，继用针药。但导尿管一取出，仍然不能排尿，拍片2张，未发现异常，辗转10天之久，而后询方于予。根据患者忍尿的当时精神状态，乃系肺气壅滞，肝失疏泄，以致升降失常，膀胱气闭，小便不通。随采取提壶揭盖法治之，以冀“上窍开，下窍泄”之效。处方：麻黄3g，杏仁6g，升麻4.5g，柴胡3g，白芍9g，牛膝9g，甘草3g。水煎服，并嘱服药后10min探吐。患者家属先把导尿管拔掉，按法服药，当时小便即通，不再用导尿管了。观察数日，乃出院回家。但小便有次多量少之象，尿道不疼痛，尿色不黄。症见面色较淡，脉象乏力。乃改用补气养阴兼疏利之剂与服。处方：生黄芪15g，生白芍9g，干地龙6g，怀牛膝9g，琥珀1g（冲服），滑石9g（包煎），冬葵子6g，甘草3g。水煎服，继服数剂而痊愈。

## 五、求病体之本

祖国医学认为，疾病的发生、发展与人的体质往往有密切的关系。由于体质的不同，正气强弱有异，有感邪后立即发病的，也有不立即发病的，有很快就痊愈的，也有延久不愈的。一般肥胖体质，多偏阳虚，多痰多湿；消瘦体质，多偏阴虚，多火多气。阳虚和阴盛之人，感邪后易从寒化；阴虚阳盛之人，感邪后易从热化。还有年龄的不同，发病情况也不同。如儿童为稚阳之体，机体内阳气萌发初升易动，故感邪后易于化热化风；青年气血旺盛，病后多见实证、热证；老年气血亏虚，元气不足，病后多见虚证、寒证。

除注意体质情况与发病的关系而外，还应注意到人的精神状态。人的精神面貌、思想状态，对疾病的发生、发展和预后，有很大影响。可以促使病愈，又可以促使病进。例如精神情志受到过度而强烈的刺激，可使人眠食俱减，形体衰弱，此即所谓“因郁致病”，所以医务人员在治疗因精神因素而引起的疾病时，必须首先仔细地做好患者的思想工作，充分调动患者的积极性，从而使患者树立战胜疾病的信心，否则，单纯的药物治疗，效果是不会好的。正如《类证治裁》所说：“若不能怡情放怀，至积郁成劳，草木无能为挽矣。岂可借合欢捐忿，萱草忘忧也哉？”

也可能有人这样问，中医治病不像西医那样诊断具体，况且方药又很不一致，为什么能获得疗效呢？这就是中医辨证论治和因人制宜的结果。如果只见病不见人，不根据体质的情况，特别是在病变过程中人的正气盛衰消长的情况，单纯的见病治病，是不能获得满意疗效的，甚至会导致不良后果。

在一定意义上来讲，人体在患病以后，正气存在着不同程度的虚弱情况。从《伤寒论》112方中所用93味药来看，用炙甘草者70方，用大枣者40方，用附子者23方，用人参者22方，这说明仲景在治疗指导思想上，以固正气为本。当然也并不是说每个病每个方都要加上扶正药物，而是说时时要考虑到人体的正气情况，方可立于不败之地。

1979年我曾用加味补中益气汤治愈1例感冒发热患者，就是从体质因素方面考虑施治的。患者，女，50岁，干部。素体气虚，容易感冒，每次感冒需服补元之剂而后愈。此次感冒，系风热为患，投以辛凉解表之剂而愈。但初愈之后即上班工作，又复感寒，发热不退，每天体温38℃左右，下午较重，夜间心烦少寐，背恶寒明显，缠绵20余天不愈。予曾投清解和和解之剂均无效。细审此证，仍为气虚感冒，遂用补中益气汤加味治之。处方：党参15g，黄芪30g，炒白术9g，当归9g，陈皮6g，升麻3g，柴胡3g，青蒿9g，鳖甲30g，白薇9g，夜交藤30g，合欢皮12g，炙甘草6g，生姜3片，大枣3枚。水煎服。上方服1剂半，热即退，能下床活动，惟觉夜间尚有烘热之象。原方加白芍30g，继服数剂而痊愈。

# 浅谈人身之水火

自然界之水火，是人类生存必不可少的东西，其形象是显而易见的；而人体内之水火，是生命活动极为重要的物质和功能，其形象不是显而易见的，它对于人体生理、病理、诊断、治疗等方面都具有极为重要的意义，有深入研究的必要。故就个人所知，浅谈于下。

## 一、水火的来源

人身之水火，可分为先天之水火和后天之水火。先天之水火，禀受于父母，钟于未生之初，与生俱来，即元阴、元阳之气。元阴又称“真阴”“真水”“元阳”又称“真阳”“真火”。称“真”者，意为受生之初，为性命之根，乃先天真一之气，藏之于肾，系于命门，实受之于肾（父母），藏之于肾（自身），而又传之于肾（下一代），如此代代相传，生生不息。后天之水火，源于水谷，生于脾胃，由脾胃化生的精微物质，或为精为血，或为营为津，从广义言之，皆为水阴之体。由这些物质化生的热气、热能，即称为阳气，亦称之为“火”。故《医宗必读》说：“人身之水火，即阴阳也，即气血也。”《血证论》也说："人之一身，不外阴阳，而阴阳二字，即是水火，水火二字，即是气血。"

## 二、水火之间的关系

水与火的性质是对立的，自然界之水火是不能同处的，即所谓"冰炭不能同炉"。而人身中之水火则不然。人身之水火，原同一气，不可分离。水为阴，其性寒；火为阳，其性热。假使火中无水，其热必极，热极无阴，而人之生机就要绝灭，即"独阳不长"之谓；反之，水中无火，其寒必极，寒极无阳，而人之生机亦必灭，即"孤阴不生"之谓。水之所以生，所以行，全赖水中之火；火之所以明，所以用，又全赖火中之水。二者相互依存，相互资生，相互为用，而又相互制约，以维持人体阴阳的相对平衡。正如赵献可在《医贯》中说："先天水火，原属同宫，火以水为主，水以火为原。"

虽然水中有火，火中有水，相互贯通，彼此抱合，但火仍是火，水仍是水，各不相混。这种相反相成的关系，正是人体维持相对平衡状态，保持人体正常的生理活动的自身调节性。

## 三、水火的作用

水火在人身的作用是多方面的，兹从以下三个方面谈起。

1. 水火对脏腑功能活动的作用　人体的生命活动是脏腑功能活动的反映，而脏腑功能活动的物质基础和动力，又是水与火。以阴阳言之，各脏皆有阴阳，如心阴心阳，肝阴肝阳，脾阴脾阳等。以水火言之，"有水中之火，有土中之火，有金中之火，有木中之火"；"有火中之水，有土中之水，有金中之水，有木中之水"（《医贯》）。五脏的正常生理活动，就是各脏阴阳协调，水火相济的作用。究其源，各脏的阴阳水火，皆与命门有关，命门是各脏阴阳水火的发源地。正如张景岳所说："命门为元气之根，为水火之宅。五脏之阴气，非此不能滋，五脏之阳气，非此不能发。"所以心赖之则能主神明，肺赖之则能主治节，脾赖之则能主运化，肝胆赖之则能主谋虑和决断，膀胱赖之则能主气化，大小肠赖之则能主传导。在脏与脏、脏与腑的关系中，也往往呈现着水火的作用，如"心肾相交"就是如此。《慎斋遗书》说："夫肾属水，水性润下，如何而升？盖因水中有真阳，故水亦随阳而升至于心，则生心中之火。心属火，火性炎上，如何而降？盖因火中有真阴，故火亦随阴而降至于肾，则生肾中之水。其所以使之升降者，水火中之真阴真阳也。"这就说明了"心肾相交"是水火阴阳的升降作用。又如肾与膀胱的关系，肾为水脏，膀胱为水府，其水液必须依赖肾脏水中之火的温化蒸腾，才能排出体外，故《素问·灵兰秘典论》说“膀胱者，州都之官，津液藏焉，气化则能出矣”。总之，命门元气，具有极其强大的生命活力，各个脏腑、各条经脉、各个组织，都必须得到元气的激发与推动，才能发挥其生理功能的作用。所以，元气愈充沛，则脏腑愈强盛，体质愈健康。

2. 水火对人体“气化”功能的作用　水火不仅关系各个脏腑的功能活动，更关系整个人体的“气化”作用。所谓气化，简言之，就是体内某些物质化为气，气又化为某些物质，也就是饮食在体内的化气、吸收、成形和排泄的变化过程。举凡人体内气机的运行变化，脏腑的功能作用，气血的输布流注，脏腑之气的升降开阖等，都是“气化”作用的结果。“饮入于胃，游溢精气，上输于脾，脾气散精，上归于肺，通调水道，下输膀胱，水精四布，五经并行”(《素问·经脉别论》)，也是通过“气化”作用，才能完成的。在“气化”过程中，“火”是很重要的，火交于水，水才能化为气，若火不足以蒸水，则津液不升，气不得化；反之，水不足以济火，则津液干枯，亦不能化气。人体“气化”功能的基本形式是升、降、出、入。升者，升其清阳；降者，降其浊阴；出者，吐故；入者，纳新。以此进行新陈代谢，维持生命活动。“上焦如雾”“中焦如沤”“下焦如渎”，这种“雾”“沤”“渎”，一方面概括地形容了三焦的功能，另一方面也概括地说明了气化的活力。气化的活力在于火，气化的道路在于三焦。“焦”字含有热的意思。三焦的热，是来源于命门之火，是通过气化的作用来体现的。所以说三焦为水谷出入流化之道路。正如《华氏中藏经》所说：“三焦者，人之三元之气也，号曰中清之腑。总领五脏六腑、营卫经络、内外左右上下之气也。三焦通则内外上下左右皆通也，其于周身灌体、和内调外，营左养右，导上宣下，莫大于此者也。”

3. 水火对人的生命的作用　水火不仅对人体生理功能活动有重要作用，而且对人的生命维持亦有重要作用。人之有阳（火)，犹天之有日；人之有阴(水)，犹地之有水。天无日则不能光明，人无阳则折寿而不彰。地无水则不能润沃，人无阴则不能生长。故张景岳说：“造化之权，全在水火。”水火对于人的生命的作用主要可归纳为三个方面。第一，是人体的防御功能。人体肤表，充满着来自体内的阳热之气，以温煦肌肤和抵御外邪，为卫外之阳气，亦称为“太阳”。这种气主要来源于少阴肾中元阳之气，以熏肤充身，抵御外邪，所以说“少阴为太阳之根”。肾中元气充足，则抗邪有力，外邪不易侵袭，人少疾病，这是健康长寿的重要条件之一。第二，是脾胃消化吸收功能。脾胃为“水谷之海”，为气血生化之源，称为“后天之本”。脾胃之所以能“健运”不息，主要与命门真火的作用有关。它们之间的关系，如同灶釜之与柴薪。脾胃如灶釜，命火如柴薪，脾胃之所以能腐熟水谷，主要是命火的温煦作用。人能饮食，气血壮旺，亦是健康长寿的重要条件之一，即所谓“纳谷者昌，绝谷者亡”。第三，能使生机旺盛，生命力强。一般来说，人的全部生命，体质的强弱，寿命的长短，与先天禀赋的元气强弱有关。元气旺盛之人，则生长发育良好，衰老也较缓慢，平时生气蓬勃，精神充沛，身体强健，脑力充足，不易疲劳，劳则易复。有人把元气比作酵母，发酵离不开酵母，人的生命亦离不开元气。有人把它“譬之元宵之鳌山走马灯，拜者、舞者、飞者、走者，无一不具，其中间唯是一火耳”（赵献可）。亦正如花萼之荣在根柢也。所以元气堪称人身之原动力。

## 四、水火失调的病理与治法

人身的水火，宜平不宜偏，宜交不宜分。平则为协调，交则为既济。不偏则气和而温滋长养，偏则气乖而萧条寂灭；不分则气顺而氤氲蒸腾，分则气悖而流离颠沛。水中涵火，火中寓水，相依而不相离。明乎此，在治疗水火失调之病时，就必须于火中求水，或水中寻火。故王太仆说：“寒之不寒，是无水也；热之不热，是无火也。无水者，壮水之主，以制阳光；无火者，益火之原，以消阴翳。”这是“阳病治阴”“阴病治阳”的具体运用，也是治疗水亏火旺和火衰水盛的根本法则。

清代程钟龄根据水火失调的不同病理情况，在治疗上又提出了“滋”“温”“引”等法。所谓“滋”，是指水亏而虚火上炎，必须滋其水以制其火，亦即“壮水制火”之谓；所谓“温”，是指劳倦所累，元气受伤，而致“阴火”上乘，用甘温除热法治之，即“劳者温之”之理；所谓“引”，是指肾气虚寒，火被阴逼而浮游于上，此火不可水灭湿折，只能从其性而伏之，以“导龙入海”“引火归元”。

有偏盛必有偏衰，这是自然之理。人身水火失调后，不是水亏火旺，就是水盛火衰，常呈现偏盛偏衰的病理现象，因而在治疗大法上是扶其不足，抑其有余，臻于平衡。但要分辨出是真正有余，还是相对有余，使治疗更有针对性，以免“虚虚实实”之误。如水亏而火过于旺盛之证和水亏而火相对有余之证，在治疗上就有区别，前者宜滋阴降火，后者宜滋水添阴，否则，就有苦泄损阳、诛伐无过之弊。

根据阴阳互根、水火互济的关系，水与火的偏盛偏衰，是有阶段性的，任何一方虚损到一定程度时，常可导致对方的不足，以致最后出现“阴阳两虚”“水火两亏”。这些都是应当予以注意的。

总之，人身中之水火，虽有先天后天之分，但两者的关系非常密切，常相互滋生，相互依存，相互为用。而先天之水火是根本，是动力。因此，在中医学中所说的水火，多为先天的水火，本文之意亦基于此。

水火是人身之至宝，人非此无以生、无以立、无以治。正如《慎斋遗书》所说："故知两肾乃先天水火之窟。元气之厚薄，于此分焉；形体之寿夭，由此判焉。善保养者，使火不妄动，真气不损，存守于中。"明确了人身中水火的特性和功能，对于研究生理、病理、诊断和治疗，都具有极重要的意义，应当对它做进一步的探讨。

# 试论《伤寒论》的"扶正固本"思想

《伤寒论》是《伤寒杂病论》中的伤寒部分，重点论述了人体感受风寒之邪以后所引起的病理变化和证候特征。其内容之丰富，理论之精深，学术之渊远，疗效之显著，犹如高山大海，确有取之不尽，用之不竭之感。自《伤寒论》问世后，历代注述研讨这一经典著作者，不下三百家，他们明其理，析其义，莫不叹其高深。为了更好地继承和发扬祖国医学遗产，进一步探索《伤寒论》的深理奥义是非常必要的，应从各个方面去探讨之，研究之，以发其隐旨寓意。笔者且不论《伤寒论》中的具体证候，姑就其"扶正固本"思想，谈点意见。

《伤寒论》中的"扶正固本"思想，不仅在理、法、方、药中可以反映出来，而且在病变过程的各个阶段上亦无不贯穿着这一主导思想。兹从以下几个方面进行探讨。

## 一、固阴阳之本以扶正

人的生命活动之气，概而言之，就是阴阳二气。阴是物质基础，阳是功能活动，都是非常重要的。但从生命活动来看，阳气却占重要地位。《素问·生气通天论》说："凡阴阳之要，阳密乃固。"又曰："阳气者，若天与日，失其所则折寿而不彰。"当疾病发生以后，阴阳势必失调而受损。况伤寒为病，乃人体感受风寒之邪，风性疏泄，易致卫不外固，营不内守，而使阴阳受伤。寒为阴邪，易伤阳气，故寒邪伤人以后，阳气就有不同程度的虚弱。尤其传至三阴以后，阳气虚损，更为明显。故仲景在《伤寒论》中始终以护阳为主导思想。如太阳病发汗太过，致表邪未去而阳气已虚，出现汗漏不止之症，即于桂枝汤中加附子，温经固表以扶阳；太阳病误下，邪陷于胸，损伤心阳，但表仍未解，出现脉促、胸满、微恶寒之症，即又于桂枝汤中去芍药加附子以温经扶阳。去芍药者，因其阴柔，有碍复阳。从此可以看出，仲景在外感表证初期，对有阳虚之象的，即注意护阳。再如太阳病八九日，面色反有热色，身痒，此时表邪未解而正气已虚，不适于专用桂枝汤或麻黄汤，故用桂枝麻黄各半汤，取其微汗解表而不伤正。此虽未用扶阳之药，已深寓扶阳之义，可见仲景用心之良苦。“阴者藏精而起亟也，阳者卫外而为固也”（《素问·生气通天论》），护阳亦即护阴也。

仲景在《伤寒论》中，虽详于论寒，治重于温，但亦未忽于阴，他既注意到阴虚之体，也注意到阴虚之证。如“尺中迟者，不可发汗”（50条），“疮家不可发汗”（89条），“衄家不可发汗”（88条），“亡血家不可发汗”（89条），“汗家重发汗”（90条）等，皆为阴虚之体，属于禁汗之例，假若误用汗法，重伤阴液，势必出现一系列不良后果。在疾病的不同阶段，损阴的情况也有所不同，如阳明病，少阴热化证，阴液都有不同程度的损伤，仲景在立法用药上，皆充分考虑到阴伤的情况。

总之，仲景在固阴阳之本上，是阳虚者益其阳，阴虚者益其阴，阴阳俱虚者则兼而治之，然而鉴于伤寒病的特点，固阳又多于固阴也。

## 二、固气血之本以扶正

气血虽属于阴阳范畴，但又有其个性特点。从生理上讲，气血是人身中最为重要的物质。《素问·调经论》说：“人之所有者，血与气耳。”试观《伤寒论》的用药情况，亦足见仲景在治疗上是非常注重气血的，其用益气之品并不少于益阳之味，仅人参就使用了二十次。在太阳病中用之，少阳病中用之，阳明病中用之，三阴病中更用之。从证候情况来看，即使气不太虚，在某些情况下，亦用人参。如小柴胡汤用人参，不重在补气，意在同姜、枣益气和中以养正，以杜邪传入里之路，这是仲景扶正固本思想的深谋远虑。若患者气虚较重，不但重用人参而且与附子并用，如“发汗后，身疼痛、脉沉迟”（62条），用“桂枝加芍药生姜各一两，人参三两新加汤”治之，此非人参不足以补汗后之虚；少阴感寒入里，邪随寒化的附子汤证（34条），不但气虚，而且阳虚，故用附子以温真阳之本，人参以回生气之源，使之相得益彰。于此可见，仲景固气之本，也是非常突出的。

气为血之帅，血为气之母；气主煦之，血主濡之；无气则血失其帅、其煦，无血则气失其源、其濡。故仲景在《伤寒论》中，既重气又重血，尤其对有明显血虚之征的，仲景必谆谆告诫之曰：“伤寒五六日，不结胸，腹濡，脉虚复厥者，不可下，此亡血也，下之，死。”（347条）“血弱气尽，腠理开，邪气因入”（99条）以及前面已述的“衄家”“亡血家”“尺中迟者”

等，均可以说明仲景在用药之前就慎重地考虑到患者的血气虚弱情况，以免有损血之误。及至因病而致阴血亏损已甚者，仲景常以治血为急务，虽有他疾，亦应从缓。如 384 条的四逆加人参汤证，因霍乱耗津过甚（津血同源，津伤血必枯）而致脱液亡阳，故急用四逆加人参汤以回阳而兼生津养血。此不以血药为主者，因有形之血（津），不可速生，无形之气所当急固，故此以固阳、固气为急。固阳、固气，即是更好地固津、固血。从此不难看出，仲景在临床治疗中，既注意到患者有否血虚之病史，又注意到患病之后的血虚情况，或专而治之，或兼而治之，各得其所，皆适其宜。

## 三、固津液之本以扶正

津液在人体以营养滋润为其主要功能，是人体生命活动的主要物质之一。《灵枢·平人绝谷》说："平人七日不食饮而死者，水谷精气津液皆尽故也。"可见津液在人体是非常重要的，有则生，少则病，无则死。因此，仲景在《伤寒论》中对津液的存亡是非常重视的，尤其对津液已伤的患者，在治疗上也是非常小心的。如 83 条云："咽喉干燥者，不可发汗。"咽喉干燥，是胃津不足之象，若误发其汗，则津液更伤，可能变证百出。对于津液已伤，尚能自复的患者，原则上是不用药，以防重伤津液。如 58 条云："凡病，若发汗，若吐，若下，若亡血，亡津液，阴阳自和者，必自愈。"59 条又云："大下之后，复发汗，小便不利者，亡津液故也，勿治之，得小便利，必自愈。"仲景在此启示人们，对于误治伤津的患者，要慎重用药，倘患者本身功能不衰，阴阳可自趋调和、津液渐回，不药而愈。即使用药，亦应以益津液为原则，这是仲景言外之意。

仲景对损津的治疗，一是直接的补益，如白虎加人参汤、竹叶石膏汤，均为清热养阴、生津益气之剂，皆能直接补充津液之不足，适宜于病势比较缓者；一是间接的补益，如阳明病的"三急下"证和少阴病的"三急下"证，皆有刻不容缓之势，若不急下，火热之邪不能从大肠急引而出，津液必致尽劫，所以后人称此为"釜底抽薪"之法，亦谓"急下存阴"之法。仲景有胆有识，速投峻下之剂，以制"亢害"之危，正如《医宗金鉴》所云"急以大承气汤下之，泻阳救阴，以全未竭之水"。仲景深恐后人对此有忽，故以"急下"垂训，意义深远，当细玩之。后世温病学家"留得一分津液，便有一分生机"之论，盖本于此。

## 四、固脏腑之本以扶正

脏腑之在人体，所关甚巨，是精气藏守之所，又是人身形体强壮的根本。

《灵枢·胀论篇》说："脏腑之在胸胁腹里之内也，若匣匮之藏禁器也。"《伤寒论》虽以六经为纲进行论证，但其基础，仍是脏腑，所以仲景在《伤寒论》中是非常重视脏腑的。

太阳经包括膀胱与小肠，从其经脉循行来说，足太阳膀胱经，起于目内眦，上额交巅，下项夹脊抵腰中，下走足小趾，络胃属膀胱。手太阳小肠经，起于手小指而走头，络心属小肠。太阳经分布范围较广，统辖周身肤表，气血借此以贯注于肤表，起着卫外作用。人们称太阳为人身之蕃篱，统一身之营卫，即此之谓。由于太阳统一身之营卫，而营卫关乎心肺（心营肺卫）。所以太阳病营卫不利，就容易影响到心肺，如麻黄汤证之"喘"，麻杏石甘汤证之"喘"，均为太阳病涉及于肺之例；桂枝甘草汤之心下悸，炙甘草汤之心动悸，皆为太阳涉及于心之例。太阳与少阴相为表里，少阴为太阳之根，若少阴先虚，根蒂不固，表邪极易内陷少阴，"实则太阳，虚则少阴"就是这个道理。膀胱为太阳之府，经府相通，在经之邪，可直接犯于膀胱，影响水道通调，发生"蓄水"证，成为经府同病，仲景即用五苓散以两解表里，此是太阳自病之例。太阳虽为六经之表，三阳之首，但与他经他脏关系极为密切，所以仲景在治疗太阳病时，不仅注意到经，而且注意到腑，以及与太阳有关的脏腑，使受影响的脏腑能得到及时的治疗，不致损害过甚，这也是仲景扶正固本思想的具体体现。

再从少阴经观之。心属火、肾属水，肾水上交于心，心火下济于肾，心肾相交，水火既济。但火（心）中有真阴，水（肾）中有真阳，在人的生命活动中，肾为先天之本，肾阴称为真阴，肾阳称为真阳，是生命之根本，故病入少阴，动辄关系人之生死，所以少阴之死证，不是亡阴，就是亡阳。由于心肾为水火阴阳之脏，故邪犯少阴，既可以从阴化寒，也可以从阳化热。但从少阴病的性质来看，多为心肾阳气不振，甚至衰竭，所以仲景以"脉微细，但欲寐"为少阴病的提纲。若少阴病，阳气大虚而"脉沉者"，仲景则以四逆汤急温之，以防阳脱；若少阴病，邪从阳化，症见"心烦、不得卧"，仲景则以黄连阿胶汤，以救水枯火炎之急。于此可见，少阴的救阴救阳法，皆是为固少阴心肾之本而设。

从太阳病和少阴病的治例来看，仲景虽以六经论证，但在治疗上始终都在注意脏腑之性能及其病变情况。仲景固脏腑之本的思想，还充分表现在脾胃方面，除阳明、太阴两经多论脏腑外，其他各经也都充分体现了这一主导思想。《伤寒论》虽不是治脾胃病的专书，但从 112 方来看，有相当部分是专治或兼治脾胃的，其理之精，其法之妙，难以一言而尽。可以说，仲景《伤寒论》为脾胃病的治疗，开创了许多法门，值得进一步探讨。

仲景为什么这样重视“扶正固本”呢？因为疾病的发生，关系人体正气和邪气两个方面。在病变过程中，二者是互相斗争，互有胜负的，正胜邪退则病趋向痊愈，正不胜邪则病趋向危重。可见正气虚，不仅是疾病发生的根本原因，而且是疾病的发展、变化、预后和转归的根本原因。因此，在治疗疾病时，除注意致病因素以外，还要着重调整机体的功能，以增强机体抗病能力。尤其伤寒病变化较多，或“循经传”，或“越经传”，或“表里传”，“或并病”，或“合病”，或“直中”，无不关乎人体正气强弱这个主要因素。一般来说，人当感邪以后，正气就有不同程度的损伤，尤其在疾病的中、后期，正气损伤更为严重，临床治疗，若不考虑正气这个本，就难免有弊端。

总之，仲景的扶正固本思想，贯穿《伤寒论》的始终。发汗不忘本，如桂枝汤之“啜粥，取微汗”；下不忘本，如大承气汤“得下，余勿服”；吐不忘本，如“得快吐乃止。诸亡血家，不可与瓜蒂散”；清不忘本，如“凡用栀子汤，病人旧微溏者，不可与服之”。如此等等，皆是仲景扶正固本之例。

# 漫谈药量大小变化对治疗的意义

中医临床治疗，根据疾病的性质不同，有“七方”“八法”“十二剂”之别。七方，即大、小、缓、急、奇、偶、复；八法，即汗、吐、下、温、清、补、和、消；十二剂，即补扶弱，重镇怯，轻去实（即发汗解肌之法），宣决壅（宣有三个意义：涌吐、宣散、纳药鼻中取嚏），通行滞（通利小便），泻去闭，滑去著（滑者润泽之义，从大便降之，较泻剂为轻，如脾约丸、更衣丸之类），涩固脱，湿润燥，燥去湿，寒胜热，热制寒。这是遣方用药的原则大法，不可不知。但具体到每个方子，必须组方严谨，针对性强，主攻方向明确，用药不在多而在精和准。每看一个病，每开一个方，一定要仔细、认真、果断。

遣方用药除精专外，还应注意药量的大小变化，这是祖国医学长期积累的实践经验。我们常看到一张处方上，有些药用一两至数两，有些药只用一钱或数分，这种大小悬殊，绝不是无原则、无目的的乱用，而是辨证论方，据证用药。或大或小，或多或少，皆有规范。现就我所了解的略谈于下。

## 一、处方中之小量

处方中之小量，是说一张处方中多数药量是大的，而少数则较小。在什么情况下使用较轻药量呢，也没有绝对规定。根据临床经验，大致有以下几点。

1. 反佐宜用小量　有些大寒或大热证候，若单用“正治”法，就要发生格拒现象，为了避免这一现象，在大剂温热药中加入少量寒凉药，大剂寒凉药中加入少量温热药以反佐之，起到诱导引药深入，不致药性与病性发生格拒。反佐用小量，除药味少、量小以外，还有药味少而量非小的含义。所谓小是与大量寒凉药或大量温热药相对而言。如白通加猪胆汁汤，方中猪胆汁和人尿并非小，但与温热药相比，量仍是小；左金丸重用黄连之苦寒泻火，降逆止呕，少佐吴茱萸之辛温以开郁散结，下气降逆，用吴茱萸就是反佐法，但量是小的。这两种情况在临床上应依据病情而斟酌应用。

2. 升提中气宜用小量　治疗中气虚而下陷，根据“陷者举之”的治则，在补中益气药中加入升麻、柴胡以引中气之陷而上升，疗效颇佳，但升、柴用量不宜大。如补气升肠饮（人参一两，生黄芪一两，白术五钱，川芎三钱，升麻一分）中升麻只用一分。《傅青主女科·正产肠下》解释说：“此方纯于补气，全不升肠，即如用升麻一分，亦不过引气而升耳。盖升麻之为用，少则气升，多则血升也，不可不知。”从临床经验来看，升陷剂中升、柴用量虽然不能局限于一分，但确实不宜过大。

3. 疏利气机宜用小量　凡气机因腻滞而不畅者，皆宜用小量理气之品以疏利之。如滋补剂中用小量理气药以宣畅呆滞，祛湿剂中用小量理气药以鼓荡气机。莫看用量小，而作用甚大。

4. 醒脏腑之困或唤起脏腑之性者宜用小量　所谓“醒”和“唤”，是激发之意。脏腑功能因某种原因而陷于困顿不振的状态（本处是指慢性病证，不包括休克），治疗除辨证用药外，在一些情况下还应加入小量激发之品，以便促进脏腑功能的恢复。如脾气虚弱，健运乏力，食纳减少，兼有湿象者，临床治疗在健脾益气的方药中，往往佐以小量草果、菖蒲、木香等以醒脾困，比单纯健脾益气效果要好得多。又如肝血不足而性失条达，可在补肝剂中加入小量柴胡、薄荷、独活等以唤起升发条达之性。滑氏补肝散之用小量独活，就是“假风药以张其气也”（唐容川《血论证·卷七·口》）。但这与疏肝解郁之剂意义有所不同，彼在疏肝郁，此在唤肝性。

5. 引火归元宜用小量　阴虚于下，火浮于上，此非火真有余，乃肾阴不足阳失恋，火不归宅而上浮，常以小量桂、附加于壮水药中以引火归元，“导龙入海”。

6. 助气化作用宜用小量　所谓气化，简言之，就是体内某些物质化为气，气又化为某些物质，也就是食物在体内化气、吸收、成形、排出的变化过程。气化过程的维持主要依赖命门原气与宗气。若气化失常，就要出现代谢过程障碍，功能失调，比如膀胱气化失常，最易发生小便不利，因此在治疗上要辨证求因，审因论治，湿者渗利，热者清导，阴虚者壮水，阳虚者补火。为了注意膀胱气化功能，即使用渗利和滋阴之剂，亦常加入小量桂或附，或桂、附兼用以启肾之气化，在这种情况下使用桂、附不宜大量。

7. 兼治标证宜用小量　治标治本，抑或标本同治，俱应依据病证的具体情况而确定，其用药分量大小，也应依据病证的具体情况而确定。一般来说，标证不太主要，或标的症状虽显，但不是主要矛盾，若标本同时治疗，治标药味不宜过多，药量也不宜过大。如顺肝益气汤治疗妊娠恶阻，方中陈皮只用三分，砂仁只用一粒，神曲只用一钱，而人参、当归用至一两，熟地黄用至五钱。因为妊娠恶阻多是肾水不足，肝血太燥，脾胃衰微，不胜频吐，故重用滋养阴血和补气之品以治其本，仅少佐以开胃之品兼顾其呕恶之标。故《傅青主女科·妊娠恶阻》中云："此方平肝则肝逆除，补肾则肝燥息，补气则血易生。凡胎病而少带恶阻者，俱以此方投之，无不安。"临床上像这类处方不为少见，具有主次分明、功用协调、方不板滞之特点。他如气病及血，血病及气，阳损及阴，阴损及阳之证，皆应标本兼治。但所及之处，为善尚轻，而治疗就不能平分秋色，当大则大，当小则小。如补阳还五汤证，是元气亏损，半身无气，无气则不能动，不能动即成半身不遂，故重用黄芪四两，以峻补其气，其余活血通经药物皆为小量。此因气虚而致血行不畅，自然补气是主要矛盾了。

此外，剧毒药、某些芳香开窍药之用小量，不在此例。

## 二、大剂药与小剂药要各得其宜

小量（指一般常用量）用药，是根据病证需要而定，决不能无原则无目的地乱开大包药，不能片面认为药量开得大才能治病，小了就不治病，有些病证就不必用大剂药味。如调协阴阳营卫，补扶气血虚弱，扫残余之邪，壮阳补火（火衰虽小剂而可助）等，均宜用小量药剂以缓图之。因为功能失调和虚弱，治疗要有个渐变过程，岂能百废俱兴于一旦。有的医生就是习惯开大方，药味既多分量又大，也不考虑是否药过于病，我认为，这不仅造成药物浪费，增加药费开支，而且效果也不见得好，甚至适得其反。诚然，病重药轻，药不胜病，也是难以取效的。如大瘟大毒，大积大聚，红肿高大，或气脱阳亡，或津亏液耗者，均宜用大剂以急治之，正所谓"欲起千钧之石，必须有千钧之力"，否则，杯水车薪，无济于事。此外，有一些质重和平淡药物，用量亦不宜过小。有些特殊方药、特殊用量，也不要畏其大。

除了根据疾病轻、重、缓、急施用小剂或大剂而外，还应根据年龄、体质、地区和气候之特点而斟酌用量，才不至于机械死板。

### 三、药量大小与配伍变化对疗效的影响

中医处方用药很讲究药量大小与配伍变化，同样的方药，用量不同，就有不同的疗效。如小承气汤、厚朴三物汤、厚朴大黄汤均由厚朴、枳实、大黄三味组成，但在药量上有所不同，而其所主证候及所产生的作用亦有区别。小承气汤是厚朴三两（汉代衡制），大黄四两，枳实三枚，治疗积胀俱轻之证，目的在于攻实；厚朴三物汤是厚朴八两，大黄四两，枳实五枚，治疗胀重积轻之证，目的在于行气除满；厚朴大黄汤是厚朴一尺，大黄六两，枳实四枚，治疗痰饮结实之证，目的在于开痞通便。又如桂枝加附子汤与桂枝去芍药加附子汤，药味完全相同，仅桂枝、附子的分量略有差异。桂枝去芍药加附子汤是桂枝三两，附子一枚；桂枝附子汤是桂枝四两，附子三枚，余皆相同。但两方主治却完全不同，前者治阳虚的脉促胸满恶寒，后者治风湿相搏的身体痛烦。这完全是因为桂枝、附子的用量关系，特别是附子的用量，小量则温经回阳，大量则力能镇痛。再如桂枝汤能调和营卫，解肌发汗，若再加桂枝二两，即为桂枝加桂汤，而治水寒之气上冲的奔豚证；若倍芍药加饴糖，就变为温养中脏、补虚和里的小建中汤了。

另外，还有一些方药分量比例经过长期实践证明，似有不能随便更动之意。如当归补血汤，黄芪量五倍于当归才能起到阳生阴长、气旺血生之效（血脱须补气，阳生则阴长）；桂枝汤桂枝、白芍等量，方可起到调和营卫之功。因此，临床使用方药，又不可忽略这些经验。

总之，药量大小变化，是临床治疗中不可忽视的一个重要方面，用之得当，疗效就好，用之不当，疗效就差。辨证、立法、用药，三者缺一不可，即使辨证立法都对，而用药不精不准，不适量，同样会影响治疗效果。

# 略谈小柴胡汤、桂枝汤方证及其在临床上的运用

小柴胡汤和桂枝汤均是《伤寒论》中的方子。小柴胡汤由柴胡、黄芩、半夏、人参、炙甘草、生姜、大枣七味药组成，能和解少阳，主治半表半里证；桂枝汤由桂枝、白芍、炙甘草、生姜、大枣五味药组成，能解肌发表，调

和营卫，主治外感风寒表虚证。临床上想更好地发挥这两个方子的作用，必须对这两个方子的理论基础有所了解，才能心目不惑，有的放矢。小柴胡汤是和解少阳的方子。少阳经统主三焦及胆，三焦“主持诸气”，为“水谷之道路”，外通腠理，内通膈膜。膈上者清气主之，膈下者浊气主之，介乎上下清浊之间者，即为肝胆所部。少阳为初阳之气，是生气的“少火”。少阳的少火之气，来源于少阴肾的元阴、元阳之气和其他脏腑之生气，它可以流行于脏腑躯壳之内，也可以流行于肌腠皮肤之外，全身各处，无所不到，无所不有，所以又称少阳为“游部”。三焦之所以能化气行水，总司人体的气化作用，主要在于少火的激发与推动。称三焦者，即有火、热之义。三焦有了少火，才能发挥其“如雾”“如沤”“如渎”的功能。假如三焦缺乏少火之气，则气不能化，水不能行，代谢就会发生很大的障碍。何谓少阳病？少阳即是半表半里证，其症状表现为“往来寒热，胸胁苦满，默默不欲饮食，心烦喜呕”。称半表半里者，为其病在太阳与阳明之间，既不在表，又不在里，但在病变过程中，往往是兼表（太阳），兼里（阳明），不能截然分开。如寒热是兼太阳之表，不欲食和呕是兼阳明之里，唯胁满为少阳所独有。胁居身之两侧，前连于胸，后邻于背。胸为阳明所主，背为太阳所主，所以少阳病容易涉及太阳、阳明。病邪入里和出表，都要经过少阳的枢转，所以又称少阳为枢。少阳为枢，是对少阳经的生理功能的精辟概括，它能使表里间阳气转输出入，各得其所。所以治少阳病，就要紧紧抓着这个关键。也可以说，少阳病就是少阳枢机不利之病。治少阳病就在于使少阳枢机疏达。枢机一转，则内外通达，不能外出的可以外出，欲内入的即被切断而不能内入，也就是断太阳的来路，开阳明的出路，这就是小柴胡汤的主要作用。

至于小柴胡汤的功用，常称为“少阳枢机之剂，和解表里之总方”。而唐容川更有所发挥，他说：“此方乃达表和里，升清降浊之活剂。人身之表，腠理实营卫之枢机；人身之里，三焦实脏腑之总管。惟少阳内主三焦，外主腠理。论少阳之体，则为相火之气，根于胆腑；论少阳之用，则为清阳之气，寄在胃中。方取参、枣、甘草以培养其胃，而用黄芩、半夏降其浊火，柴胡、生姜升其清阳。是以其气和畅，而腠理三焦，罔不调治。其有太阳之气陷于胸前而不出者，亦用此方，以能清里和中，升达其气，则不结而外解矣；有肺经郁火，大小便不利，亦用此者，以其宣通上焦，则津液不结，自能下行；肝经郁火，而亦用此，以能引肝气使之上达，则木不郁，且其中兼有清降之品，故余火自除矣。其治热入血室诸病，则犹有深义。人身之血，乃中焦受气取汁，变化而赤，即随阳明所属冲、任两脉，以下藏于肝。此方非肝胆脏腑中之药，乃从胃中清达肝胆之气者也。胃为生血之主，治胃中是治血海之上源。血为肝之所司，肝气既得清达，则血分之郁自解，是正治法，即是隔治法，其灵妙有如此者。”唐氏此解，深明经旨之义，对于扩大此方的使用范围，有很大启发性，可资借鉴。

下面再谈谈桂枝汤的方证。桂枝汤是主治太阳中风表虚证的方剂。足太阳经起于目内眦，上额交巅，下项挟脊抵腰中，下至足小趾。手太阳经起于手而终于头。从太阳经循行来看，是统辖周身肌表的。周身肤表，经常充满着阳热之气，以温煦肌表和抵御外邪。这种阳热之气，来源于下焦。膀胱为津液之府，由肾阳温化蒸腾，借三焦的道路，循太阳经而通行肤表，起着卫外的作用，故称太阳为巨阳，为阳气盛于外的意思。由于太阳主一身之表，为六经的蕃篱，所以外邪犯表，首犯太阳。从传经方面说，太阳病既能传入阳明，又能传入少阳，也能直接传入三阴，尤其易于传入少阴。因为肾与膀胱相表里，太阳之里，即是少阴。如果阳气虚弱，卫外无力，太阳表热证可以转为只恶寒的少阴虚寒证，“实则太阳，虚则少阴”就是这个意思。太阳为三阳之表，以开为顺，开则能使阳气外达，卫外而为固也。若感受风邪，风性疏泄，能使腠理开放，表阳不固，因而营阴不能内守而汗自出，汗出则营弱，这就是太阳中风而致汗出、营卫不和的表虚证，桂枝汤即为此证而设。

桂枝汤，方用桂枝解肌表，温阳扶卫，去在表之风邪；白芍敛阴以和营，固在内之营阴；生姜佐桂枝解表；大枣佐白芍和里；甘草调和诸药，并合大枣和养胃气。纵观此方，配伍严谨，相得益彰，散中有敛，和中有调，故《医宗金鉴》称“此方为仲景群方之冠，乃解肌发汗，调和营卫之第一方也”。

以上是对小柴胡汤和桂枝汤的肤浅认识，其深理奥义，须从《伤寒论》中求之。从临床实践来看，这两个方子，不仅疗效好，而且治疗范围也比较广泛，如能用之得当，切中病机，不仅太阳风寒表虚证、少阳半表半里证，收桴鼓之效，而且其他杂证，只要符合二方的功能主治，也能获得满意的疗效。笔者从推广小柴胡汤和桂枝汤应用范围的角度出发，介绍经我治疗获效的几则病例，以见其梗概。

**病案1**　孙某，女，47岁，市民。从小咳嗽，历40年，每年秋末发作，冬季较甚，夏季自愈。在发作期间，昼轻夜重，甚则难以入眠，痰多而稀，喉咙发痒。从其神色形态来看，无明显的病容表现。1970年来诊。窃思此病已数十年，患者服药较多，不见效果，一般治咳之剂，已经用过，若不另想方药，恐难取效。忆起陈修园《医学实在易》治咳论中有云：“胸中支饮咳源头，方外奇方勿漫求，更有小柴加减法，通调津液治优优。”考虑用此方较为合适，遂欣然疏方，以观其效。处方：柴胡9g，半夏9g，黄芩9g，党参9g，五味子9g，甘草6g，生姜9g，大枣4枚。水煎服。服1剂后即能安然入眠，服4剂后咳嗽已去大半，继服数剂而咳止。

本证并没有小柴胡汤证的典型症状，但遵"若咳者去人参、大枣、生姜，加五味子半升，干姜二两"的垂训，根据患者的具体情况，只增五味子一味，竟能起数十年之咳于数日，乃因"上焦得通，津液得下，胃气因和"故也。此证为风寒之邪挟津液而上聚于膈中，以致咳嗽不愈。用此方以通其上，即和其中，和其中则愈通其上，如此则三焦通畅，津液得行，其咳自愈。

**病案2**　黄某，男，25岁，大学学生。患荨麻疹已数年，自1973年后逐渐加重，每遇风寒则发作，瘙痒异常。以前每天服1次苯海拉明片即可控制，以后渐渐无效。于1974年11月5日就诊于我。根据患者发疹情况，为风寒客表，营卫不和所致。遂投以桂枝汤加味治之。处方：桂枝15g，白芍15g，葛根30g，紫苏叶12g，蝉蜕9g，羌活9g，川芎9g，甘草9g，生姜9g，大枣4枚。水煎服。二诊：上方服3剂，瘙痒稍减，但不明显。宗上方去蝉蜕、羌活，加丹参30g，徐长卿30g，荆芥9g。水煎服。

三诊：上方服2剂，效果显著，就诊时正刮大风，气温较低，亦未发作。但咽喉有些不利，宗上方加桔梗9g，牛蒡子9g。

四诊：上方服3剂，基本痊愈。食欲、睡眠均转好。嘱照上方再服数剂以巩固之。1年后，患者来述，至今未发。

本证亦不是桂枝汤证的典型症状，但患者为风寒侵袭太阳之表，留而不去，而致营卫失调，其症不同，其理则然，故宜用桂枝汤加味治之。本方能和营卫，解肌表，祛风寒，寓扶正祛邪之意，较单治风寒为佳。

**病案3**　邢某，女，32岁，干部。患水肿1年多，每天多次发作，肿时则肌肤虚浮，面部潮红，手足心微痛，消后则一如常人。经多次检查，无任何异常发现，西医诊为血管神经性水肿，西药治疗无效，中药亦曾服过健脾利水和益气之剂，毫无效果。患者体质尚好，舌苔正常，饮食、二便均可，但脉象乏力。据证分析，既非水肿，又非虚肿，此乃营卫不和，三焦气化失调之证，遂投以小柴胡汤合桂枝汤加龙骨牡蛎治之。处方：柴胡9g，黄芩9g，半夏9g，党参9g，桂枝9g，白芍9g，甘草6g，生龙骨30g，生牡蛎30g，生姜9g，大枣3枚。水煎服。上方服3剂，发作次数减少，复以原方继服6剂，症状基本消失。又按原方继服而愈。

用此方治此证，对我来说还是第一次。证候比较奇特而典型。证既属于营卫不和，三焦气化失调，而治疗应以何方为妥呢？经过思考认为，桂枝汤外证得之能解肌去邪气，内证得之能补虚调阴阳，用之比较适宜；小柴胡汤达表和里，升清降浊，能使三焦气化调畅，用之亦比较适宜。因此将二方合并使用，又加生龙骨、生牡蛎以潜阳敛浮，方适其证，证宜其方，故收如此之效。

**病案4**　张某，男，31岁，农民。患者3年来，全身不能触碰，触之即肿，约数分钟即消失。平时担水则肩肿，走路用力过重则脚肿，拍巴掌则手肿(不受外界气候变化影响)，因此不能参加体力劳动。生产队把他安排在打谷场上看鸡子，看鸡子也不能跑快了，跑快了脚即肿。经多处医院治疗，用过各种抗过敏药物，均无效果。1975年，我们带学生实习在其处，患者乃前来就诊。当时在他的皮肤上轻轻地划一下，该处立即肿起来，又与他握一下手，他的手也立即肿起来。饮食、睡眠、二便均正常。西医诊为血管神经性水肿。我认为此亦属营卫不和，三焦气化功能失调所致。遂投以桂枝汤合小柴胡汤加味治之。处方：桂枝9g，白芍9g，柴胡9g，黄芩9g，党参9g，半夏9g，丹参5g，葛根12g，徐长卿30g，生龙骨30g，生牡蛎30g，甘草6g，生姜9g，大枣4枚。水煎服。连服20剂，乃告痊愈。3个月后，患者来述，现在担挑子、干活身体都不再肿了。

本证无寒热，无痛痒，惟搔之则肿起，旋又消失，证候比较典型。小柴胡汤、桂枝汤，虽然没有这样的主治证，但从病的性质来说，是营卫不和，三焦气化失调所引起，故取二方合之，以冀阴阳协调，上下通和，表里畅达。药后果收预期之效。

**病案5**　张某，男，成人，干部。患左侧胸背连胁疼痛3个月，治疗无效，于1969年5月就诊于予。此乃太、少经气不利之疾，遂投以桂枝汤合小柴胡汤加白芥子、青皮治之。处方：桂枝9g，白芍9g，柴胡9g，黄芩9g，半夏9g，党参9g，白芥子9g，青皮9g，甘草6g，生姜9g，大枣4枚。水煎服。服3剂而愈。

本证主要是少阳枢机不利，连及胸背而致疼痛。今直取太、少，使太阳之气开，少阳之枢转，而阴阳表里之气得以畅通，故药只服3剂而病愈。

以上数案，前2例为小柴胡汤和桂枝汤分别使用之例，后3例为小柴胡汤和桂枝汤合并使用之例，皆非小柴胡汤和桂枝汤的典型证候，而是从两方的作用及其所主治的少阳经和太阳经的生理功能与病理变化而斟酌施方的。这说明经方的疗效是卓著的，治疗范围是比较广泛的，应进一步发掘它的潜在力量。然而人的个体有差异，病情多兼杂，又需要加减化裁，才能曲尽其妙，但又不可喧宾夺主，失去经方之旨。

# 谈谈治疗内科杂病的体会

我是治疗内科杂病的，遇到病种较多，涉及面较广，有些病从书本上也难找到，但运用中医理论进行治疗，大多可以获效。张景岳曰：“万事不能外乎理，而医之于理为尤切。”故明理是医之大要也。明于理，思路就开阔了，应变能力也就强了。善为医者，既要重实践，又要多读书，常知自己不足。我今天所讲的内容，不重在一病一方，根据个人在临床实践中的一点体会，试想从思路上能宽一些，不知同道以为然否。从以下十个方面进行叙述。

## 一、辨证与辨病

证和病概念不同，内涵也有区别，但二者又是紧密相关的。临床上既要注意辨证又要注意辨病，否则就失去了中医的特点。从实质来说，辨证与辨病均是求本之意，只有求本，才能抓住疾病的实质。故《素问·阴阳应象大论》曰：“治病必求于本。”求本除求阴阳变化而外，还应求病因之本，病机之本，病性之本，病位之本和病体之本等。由于证和病既有联系又有区别，故此，既要注意辨证又要注意辨病。此外，辨病还应包括西医诊断出的病。往往患者拿着西医诊断结果来就诊，中医自然要对其辨证，方能符合中医药理论进行治疗。我认为，有些病在中医辨证的前提下，可以结合西医诊断，有助于提高治疗效果。如乙型肝炎这个病，只凭中医“四诊”是不可能诊断出来的，有了西医的明确诊断，再用中医理论指导治疗，往往能取得较为满意的效果。客观地说，中西医各有所长，也各有所短，应当取长补短，兼收并蓄，但要注意决不能生搬硬套，对号入座。

## 二、主证与次证

这个问题可以从三个方面谈起。一是患者只有一个病，但伴有许多症状，如失眠患者，往往有心烦、心悸、头晕、耳鸣等症状，很显然，失眠是其主证。二是有些患者说出一大堆症状，觉得浑身都是病，患者也说不出什么是主证。对此，医生要仔细琢磨，多费心思，找出主证。三是一个患者同时患有多种慢性疾病，究竟是治其一，还是兼而治之，要根据其具体情况，从整体出发，权衡利弊，分清缓急，遵《素问·标本病论》“谨察间甚，以意调之。间者并行，甚者独行”之旨，做出恰当的处理。

## 三、初诊与复诊

许多疾病，尤其是慢性病，很难一药而愈，往往需要较长时间的治疗，才能获效。因此就少不了复诊的问题。我认为，初诊重要，复诊更为重要，可以说复诊是认识疾病的深化过程。从临床所见，复诊患者大致有四种情况：一是有效，一是无效，一是加重，一是出现不良反应。对于药后有效的患者，一般比较好处理，或不必再药，或效不更方，或做些微调，渐治渐佳。对于药后无效的患者，要细审之。往往有以下几种情况：一是辨证用药均无差误，多因为病程长，正气虚，邪气未伏，果如此，应坚持用原方，不要轻易改弦更张，否则会越改越乱；二是首次辨证用药不妥，此应当机立断，及时纠正；三是有些患者取了多剂药，首服数剂效果很好，继服效果又不好了，这有可能是药应变而未变的（疾病是动态的）的缘故；此外，也应注意到患者自身因素，如饮食、起居、情志变化等。从医生来说，要多责之于己。对于药后加重的患者，除用药失当外，常有药性与病性相争较剧，表现病情加重之象，必须区别对待，要慎而重之。对于药后出现不良反应，如呕吐、皮肤瘙痒、腹痛、腹泻等，要查其所因，各得其宜。总之，医生对患者服药后的每一个变化，都需认真对待，切不可粗枝大叶，遗人夭殃。

## 四、治则与机变

治则是在辨证基础上所确定的一种治疗法则，起到指导用药的作用。凡治每一种病都要先确定治疗原则，以免用药无方向、无目的。有些病始终恪守一个治则，有些病可能需要更换多次治则。做到当守则守，当变则变。所谓机变，是机动灵活之意，这里指的是在治则不变的情况下，用药要有灵活性，如药味的加减、用量的变化等。因为病邪与正气经常处在消长进退之中，尤其在服药后变化更为明显，若不能及时应变，做出调整，疗效就难提高，甚至还会偾事。

## 五、用药与经验

药物品种甚多，至于一个医生用药来说，也不过数百种而已。一般来说，从事专科治疗，用药范围可能小一些。不管用药范围有多大，都必须对其所使用的药味的功能主治及其特性了然于心，在这个基础上结合个人经验，自然会得心应手，左右逢源。从治疗来说，用药是关键，即使把证辨对了，而遣方用药不够恰切，也会直接影响疗效。在一定程度上讲，经验是非常重要的。试观每个高明的医生，其用方用药包涵着非常丰富的经验。

## 六、经方与验方

通常所说的经方，是指张仲景著作中的方剂，时方是指张仲景以后的方剂。时方数量大，内容也非常广泛，一个人也很难记那么多，清代陈修园为了便于应用，从众多方子中精选了 108 首，编成歌诀，名为《时方歌括》。这些方大都为医界所知，疗效可靠。作为一个内科医生来说，我认为应背诵 300~500 个方子为好，包括经方、时方和现代医家的经验方。经方疗效的显著性和可靠性，是历代医家所公认的，能起大证与重证；时方是临床治疗进一步发展，是历代医家经验的结晶，已成为临床治疗中举足轻重、不可缺少的方面。随着医学的发展，新的有效方剂也不断出现，显示了中国医药学的强大生命力。经方和时方都是为治疗疾病而创立的，若能有机地把它们结合起来，更能加强其疗效，当代医家刘渡舟称之为“接轨”。

## 七、方药与用量

用方效与不效，除其他因素以外，与用量是否适当也有直接关系。如当用大量而用量过小，犹如“杯水车薪”，难以济急；反之，当用小量而用量过大，犹如洪水倾泻，造成灾害。药物用量的大小，贵在各得其宜。此外，药味与药味之间的用量比例也很有讲究。经方和某些时方都有这个要求，如小承气汤、厚朴三物汤、厚朴大黄汤等，均由厚朴、枳实、大黄三味组成，但在用量上有所不同，而其所主证候及其所产生的作用也不同。小承气汤是厚朴三两(汉代衡制)，大黄四两，枳实三枚，治疗积胀俱轻之证，目的在于攻实；厚朴三物汤是厚朴八两，大黄四两，枳实五枚，治疗胀重积轻之证，目的在于行气除满；厚朴大黄汤是厚朴一尺，大黄六两，枳实四枚，治疗痰饮结实之证，目的在于开痞通便。再如桂枝汤，桂枝与芍药等量用之，可起到调和营卫的作用；若再加桂枝二两，即为桂枝加桂汤，治疗水气上冲的奔豚证。如此等等。

## 八、重剂与缓剂

中医历来有“七方”“八法”“十二剂”之别。至今仍在遵循这些原则。我所说的重剂是指药味少、药性峻、用量大，或药既多用量又大而言。缓剂则与此相反。重剂犹如重兵，势大而力强，可迅速攻关破垒，称为“霸道药”；缓剂多为药性平和，或是用量很轻，缓缓图之，治疗过程较长，收效也比较缓慢，称为“王道药”，王道无近功。用霸道药和王道药，皆有原则性、目的性，尤其是霸道药，更宜慎之。临床用药，还有一种情况也须注意，即某些医者急于建功，用一些不该用的药，如罂粟壳就不可滥用。

## 九、精专与庞杂

这是指用药而言。所谓精专，就是少而精的方子；所谓庞杂，就是药味多，甚至集寒、热、攻、补药味于一方；此二者，皆是依据病情而定。当精则精，当杂则杂。《伤寒论》甘草汤治少阴病咽痛，只此一味甘草，若服后效果不好，再加桔梗，名为桔梗汤，堪称少而精。乌梅丸、麻黄升麻汤，药味就比较杂了，这是根据厥阴病寒热错杂情况而定的。从内科杂病来看，往往寒热虚实夹杂，也需以杂治杂了。

## 十、扶正与祛邪

发病过程就是邪正相争的过程，因此在治疗疾病时，始终要注意到邪正的关系。张仲景遵《内经》之旨，在《伤寒论》整个治疗过程中始终贯穿着“扶正固本”思想。他汗不忘本，如桂枝汤之“啜粥取微汗”；下不忘本，如大承气汤“得下余勿服”；吐不忘本，如“得快吐乃止”，“诸亡血家不可与瓜蒂散”；清不忘本，如“凡用栀子豉汤，患者旧微溏者，不可与服之”等，皆是仲景扶正固本思想的具体体现。所以在临床治疗中，对于患者正邪盛衰的发展趋势，要心中有数，方能立于不败之地。当然，也不能只顾扶正，不敢大胆攻邪，贻误病机。

上面所讲的十个方面，是我个人在诊治疾病过程中的肤浅认识和体会，微不足道，离“上工”要求，相差甚远，只作抛砖引玉罢了。中医诊治疾病，不完全靠现代仪器检查，还要凭个人知识和经验，尤其是整体水平。另，在诊治疾病时要具有洞察力。张景岳曾说：“医有慧眼，眼在局外；医有慧心，心在兆前。使果能洞能烛，知几知微，此而曰医。”

# 漫谈辨证立法遣方用药

对中医师来说，从诊病开始到用药终了，时间虽然不长，但却是一个系统工程。这个工程，依我看就是辨证、立法、遣方和用药。这四个方面，直接关系治疗效果的好坏，四者环环相扣，缺一不可。就其重要性而言，辨证最为关键。假如证辨错了，其他三个方面也必然随之而误。因此，在辨证上必须细心认真，要下功夫。然而立法、遣方、用药三个方面也不可忽视。即使辨证准确，若立法、遣方、用药有一个方面失妥欠当，也会直接影响疗效。兹就这几个方面，谈点看法。

辨证是比较难的一个方面，因为疾病千变万化，往往寒热夹杂，虚实并见，真假异象，尤其内科杂病更是如此。因此在辨证上一定要求其本，穷其末，根据病证具体情况，或求其病因之本，或求其病机之本，或求其病性之本，或求其病位之本，或求其病体之本等。病本既明，治必无差。要想把病证都辨得清楚，除细心、认真外，还必须有深厚的理论基础，掌握辨证大法。如六经辨证、经络辨证、气血津液辨证等，皆必了然于心，方能各施其用，左右逢源。如果在这些方面知之甚少，根底较浅，再加上实践经验缺乏，要想把证辨好，也是比较难的。由此可见，辨证实际上是理论和实践经验相结合的运用。清代林佩琴说："治病之难，在于识病，而识病之难，在于辨证。"诚然，临床上对于一些比较复杂的病证，往往不可能一下子就辨得十分准确，还有待于复诊时再认识。可以说，复诊过程是对疾病认识的深化过程，关键问题是医生是否具备再认识的能力。对于医生来说，在初诊时就应力求把疾病辨得清清楚楚。辨证是中医一大特色，只有按照中医理论的思维方法进行辨证，才能充分体现出中医的特色。用现代仪器检查疾病的结果，对中医辨证是有帮助的，但绝不能完全按照检查结果去指导用药。比如慢性胃炎、肠炎、肝炎、肾炎等，中医就不一定按炎症去治疗，否则效果是不会好的，甚至适得其反。这是中医与西医的不同之处。

立法是在辨证之后所确立的一种治疗法则，是针对所治疗的某个疾病而言的。证有种种，立法也必然有种种，但立法必须与辨证相一致，切不可认为立法无关紧要，随心所欲用药。如太阳表证不按表虚表实立法，阳明里证不按清法下法立法，少阳半表半里证不按和解立法，其治疗效果肯定是不会好的。前人为了更好地治疗疾病，确立了不少治疗法则。如《素问·至真要大论篇》说："寒者热之，热者寒之，微者逆之，甚者从之，坚者削之，客者除之，劳者温之，结者散之……"清代程钟龄把治病方法归纳为汗、吐、下、和、温、清、补、消八法，但法中有法，"一法之中，八法备焉，八法之中，百法备焉"。我们在治疗疾病具体立法中，在这些大法的基础上，结合具体实际情况，自然法中有法，各得其宜，曲尽其妙。

遣方是治疗疾病必须要开出的药方。按照立法原则，由多少不等的药味所组成，通过周密组方，药物可以发挥其更佳的作用。根据病证不同，所用的方子也各有不同。金代成无己《伤寒明理论》根据方剂组成的不同，归纳为大、小、缓、急、奇、偶、复七方，但成氏对"七方"内容未作论述。金代张从正《儒门事亲》对"七方"作了比较明确的阐述。正如他所说："方有七，剂有十，旧矣。虽有说者，辨其名而已，敢申昔人已创之意而为之订。""七方"

是在《内经》基础上形成的，直到现在仍有重要指导价值，是组方不可缺少的原则。医生组方，若失去遵循原则，君臣佐使不明，不按规矩，其方很易成为乌合之众。医生用方不外乎已有的成方和个人临证组方。成方可分为经方时方两大类。经方数量不大，其识见高明，用意深远，奥妙难穷，只要用之得当，效如桴鼓。“能起大病者经方也”，此说不虚。我在1975年曾治刘某，男，40岁，患急性黄疸型肝炎，当即住某医院治疗，黄疸逐渐消退。但在黄疸消退期间出现冷热，每隔3~5天发作一次，而且均在下午发作，先冷后烧，体温39~40℃，2小时左右，汗出热退。该院始认为是输液反应，后又疑为疟疾，多次化验未查到疟原虫，亦曾按疟疾治疗无效，如此时近3个月，甚感疲惫。后经他人介绍，就诊于予。脉弦略数，舌苔薄白，遂疏小柴胡汤合桂枝汤，3剂而愈。处方：桂枝9g，白芍9g，柴胡9g，黄芩9g，半夏9g，党参9g，甘草6g，生姜3片，大枣3枚。此为邪在太、少二经，经气不和之候。故用小柴胡汤以和解少阳，桂枝汤以调和营卫，3个月之疾，竟起于3日，岂不速乎。又如1996年5月，我治王某，男，63岁，大便23日未行，亦是用经方加减获效的。该患者以脑溢血左侧肢体偏瘫住入某医院高干病房，经治疗病情好转，但出现腹胀、大便不通，已20天，每日尚在输液。该院同意请中医会诊。症见腹胀大，其状如鼓，不但大便20日未行，小便亦不畅通，赖导尿管排尿。脉数有力，舌苔黄中带黑，厚布于舌，干燥，舌质暗红，面呈肿浮之象，异常痛苦。当以下法治之。药用大黄30g，厚朴15g，枳实15g，炒莱菔子30g。服1剂大便未下，但觉腹胀稍轻。予思大黄用至30g，如何大便不下？鉴于腹胀较重，遂改用半夏15g，党参10g，黄芩10g，黄连6g，干姜10g，香橼10g，甘草6g。服完1剂后，腹中转气，有大便欲下之感。照上方加茯苓30g，泽泻15g。服完1剂后，大便泻下甚多，患者称约有1盆，先是干粪块，后是污秽物，1天泻下9次，至今23日未通的大便，得以尽出，患者顿觉如释重负，小便亦随之通畅，脉转平静，苔亦减退，面亦无肿浮之象，饮食大增。细观此证乃气、水、糟粕互结之候。后方为半夏泻心汤加香橼、茯苓、泽泻，意在辛开苦降，既能行其气，又能行其水，水气行则糟粕乃下，小便得通。

时方内容更为丰富，使用面更宽，疗效亦较显著，是中医治疗的发展，不再举其治例。我以为多读方书，多记些方，既可便于临床应用，又是自己组方的基础，多多益善。证与方相符者则用其全方，证与方不完全相符者则加减用其方，务求与病相合。清·吴仪洛在《成方切用》中说：“病有标本先后，治有缓急逆从，医贵通变，药在合宜，苟执一定之方，以应无穷之证，未免虚虚实实，损不足而益有余，反致杀人者多矣，用方之切于病，岂易易哉。”清代汪讱庵在《医方集解》中也说："庸医浅术，视之懵如，乃拘执死方以治活病，其不至于误世殃人者几希矣。"吴、汪之言，绝不是不要成方，而是说如何活用其方。诚然，在临床上根据病证情况，自己组方还比较多，但必须在多读方书的基础上，才能组好自己的药方。

用药与遣方有最为密切的关系。辨证落脚点是用药。药用得当与不当，直接关系疗效的好坏。譬如作战，即使战略战术正确，但兵不精或用兵不当，也是难以取胜的。要想把药用好，须注意以下几个方面：①要熟悉每味药物的性能。中药品种较多，其性味功能也各不同，很多药物性能并不单纯。如玄参既能清火解毒，又能养阴生津；鳖甲既能滋阴清热，又能软坚散结；牛膝既能补肝肾，强筋骨，又能行血散瘀，引药下行；砂仁既能行气调中，醒脾开胃，又能引气归肾；远志既能安神疗忘，又能治疮疡肿毒。记得我在从师学习时，有一肠痈患者，师在用大黄牡丹皮汤和薏苡附子败酱散变方时加入远志30g，效果特别好。以后我在治疗肠痈时也用远志30g，后在治疗肝痈时也用远志30g，效果均好。由此可见，只有对药物性能了解清楚，才能用其所长，攻无不克，战无不胜。②要掌握药物用量的分寸。该用大量而不用大量，为药疲于病；不该用大量而用大量，为药过于病。过与不及，同属于失，甚至遗人夭殃。在一定程度上说，用量恰当与否是很不容易的，医学造诣不深，是难以恰到好处的。③要明确处方中药与药用量的比例。在一个处方中，有些药可用至30g或更多，有些药则用数克或更少。有的必须等量使用，如当归补血汤黄芪与当归，阳和汤熟地黄与麻黄，桂枝汤桂枝与白芍。如此等等，只有严格按照它的用量比例，才能获得好的效果。同时根据病证新久不同，用量也很有讲究。如久咳还须佐用汗透，深痹也须伍用祛风，但分量要轻，否则有开门引盗之误。那些不因人、因病、因时、因地制宜，盲目认为药量大能治病，是不全面的。究竟何药用大量，何药用小量，大到什么程度，小到什么程度，在于医者据情而定。④要注意药物的炮制。同是一味药物，生用与熟用，其功效是不同的。如大黄生用则泻力大，炒炭则泻力小并能止血；干姜生用则温中散寒，炒炭则能温经止血；红花生用则活血散瘀，炒炭则散瘀止血。予治疗妇女月经过多并夹血块较多者，在辨证用药的前提下，往往用少量红花炭、大黄炭、牡丹皮炭，既能散瘀，又能止血，也可谓攻中寓补。此外，根据病症不同，也需炒用其药。如叶天士治某肝病，生地黄炒用，菊花炭用，是符合《金匮要略》"夫肝之病，补用酸，助用焦苦"之理的。其他如油、盐、醋、蜜、糖、酒等，也是制药必用。药物的炮制是目前许多药房中的薄弱环节，依我之见，中药房应设立炮制小灶，方能满足需要。这个特色，应予重视。⑤要留神鲜药的使用。有些药鲜用比干用好，如白茅根、芦根、竹叶、石斛、车前草等生用为住，但限于季节和地域的关系，又不可能尽能鲜用，在条件允许的情况下，能生用则生用。前人也很重视鲜药的使用，四生丸即是其例。

总之，辨证、立法、遣方和用药，内涵非常丰富，虽为老调，确有必要重弹。

# 治杂方法

所谓杂病，泛指邪正矛盾复杂，迁延难愈的一些病证。一般具有以下特点：一病情错综复杂，或表里同病，或寒热错杂，或虚实互见；二病邪深痼，如风邪、火毒、沉寒、顽痰、湿黏、瘀血、滞积相互胶结，不易被祛除；三病邪峻厉，人体正气不能与之抗拒，或患者意志委顿，神气消索，对治疗失去信心等。兹从以下几个方面谈谈治疗杂病的方法。

1. *以常治杂*　内科杂病，病种虽杂，以其性质来说不外乎寒、热、虚、实；从部位来讲不外乎表、里、上、下。因此在治疗上不外乎寒者热之、热者寒之、虚则补之、实则泻之等大法。但是用好这些常法，也绝非易事，作为医者，应以仲景所言“留神医药，精究方术”“思求经旨，以演其所知”“勤求古训，博采众方”。医者在治疗每个疾病时都离不开辨证、立法、遣方、用药这几个方面，其中辨证是前提，是关键，假若辨证有误，其他方面也就随之而误了。故此，每治一病都要在辨证上下功夫。辨证固然重要，而立法、遣方、用药，失当、失精、失巧也直接影响疗效。医者除及时学习当今新的经验外，还要认真深研经典，博览历代医家著作，这是宝库中的瑰宝，取之不尽，用之不竭。我平以常治杂病时多采用经方、时方和自拟方。

（1）经方治杂：通常所说的经方，是指张仲景及其以前的方剂。经方药味虽少，然组方严谨，义理精深，君臣佐使分明，它的疗效显著性和可靠性，是历代医家所公认的，能起大症与重症。且经过长期临床检验，用之若能药证相符，则效如桴鼓。

【病案】　宋某，女，24岁，农民。产后半个月开始出现全身水肿，其特点是时肿时消，肿时则全身明显水肿，消时如常人，肿一天消一天，如此已5个月余，化验检查未见异常，服药无效。舌质淡红，苔薄白，脉虚弱。此乃营卫不和，三焦气化失调之候。治以调和营卫，和畅三焦。方用桂枝汤合小柴胡汤加味。处方：柴胡10g，黄芩10g，半夏10g，党参10g，桂枝10g，白芍10g，生龙骨30g，生牡蛎30g，炙甘草6g，生姜3片，大枣3枚。3剂，水煎服，每日1剂。服1剂后，第2天全身水肿较前明显减轻。3剂服完，水肿已未发作，效不更方，继服3剂而病愈。

小柴胡汤的功用，常称为“少阳枢机之剂，和解表里之总方”。唐容川在《血证论》中对小柴胡汤的解释较为精辟。他说：“此方乃达表和里，升清降浊之活剂。人身之表，腠理实营卫之枢机；人生之里，三焦实脏腑之总管。惟少阳内主三焦，外主腠理……以其宣通上焦，则津液不结，自能下行。”桂枝汤为解肌发表，调和营卫之方。清代徐忠可谓：“桂枝汤外证得之能解肌祛邪气，内证得之能补虚调阴阳。”故用桂枝汤以调和营卫，补虚调阴阳，用小柴胡汤以和畅三焦。药后营卫得和，三焦气化得行而肿自消。

（2）时方治杂：时方是指张仲景以后医家所创用的方剂。时方数量大，内容也非常广泛，是临床治疗的进一步发展，是历代医家经验的结晶，已成为临床治疗中举足轻重、不可缺少的方面。随着医学的发展，新的有效方剂也不断出现，显示了中国医药学的强大生命力。一个人限于时间、精力，不可能全部掌握，清代陈修园为了便于应用，从众多方剂中精选了108首，这些方大都为医界所知，疗效可靠。对于医生来说，多掌握一些方剂，用药方能有章有法。在应用时方时也与应用经方一样，绝非生搬硬套，而是变而通之，为我所用。如补中益气汤加减可治疗气虚头痛、气虚发热、气虚水肿、小腹坠痛、胃下垂、脱肛、眼睑下垂等多种疾病，总之凡具有补中益气汤证者均可使用，贵在加减。

【病案】　宁某，女，28岁。1年前无明显诱因出现低热，经治疗热退，此后低热经常发作，多在午后夜间，体温波动在37.2～37.5℃，发作时伴有头痛、恶寒无汗，全身乏力。夏季发作频繁，纳食尚可，但食后胃易胀，夜寐佳，二便调，舌质淡红，苔薄白，脉细无力。根据症、舌、脉表现，诊断为气虚发热。方用补中益气汤加减。处方：党参15g，黄芪30g，白术10g，当归10g，陈皮10g，升麻6g，柴胡6g，白芍12g，知母10g，白薇10g，鳖甲15g，炙甘草6g。6剂，水煎服，每日1剂。药后低热渐退，体温波动在36～37.1℃，头痛减轻，渐感有力，舌、脉同前。守上方去鳖甲，加生龙骨30g，生牡蛎30g，继服6剂。前后加减服药20余剂，其病告愈。

运用补中益气汤治疗发热时，根据病情，可加白薇，以退虚热；下午及夜间发热重者，加生白芍以敛阴养血；若有阳浮之象者，加生龙骨、生牡蛎，可收敛外浮之阳以入内，又可收敛元气归根；若有阴伤之象者，加知母，既可滋阴之化源，又可制黄芪之温；若兼有火热者，加生石膏、黄连，意在退火以去元气之贼。上述几味，可以单加，也可以兼加，视病情而定。

（3）自拟方治杂：社会在发展，自然环境在变迁，疾病谱亦在演变，故有“执古方难以尽愈今病”之说。有感于此，在灵活运用古方的同时，还要多组新方，以应疾病无穷之变化。如自拟丹百汤，药用丹参30g，檀香3g（后下），砂仁3g（后下），百合30g，乌药10g，全瓜蒌30g，郁金10g，治疗气滞血瘀，兼有阴虚的胸痛、胁痛、脘腹痛；自拟眠安汤，药用百合30g，生地黄10g，麦冬30g，炒酸枣仁30g，茯神10g，灯心草3g，竹叶10g，胆南星6g，生龙骨30g，生牡蛎30g，小麦30g，甘草6g，大枣6枚，治疗阴虚阳浮，心神失宁，并火旺的失眠、脏躁等症；自拟谷青汤，药用谷精草30g，青葙子15g，决明子10g，酒黄芩10g，蔓荆子10g，薄荷10g，桑叶10g，菊花10g，蝉蜕6g，夏枯草15g，甘草6g，治疗风热、郁热所致的头痛、眼痛、鼻渊等；自拟面痤消汤，药用黄芩10g，黄连10g，牛蒡子10g，玄参30g，桔梗10g，板蓝根30g，升麻10g，马勃10g，连翘10g，陈皮10g，僵蚕10g，薄荷10g，生薏苡仁30g，白芷6g，赤芍15g，甘草10g，治疗火毒较重的面部痤疮。

【病案】 赵某，男，36岁。头晕，脑鸣2年余。患者长期在国外从事翻译工作，且平时抽烟量大，每日2包，渐出现头晕，脑鸣，多梦，舌质红，苔薄黄，脉沉滞。证属风热上扰清窍。方用谷青汤加减。处方：谷精草30g，青葙子15g，酒黄芩10g，蔓荆子10g，薄荷10g，桑叶10g，菊花10g，蝉蜕6g，怀牛膝10g，生龙骨30g，生牡蛎30g，甘草3g。6剂，水煎服，每日1剂。药后头晕消失，脑鸣减轻，夜晚入睡慢，多梦。照上方加炒酸枣仁30g，茯神10g。继服6剂，症状消失而停药。后因工作劳累，脑鸣复作，睡眠多梦，口干不苦，食欲可，大便排泄慢（30~40分钟），小便正常，舌质红，苔薄黄，脉沉滞，治疗仍守上方加荷叶30g，槐角30g，继服10剂而愈。

谷青汤主要药物多入肝经，如谷精草、青葙子、菊花、薄荷、蔓荆子、决明子、酒黄芩、夏枯草等。因为头目疾患虽与阳经有关，但与厥阴肝经也关系密切。头为诸阳之会，与厥阴肝脉会于巅。方中药物性多寒凉，味多辛甘，质多轻清，多为风药。头为诸阳之会，其位最高，非风药莫能上达至巅；风热之邪壅塞清窍或阳气郁而失展，非寒凉莫能清，非辛甘莫能散，只清不散则取效不捷，只散不清则取效不彻，故应清散合用，里外同治，使风热之邪无潜藏之所。

2. *以奇治杂* 内科杂病多疑难，也多怪异，《素问·奇病论篇》中的“奇病”，实际上也就是现在所说的疑难杂症。由于内科杂病多较奇特，其症状表现也常稀奇古怪，遇此病以常法之外的方法治疗多获良效。以奇治杂，有独出心裁，以奇制胜之意，但也绝非无理论、无依据、无辨证的乱施奇法。说是奇法，实际上仍是辨证论治的结果，只不过是治疗方法不同于一般而已。

（1）反激逆从：本法是用性味、功效或作用趋势相反的药物相配伍，从而激发出新的治疗效应。适用于病机复杂，或寒热相混，或虚实相兼，或表里并存等病证。

1）升降并用。升降出入，是人体气化功能的基本形式，是脏腑经络，阴阳气血矛盾运动的基本过程。人体脏腑经络功能活动，脏腑经络以及气血阴阳，无不依赖于气机的升降出入。升降出入，是机体各脏腑组织的综合作用。升降失调是疾病发生的基本病机之一，故治疗时采用升降并用法调节。现以补中益气汤加味治疗气虚兼有阳亢之头痛加以说明。

【病案】 李某，女，20 岁。头痛，头晕间作 2 年余，加重半年。患者平时易生气，2 年前开始出现头痛头晕，时全头痛，时偏头痛，时前额痛，多于劳累生气时发作，与气候变化无关。休息后可以缓解。近半年休息后已不能缓解，缓解后头部有空虚感，精神不振，时欲睡，乏力，食欲减退，夜寐多梦，二便正常，舌质淡红，苔薄黄，脉数无力。既往各项检查均无异常发现。诊断为头痛。证属中气不足，清阳不升，兼有阳亢。以补中益气汤加味。处方：党参 10g，黄芪 15g，炒白术 10g，当归 10g，陈皮 10g，升麻 6g，柴胡 6g，蔓荆子 10g，白芷 6g，生龙骨 30g，生牡蛎 30g，钩藤 20g，炙甘草 6g。6 剂，水煎服，每日 1 剂。后因患其他疾病来诊，询问服上药情况，告之服上方 6 剂后头痛发作次数明显减少，程度减轻，持续时间缩短。守上方又服 12 剂而愈，已 1 年未发。

补中益气汤有补中气、升清气之功效。方中虽有升麻、柴胡升发清阳之气，又加蔓荆子、白芷以增升清之功。气虚患者往往体质较差，多兼有虚阳上浮之象，且患者平时易生气，致肝郁化火，肝阳上扰，故加生龙骨、生牡蛎以潜之，钩藤以平之。方中有升有降，相反相成，收到较为满意的疗效。

2）寒热并投。由于阴阳互根，寒热转化，临床中不少慢性病、疑难病可见寒热错杂之象，故治疗时可采用寒热并投之法。治疗口腔溃疡反复不愈，常用三黄二姜（僵）一附汤（经验方），药用黄芩、黄连、黄柏、干姜、僵蚕、制附子；治疗顽痹以川乌、桂枝合知母、生地黄；治胃肠炎用干姜、高良姜与黄连、黄芩相合。兹举一例说明。

【病案】 李某，女，37 岁。因胃脘部胀痛 1 个月余初诊。1 个月前开始出现胃脘部胀痛，多于食后发作，发作时痛苦难忍，按之疼痛加剧，纳差，叩之胃脘部胀气明显，大便不爽，臭秽异常，舌质红，苔黄厚腻，脉弦。依其症、舌、脉表现，诊断为胃脘痛。辨证属气滞胃脘痛。治以和胃降逆，开结除痞。方用半夏泻心汤加减。处方：半夏 10g，黄芩 12g，黄连 6g，干姜 9g，厚朴 12g，炒枳壳 10g，炒莱菔子 15g，炒山楂 15g，炒神曲 15g，甘草 6g。3 剂，水煎服，每日 1 剂。3 剂服完后胃脘胀痛大减，食欲大增，大便通畅。守上方继服8剂后诸症消除，停药2个月后未复发。

半夏泻心汤具有辛开苦降的作用，寒温并用，阴阳并调，故胃脘胀痛止。寒热并用，不仅有互制之功，更有相反相成之妙，诚如李时珍所谓“此皆一冷一热，一阴一阳，寒因热用，热因寒用，君臣相佐，阴阳相济，最得制方之妙，所以有成功而无偏胜之害也”。方中加厚朴、炒枳壳以行气宽中除胀，加炒莱菔子、炒山楂、炒神曲以消食化滞。诸药合用，使脾胃升降有序，气机通达，食积化而胀痛除。

3）补泻同施。本法适用于正虚邪实，虚实夹杂病证。补指补其不足（气血阴阳），泻指泻其邪实。因疾病发展至某个阶段，正虚与邪实同时明显。若单纯补虚则邪实更甚，若单独攻邪则正气更伤，均不利疾病恢复。故治疗上采用攻补兼施。因正气不足，故选攻邪之药要缓和，以免再伤正气。

【病案】　李某，女，42岁。全身肿胀，时轻时重5年。6年前因劳累后出现全身郁胀水肿，时轻时重，常感体倦乏力，行走几里路就觉双下肢沉困，腿不能抬，小便偏少，月经按时来潮。经西医检查一切正常。曾在某中西医院按内分泌失调治疗，服中药50余剂，症状毫无减轻。查舌质淡胖有齿痕，苔白腻偏厚，脉沉滞。辨证属脾虚，气化功能失常，水、气瘀阻之候。治疗采用半补半疏法。处方：炒苍术10g，炒白术10g，炒白扁豆12g，生黄芪15g，茯苓15g，猪苓10g，泽泻15g，赤苓10g，青皮6g，陈皮6g，炒枳壳6g，炒枳实6g，滑石15g，通草6g，甘草3g。3剂，水煎服，每日1剂。服3剂后肿胀明显减轻，身困亦轻。后以上方略有加减，又服10余剂渐愈。

此病较为多见，临床称为郁胀病，多见于中年女性，病程较长，化验检查无异常，多为脾虚气滞，水湿失于输化所致。主要症状是全身郁胀，身困无力，下肢按之有轻度凹陷性肿，肿甚时小便量偏少。在治疗上，大补、大利、大攻皆非所宜，宜施半补半疏之剂，使脾运健，水湿除，气化行，而肿胀自消。

4）表里同治。此法适用于表邪未解，但已入里化热。表里同病是指表证和里证在一个时期同时出现。这种情况的出现，除初病即见表证又见里证外，多因表证未罢，又及于里；或本病未愈，又兼标病，如本有内伤，又加外感或先有外感，又伤饮食之类。由于表证、里证往往与寒热虚实相关，所以表里同病者有多种证候。临床常见的有表寒里热、表虚里实、表实里虚等。临证根据表里寒热虚实的不同，选方用药亦不相同。

【病案】　姜某，男，6岁。高热近半个月。发病前天气较暖，突然转寒，气温骤降，又阴雨数天，突发高热，体温波动在39.5~40℃，用西药解热剂，热可暂退，移时又热。就诊时体温39.5℃，无汗，口渴，腹胀满，舌质红，苔薄白兼黄，脉浮数。证属太阳、阳明并病之候。治以疏风解表清热为主。方用清解汤加味。处方：荆芥 3g，蝉蜕 10g，薄荷 3g，连翘 10g，苇根 30g，生石膏 30g，天花粉 10g，大黄 3g。3 剂，水煎服，每日 1 剂。复诊时，患儿父亲说，服药 1 剂体温开始缓慢下降，第 3 剂未服完热全退。嘱其慎风寒，节饮食，无需再药。

此证为感受风寒，未能及时得到辛温解表之剂，以致发热不退，表证未罢，里证又见。发热、无汗脉浮为太阳表邪不解之象，口渴、腹胀满、舌红为邪入阳明之征，故采用表里同治，药后表邪得解，里热得清，病竟速愈。

（2）内外贯通：中医学有内外科之分，二个不同学科的病证、机制、治法诚然有所区别，然而人体的脏腑经络是一个统一的整体，营卫气血周流内外，证虽发于外，病实起于内，即使是内科疾患常有外征现于表，故病因病机无不相通。

【病案】 王某，女，26 岁。全身关节及骨内凉痛 10 个月。10 个月前因产后受凉，首见左侧上下肢怕凉疼痛，渐至全身关节凉痛，终至骨内亦凉痛，手足不温，怕风，怕冷，盗汗，白天活动后出汗，食少，舌质淡红，苔薄白，脉沉弱。查血沉，抗“O”、类风湿因子均正常。经用中西药治疗 8 个多月，病情无明显改善。根据病史及症、舌、脉表现，证属寒客于筋骨，血气痹阻。治以温经通络，散寒通阳。方用阳和汤加味治之。处方：熟地黄 30g，麻黄 6g，炒白芥子 10g，鹿角霜 10g，肉桂 6g，炮姜 6g，浮小麦 30g，山茱萸 10g，炙甘草 3g。6 剂，水煎服，每日 1 剂。服上方 6 剂后患者自感全身关节及骨内凉痛，畏风寒之症较前减轻，手足渐温，汗出减少，舌脉同前，效不更方，守上方继服 6 剂，上症逐渐减轻。后按上方略有加减，共服药 20 余剂而病愈。

阳和汤原为痈疽流注属于阴寒而设，此用治疗寒痹，是取其病因病机相同。方中姜炭改炮干姜，加肉桂以温经通络，散寒通阳；白芥子善化络中之痰以消痹阻；麻黄宣发阳气，以布阳和；熟地黄、鹿角胶填精补阳，强壮筋骨，加浮小麦、山茱萸以滋阴敛汗。全方作用，使寒凝去而络脉通，阳气布而筋骨健，故病获愈。

3. *以杂治杂* 鉴于内科杂病病因多杂，内脏功能失调多杂，一个人身上往往有多种疾病，多种病因，寒热虚实夹杂者有之，多脏多腑为病者有之，阴阳气血逆乱者有之，旧病加新病者有之。本法是广集寒热、温凉、气血、攻补于一方，治疗某些病机表现为气血同病、病邪深痼、寒热虚实夹杂的病证。《素问·至真要大论》说：“奇之不去则偶之，是谓重方，偶之不去，则反佐以取之，所谓寒热温凉反从气病也。”经文提示，对复杂病证，单用奇方或偶方不能奏效时，应采用重方或反佐法治疗。大方、复方就是“重方”和“反佐法"的综合疗法。本法所用药味多，寒热、温凉、补泻兼融，只要运用恰当，往往具有奇特的功效。杂不是杂乱无章，而是阵容较庞大，但又组织严谨，主辅协调，针对性强，此非医理透彻，经验纯熟，是不可能运用好的。究竟如何杂，杂到什么程度，只能是医者去心悟而使其巧了。

【病案】 李某，女，36岁。腹泻2年。2年前因饮食不慎而致腹泻，每日10余次，经用中医药治疗大便转成每日3~6次，质稀溏，经查结肠镜未见异常。经多方治疗，腹泻时轻时重，但始终未愈，轻时每日3次，重时每日3~6次，冬季伴小腹凉，四末欠温，时腹鸣，多于劳累，食油腻食物加重。平时易上火，表现咽痛口干。纳眠可，月经后错，量少色淡。舌质红、苔薄白花剥，脉沉弱。呈虚实寒热夹杂之象，遂选用麻黄升麻汤治之。处方：麻黄3g，升麻6g，当归10g，茯苓10g，炒白术12g，白芍10g，天冬10g，生石膏15g，桂枝10g，炮干姜20g，黄芩10g，知母10g，玉竹10g，甘草6g。6剂，水煎服，每日1剂。服上方腹泻减轻，由初诊时每日6次减至每日3次，大便前小腹疼痛，便后痛减，时肠鸣，舌脉同上。守上方将干姜减至15g，加陈皮10g，防风6g，又含有痛泻要方之意，以起抑肝扶脾之功。按上方药味，用量略有调整，共服30剂而病愈。

本方出自《伤寒论》，其病机为正伤邪陷，不但虚实相兼，而且寒热错杂，而本病病机与其相同。方中麻黄、升麻能发越在下之郁阳，《内经》云"阳气在下，则生飧泄"；当归温润养血；白术、干姜、茯苓、桂枝温阳理脾；知母、黄芩清其热；玉竹、天冬、石膏、白芍、甘草滋其阴。此方药味虽多，并不杂乱，而是重点突出，井然有序。全方共奏温脾清热，发越郁阳，滋阴养血之功。通过本例治疗，对我们启发很大，广开治疗思路，亦可见中医学的博大精深。

4. 以简治杂 内科杂病，有些病固然复杂，但绝非是一概使用复杂大方去治疗，更多的则是执简以驭繁，澄源以清流，主要矛盾解决了。次要矛盾也就迎刃而解了。治病求本，是医者必须遵循的原则。内科杂病，病情多复杂，病程多绵长，治疗往往棘手，除注意多虚、多瘀、多郁、多痰外，还必须注意脾胃的调理。临床上有心病从脾胃治，肺病从脾胃治，肝病从脾胃治，肾病从脾胃治。正如清代黄宫绣曰："土有长养万物之能，脾有安和脏腑之德。"又曰："脾气安和，则百病不生；脾土缺陷，则诸病丛起。"治疗肝病，多从脾胃着手治疗，效果较好，此正是"治肝不应，求之阳明"之理也。

5. 以守治杂 守是坚持，遵守之意。慢性疾病虽然比较复杂，但相对来说，病情比较稳定，因此，在确定治疗原则和方药无误以后，当守方以治之，很难一药而愈，往往需要较长时间治疗才能获效。如若不然，今天一变，明天一变，变来变去，不仅乱了病证，也乱了自己，本来是对的，会越变越错，这是医者之大忌。有些病，病程较长，缓缓图之，自有效果，也正是“王道无近功”之意。所谓守，是守其则，守其法，守其方，但绝非是一味药不变、分量都不变的死守。

【病案】 张某，女，42岁。间断性不寐10余年，加重半年。10年来，患者经常不寐，不明原因，近半年病情加重，甚则彻夜不眠，口服艾司唑仑（舒乐安定）2~3片也难以入睡，在其他医院服中西药治疗乏效。询其症状，有心烦急躁欲哭，入眠时易惊颤而醒，口干口苦，耳鸣，平时易上火，大便干，小便黄，月经正常，舌质红，苔薄黄，脉细。证属阴虚火旺，痰火内扰。治以滋阴清热，化痰安神。用眠安汤（自拟方）加减。处方：百合30g，生地黄20g，麦冬30g，炒酸枣仁30g，茯神10g，灯心草3g，竹叶10g，胆南星6g，生龙骨30g，生牡蛎30g，小麦30g，甘草6g，大枣5枚。6剂，水煎服，每日1剂。服药后睡眠有所改善，不服艾司唑仑已能入睡3~4h，耳鸣及心烦急躁均减轻，仍口干口苦，大便已不干，但排便不畅，小便正常，舌质红，苔薄黄腻，脉细。守上方加玄参15g，继服7剂。后又在此方基础上略有加减治疗2个月余，服药76剂，告愈。

失眠多因脏阴亏虚，痰火内伏，神不守舍，魄不归位，魂不潜藏所致。方中百合、生地黄、麦冬、炒酸枣仁养心肺之阴，清心肺虚火，除烦安神；胆南星、茯神清热化痰，定惊安神，祛内伏之痰火；灯心草、竹叶清心火，除烦安神；甘草、大枣养心脾，润脏躁；生龙骨、生牡蛎平亢奋之阳，镇潜安神。全方共奏滋阴清热，化痰安神之功，故治疗顽固性失眠属阴虚火旺挟痰者，多获良效。

6. 以变治杂 除上面所说的守法之外，更多的则是变法。有些病能始终恪守一个治则，有些病可能需更换多个治则，要做到当守则守，当变则变。因为疾病是动态的，尤其是治疗后，其动态更为明显，包括有效、无效和加重，因此，在治疗上要以变应变，做到症变治亦变。症变应审出是质变还是量变，一般说质变比较明显，易于辨出，量变则比较细小，往往易于疏忽，医贵能把握住这些细小变化及其发展变化的趋向与转归，及时调整治法，变换方药，以期达到最佳用药。因为病邪与正气，经常处在消长进退之中，尤其是服药后，变化更为明显，若不能及时应变，做出调整，疗效就难以提高，甚至还会耽误病情。

【病案】 龚某，男，66岁。心烦急躁伴头痛8个月。8个月前因工作劳累紧张，致心烦急躁，胸中热似有火烤，口干渴，头痛以前额为主，眼痛鼻塞，食欲减退，夜眠差，手足心热，大便时干时溏，排泄不爽，舌质红，苔薄黄腻，脉沉有力。证属心火内盛。治以清心泻火，养阴除烦。方用凉膈散、清宫汤合栀子豉汤加减。处方：栀子 10g，连翘 10g，黄芩 10g，薄荷 6g（后下），竹叶 10g，大黄 3g，莲子心 3g，玄参 30g，麦冬 10g，淡豆豉 30g，陈皮 10g，竹茹 15g，生甘草 3g。4 剂，水煎服，每日 1 剂。

二诊：上症略有减轻，但不甚明显，头痛如劈，余症同前。今从痰湿肝火治之。方用黄连温胆汤合龙胆泻肝汤加减。处方：清半夏 10g，陈皮 10g，茯苓 10g，炒枳实 10g，竹茹 30g，黄连 10g，胆南星 10g，天竺黄 10g，桑白皮 15g，地骨皮 15g，龙胆 10g，泽泻 10g，夏枯草 30g，车前子 10g（布包），生地黄 15g，甘草 3g。3 剂，水煎服，每日 1 剂。

三诊：上方服完效果尚可，自己又取 4 剂。现心烦急躁，胸中烦热如火烤，口干、头痛较前减轻，睡眠改善，仍眼痛，鼻出气热，手、足心发热，小便黄，舌质红，苔薄白，脉数，心烦急躁。今改治头痛，兼治心烦。处方：谷精草 30g，青葙子 15g，决明子 15g，桑叶 15g，蔓荆子 12g，蝉蜕 6g，黄芩 10g，竹叶 10g，灯心草 3g，车前草 30g，胆南星 6g，生地黄 15g，甘草 6g。6 剂，水煎服，每日 1 剂。病情逐渐好转，后又改血府逐瘀汤、六味地黄汤，前后服药 32 剂而病愈。

此案病情比较复杂，根据不同阶段，采用不同的治法。初诊心火较甚，治以清心泻火除烦为主；复诊心火基本已清，但头痛如劈，为痰火，肝火过盛所致，故治以清化痰热、泻肝胆实火；三诊则以疏风清热，清利头目为主；四诊依其久病多瘀的特点，又从瘀而治，后以补肝肾而收功。疾病是动态的，治法也要随之而变化。否则死守一法，疾病难愈。

# 临证八法

杂病又名杂症，通常指外感病以外的内科疾病。历代医家对杂病也有些说法，如尤怡说：“《金匮要略》者，汉张仲景所著，为医方之祖，而治杂病之宗也。”徐忠可说：“《金匮要略》，即所谓‘金匮玉函’也，为后世杂症方书之祖。”沈金鳌说：“人之有病，或感七情，或感六淫。皮毛肌肉，经络脏腑，受其邪即成病，而病之发于皮毛肌肉经络脏腑之间，故曰杂也。杂者，表里易蒙，寒热易混，虚实易淆，阴阳易蔽，纷形错出，似是实非。”可见，杂病具有寒热虚实夹杂之义。由于有些病比较复杂，比较难治，一时还弄不清楚，故有人称为疑难杂病。我一直从事内科杂病的治疗，也深感其杂其难，同时也积累了一些点滴经验，总结出治疗八法，兹介绍给大家，供参考。

## 一、轻清法

本法主要用于因风热之邪伤于头部的疾患，如头痛、头懵、头晕、耳鸣、眼胀、鼻塞、鼻流浊涕等病。从人体部位来说，头为诸阳之会，清阳之府；从病邪性质来说，风为阳邪，其性轻扬，易犯人之高巅；热亦为阳邪，其性炎上，亦易伤于人之高巅，《素问·太阴阳明论》曰“阳受风气……伤于风者，上先受之”，此之谓也。故此，人之头部疾患，热证多而寒证少，实证多而虚证少。轻清法即基于此而设。采用轻清上浮而又凉散的药物，以从其阳也，以祛除病邪。只要把握住，凡是因风热（火）而致的头部诸多疾患，皆可治之，尤其在春季发生头部疾患（春病在头），用此法治之，收效较好。常用我的经验方谷青汤。处方：谷精草 30g，青葙子 15g，决明子 10g，薄荷 10g（后下），菊花 10g（后下），蝉蜕 6g，酒黄芩 10g，蔓荆子 10g，生甘草 6g。水煎服，每日 1 剂，早、晚各服 1 次，饭后服。目珠胀者，加夏枯草；头昏重者，加荷叶；头痛重者，加川芎；头晕重者，加钩藤；鼻塞者，加苍耳子、辛夷；便秘者，重用决明子；阴伤者，加玄参；阳亢者，加生石决明等。

## 二、涤浊法

在内科杂病中浊阻之证较为多见，根据《素问·汤液醪醴论》“去菀陈莝……疏涤五脏”之旨，立涤浊之法。

1. 浊邪阻肺，肺失清肃方　用于痰、湿、热阻肺，咳嗽或咳喘、胸闷，痰多色黄或黏稠胶结难出，舌苔厚腻等。肺癌具有此症状者，亦可加减用之。处方：苇根 30g，冬瓜仁 30g，生薏苡仁 30g，桃仁 10g，桔梗 15g，黄芩 10g，海浮石 30g（包煎），炒葶苈子 15g（包煎），炒紫苏子 3g，麻黄 3g，生甘草 6g，大枣 5 枚（切开）。水煎服，每日 1 剂，早晚各 1 次，口服。

2. 浊邪中阻，脾失其运方　用于肥甘厚味过度，体胖困倦，舌苔黄腻或白腻，血脂高，有糖尿病、高血压倾向者。处方：苇根 30g，冬瓜仁 30g，生薏苡仁 30g，桃仁 10g，制半夏 10g，陈皮 10g，茯苓 12g，泽泻 10g，炒苍术 15g，炒神曲 10g，栀子 10g，生甘草 6g。水煎服，每日 1 剂，早晚各 1 次，口服。

3. 肝热脾湿，浊邪积着方　用于慢性肝病患者。右胁不适或疼痛，腹胀，小便黄，大便或溏或干，肝功能异常、脾大等。处方：苇根 30g，冬瓜仁 30g，生薏苡仁 30g，桃仁 10g，鳖甲 30g，郁金 15g，醋延胡索 15g，败酱草 30g，生麦芽 20g，炮穿山甲 10g（包煎），浙贝母 10g，夏枯草 15g，茵陈蒿 30g，大黄

6g（后下），生甘草6g。水煎服，每日1剂，早晚各煎1次。方中鳖甲、穿山甲价较昂贵，可以皂角刺、川芎、三棱代之。

4. 浊在下焦，膀胱失利方　用于浊在下焦，久而不去，小便黄浊不利，小腹不适或会阴胀痛等。处方：白茅根30g，冬瓜仁30g，生薏苡仁30g，桃仁10g，连翘10g，赤小豆30g，滑石30g（包煎），怀牛膝10g，干地龙10g，琥珀3g（分2次冲服），冬葵子15g，茯苓10g，桂枝10g，生甘草6g。水煎服，每日1剂，早晚各煎1次。

以上病虽不同，方有各异，但病的要点在“浊”字，方的要点在“涤”字。一是证的着眼点，一是方的着眼点，只要抓住这两点，方药随证加减变化，缓缓图之，自能见效。当然也不可忽视正气虚这一点。神而明之，存乎其人。

## 三、疏利法

疏是疏导，有分陈治理之义；利是通利，有运行排遣之义。此法常用于水湿失于输化，出现全身郁（瘀）胀，似肿非肿的经络湮瘀证候。此病一般病程较长，时轻时重，检验无异常发现，尿量正常，有的小便次数少，服西药利尿药可减轻，但停药即复如故，宜用疏利法治之。

1. 疏补相兼方　用于脾虚失运，水湿失于输化，阻滞气机，发生全身郁胀。处方：炒苍术10g，炒白术10g，茯苓10g，猪苓10g，青皮6g，陈皮6g，炒枳壳6g，炒枳实6g，泽泻10g，木瓜30g，生薏苡仁30g，赤小豆30g，滑石15g（包煎），生甘草3g。水煎服，每日1剂，早晚各煎1次。方中多用对药，是其特色，看似平淡，寓意较深，用之得当，每获良效。

2. 行气通络方　用于经络气滞，运行不畅而致全身郁胀，无腹胀，无尿少。处方：木瓜30g，威灵仙10g，白芍10g，桂枝10g，忍冬藤30g，丝瓜络30g，通草6g，制香附10g，生薏苡仁30g，羌活3g，独活3g，防风3g，生甘草3g。水煎服，每日1剂，早晚各煎1次。方中多为行气通络之品，且桂枝与白芍有调和营卫的作用，羌、独、防既能胜湿，又能畅通腠理。如此，则气行络通，营卫调和，腠理畅达，而郁胀自消。此方与前方相较，前者为深一层治法，后者为浅一层治法，应当辨之。

3. 化痰通络方　用于痰、湿、热瘀阻，经络湮瘀，水液失于输布，成为郁胀，有水肿之象者。处方：清半夏10g，陈皮10g，茯苓30g，炒枳实10g，竹茹10g，泽泻15g，丝瓜络30g，忍冬藤30g，生甘草6g。水煎服，每日1剂，早晚各煎1次。此方为温胆汤加味而成，妙在重用茯苓，既能益脾又能渗湿，使水湿之气潜然消去。忍冬藤清热通络，丝瓜络凉血行血通络，二者伍用，能使经络中湮瘀之邪，荡然无存。

4. 疏肝健脾、利湿通络方　用于肝郁脾虚，气机阻滞，水湿失运的郁胀证。多见于女性患者，颜面下肢水肿，经前乳房胀，急躁易怒等。处方：柴胡10g，白芍10g，当归10g，炒白术10g，茯苓30g，薄荷3g（后下），制香附15g，木瓜30g，生薏苡仁30g，生甘草3g。水煎服，每日1剂，早晚各煎1次。此方为逍遥散重用茯苓，复加木瓜、薏苡仁、香附子而成，使肝气得畅，脾气得运，水湿得行，而瘀肿自消。方的着眼点是疏达肝气。

5. 化瘀通络方　用于水湿停滞，泛溢肌肤、挟痰挟瘀、经络不通而致郁胀证。处方：酒桑枝30g，丝瓜络30g，姜黄6g，木瓜30g，生薏苡仁30g，通草6g，制天南星10g，橘络10g，鸡血藤30g，当归10g。方中药味多为宣通之品。宣可去壅，通可行滞，尤其天南星伍橘络，善去经络中之风痰，姜黄为行血利气之药，具通利经脉之功。本方对于无明显脾肾虚之象，偏于经脉瘀阻者，用之较为合适。

以上几方，均为基本方，临床根据病情，可灵活加减药味及增减用量，既要不失其原则，又要切合病情，能充分体现中医辨证用药的精妙，方为至善。

## 四、达郁法

郁证是临床最常见的病证，多因郁结痞滞，凝结不通所致。外感六淫，内伤七情，饮食失当，感受疫疠之邪等，皆能生郁。

根据《素问·六元正纪大论》“木郁达之，土郁夺之，火郁发之”之理而立方。设立了一个达郁汤方，用于脏腑气郁，寒热交杂之证。症见腹胀，胁痛，纳呆，肠鸣，口苦，口黏，大便或干或溏，小便黄，舌苔薄腻或厚腻黄，脉象沉滞或弦滑等。方以柴胡、苍术为君，以疏木土之郁；臣以香附、草果，助君药之用；郁则气必滞，佐以枳实以理气；郁久必生热，佐以栀子、黄芩、蒲公英以清热；木土壅郁，乱于腹内，故又佐以少量羌活、防风，既可祛除湿邪之胜，又可鼓荡气机之滞；白芍既可柔肝又可护阴；甘草调和诸药用以为使。若口渴，加知母；心烦，加竹叶、灯心草；纳差，加炒麦芽、炒神曲；大便干，加决明子；便溏，加白术、白扁豆，去栀子；恶心，加制半夏、陈皮。本方化裁于四逆散、达原饮、越鞠丸，重心在肝脾，肝脾之郁得解，则邪去正安，脏和气顺。然而，达郁汤虽能治郁，但不能治疗所有郁证，此方只是我治疗郁证的一得。郁证临床多见，在治疗疾病时要心存一个“郁”字，要注重“达郁”一法，郁要以开为先。处方：柴胡10g，白芍10g，炒枳实10g，炒苍术10g，制香附10g，草果6g，黄芩10g，栀子6g，蒲公英15g，防风3g，羌活3g，生甘草6g。水煎服，每日1剂，早晚各煎1次。

## 五、运通法

腑气不通，脾气失运之证，较为多见，常有腹胀，纳呆，食少，嗳气，大便不畅，舌苔白厚等症状，脉多呈怠缓或沉滞。予治疗此证，以运通为法，立运通汤方，效果较好。本方根据“腑以通为顺”，“脾以运为健”之理而立。方以槟榔、牵牛子，通可行滞为君；以蔻、砂醒脾畅中为臣；以茯苓健脾渗湿，以楂、曲消运化滞为佐；诸药合用，共奏运通之效。有热，加黄芩，中寒胃痛气上逆者，加丁香。凡水、湿、食、气停滞之轻证，皆可以此方加减治之。亦是脏腑同治之法。处方：槟榔 10g，炒牵牛子 6g，草豆蔻 6g，豆蔻 6g（后下），砂仁 6g（后下），茯苓 10g，炒麦芽 15g，炒神曲 10g，炒山楂 15g。水煎服，每日 1 剂，早晚各煎 1 次。可加生姜、大枣为引。

## 六、灵动法

临床上，有许多内科病宜轻而取之，若用重剂会适得其反。遇此类病症，我每用有轻灵、灵利之性的方药进行治疗，效果较好，我则名其曰灵动法。一般来说，此法适宜于小虚小实之证，具有药味少、分量轻，或药味虽多而分量很轻的特点。如胃气虚弱又不耐药的患者，出现纳少，胃胀，噫气，喜暖恶寒，舌质偏淡、苔薄白，脉弱等，我常用轻量香砂六君子汤加味，往往能取得很好的疗效，否则药过于病，有治胃反伤胃之弊。药虽轻，但颇有灵动的作用，缓缓图之，渐治渐佳，属于“王道”用药。再如外邪袭肺较轻的咳嗽，视其风寒、风热不同，亦宜用灵动法治之，一是因为病邪较轻，无需重剂，再者新感咳嗽，用药宜动不宜静，否则不利于外邪外出。推而广之，灵动法的应用比较广泛，举凡用药要避免呆滞、死板，尽力做到轻灵简当。如养阴忌纯用黏腻之品，清热忌尽用苦寒之味。黏腻之品久用易阻滞气机而碍胃，苦寒之味久用易损伤阳气并有凉遏之虞。如此等等，当在悟中。因此法应用较宽，难以一方括之，法从证来，方自法出，有了法，就自然有方了，故未立方。

## 七、燮理法

燮是和、理、调之意。我在治疗内科杂病中，经常遇到阴阳、气血、脏腑功能失调等病证，这类患者，一般病程较长，病情不大重，用其他方法治疗又不太合适，我常用燮理法治之，往往效果较好。这既是一种治疗方法，也是一种指导思想，只要心存这种方法，燮理法的运用就活了、多了。如阴阳失调的患者，要析其失调的具体状态，是属偏胜偏衰，是失交失恋，还是失平失秘等，只有紧扣其病机，进行燮理，方为妥善。我用山前汤（经验方）治疗慢性泄泻，也属于燮理。此方深得一阴一阳之理，用之得当，效果明显。处方：生山楂15g，炒山楂15g，生车前子15g（包煎），炒车前子15g（包煎）。每日1剂，早晚各煎1次，依据病情，可加入羌活3g，独活3g；有腹痛欲便，便后痛止者，加入痛泻要方；内有积热者，加入葛根芩连汤；偏脾虚者，加入炒山药15g，生山药15g，此二药生、熟并用，亦是燮理阴阳之义。

我亦常用二加龙骨汤加味，治疗阴阳失调的低热，效果也很好，其方为制附子、白芍、生龙骨、生牡蛎、白薇、炙甘草、生姜、大枣。清代陈修园赞二加龙骨汤云："探造化阴阳之妙，用之得法，效如桴鼓。"此方原本主治虚劳不足，男子失精，女子梦交，吐血，下利清谷，浮热汗出，夜不成寐等证。

燮理法是非常好的一种方法，只要掌握其要领，自能圆机活发，左右逢源，曲尽其妙。

### 八、固元法

此法是多用于久病，或正气内夺，或正虚似邪之证。虚证是多种多样的，兹不赘述，但在虚证中要注意到元气之虚。元气是人身之根本，元气旺则身健寿永，元气虚则易罹疾患，且又缠绵难愈，往往出现正虚似邪之象，若以外邪治之，非也。我常用菟丝子、补骨脂、淫羊藿、山茱萸、枸杞子、人参等味培补元气，效果较好，这是治疗一般元气虚弱之证。若元气大虚或暴脱，当另寻固元挽危之方药，不可不知，不可不慎。

以上八法依据病情，可单用，可合用，可交替用，贵在一个活字。一管之见，一滴之得，难免有偏有误，让我们共同切磋吧！

## 动和平观

我幼上私塾，诵读经史，对"四书""五经"包本背诵（很多古文和唐诗，至今仍能朗朗背诵），为后来学好中医奠定了古文学基础，同时也深受儒学思想的影响，崇尚致中和平。学医之后，用心研读了四大经典，并广采百家之长，勤于临证实践，几十年不曾间断，逐渐形成了自己独特的动、和、平学术思想，即和态下运动发展观、和态失常的疾病发生观、病证变化的动态观、动态的和平辨治观、动态的求本治本观、临床用药动和平观。

## 一、和态下运动发展观

正常情况下，人与自然、人体自身都处于不断运动、变化、发展的“和态”，即和谐状态下的运动发展变化。

1. 人与自然的和谐　自然界一切事物的发生、发展和变化，都是阴阳对立统一矛盾的结果，而且事物都是在局部不平衡的运动中求得总体平衡、生存与发展。如《素问·天元纪大论》说：“太虚寥廓，肇基化元。万物资始，五运终天。布气真灵，总统坤元。九星悬朗，七曜周旋。曰阴曰阳，曰柔曰刚。幽显既位，寒暑弛张。生生化化，品物咸章。”说明宇宙蕴生万物，与天之五运、九星、七曜和谐相应，运动不息，生化无穷。人类依赖自然界的物质基础而生存。《素问·六节脏象论》说：“天食人以五气，地食人以五味。五气入鼻，藏于心肺，上使五色修明，音声能彰；五味入口，藏于肠胃，味有所藏，以养五气，气和而生，津液相成，神乃自生。”人体必须与自然和谐相应，才能无恙。《灵枢·顺气一日分为四时》说：“春生，夏长，秋收，冬藏，是气之常也，人亦应之。”同时，人也应随春温、夏热、秋凉、冬寒，阳生阴长，阳杀阴藏，不断地进行自我调节。《灵枢·五癃津液别》说：“天暑衣厚则腠理开，故汗出；天寒，则腠理闭，气湿不行，水下留于膀胱，则为溺与气。”在适应自然的过程中，人类也不断地认识自然、改造自然，使人与自然更加和谐。《素问·四气调神大论》说：“所以圣人春夏养阳，秋冬养阴，以从其根，故与万物沉浮于生长之门。”人的机体之所以能够进行正常的生命活动，就是阴与阳相互制约、相互消长取得统一，达到“阴平阳秘，精神乃治”的和态。

2. 机体自身和谐平衡　阴阳平衡，即是阴阳平秘的和谐运动状态。人体的和谐平衡，是发展着的平衡，并不是固定在一个水平上，而是由一个水平线上的动态平衡到另一个水平线上的动态平衡的发展过程。在人体生长、发育的不同阶段，平衡的内容不同。《素问·上古天真论》说：“女子七岁，肾气盛，齿更发长，二七而天癸至，任脉通，太冲脉盛，月事以时下，故有子……八八则齿发去。”幼年阴阳平衡中阳气偏盛，新陈代谢旺盛，生长发育迅速；中年气盛血旺，阴阳平衡处于均衡时期；老年阳气先衰，阴气渐衰，重新建立新的阴阳平衡，阴气相对偏盛。因此，阴阳平衡是动态平衡的发展过程。各脏腑组织器官在生理功能上相互资生、相互依存、相互制约的协调状态下所产生的平衡，即动态平衡。《素问·五脏别论》说：“所谓五脏者，藏精气而不泻也，故满而不能实。六腑者，传化物而不藏，故实而不能满也。”不同的脏腑、经络、组织，又有不同的平衡内容。《素问·六节脏象论》说：“故人卧血归于肝，肝受血而能视，足受血而能步，掌受血而能握，指受血而能摄。”这种动态的调节是人体健康的基本保证。气、血、精、津液的互生互化，维持着一个有效的动态平衡，从而保证了人体正常生命活动的进行。《灵枢·营卫生会》说："人受气于谷，谷入于胃，以传与肺，五脏六腑，皆以受气，其清者为营，浊者为卫，营在脉中，卫在脉外，营周不休，五十而复大会，阴阳相贯，如环无端。"因此平衡是相对的，运动变化是绝对的。

## 二、和态失常的疾病发生观

运动过程中的和态，是人体生命维持正常的保证，是生命运动向前发展的基础。任何疾病的发生，都是人体生理功能和态被破坏的结果。

1. 人与自然失和　人必须与自然之气相和谐，顺应自然。自然界有风、寒、暑、湿、燥、火六气，人依靠自然之六气、水谷之气而生存，并循着四时气候变化、生长收藏规律而生长发育。《素问·宝命全形论》说："人以天地之气生，四时之法成。"当气候变化异常，超过一定限度，如六气的太过或不及，非其时而有其气（如春应温而反寒，秋应凉而反热等），以及气候变化急骤，都会使人与自然不能和谐相应。机体正气亏虚，不能抵御外邪时，即导致疾病发生。《灵枢·百病始生》说："此必因虚邪之风，与其身形，两虚相得，乃客其形。"

2. 人与社会失合　人的健康在受多种自然界因素影响的同时，也受到社会诸多因素如政治、经济、道德、心理、饮食等的影响。《内经》中论述了人与社会和谐相处的状态，"适嗜欲于世俗之间，无恚嗔之心，行不欲离于世，举不欲观于俗，外不劳形于事，内无思想之患，以恬愉为务，以自得为功"达到"德全不危"境界。若嗜欲无穷，孜孜汲汲唯名利是务，纵欲贪色，皆伤精坏神，致"精气弛坏，荣泣卫除"，"神去之而病不语也"。道德衰落，易罹患疾病，而且病情复杂，不易治愈。如果社会的不良刺激影响到人的情志，导致喜怒忧思悲恐惊七情过激，情志失和则伤害藏神的五脏，出现精神与躯体病证。《素问·举痛论》说："怒则气上，喜则气缓，悲则气消，恐则气下，寒则气收，炅则气泄，惊则气乱，劳则气耗，思则气结。"又《灵枢·本神》说："心怵惕思虑则伤神，神伤则恐惧自失，破䐃脱肉，毛悴色夭，死于冬……肾盛怒而不止则伤志，志伤则喜忘其前言，腰脊不可以俯仰屈伸，毛悴色夭，死于季夏。"

3. 机体自身失和

（1）阴阳失和，疾病产生：机体阴阳双方处于相对平衡、协调而有序的状态时，人体就健康无病，即《素问·生气通天论》"阴平阳秘，精神乃治"之意。一旦某种病因作用于机体，导致人体阴阳相对平衡、协调而有序的和态遭到破坏，即“阴阳不调”“阴阳不和”或“阴阳相失”，便产生疾病。阴阳失和有三种表现：一是人体阴阳在势力上的失衡，即阴阳任何一方的太过或不及，均可导致疾病。《素问·阴阳应象大论》说：“阳胜则热，阴胜则寒。”《素问·调经论》说：“阳虚则外寒，阴虚则内热；阳盛则外热，阴盛则内寒。”说明阳偏胜和阴偏胜的病理状态，临床表现有寒热之特点。《素问·脉要精微论》说：“阳气有余，为身热无汗；阴气有余，为多汗身寒。”二是人体阴阳在相互关系上的失和，即阴阳互根互用、和谐协同关系受到破坏。《素问·生气通天论》说：“故阳强不能密，阴气乃绝”。又说：“阴阳离决，精气乃绝。”说明阴阳彼此失和，轻则为病，重则丧命。三是人体阴阳之序失和，即阴阳之气在循行次序、部位等方面的失常。《素问·阴阳应象大论》说：“清气在下，则生飧泄；浊气在上，则生䐜胀。此阴阳反作，病之逆从也。”指出人体清阳和浊阴之气升降逆行致病。又《素问·生气通天论》说：“阳气者，若天与日，失其所则折寿而不彰。”更明确指出阳气失其位，严重者可影响人的寿命。

（2）脏腑失和，疾病发生：五脏主藏精气而不泻，满而不能实；六腑主传化物而不藏，实而不能满。若五脏不能被精气冲满，出现亏虚之证；若湿痰瘀浊填塞五脏，出现脏实证。五脏可以相互累及，脏病也可以及腑。六腑以通为用，以降为顺，若被邪气壅塞，传化失职，升降失常，出现腑实证；若六腑不能被丰富气血滋养，导致传化无力，升降不及，出现腑虚证。腑病可以及脏，导致脏腑失和。

（3）气血失和，病变丛生：气与血之间具有相互资生，相互依存，相互为用的关系。气对于血，具有温煦、推动、化生和统摄作用；血对于气，则具有濡养和运载作用。因此，气的盛衰或升降出入失常，则影响及血，如气虚则血无以化生，血必因之而亏少；气虚则推动、温煦血液功能减弱，血必因之运行不畅。血虚则气无所养亦必随之而衰少；血脱则气失所依，外散而脱逸；血瘀则气滞不畅。

（4）气机失和，疾病立生：升降出入是人体之气的基本运动形式，是脏腑、经络、气血、津液运动的基本过程。气机升降出入状态直接关系到脏腑、经络、气血、津液等各方面的协调平衡，《素问·六微旨大论》所谓“故非出入，则无以生长壮老已；非升降，则无以生长化收藏”。升降出入的运动，在总体上是保持动态平衡的，如果气机动态平衡失常，则影响脏腑、经络、气血、津液等各个方面的功能活动，从而在五脏六腑、表里内外、四肢九窍等各个方面产生多种病变。例如胃气以通降为顺，胃失和降则出现脘胀、食少等症，胃气上逆还可出现嗳气、呃逆、恶心、呕吐；脾气以升清为职，脾气不升则运化无权，出现腹胀、肠鸣、便溏；肝为刚脏，主动主升，其气易亢易逆，肝气逆上则出现头痛而胀、面红目赤、急躁易怒；若血随气逆，络破血溢，则为咯血、吐血，甚则血壅于清窍而突然昏厥，不省人事；若肾气不足而摄纳无权，可致气逆不降，出现呼吸表浅，动辄气喘等症；若肺宣降失常，不相协调，则出现咳嗽、气喘等症。即所谓“出入废则神机化灭，升降息则气立孤危”。

## 三、病证变化的动态观

病证发展转化规律表明，疾病是人体生命活动过程中的一种运动形式，任何疾病总不是静止的。如《灵枢·顺气一日分为四时》说：“朝则人气始生，病气衰，故旦慧；日中人气长，长则胜邪，故安；夕则人气始衰，邪气始生，故加；夜半人气入脏，邪气独居于身，故甚也。”在不同的发展过程和同一发展过程的不同发展阶段，疾病的矛盾不断发展转化，表现为不同的证候。它随外界气候，随患者个体体质，随邪正关系的对比，随治疗措施当否……证亦时刻随之变化。

1. 证随个体体质而变　体质对某些致病因子的易感性及其所产生病变的倾向性起重要作用，不同的体质对疾病有不同的反应，产生不同的证型。仲景创外感疾病六经辨证体系，病邪传向何处，是由表入里还是由里出表，关键在人身阳气之强弱，阳盛者则由太阳传至阳明，阳弱内寒则由阳经传入阴经，故后人有“实则阳明，虚则太阴”之说。《伤寒论》第7条：“病有发热恶寒者，发于阳也；无热恶寒者，发于阴也。”说明个体阳气强弱不同，发病的证型就各不相同。又如六气之邪，有阴阳不同，其伤人也，又随人身之阴阳强弱变化而为病。面白阳虚之人，其体丰者，多痰湿，感受之，多化寒湿，体壮阳盛之人，多湿热，感受之，从阳化热，湿热胶结必黏滞难解。面苍阴虚之人，其形瘦者，内火易动，感受之，湿从热化，反伤津液，与阳虚之证相反。

2. 证随治疗措施当否而变　治疗疾病有它特定的原则，如协调阴阳平衡，病邪当因势利导，在表当汗解，里实当攻下，其高者引而越之，其下者引而竭之；盛者泻之，虚者补之，寒者热之，热者寒之等，而且治疗当适事为故，过犹不及。如若辨证不明，治疗方法失当，则事与愿违，往往导致疾病证型发生改变。如《伤寒论》中太阳病发汗太过，致阳虚汗漏并表证不解，证随邪正对比的变化而变，邪正对比决定疾病的转归，也决定证型的转变。

3. 病症随四时阴阳的变化而变化　邪正之间的盛衰消长不仅决定疾病的发生与否，而且直接影响疾病的发展变化。而邪正的盛衰消长又每受自然界阴阳变化所制约，故《灵枢·顺气一日分为四时篇》根据昼夜阴阳变化节律而得出百病多以旦慧、昼安、夕加、夜甚的传变规律。疾病的传变亦与人体内部脏腑功能失调状况密切相关，由于“五脏相通”，因此疾病发展变化每每“移皆有次”（《素问·玉机真脏论》）。要了解疾病的传变，就必须着眼于脏腑之间的互相联系，互相影响，从整体失衡的角度去认识和估测病变趋势。而且，人体五脏之气又与自然界四时五行之气相通应，《素问·脏气法时论》据此提出了五脏病在一年、一月、一日中各不同时间段的“愈”“甚”“持”“起”的病情变化规律。

总之，疾病是一个动态变化过程，影响这一过程的因素，有外在的致病邪气，又有内在的抗病正气；既有体内环境的失调状况，又有天地四时阴阳变化。必须从整体角度综合考虑各种内外因素对疾病的影响，才能准确把握其发展变化机制。把疾病视为受外界环境所影响的异常生命活动过程，以动态的观点，从整体失衡的角度研究疾病发展变化机制，把握疾病传变规律，这种整体联系、恒动变化的病理观，贯穿在诊治疾病的始终。

## 四、动态的和平辨治观

人体之气血阴阳等都有可能产生“不和”之处，治之之法，当为和法，“和法之制，和其不和也”。《内经》有关“和”的论述较多，如《素问·上古天真论》说“上古之人，其知道者，法于阴阳，和于术数……度百岁乃去”。治法的最高境界是“和”，《素问·生气通天论》说：“凡阴阳之要，阳密乃固。两者不和，若春无秋，若冬无夏，因而和之，是谓圣度。”又说：“是以圣人陈阴阳，筋脉和同，骨髓坚固，气血皆从。如是则内外调和，邪不能害，耳目聪明，气立如故。”《伤寒杂病论》里多处提到和法，如治疗“卫气不和”“营弱卫强”用桂枝汤“小和之”使“营卫和则愈”；对“里虚”及“营气不足、血少”之表证，主张用益气养血法，待“表里实，津液自和，便自汗出愈”；又如倡导用十枣汤治疗“表解里未和”所致的悬饮证；以调胃承气汤“和胃气”“小承气汤微和胃气”治疗阳明腑实证；投小柴胡汤于少阳阳明同病，可收“上焦得通，津液得下，胃气因和，身濈然汗出而解”之效。和法的外延始于戴北山，他认为“寒热并用谓之和，补泻合剂谓之和，表里双解谓之和，平其亢厉谓之和”，拓宽了和法的思路。蒲辅周说：“和解之法，具有缓和疏解之意，使表里寒热虚实的复杂证候，脏腑阴阳气血的偏盛偏衰，归于平复。”治疗的目的，纠正失和之态，“谨察阴阳所在而调之，以平为期”。正如《医学心悟》中所言：“和之义则一，而和之法变化无穷焉。”和法应用是多方面的，兹撮其要，分为和调阴阳、和调脏腑、和调气血、和调气机，以叙述之。

1. 和调阴阳　纠正疾病过程中机体阴阳的偏盛偏衰，损其有余而补其不足，恢复和重建人体阴阳的相对平衡。对于阳偏盛，表现出阳盛而阴相对未虚的实热证，采用清泻阳热的方法治疗，使阳热得清，与阴相和，临证八法之一的轻清法即是据此立法，代表方剂是谷青汤（谷精草、青葙子、决明子、薄荷、菊花、蝉蜕、酒黄芩、蔓荆子、生甘草）。因头为诸阳之会，清净之府，风为阳邪，其性轻扬，易犯人之高巅，热亦为阳邪，其性炎上，亦易伤于人之高巅。所以人之头部疾患，热证多而寒证少，实证多而虚证少，故此多采用轻清法以治之。即用轻清上浮而又凉散的药物，易于速达病所，以祛除病邪。阴偏盛，表现出阴盛而阳相对未虚的寒实证，应用温散阴寒的方法治疗，如临床中用乌附麻辛桂姜草汤治疗寒痹。对于阴或阳偏衰不足的病证，用“虚则补之”的方法治疗，勿忘“阳病治阴”“阴病治阳”“阴中求阳”“阳中求阴”。更要重视人身之水火，从其来源来说，可分为先天之水火和后天之水火。先天之水火乃真阴真阳，禀受于父母；后天之水火，源于水谷，或为精为血，或为营为津。水之与火，宜平不宜偏，宜交不宜分，平则为协调，交则为既济。治疗水火失调之病，必须火中求水，或水中寻火，扶其不足，抑其有余，臻于平衡。先天之水火是根本、是动力，脏腑、经脉、组织必须得到元气的激发与推动，才能发挥其生理功能的作用，因此确立了固元法补元气方（黄芪、党参、菟丝子、淫羊藿、巴戟天、枸杞子、山茱萸）。方中菟丝子、淫羊藿、巴戟天、枸杞子、山茱萸补肾以充先天之气，黄芪、党参补脾肺之气以助后天之气，符合元气产生于先天，充养于后天之理论；菟丝子、巴戟天、枸杞子不仅能补肾阳，而且兼补肾阴，不至于使阳盛损阴，而达到阳得阴助而源泉不竭，阴得阳助则化生无穷的效果。对于阴阳失调和患者，要析其失调的具体状态，是属偏胜偏衰，是失交失恋，还是失平失秘。只有紧扣其现状，进行燮理，方为妥善。

2. 和调脏腑

（1）明辨病位：治疗脏腑失和之病，要根据脏腑生理特点、病变规律和常见证候，确定病变的脏腑，明辨病位是在脏还是在腑，或脏腑同病。如肝主疏泄，其性升发，喜条达而恶抑郁，在病理上，疏泄失职则其气易郁，升太过而阳气易亢，气郁可化火，阳亢则生热化风，因此在证候类型上表现为气、火、阳、风。同时，肝内藏阴血，其病则多血虚、阴虚之证，阴血不足失去濡养，多见与肝相关之筋、目、爪、甲等处症状。若出现筋、目、爪部位的疾病，或疾病具有气、火、阳、风的特点，要考虑病位在肝，余脏腑仿此。即“求病位之本”之义。

（2）明辨疾病先后：脏病引起腑病，或腑病引起脏病，治疗时要调脏以和腑，或调腑以和脏，或脏腑同调，以平为期。依脏与腑的关系而调，五脏“藏精气而不泻”，六腑“传化物而不藏”（《素问·五藏别论》），因此原则上虚则补其脏，实则泻其腑。如泻小肠热以清心火；泻大肠热以清肺热；补脾治胃虚；滋肺阴以润肠通便；补肾气以治膀胱失约；补肝治胆虚。也可依生克乘侮规律而调，如滋肾阴潜肝阳的镇肝熄风汤、杞菊地黄丸等滋水涵木；疏肝健脾的逍遥散抑木扶土；清心火养肾阴的导赤散泻南补北。

（3）顺其脏腑之性：心主血脉，心血宜养宜活；肝主藏血主泄，肝血宜养，肝气宜疏；脾主运化主升清，“脾以运为健”；肺喜清肃主宣发，故治疗肺部疾患时常用轻、清、宣、透、润；肾主藏精主封藏，肾精宜固不宜泻，治法用药以顺其脏腑特性，达到和谐共济之目的。

（4）重视浊阻脏腑之证：外感六淫，内伤七情，或饮食劳倦，均可导致脏腑功能失调，产生湿痰瘀等浊邪，进一步阻滞脏腑，影响脏腑气化功能，出现诸多病变。浊阻之证较为多见，宗《素问·汤液醪醴论》“去菀陈莝……疏涤五脏”之旨，立涤浊法，根据浊邪所在脏腑的不同，治法亦有不同（详见临证八法）。

3. 和调气机　气机升降出入应和调有序，气机逆乱失和，出现太过或不及，会导致升降失常。如肺气亏虚，宣发无力，气短息促、声低乏力，用升陷汤补气和调；而肺气过升，失于肃降出现咳喘，则应用苏子降气汤降气和调；脾气不升，中气下陷，脱肛、崩漏、久泻、久痢，以补中益气汤益气升举；胃失和降，其气上逆而恶心呕吐、呃逆，以旋覆代赭汤、丁香柿蒂汤降逆和胃；胆气不降则黄疸、口苦、善怒，以蒿芩清胆汤清胆降逆；肝气横逆，升发太过，出现头痛目赤、胁痛、耳聋，以龙胆泻肝汤泻热降逆；肾虚下元不固的尿频、遗尿、遗精、带下，则可用缩泉丸、菟丝子丸、固精丸、收涩止带汤等。五脏气争，九窍不通，气机郁滞，五郁随生，解郁疏达，和畅气机。调和气机升降重点是和调肝（胆）脾（胃），因肝（胆）脾（胃）为气机升降之枢纽，脾升胃降、肝升胆降带动诸气升降。解郁的要点是达肝气，据此立了达郁法，拟制了郁达汤：柴胡、白芍、炒枳实、炒苍术、制香附、草果、黄芩、栀子、蒲公英、防风、羌活、生甘草。方以柴胡、苍术为君，以疏木土之郁；臣以香附、草果，助君药之用；郁则气必滞，佐以枳实以理气；郁久必生热，佐以栀子、黄芩、蒲公英以清热；木土壅郁，乱于腹内，故又佐以少量羌活、防风，既祛湿邪之胜，又可鼓荡气机之滞；白芍既可柔肝又可护阴，甘草调和诸药用以为使；肝脾之郁得解，则邪去正安，脏和气顺。同时，和调气机升降应顺应脏腑升降特性，注意其升降相因，如脾升胃降、肝升胆降、肾升心降等。脾不升清则胃难降浊，肝失疏泄则胆气难降，肺失宣发而难以肃降，肾不升而小便不利等，“其本在肾，其末在肺”（《素问·水热穴论》）。曾采用提壶揭盖法，治愈癃闭患儿，取效甚佳。

4. 和调气血　人身以气血为本，人之有形不外血，人之有用不外气，气血平和则身安无病，气血失和，则百病由生。《医学心悟》中说：“且气之为病，发为寒热，喜怒忧思，积痞疝瘕癥癖，上为头旋，中为胸膈，下为脐间动气，或喘促，或咳噫，聚则中满，逆则足寒，凡此诸疾气使然也。血之为病，妄行则吐衄，衰涸则虚劳，蓄之在上，其人忘，蓄之在下，其人狂，逢寒则筋不荣而挛急，挟热毒则内瘀而发黄，在小便为淋痛，大便为肠风，妇人月事进退、漏下崩中，病症非一，凡此诸疾，皆血使之也。”由于气血为患是疾病产生的本质，尤其内科杂病病因繁多、病机复杂，多脏受损，虚实兼挟，但均影响气血的正常运行，出现偏盛偏衰，因此气血辨证较之阴阳辨证更为具体，不仅可反映阴阳辨证的主要内容，而且可弥补八纲辨证之不足。由于气血辨证既是辨病过程中的必要环节，又是施治中的主要依据，故在辨治内科杂病中，要善于调气血。

（1）调气以和血：历代医家有关调气的论述很多，但论之较详者应推张景岳。他在《景岳全书》中说：“夫所谓调者，调其不调之谓也。凡气有不正，皆赖调和，如邪气在表，散之调也；邪气在里，行其调也；实邪壅滞，泻即调也；虚羸困备，补即调也。由是类推，凡寒之、热之、温之、清之……正者正之，假者反之，必清必静，各安其气，则无病不除，是皆调气之大法也。”我在继承前人经验的基础上，结合自己的临床体会归纳出以下几个方面。

1）清气。清气即清气分之热邪。根据气分邪热之轻重分为微、轻、中、重四法。微剂用于外感邪热末期，或脏腑功能失调产生的邪热郁于气分，出现低热，或无热，身困不舒，口干，鼻出气热，或咳或不咳，头懵头昏，或鼻塞流涕，大小便正常，舌质红或淡红，苔薄白或苔黄，脉滑数，此乃轻微邪热郁于气分或伏于气分所致，非轻清宣透疏达调和莫能解也，方用清气汤，药用忍冬藤、白茅根、丝瓜络、通草、桑叶、桑白皮、金银花、薄荷、竹叶、苇根、黄芩、甘草等；若邪热侵袭阳明经，或风寒化热入里波及阳明，出现壮热烦渴，面赤恶热，大汗出，口干舌燥、脉洪大等阳明经热盛之证，用白虎汤加减；或气分郁较重，挟湿或湿热蕴郁，或湿初起，症见头痛恶寒，身重疼痛，面色淡黄，胸闷不饥，午后身热，舌白不渴，脉濡，用三仁汤加味，此为清热中剂；若气分热毒炽盛，症见大热烦扰，口燥咽干，错语不眠，或头面红肿焮痛，咽喉不利，舌燥口渴，舌质红苔黄，脉数有力，用黄连解毒汤或普济消毒饮，此为清热重剂。另外尚有阳气陷于阴分，也属气分之郁热，但既有阳郁之热，又有阴经气虚，虚实夹杂，更当细辨。从微观辨证来说，可将气分分为表中之表，表中之里，层次分明，体现了表里之相对性与可分性。至于阳邪陷于何种阴经，要加详辨。

2）理气。理气，即疏理气分之郁滞。人若气血流通，病安从作？一有拂郁，病即生焉。如当升不升，当降不降，当化不化，或郁于气，或郁于血等。《经》言“百病皆生于气”，后人言“百病皆生于郁”。治郁之法，《内经》云：“木郁达之，火郁发之，土郁夺之，金郁泄之，水郁折之。”根据内科杂病多郁或兼郁的特点，将气郁分为上焦、中焦、下焦及三焦之郁四部分。上焦气郁关乎心肺，神之原总由于心，因情志不遂，则郁而成病，肺主气，“诸气膹郁，皆属于肺”。心肺气郁出现胸闷不舒，胁胀气促，咽喉憋闷，药用合欢皮、全瓜蒌、薤白、枳壳、桔梗、乌药、白檀香等。若上焦气逆则用枇杷叶、炒枳壳、赭石、厚朴、炒紫苏子、白前、旋覆花等降逆气。中焦气郁与肝胆、脾胃关系密切。肝主疏泄喜条达，脾主运化升清气，胃主受纳降浊气，胆疏泄胆汁。中焦气郁则肝失疏，脾失升，胃失降，胆失泄，出现胁肋胀痛，脘腹痞满，呕恶吐逆，噫气口苦，腹痛肠鸣等。肝脾失调应分为肝强脾弱，肝弱脾弱，肝弱脾强，肝气犯脾，胆气犯胃，分别治以逍遥丸、升阳益胃汤、半夏泻心汤、小柴胡汤、大柴胡汤或蒿芩清胆汤等。具体到单纯的脾气郁、胃气郁、肝胆气郁，则对应施治。下焦气郁，多由于肾气虚弱，推动无力，气行不畅，出现小腹坠胀，单用理气药物乏效，选用金匮肾丸加补骨脂、小茴香，取其壮肾敛气归元，郁浊之气归膀胱，气化而出。清代韦协梦《医诊十三篇》中说：“古方金匮肾气汤乃胀满之圣药。方中桂、附补火，地薯补水，水火交媾，得生气之源；而肉桂又化生舟楫，加苓、泽、车、膝为利水消胀之佐使，故发皆中节，应手取效。今人动用利气消滞之药，劫效一时，而贻害无穷，亦何弗思之甚耶？”遇肾虚腹胀，多加用补骨脂，效果较著。对三焦气郁，即机体的整个气机郁滞，出现面目及四肢郁胀，胸闷咽憋，脘腹胀满等，治疗可采用经验方郁达汤。

3）补气。内科杂病，一方面多郁，另一方面则多虚。在治气虚方面，除重视补脏腑之气外，尤要注重补大气，补中气，补元气。大气乃《内经》中所谓之宗气，积于胸中，出于喉咙，以贯心脉，而司呼吸，胸中大气不足或下陷，则气短不足以息，或努力呼吸有似呼喘，或胸胁胀满，心悸怔忡。努力呼吸莫作气逆而降气，似呼喘作莫平喘，胸胁胀满莫作气滞而行气，此乃大气虚衰之象，选《医学衷中参西录》之升陷汤加减。补中气常用补中益气汤治疗中气不足或中气下陷引起的诸多疾病，诸如发热、感冒、头痛、眩晕、泄泻、胃胀、心悸、子宫下坠、脱肛、自汗等，临床以倦怠乏力，气短头晕，面色少华，大便溏薄，脉沉细弱等症状多见，不能硬搬西医诊断病名而应用之。其加减用药，以兼肾阴虚者，加山药、茯苓、山茱萸，正好为半个六味地黄汤，说明补益后天脾土的同时，不忘补先于肾虚；另加茯苓，与原方中党参、白术、甘草组成四君子汤，益气补中，健脾养胃；兼血虚者，加白芍、熟地黄、枸杞子，与方中当归配伍增强补血之功；兼虚阳上扰者，加生龙骨、生牡蛎、天麻、钩藤，以平潜亢奋之虚阳而不伤正气；兼气虚发热者，加白芍、白薇、知母，以滋阴清热，使补气的同时不伤阴血；兼外感者，加金银花、连翘、桑叶、荆芥；兼阳虚者，加附子、淫羊藿、仙茅以益气温阳。元气，《内经》称之谓“真气”，禀受于先天，与谷气相合而存在于人体内，有推动人体的生长发育，抵抗病邪侵袭和祛除病邪的作用，人要长寿，必须善于保养此气。《素问·上古天真论》说：“恬淡虚无，真气从之，精神内守，病安从来。”因此，在临床中要重视元气的盛衰，并善于调补元气。自拟固元汤，即为补元气而设。

（2）理血以和气：人身之中，气为卫，血为营。《内经》云：“营者，水谷之精气也，和调于五脏，洒陈于六腑，乃能入于脉也。”血液之来，生化于脾，总统于心，贮藏于肝，宣布于肺，施泄于肾，灌溉一身，目得之而能视，耳得之而能听，手得之而能摄，掌得之而能握，足得之而能步。《内经》又云：“血之与气，异名同类。”故气即无形之血，血即有形之气。人之一身，气血不能相离，气中有血，血中有气，气血相依，循环不息，因此，调血总关乎气，气旺则血旺，治血虚除补血外应兼顾补气。针对脏腑生理特点的不同，采用的补血方法也不尽相同，如心主血脉，故心血宜养宜活，药选当归、生地黄、白芍、川芎、龙眼肉、丹参、炒酸枣仁等；肝主藏血、主疏泄，肝血宜补宜疏，药选当归、生地黄、白芍、何首乌、香附、郁金、枸杞子等；脾主统血、主运化，脾血虚宜养宜摄，药选当归、龙眼肉、阿胶等；肾主蛰，封藏之本，肾血虚宜养宜敛，药选熟地黄、白芍、怀牛膝、枸杞子、当归、女贞子、肉苁蓉等；肺主肃降、主气，肺血虚宜润宜降，药选当归、生地黄、百合、龙眼肉、阿胶等。气滞则血瘀，故治血瘀之证，除用活血化瘀药物外，宜选加调气之品。

5. 疏利条达　人之一身，经络贯穿为之脉，脉者，血之隧道也。血随气行，周流不停。筋者，周布四肢百节，联络而束缚之。人身之血，内行于脉络，外充于皮毛，渗透肌肉，滋养筋骨，故百体和平，运动无碍。津液者，血之余，行乎外，通一身，如天之清露，若血浊气滞，则凝聚而为疾。内科杂病属功能性病变者有之，其病因病位病情多非一端，而气血失调，经脉不畅，痰瘀交结是其基本病机。因此，我制定了疏利法。疏是疏导，有分陈治理之义；

利是通利，有运行排遣之义。常用于水湿失于输布出现全身郁（瘀）胀，似肿非肿的经络湮瘀症。常疏其气血，令其条达，而致平和。《素问·至真要大论》云："谨守病机，各司其属，有者求之，无者求之，盛者责之，虚者责之。必先五胜，疏其血气，令其条达，而致和平。"疏即疏通、疏利、疏达之意，具体内容见临证八法。

## 五、动态的求本治本观

疾病是动态的，因此，医生要不断地辨证，使诊断的概念、判断和推理随之变化，根据病证的变化而改变治法。但万变不离其宗，要辨证求其本，治疗固其本。详见前文"谈治病求本"。

## 六、临床用药动和平观

1. 用药平和　用药要平和，如固元法中的固元汤，用菟丝子、山茱萸、枸杞子、补骨脂、淫羊藿，味辛甘，性温或微温，非大辛大热，温补肾阳兼补肾阴，阳得阴助而源泉不竭；谷青汤中的谷精草、青葙子，味甘或微苦，性平或微寒，薄荷、菊花、蝉蜕、蔓荆子味多辛甘，性多凉或微寒，均属于疏风清热之品，非大苦大寒之味。疏利法选用的药物更是"平淡之味"，如忍冬藤、鸡血藤、丝瓜络、橘络、白茅根、竹茹、通草、生薏苡仁等。涤浊法使用的冬瓜仁、生薏苡仁、桃仁、茯苓、赤小豆、冬葵子等可药食两用。凡此种种，不一一例举，临床使用得当，能够平淡之中建奇功。

2. 燮理阴阳　在治疗阴阳失调时，分析阴阳偏盛或偏衰，调阴以和阳，或调阳以和阴，前文已简述。除此之外，选择用药时，也注意阴阳相伍，如山前汤中生山楂、炒山楂、生车前子、炒车前子、生山药、炒山药，生熟并用，一刚一柔，一阴一阳，颇具燮理之能。

3. 疏利调和　疏利脏腑气机，常用疏补相兼方。药用炒苍术、炒白术、茯苓、猪苓疏利脏腑，青皮、陈皮、炒枳壳、炒枳实疏利气机，泽泻、木瓜、生薏苡仁、赤小豆、滑石、生甘草疏利水道，用于治疗脾虚失运，水湿失于输化，阻滞气机，发生全身郁胀证。方中多用对药，是其特色，看以平淡，寓意较深，用之得当，每获良效。疏利经络筋脉，常用酒桑枝、丝瓜络、姜黄、木瓜、生薏苡仁、通草、制天南星、橘络、鸡血藤、当归。方中药味多为宣通之品。宣可去壅，通可行滞，尤其天南星伍橘络，善去经络中之风痰，姜黄为行血利气之药，具通利经脉之功。

4. 动静结合　临证用药，要动静结合，动中有静，静中有动，动贯穿其始终。如治疗肾不纳气的哮喘，使用都气丸加小量的麻黄、炒紫苏子，纳中有宣，降中有升，静中有动。运脾法中的运脾汤，把握脾以运为健、胃以降为顺的特点，以槟榔、牵牛子，通可行滞为君；以蔻仁、砂仁醒脾畅中为臣；以茯苓健脾渗湿，以山楂、神曲消运化滞为佐使。以动为主，诸药合用，共奏运通之效。临床上有许多病宜轻而取之，若用重剂会适得其反，此类病证，用灵动法治之。具有药味少、分量轻，或药味虽多而分量很轻。如胃气虚弱又不耐药的患者，出现纳少、胃胀、嗳气、喜暖恶寒，舌质偏淡、苔薄白，脉弱等，用轻量香砂六君子汤加味，每味药量可轻至3~5g，取灵而动之之义，往往能取得很好的疗效，否则药过于病，有“治胃反伤胃”之弊。

# 学医与从医的体会

作为老校友，很高兴应赵书记之邀来这里和同学们交流。因诊务繁忙，未做文字准备，就和大家随便谈谈我个人学医与从医的体会。

## 一、肩负中医历史任务

大家学习中医是很光荣的。首先，中医学历史悠久，同学们在医学史中已学习过，这里不多说了。或许有人说中医是老古董了，过时了，我认为不然。越是历史悠久越是经得起历史考验，越证明其科学性。尽管也有糟粕，但那不是主流。其次，中医确有科学的内容。毛主席说中医是个“伟大的宝库”。其具有独特的理论、方药及确切的疗效，是取之不尽用之不竭的。大家以后在临床中会有更深的体会、认识。再次，中医是人类的需要，是全人类的需要，并正在走向世界。最后，中医发展后继有人。现在各个中医学院培养了许多学生，名老中医带徒等也培养了许多人才，当然这都还需要不断提高水平。因此，希望大家巩固专业思想，肩负起振兴发展中医的历史任务。

有许多同学是从农村来的，中医在农村是大有用武之地的。现在县及县级以下的名中医太少了，许多同学不愿下去，这其中当然有许多原因，但只要技术过硬，确实有疗效，还是很受欢迎的，或许最初会坐“冷板凳”。我们一附院的患者很多，找我看病的也不少，如果没有疗效，谁找你看病？中医是个瑰宝，最重要的是要占领阵地，把中医优势发挥出来。

## 二、打牢基本功

打牢基本功的重要性是不言而喻的，我年轻时老师曾打比方说：“10余岁时记东西如以锥锥石，稍长如以锥锥木，年长时如以锥锥水。”大家现在正处在“锥石”“锥木”之间，正是记忆力旺盛之时，应珍惜大好时光打牢基本功。

1. 打牢理论基本功　首先要掌握书本知识，有的同学临证时方子记不全，我在学校学习时背的方较多，被树为典型，我的经验就四个字：决心、毅力。不能虎头蛇尾。我有个亲戚考研究生报清华，背英语辞典，我看大家拿出背英语单词的劲，别说500个方，就是5 000个方也能记住。

经典著作要学，历代医家的著作也要学。经典要学好，现在的课时不多，有的甚至没开，同学们应自学补上，毕业后仍要继续学习，要多从临床上认识提高。名老中医岳美中谈到治学时说，他每年还要把经典温习一遍。

“万事不能外乎理，而医之于理为尤切。”张景岳还说“医有慧眼，眼在局外，医有慧心，心在兆前，使果能洞能烛，知几知微，此而曰医”。理论虽很抽象，但证之临床确实有效。学习理论不可钻牛角尖，有的同学问我为啥为啥又为啥，三问两问我也“没啥了”。理论不像细胞分子能看见，重要的是理解。

强调一点，中医治病一定要以中医理论为指导，西医检查仅作参考，不能照搬西医去“消炎”。举一个医案，有一小女孩因憋尿又受惊吓出现小便闭，服西药消炎利尿药乏效，住院置导尿管方能小便，拔出依然点滴不出。如此10余日，众医束手无策，患儿父亲寻诊于我。予用麻黄、杏仁、升麻、桔梗、芍药3剂，并嘱探吐，1剂而小便通。诊断思路是憋尿致气化不利，又受惊致气机郁闭，遂以开上窍为治。盖肺为水之上源，上窍开则下窍泄。

2. 方药基本功　经方、时方都要熟背。《方剂学》中至少90%的方药要会背，会背才能知常达变。我背方时选的是陈修园的《长沙歌括》《金匮要略歌括》，优点是有分量，如麻黄汤“七十杏仁三两麻，一甘二桂效堪夸，喘而无汗头身痛，温覆休教粥到牙”，桂枝汤“项强头痛汗憎风，桂姜芍药三两同，枣十二枚甘二两，解肌还藉粥之功”。量很重要，如桂枝汤，桂、芍等量，尤其要注意方中小量。有的医生开逍遥散，薄荷用12g，有的不用，我认为不妥当。薄荷、生姜要用小量，“肝欲散急食辛以散之”。

我个人认为，应多记方子，希望同学们抓住在校大好时光多记些，现在没来得及背，应努力弥补，迎头赶上。今后临床应注意时方、经验方的应用。如我现在正在用的治肺气肿的皱肺丸（柏子仁、五灵脂、核桃仁、甘草等）是朱良春推介的载于普济方中，疗效不错。

3. 临床技能基本功　针灸、推拿、骨伤正骨这些都应有扎实的临床操作基本功。在处方用药中，对有毒的药物一定要慎用，以前在某县开门办学时，有个青年医生开蟾酥比常规量大200倍，患者从服药到死亡不到半个小时，这就是基本功不过硬造成的。个人体会基本功很重要。根深才能叶茂，本固才能枝荣。

### 三、当好苍生大医

大家毕业后就要当大夫，希望大家都当好苍生大医。首先，要有精湛的医术，并且要不断学习、精益求精，不断提高水平，我现在还经常看书。其次，要有良好的医德医风。现在的医疗行业确有不正之风，不该开大方的开大方，不该检查的检查，甚至丧失医德。我看是钱在作怪，希望大家牢记全心全意为患者服务的宗旨，做好苍生大医，活人济世。

我在新中国成立前就行医，有幸成为中医学院首届毕业生，个人感觉学医不容易，当个医生不容易，书到用时方恨少，临床应用甚感不足，需活到老学到老。就个人学医与从医的体会谈这些，希望对大家有所启发，谢谢！

## 为医者要重视医德建设

医生不仅要有高超的医术，而且要有高尚的医德。作为一名医生，如果医德不好，即使他有很好的医术，也不可能很好地为患者服务，就不能算是一名好医生，甚至会给患者造成一些不应有的损失和痛苦，故此有必要再谈谈有关这方面的问题，作为我们共勉。

### 一、要仁爱

前贤有云："医者仁术也。"医生服务的对象是有病之人，患者就医时要求医生给他解除病痛之苦，医生应急患者之所急，痛患者之所痛，视患者如亲人，对贫富贵贱，要一视同仁，要牢记毛主席的教导"救死扶伤，实行革命人道主义"。医生要医德医术并重，缺一不可。清代程国彭在《医学心悟》序中说："其操术不可不工，其处心不可不慈。"愿我们都能做一个白求恩式的医生。

### 二、要过细

医为人之司命，不可视医为儿戏，马虎敷衍，粗枝大叶。孙思邈曾告诫医曰："胆欲大而心欲小，智欲圆而行欲方。"所以医生对每位患者都要认真负责，己能治则治之，己不能治则推荐他医治之，或及时让其转院，切不可虚荣爱面子，贻误患者，当然也决不能无故推诿患者。在诊治每个患者时应做到："下笔虽完宜复想，用心已到莫迟疑。"医疗事故中的责任事故，多是医生心不细的结果，是医生的一大忌。

## 三、不要贪财

古来治病用药是要收钱的，现在有收费标准，过去则没有收费标准。"皇粮有价药无价"就是指这说的。患者看病买药，是处在被动地位，医生开啥药就得用啥药，患者对用药向来没有讨价还价的，要多少钱给多少钱。医生决不能单纯为了经济利益，开不该用的贵重药物，给国家和个人造成过重的负担。医生开方应该是根据病症需要用药，该用大方用大方，该用小方用小方，古之"七方"就是根据病症需要而立的。我在1976年《河南中医学院学报》发表"漫谈药量大小变化对治疗的意义"，其中也谈到这个问题。晋代杨泉在《物理论》中说："非廉洁淳良，不可信也。"切忌乘人之危，取人之财。

## 四、不要欺诈

医生所从事的职业本身就是科学，是实事求是的，来不得半点虚假，无论医术高低本事大小，都要实事求是，不要做虚假广告，沽名钓誉，这样有害于社会，有损于医生的形象。果真有真才实学，治疗效果好，人家自然会来找你。实事求是地向社会介绍个人情况，让患者便于就医。如医院搞些"就医指南"之类的东西，介绍各位医生的简历和技术专长，这是必要的，也是无可非议的。最可恶的是那些江湖骗子，自作聪明，唯名利是图，大肆鼓吹自己，为害匪浅。正如李中梓在《医宗必读·不失人情论》中说："有腹无藏墨，诡言神授，目不识丁，假托秘传，此欺诈之流也。"

## 五、不要贬低他人

在诊治疾病过程中往往有经他医治疗无效而来的，这里面有治疗失当的，智者千虑必有一失；也有治疗正确，因为疗程短，尚未收到明显疗效的，不管如何，决不可对着众人贬低他医。若果你也治不好，患者又就他医，你又该如何呢？客观地说，医生不可能把所有病治好，若借此抬高自己打击别人是很不道德的，不利于团结，不利于事业，实乃阳君子阴小人也。明代龚廷贤在《万病回春·云林暇笔》中说："吾道中有等无行之徒，专一夸己之长，形人之短，每至病家，不问疾痾，唯毁前医之过，以骇患者。设使前医用药尽是，何复他求？盖为一时，或有所偏，未能奏效，岂可诋将前药为庸耶？夫医为仁道，况授受相传，原系一体同道，虽有毫末之差，彼此亦当护庇，慎勿訾毁，斯不失忠厚之心也。戒之戒之。”这样的人现在虽然很少，但也不能说绝对没有。作为一个医生来说，还是严格要求自己为好，做一个品格高尚的医生。

总之，作为人民医生来说，在医术上要精益求精，在医德上要好上加好，德术兼备，做一个有益于人民的人。有关医德方面就提出这几点。

（1997年5月给两位徒弟讲授的第一课）

# 谈医与人和仁的体会

医生是个特殊职业，工作对象是患者，生死攸关，责任重大。

这里所说的人，是指医生本人和患者。患者求医，欲去其疾，医生治病，亦欲速愈其疾，心情一致，本无两样。但因医是一个职业，病人求之，前者主动，后者被动，主动便为强势，被动便为弱势。如何平衡这种关系，关键在于医生。作为医生来说，要把这种关系倒过来，始终要以患者为本。《素问·汤液醪醴论》说：“病为本，工为标，标本不得，邪气不服。”因此，作为一名医生，首先要做好为人，也就是说，人品要正，心术要正。病不择人而病，医也不能择人而医，病对人是公平的，医对患者也应公平。绝不能以患者身份、地位、贫富不同而行医，应一视同仁。毛泽东同志在《纪念白求恩》一文中说的“一个高尚的人，一个纯粹的人，一个有道德的人，一个脱离了低级趣味的人，一个有益于人民的人”，做人要做这样的人。

这里所说的仁，是指仁心和仁术。医既要有爱人之心，又要有爱人之术。清代喻昌说：“医，仁术也。”清代吴瑭说：“医，仁道也。”晋代杨泉说：“夫医者，非仁爱之士，不可托也。”作为医生，不仅要有高超的医术，而且要有高尚的医德。如果医德不好，即使医术再高，也不能很好地为患者服务，甚至会给患者造成一些不应有的损失和痛苦。所以说，仁和术是并重的。总而言之，医生对患者，要以心相待，以爱相待，以慈相待，想患者之所想，急患者之所急，医患关系自然和谐，治疗效果也会良好。

仁术不是空谈的，要在治疗各个环节中体现出来，例如：

辨证上，疾病是千变万化的，往往寒热虚实夹杂、真假相混，因此，在辨证中要非常认真，不能有丝毫马虎。《素问·疏五过论》和《征四失论》所说的“四失”和“五过”，我们应该好好读读，并引以为戒。张仲景在《伤寒论》序中痛斥当时某些医生，不讲医术，不讲医德的行为，我们也应当戒之。

在治疗中要实事求是，既不能夸大病情，骇人听闻；又不能说大话，误治机；更不能诋毁他医，以炫耀自己。这些都有悖于医德。

用药上，医贵能治病，更贵在能治大病，能治大病者为上医。大病非皆尽能治愈，但要治疗得当，疗效要高。治病就得用方用药，用得好不好，直接关系到疗效。医生根据病的性质不同、轻重不同，以及年龄、性别、体质的差异等而遣方用药。单从用方来说，就有大、小、缓、急、奇、偶、复（七方）之别，这是一个原则，必须遵从。具体到每个方子，又必须组方严谨，针对性强，主攻方向明确，或大或小，或多或少，皆有规范。病轻药重，为药过于病，病重药轻，为药疲于病。过与不及，皆谓失宜。医生在开完处方后，应仔细审察一下，是否有失当、失误之处。“下笔虽完宜复想，用心已到莫迟疑”，这是过去医家的名言，非常好，我是按这样去做的。不赞成乱开大方，药味既多，分量又大，贵重药也多，既浪费药物，增加费用，又于病不利，甚至造成危害，而“遗人夭殃”。中药是特殊商品，药对其症，都是好药，药不对症，虽贵何用？若单从经济利益去开方用药，于心何忍。中医特色也就不知不觉地被淹没在这里面了。总而言之，我们以仁爱之心用药、实事求是地用药，我们心安，患者也心安。“看病贵，看病难”，一直是党和人民非常关注的问题，我们共同努力，争取早日解决。

在情感上，医生治病，不但要开好有药处方，又要开好无药处方。人是有感情的，喜、怒、忧、思、悲、恐、惊，人皆有之，医生在看病时，要注意到患者病前的性格和病后的情绪变化，针对患者的不同情况，或宽慰，或劝导，晓之以理、动之以情，调动患者的积极性。一般来说，患者是听医生话的，适当的思想工作可以做得通。我在治病中，常根据患者的不同情况，开出各自不同的“无药处方”。对于文化层次较高而又比较熟悉的患者，也可以文字形式开出。如某位老年女患者，有文化素养和政治素养，喜画国画，突有丧偶之痛，整日郁郁寡欢，在开完有药处方后，遂赠诗一首：“雪里梅花雪后松，冷香高洁耐寒冬，一枝画笔重挥洒，何计歪斜与淡浓。”患者非常高兴，精神为之一振，果然又拿起画笔，逐渐恢复常态。“无药处方”要开得灵活，开得适当，有针对性，不能庸俗，否则会适得其反。人皆乐生而恶死，只要方法得当，入情入理，患者是会愉快接受的，让患者感到温暖，也可能会把看病当成一种精神享受。只要心存仁爱，不怕麻烦，“无药处方”，每位医生都能开得很好，事实上很多医生就是这样。

以上是我个人的肤浅体会，做得也很不够，今与诸位交流，让我们共勉吧。不当之处，请批评指正。谢谢大家。

（2007年4月给河南中医学院第三附属医院师生作的报告）

# 从中医疗效论发展

我国医学从古至今，一直在发展，而且永远永远地发展。何以如此代代发展经久不衰呢？此无他，是疗效故也。历史只有医而没有中医这个名称。自从西方医学传入我国之后，才有这个称谓。从现实看，我国既有中医又有西医，大大丰富了治疗手段和方法，无疑对广大人民的身体健康是非常有利的，也是我国医疗战线上最大的优势，是其他国家难以比拟的。我们应为此感到骄傲和自豪。

世界上任何事情都不可能完美无缺，医学也是如此。客观地讲，中西医各有所长，亦各有所短，有些病中医疗效好于西医，有些病西医疗效好于中医，这是很正常的，千万不要以己之长衡人之短，更不能借此以诽之。果如此，只能说明他无知，不实事求是。那些民族虚无主义者，硬是睁着眼睛说瞎话，把中医说成一无是处。但有一点，事实就是事实，只要自己是一门科学，不怕人家说长道短。只要是自己的短处，我们应当虚心接受加以改进，若强加于我们的不实之言，应当予以争辩。

社会在前进，科学在发展，作为中医这门科学来说，也应不断总结经验，与时俱进，更好地发展他的独特疗效。疗效是存在的前提，是发展之本，提高之源，繁盛之基。只有不断发展才能永葆他的青春活力。遵照毛泽东同志讲的"中国医药学是个伟大宝库，应当努力发掘加以提高"的垂训，奋力前进。

发展中医学术和事业是我们共同关心的事情，应当群策群力，同心同德，在党的中医政策的指引下，大展宏图，共谋发展之略。以愚之见，根据当前情况，应注意以下几点。

1. 继续培养精于中医的高级人才　中医发展在学术，学术发展在科研，科研发展在人才，没有人才，发展就无从谈起。现在中医队伍阵容不算小，但真正能像历代大医家和当代大医家的水平也寥若晨星。目前有不少省包括我省在内，已经制定出培养人才的工程，而且已见成效，这是战略决策之举，要继续干下去，要讲实效。

2. 要按中医自身体系发展　中西两医各有自己的理论体系，不能互相替代。当前有个倾向值得注意，说中医要现代化，要按西医的模式来研究中医，发展中医，这是非常危险的，长期下去，中医势必名存实亡，岂不愧哉！痛哉！无怪乎邓铁涛老中医呼吁的那样"现在身怀绝技和有一技之长的名老中医越来越少，1965年以前毕业的中医大大已经全部退休，如果我们不及时抢救名老中医的知识和临床经验，那我们就失去了最后的机会”。他还说：“中医如此发展下去，要不了20年，真正的中医中药将不复存在，如果中医要消亡在我们这一代手中，我们将愧对祖先，愧对子孙，成为千古罪人。”细思此言，并不偏激，毫不耸人听闻，是令人深思的一剂猛药。

3. 明确继承与发扬的关系　自古以来，中医一直处在继承与发扬的缔结关系，下一代的继承，总是包括下一代的发扬，因此继承的内容越来越丰富。但原始的继承是根本，是渊源，决不能丢。故而每代人的继承总是要继承最本源的东西，这个最本源的东西，就是我们常说的中医经典著作。素云：根深则叶茂，本固则枝荣，源远则流长。设想作为一名中医来说，若不读中医经典著作，是很难成为“上工”的。汉代张仲景就是在继承的基础上，写成了《伤寒杂病论》。他在序言中说得非常清楚：“勤求古训，博采众方，撰用《素问》《九卷》《八十一难》《阴阳大论》《胎胪药录》并《平脉辨证》为《伤寒杂病论》，合十六卷。”同时他也指出，当时一些医生的浅陋“观今之医，不念思求经旨，以演其所知……夫欲视死别生，实为难矣”。我们是否也来个“观今之医”？医学博大精深，是中华民族的瑰宝，继承和发扬永无止境，但始终不要忘记继承这个大前提。恐怕谁也不敢说他已经继承到顶了，只有继承得好，才能发扬得好，浮躁心态是要不得的。

4. 找出不利于中医发展的因素　任何事物在前进中都会有曲折有起伏，由于多种原因，在一定程度上影响中医发展。如经济利益问题，这个问题比较突出。医院要讲经济效益，科室要讲经济效益，个人也要讲经济效益。本来中药能解决问题的也来个中西药一起上，往往西药大大超过中药用量，无怪乎有人说中医院不姓中。当然也不是说中医院就不能用西药，而是本末倒置。也可能有人说“你中医不行，不用西药解决不了问题”。事实并非如此，不必细说。试想在这样环境里中医学术发展能不受到影响吗？有些中医也为了经济效益，也盲目地开大方，开贵重药，不但浪费了经济，也浪费了资源，加重了患者负担，而且疗效也未必就好，无形中把中医特色给淹没了，丢失了。

5. 研究方法和思路问题　究竟怎样研究和发展中医，路子怎样走？我认为，凡不符合中医自身理论体系，就不要生搬硬套，削足适履，路子要走正，否则就可能要掉下去。现在高等中医药院校课程设置合理不合理，中西医课程比例妥当不妥当，应从实践中多做些调查。培养出来的学生究竟怎么样，不能只从数量上论英雄。再者，从研究生来说，我认为也有不足之处。研究生被录取后，当然在中医理论上又提升了许多，但在研究内容上分量不够，只限于实验室研究和从文献上收集一些资料，撰写一篇论文，比较容易拿到一张学位证书。写论文基本上是一个模式，我觉得倒不如从某个病或从某个方药在临床实践中认真观察总结，或许有所突破，或许发现新的苗头，即或失败，也比从实验室得出的结论要强。

其他还有避难就易的问题、急于求成的问题、基层缺医的问题，都在一定程度上影响中医学术的发展，也影响着中医疗效的发挥。

疗效不是纸上谈兵，而是靠医生的总体水平，具体在每个患者身上体现出来，个中非常微妙，非常高深，只有理验俱丰的医者，才能悟到其中的奥妙，这正是中医的独特理论体系和独特疗效的所在，非浅人所能得知的。归根结底，还是要有更多的高水平中医人才，否则只能是空谈。

卫生部常务副部长高强在2005年卫生工作会议上指出“中医药是中华民族的瑰宝，经过几千年的传承，形成了科学的理论体系和独特的诊疗方法，至今仍在我国医学中发挥着不可替代的作用”。这是非常精辟的实事求是的示言。

最后有两点建议：①继承高师带徒。根据现在情况，可以换个新模式，可从中医学院应届毕业生中，选拔品学兼优又热爱中医的学生，拜上确有真才实学的老师，学习3年。教者要真教，学者要真学，朝夕相处，耳濡目染，经过3年苦教苦学，出师后一定会大有作为的。当然要有一些政策措施来保障，方能成功。②打通人才通往基层的渠道。现在中医学院毕业的学生去县中医院的很少，更不用说去乡卫生院，他们宁肯在大城市改行，也不愿意去基层，这既有思想问题，又有实际问题，实际问题不能解决，渠道就难以畅通。这个问题很复杂，值得进一步研究。

（2005年3月大河中医药发展首届高峰论坛报告）

# 五 知

## 一、知理

这里所说的理是医学理论，中医理论博大精深，是历史长河的积淀，取之不尽，用之不竭。历代大医家，莫不深及其理而后名。正如金代成无已在《伤寒明理论》序中说：“余尝思历代明医，回骸起死，祛邪愈疾，非曰生而知之，必也祖述前圣之经，才高识妙，探微索隐，研究义理，得其旨趣，故无施而不可。”明代张景岳在《景岳全书·传忠录·明理》中说：“万事不能外乎理，而医之与理为尤切……故医之临证，必期以我之一心，洞病者之一本。以我之一，对彼之一，既得一真，万疑俱释，岂不甚易？一也者，理而已矣。”

欲明其理，必先读书，以我之见：①学而不厌。要学到老，干到老；干到老，学到老；学无止境。人要善于知己，善于强己。《老子》曾说：“自知者明，自胜者强。”②医与文的关系。文是基础，医是楼，具备良好的古文基础，才能很好理解中医深奥的道理，才可能具备独到的悟性。③源与流的关系。学习经典著作是渊源，旁及历代医家是支流，要正确处理好继承与发扬的关系，继承好老中医的宝贵经验是基础，只有先继承好，才可能发扬。④理论与实践经验的关系。由于中医学的自身特点，一般来说，医生成名较晚。谈到这里，有一种倾向要注意，即重视经验继承，忽视理论学术的研究。应该说，实践经验可贵，理论学术更可贵。

## 二、知病

我一直遵守《素问·至真要大论》“谨守病机，各司其属，有者求之，无者求之，盛者责之，虚者责之”的经旨，以探求病情。这与明晓医理是密不可分的。先贤张景岳说：“医有慧眼，眼在局外；医有慧心，心再兆前；使果能洞能察，知几知微，此而曰医。”治病首先要求病本，求本是多方面的，其中最重要的是病因、病性和病体。《素问·至真要大论》：“必伏其所主，而先其所因。”《素问·征四失论》：“诊不知阴阳逆从之理，此治之一失也；受师不卒，妄作杂术，谬言为道，更名自功，妄用砭石，后遗身咎，此之二失也。不适贫富贵贱之居，坐之薄厚，形之寒温，不适饮食之宜，不别人之勇怯，不知比类，足以自乱，不足以自明，此治之三失也；诊病不问其始，忧患饮食之失节，起居之过度，或伤于毒，不先言此，卒持寸口，何病能中，妄言作名，为粗所穷，此治之四失也。”作为一个医生，不但能治一般病，而且能治难症和重病。要不断提高自己的总体水平，要多临床、多思考、多总结，不要浮躁，不要自满，不要坐而论道。力求做到由博返约，执简驭繁。

## 三、知动

病是动态的，不是静止的。静是相对的，动是绝对的。因为疾病是在人身上发生的，除病邪本身变动外，人的本身就是一个时刻不停的活动机体，尤其是用药以后，其变动更是明显。所以说，医者不但要知病之为病，而且要知动之为动。这个动，主要靠医生依据当时的病态，悉心体察出来的。因此，医生对待复诊患者时要特别用心，否则就会出现失误。总之，医生要具有对疾病的驾驭能力。由于疾病是动态的，所以说治疗疾病最好的方法，还是中药煎剂，能曲尽其妙。

## 四、知度

所谓知度，就是要把握好对患者的治疗尺度和用药尺度，二者皆不可太过与不及，过与不及结为失宜。谚云："差之毫厘，谬之千里。"《素问·至真要大论》："谨察阴阳所在而调之，以平为期。"《素问·五常政大论》："有毒无毒，服有约乎。岐伯曰：病有久新，方有大小，有毒无毒，固宜常制矣。大毒治病，十去其六，常毒治病，十去其七；小毒治病，十去其八；无毒治病，十去其九；骨肉果菜，食养尽之，无使过之，伤其正也。不尽，行复如法，必先岁气，无伐天和，无盛盛，无虚虚，而遗人夭殃，无致邪，无失正，绝人长命。"《素问·脏气法时论》："毒药攻邪，五谷为养，五果为助，五畜为益，五菜为充。"

## 五、知误

作为一个医生来说，要做到不失误或少失误。由于病象复杂，医生对疾病的认识也有一个过程。所谓知误，既要知他医之误，又要知自己职务。误必纠之，最怕的是不知误。《伤寒论》："若火熏火，一逆尚引日，再逆促命期。"《伤寒论》对坏病救治原则是"观其脉证，知犯何逆，随证治之"。

（2005 年 12 月河南省首届中医继承与发展学术研讨会上的报告摘要）

# 多读医案

医案是医生临床经验的体现和总结，是非常珍贵的医籍，常为医学界喜读之书，读之能得到很大的启发，有茅塞顿开、豁然贯通之感，是学习他人经验最有效的途径之一。

医案大致有两种类型，一是一家之专著，一是多家之集萃。前者系一人之经验，其系统性、学术性均较强，如参天之大树，望之蔚然；后者是医林撷英，如众蜂所酿之蜜，甘味绵绵。二者各具特色，各有其优。皆应读之。

由于医案内容异常丰富，又须得其要、得其法读之，方可收效更好。根据不同内容，或取其论，或取其方，或取其法，或取其则，或取其巧，或取其妙。对其中最精要的部分，更要细读，反复读，悟其理，会其意。

无论何种医案，皆有论有方。尤其是理验俱佳的医案，均能切合实际进行分析、论述，阐明其意，论理既精又不空泛，令人读之倍觉有味。如《谢映庐医案》就是这样，说理充分、透彻、精辟，每则医案即是一篇文章，可见谢氏医理之深、文学之高、临床经验之丰，读之不禁而掩卷三叹也。兹举其冷积阻格案，以窥其一斑：“胡懋光，四肢逆冷，面色青白，吞酸呕吐，食不得入，六脉沉伏，大便不通，小便短赤。细察诸症，皆由阳气不舒，理应先将下部疏通，庶几清气上升，浊气下降。因与大承气汤，叠进三剂，毫不为动，脉症如故。举家惊怖，余亦骇之，谓岂有大黄、芒硝重剂，竟不能通者？继知其人嗜酒，每患足疾，今足未病，湿热未曾下注，致停中焦，将成关格之象。视舌滑润，非燥证也，中焦必有停积冷痰，以致闭结胶黏，正所谓阳微阴浊僭据，非仅承气咸寒可能开者。法当通阳泄浊，开结驱阴。于是以姜、附通阳以驱阴，硝、黄开结以泄浊，加草乌、皂角，名为霹雳通关之将，以直劫其巢。方成药煎，即忙与服，未及片时，下污秽数斗，小便清长，四肢温暖，食粥两碗。不用再剂，诸症悉痊。此可为冷积绳墨，因详记之。”有些医案说理虽不多，但很精辟，寓意很深，用方亦妙。如叶天士医案即是如此，其在脾胃阳虚：“主始于胸痹，六七年来，发必呕吐甜水黄浊，七八日后渐安。自述病发秋月，意谓新凉天降，郁折生阳。甘味色黄，都因中焦脾胃主病。仿《内经》辛以胜甘论：半夏、淡干姜、杏仁、茯苓、厚朴、草豆蔻、姜汁法丸。”读这则医案重在取其理。有些医案说理虽不大精细，而用方极妙，效果亦好，应重在取其方。有些医案则妙中有妙，巧中有巧。有些医案则独辟蹊径，有些医案则棋高一筹，令人目不暇接。其方也，如重型炮弹者有之，如轻舟行水者有之，如围魏救赵者有之，如此等等，不一而足。这正是学习医案的着眼点。愚以为说理易而认证难，而用药尤难也。

（1999 年 3 月给两位学徒授课）

# 对内科杂病治疗的体会（提纲）

杂病又名杂症，通常指外感病以外的内科疾病。尤怡：“《金匮要略》者，汉张仲景所著，为医方之祖，而治杂病之宗也。”徐忠可：“《金匮要略》者，即所谓‘金匮玉函’也，为后世杂症方书之祖。”沈金鳌：“人之有病，或感七情，或感六淫，皮毛肌肉，经络脏腑，受其邪即成病，而病之发于皮毛肌肉经络脏腑之间，故曰杂也。杂者表里易蒙，寒热易混，虚实易淆，阴阳易蔽，纷形错出，似是实非。”推而广之，杂病还应有寒热虚实夹杂之义。由于有些病比较复杂，比较难治，一时还弄不清，故近有人称为疑难杂症。

兹从以下三个侧面谈点个人对杂病治疗的体会。

## 一、患者

### （一）知患者之体

1. 病前之体　人之禀赋有不同，体质有差异，故有强弱胖瘦、阴阳偏胜之别。《灵枢·寿夭刚柔》曰：“人之生也，有刚有柔，有弱有强，有短有长，有阴有阳。”《灵枢·阴阳二十五人》也是说人体禀赋不同，因而有不同的形态和性格，对诊断治疗很有意义。

2. 病后之体　最为重要的是要注意到患者正气虚弱情况，医不察此，必有失误。

### （二）知患者之情

医生不仅要了解患者之体，还要了解患者之情。善为医者，不但要治病，而且要治人。《素问·疏五过论篇》曰：“凡未诊病者，必问尝贵后贱”，“必问贵贱，封君败伤，及欲侯王”，“暴乐暴苦，始乐后苦”。《素问·征四失论篇》曰：“诊病不问其始，忧患饮食之失节，起居之过度，或伤于毒，不先言此，卒持寸口，何病能中？”此外，更要注意到患者病后之情，尤其是慢性疾病和难治之病，患者往往思想负担较重，忧其经济者有之，忧其病者有之，甚至欲绝其生。对此，医者要有恻隐之心和能动情之言。

## 二、病症

病症种种，难以尽述，知其要者一言而终。治病求本，即其要也。求本主要在辨证，辨证方法有很多，不必赘述，兹着重说一下辨证思维。

（1）辨证中之证和证外之证，注意其杂。

（2）辨静态之证和动态之证，注意其变。

（3）辨有症状之证和无症状之证，注意其隐。

（4）辨宏观之证和微观之证，注意其因。

（5）辨顺易之证和险恶之证，注意其逆。

（6）辨正治之证和误治之证，注意其伤。

## 三、方药

1. 章法　组方严谨，配伍得当，君臣佐使明确。

2. 对证　针对主证，方向明确，“间者并行，甚者独行”（《素问·标本病传论》），标本先后，轻重缓急。

3. 巧妙　选方用药，巧妙之处很多，如用方之巧妙，配伍之巧妙，分量之巧妙等等，久而久之，自得其巧。

4. 灵活　加减变化，药随证变，既不失其原则，又不死板拘泥，做到圆机活泼，左右逢源，但切忌无原则无目的的灵活。

5. 疏达　久病固然多虚，但亦多郁多瘀。

6. 运通　尤其在治疗胃肠病方面，用之较多。

7. 轻灵　包括药物之轻灵，用量之轻灵。

8. 统筹　一个患者患有多种病，有些彼此有联系，有些则彼此孤立存在，对此，医者要多费匠心，能一箭双雕者则双之，但不能顾此失彼。

9. 安全　勿使近伤，勿使远伤。《素问·五常政大论》曰：“病有新久，方有大小，有毒无毒，固宜常制矣。大毒治病，十去其六；常毒治病，十去其七；小毒治病，十去其八；无毒治病，十去其九；谷肉果菜，食养尽之，勿使过之，伤其正也。不尽，行复如法……无盛盛，无虚虚，而遗人夭殃。”《素问·至真要大论》曰：“久而增气，物化之常也；气增而久，夭之由也。”

10. 有效　患者服药后疗效好坏与否，是检验医生水平高低的一把硬尺子。就我个人来说，诊治的疾病尚有许多不能获得满意的疗效，离“上工”水平相差甚远，需不断努力，不断提高。《灵枢·邪气脏腑病形篇》曰：“上工十全其九，中工十全其七，下工十全其六。”

对以上所述三个方面，如何能做得更好呢？一要学贵日新，不断提高个人总体水平。二要勿骄勿矜，常知自己不足。三要医术医德并重。

最后，聊凑旧体七绝一首，共勉之。

临证方知学可贵，遇难更觉术之贫，
求新莫忘崇源本，本固枝荣自日新。

（2001 年 12 月）

# 运用活血祛瘀法的体会

血是营养人体的重要物质，既不能缺少，也不能妄行，更不能瘀滞。如果因某种原因而致血液瘀滞，就成为机体的有害物质了，从而产生新的病理和新的病变，故称瘀血为第二病因。血液既瘀，就应消而去之，必须采用活血祛瘀方法治疗。

活血祛瘀法，是祖国医学治疗疾病的一种独特方法，它与现代医学的抗凝剂和扩张血管药的作用是不一样的。这种治疗方法，是我国劳动人民长期和疾病作斗争的经验结晶。早在《内经》中就有很多关于论述瘀血方面的病因病理内容。如《素问·五脏生成篇》说："卧出而风吹之，血凝于肤者为痹，凝于脉者为泣，凝于足者为厥。此三者，血行而不得反其空，故为痹厥也。"这就说明痹厥因风邪袭入而致血瘀的病因病理。《素问·举痛论篇》说："寒邪客于小肠膜原之间，络血之中，血泣不得注于大经，血气稽留不得行，故宿昔而成积矣。"这是谈的因寒邪而致血气凝涩，日久而聚积成形的病理。《内经》对瘀血的治法，也有一些论述。如《素问·阴阳应象大论》说"血实宜决之"，《素问·至真要大论》说"结者散之，逸者行之"等，皆是谈的瘀血治疗法则的但详于理而略于药。可从时隔不远的《神农本草经》中，便可看到很多有关活血祛瘀的药物记载，如"牡丹除癥坚瘀血""桃核仁主瘀血，血闭癥瘕""大黄主下血""水蛭主逐恶血瘀血月闭，破血瘕积聚"。这些药物，直到现在仍然是临床常用而有效的祛瘀药物。从此不难看出，我国医药学早在2 000多年前，甚至远古时期，对瘀血治疗就有了比较丰富的实践经验和理论知识。而后随着社会的前进和医疗经验的不断充实，活血祛瘀法也日趋发展。如《伤寒论》《金匮要略》中诸逐瘀方剂比以前发展了，《医林改错》中诸逐瘀方剂比以前更有发展了。尤其近些年来活血祛瘀的理、法、方、药，又有新的发展，取得了许许多多的显著成就并有创见。瘀血证候，临床上比较多见，有的症状既明显又典型，有的症状不明显、不典型。典型者容易辨证，不典型者就容易忽略，对此应加以注意。首先求受病之因，造成瘀血的原因是多方面的，外感、内伤、跌打损伤，均可引起瘀血，若不注意诊察，就可能漏掉。再者，从病程上考虑是否有瘀，根据叶氏"初病在气，久病入血"的理论，确乎有一些病日久而及血络，以致瘀滞。其次，应从治疗过程中寻找途径，临床上有些病，经过多方治疗，效果不好，往往采取活瘀方法，竟获一药而愈之效，故有“诸药不效，活瘀一法”之说。笔者曾用活血祛瘀法治疗一些症状不典型的瘀血证，均获良效，这里不作具体介绍。当然也不能毫无根据、毫无分析地乱用活瘀法，不能理解为凡是治不好的病，都要试用活瘀法。

凡是瘀血证，瘀血是矛盾的共性，都应使用活血祛瘀方法治疗。但由于瘀血的原因、瘀血的部位、瘀血的新久，以及患者体质等诸方面的差异因而活瘀方法又不尽相同。下面谈点体会并附病例。

1. 与适当的理气药同用　血与气的关系，是气为血帅，血为气母，相互依存，相互为用。所以气病日久能及血，血病日久能及气。因此，治疗慢性瘀证，在祛瘀方药中要适当加入理气药味，以增强活血祛瘀的效能。

【病案】　董某，男，38 岁，教师。患间断性胃脘痛已 10 年。有时一月一发，有时数月一发，每次发作疼痛剧烈。钡餐透视，未发现病变。1976 年 6 月 10 日，疼痛发作，痛而兼胀并有呕逆。我先用木香、丁香、高良姜、吴茱萸、半夏等品治疗，先效后无效。注射哌替啶（杜冷丁）亦毫无止痛作用，只得任其自行缓解，数日来，痛苦不堪。后投以丹参饮，服后 1h 痛即止，又继服数剂，观察数月，未见其痛。处方：丹参 30g，檀香 3g，砂仁 3g。水煎服。

方中重用丹参以活血化瘀，少佐檀香调气行气，砂仁温胃畅中。此方用于血瘀气滞的胃疼痛，确有良效。假若只用丹参而不用檀、砂为佐，肯定效果不好。反之，只用檀、砂而不用丹参，也是无效的。本例曾先用理气之剂，效果不好，就是这个道理。

2. 与适当的祛痰药同用　痰是水湿凝聚而成，血与水俱瘀，郁久可化热，热炼水津而为痰浊。故治癥瘕、痞块等疾患，必兼用祛痰之药，否则瘀不易去。又有水与血互结之证，宜逐水逐瘀并用，如《金匮要略》：“妇人少腹满如敦（敦：音对，是古代盛食物的器具，上下稍锐，中部肥大）状，小便微难而不渴，生后者，此水与血俱结在血室也，大黄甘遂汤主之。”方中大黄下血，甘遂逐水，阿胶养正而不至伤阴，药仅 3 味，组方严密，疗效显著。

【病案】　曹某，女，24 岁。右上腹内有一圆形肿块，大如小碗，已 2 个月余。当地医院疑为肝癌，让其速检查。经某医院超声波和肝扫描检查：肿瘤与肝不连，肝无占位性病变，肿块性质不明，动员做手术。后又经某医院检查，亦未查清肿物性质，仍动员做手术。患者坚意不做，故转诊中医。患者自述于 2 个月前，因家事生气，不久在右上腹里面生一疙瘩如鸡蛋大，发展很快，2 个月来已大如小碗，走路伸不开腰。按其肿块，形圆而质较硬，边缘整齐光滑不移动，压痛不明显。体质尚好，饮食尚可，无寒热，但精神压力较大。观其舌苔无明显异常。诊其脉沉实而较有力。宽慰之后，乃投以逐瘀祛痰软坚之剂。处方：桂枝15g，茯苓12g，赤芍9g，牡丹皮9g，水蛭12g，土鳖虫9g，昆布15g，海藻15g，远志15g，炮穿山甲15g（代），制马钱子0.3g。水煎服。

上方服6剂，肿物大为消减，质变软。患者喜出望外，更坚定服中药的信心。而后在此方基础上去远志，或去穿山甲（因缺货），加生薏苡仁、冬瓜仁、大黄、附子，后又加黄芪以扶正。按此方增减，调治2个月而愈。愈后不久，又获生子之喜。至今2年，健康如常。

此方是桂枝茯苓丸加味而成，增入薏苡仁、冬瓜仁、大黄、附子等味，乃取薏苡附子败酱散和大黄牡丹皮汤之意。况大黄与附子同用，一凉一热，一攻一补，对于蕴郁结聚之邪，自能推陈出新，曲尽其用。综观此方，具有活血祛瘀、软坚散结、祛痰行水之功，故获满意疗效。

3. 与适当的补气药同用　气行则血行，气滞则血滞。气滞固可导致血瘀，要知气虚亦可导致血瘀，其因不同，其理则一，皆因血失其帅而不行之故。对于因气虚推动无力，血行缓慢，而致血液瘀滞之证，在治疗上就不能单纯活瘀而不补气。如补阳还五汤重用黄芪，治疗半身不遂，就是这个道理。另一方面，有些瘀证，虽非气虚所致，但血瘀日久，又需长服攻坚之剂，亦应适当加入补气药物，既攻瘀不伤正，又能提高攻瘀的疗效，可谓善法。

【病案】　张某，男，74岁。体质素壮，能从事重体力劳动。时值夏季，劳后当风而卧，次日遂得半身不遂。正当病后2天，我们巡回医疗至其处。经诊查，右侧肢体瘫痪，血压不高，心肺正常，舌苔无大异常，脉象沉滞乏力。乃投以补阳还五汤和黄芪桂枝五物汤以补气活血通经。处方：生黄芪30g，桂枝9g，赤芍9g，川芎3g，当归9g，干地龙9g，桃仁9g，红花9g，生姜9g，大枣4枚。水煎服。上方服3剂，能下床扶杖而行，又以上方继服数剂而渐愈。

此患者虽年老犹壮，但毕竟是高龄年迈，元气未免亏损，况又过度疲劳，当风而卧。元气亏损，半身无气，无气则不能动，不能动即成半身不遂。劳后当风，感受风邪，而致血行不畅，此乃内因外因，两凑于身，故取补阳还五汤，重用黄芪以峻补其气，取黄芪桂枝五物汤以温阳行血。气得补，阳得温，血得行，气血臻于和平，虽不祛风而风自去。又因患者体质素好，治疗及时，故收速效。

4. 与适当的温热药同用　寒为阴邪，易伤阳气，能使人经脉蜷缩，血液凝滞。因此，治疗因寒邪而致血凝的证候，必须加入适当的温热药，以温阳散寒。否则，犹如以棒击冰，必难消化。加入温热药，则如滚汤泼雪，红炉溶冰，易于净尽。

【病案】　赵某，患痛经病10年。自述于1963年冬大止值经期，两次趟冰水，而后发生痛经并逐渐加重。每当月经来潮前，痛不可忍，只得服止痛片以取暂效。月经周期正常，血块较多。于1974年7月来诊。患者体质较弱，面色较淡，有怯寒之感，又有明显受寒之因。据此，乃投以温经散寒，祛瘀止痛之剂。处方：桂枝15g，白芍15g，当归9g，吴茱萸12g，巴戟天12g，炒小茴香9g，延胡索9g，五灵脂9g，没药9g，乳香9g，木香9g，干姜炭9g。3剂，水煎服。于经前服一剂，月经即来，但无一点疼痛，乃喜出望外，又接服2剂。下次经前和经期，又续服6剂，仅有轻微疼痛。而后又服药2个经期，乃告痊愈。

此例痛经，有明显的血瘀之象，若不注意其受寒之因和形寒之征，而单纯按血瘀痛经去治，效果是不会好的。据患者说，过去也曾服过中药无效，也可能忽略了这一方面。

5. 与适当的凉血药同用　有些瘀血，是因火热之邪，迫血妄行，溢于脉外，著而为瘀。瘀于肌肤，则呈现青紫斑点，同时兼见火热之象，治疗就要采用凉血化瘀之法。

【病案】　步某，女，25岁。于1975年8月19日以皮肤紫斑就诊。自述近几天突然浑身起紫斑，越起越多，口苦，心烦热。血小板计数正常。望其舌绛红并起血疱一个如黄豆大，诊其脉数而有力。患者担心病重难治，宽慰之后，遂投以凉血化瘀之剂。处方：生地黄炭30g，地榆炭30g，牡丹皮12g，赤芍12g，大黄炭9g，黄芩炭9g，黑栀子9g，墨旱莲30g。2剂，水煎服。

二诊：上药服后，出血和热象均减轻。宗上方加减。处方：大黄炭4.5g，生地黄炭30g，黄芩炭12g，赤芍12g，地榆炭30g，荆芥炭3g，仙鹤草30g，黑栀子9g，墨旱莲30g。2剂，水煎服。

三诊：身上紫斑逐渐消失，仅少数大片紫斑有点遗痕，舌上血疱也消失了。仍宗上方加减。处方：大黄炭4.5g，生地黄炭30g，黄芩炭12g，赤芍12g，地榆炭30g，荆芥炭3g，仙鹤草30g，黑栀子9g，红花9g，苏木9g，墨旱莲30g。2剂，水煎服。

四诊：全身紫斑完全消失，仅有一些心热之感。乃更以清散余热，佐以扶正之剂，以善其后。处方：连翘12g，金银花12g，鲜竹叶30g，麦冬12g，玄参12g，白扁豆12g，党参12g。此方服4剂，完全恢复健康。嘱其近期勿食辛热之品。

此例是比较典型的血热妄行之证，始终宗凉血化瘀法治疗，起到热去、血宁、瘀散之效。况药多炒炭，已寓止血于其中，少佐以止血之品，以赞助其止血之功。

6. 与适当的攻下药同用　凡瘀血结于下焦，少腹呈现急结硬满坚痛等证的，皆应佐用攻下之品以推荡之。如桃核承气汤、抵当汤、抵当丸、下瘀血汤、大黄牡丹皮汤，皆佐用大黄以攻坚破积。不仅如此，他如跌打损伤，瘀血停留，疼痛较剧，二便秘涩者，血随火升而郁于上，头痛头涨，目赤齿痛者，以及妇人血瘀经闭，或产后恶露不下，少腹坚痛等证，皆应祛瘀攻下并用，以破血下瘀，引热下行，迅收疗效。

【病案】　李某，女。1963年夏季患崩证，崩止而小腹疼痛，乍痛乍止，痛如针刺，正在行走时若疼痛发作，就得停步坐下，病延月余未愈。适我暑假返里，乃来就诊。根据其疼痛性质，脉象沉涩和崩后所得，断为留瘀之证。遂以瘀血汤、抵当汤合失笑散三方合用。处方：桃仁12g，䗪虫9g，虻虫6g，大黄9g，炒五灵脂12g，蒲黄9g。3剂，水煎服。服后从大便下污秽之物甚多，病若失。正如《金匮要略》"下如豚肝"之谓。

活血祛瘀法与他法配合运用，是多方面的，根据病因、症状、部位、病程和患者体质状况等不同，灵活运用，不拘一格。事实上，临床单纯使用活血祛瘀药物是不多的。

活血祛瘀法，是祖国医学治疗疾病的一个很重要的方面，它能解决很多问题，我们应当进一步地去研究它、实践它、发展它。

# 漫谈应用方药的体会

中医方药历史悠久，功能独特，疗效可靠，是治疗疾病不可缺少的方面。故此，对于方药的熟悉掌握是非常重要的。个人从事医疗工作数十年，对此有肤浅体会。

## 一、方

1. 经方　经方是指《伤寒论》《金匮要略》及《内经》所载的方子。是古代医家在长期临床实践中逐步总结出来的，具有药味少、疗效显著之特点。只要抓住病机，用之得当，往往效如桴鼓，"能起大病者经方也"之言，言之不过也。余在临床亦常用经方治病。略举案例以见其一斑。

(1) 外感发热：

**病案1**　冯某，女，44岁。自述感冒半个多月，发热不退，体温38～38.5℃。曾用许多感冒药，又输了7天液，热仍不退。其症恶寒无汗、项强、口渴、苔薄黄，舌欠津，脉浮数。此为邪在太阳经输之候，遂投以葛根汤加黄芩、天花粉治之。处方：葛根30g，麻黄9g，桂枝10g，白芍10g，黄芩9g，天花粉10g，炙甘草6g，生姜5片，大枣4枚。3剂，水煎服，每日1剂

6天后来诊。上方服1剂即汗出热退。未再发热。后2剂未再服。

**按：**本病发热虽半个月以上，但仍恶寒无汗并有项背强几几之象，为邪在太阳经，故投葛根汤加味以治之；苔薄黄、口渴，有化热伤津之初兆，故加入黄芩、天花粉以清热生津。

**病案2**　连某，男，16岁。1个月前患感冒，而后呈间断性发热，有时1日数次发作，有时数日1次发作，而且多在下午，项强，身困乏力，苔薄黄，脉浮数。析其症，发热时作，为邪在少阳之象；脉浮、项强，为邪在太阳之征。此乃太、少合病之证。遂以桂枝加葛根汤合小柴胡汤治之。处方：桂枝10g，白芍10g，葛根30g，柴胡12g，半夏10g，黄芩10g，党参15g，炙甘草6g，生姜6克，大枣4枚。3剂，水煎服，日1剂。

上药服3剂发热已止，只头微痛，消化欠佳，乃以扶正健胃为治。

**按：**患者发热虽1个月之久，但邪仍留连于太阳和少阳两经，按经治之果瘥。于此可见，发热时间虽久，只要表证在，仍要从表证治之。

**病案3**　刘某，男，40岁。4个月前患急性黄疸性肝炎，住某医院治疗，黄疸消退，但在黄疸消退期间，新增冷热病，每隔3~5天发作1次，均在下午发作，先冷后热，体温39~40℃，2个小时左右汗出热退。医院认为是输液反应，又疑为疟疾，但未查到疟原虫。多方治疗无效，以致病延近3个月之久。后就诊于予。舌苔薄白，脉弦略数。此太、少兼见之病。遂疏桂枝汤合小柴胡汤原方，3剂而愈。处方：桂枝10g，白芍10g，柴胡10g，黄芩10g，半夏10g，党参10g，炙甘草6g，生姜5片，大枣4枚。

**按：**此例比较典型，近3个月之疾，仅3剂而愈，可见经方之神奇也。

**病案4**　贾某，男，25岁。寒热如疟，每日下午，先冷后热，热后汗出，但热不能全退。曾服西药6天无效。症见口渴，舌红，舌苔薄黄，脉洪数。体温39.9℃。据证析之，寒热如疟，为邪在少阳之象；口渴，脉洪数，为邪在阳明之候。遂以小柴胡汤、白虎汤加减治之。处方：柴胡15g，黄芩9g，党参12g，半夏9g，知母12g，生石膏30g，葛根30g，甘草6g。水煎服。服1剂，热出汗退而愈。

**按：**此属少阳、阳明两经证候同时出现，而有表里俱重之候，故用小柴胡以和解少阳之邪，用白虎以清阳明之热，使其退热更速。张锡纯盛赞“石膏之用，谓其凉而能散，有透表解肌之力，外感有实热者放胆用之，直胜金丹”。证之临床，阳明经证发热，石膏伍葛根，清中有透，透中有散，可谓相

得益彰。

(2) 杂因为患：

**病案1** 王某，男，3岁。因玩耍不慎，落入井中，当即捞出，此时虽是初夏，但水仍寒凉，又加受惊，次日即发生喘证。先在村卫生所治疗无效，遂转至乡卫生院住院治疗，经用肾上腺素、麻黄碱、氨茶碱等药无效，当时我正带学生在其处实习，乃邀予诊治。患儿张口抬肩，胸部高耸，面色发绀，喘声粗而响，促而迫。体温37.5℃。遂疏麻杏石膏汤加葶苈子与服。处方：麻黄4.5g，杏仁6g，生石膏15g，甘草3g，葶苈子4.5g（包煎）。患儿午后开始服药，至夜间喘平，次日玩耍如常，病若失。

**按：**肺主皮毛，突为水寒之气所遏，毛窍闭塞，热气内郁，加之惊则气乱，以致肺失宣降而作喘。用麻杏石甘汤辛凉宣泄，清热平喘，更加葶苈子以下气定喘，药后肺气得宣、得降、得清，故一药而愈。

**病案2** 刘某，男，42岁。1958年野外作业，夜间着凉，时有背恶寒，因病不重，亦未多做治疗。1个月前，又因着凉，前额疼痛较剧，常睡中疼醒，身发冷热，而后热退，唯觉背部发凉更甚，全身亦有怯寒之象。更有奇者，患者额前、耳后和鼠蹊处均有小疙瘩，额上疙瘩如黄豆大，鼠蹊部疙瘩如小指头大。曾治疗1个月无效，亦曾服用细辛、石膏、桃仁、红花、当归、川芎之类药物，非但无效，而且身上发肿，胃纳不好。给西药健胃剂亦无效。于1976年12月8日就诊于予。舌苔薄白，脉有浮紧之象。此乃素体阳虚有寒，又感风湿之证。遂投以麻杏苡甘汤、麻黄附子细辛汤加味之方。处方：麻黄9g，杏仁9g，生薏苡仁30，炙甘草9g，制附子9g，细辛6g，羌活9g，白芷9g，陈皮9g。2剂，水煎服。

二诊：上药服后，遍身阵阵汗出，头痛大轻，疙瘩大消，身觉轻快。照上方附子加至12g。2剂，水煎服。

三诊：上药服后，仍有泽泽汗出，哪里痛哪里汗出，不痛之处则不出，头亦不痛，疙瘩基本消失。此风湿已去，阳气得复，乃以调和营卫，补益阳气，兼散寒湿之剂，以期巩固。处方：桂枝9g，白芍9g，制附子12g，细辛4.5g，黄芪21g，当归9g，炙甘草6g，生姜9g，大枣4枚。水煎服。

四诊：上方服后，浑身发痒，在此之前已数月身未发痒。诸症消失。此乃营卫和调之象，病告愈。

**按：**本患者既有虚寒之见证，又有受寒之远因，阳虚寒盛，气血凝阻，故起疙瘩，风湿在表，宜从汗解，故用麻杏苡甘汤以解表祛湿；湿易伤阳，况患者素体阳虚，易从寒化，故用麻黄附子细辛汤以温经扶阳散寒；加羌活、白芷以增强其温散风寒之力。服药7剂，顽疾竟愈。可见经方之卓效也。

**病案3**　白某，男，23岁。饭后呕吐1年多，每次饭后要吐出一些饭食，并有较多清水，口常苦。中西药治疗无效。经某医院检查为幽门水肿，胃窦浅表性炎症，十二指肠霜斑样溃疡。症见舌苔略厚，舌质正红，脉象沉缓。处方：干姜9g，党参15g，半夏15g，黄芩3g，黄连3g，陈皮9g，竹茹9g，丁香9g。水煎服，连服8剂，病愈。

**按**：根据本证主要症状表现和较长的病程，系寒热虚实夹杂以虚寒为主的证候，方中姜、参、夏为干姜人参半夏丸，是本方的核心药物，伍用芩连有半夏泻心汤之意，伍陈皮、竹茹有橘皮竹茹汤之意，姜、芩、连、参同用有干姜黄芩黄连汤之意。但芩、连、茹用量均小，意不在清（此证热较微），而在开降。丁香温中降逆之力较强，更助其功。

2. 时方　时方是指张仲景以后的方剂，是临床治疗进一步发展，是历代医家经验的结晶，已成为临床治疗举足轻重、不可缺少的方面。其立方之奥意，临床之疗效，并不亚于经方。其数量之大，内容之广泛，更适宜于临床选用。予在临床使用时方的频率比较高，往往能取得满意的效果。

**病案1**　翟某，男，23岁。数月来每夜醒后心窝处发汗较多，他医曾以阴虚盗汗治疗无效，予以导赤散合生脉散治之，3剂而愈。

**按**：此为心汗，乃火灼心阴外泄之候，故用导赤散以导心火下行，生脉散以复心之气阴，脏腑表里同治，收效更捷。

**病案2**　刘某，女，22岁。10天来渐觉两腿酸沉，脚跟痛，而后酸沉消失，位在左膝关节内侧，疼痛，逐渐加重，步履维艰。某医院检查：白细胞$12\times10^9/L$。诊为急性骨膜炎，给服清热解毒活血之剂。服后感到气不接，心中难受，疼痛不减。症见局部虽痛而不红肿热，面、唇、舌色皆淡，舌苔薄白润，脉沉细无力。此应是阴疽之证。遂以阳和汤治之。处方：熟地黄30g，麻黄3g，炒白芥子9g，鹿角胶9g（烊化），炮干姜3g，肉桂3g，炙甘草3g。水煎服。服1剂痛稍安。继服7剂，疼痛渐止而愈。

**按**：中医治疗疾病应按中医辨证方法进行，不能硬套西医化验的结果，否则是难以收效的，甚至适得其反。阳和汤是治疗阴疽证的名方，只要对症，堪称屡用屡验。

**病案3**　张某，29岁。低热3个月，体温常在37.5~38.5℃，时轻时重。经X线和化验检查，未发现明显异常。用了很多西药，同时也服用过中药数十剂（中药多以阴虚挟湿为治，也有以小柴胡汤为治），但均未能取效，后就诊于予。苔黄腻，舌质略暗，脉较大。据脉、症及治疗经过，以达原饮加减治之。处方：厚朴9g，黄芩9g，槟榔9g，白芍9g，知母9g，草果6g，鳖甲30g，竹叶9g，白薇12g，牡丹皮9g。水煎服。服3剂热即退。患者害怕再发热，又继服6剂，痊愈。15年后因他病来诊，向予叙述上情。

**病案4** 唐某，男，17岁，学生。10天前感冒初愈即踢了一场足球，之后又去游泳，冷水冲淋，次日发热，体温渐达40℃。经用西药治疗，发热退，但心烦热不止，且渐加重，躁而欲狂，舌质红，脉数。处方：连翘10g，莲子心1.5g，麦冬15g，玄参15g，薄荷6g（后下），黄芩10g，石菖蒲6g，羚羊角粉3g（冲服），鲜竹叶卷心1撮。3剂，水煎服。

二诊：上方服完后，基本告愈，心中只有微热感。照上方加生甘草6g。3剂，水煎服，告愈。

**按**：此为热郁于内，入于心宫，致心神失宁，故用清宫汤加减以清心解热；加入薄荷、黄芩又寓凉膈散之义；加入菖蒲，意在入心宣窍。此方总体思路在于内清外疏，清解结合，使热去而无凉遏之弊。

3. *验方* 验方也是临床治疗一个重要方面，一般说具有疗效可靠的特点。其方源大致有三种情况：一是书本记载，一是民间留传，一是医生个人的创立。兹根据我所应用的验方举病例如下。

**病案1** 李某，男，22岁。患者左胸、胁、腿处起4个疮，红肿热痛，尚未化脓。西医诊为多发性脓肿。患者思想紧张，怕是“十二流”，曾敷消炎药膏无效，予用方为：雄黄2.4g，大黄3g，巴豆1个（去油），雄黄、巴豆二味均研，大黄煎水送服，待大便泻数次后即喝冷开水止之。

二诊：上药服后，疮开始消退，3个小的已基本消除，1个大的也开始消退。药已中的，上方再服1次，接服下方。处方：连翘30g，金银花30g，皂角刺12g，天花粉12g，蒲公英30g，紫花地丁30g，白芷9g，陈皮9g，赤芍12g，制乳香9g，制没药9g，雄黄1.5g（分2次冲服）。3剂，水煎服，愈。

**按**：雄黄、大黄、巴豆名为雄黄解毒丸，为治疗疮恶毒（初起）显效之方。3味等量，巴豆不去油，将大黄雄黄分别为细面和巴豆共捣，捣极细烂，用醋糊（用米醋和细面粉打成糊状）为丸，丸如风仙花子样大，晾干备用，每次服19~23丸，温开水送下，以服后大便泻数次为度（不可过泻），待腹泻数次后即喝冷开水止之。若服后不泻，可适当加量再服1次。因未自备此丸，故变通用之，亦同样获效。继投仙方活命饮加减方，务在清除余毒，以善其后。

**病案2** 王某，女，60岁，农民。右腿疼痛一两年。西医诊为神经性痛。曾服不少中西药均无效。就诊时患者要求尽快给予治好。遂投以他人的验方。处方：血竭15g，儿茶15g，制乳香15g，制没药15g，红花45g（另包），麻黄15g，生麦芽15g。3天服完1剂。每日煎1次服1次，红花分3次放入。首次轻煎。

上方服4剂，腿已不痛，髋眼处尚觉疼痛。又继服2剂痊愈。

**按**：此方活血散瘀止痛之力较著，经予多次应用，对血瘀而致的疼痛证确有疗效。我认为方中麻黄、生麦芽很有巧处。麻黄可以宣之，生麦芽可以达之，更能增强其活血化瘀之效。这是我的见解，不一定符合原意。

**病案3**　张某，男，24岁。1年来前额及两太阳穴处热胀痛，天热时加重，天凉时减轻。早晨轻，中午及下午重；手心汗出；口黏苦，小便黄；苔薄黄，质红，脉浮数。证属风热郁阻阳经。处方：谷精草30g，青葙子15g，决明子10g，蔓荆子10g，薄荷6g（后下），葛根6g，羌活6g，牛蒡子10g，延胡索10g，蝉蜕6g，酒黄芩10g，甘草6g。6剂，水煎服，每日1剂。

二诊：头热胀痛减轻，已不觉口苦。照上方去黄芩、牛蒡子、延胡索、葛根，加白芷3g、川芎3g、夏枯草30g。6剂，水煎服，每日1剂。

三诊：症状基本消失，唯午后略有头胀，余无不适。照上方加荷叶10g，茶叶6g，当归10g，熟地黄10g。6剂，水煎服，每日1剂，以善后。

**按**：此方是我的临床经验方，基本药物为谷精草30g，青葙子15g，决明子10g，蔓荆子10g，薄荷10g（后下），菊花10g（后下），蝉蜕6g，酒黄芩10g，桑叶10g，牛蒡子10g，延胡索10g，甘草6g。水煎服。若大便干结，决明子加量；若眼珠胀痛，加夏枯草30g；若兼有阳亢，可加生石决明30g，珍珠母30g；若有阴伤，可加玄参30g，麦冬10g。总之，随症加减，有定方而又无定方，方臻于善。

## 二、药

医生治病赖于药，方是药物所组成的，没有药也就谈不上什么方了。药是用于防治疾病的基本工具之一。故此，医生对于常用药物的性味功能，必须了然于心，方能用之得心应手，左右逢源，获得更好的疗效。

一要明其性能及其炮制的作用。（内容从略）

二要明其药味间功能的相同点和异点。如黄芩、黄柏、黄连同为苦寒之药，均能泻火燥湿，清热解毒，这是它们的相同点。黄柏泻相火而滋阴，清下焦湿热；黄芩清肺热而解肌，能退邪热；黄连泻心火而除烦，善止呃逆。所以有黄芩治上焦，黄连治中焦，黄柏治下焦之说。又如升麻与葛根皆能散阳明肌腠之邪，然葛根横行而达邪，升麻则上升而达邪。升麻与柴胡皆清轻上升，作用相近，常相辅而用。但柴胡宣发少阳半表半里之邪，疏解肝胆之抑郁，升麻升发阳明肌腠之邪，升举脾胃之气陷。

三要明其配伍关系和用量大小的变化。这个问题非常重要。是医生在治病用药中能否运用得好的问题。关于配伍，首先要掌握药物“七情”方面的有关知识，然后在临床上举一反三而用之。大凡有两味药以上的方子，皆存在配伍的关系。临床用药若能尽得配伍之巧，即可大大提高药物的功效。其理甚深，其义甚奥，亦正是中医药的绝妙之处。

药量大小变化与疗效好坏与否有很大关系。我们常看到在一张处方上，有些药用量特别大，有些药用量则特别小，还可看到有些方子用量特别大，有些方子用量则特别小。这种大小变化，对疗效是很有重要影响的。

从处方中之小量来说，大致有以下几点。①反佐宜用小量。如左金丸重用黄连之苦寒泻火，降逆止呕，少佐吴茱萸之辛温以开郁散结，下气降逆，又能制黄连之苦寒。用吴茱萸就是反佐之法，而量是小的。②升提中气宜用小量。如补气升肠饮，升麻只用一分（人参一两，生黄芪一两，白术五钱，川芎三钱，升麻一分）。傅青主对此方解释说："此方纯于补气，全不升肠，即如用升麻一分，亦不过引气而升耳。盖升麻之为用，少则气升，多则血升也，不可不知。"③疏利气机宜用小量。凡气机因腻滞而不畅者，皆宜用小量理气之品以疏利之。如滋补剂中用小量理气药以宣畅呆滞，祛湿剂中用小量理气药以鼓荡气机，其用量虽小而作用甚大。④醒脏腑之困或唤起脏腑之性者宜用小量。所谓"醒"和"唤"，是激发之意，如脾气虚弱，健运乏力，食纳减少或兼有湿象者，在健脾益气中加入小量草果、菖蒲、木香、甘松等以醒脾困，其效更好。又如肝血不足而性失条达，可在补肝剂中加入小量柴胡、薄荷、独活等以唤起升发条达之性。滑氏补肝散之用小量独活就是"假风药以张其气也"。⑤引火归元宜用小量。阴虚于下，火浮于上，此非火真有余，乃肾阴不足，阳失其恋，火不归宅而上浮，常以小量桂、附加于壮水药中以引火归元"导龙入海"。⑥助气化作用宜用小量。如膀胱气化功能失常，发生小便不利，为了助膀胱气化功能，往往在渗利和滋阴剂中加入小量桂、附以启其气化，效果更好。⑦兼治标证宜用小量。在标证不大主要，或标证虽显但不是主要矛盾的情况下，一般说治标的药物味不宜多，量也不宜大。如《傅青主女科》中顺肝益气汤治疗妊娠恶阻方中陈皮只用三分，砂仁只用一粒，神曲只用一钱，而人参、当归用至一两，熟地黄用至五钱。因为本病多是肾水不足，肝血太燥，脾胃衰微，不胜频吐，故重用滋阴养血和补气之品以治其本，仅少佐以开胃之品，兼顾其呕恶之标。再如补阳还五汤治元气不足而致半身不遂证，唯黄芪重用四两，其余活血通经药味皆用小量。

再谈一下用量大的处方和用量小的处方。大剂和小剂是根据病情而定的。需大则大，需小则小。若需大方而用小，犹如杯水车薪，无济于事；若需小方而用大，犹如倾盆大雨，难免药过于病。过与不及，均失其宜。应遵循"七方"的原则，当大则大，当小则小，不要盲目开大方，造成浪费，也不利于病。

此外，中医处方用药很讲究药量大小与配伍变化，同样的方药，用量不同，就会发生不同的效果。如小承气汤、厚朴三物汤、厚朴大黄汤均由厚朴、枳实、大黄三味组成，但在药量上有所不同，而其所主的证候及所产生的作用也不一样。小承气汤是厚朴三两（汉代衡制），大黄四两，枳实三枚。治疗积胀俱轻之证，目的在于攻实；厚朴三物汤是厚朴八两，大黄四两，枳实五枚，治疗胀重积轻之证，目的在于行气除满；厚朴大黄汤是厚朴一尺，大黄六两，枳实四枚，治疗痰饮结实之证，目的在于开痞通便。还有一些方药分量比例也是不能随便更动的。如当归补血汤，黄芪五倍于当归，才能更好地起到阳生阴长，气旺血生之效；桂枝汤中桂、芍等量，方可起到调和营卫之功。这是前人长期的实践经验，是非常宝贵的。

如何运用好方药，主要靠医生内在功夫和实力。没有雄厚的理论功底，没有严谨的治学态度，没有坚韧的学习毅力，没有良好的医德医风，是不可能做得好的。实事求是地说，我还做得很不够。戒之哉，宜勉力！

（2000 年 10 月给河南省中医药研究院职工的讲座）

# 目前阻碍中医药发挥优势特色的政策障碍是什么

中医药事业在党和政府的关怀重视下，有很大发展。尤其是中医专科专病的发展更为显著。更可喜的是，目前已经涌出一大批学科带头人，名医、名科、名院相继出现，为人类健康做出了重大贡献。这是事实，应该肯定。但还应清醒地看到有诸多不足之处，特别是在中医优势特色上发挥得很不够。可以说是优势不优，特色不特。

从客观上讲，中西医各有所长，各有所短。西医一直在扬己之长，但不能正视己之短（我们不应责其所短），而中医则避短有余，扬长不足。应慎思之，明辨之，笃行之。下面谈几点我个人的看法：一是人才培养方面，先天不足；二是科研方面，偏离中医自身特点；三是医院方面，多是名实难符（名不副实）；四是治疗急危重症方面，优势难以发挥，渐趋萎缩。

国家对中医院资金投入不够，真正按中医理法方药辨证治疗药价是非常低廉的，看病本不贵。医院为了生存发展，只得中西药一起上，用西药比例大大超出中药，即使中药方也往往将不应用的贵重药也开上，造成了很大浪费。此外，还有一个易被人忽视的潜在隐忧，即容易使医生安于现状，不在中医难度、深度上下苦功夫，学术怎能得到更大的发展。

农村中医阵地越来越小，缺少政策保障，人才渠道难通。

中药问题：一是药材质量差；二是炮制不规范；三是制剂有限制（膏、丹、丸、散难以配制，致使医生难以随证使用）；四是药剂人员多非正规医药学校毕业，也不是老中药师培养的徒弟，尤其在基层更是如此。

中医药究竟怎样发展，怎样创新，沿着什么样的方向前进，是值得研究的一个重大问题，决不能犯形式上发展而实际上衰落的错误。

以上是个人的看法，仅作参考，错误之处，请指正。

（2006 年 4 月国家有关中医药调研会发言提纲）

# 什么是中医，什么是中医学

这个题目很有意思，也很有现实意义，愿就此谈点看法。

## 什么是中医?

（1）中医药姓中，敢于挺起腰杆，拍拍胸脯说我就是中医。

（2）能通晓、精通中医理论，能运用中医理论处置疾病。

（3）坚信中医理论是科学的，而且是独特的，不要妄自菲薄。

（4）不驳不杂，当然了解一些西医知识没有坏处，但千万不要种了人家的地，荒了自己的田，中医虽不是万能，但它能的方面你能了没有。

（5）历代中医大家和当代中医大家，他们是真正的中医，是地地道道的中医，要以他们为标准。

## 什么是中医学?

简而言之，有悠久的历史，有长期的实践，有系统的理论，有丰富的经验，有可靠的疗效，是博、大、精、深，取之不尽、用之不竭的一门科学。

（2006 年 4 月国家有关中医药调研会发言提纲）

# 第五篇

# 验案辑录

# 第一章　肺系病证

## 感冒

**案 1**　买某，女，41 岁，以“易感冒 30 余年”为主诉于 2013 年 2 月 27 日初诊。症见：感冒时发热，体温最高 39℃，最低 38.5℃，咽痛较甚，咳嗽，咳黄痰，流清涕。自称自幼易感冒，平时易上火，一年四季基本未断过感冒药，别人感冒时易被传染。2012 年 10 月体检，发现双侧乳房实性结节，左侧 1mm×4mm，右侧 5mm×4mm，经前乳房胀痛，月经提前 3～5 天，色红，前 3 天量大，5 天净，少量血块，白带淡黄，量大，无异味，饭量小，眠安，二便调，舌质红，边齿痕，苔厚偏黄，脉细。曾怀孕 2 次均未成，欲调理要子。

处方：二花 10g，连翘 10g，竹叶 10g，桔梗 10g，薄荷 6g（后下），桑叶 10g，元参 15g，知母 10g，黄柏 6g，生甘草 6g。15 剂，日 1 剂，水煎服。

按：长期反复外感，临床治疗以扶正解表立法，结合具体情况有“益气解表”“滋阴解表”等，然而此案患者易外感 30 余年，缘何不以扶正为法，反用辛凉解表降火之法，以银翘散加味治之？细审患者，平素易上火，且易反复外感，此即东垣先生之“火与元气不两立，一胜则一负”之论矣，且患者每次感冒都有咽痛、咳嗽流涕之证，由是可知是火郁上焦之证，吴又可云“治上焦如羽，非轻不举”，故选辛凉平剂银翘散治之，以清肃上焦，加知母、黄柏者，以“人过四十而阴气自半”，而伐其相火；咳痰不多，而不用牛蒡；热淫于内，而减去辛温之属，加辛凉之桑叶，以增凉散之效。由此案知，临床诊病，既要有诊病之常规思路，又不可过于拘泥，要切实因病因人制宜。

**案 2**　李某，女，69 岁，农民，以“易外感 10 年”为主诉于 2014 年 3 月 19 日初诊。症见：反复外感，服中药西药效果不佳。近日虽无外感，但怕冷，出汗、乏力，胃脘不适，不胀不痛，纳可，不能吃刺激性食品，眠差，心烦急躁，易醒，大便不规律，1～2 天 1 次，易腹泻。既往慢性胃肠炎，自服土霉素 4～5 年。舌淡红，苔白腻，舌下脉瘀滞，脉沉弱。

处方：菟丝子 15g，破故纸 10g，淫羊藿 10g，生黄芪 30g，炒白术 10g，防风 6g，山萸肉 10g，浮小麦 30g，生山药 30，炙甘草 6g。7 剂，日 1 剂，水煎服。

按：此为固元法。元气是人身之根本，元气旺则身健永，元气虚则罹疾患，且缠绵难愈，往往出现正虚似邪之象，若以外邪治之非也。我常用菟丝子、补骨脂、淫羊藿、山萸肉等味培补元气，效果较好。《兰台轨范》评玉屏风：治风邪久留而不散者，自汗不止亦宜。易反复外感正是风邪久留而不散之故。加浮小麦使其汗止，腠闭，则风邪不侵，更加生山药益脾阴而止泻。

## 咳嗽

**案1**　崔某，女，66岁，以“咳嗽2年，加重3天”为主诉于2013年3月8日初诊。症见：每日咽痒，咳嗽，晨起咳少量黄痰，咽不干，饮水一般，眠浅，易醒，多梦，凌晨5点开始烦躁、烘热汗出，反酸、嗳气。大便头干，1~2天1次，小便频。舌淡红，苔薄白，脉沉滞。2012年查胃镜示：浅表性胃炎。既往有梅尼埃综合征病史。

处方：当归10g，生地15g，桃仁10g，红花10g，赤芍15g，柴胡6g，川芎6g，桔梗6g，炒枳壳6g，怀牛膝10g，桑白皮10g，地骨皮10g，生甘草6g。10剂，日1剂，水煎服。

二诊：服上方15剂，服至第3剂，咳嗽基本愈。现：偶有咽痒，咳嗽，晨起咳少量黄痰，眠浅，易醒，梦多，凌晨5点已不烦躁、不烘热汗出，不反酸、嗳气，大便偏稀，一天一次，夜尿频。舌质红，苔薄黄，脉细。

处方：炒枣仁30g，知母10g，川芎3g，茯神10g，茯苓10g，小麦30g，麦冬15g，夏枯草10g，清半夏10g，生甘草6g，小米一撮（布包），大枣4枚（切开）为引。15剂，日1剂，水煎服。

按：医者贵乎识证，此咳嗽已有2年，他医亦有诊治，但凡止咳之法，盖已用之迨遍，若再沿袭前法，多半无功可建！我时常强调要辨“证中之证”，审此案，患者除咳嗽之外，每天早晨5点有烦热汗出，而此正是辨证之关键，故以血府逐瘀汤，3剂而见奇功。今将《医林改错》中相关论述附录于下，以冀对读者有所启迪。

附：《医林改错·烦热汗出》篇：“醒后出汗名曰自汗；因汗而醒名曰盗汗，盗散人之气血，此是千古不易之论，竟有用补气，固表，滋阴，降火服之不效而反加重者，不知血瘀亦令人自汗、盗汗，用血府逐瘀汤一两服而汗止。”

**案2**　王某，男，78岁，以“干咳1周”为主诉于2013年1月18日初诊。1周前出现干咳，咽部发热、痒、干，无痰，于昨日下午出现发烧，今输液1天。症见：身冷、干咳，昨日夜间口干甚，饮水多，咽部干痒发热，咳嗽无痰，咽部红甚，纳可，眠差，夜眠4~5小时，夜间3点易醒，醒后再入睡则眠浅，大便偏干，近2日未解，小便可，舌质红，苔黄厚，脉浮数。

处方：金银花 10g，连翘 10g，竹叶 10g，牛蒡子 10g，天花粉 10g，黄芩 10g，羌活 10g，桔梗 10g，杏仁 10g，川贝 6g，生甘草 6g。6 剂，日 1 剂，水煎服。

二诊：服上方6 剂，输液一天，干咳减轻，现：易发热，易出汗，汗出多，咽干痛不甚，咽痒，夜重，咳白痰或稀痰，量不多，眠差，夜眠 4~5 小时，眠浅，梦多，大便已缓解，稍干，1 天 1 行，小便次数多，口干，饮水多，舌淡红，苔厚稍黄，脉细。

处方：北沙参 15g，炒火麻仁 20g，枇杷叶 10g，桑叶 10g，橘红 6g，桔梗 10g，木蝴蝶 6g，生甘草 6g，杏仁 10g，苇根 30g。6 剂，日 1 剂，水煎服。

三诊：2013 年 9 月 9 日因下肢水肿前往去我诊室诊查，诉干咳、咽痒等前症已愈。经服鸡鸣散加减方，水肿减轻，但脚面尚水肿，大便偏干，小便正常，舌苔薄微黄，舌质偏暗，脉弱，上方继服。

处方：木瓜 30g，苏叶 12g（后下），橘红 12g，槟榔 12g，吴茱萸 6g，防己 12g，生薏苡仁 30g，大黄 6g（后下）。1 剂，日 1 剂，水煎服。

按：干咳、咽痒、发红为风热上扰清窍之证。前人云“风挟温热而燥生，清窍必干”，此干咳、口干，即为风热侵袭上焦之明证，咽痒者，风也，咽热者，热也。舌黄，脉浮数者，更是风热侵袭肺卫之象，故处方银翘散加味，以宣散上焦风热；二诊时热退，咳减，但仍有咽干、眠差之症，此热去津伤之候，故以沙参之甘润，佐桑叶之辛凉为法，以养肺胃之阴，用枇杷叶、木蝴蝶以轻宣疏理气机为法。此案之妙在乎首诊，不因干咳而妄用敛涩，以防闭门留寇；复诊不因咳减而固守死法，机圆法活，宜细玩味！

**案 3** 严某，男，73 岁，以“干咳 2 年，乏力 3 个月”为主诉于 2013 年 7 月 1 日初诊。症见：干咳无痰，咽部干痒，不渴。偶有心慌，静止时心慌，自服丹参滴丸缓解。血压偏低 3 个月，HP：109/56mmHg。血糖正常。患者近来因照顾病人，常觉乏力，疲劳，纳眠可。大便正常。舌胖大，中有裂纹，苔薄黄，脉细。

处方：白僵蚕 10g，薄荷 6g，桔梗 10g，诃子 10g，牛蒡子 10g，麦冬 15g，木蝴蝶 6g，北沙参 15g，桑叶 10g，生甘草 6g。10 剂，水煎服，日 1 剂。

二诊（2013 年 8 月 9 日）：服上方 15 剂，效可。咳嗽减轻，在遇凉风时稍咳。现左耳垂后痛，左侧颈椎不适，左肩关节痛，两小腿痒，皮肤无变色，不痛不麻木，遇热加重。纳可，眠差，易醒，二便可。舌淡红有裂纹，苔黄腻，脉细。

处方：党参 10g，生黄芪 15g，炒白术 10g，当归 10g，陈皮 10g，升麻 3g，柴胡 3g，炙冬花 10g，炙紫菀 10g，桑叶 15g，炙甘草 6g，连翘 10g，黄芩 10g。

10剂，水煎服，日1剂。

三诊（2013年8月28日）：服上方10剂，效可，咳嗽减轻，白天不咳，夜间遇凉稍咳，干咳，咽痒，耳垂后、颈部不适。纳可，易醒，二便可。舌淡红有裂纹，苔黄腻，脉沉滞。

处方：上方去连翘、黄芩，加茯苓10g，炒神曲10g，炒麦芽15g，知母10g。10剂，水煎服，日1剂。

按：患者干咳无痰，咽干咽痒，结合全身症状，可见患者虽咳嗽日久，但仍有风热留扰咽喉的成分在，且有肺阴不足之证。方用六味汤（《喉科指掌》）加减以清疏风热，加麦冬、北沙参以养阴润燥。服用15剂后症状减轻，仍有遇凉咳嗽，再思患者发病为照顾患者劳累引起，且平时易疲劳，遂处补中益气汤加上紫菀、款冬、桑叶等清热润燥宣肺止咳之品。三诊诸症缓解，仍以上方加减以巩固疗效。

**案4**　徐某，男，6岁，以“咳嗽21天”为主诉于2013年7月12日初诊。症见：白天咳，偶尔有痰，咽痒，咽不红，不渴，大便易干。舌淡，苔薄黄，脉细。患者既往有过敏性哮喘病史3年余，曾于家中就诊服药：炙麻黄3g，杏仁3g，射干3g，炙冬花4g，炙紫菀4g，木蝴蝶3g，藿香3g，大黄3g，炒苏子3g，生甘草2g。已服7剂，服药后夜咳愈。

处方：桑叶3g，苏叶3g，杏仁6g，桔梗6g，木蝴蝶3g，二花3g，炒麦芽6g，炒山楂6g，青果3g，牛蒡子3g，生甘草2g。7剂，日1剂，水煎服。

二诊（2013年7月24日）：服上方7剂，现晨起咳嗽，咽痒，鼻痒，大便干，2日1行。舌淡胖，苔花剥，脉细。

处方：桔梗5g，木蝴蝶3g，乌梅6g，蝉蜕3g，白僵蚕3g，牛蒡子6g，槐角10g，生甘草3g，麦冬6g。7剂，水煎服，日1剂。

三诊（2013年7月31日）：服上方7剂，大便稍干，日1次，现仍晨起咳嗽，咽痒，鼻痒，舌淡，苔薄白，脉细。近上火鼻子痛。

处方：炒神曲6g，炒麦芽10g，炒山楂6g，炒卜子6g，陈皮6g，茯苓6g，决明子10g，杏仁6g，麦冬10g，白僵蚕3g，生甘草3g。10剂，水煎服，日1剂。

四诊（2013年8月9日）：服上方5剂，效可，现仍咳嗽，晨起、夜间较重，无痰，咽痒，欲清嗓，晨起易打喷嚏。纳眠可，二便可。舌淡，苔花剥，脉细。

处方：橘红3g，炙麻黄1g，杏仁3g，桔梗3g，炒麦芽6g，车前子6g，生甘草3g，桑叶6g。7剂，日1剂，水煎服。

五诊（2013年9月16日）：服上方14剂，效可，咳嗽消失。本月11日开始发烧，体温36~37.5℃，期间呕吐，后在某中医院服中药烧退，后又出现咳嗽，有痰，吐不出，出汗多，自服7月24日方咳嗽减轻，痰增多，呕吐好转，流清涕，晨起咳嗽明显，余无不适。二便可。舌红，苔薄白花剥，脉细。

处方：桑叶6g，桑白皮6g，地骨皮6g，川贝3g，杏仁3g，浮小麦20g，牛蒡子6g，炒山楂6g，生甘草3g，梨皮、粳米各一撮为引。10剂，水煎服，日1剂。

六诊（2013年9月27日）：服上方期间上症消失。现凌晨2~5点咳嗽，干咳，晨起少量白痰，鼻干。近2天大便稍干。平时口不渴。舌红，苔花剥，脉细。

处方：生地6g，山萸肉6g，生山药10g，泽泻6g，丹皮6g，茯苓6g，桑叶6g，麦冬6g，炒火麻仁10g，生甘草3g，竹叶3g。10剂，水煎服，日1剂。

七诊（2013年10月7日）：服上方效可，咳嗽消失。本月3日因饮食较多出现腹痛，咳嗽，咽痒，有痰，经针灸腹痛已愈。现阵发性咳嗽，白天明显，鼻塞。纳眠可，大便2到3日1行。舌红，苔花剥，脉细。

处方：北沙参10g，炒火麻仁10g，麦冬10g，炙杷叶6g，桑叶6g，杏仁6g，桔梗3g，木蝴蝶3g，生甘草3g，川贝3g，橘红3g，梨皮一撮为引。10剂，水煎服，日1剂。

八诊（2013年11月27日）：服上方咳嗽已愈。现时有咳嗽，干咳，无痰，咽痒，白天咳少，活动后即咳，咳甚则吐，夜间鼻塞。右腿膝内侧素有皮癣。纳可，二便可。舌淡红，苔剥，脉细。诉8月9日方效佳。

处方：桑叶6g，杏仁3g，牛蒡子3g，木蝴蝶3g，荆芥3g，桔梗3g，炒山楂6g，炙麻黄1g，生甘草3g。10剂，水煎服，日1剂。

按：患者有过敏性哮喘病史3年，禀赋不足，咳嗽易缠绵难愈，曾于家中服三拗汤加味，有所减轻，此次咳嗽偶有痰，咽痒，大便干，我在临床时常遵循的原则是，新咳用药宜轻灵，多用动药，可助达邪外出。一诊时轻疏风邪，清热利咽。二诊服药7剂，咽痒鼻痒症状明显，遂在首诊方法不变的基础上，加乌梅、蝉蜕、白僵蚕，有缓解过敏症状的作用。三诊时患者有大便干燥等热象，肺与大肠相表里，遂通腑泻热，降肺化痰。四诊患者变化不大，仍与三拗汤基础上加陈皮理气化痰，桔梗清利咽膈，桑叶清宣肺热。车前子可祛痰镇咳平喘，为常人忽视，治疗久咳不愈时可加此药，效果显著。至五诊时，患者咳嗽已愈。以后几次复诊偶尔咳嗽，家长怕病情反复，继服药巩固之。

**案5**　李某，女，56岁，以“咳嗽5月余”为主诉于2013年9月11日初诊。症见：咽痒，咳嗽，晨起少量痰，痰中偶尔带血丝，口不渴，大便正常。舌淡红，苔黄厚腻，脉细。患者4个月前旅游归来后咳嗽，痰中带血丝，不发热，咽痒，于某院拍片检查为慢性支气管炎。服消炎药治疗后咳嗽减。42岁断经。

处方：桑叶15g，竹茹15g，丝瓜络15g，藕节炭30g，苇根30g，麦冬15g，炙杷叶15g，北沙参15g，白僵蚕6g，蝉蜕3g，生甘草6g，茯苓10g，粳米一撮，黄梨皮，适量为引。15剂，水煎服，日1剂。

二诊（2013年10月9日）：服上方5天后症状明显减轻。现仍有咽痒，咳嗽，晨起有痰，痰中带血，鼻咽干燥，纳一般，眠可，舌质暗红，脉细。

处方：生地黄15g，山萸肉10g，生山药15g，泽泻10g，丹皮10g，茯苓10g，知母10g，黄柏6g，桑白皮15g，地骨皮15g，鱼腥草30g，车前子15g，木蝴蝶6g，桔梗10g。15剂，水煎服，日1剂。

按：此属风燥伤肺之咳嗽。患者系秋季外出后出现咳嗽痰中带血丝，乃燥热犯肺之象，喻嘉言有“秋伤于燥”之论，其主张清燥救肺，以甘柔滋润之品组方，使肺气得润，治节有权，清肃之令得行。吾立轻清，清热止血，润燥止咳。方中桑叶、竹茹、丝瓜络清热凉血通络，藕节“消瘀血而止吐衄”，苇根、沙参、麦冬、梨皮等滋阴生津，润燥止咳。患者服上方15剂后症状明显减轻，后以“金水相生”之法，滋肾清肺续功。

**案6** 王某，男，25岁，以“痰多2月余”为主诉于2014年2月10日初诊。症见：痰多，晨起、睡前加重，不吐则胸闷心悸，手足心汗出，自觉左肩背处憋闷疼痛，呈走窜样，向左侧走窜，痛甚拒按，吐出痰后疼痛缓解，痰色呈蛋清样，吐出困难，头晕纳可，大便日1次，不成形，眠浅易醒，舌淡胖，苔薄白，脉细滞。患者自述2013年8月，夜间开空调，饮凉水后出现咳嗽，发热，服中药后痰变白色，咳嗽，经他医治疗效不显，服西药后咳嗽减，但痰量多。立法：脾为生痰之源，以健脾为主。

处方：党参10g，炒白术10g，茯苓10g，清半夏10g，陈皮10g，木香10g，砂仁3g（后下），车前子15g（包煎），炙甘草6g，生姜3片、大枣3枚为引。6剂，水煎服，日1剂。

二诊（2014年2月24日）：服上药10剂，自觉效佳。现遇凉气咳嗽，痰量减少，左胸疼，吐后减轻。左胸憋闷感，头晕，晨4~5点明显，大声说话气短、下肢无力、饮食睡眠改善。大便已成形。平素怕冷，手足凉，手脚心出汗，舌淡红，苔薄白，根部黄，脉沉弱。本次立法：温化痰饮。

处方：清半夏10g，陈皮10g，茯苓10g，炒苍术10g，厚朴10g，干姜10g，桂皮10g，炙甘草6g。6剂，水煎服，日1剂。

三诊（2014年4月2日）：交替服用2月10日方20剂，2月24日方16剂，诸症减，现觉左肩背不适，遇冷疼痛时吐白痰量减少，大便溏黏滞，舌质红苔白腻。

照首次方木香改为6g，去车前子，加草果6g，炒白芥子6g，炒苏子6g，炒卜子6g，黄芩6g。15剂，水煎服，日1剂。

按："脾为生痰之源，肺为贮痰之器"，此病痰多为脾气亏虚，津液不归，聚而成痰。陈修园在《时方歌括》：苓术参甘四味同，方名君子取谦冲，增来陈夏痰涎涤，再入香砂痞满通。故用六君子来健脾祛痰，又气滞则痰凝，气行则痰消。故合香砂理气消痰。复诊仍采用健脾祛痰法。

**案7** 乔某，女，63岁，以"反复咳喘40年"为主诉于2014年12月22日初诊。症见：咳甚，咳黄脓痰，阵发性汗出，眠差，纳可，大便日5次。舌质瘀暗，苔黄腻，脉沉滞。40年前因受凉开始咳嗽，咳痰，西医诊断为支气管炎。咳嗽反复发作，逐渐加重，继而反复感染，西医诊断为双肺支气管扩张并感染，慢性肺心病，右心功能不全，二尖瓣关闭不全。有糖尿病20年。

处方：苇根30g，冬瓜子30g，生薏仁30g，桃仁10g，制附子10g（先煎），炒苏子10g，炒莱菔子10g，炒白芥子10g，黄芩10g，党参10g，生石膏30g。15剂，水煎服，日1剂。

按：《素问·宣明五气篇》云："肺为咳"，咳嗽一症总不离乎肺。肺为娇脏，不耐寒热，风、寒、暑、湿、燥、火六淫之邪皆可伤肺，使肺失清肃，宣降失常，气机不利，发为咳嗽。患者咳黄脓痰，为痰热之邪郁于肺中之证。用千金苇茎汤加味合三子养亲汤治之，意在疏涤肺中痰浊，清化痰热，这也正是运用了"涤浊法"。考虑到患者久病易阳虚，且阵发性汗出，取《素问·生气通天论》中"阳者，卫外而为固也"之义，用制附子振奋阳气。《金匮要略》中述"膈间支饮，其人喘满……木防已汤主之"，加党参、生石膏发挥木防已汤之方义，疗其咳喘效佳。从此案可以看出，治病要纵观全局，从整体来考虑组方用药，这样处理好邪实与正虚的关系，使攻邪而不伤正，扶正而不助邪，以达药到病除之目的。

**案8** 齐某，女，4岁半，以"咳嗽、咳吐白痰1月半'为主诉于2014年12月3日初诊。症见：干咳，遇冷空气即咳，晨起咳嗽严重，白天间断咳嗽，咳吐白痰，鼻塞。夜间磨牙，大便干如羊屎，2日1行，小便可。纳眠可。舌尖红，苔白腻，脉细。其母代诉10月中旬无明显诱因出现晨起干咳，服风寒感冒颗粒、藿香正气止咳颗粒乏效，后开始发热，于郑州市儿童医院住院治疗，效亦不显。

处方：炙麻黄3g，杏仁6g，前胡6g，木蝴蝶4g，牛蒡子6g，槐角30g，生甘草3g。10剂，水煎服，日1剂。

按：对于治疗小儿咳嗽，我常强调用药宜轻、宜透、宜宣，治新感咳嗽用药宜动不宜静。咳为肺之本病，患者遇冷即咳嗽加重，且有白痰，为风寒袭肺，肺失宣降，发为咳嗽，肺不能通调水道而聚湿生痰。治以三拗汤加味，以疏散风寒为主，前胡疏风散邪，木蝴蝶、牛蒡子利咽疏风，考虑患儿胃中有积热，故加入槐角以通便泻热。

**案9** 温某，女，51岁，以“咽痒、干咳2月余”为主诉于2013年11月29日来诊。症见：咽痒，干咳，无痰，口不干，纳眠可，二便调。患者自述连续2~3年于秋冬交接之际发病，属过敏体质，对青霉素、链霉素、磺胺、阿莫西林过敏，舌质淡红，苔白稍腻。

处方：北沙参15g，炙麻黄3g，杏仁3g，麦冬15g，炙枇杷叶10g，桑叶10g，木蝴蝶6g，牛蒡子10g，桔梗10g，炒苏子3g，当归6g，生甘草6g，粳米一撮布包为引。10剂，水煎服，日1剂。2015年2月11日以他病来诊述服上方效可，已愈。

按：根据患者发病的季节来辨证，秋冬季节，天气转凉，一派肃杀之象，肺主皮毛，易感受燥邪、风寒之邪。燥邪犯肺，易伤肺阴；风寒侵袭，郁闭皮毛，气血不通，而易生内热。陈士铎在《辨证录》中提到：“夫人身之气血，流通于肌肉之内，则风邪不得而入。惟气血闭塞不通，而邪转来相侮，凝滞而为热矣。盖春夏之间，皮肤疏泄，内热易于外宣。秋冬之际，皮肤致密，内热难于外发，所以春夏不咳嗽，而秋冬咳嗽也。”故此案以肺阴不足，肺中郁热来论治。方中取沙参麦冬汤、麻黄汤、桔梗甘草汤三方之义，既能疏其内郁之热，外入之寒，又能固其根本，佐当归以和血气，气血通畅，则肺得宣降，干咳得愈。

**案10** 徐某，男，9岁，以”咳嗽、咳痰反复发作3月余”为主诉于2013年4月3日初诊。症见：反复发作咳嗽、咳痰，痰量少，难咳，咽痛，扁桃体易化脓，每次均伴发热，自服中成药、输液好转，易反复。近7天咳嗽，咳痰量少，色稍黄，不咽痛，咽干。纳可，眠差，大便干，小便可。既往曾血小板计数高，在我诊室服中药好转。

处方：金银花6g，桔梗6g，牛蒡子6g，玄参15g，竹叶6g，大青叶10g，桑叶10g，赤芍6g，丹皮6g，生甘草3g，地骨皮10g。10剂，水煎服，日1剂。

二诊（2013年7月22日）：服上方10剂，咳愈。现：主要是大便干，曾服生地黄、大黄，服后大便软。顺双手脱皮1个月，不痒，双手心热，层层脱皮。近3年每年手都脱皮。舌淡红，苔薄白，脉细。

处方：生地黄10g，竹叶6g，丹皮6g，地骨皮6g，赤芍6g，栀子6g，麦冬6g，玄参15g，知母6g，大黄3g（后下）。10剂，水煎服，日1剂。

三诊（2013 年 11 月 11 日）：服上方 10 余剂，服药期间扁桃体化脓，输液愈，后 10 天再次化脓，打 5 天针，愈。现：双手脱皮，双手心热不明显，唇红，夜间入睡时汗出多，大便干如栗，日 1 次，饮水一般，纳可。舌淡，苔薄白，脉细。

处方：栀子 6g，连翘 6g，黄芩 6g，薄荷 3g（后下），竹叶 10g，玄参 15g，大黄 6g，芒硝 6g，生甘草 3g，赤芍 10g，蜂蜜一汤匙（冲入）为引。10 剂，水煎服，日 1 剂。

按：咳嗽，痰色黄，量少，质黏难咯，并伴随发热症状，属风热之邪犯肺，当疏散风热，清热解毒，用辛凉平剂之银翘散合辛凉轻剂之桑菊饮，一方偏于清热解毒，一方偏于宣肺止咳，用之效好。

**案 11**　张某，女，39 岁，以“咳嗽 8 个月”为主诉于 2013 年 11 月 13 日初诊。症见：咽痒，咽干，咳吐脓痰，食多胃胀，大便易溏，腹痛即泻，两小腿易胀。眠差多梦。患者今年 2 月开始咳嗽，干咳，咽痒，遇凉风即咳，服他医开方半夏厚朴汤加芪术、柴桂姜汤等加味，服药后咳嗽减，停药后又出现干咳。既往有高血压病史 9 年，血压 140/90mmHg，今年未服降压药。舌淡胖，暗，尖红，苔薄白，脉细。

处方：党参 10g，炒白术 10g，茯苓 10g，生山药 30g，车前子 15g（包煎），炙甘草 6g，炙麻黄 6g。6 剂，水煎服，日 1 剂。

按：此病经过反复治疗，一般的治法效果不显。考虑到患者大便易稀，用补土生金法治之，方选四君子汤，加车前子利胸间之脓痰，且有止咳之效，麻黄宣肺止咳。

二诊（2013 年 11 月 27 日）时诉服上方 3 剂即不咳嗽，共服 11 剂。

**案 12**　仝某，男，32 岁，以“咳嗽 3 月余”为主诉于 2013 年 10 月 13 日初诊。症见：打喷嚏，鼻流清涕，说话多时觉气不接续，易感冒，饮食、睡眠可，二便正常。舌淡红，苔腻，脉细。工作较劳累。过敏性鼻炎 10 余年。

处方：党参 12g，生黄芪 30g，炒白术 10g，当归 10g，升麻 6g，柴胡 6g，酒黄芩 10g，谷精草 30g，桑叶 10g，炙甘草 6g。10 剂，水煎服，日 1 剂。

二诊（2013 年 10 月 23 日）：服上方 10 剂，效佳。咳嗽愈。喷嚏减少，不流清涕，冬季四肢凉。

处方：桂枝 10g，生白芍 10g，生黄芪 30g，炒白术 10g，防风 10g，炙甘草 6g，生姜 3 片，大枣 4 枚（切开）为引。10 剂，水煎服，日 1 剂。

按：疾病是动态发展的，要以发展的眼光看问题，此病初以邪盛为主，今已病 3 个月，病久体虚，说话多反气不接续为其要证，结合其有过敏性鼻炎病史多年，可知患者有肺气虚，肺气不利的一面。宜以补虚为主，兼祛其邪，方用东垣补中益气汤加减。

**案13**　姜某，男，32岁，巩县邮局。咳嗽闷气少痰，疲倦盗汗，五心烦热，当地医院胸透无肺结核，后经河南某医学院X线示，亦无肺结核，曾用链霉素、雷米封等抗结核药物无效。病延半年之久，1977年3月就诊于予。此为阴虚之候。

处方：秦艽9g，地骨皮15g，银柴胡9g，知母9g，北沙参30g，百合12g，生黄芪30g，生牡蛎24g，生龙骨24g，丹皮9g，浮小麦250g，熬水煎药。1977年4月29日来述，上方服16剂痊愈。

按：《素问·调经论》曰："阴虚则内热。"此证为肺阴亏虚内热自生，肺燥失润，而致咳嗽少痰，盗汗，五心烦热等虚热见症，故施以滋阴退热为主之剂。阴虚日久，气亦受损，盗汗虽是阴虚，但气亦失固，故又重用黄芪于方中。阴得滋，热得清，阳得潜，气得补，使阴充气足，阴阳相谐，而病痊愈。

**案14**　梁某，女，48岁，以"咳嗽胸闷气喘1月余加重4天"为主诉于2006年2月22日初诊。1月前受凉后出现咳嗽胸闷气喘，经输液治疗（药物不详）减轻。4天前受凉"感冒"后加重。现症：咳嗽、气喘、胸闷、心慌，吐少量白痰，咽干痒，昼轻夜重；恶寒发热不明显，平时体质较差，易感冒，小便频数，大便可。诊断为咳嗽、喘证，属风邪袭肺证。患者素有哮喘，肺气虚弱，内有伏痰，风邪外袭，内外合邪，肺失肃降。治法：疏风宣肺，清热平喘。方拟三拗汤加味。

处方：炙麻黄6g，杏仁10g，黄芩10g，白僵蚕10g，蝉蜕6g，炒苏子6g，干地龙10g，瓜蒌皮10g，女贞子15g，旱莲草30g，川断10g，生甘草6g。10剂，水煎服，日1剂。

二诊（3月8日）：服药后气喘、咳嗽减轻，现胸闷、气短，时有心慌，两膝关节不能弯曲用力，可走平路，不能上下坡，眠差，耳鸣，纳可，口干苦，时心烦，服药后自感药物性凉，腰中作痛，二便可，舌质淡红，苔黄腻，脉细滞。

处方：炙麻黄6g，杏仁10g，桂枝10g，白芍10g，厚朴12g，炒苏子6g，当归10g，炒枳壳10g，瓜蒌仁10g，茯苓10g，陈皮10g，黄芩10g，炙甘草6g，威灵仙10g，生姜3片，大枣4枚（切开）为引。10剂，水煎服，日1剂。

三诊（3月27日）：服药18剂，气喘、咳嗽减轻，见凉气则感有痰，痰较深，不易咳吐，痰白呈泡沫样，胸闷气短，动则气不相接，口苦心烦，月经量多，且拖延时间长，约20天干净。不欲饮水，双膝关节在上下坡时疼痛，饮食正常，大便不干，小便频数，色不黄，失眠多梦，耳鸣，舌质淡红，苔薄，脉细。

处方：桂枝 10g，白芍 10g，厚朴 12g，杏仁 12g，海浮石 30g（包煎），桔梗 15g，炙麻黄 3g，炒苏子 3g，黄芩 10g，炙甘草 6g，生姜 3 片，大枣 4 枚（切开）为引。临床治愈。

按：患者有喘证病史 10 余年，肺气虚弱，内有伏痰。复感外邪，肺气郁闭，宣降失常，故气喘胸闷，咳嗽；肺病及肾，肾气受损，固摄无力，则小便频数，月经量多。治用三拗汤合二至丸加味，宣肺清热，固护下元，咳嗽日轻。后用桂枝加厚朴杏子汤、苏子降气汤化裁，降气平喘，祛痰止咳巩固治疗。若以辨证外之证衡之，“小便频数，月经量多”乃肺肾气虚，固摄无力所致，非阴虚热迫所为。故又当注意其杂。临床上对于咳、喘病，在辨证基础上加入少量麻黄、苏子，效果较好，此为个人经验小得。

**案 15** 祁某，女，43 岁，以“干咳 1 个月”为主诉于 2011 年 3 月初诊。症见：干咳无痰，咽部轻微疼痛，夜间咽部有异物感，咳出小块黏白物，深吸气时脊柱有抽掣样疼痛，口干，喜温饮较多，全身时有困痛或走窜样疼痛，乏力，头晕，头痛，下午明显，耳鸣，畏寒，夜间皮肤发紧，畏寒重，时烘热汗出，稍活动汗出多，时有胸闷气短，纳可，眠差，易惊，不易入睡，易醒，大便先干后稀，1 日 2 行，夜尿 3~4 次，有尿不尽感，月经提前 6~10 天，有黑血块，经期小腹凉痛，腰酸困痛，经前乳房胀痛或刺痛。舌质暗红苔薄黄脉细。既往：2006 年行引产术，慢性盆腔炎，乳腺增生。中医诊断为咳嗽，木火刑金证，治以疏肝清热，利咽散结为主，处以丹栀逍遥散合消瘰丸加减。

处方：柴胡 10g，生白芍 15g，当归 10g，炒白术 10g，茯苓 12g，薄荷 3g（后下），丹皮 10g，栀子 10g，连翘 10g，桔梗 10g，木蝴蝶 6g，大贝 10g，元参 15g，生牡蛎 30g（先煎），生甘草 6g，青皮 6g。10 剂，水煎服，日 1 剂。

二诊：服上方 13 剂，效佳，咳嗽已愈。近又现眠差，入睡困难，每晚睡 4~5h，心烦躁，头晕，口干不苦，多饮，胁痛，纳可，周身不定处窜痛，背部多汗，有针刺样疼痛，大便可，小便频。证为肝郁化火。

处方：柴胡 10g，生白芍 10g，当归 10g，茯苓 12g，薄荷 3g（后下），制香附 10g，丹皮 10g，栀子 10g，郁金 10g，通草 6g，路路通 10g，生百合 30g，小麦 30g，青皮 6g，元参 15g，生甘草 6g。10 剂，水煎服，日 1 剂。

按：患者感冒后出现咳嗽，中西药治疗反复不愈，畏寒重而时有烘热汗出，此乃少阳肝胆经气不舒之证；经前乳房胀痛，时有走窜样疼痛，此为肝郁气滞之象；咽干咽痛，口渴饮多，月经提前，此即肝郁化热之势；乏力易惊，大便先干后稀，即是脾虚血弱之象；咽部异物感，咳出块状白物，乃为痰核内阻之证，综合分析，此即脾虚血弱，肝郁化热，痰火凝结之证，治宜疏肝解郁，养血健脾，化痰散结，为用丹栀逍遥散和消瘰丸加减，加连翘以助清热散结，木蝴蝶、青皮以行气解郁。服后效佳，咳嗽已愈，故用前法，加行气解郁，活血止痛之品以巩固疗效。

**案16**　王某，男，4岁半，以“咳嗽1年余”为主诉于2013年10月初诊。症见：反复咳嗽1年余，干咳无痰，咳甚则喘，颈背部易出汗，活动后加重，早起、午后及夜间1~2点咳嗽，颈背部汗出，纳差，吃生冷油腻易腹泻，眠可，小便可，大便稀薄，日2次，舌淡尖红，苔薄白，脉细。既往：哮喘病，中医诊断为咳嗽，肺脾两虚证，治以补气健脾止咳为主，处以四君子汤加减。

处方：党参3g，炒白术3g，茯苓3g，生山药10g，车前子6g（包煎），白果3g，炙麻黄1g，炙冬花3g，炙紫菀3g，炙甘草3g，粳米一撮（包煎）为引。10剂，水煎服，日1剂。

二诊：服上方10剂，效佳。服药期间咳嗽腹泻明显好转，已基本消失，现症见：昨日吃肉，喝排骨汤后又出现咳嗽，干咳无痰，纳眠可，二便可，舌质红，苔薄白，脉细。上方加桑叶6g，鸡内金3g，炒山楂3g。10剂，水煎服。

按：小儿之病，先分先天与后天，先天病久而后天病短，临证属后天者居多；次分内伤与外感，内伤多因饮食不节，外感多由感冒风露。观此患儿，病程1年，自属后天得之。外症久咳有汗，内症纳差易泻，此即肺脾两虚之证，咳喘日久，子病及母，久则肺脾两虚，宜补脾益肺，方用四君子汤加减，加山药、车前子以健脾利湿；麻黄、冬花、紫菀、白果以止咳平喘。服后效佳，诸症消失。后因食肉积滞，咳喘又犯，故于上方中加鸡内金、山楂以消食化积，桑叶以宣肺止咳。

## 喘证

**案1**　宋某，女，43岁，以“哮喘10余年”为主诉于2013年8月2日初诊。症见：哮喘发作时胸闷、憋气，痰多，白痰，稍黄，质黏，不易咯出，每月发作一次，发作时无明显诱因。夜里睡觉有哮鸣音，眠差，梦多，易醒，颈椎病3年，晨起头晕头胀，纳可，大便干，日1次，常感到口渴，小便可，冬轻夏重，运动后加重，未服过中药汤剂，舌质红，苔薄，脉细。

处方：炙麻黄6g，杏仁10g，生石膏30g，全瓜蒌30g，射干10g，生甘草6g，炒苏子6g，桑白皮10g，地骨皮10g，知母10g。15剂，水煎服，日1剂。

二诊：服上方15剂，效可，喘未发作，咳嗽较前好转，晨起咳嗽，痰多，色黄，黏稠，纳可，眠差，入睡困难，多梦，大便干，2日1次，小便黄，口干多饮，口不苦，易上火，舌质红，有裂纹，苔薄，脉细。上方加黄芩 10g，冬瓜子 30g，生薏苡仁 30g，决明子 30g，苇根 30g，天花粉 10g。15 剂，水煎服，日 1 剂。

三诊（2014 年 3 月 31 日）：服上方 60 剂，喘未发作，咳痰已消，但纳食减少，体重减轻，稍食不慎则喘，喘时胸闷，无汗，晨起白黏痰，纳少，无食欲，眠差，心烦，二便可，月经提前 7 天，有血块，白带可，口渴多饮，舌淡红，有裂纹，苔薄白，脉细。

处方：桑白皮 10g，地骨皮 10g，炒苏子 6g，杏仁 10g，生地 15g，桑叶 10g，竹茹 10g，丝瓜络 10g，天冬 10g，麦冬 10g，炙麻黄 3g，全瓜蒌 30g，北沙参 10g，知母 10g，生甘草 6g。15 剂，水煎服，日 1 剂。

按：本案中喘、闷、痰多，色白而略黄，大便干，口干，舌质红，此肺热伤津之象，为邪热郁肺之证，以麻杏甘石汤合泻白散，以清肺中之热，热除其喘自平，前后加减 60 余剂而喘未作。治疗肺部疾患，要把握肺的生理特性，注意“清肃”特点，注意药量及配伍忌宜，如用少量的麻黄配苏子、地龙配麻黄等，效果更好。

**案 2** 王某，男，3 岁，赊湾卫生院住院患者。1975 年 6 月 7 日初诊。

患者因玩耍落入水中，当即捞出，此时虽是初夏，但水仍寒凉。次日即发生喘证，经大队卫生所治疗无效，遂来赊湾卫生院住院治疗。经用肾上腺素、麻黄素、氨茶碱等均无效。经病房主治医生同意，邀我诊治，诊见患儿张口抬肩，胸部高耸，面色发绀，喘声粗而响，促而迫，体温 37.5℃。遂疏麻杏石甘汤加葶苈子与服。

处方：麻黄 4.5g，杏仁 6g，生石膏 15g，甘草 3g，葶苈子 4.5g。水煎服。

患儿午后开始服药，至夜间喘平，次日玩耍如常，病若失。

按：肺主皮毛，实属水寒之气所遇，以致毛窍闭塞，热气内郁，肺失宣降而作喘。选用麻杏石甘汤以辛凉宣泄，清热平喘，更加葶苈子以下气定喘。药后肺气得宣、得降、得清，故一药而愈。

**案 3** 邵某，男，68 岁，郑州北郊农民，气短闷喘已 2 年，近来加重，稍活动即喘促难支，曾服许多宽胸理气之品，非但不轻而且加重，每天靠气管喷雾以维持现状，1977 年 3 月就诊于予。苔薄白，质正红，脉象空豁，此为肾不纳气之候。

处方：熟地 30g，山萸肉 12g，生山药 21g，茯苓 12g，丹皮 9g，泽泻 9g，肉桂 6g，制附子 9g，五味子 12g，党参 30g，神曲 9g，陈皮 9g。2 剂，水煎服。

因山萸肉缺货，以枸杞子代之。

二诊：上方服后，喘闷大轻，服第1剂即不需用气管喷雾了，饮食亦增，遵上方继服3剂。

三诊：熟地黄30g，山萸肉12g（因缺货仍以枸杞子代之），生山药21g，茯苓9g，丹皮9g，泽泻9g，肉桂6g，制附子6g，五味子12g，党参30g，神曲9g，麦冬9g，炙甘草9g。

嘱服3剂以巩固之。

按：肺为气之主，肾为气之根，今肺肾气虚，以致肺失其主，肾失其纳，故以补肾纳气为治，宽胸理气之品，非本病所宜，亦正是“喘生休耗气”之理。

**案4**　耿某，男，65岁，农民，以“胸闷哮喘3年”为主诉就诊于2006年4月10日。3年前不明原因胸闷气喘，时哮鸣，痰多色白而稠，寐安，二便正常，血压有时高。在县医院诊为：支气管炎、肺气肿。声音嘶哑，但口不干，不多饮，舌质红稍暗，苔薄白而干，脉沉滞有力。既往史：有肺结核病史。CT提示：①慢支，肺气肿合并肺大泡。②两上肺陈旧性肺结核。③肺门占位可能。诊断为喘证，此为浊邪阻肺，气道堵塞，气机不畅，肺失宣降，其气上逆，发为喘证。以涤浊法治之。方用涤浊汤（经验方）。

处方：苇根30g，冬瓜仁30g，生薏苡仁30g，桃仁10g，制半夏10g，陈皮10g，茯苓10g，海浮石30g（包煎），黄芩10g，炒白芥子6g，炒苏子6g，炒莱菔子6g，炙麻黄3g，生甘草6g。10剂。水煎服，日1剂。

二诊（2006年5月8日）：服上药胸闷哮喘减轻，现夜寐可，纳增。痰多咳嗽难咯，声音嘶哑，咽干，不欲多饮，活动后气不接续，上楼易喘，舌质红有裂纹，苔薄白，脉沉滞有力，遵处方：上方加知母10g，木蝴蝶10g，桔梗15g，当归6g。20剂，水煎服，日1剂。

三诊（2006年6月5日）：服上药后胸闷哮喘明显减轻，遇凉则咳，痰少难咯，声音嘶哑，动则气喘，咽干前半夜明显，后半夜缓解，不多饮，大便溏，唇暗，舌质暗有裂纹，苔白干，脉细。

处方：苇根30g，冬瓜仁30g，生薏苡仁30g，桃仁10g，猪牙皂6g，海浮石30g（包煎），炙麻黄3g，炒苏子6g，橘红6g，黄芩10g，生甘草6g，地骨皮10g，桑白皮10g。20剂，水煎服，日1剂。

按：长期抽烟、嗜酒，生痰生热，浊邪阻肺，肺失宣肃，出现胸闷气喘，痰多而稠。浊阻日久，经脉淤滞，肺气壅郁，气逆痹阻，气道失养，声音嘶哑。此非肺气虚弱，乃浊阻肺脏，金实不鸣之候，故治疗采用涤浊法，清除肺中浊邪，少佐麻黄、苏子，以宣之降之，以缓其喘闷之急。治疗此证，关键在于“涤浊”，浊邪不去，病难渐轻，而且会渐重。所以说，涤浊是治疗此证的着眼点。此外，在辨治中，当注意到 CT 检查的险恶之候。

**案 5** 刑某，男，58 岁。以“胸闷气喘心慌 5 年”为主诉于 2005 年 11 月 25 日初诊。有慢性咳嗽病史 10 余年。近 5 年胸闷气喘心慌，动则甚，左前胸及后背痛，喉中痰鸣，耳鸣，口干不苦，咳嗽吐白痰，食欲可，大便溏，日 2 次，小便有解不尽感，舌质淡红，苔薄白，脉沉滑。有乙肝小三阳，肝功能正常。嗜烟酒。诊断为哮、喘证。乃痰浊阻肺，肺失宣肃，气机郁滞，肺病日久，由气及血，心气受损。治以涤浊降气平喘。

处方：桂枝 10g，白芍 10g，厚朴 12g，杏仁 10g，冬瓜仁 30g，生薏仁 30g，茯苓 12g，黄芩 10g，海浮石 30g（先煎），白前 10g，橘红 10g，炒枳壳 10g，生甘草 6g，生姜 3 片，大枣 4 枚（切开）为引。12 剂，水煎服，日 1 剂。

二诊（2005 年 12 月 9 日）：服上药胸闷气喘心慌明显减轻，现咳嗽，晨起吐白痰，量多，颈痛，左前胸及后背痛，大便溏，日 2 次，小便有解不尽感，夜尿多，每晚 4~5 次，口苦不干，喝羊肉汤则耳鸣，脉弦滑，舌苔较厚，舌质略暗。

处方：桂枝 10g，白芍 10g，厚朴 12g，杏仁 10g，冬瓜仁 30g，生薏仁 30g，清半夏 10g，橘红 10g，炒苏子 3g，炙麻黄 3g，炒白术 10g，茯苓 10g，炒枳壳 10g，炙甘草 6g，黄芩 10g，生姜 3 片，大枣 6 枚（切开）为引。15 剂，水煎服，日 1 剂。

三诊（2005 年 12 月 28 日）：服上药胸闷气喘、气短咳嗽明显减轻，可耐受轻微体力活动，仍咳嗽晨起重，吐白沫黏痰，咳甚背部稍痛，大便稍成形，日 1~2 次，小便频，舌质略暗，苔白滑而腻，舌体大，有齿痕，脉略数。照上方加海浮石 30g（包煎），白前 10g，白果 10g，18 剂，水煎服，日 1 剂。

按：患者咳喘 10 余年，痰浊阻肺，肺失宣肃，气机郁滞。肺病日久，由气及血，心气受损，故气喘心慌。治宜桂枝汤调和营卫，益其心气，厚朴、杏仁降逆而破窒，冬瓜仁、生薏仁、海浮石涤浊化痰治其标，白术、茯苓、陈皮健脾祛湿，培土生金，堵其生痰之源，标本兼顾，补泻相依，效果显著。本方主要有桂枝加厚朴杏子汤、茯苓杏仁甘草汤和橘枳姜汤加减化裁，后又融入二陈汤，达到肺脾心同治，并注意其标热。使较重的肺心病得到缓解。

**案 6** 王某，男，63 岁，以“胸闷气喘 3 年，加重 3 个月”为主诉于 2006 年 10 月 9 日初诊。患者面色紫暗，口唇暗红，胸闷气喘，晨起尤甚，动则加重，天亮时汗出较多，憋气，以“万托灵气雾剂”喷雾缓解，咳嗽，痰少色白，憋气时有尿失禁现象，食欲可，睡眠正常，曾在上海某研究所按哮喘病治疗 3 年乏效，2006 年 8 月住河南某医院检查发现：①二尖瓣关闭不全；

②左室舒张功能减退；③两肺纹理增多、模糊；④混合型通气功能障碍，舌质嫩红，苔薄白，脉沉滞。有高血压病史。从此诊断为哮喘，证属血瘀阻滞，痰饮内停，治以血府逐瘀汤合茯苓杏仁甘草汤、葶苈大枣泻肺汤加味。

处方：当归 10g，生地 20g，桃仁 10g，红花 10g，赤芍 15g，柴胡 6g，川芎 6g，炒枳壳 6g，桔梗 6g，怀牛膝 10g，茯苓 10g，杏仁 10g，炒葶苈子 15g（包煎），甘草 6g，大枣 5 枚为引。10 剂，水煎服。

二诊（10 月 20 日）：服上药 7 剂时，憋气消失，仍喘，自觉周身多处抽筋痛，可连续发作 5 小时，咳嗽痰少，大便日 2～3 次成形，矢气多，舌质嫩红，苔白厚腻，脉沉滞。

照上方加党参 10g，麦冬 10g，五味子 10g，炒苏子 3g，炙麻黄 3g，白前 10g，15 剂，水煎服。

三诊（11 月 6 日）：闷气喘促明显减轻，周身时有抽动，但不痛，活动后气短汗出微喘，咳时有尿失禁现象，舌质嫩红，苔薄白，脉沉滞。更上方为党参 10g，麦冬 10g，五味子 10g，山萸肉 10，炒葶苈子 15g（包煎），橘红 10，炒枳实 10，丹参 30，木瓜 30，炒苏子 3g，炙麻黄 3g，炙甘草 6g，生姜 3 片，大枣 5 枚为引。15 剂，水煎服。

药后症状缓解，停用喷雾剂，7 个月没有发作，2007 年 7 月因生气、抽烟又发，仍以上方去木瓜，加瓜蒌皮 10g，厚朴 10g，15 剂，水煎服。服药后即缓解。

按：患者胸闷气喘，面色紫暗，口唇暗红，胸中瘀象明显；天亮时汗出，憋气，痰少色白，为内有痰饮之证，以血府逐瘀汤、茯苓杏仁汤甘草合葶苈大枣泻肺汤治之，使胸中瘀血渐化，痰饮渐消，缓缓收效，同时，辨证除注意辨证中之证，如胸闷气喘，动则加重，还要注意辨证外之证，诸如面色紫暗，口唇暗红等，有时证外之证当是辨证的着眼点；其次，要注意把握正邪虚实，既不可蛮补，也不能蛮攻，尤其慢性病，要从长计议，正确处理好邪正关系。

**案 7**　李某，女，65 岁，南下街市民，患喘证冬轻夏重已十多年，发作时以喘闷气逆为主，只轻微咳嗽，于 1990 年 9 月 7 日来诊，症见：舌质红，苔黄腻，脉沉弦。此乃肺有郁热，失于宣肃之象。

处方：麻黄 10g，杏仁 15g，生石膏 30g，炒苏子 10g，当归 10g，云苓 10g，旋覆花 12g，黄芩 10g，甘草 6g。水煎服。

上药连服 9 剂，喘闷已除。

患者喘证 10 年，冬轻夏重，属于热喘，由邪热郁肺，失于宣肃所致，治以麻杏石甘汤加味，清肺宣肺，降气平喘，收效甚佳。

**案 8**　张某，女，44 岁，以“发作性胸闷气喘 11 年，加重半年余”为主诉于2013年4月初诊。症见：咳嗽、胸闷、气喘，咳稀薄痰，流清水涕，咽痒，怕冷，纳差，眠差，易醒，大便偏溏，日1次，小便可，月经提前6天，量少，经前乳胀痛。舌暗红，苔黄厚，脉细，既往有过敏性哮喘病史，乳腺增生。中医诊断为喘证，为营卫不和，寒饮内停证，治以调和营卫，温阳化饮为主，处以桂枝加厚朴杏子汤加减。

处方：桂枝10g，生白芍10g，厚朴12g，杏仁10g，干姜10g，细辛3g，五味子10g，茯苓12g，清半夏10g，甘草6g，大枣5枚（切开）为引。15剂，水煎服，日1剂。

二诊：服药15剂，效不显，仍咳嗽，觉有痰咳不出，时伴喘，咽痒痛，口不苦，饮水较多，眠较差，二便可，心急烦躁，舌质红，有气味，苔白厚腻，脉细滞。

处方：桂枝10g，生白芍10g，厚朴12g，杏仁10g，炙麻黄3g，海浮石30g（包煎），白前12g，桑皮10g，地骨皮10g，知母15g，生甘草6g，生姜3片，大枣4枚（切开）为引。15剂，水煎服，日1剂。

三诊：服上方15剂，效不显，现：咳嗽，有痰黏黄，伴喘闷。咽痒，夜咳甚，咳甚带血丝。口干不欲饮，大便溏日1次，月经正常，量少，提前，经前乳胀痛，舌红，苔黄腻，脉偏细。

处方：苇根30g，冬瓜子30g，生薏仁30g，黄芩10g，桑白皮10g，地骨皮10g，桑叶10g，鱼腥草30g，白前10g，炒麦芽15g，生甘草6g。15剂，水煎服，日1剂。

四诊：服上方30剂，效可，症较前减，咳喘减轻，现：咳嗽，略黄稠痰，量较前明显减少，凌晨3~4点时，出现打喷嚏，流涕，纳可，眠差，易醒，平时睡4~5小时，二便调，时有出冷汗，舌质红，苔黄厚腻，脉细。

处方：苇根30g，冬瓜子30g，生薏苡仁30g，桑白皮30g，生山药30g，杏仁10g，橘红6g，白前12g，车前子10g（包煎），生甘草6g，粳米一撮（包煎）引。25剂，水煎服，日1剂。

五诊：患者因面部过敏来诊时诉服上方25剂，效佳，咳嗽、喘已基本消失，后停药。

按：患者哮喘11年，间断咳嗽，咽痒怕冷，流清水涕，大便偏溏，定为营卫不和，寒饮停聚，与桂枝加厚朴杏子汤和苓甘五味姜辛夏汤加减治疗，复诊效不佳，又与调和营卫，清泻肺热，与桂枝加厚朴杏子汤合泻白散加减，效果仍不佳。三诊依其黄黏痰，咳甚带血，苔黄腻，定为痰瘀浊邪，阻滞肺气，与千金苇茎汤加减。四诊效佳，咳、喘、痰、涕明显减轻，后又依此法治疗1月余，咳喘基本消失。疾病症状千差万别，故治病当审谛覃思，守方与换方相结合，当守则守，当换则换，方可获得良效。患者亦应相信医生，坚持治疗，方可获得良效。

## 肺胀

**案1**　张某，女，57岁，以“胸闷气短2个月”为主诉于2013年1月18日初诊。症见：胸闷气短，易醒，醒后难再入睡，梦多，右侧牙痛伴右耳与左侧牙揪痛感。曾患带状疱疹侵犯面三叉神经，右侧听力下降，纳可，二便可，舌质红，边齿痕，苔白厚略黄，脉象乏力。患者经常发热，服用激素类药物治疗。2012年12月30日于许昌市某中心医院查心电图正常，肺CT示：双肺下端纤维化。治疗3个月，右肺有所改善，左肺改善不明显。

处方：全瓜蒌30g，薤白10g，炒枳实10g，柴胡10g，生白芍10g，桑叶10g，杏仁10g，冬瓜子30g，生薏苡仁30g，桃仁10g，苇根30g，生甘草6g。10剂，水煎服，日1剂。

二诊：服上方20余剂，胸闷、气短等症好转，后因感冒发烧停药。现：反复发热40余天，初为高热，经治疗后转为低热，发热无明显规律，体温最高37.6℃，发热后喝热水，大汗持续一夜，体温下降，继之会出现脊背发凉，再出现体温升高，反复发作，伴口干口苦，见油腻后恶心，喜热饮，大便稀，日2~3次，眠可，患者有鼻后反流，舌质红，苔白厚乏津，脉沉细。

处方：党参15g，炒白术10g，茯苓10g，生山药30g，生黄芪30g，炙甘草10g，黄芩10g。6剂，水煎服，日1剂。

三诊：服上方6剂烧未退，后因发高热39.6℃，在某中医院住院治疗，用激素、抗生素后退热，且半个月后又因洗头发，于昨天下午又开始发热，体温最高38℃，口服莲花清瘟胶囊，发汗后体温正常，现：不发热，汗多，不怕冷，胸闷气短，语声乏力，大便正常，舌质暗，苔腻，舌下紫瘀，脉略数。

处方：党参12g，生黄芪30g，炒白术10g，当归10g，陈皮10g，升麻6g，柴胡6g，白薇10g，制附子10g（先煎），炙甘草6g。6剂，水煎服，日1剂。

四诊：服上方6剂，配输液烧退，后出院照上方去制附子，加黄芩6g，山楂10g，又服10剂，服后牙痛，张口进食时痛。现：胸闷，乏力，动则咳嗽，咽痒，吐白泡痰，口稍渴，唇干，大便不干，舌红暗，苔黄腻，脉细。

处方：二花10g，连翘10g，竹叶10g，薄荷6g（后下），桔梗10g，苇根30g，牛蒡子10g，桑叶10g，天花粉10g，生甘草6g。10剂，水煎服，日1剂。

按：胸闷气短，此即《金匮》之胸痹之病，且患者肺部CT显示有肺纤维化，以此为肺有浊邪之凭证，《金匮》亦有“所以胸痹心痛者，以其阴弦故也”，故立法以涤肺中之浊，方取瓜蒌薤白白酒汤之方义合四逆散、苇茎汤以涤肺中之痰浊，前后 20 余剂而胸闷气短好转。二诊时因其发热汗出过多，补脾阴。三诊甘温除热法，治疗肺纤维化，常常法随证立，方随证变，灵活变通。

**案 2**　李某，男，76 岁，以“肺气肿 10 余年，咳喘加重 1 年余”为主诉于 2013 年 6 月 28 日初诊。症见：咳嗽，痰黏难咯，痰中带血，胸闷喘息，口干渴，饮水多，但不欲饮。睡眠可，每夜吸氧。食欲差，大便干，服通便药后大便日 1~3 次。小便日 6~7 次，小便无力。情绪不宁，易烦躁，舌暗红，苔黄干厚，脉沉滞。患者述有抽烟史 30 年，肺气肿 10 年，因感冒至病情加重，查出肺结核，已服 3 个月抗结核药，现仍继服。焦虑，服抗抑郁药已有 1 年余。

处方：苇根 30g，冬瓜子 30g，生薏苡仁 30g，桃仁 10g，白前 10g，桑白皮 10g，地骨皮 10g，知母 10g，海浮石 30g，全瓜蒌 15g，茯苓 10g，橘红 6g，炒神曲 10g，生甘草 6g。15 剂，水煎服，日 1 剂。

二诊（2013 年 8 月 9 日）：服上方 1 月多，效可。现痰多咳嗽，西医诊为呼吸肌疲劳，烦躁不安，情绪不稳定，平时易感冒。纳差，食少，眠可，心率快，大便偏干，小便不利。舌暗，苔腻，脉细。现仍服抗抑郁药、抗结核药。以苇茎汤为主方加减治之。

处方：苇根 30g，冬瓜子 30g，生薏苡仁 30g，五灵脂 10g，海浮石 30g，白前 10g，桑白皮 10g，地骨皮 10g，天花粉 10g，槐角 20g，生百合 30g，天冬 10g，生甘草 6g，生黄芪 30g，核桃 1 个嚼服，生姜 3 片为引。15 剂，水煎服，日 1 剂。

按：患者咳嗽多年，有 10 年肺气肿病史，当知此病治疗过程漫长。患者咳喘有痰且难咯，并有咳血症状，结合西医检查以及其他症状可知患者浊阻肺中，气机失调故胸闷喘息、呼吸困难，以苇茎汤涤肺中之浊为大法，加瓜蒌消痰理气宽胸；气滞不能行血，病久亦入血分，故也有舌暗、咳血等征象，以苇茎汤中桃仁粉活血祛瘀；心肺同居上焦，肺中瘀浊郁久化热，也可扰动心神，症见烦躁焦虑、痰中带血，以泻白散、知母清肺中之热。肺为水之上源，肺中浊阻影响其通调水道的功能，故津液代谢输布失常，则有停痰宿饮，口渴而不欲饮，以二陈汤、白前祛除痰湿，海浮石祛顽固之老痰。土能生金，脾为肺之母，病久子病及母，脾胃功能受限，则见纳差等症，以炒神曲消食醒脾，培土生金。二诊时患者已服药 1 个月，症状减轻。仍以此方为基础做长期调理。

**案 3**　张某，女，57 岁，以“胸闷、气短 2 月余”为主诉于 2012 年 12 月初诊。症见：胸闷气短，反复发热，纳可，易醒，醒后难再入眠，梦多，二便可，舌质红，边有齿痕，苔白厚略黄，脉沉乏力。曾患带状疱疹，侵犯面三叉神经，右侧牙痛伴右耳，右耳听力下降；既往有肺纤维化病史，长期服用激素，肺CT示：双肺下段纤维化。诊断为肺胀，属痰浊阻肺证，治以宽胸涤浊，化痰祛瘀为主，处以瓜蒌薤白剂合涤浊汤加减。

处方：全瓜蒌30g，酒薤白10g，炒枳实10g，柴胡10g，生白芍10g，桑叶10g，杏仁10g，冬瓜子30g，生薏仁30g，桃仁10g，苇根30g，生甘草6g。15剂，水煎服，日1剂。

二诊：服上方20余剂，胸闷、气短等症好转，后因感冒发烧停药，现：反复发热40余天，初为高热，治疗后转为低热，现发热无明显规律，最高37.6℃，每发热后，喝热水，可大汗出，持续一夜，体温下降，继之会出现脊背发凉，再出现体温升高，反复发作，口干口苦，见油腻后恶心，多饮，喜热饮，大便稀，日2~3次，眠可，现舌质红，苔白厚，脉沉数。

处方：党参15g，炒白术10g，茯苓10g，生山药30g，生黄芪30g，炙甘草10g。6剂，水煎服，日1剂。

三诊：服上方6剂，烧未退，后因发高热39.6℃，在住院期间，用激素、抗生素，后热退，热退半个月，又因洗头，又开始发热，最高38℃，口服连花清瘟胶囊，发汗后体温正常。现：不发热，汗多，不怕冷，胸闷、气短，语声无力，大便正常，舌紫暗，苔腻，舌下脉紫瘀，脉略数。

处方：党参12g，生黄芪30g，炒白术10g，当归10g，陈皮10g，升麻6g，柴胡6g，白薇10g，制附子10g（先煎），炙甘草6g。6剂，水煎服，日1剂。

四诊：服上方6剂，配输液，热退，后出院，遵上方去制附子，加黄芩6g，生山楂10g，又服10剂，服后牙痛，现胸闷乏力，大便不干，口稍渴，唇干，舌红暗，苔黄腻，脉细，动则咳嗽，咽痒，吐白泡痰。

处方：金银花10g，连翘10g，竹叶10g，薄荷6g，桔梗10g，苇根30g，牛蒡子10g，桑叶10g，天花粉10g，生甘草6g。10剂，水煎服，日1剂。

按：患者经西医诊断为肺纤维化，属于中医肺胀范畴，为难治之病，属本虚标实者居多，标实以痰热瘀为主，故先用瓜蒌薤白剂合涤浊汤，涤浊清热，诸证好转。二诊患者高烧不退，大便稀，又有口干苦，看似寒热错杂，实以正气虚为本，故用四君子汤加黄芪、山药，补后天之本，培土生金，发热未退。三诊时改用甘温除热法，方用补中益气汤加味，配合输液治疗，热邪渐退。四诊时，邪气有化热之象，选用银翘散加减，以防死灰复燃。

## 胸痹

**案1**　黄某，女，46岁，以“胸闷心慌2年”为主诉于2011年7月初诊。

症见：咽部痉挛，胸闷发作频繁，每感觉咽部有痉挛，就有胸闷，全身无力，四肢沉困，能持续数小时，甚至数天，有时2~3周出现一次，有时1日出现2次，咽部觉有痰，咳不出，稍活动就气喘，纳一般，量少，失眠1年（靠服安定片），二便调，近1年月经紊乱，此次月经持续20余天未干净，舌质淡，苔白，少津，脉沉弱。2010年4月胆囊切除术，有心肌炎、冠心病、心脏神经官能症病史。2010年11年22冠状造影，结论：心血管神经官能症。电子内窥镜：慢性浅表性胃炎（胃底糜烂）（幽门螺杆菌感染）。诊断为胸痹，属心气不足，心神失宁证，治以补气养心，安神定志为主，处以生脉饮加减。

处方：党参10g，麦冬20g，五味子10g，山萸肉10g，小麦30g，茯苓10g，生龙牡各30g（先煎），炒麦芽15g，瓜蒌10g，炒谷芽15g。20剂，水煎服，日1剂。

二诊：服上药16剂，胸闷已基本消失，有时候咽部发紧，有痰阻感，眠差，纳少，二便调，舌质淡红，苔薄白，有齿痕，舌底曲，脉细，上方治心，今方心胃同治。

处方：制半夏10g，陈皮10g，茯苓10g，炒枳实10g，竹茹15g，蒲公英15g，小麦30g，炒枣仁30g，生甘草6g。20剂，水煎服，日1剂。

按语：患者以胸闷心慌为主诉就诊，观其症状为虚实夹杂之象，且前医按脾肾虚治疗效果不显，患者月经量少，失眠，咽中有痰，舌质淡，苔白少津，脉沉弱，为气阴不足，心神失养，痰凝之证，故用生脉饮加山萸肉、小麦，补气养阴，茯苓、瓜蒌，化痰宽胸，龙骨、牡蛎镇潜安神，炒谷芽能醒脾，消食和胃，与炒麦芽有所区别，药味不多，收效甚佳。复诊患者胸闷等症明显减轻，应继以心胃同调，此即是效也更方，医者应知此法。

**案2** 王某，女，88岁，以“时有发热，胸闷气喘2年”为主诉于2011年3月初诊。患者平素血压偏低：100/（50~60）mmHg，每天下午3~4点发热，晚8点退热，时有胸闷气喘，口、鼻、舌干，多热饮，饥饿时心慌，饭后胃脘右胁及右背部热痛，头痛不欲摘帽，时觉周身燥热，时恶寒怕冷，胸背部出汗较多，心烦躁，食欲可，纳差，眠差，大便干，3~4日1行，小便痛，舌质红，苔白厚，脉偏细缓。心电图示：心脏供血不足。诊断为胸痹，为气滞血瘀证，治以活血化瘀为主，处以血府逐瘀汤加减。

处方：当归10g，生地黄15g，桃仁10g，红花10g，赤芍15g，柴胡6g，川芎6g，桔梗6g，炒枳壳6g，怀牛膝10g，天花粉20g，生甘草6g。10剂，水煎服，日1剂。

二诊：服上方9剂，效佳，胸闷较前好转，发热基本消失。现鼻干舌干，鼻塞，眠差，入睡困难，右侧胸内热痛至背，大便干，3~4日1行，有小便痛，尿等待，舌质红，苔白厚，脉细。上方加决明子 30g，瞿麦 30g。

另：当归 10g，生地黄 10g，紫草 10g，1 剂，用香油浸泡一天，放火上炼至焦松，去渣，凉后涂鼻内。

按：本案辨证是个难点，第一，患者年龄大，反应不十分灵敏，表述不一定准确；第二，患者症状复杂，多脏腑，多部位，寒热错杂，虚实难辨；基于此，要善于抓主症，发热、胸闷、头痛、口鼻舌干、心烦躁、舌质红、脉偏细，为血府有瘀血，读过《医林改错》，便知此意。正如王清任所言："治病之要决，在明白气血。"《素问·阴阳应象大论》曰："血实宜决之。"故选用血府逐瘀汤，血药与气药并用，疏其血气，令其条达，而致和平。因患者口干多饮，故加天花粉清热生津止渴。二诊因大便干，尿痛，加决明子润肠通便，瞿麦以利尿通淋。又因患者鼻干且不通，取《医宗金鉴》中黄连紫草膏之义，用当归、生地、紫草，经香油浸泡后，炼焦松去渣，凉后涂鼻内，以清热凉血，滋阴润燥。临床中辨证要精准，思路要宽广灵活，才能应对各种复杂的病证。

**案 3**　张某，男，80 岁，以"胸闷气憋 2 年余，伴胸腔积液"为主诉于 2013 年 6 月初诊。症见：胸闷，呼吸困难，睡觉起来易喘气，伴胸腔积液，偶有心前区疼痛，纳差，无食欲，眠差，便秘，舌淡暗，苔黄厚腻，脉左弦，右脉大。心脏、肝脏增大，既往有心衰病史。诊断为胸痹，为阳虚水泛证，治以温阳化饮为主，真武汤加减。

处方：制附子 15g（先煎），茯苓 30g，炒白术 10g，生白芍 10g，大黄 10g（后下），党参 10g，山萸肉 15g，生姜 3 片为引。5 剂，水煎服，日 1 剂。

二诊：服上方 5 剂，觉胸闷减轻，小便利，仍气短、乏力，活动后气喘，夜间咳嗽，易吐白痰，不渴，眠差，入睡难，服地西泮后能睡，食欲差，服健胃消食片效可，大便干结，服麻子仁丸，效可，一日 1 次大便，舌暗，苔薄白，舌下脉紫暗，脉弱。

处方：全瓜蒌 30g，清半夏 10g，茯苓 30g，党参 20g，丹参 30g，大黄 10g（后下），当归 15g，炒火麻仁 30g，鬼箭羽 30g，炒枣仁 30g，柏子仁 10g。10 剂，水煎服，日 1 剂。

按：患者 80 岁高龄，心衰重症，兼有胸水、胸闷呼吸困难，面色晦暗，精神差，舌暗，脉弦，真阳不足，水气凌心射肺，用真武汤化裁，温阳化饮，以达留人之效。二诊时，小便通利，邪有出路，但大便干结，采用攻补兼施之法，补气养血，化瘀通腑，保障二便通畅意义重大。

## 梅核气

王某，女，64岁，以“喉中异物感1周”为主诉于2014年4月25日初诊。症见：喉中异物感，似有树叶贴于喉中。患者7天前轻微外感，后出现咽中异物感，未服药治疗。纳可，眠可，大便时有不成形，便后肛门下坠感，手指关节晨起僵硬麻木，木重于麻，双大腿凉痛，怕冷，腹部凉甚，凉时吐酸水，舌淡略暗，苔黄厚如积粉，脉沉滞。有胃下垂史20年，胆结石，血压偏低。

处方：清半夏10g，厚朴10g，茯苓12g，苏叶6g，威灵仙10g，郁金10g，生姜3片为引。7剂，水煎服，日1剂。

按：《金匮》云：“妇人咽中如有炙脔，吐之不出，吞之不下，半夏厚朴汤主之。”此证系痰气阻于咽喉之症，观此案患者，咽有异物，肛门下坠，腹凉，苔黄厚腻，此是痰凝气机阻滞之象，故投以半夏厚朴汤加味。

## 咽痛

李某，女，33岁，以“咽痛，有痰2月余”为主诉于2013年6月17日初诊。症见：咽痛，咽痒，咽干，痰不多，稠痰，易咳，口干不渴，纳可，眠可，流黄稠涕，眼昏，出汗，不怕冷，大便干结，日1次，小便可。月经正常，经前经期无特殊不适，现正值经期。舌质暗红，苔薄黄，脉细。曾在呼吸科工作较累，感染后出现上症，之后每次感冒即出现上症。既往有鼻炎史。以桔甘乌梅汤加减为主方治之。

处方：桔梗10g，生甘草10g，乌梅6g，玄参30g，麦冬30g，大黄10g。15剂，水煎服，日1剂。

二诊（2013年7月8日）：服上方效佳，服10剂后觉诸症近愈，停药后又觉症状反复。现咳稠黄痰，色黄，量不多。纳眠可，二便可，咽痛。舌质红，苔薄白，脉细。

处方：金银花10g，玄参30g，大贝10g，当归10g，桔梗10g，麦冬30g，大黄10g，鱼腥草30g，桑叶10g，生甘草6g。15剂，水煎服，日1剂。

按：患者病变范围比较局限，症状单一，为咽痛，咽干痒，黄涕，大便干结。处以桔梗汤，清热解毒利咽；现代药理研究，乌梅有舒缓平滑肌，脱敏作用，对于咽痒等有过敏症状者我常用此药；玄参可清热滋阴，且《本草纲目》记载可以“利咽喉”，一举两得；肺上通咽喉，以麦冬滋养肺阴；肺与大肠相表里，加大黄通腑泻肺热降肺气，也可兼顾大便干结的问题。全方用药精巧准确，又照顾全面，二诊患者服上方10剂，原先症状近乎消失。

## 喑哑

**案1**　姜某，女，46岁，以“喑哑半年余”为主诉于2013年5月22日初诊。症见：喑哑，咽干，有异物感。纳眠可，二便调。月经正常。时有头晕。舌暗红，苔黄厚腻，脉细。西医检查：①右侧声带肿物待查；②慢性增生性咽喉炎；③下咽部异物。半年前无明显诱因出现上症，经治疗未痊愈。

处方：乌梅6g，生甘草10g，桔梗10g，麦冬20g，诃子10g，蝉蜕3g，木蝴蝶4g，石斛10g，桑白皮10g，地骨皮10g，青果6g，二花10g，薄荷3g（后下）。15剂，水煎服，日1剂。

二诊（2013年7月12日）：服上方15剂，喑哑愈，已开始唱歌。现：咽部异物感，夜间偶尔痛，咽干，无痰，易出汗。月经正常。偶尔头昏沉，连续2周眠差。大便不干。舌红，苔黄干，脉细。

处方：乌梅6g，生甘草10g，桔梗10g，麦冬20g，诃子10g，石斛10g，木蝴蝶6g，大贝10g，清半夏10g，金果榄15g，赤芍12g，丹皮10g，牛蒡子10g，薄荷3g（后下），玄参15g。15剂，水煎服，日1剂。

三诊（2013年8月7日）：服上方15剂，现：咽部异物感，偶尔痛，咽干，无痰，易出汗，无明显改变。纳可，眠可，二便可。肿块无明显改变。舌淡，苔黄干，脉细。

处方：北沙参15g，石斛15g，麦冬30g，诃子10g，青果6g，木蝴蝶6g，蝉蜕6g，丹皮10g，赤芍10g，菊花10g（后下），生甘草6g，乌梅6g。15剂，水煎服，日1剂。

四诊（2014年8月1日）：去年因咽部不适服上述药，已愈。

按：肺热日久化火伤阴，阴液亏虚，咽喉失于濡润，则喑哑、咽干。桔梗汤清热解毒利咽，诃子、乌梅收敛肺气，泻白散清泻肺热，蝉蜕、木蝴蝶利咽开音，麦冬、石斛滋养肺阴。

**案2**　李某，女，40岁，1个月前因感冒而致声音嘶哑，至今不愈，服消炎药无效。

处方：麻黄9g，杏仁9g，生甘草9g，桔梗9g，蝉蜕6g。3剂，水煎服。

二诊：症状减轻。

处方：麻黄9g，杏仁9g，生甘草9g，桔梗9g，蝉蜕9g，诃子9g。3剂，病愈。

按：此乃肺气不宣、不清之故，故以三拗汤加味以宣之、清之、降之，金清气肃，而声音复常。

## 过敏性哮喘

张某，女，44 岁，以“过敏性哮喘 11 年，加重半年余”为主诉于 2013 年 4 月 19 日初诊。症见：高热后哮喘加重，间断性咳嗽，稀薄痰，流清水涕，咽痒，怕冷。眠差易醒。纳差。大便偏溏，日 1 次。月经提前 6 天，量少。经前乳房胀痛，有乳腺增生史。间断用喷雾剂。舌暗红，苔黄厚，脉细。

处方：桂枝 10g，生白芍 10g，厚朴 12g，杏仁 10g，干姜 10g，细辛 3g，五味子 10g，茯苓 12g，清半夏 10g，大枣 5 枚（切开）为引。15 剂，水煎服，日 1 剂。

二诊（2013 年 5 月 10 日）：服上方 15 剂，效不显，仍咳嗽，觉有痰咳不出，时伴喘，咽痒痛，口不苦，饮水较多。眠较差，二便可。心急烦躁。服药期间大便溏，日 1 次。舌质红，苔白厚腻，脉细滞。处方：桂枝 10g，生白芍 10g，厚朴 12g，杏仁 10g，炙麻黄 3g，海浮石 30g（包煎），白前 12g，桑白皮 10g，地骨皮 10g，知母 15g，生甘草 6g，生姜 3 片，大枣 4 枚（切开）为引。15 剂，水煎服，日 1 剂。

三诊（2013 年 7 月 12 日）：服上方 15 剂，效不显。在当地医院针灸、服药治疗。现：咳轻，有痰，黏黄，伴喘闷。咽痒，夜咳，甚带血丝。口干不欲饮，大便溏。月经提前，量少，经前乳房胀痛。舌红，苔黄腻，脉偏细。

处方：苇根 30g，冬瓜子 30g，生薏苡仁 30g，黄芩 10g，桑白皮 10g，地骨皮 10g，桑叶 10g，鱼腥草 30g，白前 10g，炒麦芽 15g，生甘草 6g。15 剂，水煎服，日 1 剂。

四诊（2013 年 8 月 26 日）：服上方 30 剂，效可，症较前减。咳嗽、喘减轻。现：咳嗽，咳黄稠痰，量较前明显减少。凌晨 3~4 点时出现打喷嚏、流涕。纳可，眠差易醒，平均每晚睡 4~5 小时，二便调。时有出冷汗。舌质红，苔黄厚腻，脉细。

处方：苇根 30g，冬瓜子 30g，生薏苡仁 30g，桑叶 30g，生石膏 30g，杏仁 10g，橘红 6g，白前 12g，车前子 10g，生甘草 6g，粳米一撮为引。25 剂，水煎服，日 1 剂。

五诊（2014 年 2 月 17 日）：服上方 25 剂，效佳。咳嗽、喘已基本消失，后停药。现：面部反复过敏 2 月余，每发作时面部片状红肿，痒，不觉发热，可自行消失。每眠差时易发作，发作后睡眠差。觉欲发哮喘，咽痒。纳可，眠差，每晚睡 4~5 小时，每眠差时大便不成形，平时可，小便可。乏力，腰困。舌质红，苔白厚腻，脉细。

处方：炙麻黄 3g，连翘 10g，赤小豆 30g，桑白皮 20g，生石膏 30g，生山药30g，炙甘草6g，蝉蜕6g，生姜3片，大枣3枚（切开）为引。20剂，水煎服，日1剂。

按：2013年4月19日初诊时，以咳嗽，咽痒，痰稀薄，流清涕，恶寒，纳差，便溏等症辨为寒痰水饮内伏兼风寒表证，以解表散寒，温肺化饮，止咳平喘治之，处方：桂枝加厚朴杏子汤合小青龙汤加减，15剂，水煎服。5月10日二诊：服上药效不显，仍咳嗽，咳痰不出，眠差心烦，以桂枝加厚朴杏子汤合泻白散加减治之，15剂，水煎服。7月12日三诊：服上方15剂，效不显。刻诊：咳轻，痰黏，色黄，咽痒，夜晚加重，咳甚则痰中带血丝，以痰热互结辨治，处方：千金苇茎汤合泻白散加减治之，15剂，水煎服。8月26日四诊：服上方30剂，效可，咳嗽减轻，痰量减少，仍咳黄痰，色红，苔黄腻，仍属痰热互结之证，综上法继续治疗，25剂，水煎服。2014年2月17日五诊：服上药25剂后，咳喘基本痊愈，现以他病求治。

本病先因其寒象突出而以桂枝汤类温阳化饮治之，乏效，后又突出表现为痰热互结之证。浊邪阻肺，肺失宣肃，浊阻日久，经脉瘀滞，肺气壅郁，当以涤浊法治之，清除肺中浊邪。

## 过敏性鼻炎

房某，男，41岁，以“患过敏性鼻炎4年余，加重1年”为主诉于2013年9月25日初诊。症见：鼻塞，鼻痒，眼痒，打喷嚏，纳可，二便调，舌暗淡，苔薄腻，脉细。2009年发现上述症状后，经常发作，2013年发作加重，开始服用抗过敏药有效，渐渐效果不佳，在新乡发作严重，在北京、信阳等地发作减轻。

处方：谷精草30g，青葙子15g，决明子6g，蝉蜕6g，薄荷10g（后下），菊花10g（后下），酒黄芩10g，蔓荆子10g，炒苍耳子10g，辛夷3g，生黄芪30g，防风10g，生甘草6g。10剂，水煎服，日1剂。

二诊（2013年10月18日）：自述服上方1剂既有明显效果，服15剂明显减轻，现鼻痒、鼻塞好转，遇冷时打喷嚏，流清涕较以前好转，眠差，易醒，入睡困难，头顶时有头痛，用脑过度后疼痛加重，自诉有强迫病史，纳可，二便调，时有疲劳感，舌暗淡，苔水滑，脉沉滞。

处方：上方黄芪改用15g，防风改为6g，炒白术6g，川芎10g，炒枣仁30g，知母6g，茯苓10g。10剂，水煎服，日1剂。

按：根据患者症状辨病为过敏性鼻炎，证因风热上扰。头为诸阳之会，清阳之府。风为阳邪，其性轻扬，易犯人之高巅；热亦为阳邪，其性炎上，亦易伤于人之高巅。故投以自拟方谷青汤，由谷青草30g，青葙子15g，决明子

10g，酒黄芩 10g，蔓荆子 10g，薄荷 3g，桑叶 10g，菊花 10g，蝉蜕 6g，夏枯草 15g，甘草 6g 等组成。具有疏散风热、清利头目之功，本方采用轻清上浮而又凉散之品，以从其阳也，以祛除病邪。但凡风热（火）所致头部诸疾皆可用之。加苍耳子、辛夷宣通鼻窍，加黄芪、防风取玉屏风之义，《兰台轨范》对玉屏风所讲甚妙，曰："治风邪久留而不尽者，自汗不止亦宜。"可谓意境高远，大大扩其临床使用范围。

## 胸膜炎

勾某，女，28 岁，以"闷气 20 余天"为主诉于 2013 年 10 月 4 日初诊。症见：胸闷气，易乏力，时口苦，口干渴，饮水多，脱发 2 月，嗜睡（自诉 1 天可睡 16 小时），纳眠可，二便可。1 个月前查出胸膜炎，有胸腔积液，住院 1 个月，用抗生素治疗。上症已发作数次，从第一次发病到现在已经 7 年。舌淡红，苔薄白，脉沉、细滞。

处方：清半夏 10g，茯苓 30g，生石膏 30g，柴胡 10g，黄芩 10g，生姜 3 片为引。20 剂，水煎服，日 1 剂。

二诊（2013 年 11 月 4 日）：服上方 20 剂，胸腔积液消失，乏力、口苦愈，脱发好转。现：劳累时胸闷明显，眠可，梦多，口干饮水多，月经正常。纳可。二便调。（服中药时未服西药）舌尖红苔白腻，脉沉滞。

处方：防已 10g，桂枝 6g，党参 10g，生石膏 40g，炒葶苈子 15g（包煎）。10 剂，水煎服，日 1 剂。

按：此胸闷气短，超声检查为胸腔积液，积液在中医认为痰饮也，用小半夏汤化痰除痰饮，生石膏生津止渴，口苦乃少阳有热，用柴胡、黄芩清肝热。由本则医案可知，只要认识准确，西医检查也能为中医所用。

## 肺热

侯某，男，河南中医学院教师。时值阴历十月，气候较凉而燥。患者近几天鼻孔出气特别热，鼻孔下整个人中部分，被热气熏灼溃烂结黄痂，并焮热疼痛，曾在学院保健科用西药消炎无效，乃就诊于予，遂以泻白散加减治之。

处方：生桑皮 15g，地骨皮 15g，连翘 15g，竹叶 9g，黄芩 9g，桑叶 9g，二花 9g，生甘草 6g。3 剂，水煎服。

隔数日，询其病情，曰：服药 2 剂即愈，剩 1 剂未服。

按：燥气能于肺，肺开窍于鼻，肺受燥气，蕴而化热，故鼻焮气热，上唇被其熏灼，而成斯疾。泻白散为泻肺清热之剂，黄芩为肺经之药，配桑皮以增强泻肺火之力，金银花、桑叶、竹叶连翘轻清而浮，以宣解上焦之邪热，亦正合“治上焦如羽，非轻不举”之义。

## 咯血

魏某，女，43岁，以“咯血10月余”为主诉于2006年10月13日初诊。2006年1月不明原因出现（支气管扩张）咯血，经前时有吐脓状粉红痰液，胸闷胸痛，手足心热，饭后胃脘痛，嗳气，有十二指肠球部溃疡病史、肺结核病史并长期服用抗结构药物。舌质淡红，苔厚略黄，脉细，诊断为咯血，证属肺胃郁热，损伤肺络，治以清泄肺胃，凉血止血。

处方：瓜蒌皮10g，杏仁10g，苇根30g，炒枳壳10g，白茅根30g，郁金10g，桑白皮10g，地骨皮10g，藕节30g，白及10g，蚤休10g，金钱草30g，栀子6g，知母10g，甘草6g，生白芍15g，生麦芽15g，生地黄10g。6剂，水煎服，日1剂。

二诊（10月27日）：服上药后，经前心烦难受及手足心发热减轻，正值月经第四天，胸闷胸痛，乳房胀痛，咳痰带血，四肢无力，气短，恶心呕吐，纳差，眠差，经血淡红，小腹坠痛，大便干结，舌质红，苔白厚，脉细滞，此为木火刑金之象。

处方：柴胡10g，生白芍10g，当归10g，制香附10g，薄荷3g（后下），茯苓10g，丹皮10g，栀子10g，生地黄10g，山萸肉10g，生山药15g，泽泻10g，知母10g，黄柏6g，麦冬10g，生甘草6g，炒麦芽10g。12剂，水煎服。

三诊（11月17日）：咯血未作，诸症大减，有轻微咳嗽，舌质红，苔薄白，脉细，照上方去薄荷、制香附，加地骨皮10g，炙桑皮10g，浮小麦30g，桔梗10g，12剂，水煎服。

四诊（11月29日）：诸症基本消失，舌质淡红，苔薄白，脉细数，固本治之。

处方：生地黄10g，山萸肉10g，生山药15g，泽泻10g，知母10g，黄柏6g，麦冬10g，生甘草6g，炒麦芽10g，柴胡10g，生白芍10g，丹皮10g，栀子10g，地骨皮10g，女贞子15g，旱莲草20g，黄芩10g，白及10g。12剂，水煎服。

药后疾病告愈。

按：患者初诊时，咯血，吐脓状粉红痰液，胸闷胸痛，饭后胃脘痛，嗳气，乃肺胃热盛，急则治标，清泄肺胃，凉血止血，药后热势减轻；二诊胸闷胸痛，乳房胀痛，咳痰带血，恶心呕吐，纳差，眠差，小腹坠痛，大便干结，苔白厚，脉细滞，此为木火刑金之象，治宜养血疏肝，滋肾清热，水可涵木，使火不刑金，金肃得令，诸症大减；终以滋肾疏肝泻肺，固本治之。

## 脓胸

杨某，男，38 岁，1989 年 12 月 4 日初诊。患者于 1988 年 10 月做过胃穿孔手术，而后又做 2 次同样的手术，并去掉肋骨 5 根。1 个月前在河南某附院做最后一次手术。术后带引流瓶，每天流出脓性（术后感染）液体 120mL，曾用多种抗生素药物，但流出液体不减，瓶子不能撤除，遂就诊于予。

诊见患者身体消瘦，面色萎黄，从引流瓶看流出红色而又有脓性液体，深呼吸时患侧（左）有轻微疼痛，呈慢性痛苦病容，舌有瘀点，舌苔薄白，脉略数而无力。（来诊时已办理出院手续，住在某庄）。

处方：黄芪 30g，党参 15g，炒白术 12g，山药 30g，当归 15g，薏苡仁 30g，冬瓜仁 30g，远志 15g，知母 10g，金银花 30g，连翘 15g，蚤休 15g，陈皮 6g，炙甘草 10g。3 剂。水煎服，一日 1 剂。

二诊（12 月 8 日）：上方服后，流出液体每日减至 100mL，精神较好，有了信心，上方继服 3 剂。

三诊（12 月 11 日）：流出液体减至每日 90mL。由于患者同其爱人离家时间太长，加之经济紧张，提出带药回去治疗。

处方：黄芪 40g，党参 15g，炒白术 12g，山药 30g，当归 15g，薏苡仁 30g，冬瓜仁 30g，远志 15g，知母 10g，麦冬 15g，金银花 30g，连翘 15g，蚤休 15g，陈皮 6g，炙甘草 10g。15 剂，水煎服。

四诊：1990 年 1 月 4 日，患者同其爱人专程来郑就诊于予。流出液体减至每日 40~50mL。

处方：原则上同上方，略做改动。（未留底方）

五诊：1990 年 2 月 2 日，患者不需爱人陪同，一人来郑，每日流出液体减至 30mL，消化较差。

处方：黄芪 30g，当归 15g，炒白术 12g，白芍 15g，熟地 30g，麦冬 15g，薏苡仁 30g，远志 15g，蚤休 15g，二花 30g，连翘 20g，白芷 10g，炒麦芽 10g，神曲 10g，炙甘草 9g。15 剂，水煎服。

六诊：1990 年 3 月 1 日，患者一人来郑，从外观上看不出患病，每日流出液体减至 20mL（为较稠的脓）。

处方：黄芪 50g，当归 15g，炒白术 15g，麦冬 30g，远志 15g，薏苡仁 30g，二花 60g，公英 60g，黄芩 15g，白芷 10g，桃仁 15g，茯苓 20g，陈皮 15g，炒麦芽 20g，甘草 10g。20 剂，水煎服。

患者于 1990 年 5 月 6 日，来信说："我自 3 月 1 日在您那里诊后，一次取了 20 剂药，吃完后，病情大有好转，引水积水降至每天 10mL 左右，我又在当地医院按原方取了5剂，未吃完，积水就降至3mL，我在南阳地区医院拍张正胸片，报告：液气胸已吸收。之后就到胸外科把引流瓶去掉了。当时医生又给开了一点西药，医生说，等一个月以后再复查一下，看有什么变化没有，一个月过后，我又去南阳复查说一切正常，回家之后，我们全家人非常高兴，这就给您写信，特叙述情况，以免您挂念。”

注：患者在我处治疗期间，未服用任何西药。因患者正气消耗过甚，故治疗过程较长。气虚不能生肌长肉，也无力托毒外出，故始终重用黄芪以托毒生肌，《珍珠囊》誉为“疮家圣药”，未为过也。通过此例患者，充分说明扶助正气的重要性，单纯“消炎”是不可行的。

## 喉痛

王某，男，68岁，以“喉咙痛、吐黏痰15年，加重1年”为主诉于1976年2月23日初诊。

患者3天或5天，喉咙痛发作一次，近一年来，有时一天发作数次。发作时，喉痛如火灼刀割，并吐黏痰约半碗，痰吐出后，慢慢自愈，反复如此发作。喉咙干不多饮，伴有气上冲逆，胸胁不闷胀，吞咽顺利，以痰阻血瘀为治。

处方：制半夏12g，代赭石30g（包煎），生牡蛎30g（先煎），橘红9g，桃仁9g，旋覆花9g（包煎），红花9g，威灵仙12g，吴茱萸9g，石斛9g，生姜9g。6剂，水煎服，每日1剂。

二诊（9月25日）：服上药6剂，症状大轻，发作次数减少，程度亦很轻微，早已上班，因工作忙，病也轻，故迟迟未来就诊。舌质红、紫暗，苔略厚黄不腻，脉滑数。病虽轻而根未除，仍以上方加减治之。

处方：制半夏12g，代赭石30g（包煎），生牡蛎30g（先煎），橘红9g，海浮石12g，桃仁9g，旋覆花9g（包煎），红花9g，威灵仙12g，吴茱萸3g，石斛15g，元参12g，生姜9g。6剂，水煎服，每日1剂。

按：此案症状表现较为奇特，治疗效果也较满意，主要是抓住了本病的痰阻血瘀病机。此方系旋覆代赭汤、吴茱萸汤加减化裁而成，起到了镇逆气，蠲痰饮，化瘀，清热，养阴之功效。方中威灵仙，是取其“宣通五脏，消胸中痰唾”和治鱼骨鲠之用。我治疗慢性喉痹时，在辨证基础上加入此味，往往收效较好。用石斛是益其郁火已伤之阴，又与生牡蛎（除软坚化痰外）清热益阴伍之，以缓其喉痛如火灼刀割之苦，药仅6剂，竟获显效，而且持久，不谓不速也。

## 喉痹

张某，男，40岁，1973年9月26日就诊于予。自述于1973年7月生气，不久即觉喉咙憋闷，渐发口渴，每天能喝两暖瓶开水，胃中不舒，项强不柔，西医诊为慢性咽炎，曾服黄连上清丸、沉香、木香之类理气药物，均不见好转。诊见舌苔薄白，舌质正红，脉象较沉，乃以半夏厚朴汤加减治之。

处方：清半夏9g，茯苓12g，厚朴9g，苏梗9g，威灵仙12g，佛手9g，乌梅12g，桔梗9g，甘草9g。水煎服。

二诊：上方服6剂，诸症皆除，照上方继服3剂以巩固之。

按：《素问·阴阳别论》曰："一阴一阳结为之喉痹。"一阴指厥阴，一阳指少阳，肝胆属木，易于热化。本患者怒气伤肝，肝气郁结，郁而化火，火灼津液，故咽喉闭塞不通，口渴多饮。足少阳支脉过颌，下行至颈部，津伤不能柔其经，故颈项强硬。半夏厚朴汤乃行气散结之剂，为治痰气结滞"咽中如有炙脔"之名方，苏梗长于理气，故以苏梗易苏叶；因气滞较重，故加佛手、威灵仙以助之。威灵仙可宣通胸膈之气，可治噎塞膈气，《本草纲目》已有记载，予常于半夏厚朴汤为用，以清其热，复用乌梅以清凉生津，此三味并用亦称甘桔乌梅汤。气滞气郁，是此证之本，化热伤津，是此证之标，故本方重在行气解郁，不悖治病求本之则。

# 第二章　肝胆病证

## 臌胀

张某，女，63岁。以“发现肝硬化腹水1个月余”为主诉于2013年2月6月初诊。症见：不欲食，腹部不胀，胃脘处热，喜凉；口干，口苦，不渴；大便不干。舌红，苔黄厚腻，脉细弱数。有乙肝病史，1个月前因感冒输液后出现腹水，住某院20多天，抽水2 500mL，输白蛋白8瓶，血浆2袋，血压、血糖正常。

处方：杏仁10g，白蔻仁10g（白下），生薏苡仁30g，厚朴10g，竹叶10g，滑石30g（包煎），益母草30g，延胡索15g，郁金15g，玉米须30g，炒神曲10g，黄芩10g，生地黄20g，通草6g，生甘草3g，大枣4枚（切开）为引。20剂，水煎服，日1剂。

二诊：服上药20剂，效好，腹水已除，食欲有所改善，知饥。现：晨起口干苦，余无明显不适感，纳食可，眠可，二便调。舌质红，苔薄黄，脉弦细数。

处方：柴胡10g，白芍15g，当归10g，炒白术10g，茯苓30g，制香附10g，生地黄20g，益母草30g，醋延胡索15g，郁金15g，玉米须30g，黄芩10g，生甘草3g，生黄芪30g，薄荷3g（后下）。25剂，水煎服，日1剂。

三诊：服上药口已不干苦，食欲可，余无明显不适，纳眠可，二便可。舌质红甚点刺，苔黄褐发黑，脉细滞。彩超示：肝硬化，胆囊壁毛糙增厚，脾大，腹腔积液；血常规：血小板计数$44\times10^9$/L，肝功：谷草转氨酶62u/L，白蛋白29.9g/L，总胆红素53.7μmol/L，尿酸138μmol/L。

处方：茯苓30g，猪苓10g，泽泻10g，苏叶10g（后下），桂枝3g，炒白术10g，益母草30g，郁金15g，醋延胡索15g，玉米须30g，生黄芪30g，生麦芽15g，瞿麦30g。25剂，水煎服，日1剂。

四诊（2013年9月18日）：服上方25剂后停药，无不适。现：腹胀，胃胀，饭后胀甚，大变黑，成形，小便黄。双脚踝肿胀，按之凹陷不易起。舌深红暗，苔黄褐，脉沉无力。彩超示：肝硬化，胆囊壁毛糙，脾大，脾静脉增宽，腹腔积液。

处方：党参12g，茯苓30g，炒白术10g，柴胡10g，郁金15g，醋延胡索

15g，益母草 30g，鸡内金 10g，炒神曲 10g，陈皮 10g，大腹皮 10g，砂仁 3g（后下）。25 剂，水煎服，日 1 剂。

五诊：服上方 25 剂，效可，食后胃仍发胀，饭量可，服药期间腹胀减轻，停药后又觉发胀，眠可；后半夜自觉口甚苦，口干，大便可，色黑，小便黄；双脚踝肿胀减轻，仍水肿；患病后视力不佳，眼花，自觉右面颊发紧，非常怕冷；自觉胃中热，饮凉水，眠可。舌暗红，苔薄白，稍黄腻，脉弦细，证属肝郁脾虚挟瘀热。

处方：党参 12g，炒白术 10g，茯苓 30g，郁金 15g，醋延胡索 15g，益母草 30g，冬瓜子 30g，生薏苡仁 30g，生麦芽 15g，楮实子 15g，生山药 30g，炙甘草 6g。25 剂，水煎服，日 1 剂。

按：初诊时患者有纳差、口干苦、大渴、舌红、苔厚腻等症状，当辨为湿热内阻，以三仁汤加味，分消走泄；二诊时腹水已去，唯纳差，口干苦，脉见弦数，此即肝木克土之象，故用逍遥散加味，以调和肝脾；三诊时患者虽无明显不适，但彩超提示腹腔仍有积液，此为水蓄下焦、气化失司之象，故用五苓散为主，以化气利水，使水精四布五经并行；五诊、六诊时，又现腹胀诸证，系肝木克脾土之象，但应以培土抑木为法，即仲景之“见肝之病，知肝传脾，当先实脾”之法；前后六诊，皆用益母草、郁金、延胡索，因其有活血、化瘀、利水之功。综上所述，治疗此类疾病，虽以中医辨证为主，但也应参考现代医学的检查结果，病证结合而立法处方。

## 胁痛

**案 1**　齐某，男，41 岁，以“左胁部胀痛 8 个月余，加重 3 个月余”为主诉于 2013 年 7 月 19 日初诊。症见：左胁部持续性发胀，稍多食即胀痛，疼痛可及后臂部，食欲佳，眠安。大便干结如栗，量少，5 日 1 行，小便可，色黄。舌质红，苔白略厚腻，脉沉滞。患者平素饮食不规律，初饥饿时出现左肋下疼痛，近 3 个月加重，8 月 5 日查胃镜示：慢性浅表性胃炎、十二指肠球炎。超声示：胆囊壁厚，毛糙，脾稍大。以大柴胡汤为主方加减。

处方：柴胡 10g，黄芩 10g，清半夏 10g，炒枳实 12g，生白芍 10g，大黄 10g，川楝子 10g，醋延胡索 10g，炒神曲 10g。10 剂，水煎服，日 1 剂。

二诊（2013 年 7 月 31 日）：服上方 10 剂后效佳，胃胀痛减轻，现左偏上腹隐痛，后背肩胛骨痛，本院彩超示：胆囊壁厚，无毛糙，脾稍大。纳增，眠可，大便可，小便晨黄。舌尖红，苔白腻，脉沉滞。

处方：上方去神曲，加郁金 10g，杏仁 10g，连翘 10g。15 剂，水煎服，日 1 剂。

按：患者左胁下胀痛，虽然从西医检查为脾大，但从中医角度看，足少阳胆经“循胁里”，足厥阴肝经“布胁肋”，综合分析患者胁胀，纳食佳，大便干结如栗，小便黄，舌红、苔厚腻等症状，当辨为少阳阳明合病，病性属实属热，以大柴胡汤清泄少阳阳明两经之热结，合左金丸清泻肝火。二诊，服上方10剂后患者症状即明显减轻。效不更方。

**案2**　王某，男，60岁，以“两胁痛3年”为主诉于2014年3月3日初诊。症见：左胁下胀痛，纳可，每天晨3~4点醒，大便2~3天1次。舌边尖红，苔白，脉细滞。患者3年前因劳累后胁下胀痛，时左胁痛，时右胁痛，服中西药效果不佳。近日服“香舟青”改善。有酗酒史，易发火。有脂肪肝，肝硬化早期，慢性胃炎，HP阳性。

处方：柴胡10g，黄芩10g，清半夏10g，炒枳实12g，生白芍10g，大黄6g（后下），川楝子10g，醋延胡索10g，蒲公英20g。10剂，水煎服，日1剂。

按：此病胁下胀痛为主要辨证要点。因足少阳胆经以下胸中，贯膈，络肝属胆，循胁里，从缺盆下腋，循胸过季胁。少阳为半表半里证，往往兼表兼里。往来寒热是兼太阳之表，不欲食、呕吐是阳明之里。唯胸胁苦满是少阳所独有。纵观伤寒论少阳条文中胁部症状所言次数最多，又因后半夜易醒为阳明火旺之兆，故为少阳证无疑，大便干，故选大柴胡，胁痛常合金铃子散，一则疏肝达气，一则防久痛入络。

**案3**　赵某，男，28岁，职员，已婚。以“肝区隐痛2年余”为主诉于2014年12月17日初诊。症见：纳可，食油腻易恶心，盗汗，手脚心汗出，手易脱皮，春秋季较明显，口干苦，饮水多，小便色黄，大便不干，舌尖红，苔白腻，脉细。述有乙肝家族史，查出乙肝小三阳已20余年，未服用抗病毒药，自觉无不适。近2年来肝区有针扎样疼痛，未重视，今年因婚检复查乙肝仍是小三阳，因欲生子调理身体。

处方：北沙参10g，麦冬10g，生地黄10g，当归10g，枸杞子10g，川楝子6，酒黄连3g，郁金10g，牡丹皮10g，桑叶10g，竹茹10g，丝瓜络10g，白茅根15g，生甘草3g，麦芽炭10g，二花10g，大枣3枚（切开）为引。15剂，水煎服，日1剂。

按：患者乙肝小三阳已20余年，随着年龄增长，或者自身体质下降，正不胜邪时，其症状慢慢显示出来。我认为，一旦查出乙肝病毒携带者，或小三阳、大三阳时，不管有症状、无症状都要尽早服中药调治，以免发展到最后成肝硬化，甚至肝癌，因为根据临床观察，肝癌患者有许多是从乙肝发展而来，这也体现中医治未病思想。根据其症状辨证为肝肾阴虚。肝脏体阴而用阳，其性喜条达而恶抑郁。肝肾阴亏，肝失所养，疏泄失常，气郁停滞，进而横逆犯胃，致胸脘胁痛，吞酸吐苦。阴虚液耗，津不上承，故咽干，口干，舌红。治疗用一贯煎加味，滋养肝肾，疏达肝气。一贯煎方剂组织缜密，配伍精当，它唯一特点是以脏腑制化关系来作为遣药立法的依据。本方主治是肝病，肾为肝之母，滋水即能生木，以柔其刚悍之性，故以地黄、枸杞子滋水益肾为君来滋阴养血，补益肝肾。北沙参、麦冬、当归、枸杞子为臣，益阴养血柔肝，配合君药以补肝体，育阴而涵阳。麦芽炭用之最妙，经曰：夫肝之病，补用酸，助用焦苦，益用甘味之药调之。桑叶、竹茹、丝瓜络是经验用药，不同的配伍，起不同的作用。在此处有清肝热、通肝络作用，还有清金即能制木，以平其横逆之威作用，体现脏腑制化关系。佐以少量川楝子，疏肝泻热，理气止痛，遂肝木条达之性，该药性苦寒，但与大量甘寒滋阴养血药配伍，则无苦燥伤阴之弊。诸药合用，使肝体得以濡养，肝气得以条畅，胸脘胁痛等症可以解除。

**案 4** 冯某，男，32 岁。河南郏县长桥乡。患者胁疼痛已 2 年，手足心发热并发红，全身有时瘀胀，大便一日 2~3 次，溏薄，舌苔黄厚，中心有裂纹，曾做 A 超检查呈密集微波，肝大 2cm，肝功能检查正常。去年曾在河南某医学院附属医院服清热利湿药数百剂未效。

处方：熟地黄 30g，生山药 30g，山萸肉 12g，牡丹皮 9g，泽泻 9g，茯苓 9g，柴胡 9g，木瓜 9g，川楝子 9g，炒麦芽 30g。水煎服。

1976 年 10 月 18 日复诊。上药服 40 剂，手足心发热、发红已消失，右胁疼痛亦减，大便仍溏。

处方：熟地黄 30g，生山药 30g，山萸肉 12g，牡丹皮 9g，泽泻 9g，茯苓 9g，柴胡 9g，白芍 15g，枳壳 9g，川楝子 9g，醋延胡索 9g，姜黄 6g，白术 9g，生牡蛎 30g，甘草 9g。水煎服。

按：本病从症状现象看，好似湿热为患，服用清热利湿药数百剂无效。予鉴前医之用，反其道而行之，以六味地黄汤养肝之体，以柴胡、木瓜、川楝子疏肝之用，以麦芽启中州之运，效果较好。便溏是脾虚未复之象，故加白术。第二方实乃六味地黄汤和逍遥散、四逆散、金铃子散加减化裁而成。由于患者路远，未再来诊，不知痊愈与否，但第一方效果显著，从中可以得到一些启发，邪正关系如何处理，可谓说起来容易，做起来难，我也常遇到这些问题，不断地进行反思。

**案 5** 林某，男，15 岁，杞县人。发烧，右胁疼痛 50 天。来诊前曾 2 次住院，先在开封市某医院住院近一个月，该院诊为肝脓疡，3 次穿刺未见脓，用药无效。后来郑州，住省某人民医院，亦诊为肝脓疡，住院 20 天，又穿刺 3 次未见脓，用药无效，后出院住其亲戚家，与我是同院，乃就诊于予。诊见，舌质深红，舌中间有少量黄厚苔，脉弦数，按之乏力。问其发烧情况，为每天下午较重，体温常在39~40℃，身体较为虚弱。遂以气血两清之法为主进行治疗，共服药23剂，病告痊愈。在服中药期间，一切西药停用，体温缓慢下降，胁痛逐渐减轻。所用方药，多以人参白虎汤加减，偶以人参白虎汤合清瘟败毒饮加减，方中犀角以水牛角代之，败酱草、紫草、板蓝根、冬瓜仁、生薏苡仁等味，使用次数较多，因七易其方，不作详述，但亦可见其梗概。有时以小柴胡汤合薏苡附子败酱散加减。

再思，为了更具体了解其方，还是详列为好。

一方：党参30g，生石膏30g，知母12g，连翘15g，蝉蜕4.5g，银柴胡12g，地骨皮15g，败酱草30g，麦冬9g，甘草6g。水煎服。

二方：党参30g，生石膏30g，知母12g，柴胡12g，黄芩9g，败酱草30g，冬瓜子30g，生薏苡仁30g，甘草6g。水煎服。

三方：柴胡12g，黄芩9g，半夏9g，党参21g，败酱草30g，远志12g，冬瓜子30g，生薏苡仁30g，赤芍12g，牡丹皮9g，桃仁12g，二花15g，甘草6g，生姜3片，大枣4枚。水煎服。

四方：党参30g，知母12g，生石膏30g，银柴胡15g，板蓝根30g，紫草30g，连翘15g，生地黄12g，黄芩9g，牡丹皮9g，炙甘草6g。水煎服。

五方：党参30g，知母9g，生石膏30g，银柴胡15g，板蓝根30g，紫草30g，连翘15g，生地黄12g，黄芩9g，赤芍12g，丹皮9g，白芷9g，水牛角30g，炙甘草6g。水煎服。

六方：白芍15g，赤芍12g，牡丹皮6g，土贝母9g，青皮6g，陈皮6g，黄芩9g，泽泻6g，连翘12g，炒白芥子4.5g，党参24g，板蓝根30g，水牛角30g。水煎服。

七方：党参30g，知母9g，生石膏30g，银柴胡15g，板蓝根30g，紫草30g，连翘15g，生地黄12g，黄芩9g，赤芍12g，牡丹皮9g，元参9g，水牛角30g，甘草6g。水煎服。

按：患者发热胁疼痛50天，多次穿刺未能获效，可谓苦矣。胁为肝之分野，又是少阳枢机之处，发烧而且疼痛，为邪热蕴结于厥少二经，毒邪不解，经气不利，气血燔灼。由于白虎汤虽是阳明经证方，实是清热与益气生津并用之方，用于此证亦较允当。用小柴胡汤以和解少阳，但毒邪较甚，不清热解毒，不能伏其所主，故而方虽七易，总未离开清热解毒这个原则，也未离开厥阴和少阳这个原则。

**案6**　刘某，女，38岁，发热胁疼痛近2个月，在本县经中西医治疗无效，遂来郑州。经河南医学院诊为肝脓疡，两次穿刺无脓，住该院1个月，发热不退，胁痛不止。后住进河南某中医学院第一附属医院治疗，仍然无效。1973 年 4 月 10 日，患者爱人孙某向我叙述病情（因系住院患者，不便前往诊视），要求开方。问其病情：患者先冷后热，热后出小汗，如此一日数次，右胁疼痛。据此，当是少阳证，撑疏以小柴胡汤加味之方。

处方：柴胡 15g，党参 15g，黄芩 12g，半夏 9g，生薏仁 30g，冬瓜子 30g，二花 30g，丹参 15g，赤芍 9g，败酱草 30g，远志 30g，桃仁 9g，甘草 9g，生姜 9g，大枣 5 枚。水煎服。

2 日后，其爱人告予曰：上方服 2 剂，热退，胁亦不痛，观察 7 天，未再发作，即出院，又过数日，欣然返乡。

按：本患者发热 2 个月，从县城治到省城，经中西医多方治疗，未能见效，堪称典型。我据其症状，断为少阳证，《伤寒论》101 条："有柴胡证，但见一证便是，不必悉具。"今有寒热往来，胁痛两证，更是无疑，此非小柴胡汤不能中其病。少阳与厥阴相为表里，西医既诊为肝脓疡，尽管穿刺无脓，亦应参考这一诊断，与中医理论并不相悖，故又揉入薏苡附子败酱散和大黄牡丹汤部分药物，并加入金银花、赤芍、丹参以解毒破瘀，使久羁厥少三经之毒热，得以荡涤净尽。此又何以重用远志。《本草纲目》谓其"治一切痈疽"。远志味苦性辛温，对于痰湿寒凝，气血壅滞之疮疡肿毒，用之最为适宜。从临床经验看，将远志用于清热解毒药中，治疗痈疮，既能使苦寒药凉而不遏，又能发挥其治疗痈疡的功效。我治肠痈，每于薏苡附子败酱散和大黄牡丹汤中重用远志，效果更好。

**案 7**　张某，男，23 岁，左胁疼痛数月，服西药无效，1975 年 1 月 8 日就诊于予。

处方：炒白芥子 9g，青皮 9g，木香 9g，桃仁 9g，红花 9g，当归 9g，橘络 4.5g，甘草 6g。服 3 剂，痊愈。

按：此乃络脉不畅所致。胁为肝之分野，治亦不能离乎肝经，白芥子、青皮、木香为治气滞胁痛经验用药，并能行肝脉之滞，为方中之主药，当归、桃仁、红花养血活血，橘络理气通络，共奏疏其气血，令其调达之功。病较轻浅，药宜小方，既中于病，而又不过于病。

**案 8**　饶某，男，77 岁，右胁背痛 20 天。

20 天来疼痛渐剧，夜较昼重，难以入寐，用哌替啶无效，让孙子捶其患处可减轻，当地医院未查出原因。我俩是读私塾时的同学，因他晕车较甚，不便来郑州，2007 年 6 月 26 日从电话上诉说病情和治疗经过。予按气血瘀阻，经气不通立方。

处方：木瓜 30g，威灵仙 15g，白芍 15g，制乳香 10g，制没药 10g，延胡索15g，大黄10g（后下），川楝子10g，葛根30g，桂枝15g，生甘草10g。3剂，水煎服，日1剂。

二方（6月30日）：上方服后疼痛减轻，于上方加红花15g，炒白芥子10g，炒王不留行20g，柴胡15g，黄芩10g。3剂，水煎服。

三方（7月4日）：疼痛续减。

处方：柴胡20g，黄芩15g，制半夏12g，炒枳实12g，生白芍30g，金钱草30g，乌药10g，制乳香10g，制没药10g，大黄6g（后下），延胡索15g。2剂，水煎服，日1剂。

四方（7月9日）：疼痛大减。

处方：柴胡10g，黄芩10g，制半夏12g，青皮10g，炒白芥子10g，广木香10g，延胡索10g，郁金10g，桃仁10g，红花10g，土鳖虫10g，大黄6g。3剂，水煎服。

五方（7月18日）：上方服后，基本不痛，行动如常，已经几天未服药了，为了巩固，让我再开个方子，照上方加炒麦芽15g、金钱草30g，3剂，水煎服，日1剂。

后经几次电话追访，至今未痛。

按：本案是通过电话诊治的疾病，故舌脉阙如。气血瘀阻，经气不通是其基本病机，因疼痛部位在右胁背，为少阳经、太阳经之所过，故治疗以活血化瘀，通络止痛，清利少阳为大法，效果甚佳。

**案9**　齐某，男，41岁，以“左肋部胀痛8个月余，加重3个月余”为主诉于2013年7月初诊。症见：患者平时饮食不规律，初饥饿时出现左肋下疼痛，近3月加重，持续性发胀，稍多食即胀重，疼痛可及后背部，食欲佳，眠安，大便干结如栗，量少，5日1行，小便可，色黄，舌质红，苔白略厚腻，脉沉滞。胃镜示：①食管正常；②慢性浅表性胃炎；③十二指肠球炎。B超示：胆囊壁厚，毛糙，脾稍大。诊断为胁痛，属肝胆郁滞证，治以疏利肝胆为主，处以大柴胡汤合金铃子散加减。

处方：柴胡10g，黄芩10g，清半夏10g，炒枳实12g，生白芍10g，大黄10g（后下），川楝子10g，醋延胡索10g，炒神曲10g。10剂，水煎服，日1剂。

复诊：服上药10剂，效佳，仍右偏上腹隐痛，后背肩胛骨痛，纳增，眠可，大便可，小便晨黄，舌尖红，苔白腻，脉沉滞。上方去神曲，加郁金10g，杏仁10g，连翘10g，10剂，水煎服，日1剂。

按：本例患者左肋胀痛，牵及后背，脉沉滞，此为肝胆气机郁滞，不通则痛；大便干结，为阳明燥热内结，腑气不通。方选大柴胡汤疏泄肝胆，泻热通腑，合金铃子散疏肝行气，活血止痛。二诊时疼痛减轻，小便黄，舌尖红，有化热之势；苔白腻为湿邪停滞，上方加郁金行血中之气，且能清热止痛；杏仁宣畅上焦，以利水湿得化；连翘清泄上焦热邪。诸药合用，共奏行气活血止痛，宣肺泻热利湿之功。

## 眩晕

**案1** 侯某，男，43岁，以“头晕20天”为主诉于2013年7月15日初诊。症见：后脑部不适，头晕。纳眠可，大便不干，日2次。舌淡胖，苔薄白，脉沉弦。患者20天前于本院心血管科住院治疗，期间测量血压：170/110mmHg，高血压病3级，主要诊断：短暂脑缺血发作，治疗半月出院。体质偏胖，抽烟日30支左右，每周5次饮酒，每次半斤。既往有高脂血症；上月21日本院查CT示：枕大池蛛网膜囊肿；心电图示：下壁ST-T改变；B超示：双侧颈动脉内中膜增厚，毛糙，伴斑块形成。

处方：清半夏10g，陈皮10g，土茯苓30g，冬瓜子30g，生薏苡仁30g，泽泻15g，连翘12g，赤小豆30g，滑石30g（包煎），桃仁10g，赤芍15g，炒神曲10g，炒苍术10g，生甘草3g。15剂，水煎服，日1剂。

二诊（2013年10月21日）：服上方30剂，效可。头晕较前已有明显好转，曾查头颅内右臂上囊肿，经服药后右臂上囊肿消失，欲继续调理。现：自觉无特殊不适，偶有头晕，纳可，眠较差，入睡慢，每天夜间1~2点方睡，二便可。舌质淡，苔黄白厚腻，脉沉滞。

处方：杏仁10g，白豆蔻10g，清半夏10g，竹叶10g，滑石30g（包煎），通草6g，冬瓜子30g，茯苓30g，菊花15g（后下），枳椇子15g，炒白扁豆15g，生薏苡仁30g，生甘草6g，党参15g。15剂，水煎服，日1剂。

三诊（2014年5月12日）：上月4日行头颅CT仍示：枕大池蛛网膜囊肿，先眠差，入睡困难，夜间12点方能入睡，偶有头晕，左侧乳头下有一红色硬结，发胀，发痒，因前列腺肥大而有小便尿不净感。大便正常，纳可。

处方：清半夏10g，陈皮10g，茯苓10g，冬瓜子30g，生薏苡仁30g，泽泻10g，炒白术10g，连翘10g，赤小豆30g，大贝10g，川芎10g，生甘草6g。15剂，水煎服，日1剂。

按：患者自觉症状仅头晕，而理化检测结果却偏于异常，且患者平时嗜好烟酒，对于此类患者，我们在辨证时需要参照西医检查结果和患者生活习惯，辨为湿浊瘀热内盛，阻遏上扰清阳，发为头晕。治疗当荡涤体内湿热瘀浊之邪。以二陈汤燥湿化痰，加苍术燥湿运脾，神曲以消食下气，“除痰逆霍乱泄痢胀满诸气”，其治在中焦；苇茎汤以涤除浊邪，其治在上焦；以泽泻、滑石、赤小豆（加连翘有麻黄连翘赤小豆汤之意），渗利湿热，其治在下焦。取三仁汤治疗湿热“宣上、畅中、渗下”之法，而力量更强，使湿热浊邪从上中下分消。又加桃仁、赤芍以行血分之瘀，有画龙点睛之妙。二诊服药30剂，头晕即明显减轻，且原先颅中囊肿也消失，改以三仁汤加减善后。全方没有一味治疗头晕的药，而头晕自止，是看到了头晕背后湿热瘀浊的病因病机，乃治病求本的好案例。

**案2**　金某，女，65岁，以“头晕、头痛10余年”为主诉于2013年6月3日初诊。症见：头晕、头痛，无视物旋转，颈部痛不适，腰髋部痛（有腰椎间盘突出），腿痛。纳眠可，口苦口干，有异味，偶有胃脘胀痛。大便可，小便黄。舌质暗，胖大，边有齿痕，苔白略厚，脉弦细。患者高血压病史20余年，服药控制尚可。既往发现乙肝小三阳11年，肝功正常；高血压20余年；鼻窦炎。

处方：生地黄10g，山萸肉10g，生山药15g，泽泻10g，丹皮10g，茯苓10g，怀牛膝10g，生牡蛎30g（包煎），珍珠母30g（包煎），鬼箭羽30g，郁金12g，赤芍10g，忍冬藤15g，丝瓜络15g，生麦芽15g，陈皮6g。20剂，水煎服，日1剂。

二诊（2013年7月1日）：服上方20剂，效不佳。仍头晕、头痛，小便黄。症见：胃胀、胃痛，不烧心，饭后痛。口苦，口干，饮不解，口黏。颈椎病史，大便正常，小便黄。舌暗红，苔黄干，舌下络脉瘀暗，脉沉滞。曾于2009年12月11日查胃镜HP（+），浅表性胃炎。小三阳，乙型肝炎肝病毒DNA（HBV-DNA）阳性值高。

处方：川芎10g，炒苍术10g，炒神曲10g，制香附10g，栀子10g，柴胡10g，黄芩10g，蒲公英20g。20剂，水煎服，日1剂。

三诊（2013年7月22日）：服上方20剂，胃胀，胃痛减轻。现：口干、口苦、口黏，饮水不解。小便黄。大便不规律，偶尔干。舌淡暗，舌胖大，苔黄干，舌下络脉紫暗，脉沉滞。

处方：清半夏10g，陈皮10g，茯苓10g，炒枳实10g，竹茹30g，黄连6g，滑石30g，车前草30g，生甘草3g。20剂，水煎服，日1剂。

四诊（2013年10月18日）：服上方90剂，胃痛已较前明显减轻，口干、口苦已消失。现：受凉后胃胀不适，纳眠可，头憋胀痛，头晕，颈部疼痛。舌质红，有齿痕，苔黄厚，脉沉滞。大便干结，3日1行，小便可。

处方：北沙参15g，麦冬30g，石斛10g，桑叶10g，佛手6g，大黄10g，炒麦芽15g，生甘草6g，葛根30g。20剂，水煎服，日1剂。

按：患者症状复杂，有高血压引起的头晕、头痛、胃脘痛、肝功能损伤等症状。以调理患者血压为主，兼顾身痛、胃脘痛等症状。以滋肾阴，潜肝阳为治法，处以六味地黄丸加牛膝以引血下行，牡蛎、珍珠母镇潜肝阳，鬼箭羽、郁金、赤芍、丝瓜络、忍冬藤以理气活血、通络止痛，生麦芽以取其生生之气，以疏肝解郁，顾护患者肝疾，并也有消食健脾之效，与陈皮合用调理脾胃之气。然患者二诊时服药 20 剂效果并不明显，思之当为首诊时以治肾为主，但患者标重本轻，且体内有瘀滞，补之效果不显。患者病程日久，标本虚实混杂，需要一个治疗过程，遂调整治疗思路。综合患者全身症状，判断病机当是一个"郁"字。患者气机郁滞，疏泄失调，气郁使血行不畅造成血瘀，津液不行成为停痰宿饮。故郁于头部则为头晕、头痛，郁于肌肉筋络则为体痛，郁于肝胃则有肝疾胃痛，并产生饮食积滞。郁久化热，则有口干饮不解渴、口苦、口气重、尿赤等热象。故处以行气解郁的越鞠丸，使气机得通，六郁得解。少阳为枢机，司气机之开合。方合小柴胡以和解少阳，通达全身气机。三诊服药 20 剂，症状已有较大改善。此时气机已畅，为下一步的治疗扫清障碍，处以黄连温胆汤加味以理气化痰，清热涤浊。四诊患者服药 90 剂，症状已基本缓解，此时再论肾阴亏虚之本，以滋阴清热升清降浊之剂作平时调理。

**案 3** 吴某，女，40 岁，以"头晕 2 周"为主诉于 2014 年 3 月 26 日初诊。症见：头晕，视物不转，头蒙不清醒，近来易鼻衄。月经提前，量、色可，少量血块，经前乳房胀痛，有乳腺增生，经期头痛。心情郁闷，口干、口苦，咽部有痰，乏力，纳差，眠差入睡难，多梦，二便可。舌淡，红苔黄腻，脉细。2 周前因心动过速发作引发头晕。平素怕冷手足凉，不易上火。喜太息。乳腺增生 1 年，心动过速 2 年。曾服中药按气血不足，血瘀治疗，未坚持服药，血压、血糖、血脂正常。

处方：黄芩 10g，黄连 6g，大黄 6g（后下），栀子 10g，白茅根 30g。8 剂，水煎服，日 1 剂。

二诊（2014 年 4 月 11 日）：服上方 8 剂，效可，流鼻血已止。现：头晕，不痛，有热胀感，头脑不清，眠差，入睡难，梦多，眠浅易醒，口苦，口不干，易怒，行走有轻飘感，心慌。舌淡红，苔薄白，脉偏数。

处方：谷精草 30g，青箱子 15g，决明子 6g，蝉蜕 6g，薄荷 10g（后下），菊花 10g（后下），酒黄芩 10g，元参 15g，栀子 6g，桑叶 10g，生甘草 6g。10 剂，水煎服，日 1 剂。

按：急则治其标，患者鼻衄为标。心肝火旺夹痰之鼻衄。《金匮要略》记载："心气不足，吐血，衄血，大黄黄连泻心汤主之。"心气不足因壮火食气，壮火食气因心火亢盛。以大黄黄连泻心汤泻火止血。《素问·阴阳应象大论》篇云："壮火之气衰，少火之气壮。壮火食气，气食少火。壮火散气，少火生气。”二诊时鼻衄愈，头晕仍在，病机仍属上焦风热，投以谷青汤治之。

**案4**　赵某，女，73岁，以“头晕2月”为主诉于2014年3月3日初诊。症见：起卧皆晕，视物旋转，不敢睁眼，晨起较甚。腿痛、走路麻木，如踩棉花，难以站立久行。口苦、口干、饮水多。近2年眠差，能入睡5h，纳可，二便可。半月前感冒，咳嗽，有少量白痰，难咯，时头痛。血压偏高160/70mmHg，舌暗红，苔少，脉沉弦。

处方：清半夏10，炒白术10g，茯苓12g，陈皮10g，川芎10g，天麻6g，泽泻15g，珍珠母30g（先煎），黄芩10g，菊花10g（后下），钩藤15g（后下），桑叶10g，牛蒡子10g，薄荷3g（后下），天冬10g，生甘草3g。10剂，水煎服，日1剂。

按：患者头晕、口干苦、脉弦、血压高为肝火旺之征，走路如踩棉花为痰湿盛之兆，故半夏白术天麻汤化痰息风止眩，天麻、钩藤、珍珠母平肝潜阳，黄芩、桑叶清肝热，菊花、薄荷、牛蒡子清头目，麦冬养阴，清金制木，泽泻即是取泽泻汤之义，《金匮要略》：其人苦冒眩，泽泻汤主之。

**案5**　常某，女，52岁，以“一过性头晕20余天”为主诉于2014年12月22日初诊。症见：头晕，发作性，瞬间即过，和体位无关。舌质红，苔薄黄，脉沉乏力。每年秋季过后即出现一过性头晕症状，一天可发作10余次，至春季症状渐愈。曾检查脑CT未查出病因，多家医院住院治疗乏效。凌晨2~4点易醒，有时不能入睡，怕冷明显，上午易口渴。月经已停1年。大便溏泄，日2~3次。今年7月查有颈椎增生，腰椎间盘突出，尿潜血，怀疑“胡桃夹”征。血脂高。甲状腺弥漫性病变3年。

处方：党参10g，炒白术10g，茯苓10g，生山药30g，清半夏10g，天麻10g，陈皮10g，泽泻15g，生龙骨、生牡蛎各30g（先煎），生甘草6g。10剂，日1剂，水煎服。

按：春生，夏长，秋收，冬藏，此病与季节时令密切相关，较为典型。本病之病理特点：春夏之日，阳气升发，头晕不作，秋冬季节阳气内藏，患者头晕时作。此案辨证着眼于患者长期大便溏泄，日2~3次而腹无所苦。《杂病源流犀烛·泄泻源流》言：“湿盛则飧泄，乃独由于湿耳。”患者中焦脾虚，则滋生痰饮上扰清窍而发为头晕，方选六君子汤合半夏白术天麻汤合泽泻汤加味治之，以期健脾化痰之效。方中加入生龙骨和生牡蛎，既能潜阳，又能化痰。重用生山药一法源自张锡纯之《医学衷中参西录》，发挥其疗泄泻之功效。

## 头痛

**案1**　张某，男，9岁，以“间断性右侧太阳穴处痛近1年”为主诉于

2013年6月10日初诊。症见：右侧太阳穴处痛，痛处固定，如钢筋挟骨，每次发作可持续近1小时，每20余日发作一次，平素纳食不佳，眠可，二便可。舌尖稍红，苔薄白，脉细。2012年9月11日第四军医大唐都医院MRI示：MRI改变符合肿瘤表现，考虑胶质细胞源性肿瘤，星形细胞癌可能。

处方：柴胡6g，黄芩6g，清半夏6g，川芎10g，生白芍10g，炒白芥子6g，夏枯草20g，蜈蚣1g，生甘草3g，生姜3片、大枣3枚为引。25剂，水煎服，日1剂。

二诊（2013年7月5日）：服药期间未头痛。现：出汗多，比同龄人明显多，汗后身乏口渴，饮多，食欲差。大便不干，3~4日1行。舌淡红，苔薄白，脉细。

处方：上方加大贝6g，大黄3g，白芷2g。35剂，水煎服，日1剂。

三诊（2013年8月14日）：（代诉）服上方35剂，期间头痛未发作，大便不干，余无不适。

处方：柴胡6g，黄芩6g，清半夏6g，川芎10g，生白芍10g，炒白芥子6g，山慈姑6g，大贝6g，白芷2g，大黄2g，浮小麦30g，煅牡蛎15g，蜈蚣1g，生甘草3g，生姜3片，大枣3枚为引。30剂，水煎服，日1剂。

四诊（2013年10月11日）：服上方26剂，疼痛偶有发作（期间痛有2次），发作时痛处发热。现：头不痛，出汗减少，余无明显不适。舌红，苔少，脉细。

处方：柴胡6g，黄芩6g，清半夏6g，金银花6g，连翘6g，姜黄3g，大黄3g，蝉蜕3g，白僵蚕6g，蔓荆子6g，生甘草3g，桑叶10g，竹茹10g，丝瓜络10g，生地黄6g，牛蒡子3g，延胡索6g。30剂，水煎服，日1剂。

五诊（2014年3月7日）：服上方30剂，后未继服药，至今已5个月，期间头痛未发作。现无不适。大便正常。舌质偏红，苔薄黄，脉细。

处方：柴胡6g，黄芩6g，党参6g，清半夏6g，蝉蜕3g，炒白僵蚕3g，姜黄3g，酒大黄2g，延胡索3g，丝瓜络10g，竹茹10g，桑叶10g，生甘草3g，大贝3g，蜈蚣粉1g。30剂，水煎服，日1剂。

按：患儿太阳穴处疼痛如挑，部位固定，检查结果考虑胶质细胞源性肿瘤，通过循经辨证，太阳穴处为少阳经循行部位，此处经气不通，必兼有血瘀，而胶质细胞肿瘤常从痰湿考虑，多种因素导致疼痛。治疗以疏理少阳经气机，活血祛痰为法，处以小柴胡加减，和解少阳枢机，以川芎活血清头，白芍柔肝缓急止痛，白芥子、夏枯草消痰散结，蜈蚣攻毒抗癌。其后以此方为基础加减，服用近1年，头痛仅在服药初期发作2次，再未发作，以此方续服以作平时调理。

**案2**　何某，女，56岁，以“头胀痛10余年”为主诉于2013年9月11日初诊。症见：头两侧、后脑勺处胀痛，晨起轻，下午重，入睡难，心烦，休息不好时头胀加重，易出汗，打鼾严重，时有食道处灼热感，吐酸（胃穿孔手术史），大便干结，最长6天排1次，少则3天1次，血压不稳定，断经5年，舌红，苔薄腻，脉沉滞。省中医院2013年8月13日查颅脑磁共振：①颅脑平扫未见明确异常。②脑MPA扫描符合脑动脉硬化。

处方：清半夏10g，陈皮10g，茯苓12g，泽泻12g，川芎12g，桃仁10g，红花10g，赤芍30g，白芷10g，生甘草6g，决明子30g。10剂，水煎服，日1剂。

二诊（2013年11月25日）：服上方30剂，效可，头胀痛减轻，停药反复。现：头两侧、后脑部胀痛，喜按；烧心，胃酸，口黏，口干，饮水多；时有心慌，纳可，眠浅易醒，心烦急躁，服药后大便正常，停药则大便干结，4~5天1次，小便正常，夜间双腿抽筋，右手麻木，血压不稳定，高压在110~160mmHg。舌淡边紫，苔薄白。

处方：谷精草30g，青葙子15g，决明子30g，蝉蜕6g，薄荷10g（后下），菊花10g（后下），酒黄芩10g，蔓荆子10g，川芎12g，白芷10g，炒神曲10g，生甘草3g。15剂，水煎服，日1剂。

三诊（2014年8月13日）：服上方60多剂，心慌胸闷明显好转，手麻好转。现：头后侧发胀，吹风症状加重，眠差，纳可，口干，偶有胃胀、反酸、烧心。药停则大便干，小便发黄，舌红，苔白腻，脉沉滞。

处方：川芎10g，荆芥10g，防风10g，细辛3g，白芷10g，薄荷10g（后下），羌活10g，白僵蚕10g，蝉蜕6g，姜黄10g，酒大黄10g（后下），菊花10g（后下），元参30g。15剂，水煎服，日1剂。

按：此系痰瘀互阻之头痛。唐容川《血证论》言“痰亦可化为瘀”，“血积既久，亦能化为痰水”。朱丹溪《丹溪心法》：“痰夹瘀血，遂成窠囊。”痰瘀为津血不归正化的产物，因津血同源，故痰瘀亦同源。患者气血不和、脏腑功能失调、三焦气化不利为生痰之本；气道不顺，津液运行不畅，水液停蓄留湿，凝结稠浊，以致胶固成形而为痰。以二陈汤和桃红四物汤燥湿化痰，活血化瘀，“先祛其邪”，患者服上药30剂，头胀痛减轻，后以谷青汤清轻之法继续调治。

**案3**　江某，男，42岁，以“鼻塞、头痛2天”为主诉于2013年5月22日初诊。症见：鼻塞，头疼痛，咽干，口苦，恶寒发热，少量汗出。吐黄痰，量不多。纳眠可，大便稍干，小便可。舌红，苔根黄厚腻，脉细。

处方：金银花10g，连翘10g，竹叶10g，牛蒡子10g，薄荷6g（后下），桔梗10g，桑叶10g，羌活10g，玄参15g，生甘草6g。3剂，水煎服，日1剂。

二诊（2013年7月29日）：服上方2剂愈。现：口苦，口臭，耳内跳动感。纳眠可，大便可，小便短赤。舌质红，苔黄略厚腻，脉细。

处方：金银花10g，连翘10g，竹叶10g，牛蒡子10g，薄荷3g（后下），桔梗10g，黄芩10g，车前草30g，生甘草6g。6剂，水煎服，日1剂。

按：本证病因明确，病位固定。受风热引起，风热为阳邪，其性炎上。风热之邪上犯阳位，经气不利，故头痛、鼻塞，风热之邪郁遏卫阳，正邪相争故发热恶寒并见，风热上壅伤及阴液，故咽干口苦。用银翘散辛凉解表，宣肺泄热。羌活善治阳明经头痛。故2剂而愈。复诊仍以银翘散去其风热。

**案4**　赵某，女，56岁，以"阵发性头顶痛，2年余"为主诉于2013年5月22日初诊。患者近2年无诱因出现头顶痛，不胀，晚上重，白天轻。症见：巅顶痛，不胀，昼轻夜重，时有胃脘不适。纳眠可。头痛时则影响纳眠。大便干，小便可。舌暗红，苔黄腻，脉细。右眼（青光眼术后）失明近3月，手脚心热，烦躁不安。血压150/95mmHg。

处方：谷精草30，青葙子15g，决明子20g，生石决明30g，菊花10g（后下），夏枯草30g，黄芩10g，生石膏30g，蔓荆子10g，生甘草6g。10剂，水煎服，日1剂。

二诊（2013年6月7日）：服上方10剂，觉头痛减，睡眠可。现：阴天时，眼酸，头颈不适。头顶仍痛，头皮麻木紧。血压135/85mmHg。右眼红，干涩，酸，胀痛。大便已不干，日1次。舌紫暗，苔薄黄，脉沉滞。

处方：上方加赤芍15g，丹皮10g，桑叶30g，栀子10g。10剂，水煎服，日1剂。

按：从部位上看，头为诸阳之会，清阳之府；头部病热多寒少。患者烦躁，血压高，肝阳上亢，风热上攻，夜晚阳入于阴，邪正交争故头痛，宜疏风散热，用自拟方谷青汤效如桴鼓。

**案5**　牛某，男，32岁，1975年4月25日初诊。患者于去年收麦后出大汗，当时以冷水洗头，以图凉快，而后不久发生头痛（头后部），呈热痛而微晕，曾服许多疏风清热药无效。据其病因和症状，遂疏麻杏石甘汤加味与服。

处方：麻黄9g，杏仁9g，生石膏30g，白蒺藜12g，牛膝12g，甘草6g。2剂，水煎服。

二诊：上方服2剂，热痛减轻，并补诉（上次来说）头痛兼有项强。宗上方去杏仁加葛根30g，生石膏改为60g。

三诊：上方服6剂，头痛基本痊愈。仍以上方继服2剂，并嘱不痛勿再来。

按：《素问·风论篇》云“新沐（沐洗头也）中风，则为首风”。患者虽不是新沐而受风，但正值汗出肌疏之时，突用冷水洗头，则腠理骤闭，风热郁于内，以致头痛，项强乃经气不舒之故。疏风清热，于理不悖，可能药偏轻浮，难以奏效。麻杏石甘汤虽不是治头痛之剂，但借其辛凉宣泄之力，则内郁风热之邪，得以宣畅消泄，加白蒺藜以助麻黄之功，加牛膝以引上走之血下行，加葛根以除项强之苦。

**案6**　马某，男，30岁，于1976年6月，坐拖拉机送交公粮，不幸翻车，撞伤头部（左），当时晕倒，后经河南某医院检查为脑震荡，头骨未伤。此后头痛、头晕，右半身麻木疼痛，运动不灵，在郑州某医院治疗，效果不佳。于1976年11月22日就诊于予。症如上述，脉弦数，舌质较暗，口干，此为外伤瘀血未除为患，乃以血府逐瘀汤加苏木治之。

处方：生地黄15g，当归9g，桃仁12g，红花12g，赤芍15g，川芎9g，枳壳6g，柴胡6g，桔梗9g，牛膝12g，苏木9g，甘草6g。3剂，水煎服。

二诊（11月27日）：头痛轻，头晕未减，脉舌同上。

处方：生地黄15g，当归9g，桃仁12g，红花12g，赤芍12g，川芎6g，炒枳壳6g，桔梗9g，牛膝9g，苏木9g，钩藤30g，生龙骨30g，生牡蛎30g，甘草6g。水煎服，服至12月中旬，病告痊愈。

按：此因外伤，血瘀所致。瘀血久停，经络不畅，非逐瘀不能愈其疾。外伤虽久，仍有瘀在，若作他治，自当无效，于此可见，审因诊治，不可忽也。

**案7**　刘某，男，40岁，患者原在黄河水利委员会工作，1958年野外作业，夜间着凉，时有背恶寒，而后调至工学院，症状仍然如上，因病不重，亦未多治疗。一个月前，又因着凉，前额疼痛较剧，常睡中痛醒，身发冷烧，而后烧退，唯觉背部发凉更甚，全身亦有怯寒之感，更有奇者，患者额前、耳后和鼠蹊处均有小疙瘩，额上疙瘩如黄豆大，鼠蹊处疙瘩如小指头大。曾在本院治疗室治疗一个月，无效，亦曾服细辛、石膏、桃仁、红花、当归、川芎之类药，非但无效，而且身上发肿。胃纳不好，给西药健胃剂，亦无效，于1976年12月8日就诊于予。舌苔薄白，脉有浮紧象。此乃素体阳虚有寒，又感风湿之证，遂投以麻杏薏甘汤合麻黄附子细辛汤加味之剂。

处方：麻黄9g，杏仁9g，生薏仁30g，炙甘草9g，制附子9g，细辛6g，羌活9g，白芷9g，陈皮9g。2剂，水煎服。

二诊（12月13日）：上药服后，仍有漐漐汗出，头痛大轻，疙瘩大消，身上轻快。照上方，附子加至12g，2剂，水煎服。

三诊（12月18日）：上方服后仍有漐漐汗出，哪里痛哪里汗出，不痛之处则不出，头已不痛，疙瘩基本消失。此风湿已去，阳气得复，乃以调和营卫，补益阳气兼散寒湿之剂，以期巩固。

处方：桂枝9g，白芍9g，制附子12g，细辛4.5g，黄芪21g，当归9g，炙甘草6g，生姜9g，大枣4枚。3剂，水煎服。

四诊（12月25日）：患者云：上方服后，浑身发痒，在此以前已数月身未发痒，诸症消失，此乃营卫和调之象，病痊愈。

按：本患者既有虚寒之见症，又有受寒之远因。阳虚寒盛，气血凝阻，故起疙瘩。风湿在表，宜从汗解，故用麻杏薏甘汤以解表祛湿。湿易伤阳，况患者素体阳虚，易从寒化，故用麻黄附子细辛汤以温经扶阳散寒。加羌活、白芷以增强其温散风寒之力。服药7剂，顽疾竟愈，可见经方之神效也。

**案8** 唐某，男38岁，患右侧头痛3月余。初病先是由牙痛而后发展到右侧头痛，每天发作8~10次，疼痛较剧，痛处有烘热感，郑州市某人民医院诊为三叉神经痛，更有奇者，每次疼痛发作时，自觉小腹两侧硬起如臂，上冲两胁，痛时舌发硬，口苦，经多方治疗无效，于1976年11月22日来诊。脉弦数，舌苔略黄，舌质较红。此为少阳郁热之候。

处方：元参15g，黄芩9g，生白芍15g，生甘草9g，麦冬15g，夏枯草30g，怀牛膝12g，代赭石24g，钩藤9g，生龙牡24g，荷叶30g。水煎服。

复诊（12月20日）：上方共服14剂，上述症状全部消失，尚觉患侧头部发空、发胀，脉虽有弦象，但已不数，此为郁热将尽，阴血有亏之象。

处方：元参15g，生地黄15g，熟地黄15g，当归12g，生白芍15g，麦冬10g，黄芩9g，夏枯草15g，钩藤9g，荷叶30g，甘草9g。水煎服，嘱服6剂，停药。

按：少阳经脉循身侧。患者头痛及伴有症状，均为少阳不解，经气不畅所致。方用黄芩、夏枯草以清泻郁热，用钩藤、荷叶，不仅能升发清阳之气，还能清散郁热之邪，复用生白芍、甘草以缓急，龙牡以潜镇，牛膝、代赭石以降下，元参、麦冬以滋阴制火。后方则侧重于滋养阴血兼清除热，以善其后。综观此方，清中有宣、有降、有滋，使郁热解，经气畅，而病愈矣。

**案9** （风寒头痛验案）刘某，男，头痛数日，服止痛片无效，于1978年11月就诊于予，证属风寒头痛。

处方：川芎9g，荆芥9g，防风9g，细辛6g，白芷9g，薄荷9g，甘草3g，茶叶3g。水煎服，1剂而愈。

按：此乃川芎茶调散方。风性轻扬，上先受之，巅顶之上，唯风药可到，故用此方以疏风散寒，病获速愈。此病此方，虽不为奇，但可说明中医方药之妙，亦可说明外感之病宜早治，以防久羁难愈。

**案10** 刘某，女，52岁，患头痛10余年，近6年逐渐加剧，每当发作时，痛不欲生，头抵墙，若在夜间发作，全家人为之哭泣，痛时颈项强硬，不能转动，同时胳膊亦硬。在未断经前（已断经三年），月经来时遇阴雨天气则加重，曾住院治疗无效，西医检查为脑血管阻力大，余无异常，只得吃止痛片维持，每天需服2次。平时血压较高，经常脑鸣。1969年做阑尾炎手术引起肠粘连，不断疼痛，头痛时粘连处疼痛加重。乃于1978年3月回河南治疗，3月27日即就诊于予。脉象沉滞，舌质暗，口臭口黏。脉证合参，为痛久入络，瘀血头痛之证，遂以血府逐瘀汤加味治之。

处方：当归9g，生地黄15g，桃仁12g，红花9g，赤芍9g，柴胡9g，川芎9g，桔梗9g，枳壳9g，蔓荆子12g，草决明15g，怀牛膝12g，葛根30g，甘草6g。水煎服。

复诊（4月25日）：上方服11剂，头已基本不痛，颈项亦不强了，唯仍脑鸣，上方去草决明加磁石30g，水煎服。

三诊（5月7日）：上方服6剂，仅前额有些微痛，脑鸣亦轻，口臭亦轻，自服中药后，未服止痛片，宗上方加减。

处方：当归9g，生地黄15g，桃仁12g，红花9g，赤芍9g，柴胡9g，川芎9g，桔梗9g，炒炽壳9g，蔓荆子12g，怀牛膝12g，磁石30g，葛根30g，荷叶30g，甘草6g。水煎服。

患者因工作需要，返回兰州。

按：此证时间可谓久矣，疼痛程度可谓甚矣，瘀不除则永无宁日，故直以血府逐瘀汤治之。因病在头，又有口臭、口黏，故加蔓荆子、草决明以清热止痛。瘀血阻滞，津液不能输布，经脉失养，以致颈项强硬，故加葛根以疏其经气。患者年逾五十，经常脑鸣，应为肾虚阳亢之候，故加磁石以养肾气，摄纳潜阳，加荷叶以清头目，有“清震”之义。

**案11**　高某，女，36岁，偏头痛时轻时重10余年。曾经用许多中西药无效。1996年12月，我去其家给其婆母治病，也让我给她诊治。脉沉滞，苔薄白，质略暗。

处方：川芎30g，白芍15g，柴胡3g，郁李仁3g，炒白芥子10g，制香附3g，白芷3g，甘草3g。3剂，水煎服。

1997年2月26日我又去其家给其婆母看病，高又让我给她看看，她说上药服3剂后头即不痛，至今尚好，仅有时尚有不适感，并说血压有些高。

处方：熟地黄30g，当归10g，白芍15g，川芎10g，炒白术10g，党参12g，茯苓10g，炒白芥子10g，怀牛膝15g，生石决明30g，炙甘草6g。6剂，水煎服。

按：前方系散偏汤原方，出自《辨证奇闻》，吾多次用之，效果较好。陈士铎告诫“1剂即止痛，不必多服”。又曰“惟是1、2剂之后……必须改用补血之剂，如八珍汤者治之，以善后之策也”。因为此方川芎量大，过用必有弊端，吾用此方，嘱其3剂无效者，不可再服。若有效，则服八珍汤续之。辨证不可不慎，用方亦不可不慎。若阴虚阳亢、火盛者，切不可用此方。

**案12**　徐某，女，40岁，头痛3年，遇劳累和风寒均加重，曾服很多除风之类药物是，无效。于1974年8月来郑州就医。予以补中益气汤加蔓荆子9剂而愈，患者非常喜悦。此是患者亲戚于1974年12月5日来郑告诉我的，随做追记。

按：气虚头痛，临床较为多见，不可不察。

## 重听

裴某，女，72岁，以“双侧听力减退半年余，逐渐加重”为主诉于2013年6月7日初诊。症见：听力减退，眠差，易醒，醒后难再入睡。白天瞌睡多，饭后明显。纳可，口渴，饮水多。小便可，大便易干结。舌质暗，苔薄白，脉沉有力。患者无明显诱因出现听力减退，至诊为“神经性耳聋”（40分贝），未治疗。既往高血压病5年余，血压不稳定，未服降压药。血糖、血脂正常。

处方：生石膏30g，知母15g，黄芩10g，夏枯草15g，怀牛膝10g，连翘10g，生甘草6g。15剂，水煎服，日1剂。

二诊（2013年8月23日）：服上方60剂，效可。眠差好转，精神好转，听力比之前稍有改善。纳眠可，二便调。舌质暗红，苔白略厚腻，脉沉滞有力。

处方：生地黄30g，玄参15g，怀牛膝15g，知母10g，生石膏30g，麦冬15g，夏枯草15g，珍珠母30g，生甘草6g。15剂，水煎服，日1剂。

按：患者近年来听力下降，但是西医检查无异常，思足少阳胆经其中一支“从耳后入耳中，出走耳前”，则可循经辨证，结合血压高、不寐等全身症状，可知病位在少阳，病性为热，耳聋乃少阳经热循经上蒸所致。患者又有大便干结、口渴多饮等症状，可知还兼有阳明经热。治疗当清泻少阳阳明经热，故以白虎汤加减清阳明之热，以黄芩、夏枯草清少阳经热，佐以牛膝引气血下行，兼顾耳聋与血压，以清轻宣散的连翘上清耳窍，甘草调和诸药。二诊患者服用60剂，听力即改善，失眠等症状也大为减轻。即在首次治法的基础上加大滋阴力度，标本兼顾，巩固疗效。此案可见，在西医对病因诊断不清时，正能体现中医辨证的优势，此时保持中医思维，回归经典，常能获得启发。

## 耳鸣

**案1** 任某，女，50岁，以“耳鸣（听力下降）3周”为主诉于2012年4月23日初诊。症见：耳鸣（听力下降）3周，头不晕，耳不闷不胀，月经持续3个月淋漓不断，色黑，量大，时有血块，纳可，眠可，大便干结，小便正常。舌红，苔薄，脉沉细。

处方：熟地炭30g，荆芥炭10g，制首乌30g，茜草炭10g，煅乌贼骨30g，川断10g，党参10g，女贞子15g，旱莲草30g，乌梅炭10g。10剂，水煎服，日1剂。

二诊（2012年5月11日）：服药后2天，血即止，现月经第三天，量少，淋漓，耳鸣，纳可，眠可，小便正常，舌红，苔薄黄，脉细。

处方：生地黄15g，山萸肉10g，生山药15g，泽泻10g，牡丹皮10g，茯苓10g，黄芩10g，菊花10g，制首乌30g。10剂，水煎服，日1剂。

三诊（2012年8月1日）：服上药10剂，耳鸣消失，现月经仍淋漓，每月只有6~7天干净，脱发多，纳眠可，二便调，舌红、苔黄、脉细。

处方：熟地炭30g，荆芥炭10g，制首乌20g，山萸肉10g，菟丝子10g，煅龙牡各30g（先煎），煅乌贼骨30g，茜草炭10g，山楂炭15g，党参10g。6剂，水煎服，日1剂。

四诊（2012年8月8日）：血止已5天。近1月来，2~3天出现一次水样泻，8月7日于郑大二附院阴式彩超：①子宫肌瘤；②宫颈囊肿；③子宫腺肌症。

处方：上方去制首乌加炒山药30g，生黄芪30g。6剂，水煎服，日1剂。

按：此为耳鸣。临床耳聋，耳鸣原因复杂，但不外虚实两端。本病患者耳鸣，听力下降伴月经淋漓不尽，色黑，脉沉弱，是肝肾亏虚夹瘀的辨证依据。《灵枢·决气》：“精脱者，耳聋。”故投以补益肝肾，止血消瘀之剂，服20余剂，耳鸣消失。

**案2** 冯某，女，69岁，以“耳鸣半年”为主诉于2014年12月22日初诊。症见：耳鸣如蝉声，心烦，伴胃肠不适，冬季腿部（胫部）易起湿疹，视物模糊，纳可，眠差、易醒，二便正常。舌质暗，苔薄黄，脉弦。曾服尼莫地平片乏效，昼夜皆响。无高血压、高血糖病史。

处方：熟地黄6g，生地黄10g，山萸肉10g，生山药15g，泽泻10g，牡丹皮10g，茯苓10g，盐知母10g，盐黄柏6g，蝉蜕6g，石斛10g。10剂，水煎服，日1剂。

按：《素问·阴阳应象大论》中述：“年四十，而阴气自半也，起居衰矣。”患者年事已高，精亏血虚之象已现，肾精日亏，阴亏水竭，易相火妄动，由于肾开窍于耳，故表现为耳鸣如蝉等症状，故以滋阴降火为治法，方选知柏地黄汤加味治疗。生地黄、熟地黄并用，既可以防止药物过于温燥，又起到补中有通之功。用蝉蜕合其名及其性以止耳中蝉鸣声，佐石斛以滋肾阴。如王冰所云：“壮水之主，以制阳光。”

## 头懵

**案1**　宋某，男，60岁，以“头懵1月余”为主诉于2013年1月21日初诊。症见：时觉头部似罩物，不痛不晕，视物模糊，纳可，眠差，多梦，梦大都为噩梦惊醒（1月余），梦中从高处坠下，每晚眠6h左右，口臭，大便每日4~5次（胆囊切除术后出现），便急，解不尽感，不成形，小便多，每日8~9次（术后出现），1个月前因头部不适，测血压：170/120mmHg，住院治疗2周出院。住院期间曾服降压药，现已停。现测血压：140/90mmHg，舌质暗红，苔黄厚稍腻，脉沉滞有力。既往史：胆囊切除术7年，患者父母无高血压病史。既往饮酒每日3两至半斤，吸烟每日2盒（现已戒）。

处方：炒白术10g，炒苍术10g，炒白扁豆15g，白蔻仁6g（后下），茯苓10g，车前子15g（包煎），炒山楂15g，黄连6g，黄芩10g，葛根15g，党参10g，炒薏苡仁30g，生甘草3g。15剂，水煎服，日1剂。

二诊（2013年4月10日）：服上药50余剂，未服降压药，血压130/90mmHg。现：头懵，眼昏，牙痛，牙龈出血，大便不干，日2~3次，现口服硝苯地平缓释片，日1次，血压正常，今测血压130/90mmHg。舌暗红，苔花剥，白厚，脉沉滞。

处方：荷叶30g，川芎10g，冬瓜子30g，生薏苡仁30g，黄芩10g，黄连6g，槐花30g，赤芍15g，泽泻10g，炒白术6g，生甘草3g。25剂，水煎服，日1剂。

按：高血压病的中医治疗，多从肝肾着手，然从脾论治者亦不在少数，适用于脾失运化，精不得散，留而为浊，选用涤浊之法。就本案而言，患者便不成形，解不尽，苔黄厚稍腻，此为湿邪困脾之证。脉沉滞有力，邪实内阻之候实，故先以二术、薏苡仁，佐葛根芩连汤以荡其积热，以挫病势，前后50余剂，血压控制可；二诊时，苔已无黄腻之象，脉虽沉滞却已有力，此为浊邪内蓄，清阳不升之象，故立方以涤浊升阳为法，以川芎、荷叶以升清阳，冬瓜子、薏苡仁以去浊邪，用泽泻、白术，一以燥湿，一以健脾，该组方既能清又能降，既能和又能通，只要方证相投，多获良效。

**案2**　吴某，女，66岁，以“头懵1月余”为主诉于2013年7月24日初诊。症见：头懵，耳鸣如灌水，口干苦，饮水多，不解渴，尿多，腿软不能站立，眼干涩，飞蚊症病史，查眼底无异常。易上火（咽痛，牙痛，口鼻起疱），大便偏干。失眠30年，入睡难，易醒，醒后不能入睡。舌红，苔黄厚、干，舌下络脉瘀阻，脉细。糖尿病史11年，服药控制可，血压正常。以往亦出现头懵，耳鸣现象，但今年持续时间长，曾治疗效可。

处方：生地黄15g，山萸肉10g，生山药30g，泽泻10g，丹皮10g，茯苓10g，知母10g，黄柏10g，生石膏30g，佩兰10g，生黄芪30g，党参10g，赤芍15g，栀子10g。15剂，水煎服，日1剂。

按：患者老年，肾阴亏虚，阴虚热淫。患者腿软、易上火、咽干等阴虚火旺之象明显，患者头懵不同于年轻患者的上焦风热所致头懵，该患者为阴虚火旺所致。应加以辨证。所以用知柏地黄丸加味治之。

## 眼睑无力

王某，男，64岁，以“眼睛睁不开十余年”为主诉于2014年4月9日初诊。症见：眼睛睁不开，中午以后加重，眼昏，干涩，头昏，纳眠可，二便可，舌淡、苔黄厚腻，脉沉滞。患者自诉无明显原因眼睛睁不开伴全身无力，2005年曾来诊服方效佳。

处方：柴胡10g，黄芩10g，党参10g，清半夏10g，制马钱子0.3g（另包冲服），炙甘草6g，生姜3片，大枣3枚为引。10剂，水煎服，日1剂。

二诊（2014年4月18日）：服上方10剂，效佳。昨日觉眼皮发紧，头昏，身困，双下肢大腿外侧发木发凉，肩背部紧困，腰部酸痛严重，阴部湿热感，不欲食油腻食物，抽烟多，眠可，二便调，舌质红，苔黄腻，脉沉滞。

处方：上方加生黄芪30g，赤芍15g，防风10g。10剂，水煎服，日1剂。

三诊（2014年4月30日）：服上药10剂，效可，双腿已有力，眼睁不开较以前减轻。现：双眼皮时有发紧，双下肢麻木，双大腿外侧时有发木、发凉，内侧易起疙瘩，纳一般，厌油腻，近2日大便不成形，日2次，腰酸困，阴部潮湿，发热，性功能差。舌淡胖，苔黄厚腻，脉细滞。

处方：首次方加藿香（后下）10g，白蔻（后下）6g，茯苓10g，竹叶6g。10剂，水煎服，日1剂。

按：此属少阳枢机开合不利所致。患者眼睁不开十余年，中午时加重。《伤寒论》中记载：“少阳之为病，口苦，咽干，目眩也。”目外眦以为足少阳胆经循行之处，宗少阳司开合之宗旨，投以小柴胡汤和解少阳。另加马钱子0.3g，马钱子活血通络，善治重症肌无力、面神经麻痹，现代研究表明马钱子主要成分含番木鳖碱（士的宁）及马钱子碱等，现已经知其有效成分为番木鳖碱，对脊髓神经有强烈的兴奋作用，患者服上方10剂，觉症状大减。

## 惊恐病

**案1**　李某，女，48岁，1966年4月一天傍晚进屋时（山区），突被一条长蛇紧缠足胫，大惊几乎昏倒，此后便发生心惊，闻大声则惊甚，夜间一人不敢独寝，失眠，手足心热，口干少饮，小便黄，舌红，无苔，脉细数，时气上逆。1965年我受河南中医学院派遣去该县帮助半工半读学校讲课，故于1966年7月15日带学生实习至其村巡诊，得遇此疾。因地处山区，就医不便，以前未有治疗。

处方：北沙参9g，麦冬12g，生地黄12g，元参12g，炒枣仁15g，五味子6g，生龙骨15g，生牡蛎15g，知母9g，地骨皮9g，银柴胡9g，黑栀子4.5g，朱砂1.2g（分2次随药冲服）。

7月19日，又巡诊至其处，述上药服3剂，心惊基本消失，夜间不需人作伴，闻高声亦不惊，唯逆气尚存，照上方加代赭石24g，旋覆花9g，3剂，水煎服。后实习结束，转为课堂上课，未再至其处。从复诊情况看，疗效还是此较显著的，因此证比较典型，故录之。

按：此系大惊所致，惊则气乱，心神被伤，“神伤则恐惧自失”（《灵枢·本神》）。惊后又未及时治疗，心阴亦随之伤耗，此时治疗必须养阴安神，清热潜镇并施，方能神安惊止。

**案2**　司某，女，37岁，自述于1974年10月，其父亲逝世受惊（火葬），生气，而后不久，精神失常，情绪非常焦躁，11个日夜未眠，先后曾去新乡精神病院、七里岩精神病院及河南某学院一附院门诊治疗，病情虽有好转，但每夜难以入睡，即入睡梦亦多，上午精神呆滞，头昏闷不清，善太息，常欲哭，1975年12月4日就诊于予。诊时神志清晰，舌苔微黄，脉数乏力。患者云：主要因惊怕得病。此乃阴阳失调之证，遂疏桂枝加龙骨牡蛎汤合甘麦大枣汤、百合地黄汤化裁之方与服。

处方：桂枝9g，白芍9g，生龙骨、生牡蛎各24g，百合15g，生地黄15g，合欢皮12g，夜交藤30g，琥珀1.5g（冲服），甘草9g，大枣7攻，小麦30g。水煎服。

随病情变化，后又以桂枝加龙骨牡蛎汤合酸枣仁汤加减治之。

处方：桂枝9g，白芍9g，生龙牡各24g，麦冬12g，炒枣仁12g，茯神12g，知母6g，川芎3g。水煎服。

经治疗月余，春节后逐渐痊愈。

按：《素问·举痛论篇》曰：“恐则气下，惊则气乱。”《灵枢·本神》

曰："心，怵惕思虑则伤神，神伤则恐惧自失。"本患者既受惊恐，又情志不舒，以致脏伤气乱，阴阳严重失衡，形成恶性循环，极似"脏躁"证，故重用甘缓之味以缓其急，并兼调和阴阳与潜镇安神。细思，此非经方，难以克其顽疾，果然年余棘手之疾，月余竟安。

**案3** 张某，女，71岁，以"心悸怔忡10年"为主诉于2004年12月6日初诊。

10年前不明原因出现心悸怔忡，时常发作，多方治疗乏效，现伴胸闷纳呆，大便急，通而不爽，小便正常，兼嗜睡，口苦、口臭，平时易上火，舌质红而胖，苔黄白腻，脉沉弦，心电图正常。

处方：川芎6g，炒苍术10g，炒神曲10g，制香附10g，栀子10g，黄连6g，炒麦芽20g。10剂，水煎服，日1剂。

二诊（12月17日）：药后大便急迫消失，仍心悸怔忡，食后加重，自觉口中水满，纳差气短，尿量正常，舌质淡红而胖，苔黄白而腻，脉沉滞。

处方：茯苓30g，炒白术10g，清半夏10g，黄芩10g，炒枳实10g，陈皮10g，杏仁15g，生姜3片为引。6剂，水煎服，日1剂。

三诊：心悸明显减轻。

按：《成方便读》："肝藏魂，夜卧则魂归于肝，胆有邪，岂有不波及于肝哉？且胆为甲木，其象应春，仅胆虚即不能遂其生长发陈之令，于是土得木而达者，因木郁而不达矣。土不达则痰涎易生，痰为百病之母，所虚之处，即受邪之处，故有惊悸之状。"本案为痰涎扰心，故先以越菊丸加味，以达其郁，后以温胆汤合茯苓杏仁甘草汤加减，以蠲其痰，十年之心悸怔忡，短时内能明显减轻，此中医辨证治疗之妙也。

**案4** 韩某，男，40岁，平时常感其力不足，近来出现心慌心悸，心如悬空，有摇晃感，气短，善太息，右胁疼痛，于1976年12月5日就诊，舌质正常，苔根部厚，前半部少苔，脉沉细，当为心脾两虚，肝气不舒之证，遂以归脾汤加减治之。

处方：炒白术9g，炙黄芪18g，茯苓12g，党参15g，炙远志9g，柏子仁12g，当归9，五味子9g，木瓜9g，红花9g，炒白芥子9g，炙干草9g，生姜9g，大枣4枚为引。3剂，水煎服。

二诊（12月8日）：上方3剂，心已安宁，胁亦不痛，为巩固疗效，按上方去红花、白芥子，继服3剂，嘱勿过劳。

按：此为心脾两虚的重证，兼有肝气不舒，故于归脾汤中加入木瓜、白芥子、红花，以开达肝经之郁，心脾肝并治，重在心脾，是心脾之虚得补得敛，肝经之郁得解得疏，药中其的，收效较速。与平淡中，见其寓意。

## 干眼病

冯某，女，37 岁，以“双目干涩 4 年”为主诉于 2011 年 3 月初诊。症见：双目干涩、酸，纳可，眠安，大便干结如羊屎，日 1 行，排便困难，须服通便药，小便可，经带正常，舌淡红，苔白厚，脉细。既往：乙肝病史 10 年，睑板腺堵塞 4 年。中医诊断为干眼病，病机为肝肾阴虚，目失其润，肠失其濡，治以滋补肝肾，润肠通便，方以归芍地黄汤加减。

处方：生地黄 30g，山萸肉 10g，生山药 15g，泽泻 10g，丹皮 10g，茯苓 10g，生白芍 30g，当归 10g，槐角 30g，大黄 10g（后下），炒卜子 10g，麦冬 30g。15 剂，水煎服，日 1 剂。

二诊：服药 13 剂后效显，双目干、大便干均较前明显好转，余皆可，舌红苔白厚，脉细。上方去大黄，加决明子 30g，石斛 15g，25 剂，水煎服，日 1 剂。

三诊：服药后诸症皆好转，现觉在空调房间见光时眼干涩，余时正常，纳眠可，二便调。舌红，苔黄腻，脉细。

处方：生地黄 30g，山萸肉 10g，生山药 15g，泽泻 10g，牡丹皮 10g，茯苓 10g，生白芍 20g，当归 10g，北沙参 30g，石斛 15g，菊花 10g（后下），枸杞子 10g，槐角 30g，决明子 30g，炒卜子 10g，麦冬 30g。25 剂，水煎服，日 1 剂。

按：五脏六腑之精气皆注于目，且肾阳肾阴为脏腑阴阳之根本。肝肾不足则目失濡养，而出现干涩酸楚，肠失濡润，腑气拥塞不通，则出现大便干结如羊屎，排便困难，所谓“肾司二便”。以六味地黄丸补肾之阴为主，且补中有泻，补而不滞，加生白芍、当归补肝血，养肝阴，达到肝肾并补，精血同养；又加大黄、炒萝卜子、槐角、决明子，以通其肠腑，加大治标力量，收效更快。

## 中风

孟某，男，67 岁，以“左侧肢体活动不利 1 月余”为主诉于 2013 年 8 月初诊。症见：左侧肢体活动不利，吞咽困难，痰多，咳白黏痰，乏力，纳眠可，二便可，舌紫暗，苔薄白，脉沉滞，舌下脉络瘀暗。1 个月前头晕，恶心，呕吐，血压高（180/100mmHg），确诊为多发性脑梗。中医诊断为中风，属痰瘀阻滞证，治以化痰祛瘀，活血通络为主，处以温胆汤加减。

处方：清半夏 10g，陈皮 10g，茯苓 30g，泽泻 12g，丹参 30g，桃仁 10g，红花 10g，川牛膝 15g，制南星 6g，橘络 6g，生薏苡仁 30g，桑叶 15g，竹茹

15g，丝瓜络 15g，生甘草 6g。15 剂，水煎服，日 1 剂。

复诊：服上药 15 剂，自感痰液明显减少（比服药前减少三分之二），仍感吞咽困难，眩晕，左侧上下肢稍感麻木，乏力，活动灵便，下肢运动不够协调，血压 120/80mmHg，饮食、睡眠可，二便正常。舌红，苔滑，脉沉滞。

处方：清半夏 10g，橘络 6g，茯苓 30g，泽泻 15g，丹参 30g，通草 6g，桑叶 15g，竹茹 10g，丝瓜络 10g，党参 10g，川牛膝 10g，干地龙 10g，生甘草 6g。15 剂，水煎服，日 1 剂。

三诊：上方去党参加川贝 6g，咳嗽减轻但仍有，略吞咽困难，眩晕，动作不协调，全身疼痛部位不确定，乏力，血压正常，纳可，饮水时常呛，眠可，二便调。舌淡红，苔薄白，脉沉滞。

处方：制天南星 10g，橘络 6g，茯苓 30g，赤芍 15g，牡丹皮 10g，通草 6g，桑叶 10g，竹茹 10g，丝瓜络 10g，怀牛膝 10g，干地龙 10g，泽泻 10g，生甘草 3g。15 剂，水煎服，日 1 剂。

四诊：服上方后，咳嗽，全身疼痛消除，眩晕，吞咽困难，饮水呛症状减轻较多，但仍乏力，痰多，易于咯出，色白，眠可，纳可，二便调。舌淡红，苔薄白，脉沉滞，属阴虚火旺、痰瘀阻络。

处方：川牛膝 15g，怀牛膝 15g，桑寄生 30g，酒桑枝 30g，生白芍 10g，赤芍 10g，清半夏 10g，生龙骨、生牡蛎各 30g（先煎），干地龙 10g，丹参 30g，陈皮 10g，茯苓 10g，生甘草 3g，蜈蚣 1g。15 剂，水煎服，日 1 剂。

五诊：服上方 20 剂，效果明显，仍有吞咽困难，饮水呛咳，左侧肢体无力，夜间左臂抬举无力，左下肢受意识支配能力较差，心烦明显，眠佳，大便 1~2 天 1 次，初硬后溏，痰多，质清，项强，怕冷，偶腰酸，爱发火，性子急。舌淡红，苔薄白，舌体偏斜。

处方：川牛膝 10g，怀牛膝 10g，桑寄生 30g，酒桑枝 30g，通草 6g，川木通 3g，赤芍 10g，生白芍 10g，竹叶 10g，竹茹 10g，生牡蛎 30g（先煎），珍珠母 30g（先煎），干地龙 10g，清半夏 10g，茯苓 10g，陈皮 10g，生甘草 3g。15 剂，水煎服，日 1 剂。

六诊：服上方 20 剂，症状续减，咳嗽，痰多，色白，质黏，晚上发作；左侧肢木，乏力；吞咽困难，吃什么都需要喝水，心烦，眠佳，时有盗汗，大便 1 天 1 次，性子急，口水多，喜太息。舌淡红，苔黄厚腻，体歪斜，脉细滞。

处方：川牛膝 10g，怀牛膝 10g，桑寄生 30g，酒桑枝 30g，赤芍、白芍各 15g，炒杜仲 10g，川断 10g，竹叶 10g，灯芯草 3g，珍珠母 30g（先煎），干地龙 10g，天麻 6g，生甘草 6g。15 剂，水煎服，日 1 剂。配服活血通脉胶囊。

七诊：服上方20余剂，效可，乏力，休息后稍好，盗汗，怕冷，咳嗽，痰多，色白，质黏，吞咽困难，纳可，厌油腻，易发火，大便稍干，1~2天1次，小便黄，喜长太息。舌淡嫩，苔黄腻，舌下络瘀，脉同上，餐前血糖9.0以上。今从痰瘀热为主调之。

处方：清半夏10g，陈皮10g，茯苓10g，桃仁10g，赤芍20g，桑叶15g，竹茹15g，丝瓜络15g，丹参30g，党参15g，枸杞子15g，生石决明30g（先煎），天花粉10g，生甘草3g。15剂，水煎服，日1剂。

八诊：服上方15剂，左侧肢体外侧觉麻，左下肢觉无力，吞咽不利（左侧），配合针灸治疗。口不渴，口干，血糖、血压控制正常。舌淡，舌向左侧歪斜，苔薄白，脉细。

处方：生地黄15g，生白芍20g，赤芍15g，干地龙10g，怀牛膝10g，桑叶10g，竹茹10g，丝瓜络10g，北沙参15g，丹皮10g，枸杞子15g，生石决明30g（先煎），生甘草6g。15剂，水煎服，日1剂。

九诊：服25剂，效可，左下肢仍觉麻，无力，口干，口苦，咳嗽，有黄痰，欲再调方长期服用。舌质暗，苔黄腻略厚，脉沉滞。

上方生地黄改为30g，加通草6g，天麻6g，15剂，水煎服，日1剂。

十诊：服上方20剂，效佳，下肢麻减轻，偶咳嗽，痰白、黏，欲再调方。舌质暗，苔薄黄，脉细。

处方：炒火麻仁30g，生白芍30g，炒枳实10g，杏仁10g，桑白皮10g，大黄10g（后下），怀牛膝30g，生地黄30g，干地龙10g，通草6g，丹参30g。15剂，水煎服，日1剂。

按："中风"一证，治疗时相当棘手，临证之中亦如抽丝剥茧般，缓图为上，切不可急功近利，大剂猛攻，本案中患者病见头晕、恶心、呕吐、痰多，此为痰涎内盛；左下肢走路不利，且见舌紫暗、舌下脉络瘀暗，此为瘀血内阻，故辨证为痰瘀内阻，乃立涤痰活血化瘀之法，以温胆汤为基本方，辅以活血化瘀之品，其中桑叶、竹茹、丝瓜络三味药配合使用，既可清肝，又可疏肝活络，清代著名医家王孟英论述："若血虚有火者，余以竹茹、桑叶、丝瓜络为君，随证辅以他药，极有效。盖三物皆养血清热而熄内风。"患者服药后痰明显减少，故二诊及三诊仍守涤痰活血化瘀大法不变，并根据患者情况酌情加减，后又根据病情，辅以补肝益肾、活血祛瘀之品，病情逐渐好转，期间嘱患者配服活血通脉胶囊，本由一味水蛭组成，只因水蛭乃活血之要药，在治疗干血、久瘀方面效极佳。

## 瘿证

**案1** 郭某，女，56岁，以“双手颤1年”为主诉于2012年1月初诊。症见：时有双手颤抖，双眼外凸，水肿，眼珠胀，晨起明显，颈部不肿大，出汗较多，心不慌，纳食一般。眠差，入睡难，一般4~5h，甚时彻夜难眠；醒后出汗，身热。二便可，时口苦，腰腿痛，停经4年余，白带正常。舌质淡，苔薄白，脉沉弦。既往有糖尿病史4年。中医诊断为瘿证，属心肝火旺证，治以清心泻肝为主。

处方：夏枯草30g，黄芩10g，茺蔚子15g，赤芍15g，丹皮10g，桑白皮10g，地骨皮10g，竹叶10g，灯心草3g，地肤子15g，泽泻10g，菊花10g（后下），谷精草30g，生甘草3g。10剂，水煎服，日1剂。

二诊：服上方20余剂，眼胀减轻，汗出减少，心慌手颤消失。现症：眼胀，流泪，眠差，入睡困难，易醒，醒后出汗，左手指尖发麻，口干、口苦，食欲差，双膝关节疼痛，怕凉，手脚发热，乏力，眼突，二便调，大便时干，舌质淡红，苔薄白，脉沉滞。

守上方茺蔚子改为30g，加生石决明30g（先煎），制香附6g，青葙子15g，决明子10g。20剂，水煎服，日1剂。

三诊：服上方30余剂，眼睛外凸减轻，视力较前好转，双膝关节疼痛好转，夜间醒后仍汗出，面部出汗，但较前减轻，睡眠好转。口苦、不渴、食欲差、口淡无味；大便质可，日2~3次，小便可。眼角痒，流黏泪，咽痒，咳嗽，右胁下饭后撑胀感。舌质淡红，苔薄黄，脉沉弦。

处方：夏枯草30g，酒黄芩10g，茺蔚子30g，丹皮10g，菊花10g（后下），生石决明30g（先煎），制香附6g，生薏苡仁30g，地肤子15g，青皮10g，谷精草30g，生甘草6g，白蒺藜10g。20剂，水煎服，日1剂。

四诊：服上方25剂，眼睛已不憋胀，流泪减轻，出汗减少，眠好。现：口苦，不渴，纳可，口淡无味，大便稍干，咽痒时咳嗽。舌质淡红，苔薄黄，脉沉弦。

守上方去地肤子、白蒺藜，加槐花30g，桑叶10g，决明子30g，泽泻10g，20剂，水煎服，日1剂。

五诊：服上方20剂，眼稍突，左内、外眦痒，口苦，饮食无味，双眼见风流泪，腰痛，夜眠时手麻，眠浅，常打喷嚏，鼻痒；时有白带，量少，色白；阵发性耳鸣如蝉。二便可。舌质暗红，苔后部厚略黄，脉沉弦。

处方：生地黄15g，牡丹皮10g，赤芍15g，夏枯草30g，珍珠母30g（先煎），防风10g，地肤子15g，木贼草10g，生薏苡仁30g，生石决明30g（先煎）。15 剂，水煎服，日 1 剂。

六诊：服上方 15 剂，眼突已较前明显好转，眼胀减轻，觉口中有异味，鼻内有臭味，视物仍觉模糊，腰痛，纳一般，口苦，眠差，入睡困难，每晚睡 2~3h；大便干，日 1 次，小便可。舌质红，苔薄黄，脉沉滞。

处方：茺蔚子 30g，夏枯草 30g，黄芩 10g，栀子 10g，赤芍 30g，珍珠母 30g（先煎），生石决明 30g（先煎），生薏苡仁 30g，生甘草 6g。20 剂，水煎服，日 1 剂。

按：《素问》云："诸风掉眩，皆属于肝。"患者双手颤抖，目珠胀痛，夜间燥热汗出，脉沉弦，为肝阳上亢，化火生风所致。肝火扰心，心神不宁，故见夜寐难安，治疗当以清肝降火为主，自拟方，以药对为主，夏枯草配茺蔚子清肝明目，散结消肿；黄芩配栀子走胆经，清泄少阳，凉心去热；竹叶配灯心草，为竹叶灯心草汤，清心降火，除烦安眠；赤芍配丹皮，凉血化瘀；桑皮配地骨皮，取泻白散之义，清金平木；菊花配谷精草，清热明目；珍珠母配生石决明，平肝潜阳。服药加减共服 70 余剂，目胀已不明显，眠佳，目突基本痊愈。

**案 2** 李某，男，34 岁，以"甲状腺肿大伴疼痛 3 个月"为主诉于 2010 年 10 月初诊。症见：甲状腺肿大、疼痛，全身乏力，汗出不多，无发热，食欲差；眠差，入睡难，易醒，醒后难再入睡，二便调，舌淡，苔白厚腻，脉沉滞。既往有甲状腺炎病史。中医诊断为瘿证，属痰火结聚证，治以清热化痰散结为主，处以消瘰丸加味。

处方：玄参 30g，大贝 10g，生牡蛎 30g（先煎），陈皮 10g，连翘 10g，夏枯草 30g。15 剂，水煎服，日 1 剂。

复诊：服药后，效佳，乏力，纳差，眠差较前好转，夜尿 5~6 次，大便可。舌淡，苔黄厚腻，边有齿痕，脉沉滞。

处方：上方夏枯草增至 60g，加川芎 10g，皂刺 10g，制半夏 10g，蜈蚣 2g，先煎夏枯草冷后代水煎药，15 剂，水煎服，日 1 剂。

三诊：服药后，效可，现配合西药治疗，眠差，服镇定安神药方能入睡；入睡困难，眠浅。舌淡，边有齿痕，苔白厚腻，脉沉滞。

处方：制半夏 10g，陈皮 10g，茯苓 10g，炒枳实 12g，竹茹 30g，黄连 6g，生百合 30g，小麦 30g，生龙牡各 30g（先煎），生甘草 6g。6 剂，水煎服。

四诊：服上方 18 剂，入睡已不困难，眠浅多梦，甲状腺刺痛明显减轻，口干苦，多饮，饮水解渴，纳可，舌下脉络迂曲，脉沉有力。

处方：玄参 30g，大贝 10g，生龙牡各 30g（先煎），夏枯草 15g，连翘 10g，黄芩 10g，陈皮 10g，生甘草 3g。15 剂，水煎服，日 1 剂。

按：患者有甲状腺炎病史，病情复发，颈部肿大疼痛，舌质淡，苔白腻，脉沉，为痰火结聚颈项所致。痰火扰心，心神失守而见眠差，此时当辨证与辨病相结合，方选消瘰丸消散瘿瘤，加夏枯草、连翘清热解毒散结，陈皮燥湿化痰。药服15剂，诸症明显缓解，继增夏枯草用量，加软坚散结，化痰解毒之品，诸症消退大半，主次症状发生变化，以睡眠障碍为主，辨为痰火扰心，黄连温胆汤合甘麦大枣汤加减，清热化痰，安神养心。药服18剂，睡眠改善，颈部又见刺痛，肝火炎上之证显著，继以治疗瘿病为主，选消瘰丸以巩固。

# 第三章　脾胃系病证

## 胃痛

**案1**　顾某，男，46岁，以“胃痛3年，加重1年”为主诉于2013年1月2日初诊。症见：腹胀，晨起腹部疼痛，按揉后或大便后，症状缓解。纳少；眠可，二便可。舌质红，苔薄白，脉沉细。3年前出现早晨5~6点胃、腹部不适，空痛，程度不重，如厕后症状缓解，曾服西药，效可，近1年来，症状反复出现，胃镜示：糜烂性胃窦炎。HP（+）。

处方：清半夏10g，槟榔10g，制鳖甲10g，炒枳实10g，桔梗6g，前胡6g，党参10g，吴茱萸3g，生黄芪15g，延胡索10g，煅乌贼骨15g，煅瓦楞子15g，蒲公英15g。10剂，水煎服，日1剂。

按：延年半夏汤，《古今录验》方，载于《外台秘要》。其临床应用指征：①凡见胃部时有剧烈之疼痛者，且疼痛往往波及左侧胸部及肩胛部；②凡见患者喜屈其上体抵压疼痛之部位，以冀图减轻疼痛者；③疼痛时发时止者；④多嗳气欠伸，呕吐后疼痛可缓解者，均可投用本方。就本病辨证要点而言，以胃脘部空痛，弯腰揉按后觉舒，最是关键，就其病机而言可概括为寒痰中阻，脾虚气滞。延年半夏汤化痰消痞，益气养阴，消补兼施，不管是咳嗽、哮喘、胃痛、胃炎等，只要抓住病机，都能取得满意效果。方用吴茱萸、干姜、人参，即仲景之吴茱萸汤，去大枣，以其助湿生满之故。前胡在《名医别录》中载其有疗痰满，胸腹痞结之效，槟榔在《名医别录》言其有“除痰澼，消水谷之能”，以上诸药合用，其暖土豁痰之义，已然呼之欲出，然痰阻气滞之证，暖土豁痰是其一端，行气，消痞散结，亦要考虑周全，故再佐以辛燥之半夏，破滞气之枳实，散结之鳖甲，行气之桔梗，合而用之，方称理法完备。

**案2**　吴某，女，22岁，以“胃痛3年”为主诉于2013年1月9日初诊。症见：胃痛，常于夜间眠中出现，饭前、饭后亦痛，腹不胀，大便偏干。舌质暗，脉沉滞。2010年5月于南阳市某中心医院查胃镜示：胆汁反流性胃炎伴糜烂。2011年复查胃镜示：慢性浅表性胃炎伴窦部隆起糜烂伴胆汁反流，食管炎（符合念珠菌性食管炎镜下指征），于2011年8月在浙江桐乡市某中医院行胃窦息肉隆起行电切术，术后胃出血，大便带血，输液治疗一周。2012年复查胃镜示：食管、胃、十二指肠未见异常。

处方：丹参 30g，檀香 3g（后下），砂仁 3g（后下），五灵脂 10g，蒲黄 10g（先煎），生百合 30g，乌药 10g。6 剂，水煎服，日 1 剂。

按：丹百汤是自拟的经验方，药由丹参、檀香、砂仁、瓜蒌、郁金、生百合、乌药组成，治疗由气滞血瘀所致的胸痛、腹痛、胁痛等病症；由丹参饮与百合汤加瓜蒌、郁金而成，结合此案而言，胃痛已有 3 年，以痛为主。久痛入络，要考虑瘀血情况，故在此病案中，丹百汤之用去瓜蒌、郁金，合失笑散以活血化瘀，行气止痛。

**案 3** 张某，男，67 岁，以“间断性胃痛十余年，便秘 3 年”为主诉于 2013 年 1 月 18 日初诊。症见：胃痛，纳呆，便秘，身乏力；眠差多梦，夜眠 1~5h；尿等待、尿频，夜尿 4~5 次；口中乏味。舌有火辣感，舌质红，苔黄厚偏干，脉沉滞。平素食欲差，间断性胃痛，稍食不慎则胃内隐痛不适，近 3 年出现便秘，3~5 天 1 次，开始解出大便如栗状，后条状，但仍干。既往史：椎间盘突出 3 年，前列腺炎 10 余年、脑血管硬化（未见单）。

处方：当归 15g，生地黄 30g，桃仁 10g，红花 6g，赤芍 10g，柴胡 6g，川芎 6g，桔梗 6g，炒枳壳 6g，怀牛膝 15g，决明子 30g，制首乌 30g，生甘草 6g，肉苁蓉 30g。15 剂，水煎服，日 1 剂。

二诊：服上药一月余，效可，大便 2~3 天 1 次，不太干；仍眠差多梦，醒后难以入睡，耳鸣如蝉，头目不清醒；纳食可；小便夜间 2~3 次，口内涩，右胁部不适。舌质淡，苔黄厚，舌灼烧感，脉细。冬季手脚冰凉。

处方：生地黄 30g，山萸肉 10g，泽泻 10g，生山药 15g，丹皮 10g，茯苓 10g，黄芩 10g，菊花 10g（后下），槐角 30g，决明子 30g，炒莱菔子 10g，砂仁 3g（后下）。25 剂，水煎服，日 1 剂。

按：血府逐瘀汤是我临床中应用颇为得心应手之方，所治病症之繁多，不胜枚举。一般而言，久病之人，又经他医屡治乏效者，可先用血府逐瘀汤，疏其气血，前人有云“百药不效，逐瘀一法”，虽示人治病之门径，但若以此指导血府逐瘀汤之运用，确有牵强之处，仍以辨证为前提。观血府逐瘀汤之组成，调气者有柴胡、枳壳、赤芍、甘草；理血者，有红花、桃仁、当归、生地黄、赤芍、川芎、怀牛膝等，此方乃由四逆散与桃红四物汤化合方而成，前者以行气开气郁，后者补血行血滞，气血畅达。此案胃疼 10 余年，几经他医诊治乏效，古人云，不通则痛，久痛致瘀。故用血府逐瘀汤疏达气血之壅滞，此即我疏利法之拓展应用，二诊时，服前方大便已改善，但仍 2~3 天 1 次，胃痛已不发作，结合患者年龄已高、头蒙耳鸣、右胁不适等及小便多，可知病机为肝肾之阴不足，故用六味丸加减，补肝肾之阴，不可因大便难，妄用峻利之药。

**案 4**　杨某，男，23 岁，以“胃痛 3 年余”为主诉于 2013 年 6 月 26 日初诊。症见：胃不适，胃痛，白天痛多；纳差，食后头晕，嗳气、矢气多，口有异味，食凉物易腹泻，乏力；小便黄。舌质紫暗，苔白，脉沉滞。曾做胃镜：慢性浅表性胃炎。3 年前因听力下降，治疗过程中服药过多，引起胃脘不适。

处方：柴胡 10g，陈皮 10g，川芎 10g，生白芍 10g，炒枳实 10g，制香附 10g，良姜 6g，延胡索 10g，蒲公英 15g，生薏苡仁 30g，生甘草 6g。10 剂，水煎服，日 1 剂。

按：患者平素有胃痛、嗳气、矢气多、易腹泻、尿赤等症状，辨为肝胃失和，挟湿热之邪。且胃痛不胀，病变已及血分，故处以柴胡疏肝散加减，加良姜止心气痛之攻冲，延胡索行气活血止痛入肝经，蒲公英、生薏苡仁清热祛湿入脾胃，二诊 2013 年 7 月 29 日，患者服药 10 剂，胃痛已消失。

**案 5**　刑某，男，32 岁，以“饭后胃脘疼痛四天余”为主诉于 2014 年 4 月 4 日初诊。症见：胃脘痛，饭后甚，不烧心，腹胀。腰痛 5 年余，下肢困，怕冷，心慌，多梦，尿频，早泄，眼干涩，发困，纳可，二便调。发病前饮酒较多，舌尖红，苔白厚，脉沉滞。

处方：炒神曲 10g，炒山楂 10g，炒麦芽 15g，陈皮 10g，石斛 10g，玉竹 10g，干姜 6g，熟地黄 10g，生甘草 3g。10 剂，水煎服，日 1 剂。

二诊（2014 年 4 月 14 日）：服上方 9 剂，效显，胃痛消失，饭后仍有腹胀，余症如前，纳可易饥，小便频数，大便可，怕冷明显，出汗少。舌淡红，舌尖红，苔白厚腻，脉沉滞。

处方：川芎 6g，炒苍术 10g，炒神曲 10g，制香附 10g，栀子 10g，白蔻 6g（后下），砂仁 3g，党参 10g，茯苓 10g。15 剂，水煎服，日 1 剂。

按：此为脾胃虚寒、失运夹有食积所致。投以消食理气之品，加以干姜温运，熟地黄补肾，使火能暖土。

**案 6**　曹某，女，50 岁，以“胃痛偶发 20 余年，加重半年”为主诉于 2013 年 4 月 22 日初诊。症见：胃痛，无规律，不胀，痛时以手按之则能减，几乎每天早晨 3~4 点胃痛，而后饮热牛奶则缓。患者半年前因生气出现胃痛加重，发作不规律，饱食则减，饥则痛甚。曾服中西药缓解。纳眠可，大便干，1~3 日一行，小便可。月经已乱。舌暗，苔薄黄，舌下络脉瘀阻，脉沉滞。

处方：蚤休 10g，白及 10g，炒枳实 10g，大贝 6g，生黄芪 15g，蒲公英 10g，五灵脂 10g，蒲黄 10g（包煎），丹参 30g，檀香 3g（后下），砂仁 3g（后下），大黄 3g（后下）。15 剂，水煎服，日 1 剂。

三诊（2013 年 7 月 5 日）：服上方 2 个月，胃痛发作次数减少，程度减轻，持续时间减少。纳眠可，服药后大便不干，但不顺畅，日1次。常晨起疲乏，困倦。舌暗淡，苔薄白，舌下络脉瘀紫，脉细。

处方：上方去大贝加煅乌贼骨10g，茯苓10g，10剂，水煎服，日1剂。

按：胃痛饥饿时加重，进食则缓解，综合其胃镜结果，知其为气滞血瘀，腐肉伤血之胃痛，治宜行气活血化瘀，敛疮平溃止痛。可用经验方溃疡汤合失笑散、丹参饮以治之。黄芪有生肌敛疮作用。此证也是病证结合的典型。

**案7**　孙某，男，65岁，以“胃脘不适1年余”为主诉于2013年11月18日初诊。症见：胃脘不适，进食时明显，时有胃痛，进食后则舒，下午较重。后半夜口干，饮水一般。二便可。舌质暗红，有裂纹，苔薄白，脉沉滞。患者平素易烧心、吐酸水，于去年8月食月饼后出现胃痛，查胃镜示：食管炎、慢性胃炎。幽门螺旋杆菌阳性（++）。服西药后症状好转。

处方：丹参30g，檀香3g（后下），砂仁3g（后下），生百合30g，乌药10g，煅瓦楞子30g，川楝子10g，延胡索10g，蒲公英15g。10剂，水煎服，日1剂。

二诊（2014年4月28日）：服上方22剂，胃脘不适有所缓解。现：胃脘部疼痛，饥饿时加重，时有灼热感，左前胸发闷，但胃不适时胸闷缓解，自觉左前胸不适处部位表浅，厌食生冷。脾气急，易汗出。口干，纳眠可，二便调。舌质淡红，苔黄厚，有裂纹，脉沉滞。

处方：川芎10g，炒苍术10g，炒神曲10g，制香附10g，栀子10g，柴胡10g，清半夏10g，黄芩10g，蒲公英15g。15剂，水煎服，日1剂。

三诊（2014年7月10日）：服上方1月余，觉纳食可，胸闷。现：胃痛，下午加重，按之稍减。现做埋线治疗胃痛并服中药，但反应大，呕吐清水。2014年5月19日于新乡市中心医院查胃镜示：反流性食管炎，浅表性胃炎伴糜烂，HP（+）。舌质红，苔薄黄，脉沉滞。

处方：蚤休10g，白及10g，延胡索15g，杏仁10g，大贝10g，蒲公英15g，炒神曲10g，炒麦芽10g，炒谷芽10g，丹参30g，檀香3g（后下），砂仁3g（后下）。15剂，水煎服，日1剂。

按：一诊时，患者胃脘不舒进食时明显，时有胃痛，结合其病情有一年余，胃腑以通为顺，当以通法来治疗，故从气滞血瘀入手，方用丹参饮（丹参、檀香、砂仁）、百合汤（百合、乌药）、金铃子散（川楝子、延胡索）三方以理气活血、行瘀止痛，煅瓦楞子以抑酸，蒲公英清热解毒。陈修园在《时方歌括》中提到“此三方，皆治心胃腹痛，服热药不效，宜之”。三方合用以“通血以和气，调气以和血”来治疗痛证，效果明显。结合现代检查，患者有幽门螺杆菌阳性表现，我常用蒲公英，因其杀菌效可。

二诊时，患者胃脘不适减轻，以痛为主，伴有左胸发闷的症状，此次，从木土壅郁来考虑，运用和法来治疗胃痛，方用越鞠丸合小柴胡汤以行气解郁，和畅三焦。经曰："诸气膹郁，皆属于肺"，季楚重又云"然肺气之布，必由胃气之输；胃气之运，必由三焦之化。甚至为痛、为呕、为胀、为利，莫非胃气不宣，三焦失职所致。"

三诊时，患者胸闷减，仍有胃痛，伴有呕吐清水现象，结合现代检查，患者有糜烂性胃炎，仍从胃论治，用自拟方平溃汤（白及、蚤休、延胡索、蒲公英、煅瓦楞、枳实）合丹参饮加减治疗，以和络化瘀、敛疮平溃；炒神曲、炒麦芽、炒谷芽以健运脾胃；杏仁化痰降气，大贝化痰开郁散结。久病多虚、多瘀，"腑以通为用，胃以通为补"，故此病案始终以通为治疗大法。

**案8**　吴某，男，60岁，郑州市，已婚。以"胃痛10年"为主诉于2014年12月1日初诊。症见：胃痛、胃胀午后加重，夜间痛甚不得眠。失眠多梦，夜间口苦，精神困乏，气短，手脚发凉，纳食减少。二便调。舌质红，苔白略厚，脉沉滞。2014年11月22日于河南省人民医院检查：慢性浅表性胃炎、胃窦炎，轻度胃下垂。近2个月加重。

处方：丹参30g，檀香3g（后下），砂仁3g（后下），制鳖甲10g，炒槟榔10g，大枣炒黑4枚为引。10剂，水煎服，日1剂。

二诊（2014年12月15日）：服上方10剂，胃痛未发作，过去平均1个月发作1~3次。现自觉腹部下坠感，左侧较明显，晨起大便后下坠明显，须休息半小时方能缓解。舌暗红，苔白微腻，脉细。上方加生百合30g，乌药10g，继服10剂。

按：该患者胃痛，现代医学已明确诊断为慢性浅表性胃炎、胃窦炎，轻度胃下垂，对症治疗，其发病时间久，下午至夜间痛多、夜间口苦，手脚凉等症判断病在里、在阴。辨证要点："阴维为病苦心痛。"点出病的部位、性质。《难经·二十九难》："阳维为病苦寒热，阴维为病苦心痛。"三阳俱属于表，与阳维脉交会于头，故其证以寒热为主；三阴俱属于里，与阴维脉交会于腹，故其证以心腹痛为主。阴维脉病候是对足三阴病候共同点的高度概括。《时方歌括》曰：丹参饮中用檀香，砂仁合用成妙方，血瘀气滞两相结，心胃诸痛用之良。鳖甲能滋肝肾之阴而潜纳浮阳，能软坚散结，且可破瘀通经治疗胸胁痛。枣槟汤是民间治疗胃痛的验方。诸方合用，收效甚著。复诊效不更方。

**案9**　董某，男，38岁，1975年6月10日初诊。患者胃痛间断发作已10年，发无定时，一月一次，或数月一次，每次发作剧烈疼痛。本次发作，中西药治疗无效，注射哌替啶亦毫不止痛，予初投木香、吴茱萸、丁香、良姜、半夏、大黄等味亦无效，即是痛止几日，又复发作。继予丹参饮原方（丹参

30g，檀香 3g，砂仁 3g），服后 1 小时痛止，又断服数付，未再疼痛。

按：丹参饮本调气化瘀之方，本胃痛发无定时，且又剧烈疼痛，投散寒理气之剂不效，改用丹参饮，其痛立止，可见此痛乃血瘀气滞所致。证之临床，凡属血瘀气滞之心腹疼痛，用之多有良效。陈修园赞其方说："心腹诸瘀有妙方，丹参十份作提纲，檀砂一份聊为佐，入咽咸知效验彰。"

**案 10** 陈某，女，50 岁，胃脘痛间断性发作已 3 年，发作时，剧烈疼痛，打针吃药，难止疼痛。近 8 年来，每到夏季，自觉背部如鏊子样热，疼痛仍然发作。生气及月经来潮，易于诱发，痛时满闷，恶心呕吐，窜至胸胁部亦痛，曾服温热药较多。近 10 天来，一直疼痛。1977 年 5 月就诊于予，舌质光红，口干，脉细数，以丹参饮合百合汤治之。

处方：丹参 30g，檀香 3g（后下），砂仁 3g（后下），生百合 30g，乌药 9g。水煎服，3 剂痛止，又继服 6 剂以巩固之。

按：此为气滞血瘀疼痛，气滞日久，易于化火，即"气有余便是火"之理，温热药味，又助其火，更伤其阴，故舌质光红，口干背热，脉象细数。重用百合轻清之品，以养胃腑，气滞日久，必及其血，即"痛久入络"之义，故生用丹参以活血通经，况丹参又是微寒之品，用之更为适宜。正如清代陈修园赞美二方曰："心腹诸疼有妙方，丹参十分作提纲，檀砂一分聊为佐，入咽咸知效验彰。""久痛原来郁气凝，若投辛热痛频增，重需百合轻清品，乌药同煎亦准绳。"我遇此证皆用此方，每获良效。

**案 11** 乔某，男，54 岁，胃脘痛已数年，发无定时，一般一个月左右发作一次，多在受凉后发作，发作时剧烈疼痛，寸步难行。患者云：若在外出时发作，地上就是石头窝，也得躺下，痛时呕吐腹胀，屡经治疗无效。我当时带领河南中医学院学生在其处巡诊，至其家时，正值患者疼痛之际，诊为气寒结滞之证。

处方：干姜 15g，良姜 15g，吴茱萸 12g，肉桂 9g，广木香 9g，槟榔 12g，半夏 12g，丁香 6g，酒大黄 9g。2 剂，水煎服。

复诊：1974 年 6 月 18 日患者述，上方服 1 剂痛即大减，服完第 2 剂痛止，照上方减大黄量，继服 3 剂。

按：此胃伏寒邪，感寒即发，寒主收引，经脉绌急，故疼痛暴作而且剧烈。本方除温中散寒、理气止痛之力较强外，还妙在大黄一味，因为气寒结滞，腑气不通，非大黄通导，不能斩将夺关。依予之验，此种痛证，于温中散寒药物中加入大黄，视为必不可少。

**案 12** 韩某，女，57 岁，2005 年 9 月 19 日以"胃部疼痛 30 余年，脓血便近 1 年"为主诉就诊。患者 30 年前开始胃痛，饭后加重，饮食不当时凌晨

2点左右出现胃痛。1年前因精神刺激，出现脓血便，日1次，口干，盗汗，头晕，左耳时鸣，有时膝、肘、踝关节痛，食欲尚可，睡眠稍差，易疲劳，舌质暗，苔薄黄，脉细。既往史：子宫肌瘤子宫全切术。诊断为胃痛、便血（脏毒之病），为胃肠积热、腐肉伤血、传导失常所致，当以清热燥湿、化瘀止血为法。方拟济生乌梅丸加减。

处方：白僵蚕10g，乌梅10g，醋槐花30g，黄芩10g（炒黑），生白芍15g，防风10g，地榆15g，金银花10g（炒黑）。10剂，水煎服，日1剂。

二诊（2006年2月10日）：服上药后大便下血愈，胃痛亦愈。现尿血10天，尿痛，劳累后已发作，尿常规：RLD（+3），口干耳鸣，小腹痛、腰痛，大便正常，舌质暗红，苔黄厚而干，脉细。

处方：生地黄15g，竹叶10g，通草6g，车前草30g，海金砂15g，瞿麦30g，知母10g，黄柏10g，萹蓄30g，蒲黄10g（包煎），小蓟30g，生甘草6g。10剂，水煎服，日1剂。

按：患者胃痛日久，气机不畅，肝失疏泄。郁久生热，肝乘脾土，运化无力，湿邪内生，湿热交结，下注大肠，腐肉伤血，传导失常，便血下坠。辨证中注意其因，肝郁化热乃便血之因，故在用黄芩、地榆、金银花、槐花清热燥湿、凉血止血的同时，用乌梅、白僵蚕、白芍、防风缓肝疏肝，使肝气条达；肝苦急，急食甘以缓之，酸收之。气机调畅，纳运传导正常而病愈。方中领衔药味是济生乌梅丸，陈修园谓其治大便下血如神，并赞之曰："下血淋漓治颇难，济生遗下乌梅丸，僵蚕炒研乌梅捣，醋下几回病即安。"唐容川谓该方"以乌梅敛肝风，以僵蚕息肝风，风平火息，而血自宁矣"。证之临床，用之得当，疗效较好。

**案13**　苏某，男，24岁，以"反复胃痛5年"为主诉于2011年3月初诊。症见：每食生冷、硬饭，饭后行走会出现胃痛、隐痛，凌晨3~6点烧心，疼痛，胃痛时，按之加重；食油腻辛辣之品，会出现烧心泛酸，无口干苔，平时喜热饮较多，食欲可，眠可，大便不成形，次数不规律，小便可。服中药20余剂（大柴胡汤加减）胃痛有减轻，但大便状况未改善，舌质淡红，舌苔黄厚边有齿痕，舌底脉络迂曲，脉细滞。钡餐检查：胃轻度下垂。中医诊断为胃脘痛，寒凝气滞证，治以温里散寒、理气止痛为主，良附丸合失笑散加减。

处方：高良姜10g，制香附10g，五灵脂10g，蒲黄10g（包煎），煅瓦楞子30g。10剂，水煎服，日1剂。

复诊：服上方20剂，效佳，胃痛明显减轻，现偶有饮食不慎出现胃痛、烧心，食欲可，眠可，二便调，胃痛时按之加重。舌质淡红，舌尖红，苔小黄，舌底脉络迂曲，脉细弱。

上方去瓦楞子，高良姜改为6g，制香附改为6g，加入炮干姜6g，炒神曲10g，丹参30g，檀香3g（后下），砂仁3g（后下），15剂，水煎服，日1剂。

按：患者近5年每食生冷、硬饭，饭后行走出现胃痛，平时多喜热饮，大便次数多，便稀，胃寒凝滞，用良附丸以温胃中之阳气，阳气生则阴霾散，合失笑散祛瘀止痛显奇功，瓦楞子也有制酸止痛的作用。二诊诸症减轻，良姜、香附改为6g，合丹参饮，化瘀理气止痛。治疗体现选方准确（良附丸、失笑散、丹参饮），用药精当（不足十味），收效良好。

## 胃胀

**案1**　患者孟某，男，57岁，以“胃胀，反酸，烧心2年余”为主诉于2013年1月2日初诊。症见：胃胀，不知饥，反酸，饭后反酸较重，烧心，睡眠一般，二便可。苔质暗淡，苔中有裂纹，脉细。因应酬多，出现上症，曾检查：糜烂性胃炎，反流性食管炎，服奥美拉唑等药有效。

处方：蚤休10g，白及10g，炒枳实10g，煅乌贼骨15g，生黄芪15g，蒲公英15g，炒神曲10g，炒山楂15g，炒麦芽15g。10剂，水煎服，日1剂。

按：该方是自拟的治疗胃痛、胃胀、反酸、烧心、纳呆等症的经验方，但临床应用时，可结合西医临床诊断，如其有消化性溃疡（胃溃疡、十二指肠溃疡）时，方中的主药为蚤休、白及、炒枳实、乌贼骨、黄芪，用蚤休是多年临床经验，对于各种慢性胃炎其用之有良效，现代药理研究表明，其有镇静、止痛、抗炎作用；乌贼骨用意有二，一则制酸以止灼热或痛，二则治疗患者大便稀溏或解之不尽感；炒枳实一则行气，二则收缩平滑肌；黄芪之用取其敛疮生肌之效。我认为消化性溃疡属中医疮疡类，故用黄芪补其不足，同时敛疮生肌。全方药简力宏，颇具衷中参西之意。

**案2**　梁某，男，82岁，以“胃脘胀痛两月余，加重20余天”为主诉于2014年3月3日初诊。症见：胃脘胀，白天轻，晚饭后加重，嗳气烧心，纳少眠可，口干饮水多，每天一暖瓶水；抽烟多，日2包；年轻时饮酒多，1斤左右（现已戒）；大便干，日1次。舌淡紫，苔黄厚干，脉弦。

处方：藿香10g（后下），佩兰10g（后下），白蔻10g（后下），玫瑰花6g，鸡内金10g，党参10g，生石膏30g，知母15g，天花粉10g，生甘草3g。10剂，水煎服，日1剂。

二诊（2014年4月18日）：服上药30剂，腹胀、腹痛减轻，时有发作。现：胃胀时作，矢气少，大便干结难解，1天1次，量少，小便黄，饮水多，眠可。听力下降，活动后喘闷（有冠心病、糖尿病、高血压）。

处方：全瓜蒌30g，丹参30g，鬼箭羽30g，党参15g，茯苓10g，决明子

30g，天花粉10g，冬瓜子30g，生薏苡仁30g，山萸肉10g，瞿麦30g，佩兰10g（后下）。10剂，水煎服，日1剂。

按：此为胃胀。因患者有长期饮酒抽烟史，酿湿生热。《灵枢·论勇》："少俞曰：酒者，水谷之精，熟谷之液也，其气慓悍，其入于胃中，则胃胀。"基于患者脾湿胃热之病机，故化太阴之湿，清阳明之热为则，患者服上方30余剂胃胀痛大减。临证时要多问，要问其应酬、烟酒、职业、居所等等，求病治本。"谨守病机，各司其属，有者求之，无者求之"。

**案3**　张某，女，46岁，以"胃胀两年余"为主诉于2013年5月18日初诊。症见：胃胀，不痛，无明显规律，饭后重，觉有气顶，胃中不适，咽喉异物感。纳可，不敢多食，眠一般。晨起口苦，平素易心烦急躁，时有烘热汗出。大便溏结不调，小便可。今年断经。舌淡红，胖大，有齿痕，苔薄黄，脉沉滞。

处方：炙甘草15g，小麦30g，黄连6g，蒲公英15g，柴胡10g，炒枳壳10g，生白芍10g，清半夏10g，厚朴10g，苏梗6g，大枣6枚（切开）为引。10剂，水煎服，日1剂。

二诊（2013年6月28日）：胃仍胀，大便正常。

处方：清半夏12g，干姜10g，党参10g，黄芩10g，黄连6g，香橼10g，蒲公英30g，生甘草6g。10剂，水煎服，日1剂。

三诊（2013年9月2日）：服上方30剂，效显。现：胃胀明显好转，能吃饭，胃脘偶尔痛，生气时明显。咽部有异物感，气顶已不明显。纳少，大便调。晨起偶尔口苦，左眼角有脓腔，流脓，不想手术。仍烘热汗出，易急躁心烦，自觉舌尖有麻辣感，怕冷，手脚发凉。舌质红，苔腻，脉沉滞。

处方：川芎6g，炒苍术10g，炒神曲10g，制香附10g，栀子6g，灯心草3g，连翘10g，蒲公英15g，小麦30g。10剂，水煎服，日1剂。

另：黄连6g，黄柏6g，1剂，煎水外涂左眼角患处。

按：患者因生气而出现胃胀，伴随咽喉异物感，易心烦急躁，烘热汗出，大便溏结不调，考虑为气滞痰凝、郁火伤阴之脏躁证，拟疏肝解郁、柔肝缓急之法治之，故以四逆散合甘麦大枣汤、半夏厚朴汤为底方加减，结合现代药理研究，加蒲公英抑制幽门螺杆菌。二诊时胃仍胀，大便正常。转换思路，从痞证论治，拟辛开苦降之半夏泻心汤加疏肝解郁、理气和中之香橼以治之，患者服之30剂，胃胀明显减轻，仍心烦急躁，烘热汗出。三诊仍从郁证论治，拟行气解郁之越鞠丸合补益心脾之甘麦大枣汤善后。

**案4**　房某，男，54岁，以"胃胀20天"为主诉于2013年4月26日初诊。症见：偶有胃胀，乏力，走路没劲伴胸闷，视物模糊。饭后觉胃中堵塞，矢气多，异味重。口干渴，每天饮水3~4L，大便头干后稀，日1次。小便频。吃饭菜多，主食少。平时口服金水宝6年，六味地黄丸2年。舌质红，胖大，苔黄厚，脉沉滞。既往发现血糖高，最高11mmol/L，未服降糖药；体胖，血压、血脂不高，每天中午喝三两酒；2007年行肾结石手术。

处方：白茅根30g，滑石30g（包煎），鬼箭羽30g，冬瓜子30g，生薏苡仁30g，泽泻15g，白豆蔻10g（后下），生山药30g，鸡内金10g，生甘草3g，清半夏10g，茯苓10g，佩兰10g（后下）。20剂，水煎服，日1剂。

二诊（2013年6月）：服上方40剂，效可，胃胀减轻，服药后胸闷消失，眼模糊减轻，胃中堵塞感消失。停药十几天又反复。矢气减少，基本正常。现口黏，口渴喜饮凉开水，喝水多。心烦易怒，停药后大便干，日1次。小便频好转，基本正常。眠差，纳可，近10天喜吃咸饭。舌质红，胖大，苔薄黄，脉沉滞。

处方：炒神曲10g，炒麦芽15g，炒山楂15g，鸡内金10g，冬瓜子30g，生薏苡仁30g，决明子15g，佩兰10g（后下），栀子10g，竹叶10g，连翘10g，荷叶10g，生甘草3g，鬼箭羽30g。20剂，水煎服，日1剂。

按：湿热内郁证，湿气阻滞，胃失和降则矢气频，湿邪困阻脾阳则脾失健运而乏力，口渴，小便频数。故以清热利湿、健脾行气之法治之。白茅根、滑石、鬼箭羽、冬瓜子、泽泻清热利湿，薏苡仁、茯苓健脾利湿，生山药补益脾气，白蔻、佩兰芳香化湿。

## 胃脘灼热

**案1**　朱某，女，60岁，以“胃脘灼热1月余”为主诉于2013年1月16日初诊。症见：持续性反酸，不烧心，晨起饭后有胃胀不适，偶有吃饭时易反胃，有时心慌，头懵（眼前黑），休息后症状缓解；眠可；二便调。舌质暗红，苔黄厚，脉细。自述2005年查胃镜示：糜烂性胃炎，HP（++）。自述曾做心电图无明显异常。

处方：藿香6g（后下），陈皮10g，苏叶6g（后下），茯苓10g，炒神曲10g，煅瓦楞子30g，黄连6g，吴茱萸1g。6剂，水煎服，日1剂。

二诊：服上方6剂，效可，胃酸减轻。现：偶有胃反酸，不烧心，近1月余出现左侧乳房胀痛，有乳腺增生病变，发硬；眠可；二便调。舌质红，苔白厚腻，舌底脉络略迂曲，脉沉滞有力。上次诊后查出胃幽门螺旋杆菌呈阳性。

处方：柴胡10g，陈皮10g，川芎6g，生白芍10g，制香附10g，炒枳实10g，炒王不留行30g，青皮10g，蒲公英20g，蚤休6g，炒神曲10g，生甘草3g。10剂，水煎服，日1剂。

三诊：服上方10剂，左乳胀痛减轻。现：胃酸，不烧心，口内泛酸，饭前、饭后均有；纳眠可，大便不干；舌质暗红，苔白腻，脉沉滞。

处方：川芎10g，炒苍术10g，炒神曲10g，制香附10g，栀子10g，蒲公英15g，煅瓦楞子20g，大贝6g，青皮10g。10剂，水煎服，日1剂。

按：湿阻气机，胃气失降，出现胃胀；湿蒙清窍，故时有头晕。吞酸，舌苔黄厚腻，是湿中蕴热之象，故用藿香正气散芳香以醒脾化湿，再合左金丸，辛开苦燥，两药相反相承，用于此病，尤为确切！现代仪器检查是四诊的延伸，不能排斥。本病检查出幽门螺杆菌阳性，加蒲公英可以抑制之，这是用药经验。

**案2** 樊某，男，75岁，以“胃脘灼热1周”为主诉于2013年7月17日初诊。患者腹泻4天后，口服诺氟沙星泻止。大便成形后胃脘灼热不适，隐痛，不吐，口腔异味，口苦，晚上口干。曾服舒乐安定20余年，近1个月眠差，多梦，时噩梦。纳可。舌暗淡，苔薄黄，脉细。既往冠心病史20余年，高血压病20余年，脑梗死史。

处方：炒神曲10g，炒麦芽15g，炒山楂15g，砂仁3g，炒白扁豆10g，黄连3g。6剂，水煎服，日1剂。

二诊（2013年7月22日）：胃灼热不适感已愈。现高血压服药控制：120/50mmHg，心率：43次/分，偶发房颤，1年发作1次。活动后心率加快，胸闷不适，走路乏力，语声低，汗多，口唇干，饮水多。眠差，服2片安定亦不能入睡，噩梦多。饭后心率加快，觉胃不舒适。舌暗红，苔黄有裂纹，脉缓、弦。

处方：党参10g，麦冬15g，五味子10g，丹参30g，小麦30g，节菖蒲6g，远志10g，竹叶10g，灯心草3g，胆南星6g，生甘草3g。10剂，水煎服，日1剂。

三诊（2013年8月14日）：上方未服，期间因血压高住院治疗。现：心慌，出汗多，胸不闷，眠差，口干渴。纳可，大便正常。房颤发作。吐黄痰，不咳。舌暗红，舌体胖，苔黄，脉细弱。

处方：生地黄15g，竹叶10g，麦冬20g，炒枣仁30g，茯苓10g，茯神10g，柏子仁6g，生龙骨30g，生牡蛎30g，小麦30g，生甘草6g，山萸肉10g，大枣4枚为引。10剂，水煎服，日1剂。

按：患者先为腹泻，腹泻止后有胃脘灼热，口臭、口干、口苦等一系列胃脘的热象，然患者年老，且除此以外全身并无大实之象，故不能苦寒清热，此热当是脾胃升降失常，大体恢复后仍有遗留的饮食积滞，郁而化热，故当以焦三仙、砂仁、白扁豆消食化积，醒脾行气，大气一转，郁热自除。佐以少量黄连清在标之胃热。以缓剂轻消积滞郁热，6剂即收效。

## 膻中灼热

赵某，女，57岁，以“膻中部位灼烧感1月余”为主诉于2013年6月24日初诊。症见：膻中部位灼烧，口苦，口不干，两肋胀痛，饭量大，消瘦，浑身酸软无力，眠一般。大便觉解不净，不干。月经已断5年。舌质暗，苔薄黄，脉沉滞。10天前于本地查胃镜示轻微炎症（未见单），服奥美拉唑20余天，灼热感减轻。近查有甲状腺功能亢进，未服药。以丹栀逍遥散为主方治之。

处方：柴胡10g，生白芍10g，当归10g，炒白术10g，茯苓10g，薄荷3g，制香附10g，丹皮10g，栀子10g，蒲公英15g，生甘草6g。10剂，水煎服，日1剂。

二诊（2013年9月25日）：服上方40余剂，效可，灼热感消失。现眼干涩，昏，怕见光，眠差，多梦。白天困不能睡，夜间睡不着，不心烦，易出汗，动则汗出。口苦，不渴，大便3日1行，不干，有解不净感。舌淡，苔薄黄干，脉沉滞。

处方：当归10g，生地黄10g，天冬10g，麦冬10g，炒枣仁30g，桃仁6g，玄参15g，北沙参10g，丹参15g，茯苓10g，桑叶10g，竹茹10g，丝瓜络10g，生甘草6g，黄连3g。10剂，水煎服，日1剂。

按：患者膻中部灼热，膻中为八会穴之气会，心包络之募穴，穴内气血为吸热后的热燥之气。膻中名义指任脉之气在此吸热胀散。本穴物质为中庭穴传来的天部水湿之气，至本穴后进一步吸热胀散而变化热燥之气。结合患者口苦、胁痛、多食、消瘦、舌暗、苔薄黄等全身症状，当为肝气郁滞，郁而化热，气会于膻中之地，复吸热胀散，则灼热益甚。治疗当以疏肝理气凉血清热，故处以丹栀逍遥散，并加蒲公英清热解毒以疗胃火。二诊时患者述服药40剂，灼热感即消失。因失眠对症治之。

## 呕吐

**案1**　陈某，女，43岁，以“胃中不适1年，加重伴恶心呕吐2个月”为主诉于2013年1月18日初诊。症见：饭后食滞胃中，至下次吃饭时，仍觉胃中有食物停留，伴有恶心、呕吐，吐出未消化食物，无胃胀痛感，平时以面食为主，吃肉少，眠差，易醒，大便不成形，1日1次，有解不净感，量少，小便亦有解不尽，无黄热。舌质红，舌后部及两侧舌苔偏黄厚腻，脉沉滞。患者平时胃肠功能不好，常觉食物难消化。

处方：柴胡10g，黄芩10g，清半夏12g，炒枳实12g，生白芍10g，大黄10g（后下），黄连6g，生姜3片，大枣3枚为引。15剂，水煎服，日1剂。

二诊：服上药1月余，胃中不适及恶心、呕吐等症已消。现：食欲好，腹部按之痛，觉腹内食物停留，大便日1次，解出量极少，有解不尽感，不干，小便可，经前乳房胀甚有乳腺囊肿（未见单），月经可，经量较少，白带微黄，舌质红，苔后根部黄厚，舌前无苔，脉沉滞，面部红血丝反复出现并渐加重。

处方：当归10g，生地黄15g，桃仁10g，红花10g，赤芍15g，柴胡6g，川芎6g，桔梗6g，炒枳壳10g，怀牛膝10g，大黄10g（后下），生甘草3g，制香附10g。15剂，水煎服，日1剂。

按：《伤寒论》第101条明言“伤寒中风，有柴胡证，但见一症便是，不必悉具，……”此患者之恶心、呕吐，即《伤寒论》之喜呕是也，故可从柴胡剂中立法，又因其尚有大便不成形，排解不尽，舌质偏红，可知其阳明胃腑和降失常，且性质偏热，故用大柴胡汤，以和少阳，清阳明为法。关于大柴胡汤，陈修园之《长沙方歌括》将其概括为“八柴四枳五生姜，芩芍三分二大黄，半升半夏十二枣，少阳实证下之良”。二诊时诉恶心、呕吐证愈，以治疗妇科病为立法。

**案2** 剂某，女，29岁，以“食后胃胀呕吐2年余”为主诉于2014年4月11日初诊。症见：食后胃胀、呕吐，午餐、晚餐明显，晚餐后吐酸水，胃脘隐痛，眠差，二便可，舌质暗苔白腻脉沉滞。证属胃口伏热。

处方：炒麦芽15g，炒神曲10g，炒山楂15g，黄连6g，清半夏10g，炒卜子10g。10剂，水煎服，日1剂。

按：此病机为胃口伏热。歌云：食后未久吐相随，两热冲来自不支。用黄连清泻胃口伏热，麦芽、神曲、山楂、卜子为和胃之佳品，此半夏取大半夏汤之义。《外台秘要》云：治呕心下痞硬者。《千金》云：治胃反不受食，食入即吐。

**案3** 张某，女，68岁，患食后呕吐证，经X线检查为贲门狭窄，我带学生毕业实习，正在此处，遂邀予诊。诊见患者体质瘦弱，舌质淡，光而无苔，脉细弱，大便干，白带多。遂疏以参赭培气汤、旋覆代赭汤、丁香柿蒂汤加减与服。患者因呕吐，艰于服药，其子朱某乃简其方，重用柿蒂加白果，服数日，呕吐止，白带少。又邀予诊，除呕止、带少外，余同前。遂为疏方。

处方：潞党参15g，代赭石24g，肉苁蓉30g，生山药30g，柿蒂9g，白果仁9g。3剂，水煎服。

1976年4月25日复诊，舌已生薄白苔，消化基本正常，大便不干，白带止。

处方：潞党参15g，代赭石15g，生山药24g，黄精15g，肉苁蓉15g，柿蒂9g，白果仁9g，陈皮6g。嘱服2剂，若无异常，不必服药，以食养尽之。经观察，未再发作。

按：贲门狭窄，乃西医病名，属中医食入即吐证。从患者病情看，实为胃之气阴两虚，胃气上逆之候。柿蒂降逆之力甚强，为治呃之专药，本证虽非呃证，但亦属胃气上逆，胃气降则呕吐自止，白果性善收涩，能止带浊，二药合用，既治其呕，又治其带，药少而功专，故服后呕止而带少。然而此非治本之举，故予又增用益气养阴之味，以善其后。遵《素问·五常政大论》“无毒治病，十去其九，谷肉果菜，食养尽之”之训，故令其调理饮食，以扶其弱。

**案4**　郑某，女，61岁，因饮食不慎，又加受凉，以致呕吐频频，腹胀满，大便3日未行，曾经输液、服药无效，于1976年10月5日邀予往诊。患者体质壮实，素无他病，脉沉实，苔较黄厚，此乃阳明府实证，遂以小承气汤加半夏、卜子治之。

处方：厚朴9g，炒枳实9g，大黄12g，半夏9g，炒卜子9g。水煎服，1剂便通而愈。

按：腑以通为顺，今腑气不通，浊气上逆，故下则腹满，上则呕吐，不泻其实，病焉能除，故急投小承气汤下之，加半夏以降逆止呕，加卜子以消食去胀，药后大便行，腑气通，逆气降，不止呕而呕自止。

**案5**　白某，男，27岁，饭后呕吐已1年多，每次饭后都要吐出一些饭食，并有较多清水，口常苦，中西药治疗无效，乃来郑州就医，经省人民医院检查：①幽门水肿，②胃窦浅表性炎症，③十二指肠霜斑样溃疡。于1976年3月5日就诊于予，舌苔略厚，舌质正红，脉象沉缓。

处方：干姜9g，党参15g，半夏15g，黄芩3g，黄连3g，陈皮9g，竹茹9g，丁香9g。水煎服，连服8剂病愈。

按：根据本证主要症状表现和较长的病程，系寒热虚实夹杂以虚寒为主的证候。方中姜、参、夏为干姜人参半夏丸，是本方的核心药物，伍用黄芩、黄连有半夏泻心汤之义，伍用陈皮、竹茹有橘皮竹茹汤之义，姜、芩、连、参同用，有干姜黄芩黄连人参汤之义，但芩、连、茹用量均小，意不在清（此证热较微）而在升降，丁香温中降逆之力较强，更助其功，于此又可见经方之奥妙。

**案6**　高某，女，33岁，患饭后呕吐时轻时重2年，近来加重，每饭后即呕吐，大便干，曾用许多中西药均无效，西医诊为返流性胃炎，肝功能无异常，于1997年2月14日就诊于予，舌苔薄黄，质正红，脉弦。

处方：柴胡 10g，黄芩 10g，白芍 10g，炒枳实 10g，竹茹 15g，陈皮 10g，半夏 10g，生姜 9g，大枣 4 枚（切开）为引。4 剂，水煎服。

复诊（2 月 28 日）：服 4 剂后呕吐止，胃纳复常，患者意欲服药以巩固之。舌苔薄黄，舌质正红，脉仍有弦象。仍照上方，加甘草 3g，竹茹改为 20g 服之。患者要求给开 10 剂，予嘱其若不犯病，不必服完。

按："诸呕吐酸，暴注下迫，皆属于热"，饭后即吐，乃胆胃积热所致，治以大柴胡汤合橘皮竹茹汤加减，4 剂而愈，药证相符使然也。

**案 7** 朱某，男，48 岁，以"饭后即吐 20 余年"为主诉于 2011 年 1 月初诊。症见：饭后即吐，吐出胃中食物、饭渣等，恶心，偶胃中灼热，曾多次经中西药治疗无效，半年体重下降 30 斤，精神差，纳可，食欲可，眠较差，大便 1~2 天 1 次，质可，小便可，色黄，肠内灼热，矢气多。舌红，苔黄腻，舌下脉络迂紫，脉沉滞。既往有抑郁症 15 年，轻度脂肪肝，吸烟一天一包。中医诊断为呕吐，属胃气上逆证，治以降逆止呕为主，处以大黄甘草汤。

处方：大黄 15g（后下），生甘草 6g。5 剂，水煎服，日 1 剂。

二诊：服上药 5 剂，服第 1 剂时未吐，后 4 剂期间如前，饭后即吐，不吃饭时也恶心，胃内隐隐作痛，偶有灼心，矢气多，纳可，眠可，二便调。舌质红，苔黄，脉沉滞。

处方：当归 10g，生地黄 15g，桃仁 12g，红花 10g，赤芍 15g，柴胡 3g，川芎 3g，桔梗 3g，炒枳壳 3g，炒牛膝 10g，制半夏 10g，生甘草 6g。15 剂，水煎服，日 1 剂。

三诊：服上方 29 剂，呕吐次数及量均较减少，胃部不适，隐痛已基本消失，近 4 个月体重下降 30 斤，食欲可，眠安，大便可，近 2 天大便稀，日 2 次，偶小便偏黄热，唇暗，舌质红，苔黄厚燥，舌底脉络迂曲，脉沉滞。胃镜示：①反流性糜烂性食管炎。②慢性浅表性胃窦炎 HP（-），病理：（距门齿 30cm）黏膜慢性炎症，伴乳头瘤样增生，未见癌，仍为胃气上逆证（胃口尤热）。

处方：制半夏 15g，茯苓 10g，炒枳实 10g，黄连 6g，石莲子 10g。10 剂，水煎服。

四诊：服上方 10 剂，效可，饭后即吐，次数较前稍减，精神气色较前好，食欲较前稍差，眠可，二便调，时小便偏黄，有热感，唇暗，舌质红，苔黄厚燥，舌底脉络迂曲脉沉滞。

处方：柴胡 10g，党参 10g，制半夏 12g，炒枳实 12g，生白芍 15g，大黄 3g，竹茹 30g，陈皮 10g，生姜 3 片，大枣 3 枚为引。10 剂，水煎服，日 1 剂。

按：《金匮要略》云："食已即吐者，大黄甘草汤主之。"今患者食后即吐，亦无明显阴证表现，故首诊处方为大黄甘草汤。二诊视其药后效果不显，且胃内隐痛，因思其舌下脉络迂紫，恐体内有瘀血为患，古人亦云久病多瘀，遂处方为血府逐瘀汤加半夏，活血化瘀，降其胃气。三诊腹内隐痛基本消失，患者呕吐但次数减少，此时血分问题已去十之七八，气分问题凸显。于是改弦易辙，处方以小陷胸汤清其痰浊，因病位偏下，故减去宽胸散结之瓜蒌，加入枳实、茯苓增强荡涤浊邪之力，佐以石莲子清利小便，给邪热以出路。四诊胃病既久，土壅木郁，治当肝胃同调，疏木泄土。处以大柴胡汤合橘皮竹茹汤加减以善其后。

## 胃痞

**案1** 王某，男，35岁，以“胃脘部痞塞感6年余”为主诉于2013年7月24日初诊。症见：胃脘部胀，满，痛，胃中灼热，腹胀，反复发作。大便成形，偏干，排不净感。舌胖大，苔白滑，脉沉滞。去年11月于中医一附院肠镜示：慢性结肠炎、直肠炎、直肠息肉。今年3月在某肛肠医院胃镜示：胆汁反流性胃炎伴糜烂、十二指肠球部多发溃疡。曾服中药健脾理气消食类7天，乏效。平时抽烟日半包，在外就餐。

处方：清半夏12g，干姜6g，党参10g，黄芩10g，黄连6g，厚朴6g，炒枳实6g，蒲公英15g，炙甘草6g。6剂，水煎服，日1剂。

二诊（2013年8月14日）：服上方12剂，胃中灼热减轻。现胃脘胀气，饥时胃中难忍，稍食可好转，近段时间浑身无力，大便成形，排不净感，胃中满，有气上冲。舌胖大，淡红，苔薄白，脉沉滞。

处方：白及10g，蚤休10g，蒲公英15g，炒枳实10g，香橼10g，生黄芪15g，煅乌贼骨10g，煅瓦楞子10g，生甘草3g。10剂，水煎服，日1剂。

按：患者胃脘痞塞，胀满甚于疼痛，为脾胃气机升降失常，痞塞于中焦所致，胃中灼热感也有气机壅滞化热的原因。急则治其标，当先用半夏泻心汤辛开苦降，消痞散结，条畅中焦气机，为下一步治疗扫除障碍，待痞胀减轻再酌方。又因胀满症状明显，加厚朴、枳实增强行气的力量。临床上用蒲公英治疗幽门螺杆菌阳性的症状。二诊时患者服药12剂，症状减轻，再以自己经验方治疗其消化道糜烂溃疡等。

**案2** 郭某，女，53岁，素有高血压、心脏病。近1个多月来腹胀较甚，但不伴疼痛，经中西药治疗，效果不佳，于1989年4月15日就诊于予。诊见面色少华，呈慢性病容，脉沉乏力，舌质较暗，舌苔薄黄，胃纳欠佳，二便正常。

处方：半夏12g，党参15g，黄芩9g，黄连6g，炙甘草6g，生姜9g，大枣

5 枚（切开）为引。3 剂，水煎服。

二诊：上药服后，腹胀减去三分之二，上方加佛手 10g，6 剂，水煎服。

三诊：腹胀已除，改治旧病。

按：此属升降失常的痞证，故用半夏泻心汤以生姜易干姜，意在宣散，取生姜泻心汤之义。若只用理气药物，是失其治也。

**案 3**　樊某，男，75 岁，以“胃脘灼热 1 周”为主诉于 2013 年 7 月初诊。患者 1 周前腹泻，口服诺氟沙星泻止，但之后出现胃脘灼热不适，隐痛，不吐，口腔异味，口苦，晚上口干，眠差 20 余年，一直服舒乐安定，近 1 个月眠差加重，多梦，时噩梦，纳可，大小便可，舌淡暗，苔薄黄，脉细。既往有冠心病史 20 余年，高血压病 20 余年，脑梗死史。中医诊断为胃痞证，治以和胃清热为主。

处方：炒神曲 10g，炒麦芽 15，炒山楂 15g，砂仁 3g（后下），炒白扁豆 10g，黄连 3g。6 剂，水煎服，日 1 剂。

复诊：服上药 6 剂，胃不适（灼热）已愈，现因他病就诊。

按：患者腹泻服西药止住，出现胃脘灼热隐痛不适，口腔异味，口苦，结合患者口腔溃疡 13 年，说明脾胃素有积滞，此腹泻当为积滞郁热，影响胃肠传导所致，积滞不去，腹泻难止，服西药强行止泻，则积滞未消，郁热无从宣泄，故增胃脘灼热隐痛之症，治当消食化滞，兼清郁热，从本论治，选用焦三仙消化积滞，砂仁、扁豆和降胃气，黄连清胃热。二诊时，因积滞得消，郁热得清，胃脘灼热不适得愈。

## 嗳气

**案 1**　刘某，女，23 岁，以“嗳气 1 年余”为主诉于 2013 年 7 月 12 日初诊。症见：嗳气，声音响亮，饭前、饭后都如此，时有烧心反酸，时胸闷气短，嗳气声响，频作，手脚出汗，口渴喜饮，大便干，小便黄。月经延后 1~2 周，经期腹痛，乳房胀痛，时有血块。腹不怕凉，腰痛。舌红，苔白腻，脉细。曾有糜烂性胃炎史，易复发。有便秘、肛裂史，现偶有便秘，干结如初。近半年口腔溃疡，面部起痘，激动时易面红，血压 80/50mmHg，患者在俄罗斯求学，现刚回国。

处方：黄芩 10g，黄连 6g，大黄 6g（后下），生石膏 30g，知母 15g，玄参 30g，生甘草 6g。10 剂，水煎服，日 1 剂。

二诊（2013 年 8 月 16 日）：服上方 10 剂，效可。服药期间嗳气、烧心、反酸明显减轻，现时有嗳气、反酸、烧心，舌尖起疱，面部起痘，乳房胀痛，手脚心出汗多，时乏力，易头晕，眼花。服上药期间大便次数多，停药后又干结，3日1行。

处方：栀子10g，连翘10g，黄芩10g，薄荷6g，竹叶10g，大黄10g（后下），芒硝10g（冲化），生地10g，生薏苡仁30g，赤芍10g，生甘草3g。10剂，水煎服，日1剂。

按：患者嗳气，声音响亮，结合时常大便干结如栗，手心汗出，口渴引饮等症状，可知其阳明热盛，火性炎上，故胃气不降反上逆为嗳气。病机十九条："诸逆冲上，皆属于火。"故治疗当以清泻胃家之热，用大黄黄连泻心汤合白虎汤，辅以玄参泻火解毒，治疗便秘、口疮、面部红疖。二诊，患者服药10剂后腑气得通，胃热得清，不专治嗳气而嗳气自平。然仍有余热未尽，又因饮食不慎病情略有反复，遂处凉膈散清上泻下，以泻代清，巩固疗效。

**案2**　宋某，男，40岁，以"嗳气、反酸1年余"为主诉于2013年6月10日初诊。症见：嗳气、反酸，经常饭后出现。平时晚饭后胃中痞满，不痛，嗳气觉舒。大便溏，日1次。常觉胃中热、酸。舌暗淡，苔白稍腻，脉细。上月7日北京军区医院查：慢性萎缩性胃炎伴糜烂活动期。病理诊断：胃窦表浅黏膜轻度慢炎，中度肠化，胃角中度肠化，部分呈轻度慢性萎缩性炎改变。曾于北京开方：太子参10g，白及10g，炒白芍8g，鹿衔草8g，茯苓10g，牛膝15g，杜仲炭10g，14剂，无明显改善。上方加炒枣仁30g，服后胃酸加重。

处方：清半夏10g，干姜6g，党参10g，黄芩10g，黄连6g，栀子6g，厚朴10g，煅瓦楞子20g，炙甘草3g，小麦30g。10剂，水煎服，日1剂。

二诊（2013年8月5日）：服上方40剂，效可。现：嗳气反酸，纳眠可，二便可，舌淡，苔薄白，脉细滞。

处方：川芎10g，炒苍术10g，炒神曲10g，制香附10g，栀子10g，炒枳实10g，竹茹15g，煅瓦楞子30g。10剂，水煎服，日1剂。

三诊（2013年9月2日）：服上方20剂，效可，胃酸、胃热已无，但时有嗳气，胃中痞塞感。大便散，偶尔腹隐痛。舌红，苔白腻，脉沉细滞。

处方：党参10g，炒白术10g，茯苓12g，生山药30g，清半夏10g，陈皮10g，砂仁3g，煅瓦楞子30g，蒲公英15g，炙甘草3g，炒枳实6g，竹茹10g。10剂，水煎服，日1剂。

四诊（2013年10月7日）：服上方25剂，现偶尔嗳气反酸，痞塞感。痰多易吐。大便正常，偶尔溏。舌红，苔薄白，脉细。

处方：党参10g，炒白术10g，茯苓10g，生山药30g，栀子10g，蒲公英15g，佛手3g，制香附10g，清半夏10g，煅瓦楞子15g，生甘草3g。10剂，水煎服，日1剂。

五诊（2014年1月3日）：服上方20余剂，效可。现不烧心，反酸，无痞塞感。有痰。大便正常，小便稍浑浊。舌红，苔薄白，脉沉细。

处方：生黄芪20g，炒白术10g，炒山药30g，煅乌贼骨30g，黄连6g，吴茱萸10g，炒神曲10g，白及10g，蚤休10g。10剂，水煎服，日1剂。

六诊（2014年2月10日）：服上方20剂，较平稳。现仍有轻度或有时胃酸，不痛，大便溏，日1次。舌偏红，苔厚黄，脉沉滞。

处方：清半夏10g，陈皮10g，茯苓10g，炒枳实10g，竹茹10g，黄连6g，吴茱萸10g，煅乌贼骨15g，煅瓦楞子15g，玫瑰花6g，炒白扁豆10g，藿香6g。15剂，水煎服，日1剂。

七诊（2014年5月14日）：仍有反酸，胃气上逆，夜间耳鸣，纳可，大便黏腻，舌质红，苔黄厚，脉弦。

处方：黄芩10g，黄连6g，大黄6g，代赭石15g，玫瑰花6g，清半夏10g，延胡索10g，赤芍10g，蒲公英15g。15剂，水煎服，日1剂。

八诊（2014年6月18日）：服上方26剂，嗳气反酸大减。诸症减轻，现：吹空调后，上腹不适，不痛不胀，胃蠕动慢，得温则缓。手心发热，汗多。纳眠可，大便偶有黏滞，小便黄。舌红，苔黄厚腻，脉呈弦象。

处方：清半夏10g，陈皮10g，茯苓10g，炒枳实10g，竹茹15g，黄连3g，荷叶10g，藿香6g（后下），白豆蔻6g（后下），蒲公英15g，煅瓦楞子15g，生甘草3g。15剂，水煎服，日1剂。

按：患者饭后有痞塞感，不痛，嗳气反酸严重，嗳气后觉舒，并觉胃中有热、酸之感。可见患者胃疾在气分，为气机郁滞，升降失常，故塞于中焦而成痞证，郁而化热而有反酸、发热之感。《金匮要略》有言“大气一转，其气乃散”，故处以辛开苦降的半夏泻心汤加减，恢复脾胃升降气机，抟开中焦痞塞之气，并以栀子清宣上焦郁热，厚朴增加行气之功，煅瓦楞子制胃中酸热之感，小麦消食健脾，疏肝理气。二诊患者服药40剂，自觉效佳，仍有反酸嗳气，可见气机仍有郁滞化热之象，处以行气解郁的越鞠丸加减，续服20剂，胃酸、胃热感已无，遂以理气消痞，清热制酸的基础上，增加补益脾胃之气的力量。在临床上常以四君子加一味山药作为补气的组合。患者坚持服药，每次复诊时能详述病情变化，故详细记录之。

**案3**　张某，男，43岁，以“胃痛，噫气10余年”为主诉于2013年9月23日初诊。症见：胃部胀痛，饭后烧心明显，欲吐，两胸胁部隐痛，口不苦、不干、不黏，食欲差，大便干，有散状，一天2次，眠差（因胃部疼痛）嗳气，嗳气后胃胀稍微减轻，乏力怕冷，冬季双下肢冰凉，心烦易怒，小便可，舌质红，舌尖红，舌苔薄白，舌质红，脉沉滞。10年前无明显诱因出现胃痛、噫气，曾服中药效不明显，加重2月余。2013年8月2日检查幽门螺杆菌阳性，服用抗生素近25天，服抗生素病情加重。2013年9月16日胃镜检查：①霉菌性食管炎。②慢性红斑性胃炎。

处方：清半夏12g，旋覆花10g（包煎），党参10g，代赭石15g（包煎），丹参30g，檀香3g（后下），砂仁3g（后下），炒枳实10g，生姜10g，大枣5枚为引。15剂，水煎服，日1剂。

复诊（2013年11月15日）：服上药50剂效佳，嗳气、胃痛明显减轻，近乎消失，近段时间可能由于进凉食、辣椒后，嗳气、胃隐痛再发。停药1周，纳可，眠可，大便不成形，日2~3次，小便可，舌红苔白稍厚（近日受风着凉感冒）。

处方：清半夏10g，麦冬30g，旋覆花10g（包煎），北沙参15g，枇杷叶10g，刀豆子30g，生甘草6g，粳米一撮（包煎）。15剂，水煎服，日1剂。

按：此为胃失和降之嗳气。《伤寒论》中记载："伤寒发汗，若吐若下，解后心下痞硬，噫气不除者，旋覆代赭汤主之。"吾宗其义，以旋覆代赭汤降逆化痰，益气和胃除其嗳气，再以丹参饮活血理气止其胃痛。患者服上药50剂，自诉嗳气、胃痛消失。

**案4**　詹某，女，40岁，以"嗳气脘胀1年余"为主诉于2013年10月14日初诊。症见：胃胀，嗳气，食后胃胀加重，不喜凉食，口淡，眠差，早醒，多梦，二便可，月经前乳房胀痛，白带量多，舌淡红苔薄白，脉沉滞有力，本病未用中药治疗，素有胃病，时常烧心，经他院诊为胆汁反流性胃炎，进行四联疗法治疗，效一般。

处方：清半夏12g，干姜10g，党参10g，黄芩10g，黄连6g，蒲公英15g，厚朴12g，炙甘草6g，煅瓦楞子20g。7剂，水煎服，日1剂。

二诊（2014.3.19）：服上方14剂后，嗳气减轻，但晨起深呼吸后嗳气加重。胃部灼热感，睡眠转好，大便可，经量少，经期6天，无血块。甲减服优甲乐。舌质红苔薄白，脉细。治宜健脾清肝理气。

处方：党参10g，木香10g，砂仁3g（后下），炒枳实10g，炒白术10g，桑叶10g，竹茹10g，丝瓜络10g，蒲公英15g，炒神曲10g。10剂，水煎服，日1剂。

按：此为辛开苦降法，方用半夏泻心汤合朴姜夏草参汤。《伤寒论》：但满而不痛者，此为痞，柴胡不中与也，宜半夏泻心汤。《金匮要略》：呕而肠鸣，心下痞者，半夏泻心汤主之。《伤寒论》：发汗后，腹胀满者朴姜夏草参汤主之。对于此类病症，非虚非瘀，与肝胆无关，多投二方获效。

**案5**　周某，女，65岁，于去年发现子宫癌，经放疗，效果较好，为了巩固疗效，近又用化疗，继而发生胃脘痛，噫气频频，艰于饮食，在该厂医院胃肠钡餐透视，发现胃窦大弯局部黏膜中断，充盈不良，胃移位至髂骨嵴下10cm。诊为：①胃溃疡；②胃癌。曾服西药无效，如此1月余，身体逐渐瘦弱，于1976年11月3日就诊于予。诊见形体瘦弱，噫气频频，胃痛隐隐，气力不足。舌苔薄白，脉呈弦象，遂以丁香柿蒂汤和吴茱萸汤加减治之。

处方：半夏9g，丁香6g，柿蒂15g，党参15g，降香9g，炒枳壳9g，吴茱萸9g，良姜9g。2剂，水煎服，日1剂。

二诊（1976年11月6日）：上药服完2剂，胃痛、噫气均止，照上方继服2剂。

三诊（1976年11月8日）：上病未再发作，唯觉胃部不适，纳食尚少，但无大碍。

处方：熟地黄18g，当归9g，制附子9g，干姜6g，炙甘草9g，水煎服。患者携药欣然返家。

按：此为中焦虚寒，胃气上逆之候，故用丁香柿蒂汤以益气温胃降逆，吴茱萸汤以温中补虚降逆。干姜温胃散寒止痛作用较好，故以干姜易方中生姜，加降香、枳壳以助其降逆之力，且降香又能行瘀定痛，以解血气因寒而凝涩作痛之苦。二方虽略加减，但仍不悖二方之用。

**案6** 单某，女，41岁，1991年3月22日初诊。噫气难出，腹胀满三年多，甚则呕吐清水，受凉即腹痛，夜间两腿常伸出被外，否则，心里发急，大便常干，月经正常，苔薄白，脉数乏力。

此乃胃气虚弱，气逆不降，心下痞满，噫气不除之证，遂投以旋覆代赭汤合吴茱萸汤加减。

处方：党参15g，代赭石10g（包煎），旋覆花12g（包煎），半夏15g，吴茱萸3g，炒火麻仁30g，炒枳壳9g，砂仁6g（后下），炙甘草6g。4剂，水煎服。

二诊（3月28日）：上方服2剂，病情大轻，服完4剂腹胀噫气均除，但大便仍干（亦较前轻），为巩固疗效，乃将上方吴茱萸改为6g，火麻仁增至40g，继服4剂，并嘱（因其返里）在上方服完后，再服六君子丸以巩固之，若诸症不起，唯大便秘结，可常服润通之剂。

处方：当归15g，炒火麻仁30g，郁李仁20g，大芸15g，草决明15g，炒枳实10g。

按：脾胃为气机升降之枢纽，若胃气虚弱，气机逆乱，脾不升清，谷气下流则足热，胃不降浊则腹胀，胃气上逆则噫气，旋覆代赭汤合吴茱萸汤温胃降逆，斡旋气机，4剂收功。莫把足热、便干当实热，此辨证之关键也。

**案7** 张某，女，35岁，以“嗳气1月余”为主诉于2010年1月初诊。

症见：嗳气、打嗝，胃脘区有堵感，早起重，遇凉加重，心急易怒，纳食可，大便3天1次，大便不畅，不爽，舌质淡红，苔黄稍厚腻，脉沉滞，月经正常，舌质红，苔薄黄，脉弦细，中医诊断为嗳气，属肝胃失和证，治以疏肝理气为主，柴胡疏肝散加减。

处方：柴胡10g，陈皮10g，川芎10g，生白芍10g，炒枳实12g，制香附10g，决明子30g，炒卜子15g。10剂，水煎服，日1剂。

复诊：服上药10剂后，打嗝症状消失，大便通畅，纳食不好，晚上吃稍多时，早上有堵感，左侧关节冷痛，余无特殊不适，舌质淡红，苔黄腻，脉沉滞。上方加通草6g，细辛3g，炒神曲10g，炒麦芽15g，10剂，水煎服，日1剂。

按：患者素情志不遂，木失调达，则肝气郁结，木郁克土，胃气不降则善打嗝、嗳气，治疗理气机，用柴胡疏肝散加味，加入决明子润肠通便，炒卜子（莱菔子）消食除胀，降气化痰。二诊左侧关节疼痛，加入炒神曲、炒麦芽健脾护胃，增强脾胃功能，加入细辛、通草以温经通络以止痛。

## 纳差

**案1**　李某，女，76岁，以“纳差1月余”为主诉于2013年7月24日初诊。症见：纳少，胃中隐痛，反酸，口酸，口苦、涩，口干，舌痛，口腔两侧异物感。饭前、饭后恶心。大便正常。舌淡胖，苔黄厚腻，脉沉滞。患者自6月开始不欲食，口干、苦、涩，晚饭后舌红如染色，曾先后去口腔科、脑科诊治，并于中医一附院住院20天，并查出HP（+），用三联疗法治疗，加之治疗糖尿病、高血压、冠心病等各种口服药物。胆囊切除术后2年。

处方：炒神曲10g，炒麦芽15g，炒山楂15g，炒卜子10g，清半夏10g，茯苓10g，陈皮10g，连翘10g，蒲公英15g，生甘草3g，草果6g。10剂，水煎服，日1剂。

二诊（2013年8月9日）：服上方15剂，效可。有食欲，纳增，诸症减轻。现口涩、苦、酸，舌涩刺痛，口腔两侧异物感，自觉头一直嗡嗡响，耳背。眠可，大便可，便前腹痛，便后痛减，小便多，色黄。舌淡，苔黄腻。

处方：炒神曲10g，炒麦芽15g，炒山楂15g，茯苓10g，鸡内金10g，蒲公英15g，黄芩10g，草果6g，知母10g，生甘草3g。10剂，水煎服，日1剂。

三诊（2013年9月9日）：服上方20剂，觉效不如首方好。现舌辣痛，面颊两侧异物感，纳可，大便偏干。舌红，苔白厚腻，脉细。

处方：黄芩10g，黄连6g，大黄6g（后下），丹皮10g，赤芍15g，苏梗6g。10剂，水煎服，日1剂。

按：患者纳差，并有反酸、口酸、舌苔黄厚腻等症，其病位在胃，胃中有积滞，为腑气不通，脾气失运之证。“腑以通为顺”“脾以运为健”，故立运通之法，以焦三仙消运化滞，炒卜子消食除胀，降气化痰。合二陈汤以化体内痰湿浊邪，照顾患者糖尿病、高血压、冠心病等故疾。以连翘、蒲公英针对其幽门螺旋杆菌阳性的指征。二诊患者来述，服上方 15 剂即收良效，纳食增加，诸症减轻。以上方稍作加减以巩固疗效。

**案 2** 黄某，男，6 岁半，以“纳差半年”为主诉于 2013 年 7 月 29 日初诊。症见：食欲差，挑食，喜吃肉食，夜间睡眠时常突然趴到地上，晚上有 2～3 次，尿床，白天亦喜欢趴地上玩，自幼尿床至今，尿量少，尿频，夜间尿 1～2 次，大便可。舌质红，苔薄白，脉细。患者既往纳时好时差，近半年较明显。

处方：鸡内金 6g，益智仁 6g，桑螵蛸 3g，炒山楂 10g，肉桂 2g，五味子 6g，节菖蒲 3g，远志 3g，当归 3g，生甘草 3g。10 剂，水煎服，日 1 剂。

二诊（2013 年 9 月 13 日）：服上方 10 剂，效果不明显，服后食欲好，遗尿好转。现：鼻塞，嗓子痛，打喷嚏，流清涕，咽喉不红肿。夜间磨牙 3 月余，不挑食，尿频，尿量少，色不黄，手心热，大便可，易感冒，指甲有白点。舌尖红，根部苔黄厚腻，脉细。

处方：桑螵蛸 3g，益智仁 6g，菟丝子 10g，白果 6g，炙麻黄 3g，黄芩 6g，节菖蒲 3g，炒麦芽 10g，生甘草 3g，山萸肉 3g。10 剂，水煎服，日 1 剂。

按：遗尿，多责之于小儿心肾不充，固涩失司。用鸡内金固精止遗，且鸡内金亦有消食之用，益智仁、桑螵蛸补肾缩尿，炒山楂除瘀消食，用肉桂取五苓散桂枝之用，加以节菖蒲、远志，促进心肾相交，当归补益气血，在固涩中佐以行散之品，精妙非常。

**案 3** 刘某，女，37 岁，以“纳少，易恶心 45 天余”为主诉于 2015 年 1 月 7 日来诊。症见：纳少，见饭易恶心，似饥非饥，胃部怕凉，饭后胃脘部堵塞感，运动后减轻，易腹胀。大便日 1 行，不成形，平素易上火，牙龈易出血，口干，脚出冷汗。近 1 个月来月经来潮 2 次，行经 3 天，量多，色黑，经前乳胀。舌质淡，苔腻黄，脉细。患者述平素胃部怕凉，恶食生冷，易腹泻。2014 年 11 月因宫外孕做宫腹联合微创手术，术后半个月，胃部症状加重，纳少，易恶心、干呕、胁痛。曾服汤药效不显。经常服用止泻药。小便正常。

处方：柴胡 10g，黄芩 10g，党参 10g，清半夏 10g，桑叶 10g，竹茹 10g，丝瓜络 10g，甘草 6g，藿香 3g（后下）。6 剂，水煎服，日 1 剂。

二诊（2015 年 1 月 21 日）：服上方 6 剂，已无恶心，无堵塞感。现症：易上火，晨起口干，牙龈易出血，食生冷易拉肚子，大便日 1 行，不成形，小便正常，纳眠一般。舌质暗红，苔薄黄腻，脉细。

处方：炒麦芽 15g，炒神曲 10g，炒山楂 15g，茯苓 10g，黄芩 10g，佛手 4g，黄连 3g，炒薏苡仁 30g，生甘草 3g，清半夏 10g。10 剂，水煎服，日 1 剂。

按：患者纳少，易恶心，干呕，胁痛，乃肝胃不和之象，又有胃部怕凉、食生冷易拉肚子、易上火、牙龈易出血、月经提前的症状，用药既不能过热亦不能过寒，故以小柴胡汤以和解之，佐以桑叶、竹茹、丝瓜络以清肝火，藿香以畅中，则诸症可解。

二诊时恶心，堵塞感消失，此次以调中为主治之，以焦三仙、佛手健运脾胃，合半夏泻心汤辛开苦降，茯苓、薏苡仁健脾化湿。

## 嘈杂

**案 1**　黄某，男，46 岁，以“胃脘不适 3 年”为主诉于 2013 年 7 月 26 日初诊。症见：胃脘不适，胃不胀，隐痛，胃喜暖喜按，饭前、饭后均有，饮酒后加重。口不干、不苦，饮水一般，口中有异味。舌质淡红，苔薄白有裂纹，脉细。2013 年 3 月胃镜示：糜烂性胃炎（未见单），服中西药治疗好转，后因饮酒又出现疼痛加重。纳可，眠时好时坏，二便可。

处方：清半夏 10g，槟榔 10g，制鳖甲 10g，炒枳实 10g，桔梗 10g，前胡 10g，党参 10g，吴茱萸 3g，丹参 30g，檀香 3g，砂仁 3g，生姜 3 片为引。10 剂，水煎服，日 1 剂。

二诊（2013 年 10 月 11 日）：服上方 15 剂，胃觉舒适，未继服药。上月 12 日郑大一附院胃镜示：食管平滑肌瘤、慢性浅表性胃炎。现偶尔饮食不注意时胃脘不适。大便易干。晨起口干，眠差，易醒，醒后不易入睡。舌淡，苔薄黄有裂纹，脉沉滞。

处方：炒神曲 10g，炒麦芽 15g，炒山楂 15g，清半夏 10g，连翘 10g，大黄 3g，陈皮 10g，石斛 10g，知母 10g。10 剂，水煎服，日 1 剂。

按：患者胃脘不适，饮酒加重，酒为助湿、助热之品，可见患者体内本有湿热痰浊之邪，又喜暖喜按，可见患者寒热虚实比较错杂，急则治其标，以延年半夏汤（《古今录验》）调和肝胃，益气缓急，消补兼施，治疗其胃脘疼痛。合丹参饮，以活血祛瘀，行气止痛，以疗气滞血瘀，心胃诸痛。二诊患者服用 15 剂，症状减轻，以运通清热养阴之法巩固疗效。

**案 2**　潘某，男，75 岁，1976 年 3 月来诊。患者身体素壮，近 20 天来，自感胃中嘈杂热辣辣的，好像喝烧酒一样，微有胀痛，口干不欲饮，舌红有裂纹，前半无苔，后半有少量薄黄苔，此为胃阴不足之象，与酸甘化阴法治之。

处方：北沙参30g，麦冬12g，细生地黄12g，玉竹9g，石斛9g，炒扁豆12g，天花粉9g，谷麦芽各9g，佛手6g，木瓜9g，山楂肉12g，粳米一撮。水煎服，9剂而愈。

按：此为沙参麦冬汤加减之方，为酸甘复阴之剂，既能养其胃，又能缓其肝，土木无忤，其病自安。

## 口苦

韩某，男，67岁，以“口苦4年余”为主诉于2013年6月14日初诊。症见：口苦，晨起吐黄色黏液，胃脘不适，按之痛，不胀，知饥能食。口渴，饮水少，不喜饮。大便不顺畅，不干。舌红，苔白厚，脉沉滞。曾服藿香正气症减。无饮酒抽烟史。以达原饮为主方加减。

处方：厚朴10g，槟榔10g，黄芩10g，草果6g，知母10g，生白芍10g，栀子10g，柴胡10g。7剂，水煎服，日1剂。

二诊（2013年6月21日）：服上方5剂，口干，大便稀，日3次。服前2剂口苦减，继服效不显著。现口干苦，胃脘不适，喜长出气，打哈欠频，饮水少。小便可。舌质红，边尖红，苔黄厚，脉沉滞。

处方：柴胡10g，黄芩10g，清半夏10g，党参10g，炒白扁豆12g，生薏苡仁15g，黄连3g。7剂，水煎服，日1剂。

三诊（2013年6月26日）：服药期间口苦减轻，现胃中不适，食后觉烦躁，喜长出气，打哈欠，觉身疲乏，困倦，腰困。胃脘至肚脐以上觉不适。纳一般，眠可，大便稍不顺，小便可。舌质红，苔薄黄，脉沉滞。有胆囊炎病史30年。

处方：柴胡10g，黄芩10g，清半夏10g，二花10g，连翘10g，金钱草30g，炒枳实10g，生甘草6g。10剂，水煎服，日1剂。

四诊（2013年8月19日）：服上方20剂，现口不苦，口酸。二便调，舌红，苔白腻，脉细。近段口渴甚，不喜饮白开水，常喝冰饮。述服6月21日方口苦明显减轻。

处方：清半夏10g，陈皮10g，茯苓10g，炒枳实10g，竹茹15g，黄连3g，天花粉10g，生甘草6g。10剂，水煎服，日1剂。

按：患者为土壅木郁，湿热蕴于中焦，气机失调，胆气上泛故致口苦。虽然患者有口渴但不喜饮，且大便不顺畅、不干等症状，可见虽有湿、有热，但湿重热轻，故处以达原饮祛除胆胃湿热，以栀子凉肝泻热，加柴胡入少阳经，疏肝郁，清相火。二诊时，患者服药5剂，口苦有所减轻，大便稀，次数多，为祛邪外出之征。此时再审视患者口苦，口干，胃脘不适，喜太息，为少阳病典型症状，故处以小柴胡汤加减，和解少阳枢机，健脾祛湿清热。三诊患者服药6剂，口苦大减，效不更方，四诊时患者服药20剂，4年来的口苦痊愈，复以黄连温胆汤加减以善后。

## 呃逆

**案1** 柴某，男，30岁，以“晨起呃逆5年余”为主诉于2013年9月6日初诊。症见：晨起呃逆，时断时续。大便排不尽感，成形，不黏，伴脐周胀，每日2~3次，检查一切正常，纳眠可，梦多，饮水多，小便多。舌淡红，苔薄黄，脉沉滞。乙肝小三阳13年，现肝功能正常，DNA正常。

处方：党参10g，炒白术10g，茯苓10g，生山药30g，桑叶15g，竹茹10g，丝瓜络10g，生薏苡仁30g，丹皮10g，赤芍10g，炙甘草6g。15剂，水煎服，日1剂。

抄方：上方服2剂，大便难，加大黄6g（后下）。

二诊（2013年11月1日）：服上方40余剂，效可。现：大便排不尽，成形稍黏，一日3~4次，服药期间有便意排不出时，腹胀明显易干呕，纳眠可。舌边尖红，苔薄白腻。脉细。

处方：北沙参15g，生地黄10g，麦冬10g，当归身6g，枸杞子10g，川楝子3g，桑叶10g，竹茹10g，丝瓜络10g，丹皮10g，赤芍10g，炒麦芽10g，炒谷芽10g，决明子15g，生甘草3g。25剂，水煎服，日1剂。

按：此为脾胃气虚加热，胃气上逆动膈之呃逆。《灵枢·口问》中就有“胃为气逆、为哕”的记载，认为“谷入于胃，胃气上注于肺……气并相逆，复出于胃，故为哕”。以四君子汤益气健脾，兼以清热之品（诸逆冲上，皆属于火）。患者服上药40余剂，呃逆除。

**案2** 张某，男，62岁，呃逆半个月。曾用654—2和柿蒂均无效，异常痛苦，家人欲让其住院，住院手续已办，但患者不愿住院，要求服中药，因与我是同院邻居，故于1998年8月24日晚来我诊室就医，诊见呃逆频作，呈痛苦病容，口干舌红，脉细数。

处方：旋覆花10g（布包煎），半夏15g，代赭石10g（包煎），党参10g，柿蒂30g，丁香6g，炒枳实10g，麦冬20g，甘草6g，生姜9g、大枣10枚为引。3剂，水煎服，日1剂。

二诊（8月28日）：服上药3剂，有效，每服一次药可停止2小时不发作，而且服后即可停止呃逆，这是以前服药所未有的现象，根据患者脉证，改为下方。

处方：北沙参30g，麦冬30g，杷叶10g，桑白皮10g，陈皮10g，柿蒂

30g，半夏 10g，竹叶 10g，生石膏 20g，知母 10g，刀豆子 30g，白芍 30g，甘草 10g。2 剂，水煎服。

三诊（8 月 31 日）：药后呃逆次数大为减少，程度亦轻，照上方继服 3 剂。

9 月 3 日晚患者夫妇来我家告知，病已愈。

按：本案呃逆频作，口干舌红，脉细数，乃肺胃气阴两虚，其气上逆，客气动膈所致。先用旋覆代赭汤和丁香柿蒂散加味取效，后以竹叶石膏汤合麦门冬汤加减，益气阴，清虚热收功，其中加入枇杷叶、桑白皮清肺降肺，平冲降逆；重用白芍、甘草，取芍药甘草汤缓急解痉之功，既治，又治肺治肝，是从五行的生克制化来考虑的。

## 胃脘不适

李某，男，26 岁，以“胃不适感近 1 年”为主诉于 2013 年 5 月 29 日初诊。症见：患者最初因常生气导致无食欲，嗳气，凌晨五六点左下腹不适，欲大便，晨起干呕，渐致食热则烦躁，口干、口苦，左下腹不适，食凉则脐周左下部位疼痛，早晨、中午食欲差，晚上食欲好。眠浅，晨起困乏。曾服李发枝老师药，因当时常生气，不觉有效。再服他医药后胃脘部痛。大便偏稀，日 1 次，小便可。舌质暗红，苔薄黄，脉沉乏力。易发呆，受惊吓。

处方：党参 10g，炒白术 10g，茯苓 10g，清半夏 10g，陈皮 10g，砂仁 3g（后下），炒山药 15g，炒神曲 10g，草豆蔻 6g，鸡内金 6g，炙甘草 6g，生姜 3 片、大枣 3 枚为引。10 剂，水煎服，日 1 剂。

二诊（2013 年 7 月 10 日）：服上方 15 剂，效可。现：纳差好转，口苦，饮水多，凌晨四五点腹部不适欲大便，便后全身乏力。双眼看书、报等时间长则觉转动不灵。晨起易打嗝，觉胃中有气。大便溏，日 1 次，小便黄。舌尖红，苔黄腻，脉沉滞。

处方：党参 10g，生山药 15g，炒白扁豆 10g，茯苓 10g，黄连 6g，泽泻 10g，防风 3g，羌活 3g，独活 3g，清半夏 10g，炙甘草 3g，生姜 3 片、大枣 3 枚为引。20 剂，水煎服，日 1 剂。

按：本案证属脾胃气虚，痰湿凝滞。脾气虚运化无力，故食不知饥，胃气虚，故纳少，生化乏源，致精神不振；痰湿阻滞气机，胃气上逆而打嗝、干呕，痰湿蕴而化热致口干苦、烦躁。治宜健脾益气，燥湿化痰，方用香砂六君子汤，加炒山药以加强补益脾气之力，再加草豆蔻助陈皮半夏行气化湿。后来复诊诉上证已愈。

## 腹胀

**案1** 张某，女，46岁，以“腹胀半年”为主诉于2013年8月14日初诊。症见：腹胀，空腹时嗳气，矢气多。能食但不消化，头晕，右肩酸沉，左腿酸，无力。月经不规律，色红，量多。大便量多，日2次，偶尔干结。舌暗淡，苔薄白，脉沉滞。

处方：柴胡10g，陈皮10g，川芎g，生白芍10g，炒枳实10g，制香附10g，炒麦芽15g，炒山楂15g，炒神曲10g，决明子10g，生甘草3g。10剂，水煎服，日1剂。

二诊（2013年10月21日）：服上药10剂，效果明显，打嗝消失，腹胀、矢气多、不消化明显好转，现：脱发，便秘，每天1次，免疫力差，易外感，皮肤干燥，四肢膝盖发凉、酸沉，月经9月12日，至今未至。口干，每晚3~4次，纳可，饭后腹胀，有过敏性鼻炎，流清涕。舌质淡红，苔薄白，脉沉滞。

处方：炒神曲10g，炒麦芽15g，炒山楂15g，炒卜子10g，柏子仁10g，急性子10g，川牛膝10g，麦冬10g，红花6g。10剂，水煎服，日1剂。

按：此属肝胃不和之腹胀。患者能食但不消化，嗳气，矢气多，为肝气犯胃，食滞胃脘所致。以和法为宗旨，投以柴胡疏肝散合焦三仙，以疏肝理气，消食和胃。患者服10剂而愈。

**案2** 宋某，女，35岁，以“腹胀4年余”为主诉于2013年8月23日初诊。症见：腹胀满，从心下至少腹，按之舒，矢气、嗳气稍舒，食则胀，颈肩腰背痛，上肢关节痛，右腿酸（诊为强直性脊柱炎8年），纳差，二便可，眠差，晨起不解乏，舌鲜红，苔薄白，舌体瘦小，脉沉滞细。自诉夏季饮冷（饮料、酸奶）较多开始腹胀，后渐渐加重，逐渐消瘦。检查：肠系膜上动脉压迫后遗症。

处方：清半夏10g，干姜6g，党参10g，黄芩10g，黄连3g，大黄3g（后下），炒枳实6g，炙甘草6g，大枣3枚为引。7剂，水煎服，日1剂。

二诊（2013年9月6日）：服上方腹胀好转。现：双上下肢、项部过电感，自觉腹部有气向下排，纳差，食多则恶心呕吐，大便解不净感，打嗝后腹胀好转，怕冷，舌质淡红，苔薄白，脉细弱。

处方：党参10g，炒白术6g，干姜6g，砂仁3g（后下），清半夏6g，青皮3g，酒大黄3g（后下），炙甘草3g。10剂，水煎服，日1剂。

按：本病属寒热错杂，脾胃升降失常之腹胀。患者平素饮食不节，冷热不禁，损伤脾胃，使脾胃升降功能失常。《素问·五脏别论》：“六腑以通为用，以降为顺。”《素问 · 六微旨大论》又云：“升已而降，降者为天；降已而升，升者为地。”故投以半夏泻心汤，平调寒热，消痞除胀。外加大黄、枳实以通腑气，使浊气得降。如是则脾升胃降，气机升降正常，腹胀亦除。

**案 3**　高某，女，30 岁，自述腹胀时作 1 年多，胀时自觉腹部欲裂，难以坐卧，但按之柔软，不疼痛，当时我正为该班讲课，让予诊治。

处方：党参 30g，干姜 12g，炒白术 12g，炙甘草 9g，制附子 9g，青皮 9g，陈皮 9g。水煎服，连服 3 剂，胀消，患者乃留方备用。

按：此为中虚失运之候，当“塞因塞用”，本方既是附子理中汤又是治中汤，脾得温补而复健，气得运转而无滞，否去泰来，中宫自宁。

**案 4**　李某，男，40 岁，郑州市德化街照相馆。自述小腹发胀 2 年多，不疼痛，食后常嗳气，二便正常，西医多次检查为十二指肠淤滞，让其手术，患者终不肯做，服西药无效。于 1977 年 11 月 17 日就诊于予。

处方：桂枝 9g，白芍 9g，炒小茴 9g，乌药 9g，木香 6g，川楝子 9g，荔枝核 9g，制香附 12g，红花 9g，五灵脂 12g，大腹皮 9g，炙甘草 6g。水煎服。

1977 年 11 月 29 日复诊。上方服 12 剂，腹胀基本消失，尚有嗳气，上方去灵脂加丁香 6g，柿蒂 9g，水煎服。嘱其痊愈，不必再来。

按：小腹胀首先要责之于肝，故方中重用疏肝理气之品，气滞日久，血行亦必不畅，故又加活血之味，便气行血畅，其胀自除。

**案 5**　王某，男，62 岁，患者以脑出血，左侧肢体不遂入住省某医院高干病房，经治疗病情稳定，但腹胀，大便不通已 20 天，1996 年 5 月 9 日医院同意请中医会诊，症见：腹胀大，鼓之如鼓，大便 20 天未行，小便亦不通，插入导尿管，脉数有力，舌苔黄中带黑，厚布于舌，较干，舌质暗红，面呈瘀胀象，异常痛苦面容。

处方：大黄 30g（分两次后下），厚朴 15g，炒枳实 15g，炒卜子 30g。2 剂，水煎服。

上方服 1 剂，大便未行，第 2 剂去大黄，大便仍未行。

二诊（5 月 11 日）：患者云，自觉腹胀稍轻，余同上。

处方：半夏 15g，党参 10g，黄芩 10g，黄连 6g，干姜 10g，香橼 10g，炙甘草 6g。1 剂，水煎服。

三诊（5 月 12 日）：上方服 1 剂，虽觉腹中气行，大便仍不下，上方加茯苓 30g，泽泻 15g。1 剂，水煎服。

四诊（5 月 13 日）：上方服后，大便泻下甚多，据患者说，约有两盆，先是干粪块，后是污秽物，一天泻了 9 次，至今 23 天未通的大便，得以尽出，患者顿觉轻松，如释重负，腹已基本不胀，舌苔有减退，脉较平静，面已无瘀浮之象。

处方：半夏12g，党参10g，黄芩10g，黄连3g，干姜6g，香橼10g，茯苓15g，炙甘草6g，大枣3枚为引。2剂，水煎服。

五诊：大便一日1~2次，腹中觉舒，顿觉饥饿，饮食大增。腹胀大便不通之患已完全解除，转治其半身不遂和慢性肾衰之患，其方药不再赘述。

按：此案比较典型。该院西医治疗比较棘手，故同意请我会诊。予第一次用小承气汤加炒卜子，第二次用半夏泻心汤加香橼，第三次用半夏泻心汤加香橼、茯苓、泽泻。从治疗经过来看，病为气水糟粕互结之候，第一方虽能行其气，攻其结，但不能行其水；第二方虽能辛开苦降，转其大气，但仍不能去其结聚；第三方乃中其的，当然也不能否定第一、二方的作用，可能是连续性的作用。从此，可见中医药的特殊功效，是能多治疗急重症的。

## 腹部痞满

薛某，男，78岁，以“腹部硬满2个月”为主诉于2014年2月27日初诊。主症见：腹部硬满连及两胁，碍于呼吸，纳少，稍食则饱，眠可，大便偏干，1~2天1次，不喜饮水，近2年消瘦明显，双眼周围潮红，平时血压偏低，易疲乏，动则加重。贫血6年。B超示：少量腹水，脾大，外院诊为骨髓纤维化。舌淡苔白，舌体胖大，脉大数。

处方：炒枳实12g，炒白术10g，木香10g，砂仁6g（后下），炒牵牛子10g，酒大黄10g（后下），生姜为引。6剂，水煎服，日1剂。

二诊（2014年3月5日）：服上方6剂，腹部硬满明显减轻，大便不干，每日1次。现：呼吸仍有不畅，纳少，眠可，二便调。舌淡，苔黄厚腻，脉沉滞。

处方：清半夏10g，茯苓30g，陈皮10g，醋延胡索15g，炒牵牛子6g，酒大黄6g，益母草30g，香橼10g，炒神曲10g，党参10g，生姜3片为引。15剂，水煎服，日1剂。

按：此为气滞之证。以理气通腑之药治之。正如《素问·至真要大论》所说：“塞因塞用，通因通用，必伏其所主，而先其所因。”患者服上药6剂，即觉腹部硬满明显减轻。

## 腹痛

**案1** 顾某，女，46岁，以“胃脘处痛为主，满腹窜痛7年余，咳嗽2月余”为主诉于2013年5月27日初诊。症见：胃脘处、满腹窜痛，痛时连背，乏力不能忍，出冷汗，持续1~2min自行缓解。咳嗽，吐少量白痰，胸闷，晚上较重，曾住院治疗，怀疑间质性肺炎。平时心慌，血压不稳，（90~135）/（40~98）mmHg。心脏检查：偶发房早室早，平时心电图正常。现正服西药治疗，乏效。大便不顺畅、不规律，干稀不定。月经提前1周，量可。舌红、胖，苔黄厚褐色，脉沉滞。患者2005年行胆囊摘除术后即觉胃脘痛。

处方：丹参30g，檀香3g（后下），砂仁3g（后下），生百合30g，乌药10g，延胡索10g，大黄6g，木香10g。10剂，水煎服，日1剂。

二诊（2013年6月10日）：服药前2剂症减明显。现：咳减，但咽中有痰，咳不出，咽不下。后脑至后背及前胸部凉。满腹压痛（B超示无异常），闷气，满腹窜痛。大便不成形，腹痛即排便，便后觉舒。纳眠可，小便可。舌质红，苔黄，脉沉滞。

处方：上方去大黄加全瓜蒌30g，薤白10g，郁金10g。10剂，水煎服，日1剂。

按：本病脘腹痛特点是窜痛、不固定，其时间长达7年之久，又因手术后而致上证，典型的气滞血瘀证。气机不调，血行不畅，不通则痛，拟行气化瘀之法治之，用自拟方丹百汤，效如桴鼓。

**案2**　李某，女，36岁，以“腹痛1年余”为主诉于2013年5月17日初诊。症见：肚脐部疼痛甚，每天都痛，无缓解时，甚则出汗，受凉、吃凉食加重。月经周期可，量可，色黑，有血块，无乳房胀痛。初潮至今都有痛经，用654-2效不佳，白带可。大便干，3~4天1行，小便黄。舌质红，苔黄厚，脉沉滞。多处服中西药，前3天有效可缓解，继服无效。腹部彩超无异常，妇科查子宫肌瘤（未见单）。顺产1子，现13个月，体健。

处方：桃仁12g，大黄10g，䗪虫6g，五灵脂10g，蒲黄10g（包煎），红花15g，白酒一盅为引。10剂，水煎服，日1剂。

二诊（2013年5月29日）：服上方第1剂，腹即不疼痛，至第8剂时晚上又出现腹痛，每次持续时间较前短。现：每隔2~5h出现一次腹痛，持续半小时。服药期间腹泻，每天2~3次，现停药3天，一直未大便，小便黄。舌质红，苔白微黄，脉沉滞。

处方：桃仁10g，酒大黄6g，土鳖虫10g，生白芍30g，醋延胡索15g，制川乌6g，桂枝10g。10剂，水煎服，日1剂。

另：生白芍30g，醋延胡索15g，山楂炭15g，制香附10g，当归10g，炙甘草15g。5剂，水煎服，日1剂。

按《金匮要略》有云：“产妇腹痛，法当以枳实芍药散，假令不愈者，此为腹中有干血着脐下，宜下瘀血汤主之；亦主经水不利。”“妇人六十二种风，及腹中血气刺痛，红蓝花酒主之。”该患者腹痛难解，部位固定在脐腹部，痛经，经血色黑有块，说明血瘀甚，故宜活血化瘀，用下瘀血汤合失笑散、红蓝花酒方。

**案3**　张某，女，33岁，以“腹部隐痛2月余”为主诉于2013年5月6日初诊。症见：患者满腹隐痛，胃脘部按之痛甚，用热水袋暖后稍好。晨腹痛甚，腹痛欲便，大便溏，便后痛缓解，解不净感。曾服中药治疗，有效。月经7天净，有块，乳房不胀，腹稍痛。舌暗红，点刺，苔薄黄，脉细。

处方：炒小茴香10g，肉桂6g，枸杞子10g，当归10g，茯苓10g，乌药10g，木香10g，吴茱萸3g，干姜10g，制附子6g。10剂，水煎服，日1剂。

二诊（2013年6月17日）：服上方10剂，效可，腹痛基本消失。眼困暗明显。纳一般，眠差多梦，早醒，每晚睡7h左右，二便可。食生冷易胃痛腹不适。舌质红，苔黄厚腻，脉细滞。

处方：上方干姜改为6g，加山楂炭15g，木贼草10g，红花6g。10剂，水煎服，日1剂。

按：腹痛拒按，属实；得热痛减，属寒；经血有血块、舌质暗红点刺为有瘀血，便前腹痛，便后痛减，属肝郁脾虚，本病综合分析为肝郁气滞，寒凝肝脉证，用暖肝煎合四逆汤，共奏温阳散寒，行气止痛之功。

**案4**　李某，女，43岁，以“腹痛10余年”为主诉于2013年4月8日初诊。症见：每食生冷、辛辣、生气后会出现腹痛，胀甚，胀痛均重，甚则呕吐黑水。时左胁部疼痛，时有易腹泻，便前无腹痛。纳一般，眠可，大便有排不尽感，小便可。患者腹痛10余年，初按阑尾炎、结石等治疗效不显，后检查排除。每痛时用治疗痉挛药物可缓解。月经提前10余天，量少，色暗，经前乳房胀不重。舌质暗红，苔薄白，脉沉滞。2012年11月9日查彩超：子宫后壁低回声结节（11mm×7mm）。

处方：川芎10g，当归10g，生白芍30g，泽泻15g，炒白术12g，茯苓12g，丹参30g，檀香3g（后下），砂仁3g（后下），清半夏10g，五灵脂10g，蒲黄10g（包煎）。10剂，水煎服，日1剂。

二诊（2013年5月20日）：服上方20剂，腹痛好转。现月经不规律，量少，色黑，经前乳房胀痛。2013年4月8日彩超：双侧乳腺增生样变伴右侧乳腺结节；子宫肌瘤；左侧卵巢小囊。易腹泻，时有便秘。舌暗红，苔薄黄，脉沉滞。夏季易低热，午后热，37.5℃左右。

处方：桂枝10g，茯苓10g，丹皮10g，赤芍10g，桃仁10g，柴胡10g，制香附10g，大贝10g，桔梗10g，陈皮10g，黄芩10g，全瓜蒌10g，连翘10g。20剂，水煎服，日1剂。

三诊（2013年9月2日）：服4月8日方20剂，腹已不痛。现腹胀，易腹泻，大便解不净感，胃胀，反酸，刷牙时干呕，面色萎黄。纳少，右手食指偶尔会不自觉跳动，怕冷，口干、口苦、口渴。舌质淡红，苔薄白，脉沉滞。

处方：清半夏10g，干姜10g，党参10g，黄芩10g，黄连3g，厚朴10g，香橼10g，炙甘草10g，大枣3枚为引。10剂，水煎服，日1剂。

四诊（2014年4月28日）：现腹痛基本已愈，今欲调理其他疾病。2014年3月20日鹿邑真源医院查子宫内低回声结节（考虑肌瘤），右附件区囊性包块。现：偶有腰部酸痛，经后1周时小腹胀，微痛，不凉，月经时提前7天，4天净，量不多。经前乳房微疼，微胀，白带多，质稠，色黄，异味重。性子急。舌淡红，苔薄白，脉沉滞。

处方：柴胡10g，陈皮10g，川芎6g，生白芍10g，炒枳实10g，制香附10g，黄柏10g，车前子20g（包煎），白蔹10g，生甘草6g。10剂，水煎服，日1剂。

按：满腹疼痛，以下腹部为重，腹痛、腹胀，胀痛并重，每食生冷、生气后加重，为气滞血瘀之征，平时易腹泻，大便解不尽感，为脾虚有湿之象，治当行气活血，健脾利湿。处方当归芍药散、丹参饮、失笑散。二诊时服上方20剂，腹痛愈，以月经不调求治。

**案5**　左某，女，45岁，以“脐下小腹痛4月余”为主诉于2013年11月6日初诊。症见：患者小腹按之痛，不按不痛，不胀。胃脘经常痞塞感，按之痛。曾于他医处服中药，效可。易上火，咽中有痰，吐不出，咽不下。大便不成形，黏腻，月经提前5天，色黑有块，经前乳房不胀。易感冒，感冒时后脑勺痛。舌淡，有齿痕，苔黄厚，脉细。

处方：炒神曲10g，炒麦芽15g，山楂炭15g，五灵脂10g，蒲黄10g（包煎），红花10g，连翘10g，黄芩10g，生白芍10g。10剂，水煎服，日1剂。

二诊（2013年11月22日）：服上方10剂，效可，小腹痛较前减轻。现：仍觉胃脘痞塞不适，头痛，主要为枕部痛，腹部发胀，前胸后背凉，纳食可，但食后1h左右即烧心，眠可，大便稀，日2~3次，小便可。口唇干，不能饮。舌质淡红，有齿痕，苔薄白，脉沉滞。

处方：川芎10g，当归10g，生白芍15g，泽泻10g，炒白术10g，茯苓10g，丹参30g，檀香3g（后下），砂仁3g（后下），荔枝核10g，制香附10g，炒山药30g。10剂，水煎服，日1剂。

三诊（2013年12月9日）：服上方10剂，小腹痛明显减轻，现：胃脘仍痞塞不适，脐上腹两侧发胀，烧心，泛酸，头已不痛，前后心仍发凉，觉心里怕冷，腰部疼痛（已诊断为腰肌劳损）。喉部感觉有异物，吞之不下，吐之不出，平时吃饭吞咽正常，纳可，食后烧心减轻，眠可，大便稀，日1~2次，尿急，但每次尿量不多，平时性情急躁，易发怒，口仍干，饮水不多，月经提前4~5天，量不多，色黑，白带偏多。舌质淡，有齿痕，苔白厚腻，脉沉滞。

处方：党参10，炒白术10g，茯苓10g，生山药30g，桑叶10g，竹茹10g，丝瓜络10g，炮干姜10g，黄芩10g，车前子15g（包煎），炙甘草3g。10剂，水煎服，日1剂。

按：患者小腹痛位置固定，痛则不通，用失笑散活血化瘀止痛，瘀久化热，连翘以散热结，服后腹痛减轻。二诊时辨证为肝脾失调，瘀血阻滞，选当归芍药散合丹参饮调肝脾，荔枝核、香附散结祛寒，行气，服后腹痛明显减轻。肝居下焦，其脉布胁肋，抵少腹。少腹痛多考虑肝脉瘀滞，上方疏肝气，柔肝体，活肝瘀，体现中医辨证的整体性。三诊健脾清肝巩固治疗之。以上分析说明中药效果显著，但只有辨证明确，用药对症，才可能收效迅速。

**案6**　高某，男，12岁，腹胀痛数日，阵阵发作，躁扰而叫，腹部叩之，胀气明显，按之痛甚，大便不畅，不发寒热，舌苔白而略厚，微带黄色。先投以厚朴三物汤，胀痛俱减，次日晚又复如前，再投此方，效果不著，又以乌梅丸加减治之，症状虽轻，但不能愈，后以半夏泻心汤加焦麦芽、焦山楂、炒神曲，2剂而病去。

按：半夏泻心汤，应用范围较广泛，不仅治伤寒误下成痞，即不由误下而寒热中阻致痞，以及湿热留恋，脾胃虚弱，升降失调致痞者，皆可以此方加减，效果甚好。本患者系寒热夹杂，饮食停滞之证，厚朴三物汤，意在行气，为治实热内积，气滞不行而致腹胀痛大便不能之方，非此症本症所全宜，故效果不著。乌梅丸虽能治寒热错杂，腹痛时作之证，但亦非本症所全宜，故痛胀虽轻而不能愈。终用半夏泻心汤加炒神曲、焦麦芽、焦山楂，2剂而痛去。由此可见，审证不易，而用药亦较难也。治疗过程也是医者认识疾病的深化过程。

**案7**　张某，女，21岁，右侧少腹疼痛1年余，按之痛重，西医诊为慢性阑尾炎，于1976年4月23日就诊，以桂枝茯苓丸加味治之。

处方：桂枝9g，白芍9g，茯苓12g，桃仁9g，丹皮9g，五灵脂12g，橘核9g，荔枝核9g，川楝子9g。连服8剂而痛止。

按：桂枝茯苓丸是《金匮要略》治妇人宿有癥病之方，是祛瘀癥的小剂，对少腹瘀滞作痛，久而不愈，证候又较轻者，用之确有良效。此证以腹痛为主，是血瘀气滞所致，故以桂枝茯苓丸治之。荔枝核散结祛寒，行血中之气，橘核温化散结，楝子行气止痛（优于止痛），况此三味又有治疝之功，此证以腹痛为主，有疝气之疑，此三味亦可兼而治之。此外，更有一层深义，即本方又具有治肝病之功效，肝居下焦，其脉布胁肋，抵少腹，分少腹疼痛，亦应考虑肝脉之瘀滞，方中桃仁、丹皮、灵脂能活肝之瘀，桂枝、荔核、橘核、川楝子能疏肝之气，白芍能柔肝之体；或谓这种分析，是否有些过多，殊不知，这正是中医辨证的整体性，也正是中医治病的微妙处，更不能一见西医诊为炎证，就盲用清热解毒药。

**案8** 杨某，女，25岁，右下腹阵痛1天多，痛而兼胀，大便2日未行，痛处拒按。患者云：有慢性阑尾炎病史，昨日午餐，饭菜有些凉，下午即觉胃和右下腹疼痛，而且疼痛逐渐重，疑为慢性阑尾炎发作，遂就诊于予。患者年轻体壮，伤于饮食，舌苔根部较厚，脉沉有力，大便未行，为腑气不通之候。因痛在右下腹，患者又有慢性阑尾炎病史，即以大黄牡丹皮汤和薏苡附子败酱散加减治之。

处方：大黄15g（后下），芒硝9g（冲化），桃仁12g，丹皮9g，生薏苡仁30g，冬瓜仁30g，败酱草30g，金银花30g，蒲公英30g，木香9g，乌药9g，川楝子9g。1剂，水煎服。

次日，患者告予曰：药后大便泻七八次，疼痛完全消失，按之亦不痛，胃亦舒适。

按：患者饮食失当，以致腑气结聚，引起慢性阑尾炎发作，故以肠痈为主治之。药后便通、积去、热清、痛止，果获速效。

**案9** 朱某，男，70岁，以“腹痛20年加重20天”为主诉于2007年3月14日来诊。20年前因感冒咳嗽，咳痰纳差，治愈后，出现腹痛，服用抗溃疡西药有效，但未消除。现症：以脐左侧隐隐作痛，压之痛重，食凉食物加重，耳鸣，腰酸，会阴部潮湿，食欲可，睡眠正常，大小便正常，舌质暗红，苔薄白，脉沉弱。2006年8月胃镜示：①浅表性胃炎。②胃溃疡。诊断为腹痛，病机为肝脾功能失调，挟瘀，治以当归芍药散合失笑散。

处方：川芎10g，当归10g，生白芍30g，泽泻15g，炒白术12g，茯苓12g，五灵脂10g，蒲黄10g（包煎）。10剂，水煎服，日1剂。

二诊（4月4日）：上方共服15剂，腹痛告愈，改治耳鸣。

处方：柴胡10g，黄芩10g，制半夏10g，党参10g，磁石20g（先煎），夏枯草15g，连翘10g，麦冬10g，炙甘草6g，生姜3片，大枣4枚为引。15剂，水煎服。

按：20年之腹痛，用当归芍药散合失笑散10剂而愈，一则说明中药效果之显著；二则说明辨证之重要，只有辨证准确，用药对证，才可能收效较速，“肝脾失调，瘀血阻滞”，是本病辨证的关键。

**案10** 李某，女，43岁，以“腹痛10余年”为主诉于2013年4月初诊。症见：每食生冷、辛辣或生气后，出现腹痛、胀甚，腹痛以下腹为重，胀痛均重，甚时呕吐黑水，时有左肋部痛，时有易腹泻，便前无腹痛，纳一般，眠可，大便有排不尽感，小便可，月经提前10余天，量少，色暗，经前乳房胀不重，舌质暗红，苔薄白，脉沉滞。患者腹痛10余年，初按阑尾炎、结石等治疗，效不显，后检查排除。B超示：子宫后壁低回声结节（11mm×7mm）。诊断为腹痛，气滞血瘀证，治以疏肝理气止痛为主，处以当归芍药散、失笑散、丹参饮汤加减。

处方：川芎10g，当归10g，生白芍30g，泽泻15g，炒白术12g，茯苓12g，丹参30g，檀香3g（后下），砂仁3g（后下），清半夏10g，五灵脂10g，蒲黄10g（包煎）。10剂，水煎服，日1剂。

二诊：服上方20剂，腹痛好转，仍月经不规律，量少色黑，经前乳胀痛，易腹泻，时有便秘，舌暗红，苔薄黄，脉沉滞。夏季易低热，午后热，体温37.5℃左右。彩超示：双侧乳腺增生样变伴右侧乳腺结节，子宫肌瘤10mm×7mm，左侧卵巢小囊。

处方：桂枝10g，茯苓10g，丹皮10g，赤芍10g，桃仁10g，柴胡10g，制香附10g，大贝10g，桔梗10g，陈皮10g，黄芩10g，全瓜蒌10g，连翘10g。20剂，水煎服，日1剂。

三诊：服首方20剂，腹已不痛，现：腹胀，易腹泻，大便排不净感，胃胀，反酸，刷牙时干呕感，面色萎黄，有面斑，纳少，右手食指偶尔会不自主跳动，怕冷，口干，口苦，口渴，舌质淡红，苔薄白，脉沉滞。

处方：清半夏10g，干姜10g，党参10g，黄芩10g，黄连3g，厚朴10g，香橼10g，炙甘草10g，大枣3枚（切开）为引。10剂，水煎服。

四诊：现腹痛基本已愈，今欲调理其他疾病。

按：患者腹痛，食生冷、辛辣，或生气后，腹痛、胀甚，可辨为寒凝气滞之腹痛。患病10年，陈寒已久，寒凝则血瘀，不通则痛，故见月经量少，色暗，肝主少腹，则腹痛以下腹为重。故处以当归芍药散合失笑散、丹参饮，共奏补血活血，化瘀行气止痛之功。复诊服上方腹痛好转，考虑其乳腺增生，子宫肌瘤以及卵巢囊肿，给予桂枝茯苓丸加减。三诊时患者因觉腹痛为要，故仍服用首方以巩固而腹痛愈，以收全功，可见此方功效甚卓。

**案11**　吕某，男，40岁，以"发作性上腹痛，伴发热半年余"为主诉于2013年8月初诊。症见：发作性腹痛，伴发热，体温39℃以上，发热时转氨酶升高，胃脘烧灼感，反酸，胃胀不适，嗳气，颈部憋胀感，纳较差，眠一般，大便偏干，不畅，舌胖大，苔黄厚腻，口苦，脉沉滞。2007年行胆管吻合术、胆囊摘除术，2011年行肝内胆管结石取石术（泥沙型结石）。诊断为腹痛，属少阳阳明腑实证，治以荡涤腑实为主，大柴胡汤加减。

处方：柴胡10g，黄芩10g，清半夏10g，炒枳实12g，生白芍10g，大黄6g（后下），金钱草30g，乌药10g，郁金12g。10剂，水煎服，日1剂。

二诊：服上方20剂，效佳，腹痛未发作，腹胀，便秘明显改善，现：胃脘烧灼感，有返流，口腔不适，胃胀不甚，纳可，眠安，大便可，小便黄，舌质暗红，胖大，苔黄白略厚，脉沉滞。上方加炒王不留行20g，炒神曲10g，鸡内金10g，生黄芪30g，生姜3片，大枣4枚（切开）为引。25剂，水煎服，日1剂。

三诊：服上药效佳，偶尔腹胀，胃脘烧灼感不明显，小便黄，大便不干，舌胖大，暗淡，苔薄黄，脉沉滞。

处方：柴胡10g，黄芩10g，清半夏10g，炒枳实12g，生白芍30g，大黄6g（后下），金钱草30g，乌药10g，鸡内金10g，通草6g，郁金10g，连翘10g。20剂，水煎服，日1剂。

按：患者有胆结石及肝内胆管结石摘除术史，肝胆属木，木伤则木不疏土，中焦土壅，胃失和降，中焦气机不运，不通则痛。土壅日久，郁而化热，出现发热，胃脘烧灼感，大便干，应用六经辨证来分析，既有“口苦咽干”的少阳证，又有“胃家实”的阳明证，因此，判定为少阳阳明合并病，以大柴胡汤加味，用金钱草、乌药、郁金等理气排石辅助治疗，后据病机加入神曲、鸡内金、生黄芪，加强脾胃运化之力，培补中气，加王不留行，增进排石之力，渐收全功。

**案12**　张某，女，33岁，以“脘腹痛2月余”为主诉于2013年5月初诊。症见：整个腹部隐痛，胃脘部按之痛甚，得暖后稍好，早晨腹痛甚，腹痛欲便，大便溏，便后痛缓解，大便有解不净感，舌暗红，点刺，苔薄黄，脉细，诊断为腹痛，肝经寒凝证，治以暖肝温经为主，处以暖肝煎加减。

处方：炒小茴香10g，肉桂6g，枸杞子10g，当归10g，茯苓10g，乌药10g，木香10g，吴茱萸3g，干姜10g，制附子6g。10剂，水煎服，日1剂。

复诊：服上方10剂，腹痛已基本消失，眼周暗明显，纳一般，眠差，多梦，早醒，二便可，食生冷易胃痛、腹不适，舌质红，苔黄厚腻，脉细滞。上方干姜改为6g，加山楂炭15g，木贼草10g，红花6g，10剂，水煎服，日1剂。

按：病者腹痛，按之痛甚，得温则解，为实寒之证。早上为少阳升发之时，肝寒凝滞，阴阳搏击，肝木克伐脾土，中土壅滞，则痛时欲便，便后痛减，故处以暖肝煎，暖肝温肾，行气止痛，痛甚故加吴茱萸、干姜、制附子加强温阳散寒之功。上药服十剂，腹痛基本消失，但眼周暗，肝开窍目，为肝寒血凝所致，故方中加红花活血化瘀，并加木贼草、山楂炭为使药，共奏活血化瘀之功，以收全效。

## 泄泻

**案1** 李某，男，34岁，以“腹泻8年余，乏力2年”为主诉于2013年3月8日初诊。症见：时常出现腹泻，大便稀或不成形，日1~2次，饮酒后日4~5次，晚上睡眠可，白天易犯困，乏力，运动时四肢无力，易烦躁，口不干，小便正常，舌暗红，苔黄厚，脉沉滞。

处方：葛根15g，黄芩10g，黄连6g，党参10g，生山药30g，炒白扁豆10g，车前子15g（包煎），炮干姜6g。10剂，水煎服，日1剂。

二诊（2014年1月6日）：服上方腹泻愈。现：今年9月发热愈后，易反复感冒，身虚弱，怕冷，后背发凉，腰腿痛沉，纳可，眠可，二便可，舌质暗，苔白厚腻，脉沉细滞，近几天出现阳痿。

处方：党参10g，炒白术10g，茯苓10g，生山药30g，藿香10g（后下），白扁豆15g，通草6g，滑石30g（包煎），生甘草6g。20剂，水煎服，日1剂。

三诊：服上方20剂，阳痿已愈，仍腰酸背凉，易醒，醒后不易睡，不烦躁，舌暗，苔薄腻，脉沉弱。

处方：炒杜仲10g，川续断10g，桑寄生15g，枸杞子12g，狗脊30g，炒白术10g，茯苓10g，炒神曲10g，生黄芪30g，灯心草3g，白蔻仁6g（后下），生甘草3g。10剂，水煎服，日1剂。

按：久泄之治，一般应以补虚，甚则固涩为法，以泻久“阳明不阖”之故，然而，即便如此，运用补益之法之时，仍要审证求因，不可偏执一端，本案患者长期饮酒，其湿热内蕴之重，由此可见一斑。叶天士云：“又有酒客，里湿素盛……在阳旺之躯，胃湿恒多，在阴盛之体脾湿亦不少，然其化热则一。”故用葛根芩连汤以去肠胃积热，所以加党参者，据《温热论》中对于中焦湿热重证之治亦提出，“湿热一去，阳亦衰微矣”，以补中气；用炮姜、扁豆、山药之属，健运坤阳，湿邪得化。

**案2** 李某，男，56岁，以“腹泻3年，加重1月余”为主诉于2014年12月15日初诊。症见：腹泻，日1次，先干后稀，泻前腹不痛。近来消瘦，体重下降13斤，舌质鲜红，无苔，舌体灼痛、刺痛，脉细。一个月前因食羊肉汤，第二天开始出现腹泻，日7次，于河南中医一附院住院治疗后，大便转为日1~2次。西医诊断为消化性功能紊乱，查肠镜、胃镜无异常。

处方：党参10g，北沙参15g，生山药40g，石斛15g，灯心草3g，乌梅10g，麦冬10g，竹叶10g，生地黄10g，川木通3g，生甘草3g。6剂，水煎服，日1剂。

二诊（2014 年 12 月 22 日）：服上方 6 剂，效可。舌质鲜红及舌体灼痛均明显减轻，现舌质暗红，已有薄白苔。大便偏稀，日 1 次。纳少，无食欲，食之无味。脉细。

处方：党参 15g，炒白术 10g，茯苓 10g，生山药 40g，乌梅 10g，五倍子 6g，麦冬 10g，生地黄 10g，川木通 3g，黄连 6g，生甘草 6g。8 剂，水煎服，日 1 剂。

按：患者长期腹泻，易使津液外脱，久而久之致体内津液不足，阴虚则火旺于上，舌鲜红无苔便是阴液亏虚、心火亢盛之候。舌为心之苗，心火亢盛则舌体鲜红溃烂，脾主运化，脾失运化则泄泻不止。故初诊时以养阴清热为主，兼以健脾止泻，方选人参乌梅汤合导赤散治之。其中重用山药为一大特色，此法源于张锡纯"一味薯蓣饮"，原方治疗"劳瘵发热，或喘或嗽，或自汗，或心中怔忡，或因小便不利，致大便滑泄……"，我常以此为法，治疗久泻伤阴者。二诊时舌体溃烂、无苔等症状已明显减轻，患者觉食不知味，知病变已以中焦为主，随证治之，以健脾涩肠为主，清泄心火为辅。可见把握疾病的动态变化尤为重要。

**案 3**　向某，女，34 岁，以"腹泻 3 年余"为主诉于 2014 年 9 月 15 日初诊。症见：腹泄，日 3 次，溏泻，泻前腹不痛，睡醒后或饭后易泻，吃鸡蛋，饮牛奶后更易泻。大便急迫。平时怕热不怕冷。口苦，不喜饮水。月经量少，经前、经期太阳穴处痛，巅顶至后颈闷痛，经后头痛好转。舌淡暗，苔薄白，舌下脉瘀。有药物肝炎病史。曾服中药治疗无效，饭量不减。

处方：炒山楂 15g，生山楂 15g，炒车前子 15g（包煎），生车前子 15g（包煎）。4 剂，水煎服，日 1 剂。

二诊（2014 年 12 月 15 日）：诉服 4 剂后大便次数减少。现大便成形，月经量少，1 周前吃花生后胃痛不适。上方加炒山药 15g，生山药 15g，炮干姜 6g 继服。

按：该患者腹泻特点是腹泻时间长，泻前腹不痛，饭后易泻，吃鸡蛋、饮牛奶后更易泻。《内经》曰："清气在下，则生飧泻。"腹泻日久，脾胃虚弱，功能失调，运化无力，清浊不分，混杂而下，遂成泄泻。治以经验方山车汤，此方深得一阴一阳之理。

燮理法是一种治疗方法，也是一种指导思想，只要心存这种方法，该法就用活了。还可随证加减，如腹痛欲便，便后腹痛者，加入痛泻药方；内有积热者，加入葛根芩连汤；偏脾虚者，加入生山药、炒山药等。患者复诊时述上方剂 4 剂后，大便次数减少。上方加入生山药 15g、炒山药 15g 继服调理。

**案 4**　吕某，女，60 岁，患腹泻 2 年，每天泻 3～5 次，每晨泻 2～3 次，屡治无效，于1976年5月9日初诊。症见：形体较弱，苔薄白，质较淡，脉沉弱，遂以半夏泻心汤、桃花汤（去粳米）、芍药汤甘草汤治之。

处方：半夏9g，党参12g，干姜9g，赤石脂30g，黄连9g，黄芩9g，白芍9g，炙甘草6g。水煎服。

此方连服8剂而愈。

按：久泻多有脾胃失调状态，并有阴阳偏颇之候，本患者年已六十，泄泻2年，又无实证之象，知其本虚，故用半夏泻心汤以调和阴阳，顺其升降，用桃花汤温涩固脱，以复其久伤之阳，用芍药甘草汤滋养缓急，以复其久伤之阴。综观本方，乃肝脾肾异治之方，使脾肾合德，土木无忤，不止泻而泻自止矣，由此可见，经方用之得当，自收桴鼓之效。

**案5**　刘某，男，61岁，1976年10月17日初诊。自述3个月前，因食不熟之猪肉，发生腹泻，一日数次，小腹时有疼痛，下午腹胀较重，四肢欠温，大便化验无异常，曾服中西药治疗无效，西药皆为健胃消炎之品，中药多属泻下消积之剂。诊见脉象沉弱，舌苔白厚而松浮，舌质较淡，此乃脾肾阳虚而致寒从中生之候。

处方：党参15g，炒白术9g，干姜9g，炙甘草9g，赤石脂30g，补骨脂9g，吴茱萸9g，五味子9g，制附子9g，半夏9g，乌梅9g。3剂，水煎服。

1976年10月20日复诊。症状有减轻，宗上方加减。

处方：党参18g，炒白术9g，干姜9g，炙甘草9g，赤石脂30g，补骨脂9g，吴茱萸9g，五味子9g，制附子9g，半夏9g，丁香3g。3剂，水煎服。

1976年10月24日复诊。上方服2剂后，大便下胶冻样物一大块，腹泻有所加重，此乃药中病也，寒积得化而去。

处方：党参15g，炒白术9g，云苓12g，炒扁豆12g，炒山药12g，炒玉米30g，炒莲肉12g，陈皮9g，草果4.5g，乌梅9g，黑黄芩9g，炙甘草6g。2剂，水煎服。

1976年10月27日复诊。腹泻已止，唯觉食纳尚少，此乃脾虚未复，运化无力之象，以健脾散加减服之。

处方：党参12g，炒白术9g，云苓12g，炒扁豆12g，陈皮9g，草果3g，炒神曲6g，半夏4.5g，黑黄芩6g，炙甘草6g。3剂，水煎服。

1976年11月8日，其子来告：大便一直正常，胃纳不多，多以健脾散加减服之。

按：患者年逾花甲，生理功能已经衰退，加之饮食不慎，脾胃乃伤。今腹泻3个月，下气损伤较甚，已呈现虚寒之象，不能固守伤食之始因，再用消导之剂。故以附子理中汤、四神丸、桃花汤、附子粳米汤加减化裁治之，务使其阳复寒散积去。后重点扶脾，使运化有权，故改用参苓白术散加减治之，而泻遂止。

**案6** 吕某，男，23岁，以“腹泻3年加重3月余”为主诉于1999年4月9日初诊。3年前大便偏干未治疗，渐转为大便溏泄日2~3次，肛门下坠近3个月，大便夹有鲜血及黏液，便前无腹痛，腹部怕冷，胃脘时痛，食后胃胀，嗳气，无泛酸烧心，口干、口苦，有腥味，小便黄。舌质红，苔白腻兼黄，脉沉有力。诊断为泄泻（湿热下注）。此为肝胃湿热，下注大肠，损伤肠络所为。治以清热燥湿，和胃止痛，方拟济生乌梅丸加减。

处方：炒白术10g，阿胶6g（另炖），黄芩10g，醋槐花30g，椿皮炭30g，乌梅10g，白僵蚕10g，甘草6g，灶心土30g。6剂，水煎服，日1剂。

二诊：服药后大便带血、肛门下坠较前减轻，腹泻转为1日2次，睡眠欠佳，口干微苦。舌质红，苔黄厚腻，脉沉细。热邪减消，湿邪仍盛，加重燥湿之品。仍为济生乌梅丸加减。

处方：炒白术10g，阿胶6g（另炖），黄芩10g，醋槐花30g，椿皮炭30g，乌梅10g，白僵蚕10g，甘草6g，炒苍术10g，黄连6g。6剂，水煎服，日1剂。

三诊：服药后便血及肛门下坠消失，大便夹有少量黏液，肛门时有跳痛，胃脘时痛，胸闷，夜寐欠佳，舌质红，黄厚腻，脉略数，大肠湿热未尽，痰热郁阻胃脘，改用白头翁汤加味。

处方：白头翁30g，黄连10g，黄柏10g，秦皮10g，全瓜蒌20g，郁金10g，乌梅6g，白僵蚕10g。6剂，水煎服，日1剂。临床治愈。

按：本案大便夹有鲜血及黏液，腹部怕冷，胃脘时痛，食后胃胀，嗳气，口干、口苦，有腥味，小便黄，舌质红，苔白腻兼黄，脉沉有力，乃胃肠湿热，大肠络伤，肠风下血，治以清热燥湿，凉血止血，勿忘凉肝息风。

**案7** （燮理法）高某，女，66岁，以“腹泻1年余”为主诉于2006年2月15日初诊。平素脾胃不好，1年前做“胆囊摘除术”（结石），后出现腹泻间作，多于受凉、食生冷后出现，泻前腹痛，里急后重，便溏，有时带泡沫，上午腹泻4~5次，下午较少，小便夜频，眠差，舌质红，苔白，脉细滞。有高血压、糖尿病、心肌缺血病史。诊断为泄泻，属脾胃虚弱，湿积内生之证，治以燮理法，用山前汤合痛泻要方加减。

处方：炒山楂15g，生山楂15g，炒车前子15g（包煎），生车前子15g（包煎），陈皮10g，生白芍10g，防风3g，炒白术10g，炒山药15g，生山药15g，黄芩10g。6剂，水煎服，日1剂。

二诊（2006年2月22日）：服药后效佳，腹泻减轻，1日3次，但仍有解不尽感，腹痛止，但腹部不适，肛周湿疹，瘙痒，眠差，小便夜频，经常牙痛，舌质暗红，苔白厚，脉弦细。照上方加炒苍术10g，葛根15g，黄连6g，7剂，水煎服，日1剂。临床治愈。

按：患者长期脾胃虚弱，纳受水谷、运化精微无力，聚水成湿，积谷为滞，湿滞内生，清浊不分，混杂而下，遂成泄泻。《黄帝内经》曰："清气在下，则生飧泄。"土虚日久，肝木乘之，肝脾不和，脾受肝制，进一步运化失常，气机不畅，故腹痛即泻，里急后重，治用燮理法，调和胃肠，柔肝补脾，用山前汤合痛泻要方，生、熟药同用，补泻药同施，阴阳同调，达到积滞消除，脾胃健运，清浊有序，腹泻自愈。山前汤系我的经验方，即生、熟山楂，生、熟车前子，生、熟山药，用之得当，效果良好。

**案8**　张某，女，42岁，以"泄泻10年"为主诉于2006年10月20日初诊。患者平时消化功能差，饮食不慎则腹痛、腹泻，每日2~3次，泻后痛止，腹胀，食欲尚可，苔薄白，脉沉弱。诊断为泄泻，证属脾肾两虚，挟有肝郁，治以四神丸加味。

处方：补骨脂10g，吴茱萸6g，煨肉豆蔻10g，五味子10g，炮干姜6g，炒山药30g，羌活3g，防风3g，生白芍10g。10剂，水煎服，日1剂。

二诊（2006年11月17日）：服上药病情无明显改善，腹痛肠鸣，泻后痛止，心烦眠差，醒后不易入睡，小便频，经前头痛，舌质暗红，苔白腻，脉沉弱，调整方案，用燮理法，逆流挽舟。

处方：党参10g，茯苓10g，川芎3g，羌活3g，独活3g，防风3g，生白芍10g，黄连3g，炙甘草6g，炒山药30g。10剂，水煎服，日1剂。

三诊（2006年12月5日）：服上方后，腹痛、腹泻症状消失，体重增加2~3kg，舌质红，苔薄白，脉偏弱，为巩固疗效，照上方加鸡内金6g，炒麦芽15g，10剂，水煎服，巩固治疗。

按：10年泄泻，久治不愈，脾肾两虚，挟有肝郁，是其病机，以四神丸加味治之乏效，改用燮理法，鼓荡肝气，健运脾气，调肝和脾，升中有降，敛中有散，调气又调血，轻灵用药，逆流挽舟，大便转常。

**案9**　李某，男，38岁，以"大便溏8年余"为主诉于2013年4月初诊。症见：大便溏，日1次，便前无腹痛，食冷或油腻即溏泄，平时怕冷，心情抑郁，胆小声低，早泄，纳可，眠差多梦，易发火，小便可，舌暗红胖大，苔薄黄，脉细。既往有鼻窦炎病史5年，三酰甘油偏高。中医诊断为泄泻，为脾肾阳虚证，治以温补脾肾为主，处以参苓白术散合四逆汤加减。

处方：党参10g，茯苓10g，炒山药30g，炒白扁豆10g，炒山楂15g，车前子15g（包煎），炮干姜6g，炙甘草6g，芒硝3g（冲服），制附子6g。15

剂，水煎服，日 1 剂。

二诊：服上方 30 剂，大便溏好转，成形，日 1 次，后停药。现：大便不成形，日 1 次，腰痛，晨起时明显，腰不凉，偶有胃脘部跳痛，急躁易怒，纳可，眠差，入睡可，多梦，易疲劳，小便频，舌质红，苔薄白，脉细略数。

处方：党参 10g，生黄芪 30g，炒白术 10g，当归 6g，陈皮 10g，升麻 6g，柴胡 6g，制附子 6g，黄连 3g，灯心草 3g，炙甘草 6g，生山药 15g，生姜 3 片，大枣 3 枚为引。15 剂，水煎服，日 1 剂。

按：本案病机为脾肾阳虚，湿郁化热。治以温补脾肾阳气兼清利湿热。方选参苓白术散合四逆汤加减。该患者三酰甘油偏高，表明其痰浊较重，加山楂化瘀祛浊。舌暗红，内有瘀热，故以少量芒硝清其瘀热。方药对证，故首诊即效。复诊视其中气较虚，故而以补中益气汤加入附子之温阳，黄连、灯心草之清心火，生山药之健脾养阴，以善后。

**案 10** 刘某，女，74 岁，以“腹泻 2 年”为主诉于 2013 年 10 月初诊。症见：腹泻，伴有肠鸣音亢进，偶有隐痛，喜温喜按。不能久行、久站，否则肛门下坠，大便不禁，畏寒怕冷，手足，肚脐常冷，口干，偶尔口苦，饮水适量，纳可，入睡困难，易惊醒，夜间小便 1～2 次，舌淡红，苔薄白，稍腻，脉沉弦。既往有高血压病、高脂血症。中医诊断为泄泻，为脾虚兼瘀浊内阻证，治以补气健脾、祛瘀化浊为主，处以四君子汤合山前汤加减。

处方：党参 10g，炒白术 10g，茯苓 10g，生山药 15g，炒山楂 15g，生山楂 15g，炒山药 15g，黄连 3g，干姜 6g，炒车前子 15g（包煎），生车前子 15g（包煎），炙甘草 3g。10 剂，水煎服，日 1 剂。

二诊：服上方 15 剂，肠鸣音减，腹痛减轻，大便一日 1 次。现：肛周下坠，大便失禁，饭后肛周下坠明显，走路、活动后下坠明显。怕冷，手脚凉。舌淡红，苔薄白，脉沉弦。

处方：党参 10g，炒白术 10g，茯苓 10g，生山药 30g，干姜 10g，砂仁 3g（后下），清半夏 10g，炙甘草 6g。10 剂，水煎服，日 1 剂。

另：生山药 1 000g，鸡内金 30g。一剂共为细面，每次 30g，为粥食之，每早一次与饭同进。

三诊：服上方 20 剂，症状已较前明显减轻，腹痛已消失，肠鸣亢进消失。现：大便不成形，日 1 次，肛门下坠，纳眠可，小便可。舌质暗红，胖大，苔薄黄腻，脉沉弦。

处方：党参 10g，炒白术 10g，茯苓 10g，生山药 30g，炮干姜 10g，砂仁 3g（后下），清半夏 10g，煨诃子 10g，炒麦芽 15g，炙甘草 6g，炒山楂 15g，生姜 3 片，大枣 3 枚（切开）为引。10 剂，水煎服，日 1 剂。

按：《黄帝内经》云："清气在下，则生飧泄。"本案症状神态属阴证无疑，但初诊似觉虚寒不甚，故治以燮理阴阳。处以山车汤化裁，冀阴阳升降有序而泻自止，加入干姜、黄连，仍为燮理之义，合四君子汤，平补脾胃，效果明显；然虚寒之象渐显，故而调整治法，以健脾温阳为主，治之以砂半理中汤；又久泻伤阴，另处之以生山药、鸡内金打粉冲服，健脾养阴而兼消食，效力平和而不伤正，缓图之。三诊疗效明显，遂在上方基础上加入诃子增强止泻之力，佐入消导之山楂、麦芽，健脾消食助脾胃之运化。临证辨治要用动观点、和的方法达到平的状态。

**案11**　韦某，女，61岁，以"晨起腹泻3年，加重2个月"为主诉于2013年12月初诊。症见：晨起4~5点肠鸣腹泻，大便不成形，无腹痛，平素怕冷，纳差，眠差入睡困难，眠浅，多梦小便可，平时易急躁，焦虑，舌淡红，苔白，脉沉滞。既往有高血压病史。中医诊断为泄泻，为脾肾阳虚证，治以健脾除湿，温补肾阳为主，处以附子理中汤合四神丸加减。

处方：党参10g，炒白术10g，茯苓10g，生山药30g，破故纸10g，吴茱萸3g，煨肉豆蔻10g，五味子10g，炮干姜6g，制附子6g，炒薏苡仁30g，羌活3g，防风3g，炙甘草6g，大枣3枚（切开）为引。10剂，水煎服，日1剂。

二诊：服上药15剂，效可，腹泻好转，大便稍不成形，时间后错（5:30），食欲好转，睡眠改善，急躁焦虑减轻，平时易上火，舌红，苔黄厚腻，舌下脉瘀阻，脉沉弦细。

处方：党参10g，炒白术10g，茯苓10g，生山药30g，炒薏仁30g，炒白扁豆10g，炒连肉15g，羌活3g，独活3g，黄连2g，炙甘草3g，小麦30g，大枣3枚（切开）为引。10剂，水煎服，日1剂。

三诊：服上方13剂，腹泻已基本愈。现：每睡醒后（早晨4点左右）胃脘不适，腹内肠鸣，但已不腹泻，纳可，眠欠佳，小便可，大便可，日1次。舌质红，苔黄略厚腻，脉细，觉舌上发黏，时有发麻感。

处方：清半夏10g，茯苓10g，佛手3g，玫瑰花6g，灯心草3g，小麦30g，炙甘草6g，大枣3枚，小米一撮（包煎）为引。10剂，水煎服，日1剂。

按：《黄帝内经》云：善诊者察色按脉，先别阴阳。纵观本案患者平素怕冷，五更泻，且下午6点头懵，口不渴，脉沉细，为阴证无疑。阳虚气化无力，清阳不升，浊阴不化，故而泻作，结合脏腑特性，脾气主升，恶湿。脾阳虚而无力升举，清气不升，逆而下陷，故泄泻，久病及肾，脾肾同病，治应兼顾肾阳，正所谓：诸厥固泄，皆属于下。法当益火补土，脾肾同补。方选附子理中汤以温补脾肾，四神丸以温补固涩下焦，稍佐羌活、防风之品，既有风能胜湿之用，又有祛风息风之功，消除“肠鸣”，遵东垣“升阳益胃”之法也。

**案 12** 郑某，女，58 岁，以“腹泻、心悸怔忡 9 个月”为主诉于 2010 年 1 月初诊。症见：大便稀溏，甚者日七八次，除喝面汤不腹泻外，吃干果、水果、蔬菜等其他食物均腹泻，无腹痛，时有心悸，怔忡，面色稍虚浮，双目昏花干涩，下肢常抽筋，纳可，睡眠差，小便可，舌质略暗，苔薄白，脉沉弱。中医诊断为腹泻、心悸，为脾肾阳虚证，治以温脾除湿，补肾收涩为主，处以附子理中汤合四神丸加减。

处方：党参 12g，炒白术 10g，茯苓 10g，补骨脂 10g，煨肉豆蔻 10g，煨诃子 10g，五味子 10g，制附子 6g，炮干姜 6g，炙甘草 6g，大枣 4 枚（切开）为引。12 剂，水煎服，日 1 剂。

二诊：服上药 12 剂，效佳，腹泻明显好转，仍大便不成形，排便不顺畅，日 1 次，因饮食不甚，今早恶心，腹泻，眠差，入睡困难，食欲一般，双目昏花干涩，脚遇凉易抽筋，舌质暗红，苔薄白，脉沉偏弱，记忆力减退，注意力不集中，平时怕冷，手足冰凉。

处方：党参 10g，炒白术 10g，茯苓 10g，炒山药 30g，煨诃子 10g，煨肉豆蔻 10g，石榴皮 30g（炒黄），升麻 6g，炙甘草 6g，生姜 3 片，大枣 4 枚（切开）为引。12 剂，水煎服，日 1 剂。

按：本案患者由于脾肾阳虚，水湿泛滥，土不制水故而泄泻，阳虚不能制水，水气上冲而有心悸、怔忡。阳虚气化不利，水湿内停而有面色虚浮。湿性趋下，阳虚水湿内停下流，阻碍津液荣养筋膜，故有下肢抽筋等症。治宜益火补土，培土制水，温补脾肾之阳佐以收涩，方选附子理中汤合四神丸，方药对证，故效佳。二诊阳气渐复，以四君子汤平补脾胃，加肉蔻、诃子、石榴皮收涩之品，佐升麻以升提阳气，巩固疗效。

## 便秘

**案 1** 闫某，女，43 岁，以“便秘 10 余日”为主诉于 2014 年 3 月 31 日初诊。症见：大便干结如栗，2~4 日 1 行。口干，饮水多，纳可，眠差，入睡难，小便正常，近来时有烘热汗出，易急躁，患者近 10 余年（生孩子后出现）常服三黄片等泻药，效可，停药复发。2012 年因功能性子宫出血行子宫全切术。舌红，苔薄黄，脉细。

处方：制首乌 30g，当归 20g，生地黄 30g，槐角 10g，大黄 10g（后下），炒莱菔子 10g，炒苏子 10g。15 剂，水煎服，日 1 剂。

按：便秘日久，浊秽难以外出，留于体内，影响人体气机之正常升降，故对于日久大便秘结如栗之情形，不论其病机为何，均可少用些大黄以通其气机，下其瘀浊，然硝黄皆迅利之辈，凭其通利气机，逐下瘀毒尚可，但仍须找出便秘之因，方能从根解决问题。就此案言，患者是由于生孩子之后出现此症，孕期精血养胎，产后精血上化乳汁养婴，故而，此便秘缘于精血亏损，因此，治宜复其精血。故用“首乌、当归、生地”之属，以填其精，再以苏子、莱菔子等行气之药以推动之，使之行而不滞，此处取法于吴瑭之增液汤，但又更切近病情，即“师其法而不泥其方”是也。

**案2**　陈某，女，48岁，以“无汗，便秘40余年”为主诉于2014年1月8日初诊。症见：无汗，烦躁，睡眠差，大便干少或溏，纳可，月经量少，提前，色暗红，有血块，腰痛，烘热，舌质红，苔薄白，脉细，舌下脉络瘀粗。证属阴虚血瘀。

处方：当归10g，生地黄30g，桃仁10g，红花10g，赤芍15g，柴胡3g，川芎3g，桔梗3g，炒枳壳3g，怀牛膝15g，竹叶10g，生甘草6g。10剂，水煎服，日1剂。

二诊（2014年1月20日）：服上药20剂，烘热烦躁明显减轻，刻：眠可，梦多，腰酸，晚上明显，纳可，大便不成形，日1次，自2013年8月至今月经未行，晨起易口苦，舌下络瘀减，眼昏，迎风流泪。舌淡红，边尖红，苔薄白，根部腻，脉细。上方加麦冬30g、牛蒡子10g，10剂，水煎服，日1剂。

三诊（2014年2月26日）：服上药烘热烦躁，腰酸口苦明显减轻，于2月18日月经来潮，3日净，量偏少，色鲜艳，无血块，经前乳房胀痛（乳腺增生），经期左侧头痛，白天严重，面部色斑，纳可，眠稍差，易醒，多梦，大便日1次，偏稀，舌淡红，边尖红，苔薄黄，脉细。

处方：当归10g，生地黄15g，桃仁10g，红花10g，赤芍15g，柴胡10g，川芎10g，桔梗6g，炒枳壳6g，怀牛膝10g，大贝10g，炒王不留行20g，制香附10g，夏枯草15g，生牡蛎30g（先煎），元参15g，生甘草6g。10剂，水煎服，日1剂。

后于2014年8月8日他病就诊时述服上药10剂，前症悉除。

按：本证并不复杂，然之所以便秘40余年，猜他医应用方法不当，辨证不确。大便燥结之证，多因恣食酒浆，或过食辛辣厚味，胃肠燥热，津液亏少，是以粪坚结而大便燥涩。该患者舌红，舌下脉络瘀暗，脉细，自小汗少，月经少，此为典型的阴虚血瘀之便秘。故投以活血理气祛瘀之血府逐瘀汤，使瘀去热减，诸症悉除。

**案3**　李某，女，53岁，以“大便干结，伴有咽干、喑哑1年”为主诉于2011年3月初诊。症见：近1年来由于情绪不佳，先后出现口干不苦，饮不解渴，久言则咽干、喑哑；大便干结，常服黄连、生地黄、大黄水，可暂时缓解，近来晚上腹胀，时有头胀、耳鸣、目昏，急躁，时有烘热汗出、时怕冷，纳眠可，小便黄不热，月经周期正常，量减少已1年，经前乳胀，无小腹不适，白带可，舌淡红苔薄白，舌下脉络迂曲，脉细，诊断为便秘，为脾约证，处以麻子仁丸加减。

处方：炒火麻仁30g，生白芍30g，炒枳实12g，厚朴12g，木蝴蝶6g，麦冬15g，玄参30g，大黄10g（后下），杏仁15g。15剂，水煎服，日1剂。

复诊：服药后，口干、耳鸣减轻，现仍有咽干，大便干结，牙龈肿痛，晨起眼眵多，自觉颈后发凉，有烘热汗出、心烦，小便色黄，舌淡红，苔白，脉细。

处方：栀子10g，连翘15g，黄芩10g，薄荷6g（后下），竹叶10g，大黄15g（后下），芒硝15g（另包），生甘草6g，玄参30g。10剂，水煎服，日1剂。

三诊：服药后，效佳，大便不干结，日1次，偶见耳鸣，停药2日，大便未解，仍有急躁，月经周期可，量少，1天干净，色黑，行经期伴有四肢面部瘀胀，易上火，纳眠可，小便色黄，舌尖红，苔黄厚腻，舌下脉络迂曲，脉细。上方加生地黄30g、桃仁10g，15剂，水煎服，日1剂。

按：患者大便干结，咽干喑哑，用黄连、生地黄、大黄水可暂时缓解，可见有阴虚之证，腹胀，时急躁，时有烘热汗出，加之便难，胃肠燥热之象立现，虽有头涨、耳鸣、目昏症状，但紧抓主症，处以麻子仁丸15剂，亦可理解为投石问路之法。服药后，口干、耳鸣减轻，仍咽干，大便干结，牙龈肿痛，晨起眼眵多，自觉颈后发凉，烘热汗出、心烦，以上症状一出，则病邪已“原形毕露矣”。上中二焦邪郁生热，热伤津液则口干、咽干，火热内扰心神故心烦，因此以清上与泻下并行立法，处以凉膈散原方，共奏泻火通便，清上泻下之功。服药10剂效佳，但停药2天又现便难之症状，行经期又伴有四肢面部瘀胀，此为热盛煎熬血液，久而成瘀，遂在原方基础之上加入大量生地清热凉血，用桃仁活血化瘀，又进15剂，诸症全消。综观此案，首诊可为试探性治疗，实有“拨开迷雾见天日之功”。中医治病之灵活，方法之多样则跃然纸上。

## 矢气频

孟某，男，29岁，以“矢气频繁3月余”为主诉于2014年1月20日初诊。症见：矢气频，晨起尤甚，大便稀溏，腹不胀，肠鸣。纳可，眠一般。自觉两手冰凉，不喜饮水。舌淡红，苔薄白，脉沉滞。曾服六味地黄丸，服后大便变干，停服则便稀溏。

处方：党参10g，炒白术10g，茯苓10g，生山药30g，羌活3g，独活3g，防风3g，炙甘草6g。10剂，水煎服，日1剂。

二诊（2014年3月7日）：服上方20剂，效可，矢气减少，大便成形稍稀。现下午乏力，困，肠鸣减少，纳可，眠一般。舌淡，苔薄白，脉沉滞。

上方加炒薏苡仁20g，15剂，水煎服，日1剂。

按：患者便溏，矢气频频，此病机为土虚木陷，法宜补脾升阳除湿，顺肝气，故用四君子加生山药益气健脾，用小量羌活、独活、防风，假风药以张其气，意在唤起肝木升发调达之性。

## 顽固性恶心

王某，女，42岁，省木材公司干部。1990年3月14日初诊。患恶心10余年，近数月加重，几乎每天都有数次恶心，不因任何诱因引起，但很少呕吐，不影响吃饭，余无其他异常，患者体质较壮，不现病色，脉沉而有力，苔舌均尚正常，有时大便较干。

处方：柴胡12g，黄芩10g，白芍15g，炒枳实10g，大黄10g（后下），竹茹30g，陈皮10g，生姜3片，大枣3枚。6剂，水煎服。

二诊（1990年3月18日）：上方服10剂，基本痊愈，仅有时轻微恶心，上方加半夏10g，继服3剂，告愈。

按：患者恶心10年，与无明显不舒，乃胆胃郁热所致，以大柴胡汤与橘皮竹茹汤加减治之，使胆清胃和，恶心除。

## 奔豚气

**案1**　（热气上冲验案）郑某，男，57岁，1989年10月1日初诊。患者近3个月来，自觉有热气从会阴处向上冲，内冲至心，外从腹、胸、背上冲至头，但也有向下冲至足，主要以上冲为多。更有奇者，上冲有一定时间性，即每日上午8点、中午12点、下午6点上冲。上冲时心情烦闷，异常难受，夜间不易眠，痛苦之极，几不欲生，经西医院检查未发现异常，西医说他无病。几个月来，用了不少西药和中药，均无效果。中医也曾按奔豚气治过。诊舌苔厚腻，舌质稍暗，脉呈滑数之象，体质尚健壮，面色无异常，饮食、二便均可。

处方：杏仁10g，白蔻仁9g（后下），生薏苡仁30g，厚朴10g，半夏15g，竹叶10g，滑石15g，通草6g，蚕砂10g，丹参30g，甘草3g。4剂，水煎服。

二诊（1989年10月5日）：患者感到白蔻有些燥，病情未见明显好转。

处方：杏仁 10g，生薏苡仁 30g，黄芩 10g，厚朴 10g，半夏 15g，竹叶 10g，滑石 15g（包煎），代赭石 30g（包煎），怀牛膝 15g，通草 6g，白扁豆 15g，桃仁 10g，红花 6g，丹参 30g，甘草 3g。4 剂，水煎服。

三诊（1989 年 10 月 7 日）：热势稍觉减轻，但觉冲时腰髋处热较甚，舌苔厚腻已减。

处方：杏仁 10g，生薏苡仁 30g，滑石 15g，通草 6g，厚朴 10g，半夏 12g，盐黄柏 10g，盐知母 10g，生龙骨 30g，生牡蛎 30g（先煎），柴胡 10g，甘草 6g。3 剂，水煎服。

四诊（1989 年 10 月 11 日）：上冲之势又有减轻，热气已不冲心了，舌苔厚腻之象又有减退。

处方：杏仁 10g，生薏苡仁 30g，滑石 15g（包煎），通草 6g，厚朴 10g，半夏 12g，盐黄柏 10g，盐知母 10g，生龙骨 30g，生牡蛎 30g，怀牛膝 15g，柴胡 10g，甘草 6g。4 剂，水煎服。

五诊（1989 年 10 月 16 日）：热气上冲之势，大大减弱，上冲次数亦减少，上午 8 点钟已不冲了。

处方：杏仁 10g，生薏苡仁 30g，清半夏 10g，厚朴 10g，竹叶 10g，滑石 15g，通草 6g，盐黄柏 10g，盐知母 10g，丹参 15g，磁石 15g（先煎），生龙骨 30g，甘草 3g。

六诊（1989 年 10 月 17 日）：上方服了 2 剂，昨天一天未感热气上冲，夜间也睡得很好，患者说：很长时间未有睡过这样的安稳觉。

处方：照上方继服 2 剂。

七诊（1989 年 10 月 27 日）：近几天一直未感热气上冲，有时只有点感觉，药后即止，夜睡安稳，舌苔尚有薄腻之象，脉略呈滑象。患者自觉病已基本痊愈，加之天气已凉，住宿也不方便，要求回去服药。

处方：杏仁 10g，生薏苡仁 30g，半夏 9g，厚朴 9g，竹叶 9g，滑石 15g（包煎），通草 6g，盐黄柏 6g，盐知母 6g，丹参 10g，磁石 15g（先煎），生龙骨 20g（先煎），甘草 3g。水煎服。携方而归。

1990 年 10 月 24 日，患者给我写了一封长信，详细叙述了病前和病后症状表现及治疗经过，其中谈到“返里后，遵师化裁三仁汤方，日日照服，贴数多寡，从薏苡仁一味用 4kg 之多可推知，长期服用，并没发现劫津之弊，只见病情日消月退，眼下仅会阴、上髎二穴，时有热感，但无痛苦”。信中未要求再为开方。

按：患者罹病 3 个月，异常痛苦，西医谓其无病，未觉言之失与。予据证，断为湿热内蕴，冲脉循行失常之证。冲脉起于胞中，分为三支：一支沿腹腔后壁，上行于脊柱内；一支沿腹腔前壁挟脐上行，散布于胸中，再向上行，经喉环绕口唇；一支下出会阴，分别沿股内侧下到大趾间。从患者所冲部位看，基本与脉循行相一致。欲调其冲必先去其湿热，故始终以三仁汤化裁治之。因湿热交结，较难分解，只可缓图，不能猛烈，否则适得其反，此亦是守方治疗之一隅耳。

**案2**　李某，男，38岁，自1976年1月开始，右侧小腹疼痛，痛时气上冲于右胁，有时数天发作一次，有时一天发作数次，按之无压痛，肝功能正常，多方治疗乏效，于1976年12月7日来诊。舌苔白厚略黄，脉呈弦象，诊断为肝气郁结，化火上冲，虽不是《金匮要略》中奔豚汤的典型证，但病机属此，遂投以奔豚汤加味。

处方：制半夏12g，葛根18g，白芍9g，当归9g，川芎6g，黄芩9g，木瓜12g，荔枝核12g，李根白皮30g（药房无此药，患者家有李树，回家自备），生甘草6g，生姜9g。6剂，水煎服。

患者携方回家，后追访，服药月余，告愈。

按：奔豚汤证，《金匮要略》论之已详，此不赘述。加入木瓜、荔枝核以疏达肝气郁结，增强疗效，用方要灵活，切忌板滞。

## 大气下陷证

李某，女，77岁，1990年4月16日初诊。胸闷气短，自觉气不接续，甚则手指发凉，苔舌正常，脉沉弱，综观以上为宗气下陷之证，乃以升陷汤加味予服。

处方：党参15g，黄芪30g，升麻6g，柴胡6g，桔梗6g，山萸肉12g，知母10g，炙甘草6g，陈皮6g。3剂，水煎服，每日1剂。

二诊（1990年4月20日）：服上药症状大轻，唯大便干结，仍以上方加味，嘱病愈可不再来。

处方：党参15g，黄芪30g，升麻6g，柴胡6g，桔梗6g，山萸肉12g，知母10g，炙甘草6g，陈皮6g，郁李仁15g，草决明15g。3剂，水煎服。

按：胸中大气者，乃宗气也，贯心脉以行呼吸，今大气下陷，则胸闷气短，指节发凉，甚则有顷刻之危，用升陷汤升举下陷之大气，加山萸肉以收敛气分之耗散，加党参以培气之本也。

## 口糜

**案1**　薛某，男，68岁，舌口糜烂已5年，经常糜烂，无有休止，自觉口中有热气上冲，喉咙发干，舌有辣味，曾服用中西药治疗均无效，于1982年

3月12日就诊于予。脉沉实有力，舌质较红。

处方：黄芩9g，黄连6g，黄柏9g，升麻6g，炒苍术10g，佩兰10g，僵蚕9g，泽泻10g，甘草6g。3剂，水煎服。

复诊：上方服后，糜烂即止，口舌无任何不适，舌红少苔，上方加生地黄20g，当归9g，继服3剂以巩固之。

按：此乃脾胃久蕴湿热，上炎于口舌为患。足太阴脾经上行挟咽，连舌本，散舌下。足阳明胃经环口绕唇。脾胃湿热循经上炎于口舌，故糜烂不止。芩、连、柏同为苦寒之品，均能泻火燥湿，清热解毒，故用之以直折其炎上之势。湿热在脾胃，不健理脾胃功能，是未拔其本也，苍术入脾胃二经，善于健脾燥湿，尤以燥湿为胜，并能化湿浊之郁，可以说是解除脾胃湿困的专药。佩兰属芳香化浊之品，能辟秽去湿，开胃和中，故用以助苍术之功。湿热蕴结之邪，只清热燥湿而不宣散透泄，其效亦缓，故用升麻、僵蚕透发之力，亦正是“火郁发之”之理。泽泻气寒味甘而淡，寒能除热，淡能渗湿，此用之既可分解湿热之邪，又可使湿热之邪，从小便而出。综观此方，乃上、中、下三焦并治，又无凉遏之弊。此证为热重于湿之候，故本方侧重于清热，热为阳邪，易于伤阴，及时加入生地黄、当归，既可复已伤之阴，又可防药后伤阴。

**案2** 孙某，男，29岁，以“反复口腔溃疡2年”为主诉于2006年10月10日初诊。2年前不明原因反复口腔黏膜糜烂、疼痛，并失眠多梦，腰酸，乏力，头昏，腹部有紧缩感，大便易干，小便正常，舌质淡胖，边有齿痕，有裂纹，苔薄白，脉细。诊断为口糜，病机为脾湿内盛，寒水上泛，治以清胃暖脾，化湿降浊，清胃散加味。

处方：升麻10g，黄连6g，当归10g，生地黄20g，丹皮10g，苏叶6g（后下），决明子30g，干姜6g，炒苍术15g，连翘10g，白蔻6g（后下）。10剂，水煎服，日1剂。

二诊（2006年10月30日）：药后口腔黏膜糜烂减轻，4天前吃凉性食物，舌苔欲黑，而停服中药，并改用他药，黑苔未起，现苔薄白，舌质淡胖，脉沉弱。

更方处方：干姜6g，炒苍术15g，连翘10g，白豆蔻6g（后下），茯苓10g，佩兰10g（后下），炒神曲10g，陈皮10g，生甘草6g。15剂，水煎服。

三诊（2006年11月17日）：服上药后，口腔溃疡加重，舌脉同前，又宗第一方。

处方：升麻10g，黄连6g，当归10g，生地20g，丹皮10g，苏叶6g（后下），干姜3g，生石膏30g，白及10g，生甘草6g。6剂，水煎服，日1剂。

四诊（2006年11月24日）：服上药，病情较前减轻，大便正常，舌质淡，苔黄厚腻，脉沉滞。

处方：苏叶 10g，黄连 6g，炒苍术 10g，黄柏 10g，蚤休 10g，白及 10g，干姜 10g，白僵蚕 10g，制附子 10g（先煎），白豆蔻 6g（后下），栀子 10g。14 剂，水煎服。

2007 年来诊，病情基本告愈。

按：本案口糜，病机为脾湿内盛，湿浊内郁，郁久生热，热伤胃腑，上犯其窍；并有下元亏虚，寒水上泛，水来恶土之势。若一味清泻，胃热暂清，旋即又起，徒伤脾胃，故治以清胃暖脾，化湿泄浊，兼暖下宫，治愈后不易复发。

## 口唇周围痒疮

张某，男，59 岁，1975 年 10 月 7 日初诊。患者口唇周围间断性起痒疙瘩已 3 年，近来加重。发作时口周围起小疙瘩，有如绿豆，有如米粒，大小不等，瘙痒异常，并有少量脓性物，同时口周围皮肤发红，曾服许多中西药，中药多为清热、燥湿、除风之品，效果不著。从今年春节以来，反复发作，有日渐加重之势，故来郑就医。症见：口周围疙瘩较多，皮色红，面部还有散在性的疖痤，脉沉有力，口苦，舌苔黄欠津，脉证合参，诊为风火郁于阳明经之候。遂以麻杏石甘汤和麻黄连翘赤小豆汤加减化裁。

处方：麻黄 9g，杏仁 9g，生石膏 30g，甘草 6g，连翘 15g，赤小豆 30g，蜀羊泉 30g，蝉蜕 9g，白芷 3g。3 剂，水煎服。

二诊（1975 年 11 月 10 日）：药服后，症状减轻，以上方加大青叶 30g，紫草 24g，赤芍 9g。3 剂，水煎服。

三诊（1975 年 11 月 13 日）：痒已止，疙瘩渐消，皮肤红色基本消退。以上方加花粉 12g。3 剂，水煎服。

四诊（1975 年 11 月 17 日）：基本痊愈，仍小其剂量。

处方：麻黄 6g，杏仁 9g，生石膏 24g，甘草 6g，蜀羊泉 30g，连翘 12g，白芷 3g，赤芍 9g，紫草 12g，天花粉 9g，赤小豆 30g。3 剂，水煎服。

五诊（1975 年 11 月 21 日）：疙瘩完全消失，红色全退，面部疖痤亦消，舌苔尚有微黄欠津之象，逐改为滋阴清热凉血之法以巩固之。因患者急于回去工作，乃持方回去，嘱其再服一段时间。

处方：天花粉 9g，生地黄 12g，麦冬 12g，生石膏 24g，白芷 3g，赤芍 9g，丹皮 9g，蜀羊泉 30g，甘草 6g。

按：足阳明胃经环口绕唇。本证系风火久郁阳明，时而循经上犯于口，缠绵难愈。《素问·至真要大论》曰“风淫于内，治以辛凉”，故用麻杏石甘汤以辛凉宣泄之。《素问·六元正纪大论》曰“火郁发之”，《素问·至真要大论》曰“热者寒之”，故用麻黄连翘赤小豆汤以外透而内清之，加蝉蜕、白芷以增强其宣透之力，加蜀羊泉、大青叶以增强其清热之力；阳明经为多气多血之经，故又用赤芍、丹皮、紫草以凉血，解毒，化瘀；火热之邪易伤津液，故末用天花粉、生地黄、麦冬以滋阴养液。患者过去虽服用过不少清热、燥湿、除风之剂，未能获效，可能是失之于宣泄之故。麻杏石甘汤和麻黄连翘赤小豆汤均非治愈之剂，但考虑病机与方理相符，故借用之，一方治多病，正此义也。麻黄连翘赤小豆汤虽非全方，但主药已具，仍不失其方义。医之用方，应如珠走盘，不可拘泥。

## 痰饮

**案1** 李某，男，50岁，自去年冬季患脘腹胀满，逐渐加重并有水声，痛苦不堪，难以入睡，胃纳差，每天只能吃4两主食，1980年8月31日就诊于予。诊见舌苔滑腻，舌质淡，脉滑，此乃痰饮为患之候。

处方：桂枝10g，茯苓20g，炒白术10g，半夏15g，干姜9g，草豆蔻9g，炙甘草9g。水煎服。

上方连服15剂，病去十分之九，胃纳大增，每天可吃主食0. 5kg，夜间能入睡，已能坚持上班。上方加厚朴9g，陈皮9g，茯苓改为30g，水煎服数剂以善其后。

按：此证所见诸症，为痰饮之患无疑，遵从仲师“病痰饮者，当以温药和之”之则，遂用苓桂术甘汤以温阳蠲饮，健脾利水，为使胃气虚寒速去，故又加入半夏干姜散以温中，加草豆蔻以复脾胃健运之能，末加厚朴、陈皮，又有平胃散之用，以助健脾燥湿之力。从其主要功效来说，还是苓桂术甘汤和半夏干姜散，余味无非是相助而已。

**案2** 吴某，女，54岁，当时为支援农村办卫校，河南中医学院派教师（我是其中一员）去任教。1966年4月14日我带领学生巡回医疗至其家（山区窑洞），当时有6级左右大风，气温较低。见患者独坐室内纺花，汗流满面，口水外流，地上吐湿了一大片，予甚讶，遂详其病情。去年丈夫病故，当时因护理患者，操劳过度，曾突然晕倒一次。此后便口吐清水，逐渐增多，难以咽下，每日能流1~2碗，去冬一件棉袄大襟，被口水沤成浆板样，自觉口水发凉，咀嚼不利，有些发硬，四肢无力，手足冷并发麻，心慌，脘腹时有疼痛，胃纳减少，每餐只能吃一碗稀粥，形体瘦弱，精神萎靡，自汗盗汗，舌质淡，脉虚大，此是脾肾阳虚，脾不摄津，廉泉过开之证。

处方：炒白术12g，党参12g，黄芪30g，干姜9g，肉桂9g，制附子12g，益智仁9g，陈皮4.5g，藿香3g（后下），半夏12g。伏龙肝澄水煎药。

4日后，又巡诊至其家。上药服2剂，口水大减，自汗、盗汗基本停止，口硬、腹痛、手足凉均轻，照上方继服。后因课堂教学较忙，未再至其家。

按：此为劳倦所伤，又未及时治疗，以致阳气大虚。《灵枢·根结篇》曰："少阴根于涌泉，结于廉泉。"《血证论》曰："是唾者脾不摄津之故也。"是知此证主要为脾肾阳虚所致。故以桂附理中去甘草，温补脾肾之阳，因气虚亦较重，非黄芪不能速见其效，故重用以补气助阳，固气摄脱；益智仁固肾暖胃，善摄涎唾也是本方必用之品；藿香、陈皮、半夏，和胃畅中，降逆燥湿，虽属治标药味，亦视为不可有无；伏龙肝和胃止吐，疗效显著，澄其水以煎药，以尽本方之善。

**案3**　张某，男，30岁，河南嵩县卫校。频吐清水1年多，并时有恶心，舌体较胖，有齿痕。

处方：半夏12g，麦冬15g，青皮3g，橘络3g，茯苓12g，益智仁12g，生姜3片。3剂，水煎服。

二诊：吐水减少。

处方：半夏15g，党参15g，干姜15g，益智仁12g，茯苓24g，藿香9g，丁香9g。3剂，水煎服。

三诊：痊愈勿需用药。

按：此系中寒，脾不摄津之候，前方虽然有效，但麦冬不尽合理，故改用干人参半夏丸进行加味，果收捷效。

## 口疮

**案1**　李某，女，41岁，以"口腔溃疡，大便带血半月余"为主诉于2013年12月初诊。症见：口腔溃疡反复发作，近半个月加重，隔2~3天发作一次，来月经时口腔溃疡加重，乳房胀痛，月经色暗，有块，疼痛，周期正常，易疲劳，下午明显，怕冷，四肢冰凉，夜睡易惊醒，醒后不易入睡，心烦易怒，血压低（80/50mmHg），平时头痛，头懵，无烘热汗出，纳可，大便时干，日1次，大便带血，色鲜红，疼痛，胀，偶有痒，小便可。舌淡红，苔白腻，脉沉弱。有痔疮2月余。中医诊断为口糜，属寒热错杂证，治以辛开苦降为主，处以甘草泻心汤合封髓丹加减。

处方：炙甘草15g，党参15g，清半夏10g，干姜10g，黄芩（炒黑）10g，黄连6g，黄柏10g，砂仁3g（后下），槐花30g，赤小豆30g，五倍子6g。10剂，水煎服，日1剂。

复诊：服上药10剂，口腔溃疡已愈，大便带血明显缓解，现：心慌，心烦，头懵，乏力，精神状态不太好，面色萎黄，痛经，有血块，颜色暗，经前乳胀明显，痛，小腹部凉，量少，纳可，眠可（梦多），二便可，舌体瘦小，苔薄白。

处方：柴胡 10g，生白芍 30g，当归 10g，茯苓 10g，薄荷 3g（后下），制香附 10g，丹皮 10g，栀子 10g，槐花 30g，生甘草 6g。10 剂，水煎服，日 1剂。

按：本例患者症状颇多，在上有口糜、心烦、头昏懵；在下有痔疮便血。此种症状与《金匮要略·百合狐惑阴阳毒病脉证并治》的描述："状如伤寒，默默欲眠，目不得闭，卧起不安，蚀于喉为惑，蚀于阴为狐，不欲饮食，恶闻食臭，其面目乍赤、乍黑、乍白，蚀于上部则声嗄，甘草泻心汤主之；蚀于下部则咽干，苦参汤洗之。蚀于肛者，雄黄熏之。"颇为类似，结合条文和临床所见，此证可表现出寒热错杂、虚实兼夹之象，如在上可表现为颜面痤疮、牙痛或如《医宗金鉴》所述"脱牙穿腮破唇"，口腔糜烂，等等；在中可表现为胃脘胀闷痞硬不适等表现；在下可表现为肠鸣腹胀，下利或大便不畅，痔疮便血等症状。故选用甘草泻心汤，寒热并用，辛开苦降，补泻兼施，且黄芩炒黑，增其焦苦之性，合用封髓丹增理气潜阳疏导之力，加入槐花、赤小豆、五倍子凉血疏风，清利下焦兼收涩，疗痔疮下血，故用之效佳。

**案 2** 赵某，女，34 岁，以"反复口腔溃疡 13 年"为主诉于 2013 年 7 月初诊。症见：经常口腔溃疡，时好时愈，经常服药治疗，效差，纳较差，胃脘胀，嗳气，眠差多梦，晨起昏沉，大便不成形，不规律，月经期可，量较少，舌淡红，苔白腻，脉细。中医诊断为口糜，属寒热错杂证，治以清上温下为主，处以三黄二姜（僵蚕）一附汤加减。

处方：黄芩 10g，黄连 6g，黄柏 10g，干姜 10g，白僵蚕 10g（炒），制附子 10g（先煎），五倍子 6g。10 剂，水煎服，日 1 剂。

二诊：服上方 5 剂，面部、手、脚、腿部起红疹，瘙痒，停药即消退。现：口腔溃疡，大便干，月经量偏少，7~8 天才净，白带量多，稠黄，无异味，胃胀，嗳气，服药后更不适，舌鲜红，苔黄厚，脉细。

处方：升麻 10g，黄连 6g，当归 10g，生地黄 20g，丹皮 10g，生石膏 30g，黄柏 10g，砂仁 3g（后下），生甘草 6g。15 剂，水煎服，日 1 剂。

三诊：服上方 15 剂，第 12 剂时，口腔溃疡愈合，愈合 5 天后，又开始溃疡，但程度较前轻。现：口腔溃疡，大便不干，坠胀感，1 日 3~4 次，排出少，白带量多，稠黄，月经量少，舌红，齿痕，苔黄厚，脉细。

处方：熟地黄 10g，山萸肉 10g，生山药 30g，泽泻 10g，丹皮 10g，茯苓 10g，盐知母 10g，盐黄柏 10g，党参 12g，麦冬 15g，五味子 10g，生薏苡仁

30g，忍冬藤20g，白芷10g，蒲公英30g，生甘草6g。15剂，水煎服，日1剂。

四诊：服上方口腔溃疡已明显好转，但仍时有发作，发作时疼痛明显，白带量多，色时黄时白，小腹痛，阴痒，纳可，眠多梦，二便调，舌质正红，苔薄白，边有齿痕，脉沉滞。

处方：熟地黄10g，生地黄10g，山萸肉10g，生山药30g，泽泻10g，丹皮10g，茯苓10g，盐知母10g，盐黄柏6g，砂仁3g（后下），白蔹10g，连翘10g，车前子15g（包煎），竹叶10g。15剂，水煎服，日1剂。

五诊：服上方25剂，口腔溃疡基本痊愈，偶有发作已不疼痛。现希望治疗宫颈糜烂。刻：白带时黄时白，量多，纳眠佳，二便调，经期血块多，舌淡红，苔薄白，脉细。

处方：熟地黄10g，生地黄10g，麦冬10g，天冬10g，杷叶10g，黄芩10g，炒枳实10g，石斛10g，茵陈蒿10g，二花10g，地骨皮10g，丹皮10g，北沙参15g，甘草6g，车前子15g（包煎）。15剂，水煎服，日1剂。

另：苦参30g，地肤子30g，蛇床子30g，黄柏15g。6剂，日1剂，煎外洗患处。

按：口腔溃疡一病，虽为小疾，但多反复发作，缠绵难愈，甚为痛苦。本例患者反复发作13年余，苦不堪言，苦寒药物用过不少，寒之不寒，是无水也，故首诊用三黄二姜（僵蚕）一附汤，孰料服后身起红疹而便干，且有带下等表现，故改为养阴清热潜阳，方用清胃散合封髓丹，服10余剂果收佳效。此后又有新起，而病势已减，乃取治本之法，方用知柏地黄丸加味，以固本善后。

# 第四章 气血津液病证

## 郁胀病

**案1** 郭某，女，49岁，以“身胀，眠差2年”为主诉于2013年3月8日初诊。症见：失眠，每晚只能睡3个小时，眠浅，易醒，醒后难以入睡，烦躁，失眠后或劳累后全身胀，手脚冰凉，面部色红，发热，眼干，视物模糊。月经周期前后不定，量少，有血块，乳房不胀，月经期左下腹胀痛，伴左下肢胀，大便头干，日1行，量少，排不净感，小便可，舌红，苔薄黄，脉细。2011年检查发现子宫腺肌症。中医辨证为肝脾不调。诊断为郁胀证、不寐证。

处方：茯苓10g，猪苓10g，陈皮10g，青皮10g，炒枳壳10g，炒枳实10g，生薏苡仁30g，木瓜30g，决明子15g，姜黄6g，通草6g。3剂，水煎服，日1剂。

二诊：服上方3剂后，身胀明显减轻，但眠差未改善。现症：入睡难，易醒，醒后难以入睡，不烦躁，月经不规律，量少，色暗无块。眼干，视物昏花，大便难、干，日1次，舌红，苔薄黄口渴，能饮水，脉细。上方加大黄10g（后下），小麦30g，夜交藤30g，砂仁3g（后下），20剂，水煎服，日1剂。

三诊：服上方20剂，身胀大减，但仍不能入睡，背烘热，脸热，烦躁，月经量少，腹不痛，眼干、花，大便不干，日1次，舌淡红，苔薄黄，脉细。

处方：炒枣仁30g，茯苓10g，茯神10g，竹叶10g，灯心草3g，小麦30g，炒火麻仁30g，大黄3g（后下），炒莱菔子10g，生甘草3g。10剂，水煎服，日1剂。

四诊：服上方40余剂，身胀明显减轻，眠差好转，饭后胃脘胀满，口苦，晨起觉手、脸郁胀，腰痛乏力，口干喜饮，舌质淡红，边有齿痕，苔薄白，脉细。

处方：柴胡10g，生白芍15g，当归10g，炒白术10g，茯苓30g，薄荷3g（后下），制香附10g，生薏苡仁30g，通草6g，生甘草3g，丹皮10g，栀子10g。10剂，水煎服，日1剂。巩固治疗。

按：本案为郁胀病、不寐两个疾病，先用疏利法，疏补相兼，疏肝健脾，利湿通络，病情大减。辨证之时，既要注重全身郁胀（既可是主观感觉，亦可是客观体征）是必见之证，且患者体质偏胖，已到更年期，除此之外，便是一派气化失常的表现，既可表现在睡眠障碍、纳差、二便不利等方面，亦可表现在一系列生化指标的异常，湿凝气阻，故用淡渗之二苓以去湿滞，青皮、陈皮既能行气又能祛湿，枳实、枳壳专行已滞之气，木瓜、薏苡仁以祛湿通经络，气行则血行，气滞则血涩，故以姜黄行血中之气。四诊时采用疏肝健脾，利湿通络方，逍遥散重用茯苓，肝气得畅，脾气得运，水湿得行，郁肿自消。《素问·至真要大论》："逸者行之。"如此则疏利法成，气行则血亦和矣。

**案2**　郭某，女，74岁，以"间断性周身郁胀40余年"为主诉于2013年9月6日初诊。症见：周身胀，程度不重，双手肿硬，纳可，眠差，易醒，醒后再入睡困难，大便2天1行，初干后溏，有时醒后手木，活动后好转，腿易抽筋（夜间），左耳鸣，后背痛。舌质暗红，苔白厚腻，脉沉滞。患糖尿病8年，服药控制较好。患者初因生气后连睡3天，起床后出现周身胀肿，按之不凹陷，之后此症时作，每劳累生气后易作，持续20余天，多则半年可自行消失，发病时小便少，全身乏力，纳差，肿退后乏力消失，纳可，不怕冷，怕热。

处方：茯苓15g，猪苓10g，陈皮10g，青皮10g，炒枳实10g，炒枳壳10g，生薏苡仁30g，木瓜30g，生黄芪30g，决明子15g，赤小豆30g，泽泻10g，鬼箭羽30g，丝瓜络30g，滑石30g（包煎）。10剂，水煎服，日1剂。

按：此痰湿热瘀阻之证。患者平素多嗜烟酒，痰湿浊邪内生，郁滞不化乃生积聚，曾先后因肺部、头部占位行切除术。当"先去其邪"，立疏利法，化痰通络，清热散结，投以二陈汤兼加清热通络散结之品。《景岳全书》："夫所谓调者，调其不调之谓也。凡气有不正，皆赖调和。"患者服上方15剂觉效佳，后稍作加减继服20剂，复查身体已无异常。

**案3**　王某，女，52岁，以"浑身憋胀感2年，双脚及踝上肿1年"为主诉于2014年8月25日初诊。症见：浑身憋胀感，肿甚时按之凹陷不起，每天按揉后觉轻松。眠差，不易入睡，心慌。大便可。舌质暗红，苔薄黄，舌下络脉瘀紫，脉沉滞。双脚及踝上肿1年余，曾住院治疗，服迈之灵片肿减，现仍轻微肿。左臂部易起水疱，红、硬、痒，溃破后结痂自愈，经常在原病位上起，反复不断。有高血压10余年，一直服药控制可，诉血压在120/80mmHg时即头痛。有低血压家族史。

处方：茯苓10g，猪苓10g，陈皮10g，青皮10g，炒枳壳10g，炒枳实10g，生薏苡仁30g，赤小豆30g，滑石30g（包煎），木瓜30g，丝瓜络30g。10剂，水煎服，日1剂。

按：本病辨证着眼于患者双脚及踝上肿1年余，按之凹陷不起，此为全身水液代谢失常的表现，脾虚失运，水湿失于运化，全身郁胀，以此辨为郁胀，经络湮瘀证，治疗用经验方“疏补相兼方”加减，以疏利水湿，行气通络，以达疏补相兼之效。本方最大的特色是多组对药的运用，相须为用，以达渗湿行气之功，临床用之得当，每获奇效。

**案4**　王某，女，44岁，以“双手、双脚发胀3年余”为主诉于2013年4月初诊。症见：双手、双脚发胀，有“木”感，持续存在，按揉活动后稍减，小腹胀感同手脚，偶有胃脘部隐痛，耳鸣如蝉叫，右重于左，纳眠可，舌发木，由舌尖发展至舌中前部，大便干，1~2天1次，小便可，月经周期不规律，时前时后，经期5天，量大，色可，少量血块，经前乳房胀，白带可，舌淡暗，斑点舌，苔黄腻，舌下络脉显，脉沉滞细。既往：胃下垂（3cm）2年，子宫内膜异位症10余年，右乳腺增生。平常工作压力大，易急躁，发脾气。理化检查：HP（++）、HPV阳性。中医诊断为郁胀病，肝郁脾虚证，治以疏肝健脾，理气散结为主，治以逍遥丸合消瘰丸加减。

处方：柴胡10g，生白芍10g，当归身6g，茯苓10g，薄荷3g（后下），玄参15g，大贝10g，生牡蛎30g（先煎），炒王不留行20g，生甘草6g，青皮10g，制香附10g。15剂，水煎服，日1剂。

二诊：服上方15剂，效可，诸症明显减轻，双手、双脚胀和纳差均减轻，耳鸣，右耳鸣如蝉，后背强痛，手脚心发热，舌、唇仍有麻（较前已好转）感，食欲可，纳后胃胀，精神差，乏力，舌质红，苔白略厚，脉沉滞。

处方：上方加丹皮10g，栀子10g，地骨皮10g，炒枳实10g。15剂，水煎服，日1剂。

按：随着现代生活节奏加快，工作压力增剧，人们的情绪也日益“高涨”，本案患者亦是如此，患者突发双手、双脚发胀，小腹胀，经前乳房胀痛等诸症，均为肝气郁滞所致。女性以肝为先天，肝为藏血之脏，体阴用阳，喜条达而恶抑郁，七情郁结，肝失疏泄，克于脾土，诸症丛生。根据《素问》“木郁达之，土郁夺之，火郁发之”之原则而处以逍遥散加减，柴胡疏肝解郁，使肝气得以条达；当归、白芍养血柔肝缓急，补肝体助肝用；茯苓健脾祛湿，使运化有权，气血有源；薄荷少许疏散郁遏之气，透达肝经郁热；合用消瘰丸又可软坚散结，主要针对乳腺增生之疾，本方肝脾同治，气血兼顾。二诊时症减，但有热证突出，易为丹栀逍遥散，肝脾郁热得解，邪去正安，手足发胀自除。

**案5**　秦某，女，38岁，以“大便次数多3个月”为主诉于2010年8月初诊。症见：每晨起必腹痛欲便，无固定时间，白天饭后亦如此，甚至可见日8次，体重未减，自觉虚胖，偶有心慌、胸闷，纳可，眠差多梦，小便可，经带正常，舌淡红，苔薄白，脉沉滞。既往有风湿病、高血压病病史，心率常在90~100次/分，三个月前生气后出现上症，曾在当地按脾虚治疗（服藿香正气丸、健脾补肠丸）不效，现体重90kg。中医诊断为郁胀病，病机为脾虚失运，水湿失于疏化，治以疏利法为主。

处方：炒苍术10g，炒白术10g，炒白扁豆12g，生薏苡仁30g，茯苓10g，猪苓10g，青皮10g，陈皮10g，炒枳壳10g，炒枳实10g，泽泻10g，赤小豆30g，生甘草3g。15剂，水煎服，日1剂。

二诊：服上方3剂后，腹泻止，大便1日2次，成形，服10剂时，因生气又见腹泻1天，次日即止；手胀硬明显减轻。现晨起面部发胀，纳差，呃逆多，多梦，小便正常，舌质红，苔薄白，舌下脉络迂曲，脉沉滞。上方加白蔻仁10g，姜黄6g，10剂，水煎服，日1剂。

三诊：服9剂后，手胀硬明显减轻。现见生气后小腹疼痛、腹泻，嗳气多，胃中有烧心，偶反酸，晨起眼胀，纳可，眠差多梦，小便正常，舌淡红，苔薄白，脉沉滞。

处方：炒苍术6g，炒白术6g，炒白扁豆10g，生薏苡仁30g，茯苓10g，猪苓10g，青皮6g，陈皮6g，炒枳壳6g，炒枳实6g，泽泻10g，赤小豆30g，制香附6g，柴胡6g，生白芍6g。10剂，水煎服，日1剂。

四诊：服上方效佳，手胀硬基本消失，大便正常，现有晨起眼睑郁胀，时有心悸，安静状态下明显，眠差多梦，小便可，月经周期正常，量较少，舌淡红，苔薄白，脉沉滞。

处方：上方加桂枝6g，制附子6g，三棱10g，莪术10g。10剂，水煎服，日1剂。

五诊：服上方18剂，已无明显不适，偶见心慌。

处方：炒苍术6g，炒白术6g，炒白扁豆10g，生薏仁30g，茯苓10g，猪苓10g，青皮6g，陈皮6g，炒枳壳6g，炒枳实6g，泽泻10g，赤小豆30g，三棱10g，莪术10g，竹叶10g。10剂，水煎服，日1剂。

按：《黄帝内经》云：湿盛则濡泻。观本案患者3个月来大便次数增多，体肥，知其体内痰湿较重，受凉后手胀僵硬，为气滞不通之表现，久病多虚，故本病治疗采取半补半疏、攻补兼施之法，以炒苍术、炒白术、炒白扁豆、生薏苡仁、茯苓、泽泻、赤小豆之健脾除湿、半补半疏，配以青皮、陈皮、炒枳壳、炒枳实升降气机，气化则湿化，浊邪得除而郁胀消。

## 郁证

**案1**　杨某，女，48岁，以“全身乏力10年”为主诉于2014年4月23

日初诊。现病史：患者全身乏力 10 年，不欲活动，精神困乏，记忆力差，情绪低落（因家事长期生气），纳差，无食欲，食后不消化，晨起牙龈出血，口臭，吐白痰，皮肤干燥，口渴喜饮，两脚趾关节痛，眠可。梦多，不解乏，大便干，3 日 1 次，需用开塞露，月经紊乱，今年行 2 次，量少，平时常服逍遥丸，服中药不效，舌红，苔薄黄，脉沉滞。

处方：柴胡 10g，生白芍 10g，当归 10g，茯苓 10g，薄荷 3g（后下），制香附 10g，郁金 10g，丹皮 10g，栀子 10g，桑叶 10g，竹茹 10g，丝瓜络 10g，槐角 30g，生甘草 6g。10 剂，水煎服，日 1 剂。

二诊：服上方 10 剂，情绪低落好转，乏力略减，余症同前。刻：乏力，身困，大便干结，3 日 1 次，需用开塞露，大便带血，肛裂，情绪低落，晨起牙龈出血，血色黑暗红，口黏，口气秽浊，纳眠可，睡不解乏，舌淡红，有裂纹，苔根部黄腻，脉细。

处方：炒火麻仁 30g，生白芍 30g，杏仁 10g，桃仁 10g，厚朴 10g，炒枳实 10g，大黄 10g（后下），槐角 30g，制首乌 30g，当归 20g。10 剂，水煎服，日 1 剂。

三诊：服上方 10 剂，效可，大便已经不干，2 日 1 次，质稀。刻：身困乏力，懒得动，情绪低落，口黏，口气重，牙龈出血，血色暗红，量少，眠差，眠不解乏，经前乳房胀痛，周期不规律，手足心热，出汗，无烘热汗出，纳少，舌质暗红，苔薄白，脉细。上方加党参 15g，7 剂，水煎服，日 1 剂。

按：此案中，患者除乏力之外，尚有易怒，纳差，便干，一派肝木疏泄失职之象，故立法以达肝之郁为主，又因长期生气，情志抑郁已久，郁久化热化火，方选丹栀逍遥散以疏肝、缓肝，俾肝木升发正常则自能罢极。

**案 2**　杨某，女，60 岁，以“头部发紧 3 个月，胃脘不适 3 月余”为主诉于 2013 年 7 月 3 日初诊。症见：头发紧如戴帽，胃脘不适，不知饥或饥不欲食。不想说话，心烦，烘热汗出，喜长出气，眠差，有时自己睡不醒，需要别人叫醒。吞咽不利，咽部如贴物，口干不欲饮，大便不干。舌辣，舌淡，苔厚腻稍黄，脉细滞。患者上月 15 日查 CT：脑萎缩，考虑双侧基底节区、双侧脑室旁腔隙性脑梗死。多年前曾有幻想症，幻听，头不自觉抖动，说胡话。在省医初步诊断，有轻度抑郁症状。以越鞠丸合小柴胡汤加减主之。

处方：川芎 10g，炒苍术 10g，炒神曲 10g，制香附 10g，栀子 10g，柴胡 10g，黄芩 10g，清半夏 10g，小麦 30g，桑叶 10g，生甘草 3g。10 剂，水煎服，日 1 剂。

二诊（2013 年 7 月 29 日）：服上方 20 余剂，效佳，头不自主摇动现象已消失，头如戴帽感消失，但仍觉头两侧不舒，气短。胃不适好转，纳差好转，心烦躁则出汗多，身如针扎样痛，睡醒后颈部发硬，总觉睡不醒，二便可，咽部不适好转。舌质红，苔黄白厚腻，脉沉滞。

处方：清半夏10g，茯苓12g，陈皮10g，炒枳实12g，竹茹30g，黄连6g，生龙骨、生牡蛎各30g（先煎），郁金10g，生甘草6g。15剂，水煎服，日1剂。

三诊（2013年8月26日）：服上方15剂，后又继服首方6剂，效可。现：觉头两侧发木，不舒适，颈背强硬不适，睡醒后手发麻，觉牙眶发麻不适。时有胃脘满闷不适，时有气短、心烦，时有喉咙发紧不适，时有烘热汗出，时有口干苦。饮水不多，纳可，眠可，大便可，小便频。舌质红，苔白略黄厚腻，脉沉滞。

处方：谷精草30g，青葙子15g，决明子6g，蝉蜕6g，薄荷10g，菊花10g，蔓荆子10g，酒黄芩10g，川芎12g，竹叶10g，炒神曲10g，炒麦芽15g，生甘草6g。15剂，水煎服，日1剂。

四诊（2013年10月21日）：服上方20剂，效可。头双侧麻木减轻，如有物感消失。现：头双侧麻木，偶有目珠疼痛，视物不清，每烦躁时觉全身如针扎样疼痛，胃中嘈杂不适，纳可，眠可，梦多，眠浅易醒，时有右胁不适，口干苦。二便可。舌红，苔黄腻，脉沉滞。

处方：柴胡10g，生白芍15g，当归10g，炒白术6g，薄荷3g（后下），茯苓10g，丹皮10g，栀子6g，小麦30g，黄芩6g，制香附6g，生甘草6g，夏枯草15g。10剂，水煎服，日1剂。

五诊（2013年11月11日）：服上方20剂，效可。现右侧头时有跳痛，左眼珠痛，干涩。心烦躁时有全身针扎样痛，不出汗，胃部时有闷胀。幻想症发作时浑身僵硬，双手颤抖，头脑清醒，言语不利，久站时僵硬无力。梦多，时有口干苦，不欲饮。大便时有不成形，日1次。舌淡红，苔黄腻，脉沉滞。

处方：川芎10g，炒苍术10g，炒神曲10g，制香附10g，栀子10g，柴胡10g，黄芩10g，清半夏10g，党参10g，桑叶10g，竹茹10g，丝瓜络10g。20剂，水煎服，日1剂。

六诊（2013年12月11日）：服上方20剂，仍觉头中跳动，如虫行感，口齿发紧，不想张嘴。时心烦，无力，发热，烦躁时身上有针扎样痛，时有右胁下痛。久站时下肢困痛，时胸闷，喜太息，弯腰加重。周身时憋胀痛。时口干苦，不欲饮。目睛昏，疼痛，易流泪。纳可，眠一般，梦多，大便时成形时不成形，小便频。幻想时发，近1个月发作2次，言语不利，头摇，四肢僵，每次2min左右。舌红，苔黄腻，脉沉滞。

处方：连翘10g，莲子心3g，麦冬20g，竹叶10g，玄参15g，黄连6g，生龙牡各30g，郁金10g，栀子10g，胆南星6g，天竺黄6g，夏枯草15g。20剂，水煎服，日1剂。

按：李时珍云“脑为元神之府”，患者有脑萎缩、腔梗，从中医学角度看是元神失养，气血瘀滞，遂有幻想、幻听、胡言乱语和抑郁等神智方面的症状，这又反过来进一步加重全身的气血瘀滞，产生头皮紧、胃脘不适、咽喉异物感等症状，症状虽然涉及全身上下多个系统，但是背后的病机都在于郁，气郁导致血行不畅，气郁日久化火，形成土木壅郁的局面，处以越鞠丸以行气解郁。患者服上方20余剂，以上症状都得以减轻或缓解。唯有睡眠深沉难以唤醒，思之患者仍有痰热蒙蔽心神，处黄连温胆汤加味以理气开郁，清心化痰。以下复诊时根据症状选用不同方剂治之。抓住病机，殊途同归。

**案3**　陈某，男，46岁，以“左侧身体怕冷4年余，加重2年”为主诉于2013年4月初诊。症见：左半侧身体从头至脚怕冷明显，稍受凉即觉鼻塞，脸木，左侧肢体凉至脚跟，走路后觉脚掌痛，后枕部出汗多，口苦，纳少，眠差，入睡难，易醒，多梦，烦躁，每晚睡3~4h，小便频，夜间明显，大便可，舌质暗胖大，苔白厚，苔中黄厚，脉沉滞。既往：左腿骨管瘤术后4年，有抑郁症病史、高血压病。中医诊断为郁证，病机为阴阳失调，经脉失利证，治以调整阴阳，舒筋通络为主，治以桂枝加龙骨牡蛎汤加减。

处方：桂枝10g，生白芍10g，当归10g，生龙骨、生牡蛎各30g（先煎），通草6g，鸡血藤30g，夜交藤30g，酒桑枝30g，竹叶10g，生甘草6g，生姜3片，大枣3枚（切开）为引。15剂，水煎服，日1剂。

二诊：服上方30剂，效显，左侧身体怕冷较前明显减轻。现症：多汗，主要为头枕部明显，晨起口苦，纳可，眠差，入睡难，心烦躁，晚上服阿普唑仑片后可睡2~4h，二便可，舌质暗红，苔白厚腻，脉沉滞。

处方：生山药15g，生白芍10g，怀牛膝10g，桃仁10g，生地黄10g，代赭石15g，生龙骨、生牡蛎各30g（先煎），夏枯草10g，黄芩10g，茯苓10g，生薏苡仁30g，竹叶10g。15剂，水煎服，日1剂。

按：《素问·阴阳应象大论》有云：“天地者，万物之上下也；阴阳者，血气之男女也；左右者，阴阳之道路也；水火者，阴阳之征兆也；阴阳者，万物之能使也。”患者术后出现左侧身体从头至脚怕冷明显，稍受凉即鼻塞脸木，乃是阴阳失调、左右阴阳之气不相顺接，经脉不利，阳气卫外与温煦之力不足的表象。阴阳不和，营卫运行失度则睡卧不宁、烦躁不安、梦多纷纭。遂用桂枝加龙骨牡蛎汤调和阴阳，龙牡又可重镇安神。方中加当归、鸡血藤补血活血，酒桑枝有祛风湿通经络，利关节行水气之功。二诊时诸证好转，但汗出明显，中医有血汗同源之论，汗多必伤阴血，肝体阴而用阳，阴血亏虚，肝失濡养则易肝阳上亢，肝火上炎，故患者有烦躁失眠、口苦诸症。今用建瓴汤加减，生地黄、山药、白芍补养肝肾，涵养肝木，龙骨、牡蛎平肝潜阳，牛膝引血下行，茯苓、薏苡仁健脾利水渗湿，诸药合用有滋补津血阴液，育阴利水，潜镇肝阳之效，正如张锡纯所言："服后能使脑中之血如建瓴之水下行，脑充血之证自愈。"

**案4**　张某，男，42岁，以"全身燥热20余年"为主诉于2013年12月初诊。症见：全身燥热，似披一层衣服，全身沉重，自觉体内有热气向上冲，头痒，头油腻，脱发，脸上起斑，发黑，经常眼红，眼昏，有时自觉热气向腹部、肛门、下肢流窜，纳呆，饭后腹胀，口干、口苦、口臭，痰随气涌，吐白痰稍重，饮水多，喜饮凉水，入睡难，夜间自觉全身发热，但量体温正常，大便黏，4~5天1次，肛门灼热，小便次数多，色黄，有热感。舌红，苔白腻，脉沉滞。诊断为郁证，属阳经郁火证，治以宣发阳经郁热为主，处以升阳散火汤加减。

处方：葛根15g，升麻6g，柴胡6g，羌活6g，独活6g，防风6g，党参6g，生白芍10g，青蒿15g，炙麻黄3g，连翘10g，赤小豆30g，生甘草3g，炙甘草3g，萹蓄15g，瞿麦15g，滑石20g（包煎）。10剂，水煎服，日1剂。

二诊：服上药15剂，症如前，未轻未重，大便数日1行，灼热。舌苔厚黄糙，舌有裂纹，脉细滞，辨为湿热稽留三焦。

处方：柴胡10g，黄芩10g，清半夏10g，炒枳实10g，生白芍10g，大黄10g（后下），滑石30g（包煎），杏仁10g，白蔻10g（后下），生薏苡仁30g，竹叶10g，通草6g，厚朴10g，生甘草6g，知母10g。10剂，水煎服，日1剂。

三诊：自觉服上方11剂，自述服第一剂第一煎即有效，服药后解出大便发热，觉身上轻松，但服至5剂后即觉不明显，整体感觉情况较服药前好转。现：全身燥热，出汗，头晕，视物模糊，乏力，身发沉、紧、黏，觉有气从腹内可走至脚，觉全身肌肉发热，刺痛，灼热感，纳较前有好转，仍打嗝多，眠差，大便黏滞不爽，排不尽感，小便黄热痛。舌质红，苔黄厚腻，脉细。

处方：桂枝10g，生白芍10g，生龙骨、生牡蛎各30g（先煎），黄芩10g，麻黄3g，连翘12g，赤小豆30g，生甘草6g。10剂，水煎服，日1剂。

四诊：仍觉身热痛，脉舌同上。

处方：当归10g，生地黄15g，桃仁10g，红花10g，赤芍15g，柴胡3g，川芎3g，桔梗3g，炒枳壳6g，怀牛膝10g，车前草30g，生甘草6g，连翘10g。6剂，水煎服，日1剂。

本例患者临床表现复杂，治疗经过一波三折，中医辨证之难由此可见一斑。患者不明原因身燥热20年，期间当经历过各种治疗，病情有增无减。据症分析，患者燥热多年，体温不高，服寒凉泻火药不减，可知非单纯火热实证。因其体表有披衣服感，体内又有热气上冲下行感，故首诊时考虑为寒邪束表，火热内郁之证，方选升阳散火汤加味，冀其外寒得解，火热从内向外得以宣泄，又加清热利湿之品，为湿热之邪寻求出路，谁知毫无寸功。二诊时调整思路，口苦、口干为病在少阳；身热而体温不高，大便黏滞不爽，小便色黄灼热，为湿热内蕴，治选大柴胡汤合三仁汤，以和解少阳，疏畅三焦，清利湿热。此诊初期果获佳效，惜后期病情出现反复。整体虽有所好转，然仍燥热汗出，头晕，视昏，肌肉热痛，大便黏滞，舌红苔黄腻，身热未退，湿热未尽，此时处以桂枝加龙骨牡蛎汤合麻黄连翘赤小豆汤加减，以调理阴阳，宣肺调气，清热利湿。四诊时，症未减，因思怪病多瘀，且血府逐瘀汤有治“身外凉，心里热，故名灯笼病，内有瘀血”记载，故投血府逐瘀汤加味治之，惜未再来复诊，疗效不明，诊疗思路，供大家参考。

**案5** 闫某，女，40岁，以“腰部以上酸沉2月”为主诉于2011年3月初诊。症见：腰以上连及项、背、头酸沉，发凉，全身乏力，烦躁心慌，月经紊乱2月，量少，色暗，无血块，经前乳房稍胀，纳可，眠差多梦，大便2~3天1次，不干，大便色绿，小便可，舌尖红，苔薄白，舌下脉络迂曲，脉沉滞，诊断为郁证，属心肝血虚证，治以补血养阴清热为主，处以四物汤加减。

处方：熟地黄10g，当归10g，生白芍15g，川芎3g，炒枣仁30g，黄芩10g，知母10g，麦冬15g，生地黄10g，桑叶10g，苇根30g，竹叶10g。6剂，水煎服，日1剂。

复诊：服上方腰部以上酸沉不适消失，心烦、心慌好转，服第2剂时，口腔出现一处溃疡，口干，口唇起皮，纳可，多梦二便可，经前乳房胀，舌尖红，苔薄白，舌下脉络迂曲，脉细。

处方：生地黄15g，玄参30g，竹叶10g，栀子10g，黄连6g，赤芍10g，丹皮10g，麦冬15g，灯心草3g，车前草15g，生甘草6g，制香附10g。10剂，水煎服，日1剂。

按：患者无明显原因出现腰部以上酸沉，全身乏力，烦躁，月经一月2行或一月不至，当属肝血不足，肝火偏旺所致。《临证指南医案》有云：“女子以肝为先天”，肝血不足，不能涵养肝体，故导致诸症丛生，以四物汤加味治疗，方中熟地黄、白芍阴柔补血之品与辛香的当归、川芎相配，动静结合，补血而不滞血，活血而不伤血，是临床常用的补血活血调经之良方，被称为“妇科圣方”；烦躁心慌，眠差多梦，加炒枣仁、知母，有酸枣仁汤之意，以养肝宁心；肝火偏旺加黄芩、竹叶、苇根、桑叶清热泻火；加麦冬、生地黄以助补血养肝。二诊时腰部以上酸沉消失，出现口腔溃疡，口干，舌尖红，乃心火亢盛所致，方选导赤散合增液汤加减，以助清热养阴之功。

## 脏躁

**案1**　张某，女，49岁，以“烦躁2年，加重2月，伴左上腹胀痛半月”为主诉于2014年4月23日初诊。症见：心情烦躁，欲哭，左上腹疼痛加重伴喜太息，胸闷，乳房痛，停经前每次月经前乳房胀痛，纳可，眠差，夜晚偶有汗出，大便先干硬后质稀，日1次，大便急迫，便前腹痛，小便频数，白天重，有尿路刺激感。患者2年前停经后明显感觉心情烦躁，经自己调节缓解，近2月烦躁加重，不能缓解，曾自服坤泰胶囊等中成药，效果不明显。既往有乳腺增生史、慢性盆腔炎病史。舌质暗红，苔薄白，脉细。

处方：生地黄15g，生百合30g，清半夏10g，小麦40g，炙甘草10g，大枣5枚为引。10剂，水煎服，日1剂。

按：《金匮要略》云：“妇人脏躁，喜悲伤欲哭，象如神灵所作，数欠伸，甘麦大枣汤主之。”观此案患者之主诉与此相同，方证对应，故以甘麦大枣汤为主，合百合地黄汤以养心肺之阴，如此心阴得补，而脏躁得润。

**案2**　毛某，女，48岁，以“心烦3年余”为主诉于2015年4月10日来诊。症见：心烦，思虑多，心烦时眠差，梦多，近半年来月经周期不正常，行经5天，量少，无血块，经前无乳胀。白带时多时少，阴痒，大便1~2日1行，不干，小便色黄。纳可，口淡无味，易吐酸，舌质红，苔薄黄，脉细。既往有乳腺增生病史10多年，近半年查HP（+）。

处方：栀子6g，竹叶10g，灯心草3g，蒲公英15g，大贝10g，煅瓦楞子20g，桑叶10g，丝瓜络10g，小麦30g，茯苓10g，黄连6g，黄芩10g，生甘草3g。10剂，水煎服，日1剂。

按：患者以心烦来诊，结合病程来讲，患者素有心火旺，可以用导赤散使心火下移，从小便而出，但虑其有口淡无味、易吐酸、HP（+）等脾胃不好的表现，又有乳腺增生病史，从整体考虑，治疗上法宜清心理胃，散结安神。

**案3**　秦某，女，46岁，农民，河南杞县人。患失眠、急躁、心慌，头晕已2年。曾在当地医院服用中西药均无效，乃于1976年3月来郑州就医。经河南某医学院诊断为神经官能症，后就诊于予。诊见患者有形神不安之象，脉失宁静。

处方：炙甘草15g，百合30g，苏叶3g，清半夏9g，茯苓12g，磁石12g（先煎），麦冬12g，夜交藤12g，炒枣仁12g，柏子仁9g，生龙骨、生牡蛎各24g，小麦30g，大枣7枚。水煎服。

为了便于观察疗效，患者住郑服药，服药9剂，症状大减，随持方回杞治疗。1976年6月26日，其爱人出差来郑州，特来告予，病已痊愈。同年9月9日，其爱人又来郑告予曰：至今未犯病。

按：本病所见症状，是脏躁之象，虽不是《金匮要略》脏躁的典型证候，但就其性质来说，仍是脏躁之病，故用甘麦大枣汤加味治之。陈修园《医学实在易》不寐汤中道："不寐内经论最详，肝魂招纳枣仁汤，紫苏百合归阴分，龙牡茯神佐使良。"本方所用诸药，除甘麦大枣外，大都源于此处。该书在解释紫苏百合治失眠之理曰："百合其花，朝开暮合，紫苏之叶，朝挺暮垂，俱能引阳气而归阴分。"本病虽属脏躁病，亦近似百合病，此用百合，亦有百合汤之义。方用半夏是取《灵枢·邪客篇》半夏汤之义。半夏味辛，直驱少阴厥逆之气，使其上能于阳明。本方所加药味虽多，但仍不失甘麦大枣汤之义，相反，更能增强甘麦大枣汤的功效，遵效不更方之则，直至病愈。

**案4**　杨某，女，51岁，以"身烘热汗出3月"为主诉于2006年2月6日初诊。3月前无明显诱因出现身烘热汗出，多于紧张、着急、夜晚醒时出现，每天出现10余次，汗出后身冷，眼痒，视物模糊，双手关节疼痛，与天气变化无关，口苦，耳鸣，二便调，纳眠可，舌质红，苔黄略厚，脉细。2004年8月因子宫肌瘤行子宫切除术，诊为脏躁，治以养阴固表清热。

处方：熟地黄10g，生地黄10g，当归10g，黄芩10g，黄连6g，黄柏10g，生黄芪30g，浮小麦30g，煅牡蛎30g（先煎），桑叶20g。6剂，水煎服，日1剂。

复诊（2006年2月13日）：服药后出汗量少，次数仍10余次，仍于紧张、夜晚醒后出汗，汗出身冷，耳鸣，双手关节疼痛减轻，纳眠可，二便调，舌质红，舌苔薄，脉细，里合表未解，营卫失调，郁热不净，宜调和营卫，清热止汗，方拟桂枝加龙骨牡蛎汤加减。

处方：桂枝10g，生白芍10g，生龙骨、生牡蛎各30g（先煎），黄芩10g，桑叶10g，竹叶10g，麦冬15g，炙甘草6g，浮小麦30g。6剂，水煎服，日1剂。病安。

按：患者肾阴不足，不能上济于心，则心火偏亢而急躁，阴虚则火旺，蒸迫津液外出则自汗盗汗，故以当归六黄汤加味治之，方中当归、生地黄、熟地黄，滋阴养血，以"三黄"泻心火除烦，汗出则气泄，表气不固，以黄芪、浮小麦，煅牡蛎益气固表止汗，阴虚渐复，里热渐消，汗出亦少，尚有汗出身冷、精神紧张、口苦心烦，乃营卫不和、郁热不净之象，以桂枝加龙骨牡蛎汤加减收功。

**案5**　陈某，女，48岁，以"乏力半年"为主诉于2013年5月初诊。症见：乏力，出汗，眼睛昏花，烘热汗出，易发脾气，牙龈易出血，眠可，纳差，二便调，已断经7个月，舌质暗紫，舌下脉紫，苔薄白，脉细。中医诊断为脏躁，为阴虚火旺证，治以滋阴清热、养阴安神为主，处以眠安汤（经验方）加减。

处方：生地黄10g，生百合30g，小麦30g，麦冬20g，炒枣仁20g，茯神10g，栀子10g，竹叶10g，灯心草3g，桑叶10g，生甘草10g，大枣6枚（切开）为引。10剂，水煎服，日1剂。

复诊：服上药15剂，烘热汗出已愈，睡眠好，牙龈出血减轻。现：乏力，口淡乏味，二便调，舌淡胖，苔薄黄，脉细。上方去栀子，加黄连6g，生山药15g，菊花10g（后下），10剂，水煎服，日1剂。

按：《素问·阴阳应象大论》曰："年四十，而阴气自半也，起居衰矣。"本案患者年过四十，出现乏力、阵发性烘热汗出，此为阴气衰减而导致阴精不足，阴阳失调，故以养阴安神为治疗大法，眠安汤乃余经验用方，主要由百合地黄汤、甘麦大枣汤、酸枣仁汤化裁而成，用于治疗阴虚阳浮、心神不宁并火旺的失眠、脏躁等病疗效甚佳，二诊之时诸症明显缓解，烘热汗出已愈，睡眠好，牙龈出血减轻，因去独清心火之栀子，加清心脾之火之黄连，以止其牙龈出血，菊花清肝经之热以治其眼睛昏花，另加生山药以固本培元，标本兼治，故有桴鼓之效。

## 便血

鲁某，女，32岁，以"痔疮易出血3年余"为主诉于2013年10月11日初诊。症见：面色萎黄，痔疮发作时先血后便，血色鲜红，直出四射，脱肛，纳可眠可，月经量多，白带量多色黄。舌淡暗边尖红，苔薄黄，脉细。3年前怀孕后痔疮加重易出血，与饮食无关，服用槐角丸效不显。

处方：二花炭10g，槐花30g，白僵蚕10g，乌梅6g，黄芩10g（炒黑），地榆20g，丹皮10g，生甘草6g。10剂，水煎服，日1剂。

另用木鳖子磨水外涂患处。

按：患者先血后便，血色鲜红，直出四射，病机为热伤血络。陈修园：济生乌梅丸治大便下血如神，有歌曰：下血淋漓治颇难，济生遗下乌梅丸，僵蚕炒研乌梅捣，醋下几回病可安。唐容川：乌梅敛肝风，僵蚕息肝风，风平火息，而火自宁，金银花、黄芩炒黑均可用于热毒血痢，地榆、槐花凉血止血，尤适用于下焦血热所致的便血、痔疮。腹痛加白芍，也可加椿根白皮、鸦胆子、白头翁助凉血止痢，若便血日久，则清阳下陷，可加葛根、升麻升举清阳。

## 脚踝肿

丁某，女，60岁，以“双踝肿痛2年”为主诉于2013年3月13日初诊。症见：脚踝肿，走路易发胀，不热不凉，无明显诱因出现。近段时间脚踝疼痛。血压高，偶有头懵，无其他明显不适，小便偶带沫，时左手发麻，纳可，眠可，便可，舌质红暗，苔白稍厚，脉沉滞。

处方：杏仁10g，生薏苡仁30g，白蔻仁10g（后下），厚朴10g，清半夏10g，竹叶10g，滑石30g（包煎），通草6g，赤小豆30g，黄芩10g，生甘草3g。10剂，水煎服，日1剂。

二诊：服上药10剂，脚踝肿消，头不晕，测血压：160/90mmHg；乳腺增生，轻微疼痛，舌质暗，舌薄白腻，脉沉滞。上方加赤芍10g，丹皮10g，大贝10g，牡蛎30g（先煎），10剂，水煎服，日1剂。

按：湿性趋下，患者双脚踝肿，脉见沉滞，舌苔白腻，是湿邪流注下焦，而三仁汤多用于湿阻三焦证，具有宣上、畅中、渗下之功，吴瑭谓之“轻开上焦肺气，盖肺主一身之气，气化则湿亦化也”，用以治疗下焦湿凝者，以肺主气，气化则湿化矣！本病主要病邪为“湿”，治疗目的为祛“湿”。治疗手段为“气化”，通过“气化”以达“湿化”。而反过来，诸症表现为“气不化”，“气不化”的原因为“湿不化”。此即吴氏方中独重上焦之具体运用，加利湿消肿之赤小豆，一者随症配伍，以解决肿胀；二者湿在下焦，就近引邪外出。

## 下肢肿痛

康某，女，45岁，以“双下肢肿痛3年余”为主诉于2013年9月23日初诊。症见：双下肢困痛，不肿、不胀，时有周身困、痛、乏力、不怕冷，头痛、涨，眠差，醒后难以入睡，大便有排不尽感，日3~4次，纳可，胸闷，口不干、不苦，经前腿困加重，月经时好时差，周期不正常，有血块，痛经，经末乳房胀痛，甲状腺结节，现已经切除。舌红，苔黄厚腻，脉沉滞，白细胞偏低。

处方：柴胡10g，生白芍10g，当归10g，炒白术10g，茯苓30g，制香附10g，木瓜30g，通草6g，薄荷3g（后下），淮小麦30g，生甘草6g，夜交藤30g。15剂，水煎服，日1剂。

二诊（2013年10月21日）：服上方15剂，效佳，头痛、腿痛消失，本次月经，乳房未胀，现大便黏腻不爽，有排不尽感，眠差，梦多，易醒，醒后胸闷不适，周身乏力，活动后减轻，纳可，小便频，月经持续8~9天，淋漓不尽，舌暗红，苔薄黄腻，脉偏弦。

处方：党参10g，炒白术10g，茯苓10g，生山药30g，女贞子15g，旱莲草30g，桑叶10g，竹茹10g，丝瓜络炭10g，生黄芪30g，小麦30g，炙甘草6g。15剂，水煎服，日1剂。

按：此系肝气郁滞，经水不利所致肿胀。《金匮要略·水气病脉症并治第十四》曰："寸口脉沉而迟，沉则为水，迟则为寒，寒水相搏。趺阳脉伏，水谷不化，脾气衰则鹜清，胃气衰则身肿。少阳脉卑，少阴脉细，男子则小便不利，妇人则经水不通；经为血，血不利则为水，名曰血分。"患者平素经水不调，经前乳房胀痛，为肝气郁滞之象。女子以肝为先天，肝藏血，主疏泄，肝失疏泄，则气滞血瘀，三焦气化失常，水湿内停，发为水肿。故以逍遥散加减，疏肝解郁，养血健脾，患者服15剂双下肢困痛消失。

## 消渴

**案1**　潘某，女，52岁，以"发现糖尿病3年"为主诉于2013年1月18日初诊。症见：左侧膝关节疼痛，不肿，痛处无冷热感，与天气季节无明显关系，头晕，头痛，夜眠时觉浑身不适，用力捶痛感较常人差，纳眠可，二便可，舌质淡红，苔薄黄，脉沉滞。发现糖尿病3年，现口服二甲双胍片，早、晚饭前1粒，格列美脲片早1片，平时空腹血糖6.8mmol/L，餐后2小时13mmol/L。体重170多斤，血压140/90mmHg（未服降压药）。既往史：发现高血压1年，最高150/90mmHg，服药控制在120/75mmHg，血脂偏高，2005年因卵巢囊肿行子宫全切术。

处方：炒白术10g，炒苍术10g，茯苓10g，猪苓10g，陈皮10g，青皮10g，丝瓜络30g，忍冬藤30g，木瓜30g，生薏苡仁30g，鬼箭羽30g，知母15g，生甘草3g。

按此患者主诉消渴病，但只限生化检查发现血糖高，自身无明显口渴，多饮、多尿等"三多一少"症状，且患者体胖，血压高，头晕、头痛，肢体不适。细究病因，血糖高、血压高非一日之病变，患者年衰体胖，痰湿体质，病机属阴虚热淫，脾虚失运，宜疏补兼治，处方用猪苓、茯苓，青皮、陈皮，苍术、白术对药，看似平淡，疗效很好。

**案2**　焦某，女，19岁，以"面部起斑1年"为主诉于2013年7月15日初诊。症见：面部起斑，起疖痘，手脚心发热，月经正常，大便正常。舌红，苔白厚腻，脉略数。患者8年前出现口渴、多饮、多尿、消瘦（2个月内体重下降10kg）。2012年7月5日入住郑州大学第一附属医院，当时测空腹血糖24mmol/L，尿酮体（+++），诊断为Ⅰ型糖尿病，住院治疗8天出院，血糖平稳，无糖尿病并发症。现刚出院 3 天，正口服降糖药。以平痤汤为主方加减。

处方：黄芩 10g，黄连 6g，牛蒡子 10g，玄参 30g，桔梗 10g，板蓝根 30g，马勃 10g，连翘 10g，陈皮 10g，薄荷 10g，生薏苡仁 30g，赤芍 15g，生甘草 3g。10 剂，水煎服，日 1 剂。

2013 年 8 月 19 日复诊：服上方 20 余剂，觉手脚已不太热，血糖控制可，月经正常，大便正常。现无不适。舌红，苔黄厚，脉细。处方：桑叶 15g，竹茹 15g，丝瓜络 15g，连翘 12g，金银花 10g，赤芍 15g，牡丹皮 10g，生甘草 3g。7 剂，水煎服，日 1 剂。

按：患者有糖尿病史 8 年，糖尿病为典型"三多一少"症状，从中医角度辨证属于胃热炽盛，兼有气阴两虚。患者现血糖控制得好，有手足心发热，面部起斑、起痘等症，《黄帝内经》认为"四肢皆禀气于胃"，且阳明经布于面部，可见患者现虽无糖尿病典型症状，但仍属于胃热炽盛。处以治疗大头瘟毒的普济消毒饮加减。我命名为平痤汤。患者面部起斑起痘，与大头瘟毒病机相似，阳明经热壅于上焦，发于头面。二诊时患者已服药 20 余剂，手足心热症状明显缓解，原病也未有反复。续投少量清热凉血祛瘀之剂善后。

**案 3** 杜某，男，58 岁，以"发现血糖升高 18 年，并发症 4 年余"为主诉于 2014 年 1 月 13 日初诊。症见：双下肢乏力，活动剧烈则酸困，眠差，入睡难，醒后难以入睡，纳可，二便调。舌淡，苔薄白，脉细。肌酐 270↑，蛋白尿（+++），慢性肾衰早期。患者于 1996 年发现血糖升高，服药控制不佳，4 年前视物模糊不清，检查发现糖尿病肾病。患高血压 6 年余，控制不佳。

处方：党参 15g，炒白术 10g，茯苓 12g，生山药 30g，大黄 10g（后下），芡实 30g，莲须 10g，冬瓜子 30g，生薏苡仁 30g，牡丹皮 10g，益母草 15g。30 剂，水煎服，日 1 剂。

二诊（2014 年 2 月 17 日）：服上方 30 剂，效可。现：血糖、血压控制可，腿觉发胀，余无不适，纳可，眠差，醒后难以入睡，二便可，手脚凉。舌质暗，苔薄白，脉沉弱。

处方：上方益母草改为 30g，大黄改为 3g，加生黄芪 30g，知母 15g，怀牛膝 10g，40 剂，水煎服，日 1 剂。

三诊（2014 年 4 月 14 日）：服上方 30 余剂，觉效可。现：出现双手发胀，腿仍胀，抽筋。余无不适，纳眠可，二便调。有尿等待，现血糖控制可（胰岛素治疗），舌质淡红，苔薄绿（染），脉细滞，血压 150/90mmHg。

处方：党参 15g，炒白术 10g，茯苓 10g，生山药 30g，大黄 6g（后下），桑叶 10g，竹茹 10g，丝瓜络 10g，益母草 30g，制附子 6g，玉米须 30g，木瓜

30g，生甘草3g。30剂，水煎服，日1剂。

按：此系脾虚失运，水湿内停之证。《黄帝内经》云：诸湿肿满，皆属于脾。故投以四君子汤益气健脾，以滋化源。再加入利水通腑泄浊之药，扶正祛邪，疾病自除。

**案4**　丁某，男，44岁，以"发现血糖高1年余"为主诉于2013年4月5日初诊。患者去年5月体检发现血糖高，为7.53mmol/L，后又测均在8.05mmol/L，常服格华止，血糖控制可，现停药10天，未测血糖，无明显不适感。纳眠可，二便可。舌质稍暗淡，苔薄白，脉沉弱。

处方：党参12g，炒白术10g，茯苓10g，生山药30g，鸡内金10g，荷叶15g，丹皮10g，丹参15g，生甘草3g。15剂，水煎服，日1剂。

二诊（2013年5月3日）：服上方15剂，效可。现：上周测血糖已正常，降糖药已停2个月，自觉无明显异常。纳眠可，二便可。舌淡红，苔薄黄，脉沉弱。

处方：上方加枸杞子10g，生黄芪15g，知母6g，葛根15g。15剂，水煎服，日1剂。

三诊（2013年9月30日）：血糖指标正常。现：面部皮肤发红、痒，起白皮，已5年。外用药涂后不能彻底痊愈，饮酒、眠差时易发作，一年四季均如此。大便正常。舌红，苔薄黄，脉细。

处方：桑叶10g，竹茹10g，丝瓜络10g，忍冬藤15g，槐花30g，丹皮10g，赤芍10g，生地黄10g，紫草6g，生甘草6g。15剂，水煎服，日1剂。

按：患者发现血糖高1年余，余无明显不适，治以益气健脾，方用四君子汤，加山药补脾阴，鸡内金消积化滞，荷叶芳香化湿，丹皮丹参凉血活血，祛浊邪。患者服之效果好，治疗大法不变，继续补脾益气，养阴生津，加黄芪、葛根，患者服之血糖恢复正常水平。

**案5**　程某，女，60岁，以"双下肢乏力半个月"为主诉于2013年9月30日初诊。症见：双下肢乏力，头懵沉。急躁时易出汗，心慌、闷。经常口干渴，饮水近两暖瓶，小便多，饮食可。眠可。大便经常干，日1次。患者有糖尿病史4年余，一直服药控制。因劳累引发低血糖半月。舌淡，苔薄白，脉细。

处方：党参15g，生石膏30g，知母15g，竹叶10g，生黄芪30g，丹皮10g，赤芍10g，玄参30g，生甘草10g，粳米一撮为引。10剂，水煎服，日1剂。

二诊（2013年10月21日）：服上方10剂，效显，双下肢乏力、头晕明显好转，但走路较长时仍会有下肢乏力，头晕沉，眼睛发红，干涩，疼痛。

现：仍有心慌，胸闷，口干渴明显好转，小便也明显好转，纳少，大便干，日1次。燥热出汗好转，晨起有口臭，口苦，怕冷，冬天易感冒，肩背酸困，腰酸困。舌质淡红，苔白，脉沉滞。最近2天咽干咽痛。急躁时额头痛。

处方：上方加决明子30g，麦冬15g，桑叶15g，乌梅6g。15剂，水煎服，日1剂。

按：此属消渴（糖尿病）。本病为阳明气分热盛，耗伤气阴，瘀阻脉络所致。故投以竹叶石膏汤益气养阴清热，再加入丹皮、赤芍等化瘀之品，患者服上药10剂，自诉双下肢乏力明显好转。正如《伤寒论·辨阴阳易差后劳复病脉证并治》：“伤寒解后，虚羸少气，气逆欲吐，竹叶石膏汤主之。”

**案6**　连某，男，35岁，喝水多已3个月，逐渐加重，口渴不止，心烦热，每天能喝6暖瓶水，还觉口渴，多次化验检查正常，西医谓其无病。患者身体壮实，脉数，遂以玉液汤和白虎汤化裁治之。

处方：生山药30g，天花粉30g，知母30g，葛根18g，生黄芪30g，鸡内金9g，五味子9g，麦冬15g，生石膏30g，生甘草9g。水煎服。

复诊（1977年1月9日）：上药服6剂，消渴基本停止，仅有点口干，不喝水也可以，尚觉心烦热，宗上方加竹叶。

处方：生山药30g，天花粉18g，知母15g，葛根12g，生黄芪30g，鸡内金9g，五味子9g，麦冬15g，生石膏30g，竹叶12g，生甘草9g。水煎服。

嘱服6剂，若不干渴，无需再服药。

按：此虽渴饮不止，但排除糖尿病，属心胃火盛，移热于肺，肺阴耗伤，津不能布的上消病，故用白虎汤以清阳明之热，使肺不受其灼，热清而津生，阴伤日久，必及其气，易造成元气不升，故用玉液汤升元气以止渴，正如张锡纯说：“消渴之证，多由于元气不升，此方乃升元气以止渴者也。”白虎汤未用粳米，由玉液汤中生山药代之，以山药代粳米，张锡纯在“白虎加人参以山药代粳米汤”中已有论述，他说：“盖粳米不过调和胃气，而山药兼能固摄下焦元气，使元气素虚者，不至因服石膏、知母而作滑泻。且山药多含有蛋白之汁，最善滋阴。白虎汤得此，既祛实火，又清虚热。”吾将此二方揉合在一起，又加麦冬，起到消热滋阴，生津益气之用。首方未用竹叶，是吾之疏忽也。

**案7**　范某，女，65岁，以“口渴，喝水较多2月余，左下腹疼痛已半月余”为主诉于1966年4月3日初诊。1966年2月开始发渴，喝水较多，每天能喝三四大碗水，并喜冷饮，饮水量逐渐增多，至今未愈。左下腹疼痛，有时“翻痛”，痛甚时拒按，痛处无硬块，扣之有鼓音，痛重于胀，不断肠鸣，知饥不能多食，胃脘部胀闷微痛，微有咳嗽，大便溏泄，一昼夜八九次，下午次数较多，大便清稀，带有不消化的食物，小便量少，不利，色不黄，身发冷，手足发凉，泻下以后，心里发慌。7天前，经某卫生院医生诊治，曾服中药2剂，泄泻更甚，腹痛加重，但发渴减轻，今日发渴又同前。患者认为本次发病可能与去年伺候患者（丈夫），饮食寒热失宜有关，有慢性胃痛病史。形体瘦弱，面部微有水肿，舌光无苔，不缺津，有轻度糜烂，脉象迟弱，治以健脾温阳，佐以滋阴化气。

处方：白术9g，干姜6g，附子9g，煨诃子9g，生山药30g，麦冬12g，五味子6g，桂枝4.5g，乌药9g，陈皮9g，生甘草4.5g。2剂，水煎服，日1剂。

二诊（1966年4月8日）：服上药后，腹痛口渴已止，饮食较前增加，腹部微有胀，唯有腹泻未止（但泻量减少），咳嗽较前加重，无痰，膝以下至足发凉，舌光无苔。糜烂减轻，不缺津。脉象迟弱，左尺尤甚，治以温阳化气止咳。

处方：炒白术9g，干姜9g，附子9g，煨诃子15g，肉豆蔻15g，橘皮9g，生山药30g，五味子6g，桂枝9g，乌药9g，炙冬花12g，炙甘草4.5g。2剂，水煎服，日1剂。

三诊（1966年4月14日）：据患者之子范某告知，上方服2剂便泻次数减少，一日3~4次，腹痛、腹胀全部消失，因病症趋向痊愈，故不服药，以食养尽之。

按：本案消渴属于脾肾阳虚，气化无力，水不化津，津不上承则口渴引饮，水谷杂下则泻下频频，阳虚失温则腹痛隐隐。治应补肾健脾，温阳化气，则水气蒸腾，口渴自止。

## 血小板减少

刘某，男，15岁，以“血小板减少半年余”为主诉于2013年12月23日初诊。症见：纳眠可，二便调，余无明显自觉症状。患者今年4月双足背部出现小红点，5月检查发现血小板减少，从5月20日开始使用激素，血小板上升，但在减激素过程中，血小板又减少，在北京某医院服中药5个月，稍有效果，未再出现小点，停用中药已20天，服中药易上火，舌质红，苔黄，脉细。

处方：生地炭15g，丹皮10g，生白芍10g，桑叶10g，竹茹10g，丝瓜络10g，栀子6g，白茅根30g，槐花30g，炒麦芽10g，炒谷芽10g，忍冬藤15g，生甘草6g。15剂，水煎服，日1剂。

二诊（2014年2月12日）：服上方25剂，效可，血小板数量上升，服药前为Plt：$41\times10^{9}$/L，现在Plt：$49\times10^{9}$/L，纳眠可，二便调，无其他不适，舌质红，苔根部黄厚腻，脉细。上方加水牛角15g，赤小豆20g，20剂，水煎服，日 1 剂。

三诊（4 月 2 日）：服上方 30 剂，自觉效不如前，Plt：$42\times10^9$/L。双足偶有出血点，近 2 日咽痛，不干，纳眠可，二便可，舌淡红，苔薄黄，脉细。

处方：生地黄炭 15g，丹皮 10g，生白芍 10g，二花 10g，玄参 15g，当归 10g，桑叶 10g，竹茹 10g，丝瓜络 10g，焦栀子 10g，陈皮 10g，生甘草 6g。20 剂，水煎服，日 1 剂。

四诊（5 月 16 日）：服上方 30 剂，自觉效不显。最近血小板变化为 $44\times10^9$/L、$44\times10^9$/L、$32\times10^9$/L。现：双足偶有出血点，纳眠可，二便调，前天左侧鼻孔流鲜血，舌红，苔白厚腻，脉细。

处方：阿胶 10g，白及 10g，女贞子 15g，旱莲草 30g，丹皮 10g，陈皮 10g，生甘草 6g。20 剂，水煎服，日 1 剂。

五诊（2014 年 6 月 27 日）：服上方 20 剂，无不适。现：身上未出现紫点，2014 年 6 月 17 日化验血小板 $50\times10^9$/L，2014 年 6 月 24 日血小板为 $30\times10^9$/L。二便调，舌暗淡，苔薄白，脉细。

处方：北沙参 15g，竹叶 10g，荷叶 10g，麦冬 15g，知母 10g，黄连 3g，白茅根 30g，生甘草 6g，粳米一撮，西瓜青皮一撮为引。15 剂，水煎服，日 1 剂。

六诊（2014 年 8 月 6 日）：服上方 30 剂，现：无特殊不适，纳眠可，二便调，未出现出血点。2014 年 8 月 5 日查血小板 $54\times10^9$/L，舌质红，有点刺，苔薄白，脉细。上方加生地黄炭 30g，丹皮炭 10g，20 剂，水煎服，日 1 剂。

按：患者经多方治疗，血小板数量上升不明显，且此次就诊时患者无明显异常不适，当此“无症可辨”之时，更要细问病史，了解患者体质，以辨“证中之证”，如此方是治病求本。就此患者而言，素易上火，是阳盛之体，又属少年，生机正旺，审其舌象而见舌红、苔白，此即《内经》之“阴络伤则血内溢”之谓。故治宜清阴络之热，用生地黄、丹皮、赤芍之类以凉血散血，用桑叶、竹茹、丝瓜络等凉散通络之品以佐之，同时此三味药凉肝而无败胃之弊，于此凉血方中用之更为恰当。

## 虚劳

吴某，女，77 岁，以“乏力、懒动 4 年余”为主诉于 2014 年 12 月 17 日初诊。症见：乏力、无精神，面色萎黄、虚胖，纳少，腹不胀。稍受风凉即感冒，感冒时不发热，但流清涕，咽痒易咳嗽，咳白黏痰，痰黏难咯，出虚汗，偶尔后脑部疼痛，嗜睡，大便偏干。口干不欲饮，口淡无味，舌胖大，苔黄厚，脉沉弦。素体阳盛，怕热不怕冷，曾服补药后热燥难忍。4 年前偶然检查出骨髓增生异常，红细胞、白细胞、血小板都偏低，血红蛋白低，诊断为中度贫血，曾于当地住院治疗并输血2次以纠正贫血，出院后经常服西药（升白细胞药），未服过中药。因经常感冒，常输胸腺肽提高免疫力。高血压病30余年，服药控制可，冠心病史30年，服硝酸甘油片，麝香保心丸。血糖正常。

处方：白茅根30g，滑石30g（包煎），连翘10g，赤小豆30g，茯苓10g，竹叶10g，荷叶30g，通草6g，决明子30g，生甘草3g。10剂，水煎服，日1剂。

按：该患者骨髓增生异常，全血细胞偏低，中度贫血，面色萎黄，少气乏力，易感冒，西医依靠输血、提高免疫力等方法改善症状。现在主要是经常感冒，稍受风凉即感冒，患者体质偏胖，素体阳盛，属虚实夹杂之证，只知补其虚，不除其实，疗效并不满意。祛邪忘记其虚更会加重病情，这就是“轻可去实”原则，轻清邪热，轻化湿热，轻泻水浊。待邪去后再酌情调补。

## 低热

**案1**　张某，女，25岁，以“间断低热3年，发作半个月”为主诉于2013年5月10日初诊。症见：易低热，常无诱因出现感冒低热，体温37.2~37.3℃，身冷，头痛，出冷汗，纳差，咽部不适，口苦，周身酸困乏力，下午至晚上较重。眼昏，视物不清。大便偏干，日1次，小便可。患者3年前产后3个月因生气，心情不畅觉身不适，咽部不适，继而出现低热，住院治疗亦未明确病因，后又将扁桃体摘除，仍发热如前。月经后错7~10天，色暗，有血块，量少，3天净，经期小腹、腰痛，经前乳房胀。已服柴胡类中药一年余，初服效可，后效不显。舌质红，苔厚黑褐，乏津，脉细。

处方：柴胡10g，生白芍30g，当归10g，茯苓10g，薄荷3g（后下），制香附10g，丹皮10g，栀子10g，玄参15g，浮小麦30g，桑叶10g，生甘草10g，大枣4枚（切开）为引。10剂，水煎服，日1剂。

二诊（2013年7月8日）：服上方30余剂，已不发热，但仍觉身冷，恶寒，夜间盗汗，自觉身体皮肤灼热，眼昏，口干，饮水一般，口苦，咽痛，头懵。纳眠可，小便色黄，大便可。身上发酸，时有小腹痛，时有手麻。舌质红，苔白厚腻，脉细。

处方：柴胡10g，黄芩10g，二花10g，连翘10g，白茅根30g，车前草30g，生龙骨、生牡蛎各30g（先煎），生甘草6g。15剂，水煎服，日1剂。

三诊（2013年8月28日）：服上方15剂，效可。服药不发热，停药后又低热，乏力，嗜睡，胸闷，咽痛，平常易感冒。纳差，无食欲，二便可。眠可，梦多。觉全身有蚁行感，口干，口黏，不欲饮。月经周期可，4~5天净，量可，色深，有血块，痛经，经前乳房不胀，带下色黄，量多。舌红，苔黄腻，脉细。

处方：党参15g，炒白术10g，茯苓10g，生山药30g，柴胡10g，生白芍20g，生黄芪30g，知母15g，炙甘草6g。15剂，水煎服，日1剂。

五诊（2013年9月30日）：服上方低热已除。现：全身恶寒，畏风，咽部干痛，吐黄痰。纳差，眠差，无睡意。大便成形，2~3日1行，小便可。月经延后五六天，量可，有血块，紫黑色，带下色黄，量多。两颞部及前额疼痛，口干、口黏，晨起口苦。舌稍红，苔白腻，脉细。

处方：桑叶30g，竹茹15g，丝瓜络15g，滑石30g（包煎），黄芩10g，知母10g，生甘草6g。20剂，水煎服，日1剂。

按：产后多血虚，又加情志不畅，肝气郁滞，气滞血瘀，故月经后期，色暗，有血块，经前乳房胀痛；肝气郁久化火伤阴，失于濡润，故咽干、口干，视物昏花，舌苔少津。治宜疏肝理气，滋阴清热。此案属于阴虚发热。方用丹栀逍遥散合甘麦大枣汤并加玄参滋阴清热，桑叶清肝火。

**案2** 雷某，女，40岁，以“低热2年”为主诉于2013年1月9日初诊。症见：体温每天都在37.2~37.4℃，身酸痛，怕冷，身疲乏力，劳后烧重，前额易出汗，余处无汗，不知饥，腹胀，觉食停，胃中不下，二便可，舌质淡，暗红，苔薄白，脉沉弱。近2年平时体温37.2℃，活动后37.4℃。西医血常规、心电图、肝功能、肿瘤物等检查未见异常，长期西医治疗效不显，服中药有时可降到36.6℃，但易反复。

处方：党参12g，黄芪30g，炒白术10g，当归10g，陈皮10g，升麻6g，柴胡6g，生白芍15g，炒麦芽15g，炒神曲30g，炒山楂15g，炙甘草6g，白薇10g。10剂，水煎服，日1剂。

按：“甘温除热”是李东垣的经典论述，临床上运用此法时，患者除发热之外，尚还有身倦乏力、劳后发热更重等中气不足之象，结合本案，除发热之外，尚有身疲乏力，劳后发热更著，中气不足之证。所加白芍者，以汗出之故，用白芍敛之；用白薇者，《本草正义》云，凡阴虚有热，自汗盗汗者……（白薇）皆为必不可少之药……，诸药合用而呈甘温除热之效。

**案3** 谷某，女，33岁，以“午后低热伴出汗3月余”为主诉于2013年7月22日初诊。症见：午后低热，体温37.2~37.4℃，出汗多，其余时间体温正常。发热时口不渴，阵汗多，不怕冷。大便不干，月经正常。舌淡红，胖大，苔黄厚腻，脉数有力。曾服中药治疗，期间体温降，停药后又出现低热。2013年4月6日于郑州第一人民医院查：结核分枝杆菌抗体IgG（-），肺炎支原体Mac株抗体（-），EB病毒抗体（-），巨细胞病毒IgM抗体（-）。中医诊断为邪伏募原，以达原饮为主方加减。

处方：厚朴10g，槟榔10g，黄芩10g，草果6g，知母10g，白芍10g，柴胡10g，清半夏10g，白茅根30g，滑石30g（包煎），党参10g，生甘草3g。20剂，水煎服，日1剂。

二诊（2013年8月17日）：服上方15剂，效可。服药后体温36.8～36.9℃，后肠胃炎发作，治疗后近5天低热复发，现午后低热37.2～37.3℃，其他时间正常。纳眠可，二便可。舌淡红，苔薄黄腻，边有齿痕，脉细略数。

处方：党参10g，生黄芪30g，炒白术10g，当归6g，陈皮10g，升麻6g，柴胡6g，生白芍10g，炙甘草6g，生姜3片，大枣3枚为引。7剂，水煎服，日1剂。

按：患者低热3个月，表现为午后发热汗出，余无明显不适，排除肺结核疟疾等病，并且大便不干，非阳明病午后潮热之象。再结合患者整体精神状态较佳，舌胖大，苔黄厚腻，脉数有力等症，可辨为湿热阻遏膜原，《重订通俗伤寒论》论述膜原为“三焦之关键，为内外交界之地，实一身之半表半里也”。邪伏于膜原，邪正相争于此，故可见午后发热，其他时间体温正常，即为寒热往来。处以开达膜原，清热燥湿的达原饮合和解半表半里的小柴胡汤。加白茅根、滑石清热利尿，使湿热之邪从下出。二诊患者服药15剂，体温即恢复正常。

**案4** 马某，男，26岁，1978年11月就诊于予。患者自1978年6月发生头痛、头晕，低烧，四肢无力，失眠，胃纳差，形体消瘦。在洛阳医治无效。低烧查不出原因，曾用很多西药无效，中医按阴虚治疗亦无效。后经河南医学院和省人民医院检查，亦未查出低烧原因。予观其脉证，为阴阳失调之候。

处方：桂枝9g，白芍9g，白薇12g，制附子9g，麦冬12g，生龙骨30g（先煎），生牡蛎30g（先煎），炙甘草6g，生姜9g，大枣4枚。6剂，水煎服。

1978年11月6日开始服用，服完6剂后，精神较前旺盛，低烧由37.3℃降为36.9℃，头晕、头痛减轻，睡眠转好。患者特由洛来郑复诊，乃以补阴配阳之剂以善其后。

按：此方为桂枝龙骨牡蛎汤加白薇、制附子、麦冬而成，亦含有二加龙骨汤之义。患者所见诸症，为虚劳之候。用桂枝汤以调和营卫，营卫和则三焦各司其职，而火自归根，加龙牡潜镇摄纳，则阳能固，阴亦能守，加附子、白薇，意在固阳而助其收涩，况白薇又能治阴虚之热，加麦冬意在滋阴清热除烦，使其眠安。由于患者虽有浮热而无汗出，故不去桂枝，所以说此方含有二加骨汤方义，而不能说是二加龙骨汤。清·陈修园赞二加龙骨汤“探造化阴阳之妙，用之得法，效如桴鼓”。

**案 5** （瘀血发热验案）宋某，女，49 岁，以早期肝硬化入省中医研究院住院治疗已 3 个月。在入院 1 个月后发烧，每日下午体温 38℃左右，面部烘热，呼吸不畅，右胁闷胀不适，经会诊及中西药治疗烧仍不退，如此缠绵 1 月余，于 1988 年 11 月 8 日就诊于予（我当时在该院门诊应诊）。诊见面色暗红，舌质紫暗，舌苔薄黄，脉象沉涩。予思其患肝病又发烧 1 个多月，诸药无效，当施活瘀一法，况患者又有瘀血见证，应为瘀血发热之候。以血府逐瘀汤加鳖甲治之。

处方：当归 10g，生地黄 30g，桃仁 10g，红花 10g，赤芍 15g，柴胡 6g，川芎 6g，桔梗 6g，牛膝 15g，炒枳壳 6g，鳖甲 30g，炙甘草 6g。3 剂，水煎服。

二诊：患者多次来诊，让予治其肝病，体温一直正常。

按：血府逐瘀汤是王清任诸方中应用最广泛的一个方子，从药物组成来看，乃由四逆散和桃红四物汤化裁而成，方中桃仁、红花、川芎、赤芍活血祛瘀，配合当归、生地黄活血养血，使瘀去而不伤血，柴胡、枳壳疏肝理气，使气行则血行，牛膝破瘀通经，引瘀血下行，桔梗入肺经，载药上行，奏活血祛瘀，行气止痛而又调整升降之功。此患者，本为肝病，肝主藏血，肝气郁滞，疏泄无力，以致血行瘀阻，郁而发热，热在下午，病在血分之征也。药后血行气畅，瘀热得解，故收速效。加鳖甲意在益阴除热，散结软坚，以助血府逐瘀汤之力。

**案 6** （气虚发热验案）黄某，女，36 岁，发烧近 1 年，体温常在 38℃左右，有时 39℃，当地医院诊为贫血，曾在周口地区某医院治疗，用青霉素、链霉素、氨基比林烧不退，又用强的松，烧仍不退，后来郑州就医，经河南中医学院教师李某介绍，就诊于予。

处方：党参 15g，黄芪 30g，炒白术 9g，当归 9g，陈皮 6g，升麻 6g，柴胡 6g，白芍 15g，黄连 6g，生石膏 20g，知母 9g，炙甘草 6g，生姜 9g，大枣 5 枚。水煎服。

半年后，患者因他疾，再次就诊于予，告予曰：前病服此方 14 剂，烧渐退痊愈，未再发烧。

按：此证久烧不退，其耗气伤津可知，故用补中益气汤调补脾胃，升阳益气，以治气虚身热内伤之火，即东垣所说："温能除大热也。"加石膏、知母配合补中益气汤中之人参，亦即是白虎加人参汤，清热益气、生津并用，使已伤之津气，得以迅速恢复，加白芍、黄连者，是遵东垣补中益气汤加减法而用也。从予临床体验来看，气虚发热晚间较甚者加白芍，其效更好。

**案 7** 刘某，男，15 岁，以"低热 1 年余"为主诉于 2007 年 5 月 28 日来诊。2006年暑假期间，大热冷浴后，出现低热，体温37.5℃，曾到多家医院检查，血常规、尿常规、肝功能、肾功能、结核菌素试验、$T_3$、$T_4$、TSH、头颅MRI、胸片等均无异常发现，症见低热，体温37.5℃，中午最高，头痛、头懵，汗出，身不痛，不欲饮食，乏力，周身皮肤发烫，无皮疹，鼻息热灼，晨起眼睑郁肿，口中和，大小便正常，舌尖红，苔白厚，脉细，诊断为低热，病机为热郁少阳经，治以谷青汤加减。

处方：谷精草30g，青葙子15g，决明子10g，蝉蜕6g，薄荷10g（后下），菊花10g（后下），黄芩10g，蔓荆子10g，夏枯草20g，柴胡10g，生甘草6g。15剂，水煎服，日1剂。

2007年6月11日电话询问，药后病愈。

按：患者低热1年，因于天热冷浴而得，热郁少阳经，不得泄越是其基本病机；低热，头痛、头懵，周身皮肤发烫是其主症；用谷青汤合小柴胡汤加减治疗，收效迅速是其要点。

## 自觉发热

谭某，男，78岁，以“自觉发热6月余”为主诉于2014年3月31日初诊。症见：近6个月无明显诱因发热，自觉发热，体温35.4℃，口渴，饮水不多，与天气无关，未感冒。夜里发热较明显，出汗，口不苦，舌质暗，苔黄厚腻，脉弦。纳眠差，大便不成形，黏臭，小便黄。曾服他医药效可，后因心脏病发作停药。有心脏病史、高血压、白癜风、耳聋。中医诊断：邪伏募原，稽留三焦。

处方：柴胡10g，黄芩10g，清半夏10g，党参10g，滑石30g（包煎），桑叶10g，生龙骨、生牡蛎各30g（先煎），生甘草6g，草果6g，知母10g，厚朴10g，槟榔10g，生姜3片，大枣3枚（切开）为引。6剂，水煎服，日1剂。

二诊：述上方效可。现在只是凌晨3~5点发热1次，余无不适，上方加生白芍30g，再服6剂。

三诊（2014年4月23日）：述上方服后仍间断发热。现发热背肩膀以上头部发热，额头出汗，两肺间质性肺炎、支气管炎，纳少眠差。发热时便溏，小便可，小便黄减轻。舌暗红苔黄腻，脉细。

处方：党参15g，炒白术10g，茯苓10g，生山药30g，柴胡10g，黄芩10g，炙甘草6g。6剂，水煎服，日1剂。

四诊（2014年5月16日）：服上方后效佳，夜间不热，上方加白芍15g，竹叶10g。后仍觉身热又用三仁汤加味。

按：此病的辨证要点为苔黄厚腻，属于邪伏募原之候，达原饮合小柴胡加味。我每见发热，苔厚腻者多用达原饮加柴胡，效佳。今合小柴胡者，因昼热而夜不热，似寒热往来之候。

## 自汗

**案1** 王某，女，59岁，以“时有烘热汗出8年”为主诉于2013年11月18日初诊。症见：时有烘热汗出，口干不欲饮，头晕，乏力。纳可，眠差，入睡困难，醒后难入睡，不心烦，二便可。头重脚轻。舌质暗红，苔薄白，脉沉细滞。曾西药治疗后好转，1个月后再发，服药乏效。后服抗抑郁药后症状减轻，已服抗抑郁药10月余。

处方：生地黄15g，竹叶10g，通草6g，桑叶15g，黄芩10g，灯心草3g，地骨皮10g，小麦30g，生牡蛎30g（先煎），生甘草6g。15剂，水煎服，日1剂。

二诊（2013年12月20日）：服上方20剂，烘热汗出减。症见：时有身懒，懒时口舌木麻，眼昏，几天后身懒又好转，口舌木麻消失，服抗抑郁药1年。入睡不好，易醒，不心烦。服上方后大便不干。舌胖大，质红，苔薄黄，脉细数。

处方：二花10g，玄参15g，当归10g，生龙骨、生牡蛎各30g（先煎），桑叶10g，竹茹10g，丝瓜络10g，小麦30g，柴胡10g，黄芩10g，生甘草6g，大枣4枚（切开）为引。15剂，水煎服，日1剂。

按：结合患者年龄，停经已有数年，烘热汗出数年并伴有眠差，人过四十而阴气自半，患者有阴不足的一面，结合其平素情志抑郁，又有肝郁化火、心火偏旺的一面，用导赤散加减治疗。导赤散引火下行，桑叶、竹茹、丝瓜络以清肝火，地骨皮、黄芩清泻上焦之火，小麦安心神，生龙牡敛阳固汗，心神得安则阴不外泄。

**案2** 张某，女，27岁，1986年5月2日就诊于予。自述产后得自汗病已4年，动则汗出并恶寒。诊见舌苔薄白，舌质略淡，脉浮弱，此属营卫不和，卫虚表不固之候，遂以桂枝加附子汤，又加生龙骨、生牡蛎治之。

处方：桂枝9g，白芍9g，制附子9g，生龙骨30g，生牡蛎30g（先煎），炙甘草6g，生姜9g，大枣3枚。3剂，水煎服。

复诊：自汗恶寒大轻，照上方3剂。至5月12日，患者用架子车拉其母来看病，告予曰：自汗已愈。

按：《伤寒论》第53条：“病常自汗出者，此为荣气和，荣气和者，外不谐，以卫气不共荣所谐和故尔……宜桂枝汤。”第54条：“病人藏无他病，时发热自汗出而不愈者，此卫气不和也……宜桂枝汤。”第20条：“太阳病发汗，遂漏不止……桂枝加附子汤主之。”根据这些经文，对照患者所患之证，属于营卫不和，卫阳不固之候，故用桂枝加附子汤调和营卫，扶阳固表，果收迅捷之效。吾遇此类病证，每以此方治之，效果满意。

**案3** 宿某，男，51岁，在郑州某医院住院治疗冠心病。1991年3月17日我去病房诊视另一患者，当时其爱人要求为其诊治出汗病，经询问患者自1990年12月做胃切除手术，术后自汗较多（术前早有此疾），动则汗出更多，每当吃饭时更是大汗淋漓，湿透内衣，同时伴有气短心慌之症。患者体质较瘦弱，面色淡，脉沉弱，经服许多西药，汗仍不止，脉症合参，此乃气虚阴弱，腠理失固之候，遂投以处方：生黄芪30g，山萸肉30g，生牡蛎30g（先煎），生黄地30g，麦冬15g，麻黄根6g，浮小麦30g。水煎服。

二诊（1991年3月24日）：上方服6剂，出汗大为减少，尚感气短，兹据效不更方之则，嘱上方继服3剂观之。

按：气虚失于固摄，心液外泄则自汗，日久阴气也虚，治用生黄芪益气，生地黄、麦冬养阴，山萸肉、生牡蛎、麻黄根、浮小麦固表止汗，尤其重用山萸肉，大能收敛元气以止汗。药味不多，力专效宏，自汗速收。

## 多汗

陈某，男，53岁，以“多汗2年，肩痛3个月”为主诉于2013年7月8日初诊。症见：多汗，主要为盗汗，睡着后汗多湿透衣服，右肩痛，活动受限，查肩关节有积液。平时饮水少。双手掌发红，查肝功能未见异常，手心出汗多。眠可，纳较差，二便可。平素抽烟、饮酒多，应酬多。舌质红，苔白腻，脉细。上月体检示：①肝脏点状钙化灶。②颈椎退行性改变。③空泡蝶鞍。④双侧筛窦、蝶窦炎。⑤右侧眼眶内直肌内侧异常。⑥右肩关节周围积液，右侧肱二头肌长头腱周围滑液囊肿，右侧小圆肌水肿。⑦右侧额叶轻度脑白质脱髓鞘。⑧左肺下叶小结节。⑨肝弥漫性回声改变（轻度脂肪肝）。⑩尿蛋白弱阳性。⑪糖化血红蛋白偏高。⑫总胆固醇、低密度脂蛋白、蛋白C、载脂蛋白B偏高。中医诊断为汗证，以当归六黄汤加味治之。

处方：熟地黄10g，生地黄10g，当归10g，黄芩10g，黄连6g，黄柏10g，生黄芪30g，浮小麦30g，煅牡蛎30g（先煎），桑叶30g，冬瓜子30g，生薏苡仁30g，连翘12g。10剂，水煎服，日1剂。

二诊（2013年8月2日）：服上方16剂，觉汗出减少。现仍汗出，肩关节活动受限。舌胖大，苔黄厚腻，脉细数。

处方：杏仁10g，白豆蔻10g（后下），生薏苡仁30g，厚朴10g，清半夏10g，竹叶10g，滑石30g，通草6g，冬瓜子30g，连翘10g，赤小豆30g，丹皮

10g，生甘草 6g。10 剂，水煎服，日 1 剂。

按：患者汗多，以盗汗为主，《医宗金鉴》认为，阴虚有火之人，寐则卫气行阴，阴虚不能济阳，阴火因盛而争于阴，故阴液失守外走而汗出。故处当归六黄汤加味，以泻南补北，固表止汗。患者汗出量大，合上牡蛎散收敛固涩以治标。患者又有鼻窦炎、关节腔积液、脂肪肝、肺叶小结节、血脂偏高等多部位多系统理化检测异常，结合中医辨证为浊邪内蕴，遂加生薏米、冬瓜子，取苇茎汤之意，又加清肝肺之络的桑叶，解痰热郁结的连翘，共奏涤除体内浊邪之功。二诊患者服药 16 剂，汗出减少。续以三仁汤加味以清利体内湿热善后。

现代仪器检查疾病的结果对中医辨证有一定的指导意义，我们应诊时既不能忽视其作用意义，也不能完全按照检查结果处方开药。

## 自汗盗汗

**案 1**　孙某，女，35 岁，以“自汗盗汗 3 年余”为主诉于 2013 年 10 月 11 日初诊。症见：自汗盗汗，怕冷、怕热。每晚因汗出燥热而醒，小便黄，心烦口干饮水多舌尖红苔剥脱，脉沉细滞。3 年前剖宫产后身汗多至今。

处方：熟地黄 10g，生地黄 10g，当归 10g，黄芩 10g，黄连 6g，黄柏 10g，生黄芪 30g，浮小麦 30g，煅牡蛎 30g（包煎），桑叶 10g。7 剂，水煎服，日 1 剂。

二诊（2013 年 10 月 30 日）：服上方 15 剂，症状改善不显。现自汗、盗汗，恶热，微恶寒，口渴，眠差，心烦。月经量少，血块多，白带可，时乳胀，又述过去曾服过发汗药。舌红，苔中部剥脱，舌下脉瘀，脉细。

处方：桂枝 10g，生白芍 10g，制附子 10g（先煎），生黄芪 30g，炙甘草 6g。7 剂，水煎服，日 1 剂。

三诊（2013 年 11 月 6 日）：服上药 5 剂，效不显。仍自汗、盗汗，恶热，微恶寒，全身筋痛，怕风甚，纳可，眠差，易早醒。身燥热下午夜间加重，二便可。本次月经期间身憋胀、痛，量少。舌边尖红，苔白厚乏津舌下脉瘀，脉细弱。

处方：当归 10g，生地黄 15g，桃仁 10g，红花 10g，赤芍 15g，柴胡 3g，川芎 3g，桔梗 3g，炒枳壳 3g，怀牛膝 15g，生甘草 6g。7 剂，水煎服，日 1 剂。

四诊（2013 年 11 月 22 日）：服后效可。汗燥减轻，仍怕风怕冷上方加桑叶 30g，牛膝改为 10g。10 剂，水煎服，日 1 剂。

按：首方用当归六黄汤加味效不显著，阴虚火旺不效，从阳虚论治，用桂枝加附子汤合桂枝加黄芪汤，其辨证要点是：患者多汗，因其过去曾服发汗药所致。《伤寒论》："太阳病，发汗后遂漏不止……桂枝加附子汤主之。"然亦不效。经曰"阳加之于阴为之汗"，而之从阴、从阳皆不效，诸药不效，活血一法，故投血府逐瘀汤取效。王清任在《医林改错》中明言：有用补气固表、滋阴降火，服之不效，不知瘀血亦令人自汗、盗汗，用于血府逐瘀汤而汗止。

**案2**　张某，女，63岁，以"易外感近半年"为主诉于2014年3月26日初诊。症见：见冷即发外感症状，怕冷，鼻塞，自汗、盗汗，易恶心，烦躁，心悸，乏力。纳差，眠可，二便可。易腹泻。舌紫暗，苔白厚腻，脉沉弱。患者去年10月外感后，服中药、打免疫球蛋白均乏效。长期服药，查ALT68.0（0~60），AST59.0（0~45）。既往有浅表性胃炎15年，慢性气管炎20年，慢性结肠炎30年，子宫下垂，白癜风（自涂白芝麻花已愈）。

处方：炒白术10g，制附子15g（先煎），生黄芪30g，党参15g。5剂，水煎服，日1剂。

二诊（2014年3月31日）：服上方5剂，出汗、怕冷、腹泻明显减轻。现：欲继续治疗，口干苦，口臭，纳差，嗳气，反酸。眠可，二便可。舌质暗，苔黄厚腻，脉沉滞。

处方：上方加生龙骨、生牡蛎各30g，黄芩10g，知母15g。10剂，水煎服，日1剂。

三诊（2014年4月18日）：服上方18剂，出汗较前大减，仍腹泻，日3次，有解不净感。口臭，口干涩，不欲饮。打嗝多，饮食稍有不慎即反酸。发现双下肢轻度水肿1周。睡前泡脚后出汗加重，烘热，烦躁。眠可，小便可。舌质红，苔黄厚腻，脉沉乏力。

处方：党参10g，炒白术10g，茯苓10g，生山药30g，炒薏苡仁30g，黄连6g，桑叶10g，炙甘草6g，浮小麦30g，煅牡蛎30g（先煎）。10剂，水煎服，日1剂。

四诊（2014年4月28日）：服上方10剂，已不腹泻。腿肿减轻。现：出汗略有增加，一天3~5次。烘热烦躁。饮食不慎反酸减轻但仍有。今日外感，乏力，精神差，纳一般，口涩乏味不知饥。眠可，大便头干，小便可。舌暗红，苔黄厚腻，脉沉弱。

处方：生黄芪30g，炒白术10g，防风6g，淫羊藿10g，菟丝子10g，破故纸10g，山萸肉10g，煅瓦楞子15g，煅乌贼骨15g，炙甘草6g。15剂，水煎服，日1剂。

五诊（2014年5月16日）：服上方15剂，效可。现时觉全身烘热，心烦，随即汗出较多，活动后汗出亦多，畏寒，口渴但不著，夜间盗汗。纳差，腹胀，易吞酸。眠可，服药期间感冒 3 次，大便成形，日 2~3 次，鼻塞，得热缓解，口淡无味。舌暗红，苔黄厚腻，脉细。

处方：黄柏 10g，党参 10g，桂皮 10g，制附子 10g，黄连 6g，当归 10g，乌梅 10g，干姜 10g，生山药 10g。15 剂，水煎服，日 1 剂。

按：患者平素汗出多，遇冷易外感，怕冷，易腹泻，整体辨证当为脾肾阳虚，而卫出下焦，脾肾阳虚后卫气亦不能发挥司开阖、温分肉之功，故自汗盗汗，恶寒等卫表不固之证。处以玉屏风散加附子，以温脾肾之阳，益卫固表。与桂枝加附子汤有异曲同工之妙。二诊时患者服用 5 剂，出汗已大为缓解。又有口干、口臭、嗳气反酸等热证表现，在上方基础上加强清热养阴之力以善后。

## 盗汗

**案 1** 韦某，男，33 岁，以"反复盗汗 10 年余"为主诉于 2015 年 1 月 30 日来诊。症见：盗汗，睡着时即有，浸湿衣被，夜间梦多（梦多急迫）。平素性子急，工作压力大（熬夜较多，有时需做好几台手术），眠时觉五心烦热，平时痰多，易咳，晨起口干苦，头昏沉，偶有耳鸣，乏力，气短，身体偏瘦，纳可，大便稀，日 3~4 次，小便可，夜尿多。舌红，苔黄厚，脉细数。患者自述高中时即有盗汗，曾服汤药效可，近段感冒后加重。

处方：党参 15g，炒白术 10g，茯苓 10g，生山药 40g，黄芪 30g，浮小麦 30g，山萸肉 10g，炙甘草 6g。10 剂，水煎服，日 1 剂。

二诊（2015 年 2 月 6 日）：服上方 7 剂，余 3 剂，服药期间大便日 2~3 次，成形，盗汗无明显改善。现眠时大汗淋漓，睡前觉躁热感，咳嗽，干咳较多，头昏沉，气短，纳可，小便可。舌质红，根部苔黄厚腻，脉细。

处方：熟地 10g，当归 10g，生地黄 10g，黄芩 10g，黄柏 10g，黄连 6g，生黄芪 30g，浮小麦 30g，煅牡蛎 30g（先煎），桑叶 10g。5 剂，水煎服，日 1 剂。

三诊（2015 年 2 月 11 日）：服上方 5 剂，效可，盗汗明显减轻。现：夜间近 2 日无大汗淋漓、汗醒现象，仍有少量汗出，燥热感不明显，口渴明显，夜间尤甚，工作劳累，饮水不多。咳嗽，平素吸烟较多。舌质暗红，苔黄腻，脉细弱。

上方加白扁豆 10g，炒谷芽 15g，10 剂，水煎服，日 1 剂。

按：患者夜间盗汗严重，有阴虚的一面，但从整体来考虑，患者有乏力、气短、头昏涨、大便不成形等脾虚的表现，脾胃为后天之本，气血生化之源，故一诊时先调其脾胃，以四君子汤合黄芪以补气，山药、山萸肉补敛元气，佐以浮小麦以敛汗。二诊时，以当归六黄汤以养阴清火，加煅牡蛎、浮小麦以敛汗，且牡蛎能潜阳，黄芪、浮小麦能固表，取其阴阳互根之理，陈修园曾赞当归六黄汤曰："尤妙在大苦大寒队中倍用黄芪，俾黄芪领苦寒之性，尽达于表，以坚汗孔，不使留中而为害。"

**案2**　唐某，女，40岁，1979年1月7日就诊于予。患盗汗已8天，每夜汗出如雨，衣服透湿，舌苔薄黄，舌质红，心烦、脉数，疏当归六黄汤1剂而愈，又继服2剂以巩固之。

处方：当归9g，熟地黄15g，生地黄15g，黄芩9g，黄连6g，黄柏9g，黄芪30g。

按：此属阴虚火扰之汗，当归六黄汤为滋阴清热，固表止汗之剂，药证相合，故收速效。

**案3**　（心汗验案）翟某，男，23岁，我当时正为其班授课。数月来每夜醒后，心窝处汗较多，保健科曾以阴虚盗汗治疗无效。予以导赤散合生脉散治之，3剂而愈。

按：此为心汗，乃火灼心阴外泄之候，故用导赤散以导心炎下行，生脉散以复心气阴，脏腑表里同治，收效更捷。

## 手脚多汗

赵某，男，24岁，以"手脚心汗多、发胀10余年"为主诉于2014年10月20日初诊。症见：白天手脚心出汗多，运动后手汗自手指尖流出，激动、紧张时汗出如洗手，汗无色、无味。睡着后手脚不出汗，眠差，易醒，烦躁，易紧张激动。二便正常。舌质淡，舌尖红，苔薄白，脉细。曾断续治疗，效果不明显。平时比常人汗多。

处方：党参12g，麦冬30g，五味子10g，生地黄30g，川木通3g，竹叶10g，桑叶10g，生甘草6g。15剂，水煎服，日1剂。

二诊（2014年11月24日）：服上方15剂，无效。现双手、脚仍汗出较多，手脚心发烫，腋下汗多，运动后上半身多汗，出汗时手胀、热，不出汗时手干。又述曾于协和医院检查内分泌无异常，建议其转心理科治疗。舌胖大，苔薄腻，舌下脉瘀暗，脉略数。

处方：桂枝10g，生白芍10g，茯苓10g，煅龙牡各30g（先煎），制附子10g（先煎），炙甘草6g，生姜3片，大枣3枚为引。

三诊（2014年12月17日）：来诊时述服上方15剂，效仍不显。现双手、脚仍汗出较多，手脚心发烫，不出汗时双手干燥欲裂，激动、紧张时汗出多。烦躁，易怒，眠差，入睡困难，近20余天夜间汗多，纳可大便日1次，不干，舌质淡，苔薄黄，舌下脉瘀暗，脉细数。

处方：当归10g，生地黄30g，桃仁10g，红花10g，赤芍15g，柴胡6g，川芎6g，桔梗6g，炒枳壳6g，怀牛膝10g，生甘草6g。10剂，水煎服，日1剂。

按：本案汗出一证，仅仅是手脚汗多，西医称局限性出汗。早在《内经》中明确指出汗液为人体津液的一种，并与血液有密切关系，所谓血汗同源。汗由血液，本乎阴也，初诊时考虑其心阴耗伤，心火偏旺，因而用生脉饮合导赤散。二诊时述服之不效，从调和营卫考虑方药用桂枝汤。方中以桂枝温经解肌，白芍和营敛阴，两药合用，一散一收，调和营卫，配以生姜、大枣、甘草，助其调和营卫之功。酌加龙骨、牡蛎固涩敛汗，汗多伤阳，加附子温阳敛汗。三诊时述又不效，双手不出汗时干燥欲裂，属于肌肤甲错样。夜间身盗汗，舌下脉瘀暗。改用血府逐瘀汤理气活血，疏通经络营卫。《医林改错·血府逐瘀汤所治之症目》说："竟有用补气、固表、滋阴、降火，服之不效，而反加重者，不知血瘀亦令人自汗、盗汗，用血府逐瘀汤。"证虽简单，但要多方位思考。

## 汗证

**案1**　吴某，女，64岁，以"胸前汗多5年余"为主诉于2014年1月10日初诊。患者近5年不分时间胸以上汗多，尤其胸部、头部、背汗多，经常大汗时吹电扇，有时脚凉，胸部以下未出过汗，胸汗多时心慌、心悸，小便黄热，大便不成形，痔疮，出血，舌红，苔薄黄，脉细。查心脏扩张功能差，心脏供血不足，有支气管肺炎史。

处方：党参15g，麦冬30g，五味子10g，山萸肉10g，生地黄30g，川木通3g，竹叶10g，槐花30g，生甘草6g。10剂，水煎服，日1剂。

复诊（2014年3月14日）：服上方20剂，出汗减少。现：休息时出汗少，运动时出汗多，时有身上发凉，双脚冰凉，后背痛，小便色黄，心慌，心悸，双膝乏力，纳可，大便不成形，舌暗红，苔白腻，脉细。

处方：熟地黄10g，生地黄10g，当归10g，黄芩10g，黄连6g，黄柏10g，生黄芪30g，浮小麦30g，煅牡蛎30g（先煎），桑叶10g。7剂，水煎服，日1剂。

三诊（2014年4月2日）：服上方14剂，汗出减轻。刻：劳累紧张时汗出多，夜间盗汗，胸口头上汗，口不渴，不喜饮水，纳眠可，背沉、背痛，双下肢无力，小便黄，有热感，大便可，但易干，易出血（痔疮史），大便后胃脘连及小腹有热感，头昏沉，喜长太息，易情绪低落，舌淡红，苔薄白，舌下络脉瘀阻，脉细。上方加槐角30g，栀子10g，夏枯草30g，10剂，水煎服，日 1 剂。

按：《阴阳应象大论》："人过四十而阴气自半也……"此年高之人而见汗多、心悸、心慌、小便赤热等症，是阴虚火旺之证无疑，首方不用当归六黄汤，而用"生脉散合导赤散"，盖"汗为心之液"，汗多伤心君之阴，故以生脉加生地黄、山萸肉以复心之阴液，稍佐导赤以清心火。二诊时，心阴已复，仍以肾阴不足之阴虚火旺，汗出之症，故以当归六黄汤单刀直入，此治有先后之异，宜细参之。

**案 2** 关某，男，21 岁，以"动则多汗 10 余年"为主诉于 2011 年 3 月初诊。症见：稍活动则大汗淋漓，伴有头晕、眼冒金星、眼前发黑，平时怕热；纳可，眠不安，易醒，二便调，舌暗红，苔薄厚，脉细。既往有丙肝 2 年，肝功能异常。中医诊断为汗证，属心肝火旺、表虚不固证，治以清心凉肝、固表止汗为主，以导赤散合牡蛎散加减。

处方：生地黄 30g，竹叶 10g，黄芩 10g，生黄芪 30g，煅牡蛎 30g（先煎），浮小麦 30g。7 剂，水煎服，日 1 剂。

复诊：服上方 14 剂，效佳，多汗已基本消失，现无特殊不适，纳眠可，二便调，舌红，苔白厚，脉细滞，改治肝病。

按：汗为心之液，心阴亏虚，心火亢盛，阳加于阴，迫津外泄，汗出不止，气随汗泄，气阴两伤，故治疗既养阴清热，有益气固表，双管齐下，收效桴鼓。

## 劳后不适

郑某，女，46 岁，以"劳累后浑身不适半年余"为主诉于 2014 年 3 月 10 日初诊。症见：头前额疼痛，胀痛，后背疼痛，腰痛，站起时双膝关节痛，全身游走性，胃脘胀痛，不烧心，脐周上疼痛，后缓解，纳可，食多易便溏，小便可，月经正常，舌淡，苔白厚腻，脉偏数，2013 年 8 月胆全切（胆结石）术后出现上述情况，轻微脂肪肝 2 年余。

处方：木瓜 15g，威灵仙 10g，酒白芍 10g，酒姜黄 6g，鸡血藤 15g，忍冬藤 30g，丝瓜络 30g，通草 6g，路路通 15g，制香附 10g，陈皮 10g，生甘草 3g。15 剂，水煎服，日 1 剂。

二诊（2014 年 3 月 31 日）：服上药 10 剂，身上自觉轻松。现：头晕，巅顶外受风，凉，痛，颈僵肩痛，无汗，左胁下偶有走窜痛，腰痛，膝关节痛，纳眠可，夜间咽干痛，怕冷，上述疼痛夏天轻、冬天重，最近月经提前 7 天，量可，经前心烦，小腹下坠，腿酸，唇干，药后口唇起疱，心烦。舌边尖红，苔白厚腻，舌下络瘀，脉沉滞略数。

处方：党参 12g，炒白术 10g，茯苓 10g，生山药 30g，黄连 6g，炙甘草 6g。20 剂，水煎服，日 1 剂。

二诊（2014 年 4 月 18 日）：服上方 20 剂，身体较前大为轻松。现：头痛，遇凉、劳累后发作，发胀，沉，不欲睁眼。膝关节久蹲站立时疼痛，走路不痛，腰疼，肚脐发凉席暖，肚中时有气窜感，月经提前 7 天，经色、质、量正常，咽干痛，异物感，纳眠可，大便成形有黏条，晨起空腹服药则脐周痛，腹泻。舌淡红苔薄黄脉沉滞。

处方：桑叶 10g，竹茹 10g，丝瓜络 10g，知母 10g，黄柏 6g，陈皮 10g，生白芍 10g，防风 6g，炒白术 10g，黄芩 10g，生甘草 3g。15 剂，水煎服，日 1 剂。

按：患者为经络不通所致。故投以藤络饮治之。《黄帝内经》云："百病源于经络。"藤络饮为吾自拟方，用于经络气滞、运行不畅而致全身郁胀之证。方中多为行气通络之品，如此气行络通，腠理畅达，而郁胀自消。患者服上方 10 剂自觉全身轻松。

## 乏力

**案 1** 张某，女，31 岁，以"乏力 5 年"为主诉于 2013 年 5 月 31 日初诊。症见：乏力甚，经常觉乏力，懒动，头晕沉，不清醒，眼睛干涩，胀，晨起腰痛，腿痛，活动后稍减，腰腿沉，偶尔脚心痛。眠可，多梦，纳可。大便不成形，日 1～2 次，月经已至，乳不胀，腹不痛。白带多，色黄，已数年。舌红绛，苔白厚腻，脉沉细。曾拍颈椎片、测血压都正常。孩子已半岁，奶水少已断奶。

处方：炒苍术 10g，黄柏 6g，陈皮 10，生白芍 10g，柴胡 6g，车前子 15g，生山药 30g，党参 10g，黑荆芥 3g，炒白扁豆 10g，生甘草 3g。10 剂，水煎服，日 1 剂。

二诊（2013 年 7 月 3 日）：服上方 20 剂，白带多减少，浑身乏力减。现：腿酸沉，站立或走路时间长觉累。大便成形，2 日 1 次。舌鲜红，苔厚腻，脉沉滞。

处方：上方加生薏苡仁 20g，炒杜仲 10g，桑寄生 15g，生黄芪 15g，桔梗 10g，生山药改为 15g。10 剂，水煎服，日 1 剂。

按：乏力甚，懒动，头昏沉不清醒，产后半年因乳汁少而断乳，兼晨起腰痛、腿痛，活动后诸症减轻，平素白带量多、色黄，本病虚实夹杂，然以湿热为主。湿困脾，脾主四肢，脾阳不振，故乏力懒动，故应先祛其邪。以二妙丸合完带汤加减，服之 20 剂，诸症减轻，此时祛邪兼以扶正，加炒杜仲、桑寄生、黄芪补益其虚以善后。

**案2** 李某，女，42岁，内科医生，以“乏力近1年”为主诉于2013年6月5日初诊。症见：乏力，深吸气觉舒。平时工作劳累，晚上12点以后才入睡，加之照顾孩子，觉身心疲惫，眠一般。大便不干。月经淋漓不断，15天左右才净。血压偏低：（80~90）/（40~60）mmHg。舌淡红，苔薄黄，脉细。

处方：党参15g，生黄芪30g，知母10g，桔梗6g，升麻6g，柴胡6g，山萸肉10g，茜草炭10g，煅乌贼骨30g，女贞子10g，旱莲草15g，炙甘草6g，大枣3枚（切开）为引。10剂，水煎服，日1剂。

按：患者为内科医生，平时劳累过度，压力较大，神疲乏力，渐致气虚，《素问·举痛论》指出：“劳则气耗……劳则喘息汗出，外内皆越，故气耗矣。”张锡纯在《医学衷中参西录》中说道：“升陷汤治胸中大气下陷，气短不足以息，或努力呼吸，有似乎喘；或气息将停，危在顷刻……气分虚极下陷者，酌加人参数钱，或再加山萸肉数钱，以收敛气分之耗散，使升者不至复陷更佳。”由此辨为大气下陷证，方用张锡纯升陷汤加党参、山萸肉加味治之，以升提其下陷之阳气。《素问·腹中论》中乌茹丸（茜草炭、煅乌贼骨）来收敛止血，以治患者之月事淋漓不断，患者月经过多易耗伤阴血，故加二至丸以滋阴养血。本病治疗可谓有主有次，选药精当，恰合病机。

## 低热、腰痛

董某，女，35岁，以“腰痛半个月”为主诉于2013年5月27日初诊。症见：低热半个月，体温37.2℃，输液6天后体温36.6℃，小便热、频。腰痛，月经后期10余天，经期腹痛，乳房胀痛，量少，有块。纳眠差，大便可。面部起痘疹，易上火，正服中药调治。舌红，苔薄黄，脉沉细。

处方：柴胡10g，生白芍15g，当归10g，茯苓10g，薄荷3g（后下），制香附10g，丹皮10g，栀子10g，瞿麦15g，萹蓄15g，竹叶10g，生甘草6g。8剂，水煎服，日1剂。

二诊（2013年7月31日）：服上方8剂，效可，腰痛已愈。现：脸上痤疮8年余，有口气，乳腺增生，有小结节，月经后错10余天，经期腹痛，乳房胀痛，量少有块。舌红，苔白腻，脉细。

处方：柴胡10g，生白芍10g，当归10g，茯苓10g，制香附10g，薄荷3g（后下），丹皮10g，栀子10g，生薏苡仁30g，酒黄芩10g，白芷6g，赤芍12g，生甘草6g。10剂，水煎服，日1剂。

按：因诊时月经已后错10余天，伴随乳房胀痛、小腹痛，综合患者平素月经量少有血块等症，辨为肝郁化火证，处方丹栀逍遥散加减，因其伴有小便热频等下焦湿热证而加瞿麦、萹蓄、竹叶以清热利湿。

### 郁胀病

（身倦肢肿）吕某，女，40岁，1975年6月13日初诊。患者4年前患甲亢，曾在驻马店人民医院做了“甲切”，术后较好。近1年来出现身体倦怠，走不动路，心慌急躁，四肢常有肿胀。诊见患者身体较胖，面色红，舌质红，舌苔稍厚而微黄，脉数，下肢有轻度指凹。

处方：茯苓30g，猪苓9g，泽泻9g，桂枝2.4g，白术4.5g，地骨皮24g，黄芩12g，滑石18g，元参21g，神曲9g。

上方服5剂，患者步行来就诊，并说基本痊愈，要求再服2剂，遂效不更方之则，遂疏上方2剂与服。

按：脾主肌肉，主四肢，患者素体较胖，胖人多湿，脾运不健，水湿失于输化，以致身体倦怠困重，四肢肿胀。湿郁久则化热，故呈现面色红、舌质红、苔厚黄、脉数象。热扰心神，心神不宁，故又有心慌、躁急之感。方用五苓散以化气行水，加滑石利水渗湿，以佐五苓之用，加神曲健脾和中以助脾土之运，加黄芩、骨皮、元参清热滋阴，以除火热之郁。药后脾土得健，水湿得运，郁热得清，故收效较速。

### 发热

王某，女，30岁，某军区后勤部服务社工作人员。持续性发热45天，开始体温最高39.8℃，以后体温常在38℃左右，最低37.5℃，下午较重，经多方化验检查白细胞不高，只是中性偏高，其他未发现异常，经常服解热退烧药片，汗出即退烧，但药力退后仍然发烧，抗生素治疗不见效果，于1990年7月17日就诊于予。兹见面色淡白，脉虚数，舌质淡，苔薄白，精神不振。

据下午发烧较上午为重，并觉身痛，少有恶心，头痛，口渴，乃以和解少阳为主治之。

处方：柴胡10g，党参15g，黄芩10g，半夏10g，天花粉15g，葛根30g，青蒿10g，炙甘草6g，生姜3片，大枣3枚为引。3剂，水煎服，日1剂。

二诊（1990年7月19日）：服上药自觉发热略有减轻，但效果不著。患者说身痛、腰痛较重，经考虑，患者久烧不退，脉证俱呈虚象，遂投以补中益气汤加知母、白芍以治之。

处方：党参15g，生黄芪30g，炒白术10g，当归10g，陈皮6g，升麻6g，柴胡6g，知母15g，白芍20g，炙甘草6g，生姜3片，大枣3枚为引。2剂，水煎服，日1剂。

三诊（1990年7月24日）：前天又发烧，但服药后烧即退。现身痛、腰痛仍然较重。经分析，患者发烧月余，加之屡服发汗药片（西药），营血受伤，经脉失其濡养故疼痛。兹以桂枝加芍药生姜人参新加汤，加当归10g、杞果10g，3剂，水煎服。

1990年7月29日，经电话询问，患者说：一直未发烧，身痛、腰痛也大为减轻，月经正常。

1990年8月9日又发烧，头痛，喉咙痛，咳嗽，出汗，脉数乏力，予银翘散加黄芪3剂，服后烧仍不退，又去某医院输液，输液后体温反增高，服退热药片，退后复烧，体温高时38.9℃，低时37.5℃左右，下午较重，怀疑疟疾，未查出疟原虫。如此数日，于13日复就诊于予。诊见，舌淡面色淡，精神疲惫，出汗，六脉数而无力，大便稍溏，身痛，患者说：此次发烧是因上班过于劳累所致。结合患者不久前持续发热40余天，身体虚弱未复，加之上班劳累，故而劳复，综观病情，不仅中气虚，元气亦伤，兹以补元气为治。

处方：生黄芪30g，炒白术10g，防风6g，山萸肉12g，杞果10g，菟丝子15g，淫羊藿15g，党参20g，寸冬15g，炙甘草6g。3剂，水煎服。

1990年8月15日，患者电话告知：上方服1剂烧即退，身已不痛，尚有1剂未服，并说：服完后，食补之，不准备再服了，我赞同他的意见。

按：我常说，疾病是动态的。本例患者数易其方，终以补元气收功。病变过程，也是邪正相争过程，治疗也要随其变化趋势而变化。用方、用药要如珠走盘，不可刻舟求剑。

## 长期发烧

高某，女，8岁，患者持续发烧2年多，最高40.4℃，体温低时常在37.5～39.7℃，高烧时间少，低烧时间多，发烧时间多在中午12点至夜间12点以前，一个月也只有三五天不烧。2年多来，经郑州各大医院检查未查出发烧原因，也曾去北京儿童医院及其他医院检查，也未查明原因，屡用庆大霉素、青霉素、链霉素、强的松、APC等许多西药，终未治愈。患儿父母为此焦虑万分，束手无策，于1982年2月10日就诊于予。诊见患儿发育正常，发烧时面色潮红，舌质淡红，苔少，脉数乏力，饮食可，大便正常，小便黄，测体温38.3℃，经予用药，次日体温降至36.5℃，连续6天体温正常（以前很少有此现象），患儿父母见服药有效，树立治疗信心，从1982年2月10日至1982年12月25日，共服药196剂，基本痊愈。在治疗期间，停用西药，只是在感冒时服用感冒清、APC。患儿父母为了观察疗效，从我治疗起，每日测体温7次，即上午6点、9点、12点，下午3点、6点、9点、12点，一直坚持到1983年1月4日，从未间断，所开处方亦保存完整。患儿病愈后，遂将体温记录本及所用处方，全送于我，让我总结。观其体温记录，从4月以后，体温很少超过38℃，多为低热，而且发烧的时间短，10月以后，发烧时间更少(10月发烧12次，11月发烧9次，12月发烧7次)，1982年12月25日以后停药，偶尔感冒发烧，必就诊于予，经用药数剂即愈。由于患儿坚持服药，多为低热，而且时间短，故未间断上学，学习成绩优良。病愈后，每至春节，其父母将女孩领来我家，让我看看，至今已17岁了，因我迟迟未进行整理，拖至1991年7月才将此病案从柜中翻出，初步归纳一下。因方药较多，不能一一详列，只能分类，以见其梗概。

使用频率最高的方药：

(1) 补中益气汤分别加入鳖甲、白薇、乌梅、知母、地骨皮。

(2) 六味地黄丸分别加入鳖甲、柴胡、白芍、薄荷、僵蚕、生龙牡、元参、青蒿，有时用麦味地黄丸加白芍、地骨皮、生龙牡。

(3) 乌梅丸分别加入鳖甲、元参，便干加大黄。

(4) 增液汤加鳖甲、龟板、知母、黄芪。

偶用方药：

(1) 血府逐瘀汤。

(2) 熟地黄4g，细辛1g，元参6g，肉桂1g，白芍9g，当归4.5g，丹皮4.5g，制附子2g，五味子4.5g，鳖甲15g。

(3) 桂枝汤合小柴胡汤。

(4) 夏季汗多时使用当归六黄汤；秋季偏燥，使用甘露饮。

按：此是一例比较顽固的长期发烧，也是治疗时间较长的病患。经治疗观察，此系阴阳严重失调所致，在长达10个月的治疗中，始终本着“调”的原则，以期达到“疏其气血，令其条达，而致和平”之目的。“王道”无近功，况又是稚阴稚阳之体，只能缓缓图之，不能急于求成。在治疗中我也绞尽脑汁，欲其速愈，奈一个方药不能持续获效，不得不更其方。正是从不同角度来调整平衡，每次方药未有不效者，亦正是殊途同归之理。

## 血证

**案1** (全身紫斑) 步某，女，25岁，于1975年8月19日以皮肤紫斑就诊。自述近几天，突然全身起紫斑，越起越多，口苦，心烦热，血小板计数正常，诊其脉数而有力，望其舌绛红并起血疱一个如黄豆大。患者和其爱人，担心病重难治，宽慰之后，遂投以凉血化瘀之剂。

处方：生地炭30g，地榆炭30g，丹皮10g，赤芍10g，大黄炭9g，黄芩炭9g，黑栀子9g，旱莲草30g。2剂，水煎服。

二诊：上药服后，出血和热象均减轻。宗上方加减。

处方：大黄炭9g，生地黄炭30g，赤芍12g，地榆炭30g，荆芥炭3g，仙鹤草30g，黑栀子9g，旱莲草30g。2剂，水煎服。

三诊：身上紫斑逐渐消失，仅少数大片紫斑有点遗痕，舌上血疱也消失了。仍宗上方加减。

处方：大黄炭9g，生地黄炭30g，赤芍12g，地榆炭30g，荆芥炭3g，仙鹤草30g，黑栀子9g，红花9g，苏木9g，旱莲草30g。2剂，水煎服。

四诊：全身紫斑完全消失，仅有一些心热之感。乃更方以清散余热，佐以扶正之剂，以善其后。

处方：连翘12g，金银花12g，鲜竹叶30g，麦冬12g，元参12g，白扁豆12g，党参12g。此方服4剂，完全恢复健康，欣然回队参加生产。嘱其近期勿食辛热之品。

按：此例是比较典型的血热妄行之证，始终宗凉血化瘀法治疗，起到热去、血宁、瘀散之效。况药多炒炭，已寓止血于其中，少佐以止血之品助其止血之功。此例曾发表于1977年《河南中医学院学报》第一期“从运用活血祛瘀法的体会”一文中。

**案2** （紫癜验案）陈某，男，4岁。全身紫癜及出血点已1年又4个月。1975年10月患儿低热，发现身上有散在性出血点，以四肢最多，开始色鲜红，过三四天变为紫色，从出现到消失，可持续2周，间隔10天，又复出现如前，反复发作，出时烦躁不安。在当地医院曾用强的松、维生素C、辅酶A、ATP、中药等治疗，均无疗效。去年9月在当地县医院化验血小板11.2万/$mm^3$。今年9月又在当地县医院化验血小板78 000/$mm^3$，余未发现异常，印象为血小板减少性紫癜。1975年11月9日又在河南医学院化验，血小板81 000/$mm^3$，白细胞18 000/$mm^3$单核14%，淋巴33%，多核52%，血色素78g%，嗜酸球1%。该院建议看中医，故于1976年11月4日就诊于予。诊见斑疹色鲜红，有散在性出血点，如小米大，紫癜如手肚大，但以面部、四肢、臀部最多，呈片状，舌质较红。乃以凉血、消瘀、止血之法治之。

处方：生地黄炭6g，金银花炭6g，地榆炭6g，阿胶6g，白及3g，牡丹皮炭4.5g，红花炭3g，地骨皮9g，荆芥炭2.4g，甘草3g。3剂，水煎服。

二诊（1976年11月9日）：服药后未出现新的斑点，宗上方加减。

处方：生地黄炭6g，金银炭6g，地榆炭6g，黄芩炭3g，牡丹皮炭4.5g，白芍6g，红花炭3g，茜草炭3g，藕节6g，甘草3g。3剂，水煎服。

三诊（1976年11月16日）：斑点开始消退，宗上方加减。

处方：熟地黄6g，白芍4.5g，牡丹皮4.5g，槐花6g，茜草炭4.5g，阿胶4.5g，仙鹤草9g，红花炭3g，黄芩炭3g，党参9g，炙甘草6g。3剂，水煎服。

患儿父亲携方回家治疗。

1976年12月9日来信：斑点尚未消尽，要求调方。

处方：熟地黄9g，生地黄炭9g，赤芍4.5g，白芍4.5g，牡丹皮6g，阿胶9g，白及3g，仙鹤草9g，党参9g，红花炭3g，大枣3枚。水煎服。

1976年12月20日来信，患儿身上斑点完全消失，痊愈。

按：血小板减少性紫癜，是西医的病名，中医则按中医辨证施治。患儿身出斑点持续一年四个月，病程较长，从所见症状来看，为血分郁热不解，以致血妄行于肌肤而为斑点，故采用凉血为主之法治之。凉血是主要，消瘀是其次，而止血更是其次。不凉血则血不能宁静，不消瘀则有碍新血生成，不止血则血难归经，故融凉、消、止于一炉。凉血之品炭用之，消瘀之品炭用之，把止血寓于消瘀之中，可谓一举两得。在郁热减退之后，适当加入养血益气之品，使邪去而正亦及时得到平复。吾以为医者治病用药尽力求其善，求其巧。

**案3**　（尿血验案）张某，男，40岁，于1976年9月10日突然发现肉眼血尿，当即去医院镜检，红细胞（++++），尿道无刺激征，腰腹无疼痛。经武汉某医学院第二附属医院检查，未见癌细胞，同位素扫描，左肾显影稀疏，右肾正常，X线检查，右肾中组肾盏，有一结核脓腔，小于2.5cm，但不确定。以后每次镜检，红细胞始终不断，稍劳累即可见肉眼血尿。曾按膀胱炎服用中西药均无效。乃于1976年10月9日来郑，就诊于予。症见：体质一般，脉沉弱，舌质略淡，苔正常，自感疲乏无力，短气。脉证合参，为脾虚不能统血之候，以归脾汤加减治之。

处方：生黄芪18g，党参15g，焦白术9g，熟枣仁12g，当归9g，远志3g，滑石18g，血余炭6g，知母9g，炙甘草9g。水煎服。

二诊：（1976年11月26日）：服药10剂，肉眼未见血尿，本月18日镜检，红细胞（+），宗上方加减。

处方：生黄芪18g，党参15g，焦白术9g，熟枣仁12g，当归9g，远志3g，滑石18g，血余炭9g，仙鹤草30g，升麻6g，炙甘草9g。水煎服。

三诊：（1976年12月23日）：上方服10剂，四次镜检，红细胞均（-）。

按：尿血，人多注意其实、其热，但其虚寒，易被忽略。本患者经常尿血，又见种种虚弱之象，尤其在劳累后加重，这是辨证的着眼点，直从脾虚血失其统论治。方中滑石、血余炭，是取《金匮要略》滑石白鱼散之义。首方用知母，是防黄芪之温燥，这是张锡纯的临床经验，后方用升麻，是举其陷下之气，有补中益气之用。

**案4**　（便血验案）郑某，男，37岁，河南济源县下冶乡冯掌村农民。1个多月来，每次大便带鲜血，腹微疼痛，大便有时1天1次，有时1天2次，时干时稀，胃纳正常，舌苔薄白，舌质红润，脉沉滞。就诊时间是1966年8月16日。

处方：乌梅30g，白芍15g，煨葛根9g，炒黄芩9g，甘草6g，醋炒椿根白皮60g。1剂，水煎服。

1966年8月18日复诊，腹痛消失，大便不带血了，为了巩固疗效，照上方继服1剂。

按：本方用乌梅和椿根白皮，因乌梅为清凉收涩之药，适用于久泻、久痢，血痢不止，济生乌梅丸与僵蚕同用，治大便下血，疗效较好。椿根白皮为燥湿清热之品，止血止泻，治久痢便血，疗效显著，用黄芩以佐椿根白皮，用白芍以佐乌梅，况白芍与黄芩相伍，能治痢疾，李士材曰："黄芩得芍药治下痢。"此患者虽是热伤阴络为患，但月余之久，难免有清阳下陷之虞，故用葛根取其升举清阳之力。

**案5**　何某，男，26岁，1991年3月7日就诊于予。自述大便下血已半年，时轻时重，服药不效。观其形体较壮，脉无虚弱之象，苔舌正常。

处方：炒黄芩10g，醋槐花30g，鸦胆子3g（另包），醋椿根白皮20g，白芍15g，白头翁20g。3剂，水煎服。

二诊（1991年5月24日）：上方服6剂血即止，至今未犯，今日来诊为治它疾。

按：大肠湿热，损伤肠络，发为便血，治以清利湿热，单刀直入，立竿见影。

## 痹证

**案1**　（寒湿痹证验案）罗某，男，26岁，许昌县拖拉机手。因长期田间劳动，常受风寒霜露之袭。右髋至小腿冷痛，步履艰难，已半年余，多方治疗无效，脉沉紧，舌苔薄白，舌质较淡。

处方：制川乌60g（先煎），制附子30g（先煎），麻黄9g，细辛9g，桂枝30g，干姜30g，炙甘草30g，先煎乌、附4小时，后加入余药再煎40分钟，分两次服下。

1976年10月21日复诊，连服12剂，冷痛消失，唯右髋眼处尚有微痛，步行数里，亦不觉累，前次就诊，上楼都有困难。复以上方减量服之，后不再来。

按：此方名为乌附麻辛桂姜汤，是戴云波老中医治疗痹证的经验方，刊于《新中医》1973年第5期。本方原量为制川乌60g，制附子60g，细辛12g，桂枝6g，干姜60g，麻黄12~18g，甘草30~60g，可随症加减，川乌附子先煎3个小时。予用此方，略变其重，又延长煎煮时间，予用于风寒湿痹多例，效果较好。只要按法煎煮，服后无不适感。

**案2**　（血痹验案）张某，男，35岁，右臂麻木无力，微有疼痛，并稍有项强已1年多。本病初起是劳累后受风所得，逐渐加重，虽有麻木，但主要是无力，不但握手无力，即使拿粉笔写黑板，也感吃力，易感冒，易汗出。曾在郑州、上海经许多医院治疗无效，于1976年9月30日来诊。症如上述，脉有紧象，此乃血痹证也，以黄芪桂枝五物汤加味治之。

处方：生黄芪30g，白芍9g，桂枝9g，制南星9g，桑枝30g，姜黄6g，制附子9g，当归9g，威灵仙9g，秦艽9g，陈皮9g，生姜9g，大枣4枚。水煎服。

本方出入加减，共服60余剂而病愈。其间减桑枝、陈皮、制附子，或加葛根、防风、鹿角霜、羌活、熟地黄等。服药后，不仅本病得除，而易感冒、易出汗之旧患亦除。

按：《素问·五脏生成篇》曰："卧出而风吹之，血凝于肤者为痹。"《金匮要略》曰："夫尊荣人，骨弱肌肉盛，重因疲劳汗出，卧不时动摇，被微风，遂得之。"从此可见，血痹病是营卫气血不足，邪伤血分为病。在治疗上《金匮要略》除用"针引阳气"外，则用黄芪桂枝五物汤以温阳行痹。此病虽亦名痹，但与"风寒湿三气杂至合而为痹"以痛为主之病不同，血痹只是肌肉麻痹而无疼痛，如感邪较重，亦只有轻微疼痛。本例患者因劳累受风，以致右臂麻木无力，微有疼痛，正合《金匮要略》血痹病机，故用黄芪桂枝五物汤加味，共奏温阳行痹、和营祛风之效。

**案3**　（寒痹验案）闫某，男，50岁，1976年5月，远道拉煤夜行，出汗脱衣着凉，而后右腿凉痛麻木，且疼痛较剧，步履艰难，西医诊为坐骨神经痛，经中西药多方治疗无效，乃于1976年10月来郑就诊于予。患肢冷痛喜暖恶凉，应为寒痹证，遂投乌附麻辛桂姜草汤。

处方：制川乌60g，制附子30g，麻黄9g，细辛9g，桂枝30g，干姜30g，炙甘草30g。先煎乌、附3小时，然后加入其他药物再煎半小时，1次服或分2次服。

患者共服16剂，冷痛已除，行走自如，仅稍有麻木，乃以补养气血之剂以善后。

按：乌附麻辛桂姜草汤，是戴云波老中医治疗痹证的经验，具体内容，我在前面某医案中已有叙述。寒为阴邪，其性凝滞，易伤阳气，《素问·举痛论》说："寒气入经而稽迟，泣而不行，客于脉外则血少，客于脉中则气不通，故卒然而痛。"本例患者既有明显的受寒之因，又有明显的受寒症状，寒不去则阳不能温，痛不能止，譬如阴寒凛冽之气，无离照当空，何以能散，此阴寒重疾，非阳热重剂，何以能除，勿畏乌附之烈，姜桂之峻，只有如此，方能斩将夺关。医贵有识，医贵有胆。只要辨证准确，煎法得当，此方甚为安全。

**案4** （热痹、湿热下注）张某，男，62岁，以"脚肿痛7年，加重1个月"为主诉于2005年12月30日初诊。

痛风7年，间断发作，近1周加重，现左脚肿痛，发热，舌质淡白，苔白，脉沉滞。诊断为热痹，属湿热下注，经络瘀阻之证，治以二妙散加味。

处方：金银花30g，赤茯苓30g，炒苍术30g，黄柏10g，生薏苡仁30g，木瓜30g，连翘12g，赤小豆30g，萆薢15g，赤芍30g，生甘草10g，苏叶10g（后下）。10剂，水煎服，日1剂。

二诊（2006年1月9日）：服上药左脚肿已消去十之八九，现左趾根部仍有稍肿，稍痛痒，右肩胀，纳可，二便调，右手干脱皮，舌质红，苔薄白，脉沉滞。

处方：金银花20g，赤茯苓20g，炒苍术20g，黄柏10g，生薏苡仁30g，木瓜30g，连翘10g，赤小豆30g，萆薢15g，赤芍15g，苏叶6g（后下），酒桑枝30g，通草6g。10剂，水煎服，日1剂。

三诊（2006年2月24日）：服上药后脚肿已消，但仍左趾根部痛，右肩背胀拍打觉舒，双膝腘窝处胀，纳可，二便调，舌质红，苔薄白，脉沉滞。

处方：木瓜30g，忍冬藤30g，络石藤30g，丝瓜络30g（另包），通草6g，生薏苡仁30g，土茯苓20g，连翘12g，赤芍15g，黄柏10g，炒苍术15g，生甘草6g，陈皮10g。10剂，水煎服，日1剂。

按：本案痛风属中医热痹范畴，乃湿热下注左足，痹阻经脉气血，出现肿胀热痛，治宜清热利湿，活血通络，以二妙散加味，取效甚佳。辨证注意湿郁在先，热随之而生，局部肿胀有热感，但皮肤不红，说明热毒不盛，故重用祛湿通络之品。湿为阴邪，佐用苏叶以温宣其壅滞是其巧处。方中赤芍、甘草，名甘赤汤（经验方），能凉血、祛瘀、解毒，用于本治疗中，大能增效。

**案5** 王某，女，45岁，患者于1991年3月间蹚水后身即发热，当晚右腿即感疼痛，不久，左腿亦疼痛，两膝关节和踝关节痛而且肿，每天发烧，最高体温39.7℃，最低体温37℃，后又发展到右手拇指关节亦痛而肿，痛苦不堪。其子（系河南中医学院学生的亲戚）于5月3日询方于予，随疏桂枝芍药知母汤加木瓜、薏苡仁，服完6剂，效果明显，症状大轻，患者遂于5月14日来诊。症状如上所述，舌质红欠津，苔薄黄，二便正常。询其过去用药情况，患者云：曾用过药物封闭和许多中西药均不见效，为了解除发热之苦，又服用了羚羊角、犀牛角，均不能退热。兹根据前次服用桂芍知母汤有效情况，仍以此方加味治疗（方中防风改为防己）。

处方：桂枝12g，白芍10g，知母12g，防己12g，炙麻黄9g，炒白术12g，制附子6g，杏仁10g，薏苡仁30g，细辛3g，木瓜30g，甘草6g，生姜6g。3剂，水煎服，日1剂。

二诊（1991年5月17日）：身热已退，关节肿消痛止，仅在踝关节处尚有轻微的肿痛，脉沉，舌质红略欠津，苔薄黄而腻。

处方：上方制附子改为9g，防己改为10g，加黄柏10g。6剂，水煎服。

患者欣然携药返里。

按：此方实为桂芍知母汤、麻杏薏甘汤、麻黄附子细辛汤加味而成。

1991年6月21日患者陪其爱人来诊时说，她的腿病早愈，至今未发。患者并云：服用上述中药后，腿有时尚有轻微疼痛，有一邻居给她一个单方，用后痊愈。方如下：全蝎100个，蝉蜕100个，螃蟹100个，共焙焦研细，炖鸡蛋吃或烙饼吃均可。据说服用多人，皆有效。故记之，有待验证。

## 外感发热

**案1**　（太阳、阳明并病）姜某，男，6岁，患儿高烧数日，用西药解热剂后，烧仍不退，于1975年4月22日来赊湾公社（当时尚未改乡）卫生院（在此带学生毕业实习）就诊于予。诊见患儿体温39.5℃，口渴，舌红，腹胀，无汗。患病前天气较暖，突然寒流来临，气温骤降，又复阴雨数天。

发热无汗，为太阳表邪不解之象，口渴、腹满，为邪入阳明之征，此属太阳、阳明并病之候，遂仿《医学衷中参西录》清解汤（薄荷叶、蝉蜕、生石膏、甘草）方义，疏方与服。

处方：生石膏30g，天花粉9g，连翘9g，荆芥3g，苇根30g，大黄3g。1剂，水煎服。

4月23日复诊。患儿父亲说：服药后体温缓慢下降，到夜间热全退，体温正常。嘱其慎风寒，节饮食，无须再药。

按：此证为感受风寒，未能及时得到辛温解表之剂，以致持续发热，表证未罢，里证又见，化热之象已显，呈现表重于里之候。药后表邪得解，里热得清，故药只1剂而热退身凉。

**案2**　（产后高热验案）杨某，女，28岁，产后3天发冷烧，上午轻下午重，冷时重被不温，热时揭去衣被，体温高达40℃，口渴汗多，汗后热退至38℃，伴咳嗽，至今4天未解，服西药罔效，邀予往诊，舌苔黄不燥，脉浮少力，此为太少合病之证。

处方：柴胡12g，黄芩9g，半夏12g，党参12g，桂枝9g，白芍9g，杏仁12g，天花粉9g，甘草6g，生姜3片，大枣3枚。2剂，水煎服。

1976年11月18日其爱人来述，上药服后，冷烧退，体温正常，唯咳嗽未愈。

按：新产气血虚弱，易受外邪侵袭，从患病情看，乃属营卫失和，少阳经气不舒之候，故用桂枝汤以解肌，调和营卫，小柴胡汤以和解少阳，加杏仁以止咳，加天花粉以生津。

**案3**　（少阳、阳明合病）1975年5月12日，我带领河南中医学院毕业实习学生，巡至泌阳县双庙公社贾庄大队，有一青年农民（未记其姓名）寒热如疟，每天下午先冷后烧，烧后汗出，但热退不完。曾服西药6天，烧仍不退。诊见脉洪数，口渴，舌苔薄黄，舌质红，体温39.9℃。据症分析：寒热如疟，为邪在少阳，脉洪数、口渴为邪在阳明之经，遂以小柴胡汤白虎汤加减予之。

处方：柴胡15g，黄芩9g，党参12g，半夏9g，知母12g，生石膏10g，葛根30g，甘草6g，大枣3枚。1剂，水煎服。

1975年5月14日又巡诊至其处，患者药后汗出热退而愈。

按：此属少阳、阳明两经证候同时出现，而又表里俱重之候，故用小柴胡汤以和解少阳之邪，用白虎汤以清阳明气分之热，二方合用，堪称允当。葛根为阳明胃经之药，用之以解阳明经热，使其退热更速；张锡纯盛赞石膏之功用，谓其“凉而能散，有透表解肌之力，外感有实热者，放胆用之直胜金丹”。证之临床，阳明经证发热，石膏配葛根，消中有透，透中有散，可谓之相得益彰。

**案4**　（太阳表实证）冯某，女，44岁，感冒半个月余，发烧不退，体温38~38.5℃，恶寒无汗，口渴，项强，舌苔薄黄2年，脉浮数。曾用许多治感冒药，也输了7天液体，烧仍不退，于1989年10月30日来门诊就诊于予。此为病邪留连太阳，表不得解之候，遂疏葛根汤加味与服。

处方：葛根30g，麻黄9g，桂枝10g，白芍10g，黄芩10g，天花粉10g，炙甘草6g，生姜3片，大枣3枚。3剂，水煎服。

1989年11月6日复诊。上方服1剂，汗出热退，未再发烧，后2剂未服。今日来诊，主要是烧退后，不欲饮食，即以调理脾胃治之。

按：从患者所见症状，为葛根汤证，故直以葛根汤治之，加天花粉以生津止渴，并有瓜蒌桂枝汤之义，此虽为表证，但内热已见端倪，故加黄芩以清热邪，亦即阳旦汤也，服 1 剂即汗出热退，足见经方之奥妙，亦足见六经辨证之价值。

**案 5**　（高烧验案）职某，男，1 岁，患病毒性肺炎。住郑州市某儿童医院治疗数日，高烧（体温 39～40℃）不退，其父甚为焦急，乃于 1976 年 6 月 5 日，询方于予，并叙述了病况，予应要求，为其疏方。

处方：金银花 9g，连翘 9g，大青叶 9g，板蓝根 9g，桑白皮 6g，地骨皮 6g，苇根 15g，桔梗 3g，甘草 3g。水煎服。

次日患儿父亲来诉：上药服 2 剂病愈，服第 1 剂后，半小时即汗出热退，未再发烧。予思其发烧时间较长，阴液必伤，又恐余热未尽，又以养阴清解为法立方，继服 2 剂。

按：此方为银翘散加减化裁而成，中医虽无病毒性肺炎的病名，但症状表现为高烧，而且只有数日，当是邪在卫分，应以清解为治，当时参考了西医的诊断，故从肺卫治之，方中金银花、连翘、苇根能清宣肺卫，使热邪从表而解，毒热犯肺，非清不除，故以大青叶、板蓝根毒清热，合热从里而消；桑白皮、地骨皮、甘草为泻肺清热之泻白散，善治肺有伏热、皮肤蒸热之疾；桔梗、甘草为《金匮要略》治肺痈之桔梗汤；诸药合用，共奏清解肺卫之效。药虽平淡，但功用较宏。

**案 6**　（阳明经病发热）张某，男，25 岁，从山西出差来郑，突发高烧，体温 39.5℃，白细胞 11 000/$mm^3$，因西药解热药，药后仍烧，用青霉素针，烧仍不退，于 1977 年 3 月 31 日来诊。恶寒较重，头身疼痛，口渴，恶心，有时汗出，苔微黄，脉数。此因感冒风寒，寒邪束表，故恶寒较甚，由于邪入阳明，故身热甚而又口渴，恶心实乃干呕，是邪犯少阳之象，综观此证，为表邪未解，里热已盛，三阳经俱病之候，以柴葛解肌汤加减治之。

处方：柴胡 12g，葛根 12g，羌活 12g，白芷 9g，黄芩 9g，藿香 12g，生石膏 30g，陈皮 9g，生甘草 6g，生姜 9g。水煎服。

1 剂汗出热退，第三天逛罢公园，特来问予，是否再药。

按：柴葛解肌汤，是解肌清里退热的一个好方子，予遇寒包火之发热，也多施以此方，加重羌活用量，每获良效。通过本例治疗，可以体会到中医用药，贵在辨证，不能以体温高、血象高，就盲目清热解毒，其疗效不但不好，甚至还有冰伏表邪之弊。

**案 7**　李某，女，45 岁，以“间断性低热 2 年，加重半年”为主诉于 2013 年 5 月初诊。症见：中午到晚上发热，体温 37～38℃，怕冷，发热时口渴，左脸胀，左脸麻木 2 年，牙齿怕冷，双手背、脚背肿，触痛，左耳鸣，双肩痛，全身皮肤明显青筋暴露，纳可，眠可，二便可，月经不规律，量少色暗，舌质暗红，苔黄略厚腻，脉沉滞，既往有甲亢病史，诊断为发热，属经络湮郁证，治以疏利法为主，治以行气通络方（经验方）加减。

处方：木瓜30g，威灵仙12g，生白芍15g，忍冬藤30g，丝瓜络30g，连翘10g，赤小豆30g，通草6g，生薏苡仁30g，姜黄10g，陈皮10g，茯苓30g，生甘草3g。6剂，水煎服，日1剂。

复诊：服上药12剂，服前6剂时体温正常，后出现4次升高，上午出现，体温37℃，左侧耳鸣，如蝉鸣，左侧脸木胀，脸、手脚白天痛、胀，夜间发沉，嘴张开不利，四肢末端色青白，时有烘热，手脚心有汗，四肢无力，胃口差，无食欲，睡眠可，二便可，舌淡苔薄黄，脉细。

处方：党参15g，炒白术10g，茯苓10g，生山药30g，炙甘草6g。6剂，水煎服，日1剂。

按：本案患者虽以低热为主诉，然观患者手足肿胀，颜面麻木，肩背疼痛，全身皮肤明显青筋暴露诸症，实由湿邪郁滞经络，气滞运行不畅所致，参以舌脉，属经络湮郁证，故采用疏利法，以行气通络方，行气通络，利湿通络，化瘀通络之药并行，方中加入连翘、赤小豆，有麻黄连翘赤小豆汤之意，以增其祛湿通络之功，使得经络得畅则其热可消，复诊症减，又兼见纳差等症，故以调理脾胃，补养后天为主以善后，方用四君子汤加味。

## 无定时冷热

刘某，男，40岁，于1975年春节后罹急性黄疸型肝炎，当即来郑州某纺织医院住院治疗，黄疸逐渐消退，但在黄疸消退期间，增发冷热，每隔三五天发作一次，而且均在下午发作，先冷后烧，体温39~40℃，2小时左右汗出热退，该院先认为是输液反应，后又疑为疟疾，但始终未查到疟原虫，治疗无效，如此将近3个月，甚感疲惫，经河南中医学院学生（是其同乡）介绍，就诊于予，脉弦略数，舌苔薄白，遂疏以小柴胡汤合桂枝汤3剂而愈。

处方：桂枝9g，白芍9g，柴胡9g，黄芩9g，半夏9g，党参9g，炙甘草6g，生姜3片，大枣3枚。水煎服。

按：此为邪在太、少二经，经气不和之候，故用小柴胡汤以和解少阳，桂枝汤以调和营卫，三月之疾，起于三日，宜不速乎。

## 湿温病

（冷热验案）陈某，男，58岁，1976年4月28日初诊。

患冷烧数日，上午冷，下午烧，舌苔黄腻，咳嗽吐稠痰，头身疼痛，脉数，此乃湿温邪伏膜原之候。

处方：厚朴 6g，草果 9g，槟榔 9g，知母 9g，黄芩 9g，白芍 9g，柴胡 12g，杏仁 9g，生薏苡仁 24g，甘草 3g。3 剂而愈。

按：此方乃达原饮加柴胡、杏仁、薏苡仁而成。吴又可曰：“温疫初起，先憎寒而后发热，日后但热而无憎寒也。初得之二三日，其脉又浮不沉而数，昼夜发热，日晡益甚，头疼身痛。”结合本例患者情况，正是温热之邪伏于膜原之候，故用达原饮以治之。视其寒热征象，邪已溢于少阳经，故加柴胡以和解之，咳吐稠痰，邪已犯于手太阴经，故加杏仁以泄降之，又因湿热较重，故加薏苡仁以渗利之。薏苡仁与杏仁、甘草伍用，有麻杏薏甘汤之义，当然，此非伤寒表证，不可用麻黄强发其汗。

## 湿阻

**案 1** （湿困肌表）曹某，男，28 岁，农民，1975 年 6 月 14 日初诊。

近来阴雨连绵，气候潮湿，患者感湿为病，周身异常困重而疼，舌苔厚腻略黄，食欲不佳，遂疏麻杏薏甘汤加减与服。

处方：麻黄 9g，杏仁 10g，生薏苡仁 30g，羌活 15g，白芷 9g，苍术 30g，滑石 18g，竹叶 9g，橘红 9g，黄芩 9g。水煎服。

上方服 1 剂，病去大半，腻苔已退，照上方继服 1 剂而愈。

按：麻杏薏甘汤，为治风湿一身尽痛之方。本患者值阴雨之际，感受风湿（湿偏重），且有化热之象，风湿在表，须以汗解，故用麻杏薏甘汤以发汗祛湿。由于风湿较重，故用苍术，外可散风湿之邪，内能化湿浊之郁。橘红配苍术，又能理气、化湿、健脾。以上诸药，可使风湿之邪，从表而去。又由于湿初化热，故又佐滑石、竹叶、黄芩以滑利之，可使入里之湿从小便而去。患者感湿虽重，得此重剂以克之，邪无容身之地，迅速溃散。

**案 2** （外湿身困验案）张某，女，20 岁，未婚，农民。经期水中浇地后，渐觉身体沉困无力，尤以两下肢为重，至今已 20 天，服西药无效，予羌活胜湿汤 3 剂亦不效，遂改用除风胜湿散寒、活血通络之法治之。

处方：川芎 9g，桂枝 15g，炒苍术 24g，细辛 6g，防己 12g，鸡血藤 30g，白术 9g，荆芥 12g，威灵仙 12g，白芍 12g。水煎服，3 剂而愈（此案是 1974 年 7 月我带中医学院 72 级学员在许昌县尚集乡卫生院所遇）。

按：经期正是血脉空虚之时，寒湿乘而入肌肤，经脉运行不畅，阳气难以宣发，故感全身沉困无力，此属湿而兼寒，羌活胜湿汤，祛湿之力虽强，而散寒之力则弱，故用之无效；后方既能除风胜湿，又能温散寒邪，而且又能活血通络，故其效著。

**案3** （湿阻脾胃）王某，男，26岁，以“经常恶心呕吐月余”为主诉于2005年11月11日初诊。

患者有乙肝小三阳病史10余年，肝功能正常，B超示肝胆脾胰无异常，刷牙或劳累后易恶心呕吐，口不干、不苦，食欲减退，厌油腻，胃不胀、不痛，大小便正常，夜间背部发热，舌质红，苔黄厚腻，脉细滞。中医诊断为湿阻（湿阻脾胃）。此属脾胃虚弱，运化无力，湿邪内生，阻滞气机，升降失常所致。以健脾化湿清肝（灵动法）治之。

处方：炒白扁豆15g，炒山药20g，白蔻仁6g，藿香6g，连翘10g，牡丹皮10g，黄芩10g，炒麦芽5g，白茅根15g，生甘草3g。25剂，水煎服，日1剂。

二诊（2005年12月14日）：服上药恶心呕吐减轻，仍纳少，食欲减退，多食则哕，背部不热，但双手掌褪皮，手掌痒，口发甜，小便黄，舌质红，苔黄腻，脉细滞。以小柴胡汤巩固之，方拟小柴胡汤加味。

处方：柴胡10g，黄芩10g，制半夏12g，党参10g，炒枇杷叶6g，八月札6g，陈皮10g，竹茹20g，车前草30g，炙甘草6g，郁金10g，牡丹皮10g，生姜3片，大枣3枚为引。25剂，水煎服，日1剂。

三诊（2006年1月16日）：服上药平和，纳增，但消化功能差，不能食油腻肥甘，舌质红，苔白厚，脉细。今以清热化痰为治。方拟加味二陈汤。

处方：清半夏10g，茯苓10g，陈皮10g，炒苍术10g，白蔻仁10g，生麦芽15g，焦栀子10g，郁金10g，当归10g，牡丹皮10g，车前草15g，生甘草6g，麦冬10g，生姜3片，大枣3枚为引。25剂，水煎服，日1剂。临床治愈。

按：患者经常恶心呕吐，食欲减退，舌苔厚腻，乃湿邪阻滞脾胃，胃失和降所致，脾虚不著，邪实不甚，化湿健脾和胃，佐以清热利湿，药味不杂，药量不大，质地较轻，灵动巧取。且法随证变，方随法变，加减灵活，守法有度。

**案4** （湿阻病、运脾法）张某，男，80岁，以“恶心欲吐逐渐加重1年余”为主诉于2006年2月15日初诊。

近1年来每于进食前即出现恶心欲吐，逐渐加重，检查排除肝炎，肝功能正常，先服药乏效。症见：进食前恶心欲吐，但进食后无呕吐，口中乏味，胃部无明显不适，二便调。舌质红，苔黄腻，脉沉滞。有前列腺肥大、脑血栓（2年）、高血压（数十年）病史。此为胃有积热，胃失和降之候。治法清热和胃，降逆止呕。大黄黄连泻心汤合温胆汤加减。

处方：制半夏12g，黄芩10g，黄连6g，陈皮10g，竹茹30g，炒枳实15g，大黄10g（后下），生姜3片为引。10剂，水煎服，日1剂。

二诊：服上药20余剂，恶心欲吐明显减轻，仍语言着重不灵活，全身乏力，不欲食，恶热，生活不能自理，左下肢肿，二便可。舌质淡红，苔黄白中间腻，脉沉滞。治以运脾法。

处方：制半夏10g，陈皮10g，茯苓12g，制南星10g，炒枳实10g，白豆蔻10g（后下），砂仁6g（后下），炒神曲10g，炒麦芽15g，炒山楂15g，决明子15g，川牛膝15g，桑寄生30g，生甘草6g。15剂，水煎服，日1剂。

三诊：服上药后，恶心消失，纳增，便可，但纳食乏味，厌食，舌质红，苔白厚，脉沉弦。宗上方加减，以善其后。

处方：制半夏12g，陈皮10g，茯苓10g，炒枳实10g，竹茹15g，白豆蔻6g（后下），佛手6g，八月札6g，草豆蔻6g，决明子10g，炒神曲10g，生甘草6g，生姜3片为引。15剂，水煎服，日1剂。

按：患者胃有积热，失于和降，其气上逆则恶心欲吐。《素问·至真要大论》云："诸逆冲上，皆属于火。"方用大黄黄连泻心汤合温胆汤加减，使胃热得清，胃气得下，呕恶自除；后以运脾法，醒脾、健脾，食欲改善。常谓治脾重在运，治胃重在降，胃以降为顺，脾以运为健，正是其理也。

## 痧证

张某，男，46岁，农民。1976年2月2日晚上，先觉身不适，继之心中异常难受。诊时，患者心中难受，气急促欲断，旋而肢体发麻，冷战，情况非常紧急，神志清，不发烧。急刺曲泽和少商出血，数分钟后病若失。嘱服葱姜汤一碗。

按：痧证属异证怪证，发病甚急，方书不载治法。《陈修园五十四种》中有急救异病奇方，但未说明其发病机制。临床体会，此病多发生在夏季，多因感受时气，气机骤然郁闭，经络气血运行不畅所致。起病虽急，但只要治之得法，可迅速而愈。急救异病奇方，以症状不同分为许多种病名，多采用外治法。本患者即属痧证，经急刺曲泽和少商出血，数分钟病若失。取少商意在通肺经之气，肺主一身之气，肺气畅则诸经之气可畅。取曲泽意在通心包经之气，心包为心主之宫城，心包之气畅，则诸经之血气可畅。关键在于急刺出血，血出则闭可立通。

# 第五章　肾系病证

## 淋证

**案1**　曹某，男，32岁。以“尿不尽3年余”为主诉于2013年1月28日初诊。症见：尿频急，1天4~5次，淋漓不尽，不黄不热，阴囊潮湿，口不干，饮水一般，纳眠可，大便可，舌质红，苔黄厚，脉细。平素饮酒、吸烟。

处方：怀牛膝10g，琥珀3g（包煎），干地龙10g，大贝10g，冬葵子3g，乌药6g。10剂，水煎服，日1剂。

二诊（2013年7月8日）：服上方20剂，效佳，初诊时症状已不明显，尿急消失，但仍有尿不尽感，较前已明显减轻，现“以鼻涕内流”为主诉来诊。

按：淋证有虚实之分，患者年轻，素多酒烟，尿频尿急，淋漓不尽，阴囊潮湿，舌质红，苔黄厚，为下焦湿热瘀积，膀胱气化失常所致。怀牛膝、琥珀、地龙三药配伍，常用来治疗老年茎中痛，今谨守病机，借用治疗因前列腺肥大而引起的小便不利，加大贝、冬葵子、乌药，皆有治“淋漓”之效，为随证而设。琥珀与地龙是药对，小便淋漓之证常用之。

**案2**　武某，女，86岁。以“反复尿路感染1年”为主诉于2013年1月14日初诊。现症见：尿频，尿急，小便黄热，白天咽痒，干咳，无食欲，不知饥，腹胀。舌红，苔黄腻厚，脉沉细。

处方：生地黄15g，山萸肉10g，生山药15g，泽泻10g，牡丹皮10g，茯苓10g，肉桂3g，制附子3g，萹蓄30g，瞿麦30g，竹叶10g，炒麦芽10g，炒谷芽10g。10剂，水煎服，日1剂。

二诊（2013年3月29日）：服上药效可，尿急、尿热均有好转，期间因骨折住院未再服。现症见：小便热、频、急，色黄，有异味，大便每日1次，稀泄，食欲差，不知饥，眠差，多梦，眠浅易醒，心烦急躁，恶心干呕，饮水多，咽痒（吃薄荷糖止痒），咳嗽、咯清痰，下肢疲乏无力，喜长出气。舌质暗红，苔黄白厚，脉沉滞。

处方：生山药30g，炒白扁豆10g，炒神曲10g，茯苓10g，瞿麦15g，萹蓄15g，海金沙10g（包煎），生甘草3g。10剂，水煎服，日1剂。

按：尿频，尿急，尿热，纳差，腹胀，舌红，苔黄厚，此即湿热下注膀胱之明征，而前医处“五淋散合导赤散”加味，虽有效而未能痊愈，可知其病因，不仅是湿热下注膀胱一端，结合患者年龄，已 86 岁高龄，《内经》谓“男子八八，天癸竭精少……”可知病人存在着肾虚的一面，前人用清利之法，不能尽收其功，故以八味肾气丸为主，少佐清利之品为法，此即因人制宜之具体运用；二诊时大便稀，食欲差，不知饥，饮水多，干呕、恶心等一派脾虚不运之征，此时尽管小便频急，但已处于次要矛盾。以健脾为主，清利为辅，脾健运如常，诸症即减。

**案 3**　姜某，男，82 岁，以“尿频尿急 3 年余”为主诉于 2013 年 9 月 18 日初诊。症见：尿频，尿热痛，小腹坠痛，小便频急，饮水多，大便干结，数日一次，口干，口黏，口苦，皮肤痒，纳可，眠差多梦，舌红暗，中有裂纹，苔水滑，薄白腻，口唇暗，脉细。冠心病史，血压不高，去年确诊糖尿病，口服降糖药，控制可。

处方：党参 15g，麦冬 20g，五味子 10g，炒酸枣仁 30g，丹参 30g，檀香 3g，砂仁 3g，生山药 30g，乌药 10g，益智仁 12g，桃仁 10g，赤芍 15g，炒火麻仁 30g，当归 20g，白果 10g，大黄 10g（后下）。10 剂，水煎服，日 1 剂。

二诊（2013 年 10 月 28 日）：服上方 10 剂，效可。停药后反复。症见：尿频，尿热痛，小腹坠痛，大便干结，数日一次，口干，口黏，口苦，皮肤痒，纳可，多梦，舌紫暗，中有裂纹，苔薄，脉细。

处方：栀子 10g，当归 15g，赤芍 15g，赤茯苓 15g，怀牛膝 30g，大黄 6g，瞿麦 30g，全瓜蒌 30g，山萸肉 10g，卫矛 30g，生甘草 6g。10 剂，水煎服，日 1 剂。

按：此为气阴不足之淋证。《金匮要略·消渴小便不利淋病脉证并治第十三》谓：“淋之为病，小便如粟状，小腹弦急，痛引脐中。”以生脉散益气养阴，以滋化源，合缩泉丸以缩尿止遗。因患者平素有糖尿病、冠心病病史，加以丹参饮活血理气止痛。正如《金匮要略·脏腑经络先后病脉证第一》篇说：“夫病痼疾，加以卒病，当先治其卒病，后乃治其痼疾也。”患者服上方 10 剂诉效佳。后因停药后反复，症见尿频、尿急、尿痛，小腹坠胀，大便干结，一派火热之象，乃用瓜蒌瞿麦丸行气、化水、润燥，佐以清热之品，继服。

**案 4**　郭某，女，65 岁，于 2013 年 11 月 1 日以“小便刺疼 1 月余”为主诉初诊。症见：小便刺痛，小腹至尿道疼痛，小便灼热感，不黄，大便成形，排不净感。左下腹胀。舌红，苔厚白腻，脉细。

处方：栀子 10g，当归 10g，生白芍 15g，赤茯苓 15g，生黄芪 15g，瞿麦 30g，海金沙 15g（包煎），石苇 30g，乌药 6g，生甘草 6g。10 剂，水煎服，日 1 剂。

二诊（2013年12月4日）：服上方30剂，效可。现症见：小便刺痛，小便时小腹坠胀、灼热感减轻，左少腹憋胀感，舌红苔黄厚腻，脉沉滞。

处方：栀子10g，当归10g，赤芍15g，赤茯苓15g，山萸肉10g，全瓜蒌30g，瞿麦30g，桂皮3g，怀牛膝10g，琥珀3g（另包），干地龙10g，生甘草6g。10剂，水煎服，日1剂。

按：此方名为五淋散，《时方歌括》曰：五淋散用草栀仁，归芍茯苓亦共珍，气化原由阴以育，调行水道妙通神。他医见小便黄赤，小便刺痛，或曰心火下移膀胱，或曰膀胱湿热，气化不利，而不知肾主二阴，肾阴亏虚，相火偏旺，亦可致膀胱气化不利，而有小便黄赤，刺痛之证。正如陈修园所说：总由化源不清，非决渎之失职，若以八正、河车、禹功、济川等剂治之，五脏之阴虚，太阳之气化绝矣。而气化原由阴以育，故用归、芍滋肝阴，以安下焦之气，而五脏阴复，则太阳之气自化，膀胱之水洁矣。复诊时诉灼热感减轻，原则不变，加怀牛膝10g，琥珀3g（另包），干地龙10g。继服10剂。

**案5** 时某，男，66岁。以“小便后滴血30余年，加重5个月”为主诉于2014年12月22日初诊。症见：小便后滴血，量不多，色鲜红，每2日发作一次，不觉疼痛。平日小便较频，尿不尽。纳眠可，大便不干。舌淡红，苔白滑，苔根部厚，脉细弱。诉30年前无诱因出现小便后滴血，曾就诊于某医院，诊为前列腺增生，其余各项检查均无明显异常，曾服中药（不详），症稍减，后未再犯，近5个月来又发作。

处方：党参10g，生黄芪30g，炒白术10g，炒酸枣仁15g，桑叶15g，竹茹15g，丝瓜络炭20g，藕节炭30g，小蓟炭30g，栀子炭10g，茜草炭10g，煅乌贼骨20g，血余炭10g，蒲黄炭10g（包煎），炙甘草6g。10剂，水煎服，日1剂。

按：《濒湖脉学》中言：“火犯阳经血上溢，热伤阴络下流红。”热邪主阳，主动，流窜经络血脉则迫血妄行，引发各种出血症状。患者小便后出血，属于“下流红”的表现，辨为血淋证，方选归脾汤合十灰散加减治之。十灰散中清热凉血药炒炭用之，既可清泄血分邪热，又因诸寒凉之药炒炭后性偏温和，使血行常道而免其瘀滞。考虑患者病程已久，年事已高，且小便常不畅，虚象已现，用归脾汤之方义，脾气健则统摄有权而使血不妄行。又佐以桑叶、竹茹以及丝瓜络炭，此三味药为余临床喜用药对，以发挥其清通之功。

**案6** 闫某，男，50岁。患小便不利已4年，每次排尿需用很大力气才能挤出，尿线很细，尿后仍有尿意，西医诊为“尿道狭窄”，曾扩尿道四次，病仍如故，于1977年5月2日初诊。六脉乏力，苔舌无大异常，询其小便不黄，但尿道有疼感，此为气虚无力推送兼挟瘀滞，遂治以黄芪甘草汤合芍药甘草汤加味。

处方：生黄芪 60g，生白芍 30g，怀牛膝 15g，干地龙 9g，琥珀 3g（冲），海金砂 12g，生甘草 12g。水煎服。

二诊（1977 年 6 月 6 日）：上方服 12 剂，小便顺畅，此邪已去，而正气尚虚，恐其复发，嘱多服下方：生黄芪 60g，生甘草 12g。

按："膀胱者，州都之官，津液藏焉，气化则能出矣。"患者年老气虚，气化无力，又因虚致瘀，水道失调，蕴而化热，故而泾溲不利，且有淋痛之象。此为虚中挟实之候，非八正、五苓辈所能为治，故以黄芪甘草汤合芍药甘草汤峻补其气而益阴缓急，以治其本；牛膝、琥珀、地龙、海金砂活血通络，利水化瘀，清化湿热，以治其标；况琥珀、牛膝、地龙相伍，为治小便淋涩之佳品，只要配伍得当，疗效颇佳。

**案 7**　韦某，女，70 岁，以"站立劳累后小腹胀、小便急 4 月余"为主诉于 2005 年 11 月 30 日初诊。4 个月前因感冒后出现尿路感染，治疗后出现上症。站立、走路多以及劳累后小腹胀，小便急、频，口干欲饮，咽干，身疲乏力，头晕，眼困不欲睁，后背酸困，大便不干，纳眠可。舌质红，边有齿痕，苔白，脉细。诊断为气淋，属气虚下陷证。气虚气化无力，小便开合失度，频而无力，劳累后加重，但尚有余热不尽。治以补气清热。方用黄芪甘草汤加味。

处方：生黄芪 30g，生甘草 10g，知母 15g，麦冬 30g，竹叶 10g。6 剂，水煎服，日 1 剂。

二诊（2005 年 12 月 9 日）：服上药乏力明显好转，小腹不胀，小便急亦减轻，仍有头不清醒感，目眩，咽干欲饮。舌质红，苔薄白，脉细。效不更方，增养阴清热之品。

上方加菊花 10g（后下），桑叶 10g，地骨皮 10g，生地黄 10g。10 剂，水煎服，日 1 剂。

2006 年 1 月 18 日以他病来诊，告服上方后，病愈。

按：患者年已古稀，因"感冒"导致"淋证"。劳累或站久后小腹胀，尿急，尿频，但无尿痛，属气虚下陷，气化无力之气淋，口干多饮，咽干，为余热不尽、阴伤之象。故以黄芪甘草汤补气升提，知母、麦冬、竹叶滋阴清热，合导赤，加知母泻君相之火而滋阴，亦澄其本源。在辨证中注意其"隐"，即隐有余热不尽之邪，若专主补气升提，恐余热难去，病情轻迁延。加菊花清其头目，桑叶合地骨皮有泻白散之意，可清水之上源。合导赤、泻白意在澄源洁流。总之，治疗本证的着眼点是补其气，滋其阴，清其热。若专主补气，或专主清热，皆失其当。

## 遗精

段某，男，20岁。以“遗精3余年”为主诉于2013年1月23日初诊。症见：遗精，时频繁，时止。有时4~5天1次，有时半个月1次，若白天劳累或运动，则夜间遗精次数多，遗精后则纳食差，身乏倦怠，两腰部空空不适，眠差，多梦易醒，入睡慢，夜尿2~3次，发黄有泡沫，大便成形，1天半1次，口干但不欲饮。舌质淡暗、齿痕胖大，苔黄厚，脉较数。既往有手淫不良习惯。治宜清心，凉肝，固肾。

处方：生地黄15g，竹叶10g，通草6g，牡丹皮10g，生白芍20g，灯心草3g，芡实30g，金樱子10g，五味子10g，麦冬20g，泽泻10g，盐黄柏6g，砂仁3g（后下），生甘草6g。10剂，水煎服，日1剂。

按：此案是较为典型的治疗遗精用药思路的病案之一。遗精者，有因心肝火旺，有因湿热下注，有因劳心过度，有因肾气不固。然而临床患者症状表现往往错综复杂，故治疗时切不能胶柱鼓瑟，以方套病，就本案而言，患者有遗精次数频繁，脉数之症，《内经》云：“主明则下安，主不明则十二官危。”此久遗且脉数之症，正是心火偏盛，君主不明之象，故以导赤散，以清心火；长期手淫是肝疏太过，以白芍敛之、牡丹皮泄之，同时久遗之病，肾虚不固，方中用水陆二仙丹、封髓丹收涩之，此案中选方要准确，用药要精当，要重视生克乘侮脏腑关系。

## 精血证

王某，男，32岁，以“发现精液出血1年”为主诉于2013年7月5日初诊。症见：精液出血，射精疼，阴囊亦发炎，同时扁桃体发炎，时愈时止。晨起口黏，口苦，大便时干时稀，小便黄。舌胖大，苔黄厚腻，脉细。曾服中药治疗2个月缓解。现扁桃体发炎化脓好转，但精液出血，隐痛，已半个月。血压高已4年，服药控制可，有高血压家族史。中医诊断为血证。以知柏地黄丸为主方加减。

处方：生地黄炭30g，山萸肉10g，生山药30g，泽泻10g，牡丹皮10g，茯苓10g，知母15g，黄柏10g，地骨皮30g，萹蓄15g，瞿麦15g，桑白皮15g，生甘草6g，黑栀子10g。10剂，水煎服，日1剂。

二诊（2013年7月31日）：服上药后精液出血量较前明显减少，仅有几个针尖样大小的出血点。现扁桃体发炎化脓，咽痛不甚，未发热，晨起口稍苦，纳眠可，二便可。舌质暗淡，舌尖瘀点，苔薄白，脉沉细。

处方：生地黄30g，竹叶10g，通草6g，桔梗10g，金银花10g，玄参30g，知母 10g，黄柏 10g，黑栀子 10g，萹蓄 15g，瞿麦 15g，生甘草 6g。10 剂，水煎服，日 1 剂。

三诊（2013 年 8 月 28 日）：服上方 15 剂，服后精液出血明显减少，颜色变暗，扁桃体不痛，偶有脓点，不发烧，咽不痛，晨起口黏，稍苦。纳眠可，服药后大便黑色，小便可。舌质红，苔黄厚腻，脉细滞。

处方：萹蓄 30g，瞿麦 30g，滑石 30g，栀子 10g，白茅根 30g，牡丹皮 10g，茯苓 10g，藿香 10g，竹叶 10g，生甘草 3g。10 剂，水煎服，日 1 剂。

四诊（2013 年 9 月 16 日）：服上方 15 剂，效可。现精液出血现象消失，晨起口苦明显，稍黏。服药期间大便稀，色黑，每日 2 次，小便可。舌红，苔黄厚腻，脉细。

处方：生地黄炭 30g，山萸肉 10g，生山药 30g，泽泻 10g，牡丹皮 10g，茯苓 10g，瞿麦 30g，萹蓄 30g，车前草 30g，桑叶 15g，竹茹 10g，丝瓜络 10g。10 剂，水煎服，日 1 剂。

五诊（2013 年 11 月 22 日）：服上方 15 剂，效可。欲服药继续巩固。晨起口黏，稍苦，饮水不多，前胸后背起红色小疹，不痛不痒，二便调，眠可。舌淡红，苔黄厚腻，脉沉有力。

处方：生地黄炭 30g，山萸肉 10g，生山药 30g，泽泻 10g，牡丹皮 10g，茯苓 10g，竹叶 10g，车前草 30g，瞿麦 30g，萹蓄 30g，栀子炭 10g，知母 10g，桑白皮 10g，地骨皮 10g。10 剂，水煎服，日 1 剂。

六诊（2014 年 1 月 3 日）：服上方 10 剂，无明显不适，未再复发。现症见：精液质稀，量少，阴囊夜间瘙痒明显，肛门亦有瘙痒感，腰不酸痛，不怕冷，纳可，二便可，舌淡红，苔黄厚腻，脉细。

处方：桑白皮 10g，地骨皮 10g，萹蓄 30g，瞿麦 30g，车前草 30g，滑石 30g，茯苓 10g，赤小豆 30g，当归 10g，生甘草 6g。10 剂，水煎服，日 1 剂。

按语：患者主要症状为精中带血，结合扁桃体肿痛、口黏口苦和小便黄等全身症状，可知患者为肝肾阴虚，相火妄动，损伤血络，扰动精室，遂致精中带血。治以滋阴降火，凉血止血，处以知柏地黄丸。又因热郁精室，清精室之热，可遵循《内经》"其在下者，引而竭之"的大法，用萹蓄、瞿麦，合栀子、甘草，取《和剂局方》立效散之意，以清泄下焦结热，给热邪以出路。又肺上通咽喉，方中用桑白皮、地骨皮又有泻白散之意，且桑叶可降血压，地骨皮清胞中之热，治疗血热出血证，可谓一举三得。生地黄炒炭，栀子炒黑，凉血又止血，标本兼治。二诊时患者精血已明显减少，咽痛变为主要矛盾，仍以滋阴降火，凉血止血为基础，侧重清热利咽。至四诊时患者已无精血症状，咽痛也得以缓解。至 2014 年 1 月回访，精血未曾复发。

## 精索静脉曲张

张某，男，47岁，以“小腹胀伴生殖器疼痛5月余”为主诉于2014年4月11日初诊。症见：肚脐以下不适，难以明言，腰疼，手足指关节疼，生殖器官疼痛，体倦乏力，身困，纳可，嗜睡，二便调，口唇色暗红，舌淡红，苔白腻，脉沉滞。患者5个月前因不洁性行为出现小腹胀，生殖器疼痛，在某医院给予抗生素治疗后，上述症状好转，劳累同房后复发，伴发热（37.2~37.5℃）。今年2月经另一医院抗生素治疗后效果不明显，2014年1月9日行精索静脉曲张高位结扎术。现以补中益气汤为主方治之。

处方：党参15g，生黄芪30g，炒白术6g，当归10g，陈皮10g，升麻6g，柴胡6g，制香附6g，川楝子6g，醋延胡索10g，炙甘草6g，生姜3片，大枣3枚为引。10剂，水煎服，日1剂。

二诊（2014年4月23日）：服上方10剂，身体困乏已减轻，已不发热，但精神困倦，眠差，纳可，二便调。小腹，阴囊，胳膊上筋脉疼痛，颈、背部疼痛，多服抗生素，已有多种抗生素抗药。舌淡红，苔白厚腻，有齿痕，脉沉滞。

处方：柴胡10g，生白芍10g，当归10g，炒白术10g，茯苓10g，薄荷3g（后下），制香附10g，木瓜30g，生薏苡仁30g，连翘10g，生甘草6g。10剂，水煎服，日1剂。

按：此系中气下陷，兼有肝气郁滞所致。患者平素体倦乏力、身困、嗜睡，一派气虚之象。每于房劳、工作后出现发热，小腹坠胀，为脾胃气虚，中气下陷所致。以补中益气汤甘温除热，升阳举陷。补中益气汤是李东垣著名方剂之一，系遵《内经》“劳者温之，损者益之”之意，为脾胃气虚、中气下陷所致之症而设。李氏在《脾胃论·饮食劳倦所伤始为热中论》指出“脾胃气衰，元气不足”，会导致阴火内生，并提出“惟当以辛甘温之剂补其中而升其阳，甘寒以泻其火”的治疗原则。生殖器，又称“宗筋”。《素问·厥论》：“前阴者，宗筋之所聚，太阴阳明之所合也。”薛己在《明医杂著·卷三》按语中说：“阴茎属肝之经络，盖肝者木也，如木得湛露则森立，遇酷暑则萎悴。”故以补中益气汤温养脾胃生化气血以濡养，再以制香附、川楝子理气止痛。患者仅服上方10余剂，发热止，诸症减。

## 不育

李某，男，38岁，以“不育2年”为主诉于2013年4月8日初诊。患者2011年11月查精子活力差，服中药（大补类）后出现上火、口干、尿频、多汗等症，并出现消瘦快，后又查出血糖高，后停药加运动后恢复。症见：查精子活力不稳定，腹胀，纳可，纳后痞满，遗精早泄，眠可。有腹泻史，现大便基本可，小便偏黄。时觉易乏力，眼发干，易上火。既往乙肝病毒携带，脾大。2013 年 1 月 27 日查：肝实质光点增粗，胆囊壁毛糙，脾大。谷丙转氨酶 44U/L↑，总胆红素 25.3mmol/L↑，间接胆红素 18.5mmol/L↑。2013 年 3 月 2 日查精子活动率为 19.38%，活力不正常。舌质红，苔薄黄，脉细滞。

处方：党参 10g，茯苓 10g，炒白术 10g，炒山药 30g，炒白扁豆 10g，炒薏苡仁 15g，炒莲肉 10g，车前子 15g（包煎），菊花 10g（后下），炒麦芽 15g，生甘草 6g。10 剂，水煎服，日 1 剂。

二诊（2013 年 5 月 3 日）：服上方 20 余剂，较平稳。现症见：纳后稍痞满，上火、口干涩、遗精早泄缓解。眠可，大便可，小便黄。舌红，苔薄黄干，脉细。

处方：党参 10g，北沙参 15g，生山药 30g，枸杞子 12g，牡丹皮 10g，赤芍 10g，山萸肉 10g，生地黄炭 15g，郁金 10g，醋延胡索 10g，菊花 10g（后下），金银花 10g，生甘草 6g。10 剂，水煎服，日 1 剂。

三诊（2013 年 5 月 15 日）：胃隐痛，大便不成形，已不上火。

处方：上方去菊花加炒神曲 10g。

四诊（2013 年 10 月 4 日）：服上方 30 余剂，效佳，症状皆明显改善。现症见：眼干涩，易红，左侧下牙龈肿痛，口干，近段时间脾气急躁。查：精子完全液化，精子活力 34.2%，觉总体状态变好。纳可，眠可，二便可。舌尖边稍红，苔白腻，脉细滞。欲调理要子。

处方：党参 10，炒白术 10g，茯苓 10g，生山药 30g，枸杞子 12g，山萸肉 10g，生地黄炭 15g，郁金 10g，醋延胡索 10g，桑叶 10g，竹茹 10g，丝瓜络 10g，生白芍 10g，生麦芽 15g，生甘草 6g，乌梅 6g，茵陈 10g。10 剂，水煎服，日 1 剂。

按：该患者主诉是不育，但不育原因在哪？细究之，有长期腹泻病史，乙肝病毒携带，脾大，肝功能不正常。已服过不少补益药，但服补药后上火。又因腹胀，食后痞满，从健脾着手。因为脾气虚，气虚不能受纳，虚不受补，当补脾益气，参苓白术散加减，加菊花清热解毒，车前子利尿通淋，清利下焦湿邪。复诊时仍健脾、养肝、活肝为法。生地黄炭入肝。

## 腰痛

**案 1**　闫某，男，47，以“腰疼 10 年，性功能差 8 年（肾积水）”为主诉于 2014 年 4 月 23 日初诊。患者平素腰痛，2008 年 10 月于某医院发现肾积水，至今已手术4次，未服用过中药。现腰部痛，困乏，休息后缓解，厌油腻，纳可，眠一般，易早醒，口干饮水多，小便失禁，咳嗽小便出（现用纸尿裤），大便干结如栗，排解困难，3~5天1次，早泄。舌淡红，苔白腻稍黄，脉沉滞。

处方：桃仁12g，大黄10g（后下），土鳖虫6g，当归10g，大贝10g，冬葵子30g，茯苓30g，苦参6g。10剂，水煎服，日1剂。

按：此病腰疼，小便失禁，大便干，性功能差，西医相关检查示有肾积水，多为肾阳不足之证，然细审病史，患者于少年时，有较为严重的摔伤史，损伤坐骨神经且腰疼，二便紊乱，皆于此后出现。故书“下瘀血汤”，此即治病求本，伏其所主而先其所因是也。

**案2**　宗某，男，34岁，以“腰酸沉10年余，饮水多5年，胸闷4个月”为主诉于2012年8月13日初诊。腰酸沉10余年，曾排除腰椎间盘突出、腰肌劳损等病，一直治疗，效差。曾服方药：清半夏30g，黄芩10g，黄连3g，干姜12g，黄芪60g，白术15g，防己20g，制附子12g，甘草20g。100余剂，腰酸沉减轻，但胸闷不好转。现腰酸沉又发作，下肢酸，脚心不可名状之不适，背发紧，肩胛内侧沉，头懵，饮水多，喜热水。大便不成形，每天3~4次，小便黄，尿浊，阴囊潮湿，性欲减退。舌暗红，苔根黄厚腻，脉沉滞略数。

处方：茯苓15g，生白芍10g，炒白术10g，制附子15g（先煎），桂枝6g，鹿角霜10g，炙甘草6g，生姜10g为引。15剂，水煎服，日1剂。

按：《伤寒论》：“少阴病，二三日不已，至四五日，腹痛，小便不利，四肢沉重疼痛，自下利者，此为有水气，其人或咳或小便不利……真武汤主之。”结合此案而言，患者腰腿酸沉，背部沉，大腿根部湿，此水湿内停之证，再结合其性能力差，可知此为少阴阳衰，水气内盛，故投以真武汤，加桂枝以振奋胸阳而解胸闷，鹿角霜以通督脉而补肾，经方之运用识证尤为重要！

**案3**　周某，女，47岁，以“腰周痛3年”为主诉于2013年8月初诊。症见：腰怕冷，困痛，活动不受限，自觉吸气顺，出气不顺，不闷，心烦急躁，易上火，眼易干涩，汗多，不渴，食欲减退，易醒多梦，大小便正常。月经正常，经前乳胀痛甚，腰困亦加重。舌暗红，苔黄厚，舌下脉络瘀紫，脉沉滞。3年前外伤，腰椎间盘突出，现诊断为腰痛，为肝郁气滞证，治以疏肝理气为主，逍遥散加减。

处方：柴胡10g，生白芍15g，当归10g，炒白术10g，茯苓15g，薄荷3g（后下），制香附12g，牡丹皮10g，通草6g，生薏苡仁30g，栀子10g，木贼草10g，生甘草6g，生姜3片为引。10剂，水煎服，日1剂。

二诊：服上方10剂，腰困痛基本痊愈，现鼻子闻异味，即觉前额闷痛，眼胀痛，不欲睁，平素眼干涩，食辛、甜食物即觉咽中有痰，色白，易咯，耳痒（服上方已好转，现停药后又痒），乏力，纳少，自觉睡眠时胸中难受难以名状，平素易上火，口干，不多饮，眠浅易醒。大便干，排便无力，1~3天1次，小便可。舌质红，苔黄厚，脉沉滞。

处方：炒苍术15g，川芎10g，荷叶30g，薄荷10g（后下），酒黄芩10g，决明子30g，生薏苡仁30g，制香附12g，泽泻15g，连翘10g，夏枯草30g，升麻10g。10剂，水煎服，日1剂。

按："痛则不通"是疼痛的基本病机，结合患者腰困痛，心烦急躁，易上火，经前乳房胀痛，当为肝郁气滞，肝主筋，腰椎间盘应属筋的范畴，食欲减退为肝木乘客脾土，故处以逍遥散加减，疏肝理脾，畅达筋脉，舌下脉络瘀紫，当为瘀血阻滞，加制香附、牡丹皮以行气活血，心烦加栀子以清心除烦，眼干涩加木贼草清肝明目，其腰部发凉为气机不畅，湿气阻滞，故加生薏苡仁、通草，健脾祛湿。二诊患者因他病就诊，问其腰痛情况，患者说服药10剂基本痊愈。现鼻子闻异味，即觉头痛，眼胀痛，并且食辛、甜食物即觉咽中有痰，纳少，当为湿浊郁于中上二焦所致，处以清震汤加味治疗。头为诸阳之会，风热之邪壅塞清窍，非凉药莫能清，非辛药莫能散，故处以薄荷、酒黄芩清头面之热，薄荷、连翘去头部之风，川芎为治头痛之要药。脾喜燥恶湿，湿盛则脾虚，故患者食甜则咽中有痰，纳少，正如《医宗必读》有云："脾为生痰之源。"用炒苍术、荷叶、生薏苡仁、泽泻，使湿邪从小便而去，加香附理气宽中，气行湿化，脾气复运，诸症自除。

**案4** 患者徐某，男，68岁，以"发现肾功能异常1月余"为主诉于2013年7月初诊。症见：腰隐痛，转侧活动不利，纳差，食欲减退，眠安，二便调，舌质红，苔黄略厚腻，舌底略迂曲，脉沉弦。高血压10余年，冠心病半年。半年前行"冠脉支架术"，植入支架两枚，术后情况可，1个月余前突然出现恶心、呕吐，至医院检查发现肾功能异常，尿素氮9.96mmol/L，肌酐171mmol/L，胱抑素C1.77mmol/L，总胆固醇2.98下降，载脂蛋白A下降。中医诊断为腰痛，属湿热内蕴证，治以宣畅气机、清利三焦为主，三仁汤加减。

处方：杏仁10g，白蔻10g（后下），生薏苡仁30g，厚朴10g，清半夏10g，竹茹30g，陈皮10g，滑石30g（包煎），通草6g。15剂，水煎服，日1剂。

二诊：服上药25剂，腰疼消失，食欲差好转，眠可，二便调，胱抑素C4.14mmol/L，肌酐125.0mmol/L，其余正常。舌质红，苔黄略厚，脉沉弦。

上方加茯苓30g，怀牛膝10g，金樱子10g，芡实30g，莲须6g。15剂，水煎服，日1剂。

三诊：服上方15剂，效可。复查肾功能正常，欲巩固疗效，舌质红，苔薄白，脉细。

处方：茯苓10g，生薏苡仁30g，冬瓜子30g，连翘10g，赤小豆30g，桑叶10g，竹茹10g，丝瓜络10g，白蔻6g，生甘草3g。10剂，水煎服，日1剂。

按：患者以腰痛1个月，发现肾功能异常就诊，然中医治病要以病机为主，不能为病名所惑，此患者腰痛转侧不利，面色泛黑，舌质黄苔厚腻，可知湿热为患，阻滞气机，导致腰部疼痛，损伤肾脏，则出现肾功能异常，故处以三仁汤，清利湿热，宣畅气机。本方具有宣上、畅中、渗下之功，使湿热之邪从三焦分消，调畅三焦气机。因方证相对，服后腰痛消失，肾功能好转，二诊仍以上方加茯苓，加强健脾渗湿之力，牛膝、金樱子、芡实补肾祛湿，以取扶正祛邪之意，终告全功！本病虽未着眼于肾功能异常，亦未加一味降低肌酐、尿素氮之中药，而指标快速得以修复，可见整体把握，抓住疾病的本质，方为治疗大法。

## 水肿

**案1**　马某，男，54岁，以“双下肢肿10余年”为主诉于2013年4月19日初诊。症见：双下肢肿，活动后肿加重，下肢静脉曲张，皮肤色素沉着。腹部静脉曲张。平时怕冷。纳可，喜甜，小便经常色黄。患者肝硬化病史10余年，无肝炎、血吸虫史。因烧砖、摔坯工作长期蹲位，下肢静脉曲张，有胆结石病史。舌暗淡，苔薄黄，脉沉弦。

处方：益母草30g，茯苓12g，牡丹皮10g，大贝10g，木瓜30g，生薏苡仁30g，赤小豆30g，白茅根30g，鸡内金6g，生黄芪15g，黑栀子10g，生麦芽15g。10剂，水煎服，日1剂。

二诊（2013年5月22日）：服上方第4剂时，双下肢肿甚，服完10剂后肿消。现症见：双下肢肿轻，按之凹陷不易起。每天骑三轮摩托接客，未按时服药。今早稍恶心，大便偏稀，小便黄，舌暗胖，苔薄黄，脉沉滞。

处方：炒苍术10g，黄柏10g，生薏苡仁30g，木瓜30g，益母草30g，赤小豆30g，黑栀子10g，白茅根15g，牡丹皮10g，赤芍15g，忍冬藤30g，丝瓜络30g，生地黄30g，通草3g。15剂，水煎服，日1剂。

按：《素问·至真要大论》曰：“诸湿肿满，皆属于脾。”本病为瘀水互结并脾气虚，治宜化瘀利水消肿，益气健脾除湿。方中益母草、茯苓、牡丹皮活血化瘀，利水消肿，木瓜、薏苡仁健脾除湿，赤小豆、白茅根清热利湿，黄芪健脾益气，利水消肿，黑栀子凉血止血，鸡内金、炒麦芽健脾消食，以助化源。2013年5月22日二诊，自述服上方第4剂时双下肢肿甚，10剂全部服完后水肿消，现水肿轻，每天可以骑三轮摩托车拉客。宗上法，继续以活血化瘀利水消肿、清热利湿通络之法以治之。

**案2** 刘某，男，5岁，1975年8月24日初诊。患儿数天来不明原因从下肢开始水肿，很快全身皆肿，两眼肿得合缝，尿检仅有一个脓球，余皆正常，西医按肾炎给药无效。诊见患儿全身皆肿，尤以面部和下肢为重，腹胀满，叩之如鼓，此乃湿、食、水、热互结之证。

处方：炒苍术6g，炒白术6g，大腹皮9g，泽泻6g，麻黄4.5g，神曲9g，炒麦芽9g，炒牵牛子6g，炒莱菔子9g，黄芩6g。2剂，水煎服，日1剂。

二诊（1975年8月26日）：上药服后，肿消大半，腹肿亦大减，又以上方2剂，后追方痊愈。

按：《素问·至真要大论》曰："诸湿肿满，皆属于脾""诸胀腹大皆属于热""诸病有声，鼓之如鼓，皆属于热"。患儿不但身肿，腹亦胀满，而且起病较急，又不发烧，知非外感，应是湿、食、水、热互结于中之实证。实则泻之，故以健脾、燥湿、消导佐以清热为治。方中用麻黄，意在宣发肺气，使上焦得宣，中焦得畅，下焦得利。

**案3** 王某，女，69岁。2005年9月9日以"双手足浮肿胀痛半年"为主诉初诊。半年前有前胸及后背疼痛疾病。服用中药（丹参30g，檀香3g，百合30g，砂仁3g，乌药10g，通草6g，木瓜30g，生薏苡仁30g，延胡索15g，姜黄10g，连翘10g）症状减轻，但双手足水肿胀痛加重，肿胀部位有热感，低热37.4℃。早晨轻，下午重，口干、口苦，阴雨天病情加重，怕凉，服消炎痛有效，食欲减退，恶心，大小便正常。红细胞沉降率：120mm/h，类风湿因子阴性，抗"O"<500，血尿酸偏高。舌质暗红，舌苔少，脉沉弦。诊断为痹证。此为气滞血阻、经脉不通、日久化热所致。治用疏利法。方拟行气通络方（经验方）。

处方：木瓜30g，威灵仙10g，白芍10g，忍冬藤30g，丝瓜络30g，生薏苡仁30g，海风藤30g，络石藤30g，通草6g，姜黄10g，陈皮10g，制半夏10g，黄芩10g，甘草6g，羌活10g，生姜片为引。7剂，水煎服，日1剂。

二诊（2005年10月31日）：服上药30剂，低热除，手足浮肿胀痛明显减轻，活动后疼痛加重，两手腕硬痛，左手只能握半拳，肩周疼痛难以抬举，脉沉滞，郁热虽清，但经络未畅，手足肿胀疼痛犹存，但阴伤血瘀、风湿流注关节，主症明显，以加祛风湿化痰，温通经络之品。守方增桂枝芍药知母汤之味。

处方：木瓜30g，威灵仙10g，白芍10g，酒桑枝30g，姜黄10g，通草6g，桂枝12g，防风12g，知母15g，制川乌6g，忍冬藤30g，伸筋草15g，甘草6g，炙麻黄3g，竹叶10g。20剂，水煎服，日1剂。

2006年5月12日来诊告知，服上药手足浮肿消失。

按：患者原有胸痛，属气滞血瘀，用丹百汤（经验方）症状缓解。渐见双足浮肿加重，伴有低热，口干、口苦，肿胀部位有热感，阴雨天加重，为气血阻滞、经脉不通，郁而生热所致，非风热外袭之热证，遂用疏利法，行气通络，佐以除风清热，使经脉气血畅通，郁热自散，痹阻得解。方中多藤络之品，有以络走络之意，用药为特色。

**案4**　高某，女，55岁，以“水肿、失眠5年，心悸1年”为主诉于2007年3月19日初诊。5年前无明显原因出现面目及双下肢水肿，劳累或加重，遂去某医院检查，除尿中有微量蛋白外，余无异常发现，用中西药治疗，效果不佳，现症：面目浮肿，双下肢呈指陷性水肿，晚上重，心悸动（早搏），入睡困难，口干渴，饮水多，食欲可，平时易上火，眼干涩，腰酸腰痛，便秘头干，尿频、尿急、色黄，无尿痛，舌质淡舌体大，苔薄黄，脉沉有力。有消渴病史6年，冠心病心肌缺血3年，高血脂症。尿微量蛋白55（0~25）。诊断为水肿、不寐，病机为肝热脾湿，心火偏旺，兼有气滞血瘀，以涤浊法治之。

处方：白茅根30g，苇根30g，冬瓜仁30g，生薏苡仁30g，桃仁10g，炒苍术10g，炒白术10g，泽泻10g，赤小豆30g，连翘10g，鬼箭羽30g，丹参30g，生黄芪10g。15剂，水煎服。

二诊（2007年5月23日）：服上药后，水肿及失眠好转，心悸无力，口渴引饮，饮不解渴，心烦易上火，手足郁胀，少腹刺痛，大小便尚可，舌质红体胖有齿痕，脉沉有力。

处方：忍冬藤30g，木瓜30g，冬瓜仁30g，生薏苡仁30g，桃仁10g，天花粉10g，知母10g，赤小豆30g，连翘10g，卫矛30g，车前草30g，泽泻10g，陈皮10g，生甘草6g。20剂，水煎服，日1剂。

三诊（2007年6月25日）：服上方水肿、不寐、心悸及尿急均减轻，血脂指标下降，但症状尚存，咽干痛，鼻痛，夜尿2~3次，大便溏结不调。舌质暗，苔薄白乏津，脉弦细，治以涤浊、养阴、清热、活瘀，佐以益气。

处方：苇根30g，冬瓜仁30g，生薏苡仁30g，桃仁10g，知母10g，生地黄10g，牡丹皮10g，太子参15g，玄参15g，卫矛20g，茯苓10g，黄芩10g，生甘草6g。15剂，水煎服，日1剂。

四诊（2007年9月5日）：服上方20剂，诸症明显减轻，每晚能休息5~

7个小时，双下肢轻度水肿，时心悸，大便干，2天1次，尿频，舌质暗，舌体胖，苔薄黄，脉细。

处方：冬瓜仁30g，生薏苡仁30g，赤芍10g，竹叶10g，牡丹皮10g，赤小豆30g，连翘10g，小麦30g，车前草30g，夏枯草10g，生地黄10g，麦冬15g，生甘草6g。20剂，水煎服，日1剂。

症状基本控制，间断服药巩固治疗。

按：本案病情复杂，病症多端，病情较重，病机为肝热脾湿，心火偏旺，兼有气滞血瘀，湿热瘀交结，均为浊邪所致，故以涤浊法治之，执简以驭繁也。浊去新生，功能渐旺，疾病得控。

**案5** 郭某，女，80岁，以“间断性水肿8年，加重1年”为主诉于2013年7月22日初诊。症见：周身水肿，脚凉，浮肿较甚，手肿如馒头，指凹性水肿，发胀，水肿晨轻晚重，平时怕冷，胃脘胀满，纳差，无食欲，眠较差，大便可，小便量较少，现服利尿药。舌质淡，苔白厚腻，脉沉滞。既往：高血压病史，冠心病病史，肾病综合征病史。尿蛋白（+++）。血清总蛋白48.7g/L↓，白蛋白15.9g/L↓，腺苷脱氨酶19.0U/L↑，总胆固醇10mmol/L↑，甘油三酯1.95mmol/L↑，低密度脂蛋白6.98mmol/L↑，载脂蛋白B2.1mg/L↑，钠132↓，C-反应蛋白10.0g/L↑。

中医诊断为水肿，阳虚水寒证，治以温阳利水为主，处以真武汤加减。

处方：制附子30g（先煎2小时），茯苓30g，炒白术10g，生白芍10g，干姜10g，桂枝10g。6剂，水煎服，日1剂。

二诊：服上方6剂，服药后，食量增加，水肿稍退，恶心，咳嗽时欲吐，口干渴，心慌，稍动则心搏90次/分，舌红，苔干黄，脉沉弦。

处方：制附子20g（先煎2小时），茯苓30g，炒白术6g，生薏苡仁30g，大黄10g（后下），生白芍10g。15剂，水煎服，日1剂。

三诊：服上方9剂，咳愈，自行抬高肢体，手浮肿渐消，恶心，呕吐，不能食。大便稀，日1~2次，小便不适，热灼。舌暗，苔黄褐色厚（药染），脉沉弱。

处方：制附子20g（先煎），大黄6g（后下），党参30g，玉米须100g，瞿麦30g，先煎玉米须代水煎服。10剂，水煎服，日1剂。

四诊：服上方14剂，效明显，水肿减轻，呕吐减少，纳差，大便不稀，日1~2次，小便1天尿量不到400mL，饮水少。舌暗，苔黄，褐色厚，脉沉滞。

处方：制附子30g（先煎），炮干姜10g，肉桂6g，党参15g，生黄芪30g，茯苓30g，防己10g，炙甘草6g，大黄6g（后下）。10剂，水煎服，日1剂。

五诊：服上方15剂，效好，纳好，能行走一段，尿量较前明显增多，双手背明显塌陷，起皱，肿减轻，干呕，咳嗽，吐白沫，流清涕。舌淡红，苔黄厚，脉沉迟。上方加陈皮10g，砂仁2g（后下），去防已，生姜3片为引。15剂，水煎服，日1剂。

按："察色按脉先别阴阳"，观此患者已入耄耋之年，又兼患肾病综合征8年，平素畏寒怕冷手脚凉，精神不振，周身水肿，舌质淡，苔白厚腻，脉沉滞，此为阴水证。周身水肿，晨轻暮重，因白天人体可借助自然界阳气温化水湿，晚上阴气较重，水湿凝聚；纳差，胃脘胀满为阳气虚弱，水湿阻滞中焦，不能运化水谷；小便量少为阳虚气化功能失司。故以六经辨证，此为少阴病阳虚水泛证，投以真武汤加减，温阳利水。二诊加入大黄，以降上逆之胃气，且久病多瘀，血水相互影响，血不利则为水，同时方中大黄附子同用，一凉一热，一攻一补，对于蕴郁结聚之邪，自能推陈出新，曲尽其用。四诊加入防已、黄芪，取《金匮要略》防已黄芪汤之意，益气去水。此患者病程较长，且有多种慢性病史，年老体衰，阳气虚弱，故病情容易反复迁延，然病机总不出阳虚水泛，故前后用方思路一贯，古云"王道无近功"，故需要连续长时间服药。

## 浮肿

**案1**　崔某，男，60岁，1975年1月6日初诊。自述浮肿已3年，其特点是忽肿忽消，有时上午肿下午消，有时肿数天方消，也可10多天不肿，每遇冷水亦可引起浮肿，浮肿时全身有明显的肿浮之象并发胀，但按之不凹陷，曾多次化验检查，未发现异常，多方治疗无效，舌苔厚腻，脉怠缓，臂有时发麻，胃纳佳，二便正常。

处方：桂枝9g，白芍9g，柴胡9g，党参9g，黄芩9g，半夏9g，生龙骨30g，生牡蛎30g，茯苓12g，木瓜24g，甘草6g，生姜9g，大枣4枚。水煎服，日1剂。

二诊：上方服2剂，至今29天只肿一次而且很轻，照上方去木瓜，加生薏苡仁30g。3剂，水煎服，日1剂。至4月追访已痊愈。

按：此为营卫不和，三焦气化功能失调之证，故以桂枝汤调和营卫，小柴胡汤和解三焦，加茯苓、木瓜、薏苡仁以疏利之，加龙骨、牡蛎以潜镇之，气化复常，而水肿自除。此证临床虽不常见，但亦偶可遇之，既不宜补又不宜攻，补则愈壅其滞，攻则诛伐无过，只有和调之法，方不正治。

**案2**　邢某，女，32岁，1968年2月25日初诊。全身无定时浮肿已1年余，肿作时很快全身浮肿，消时亦很快消失，每天反复发作无数次，经当地医院检查，未发现异常，西医诊为血管神经性浮肿，经中西医治疗无效，特来郑州检查治疗，某医院亦诊为血管神经性浮肿，用药亦无效，患者抱着一线希望，来到河南中医学院第一附属医院就诊于余。诊见：体质可，舌苔薄白，舌质红润，脉稍乏力，饮食、睡眠、二便均正常，每次浮肿发作时面色泛红，视其所持各种检查结果均正常，从其所服过的中药处方来看，不外乎健脾利水、行气和补气之类，细思其病之奇，乃首次遇见，从其发病情况看，应是营卫不和，三焦气化失调证，遂疏以桂枝汤合小柴胡汤加生龙骨、生牡蛎之方与服。

处方：桂枝 9g，白芍 9g，柴胡 9g，黄芩 9g，半夏 9g，党参 9g，生龙骨 30g，生牡蛎 30g，炙甘草 6g，生姜 9g，大枣 3 枚。3 剂，水煎服，日 1 剂。

二诊：上方服 2 剂半（因来诊前尚有一次未服），浮肿发作次数大大减少，在服完第 1 剂时即明显见效，照上方继服 3 剂。

三诊：浮肿未再发作，因患者急于返回，嘱其照此方再服数剂，后患者来信说病愈。

**案 3** 史某，女，21 岁，1969 年 6 月 21 日初诊。自述 1968 年 12 月生产出血过多，产前曾发生过子痫，产后不久出现全身浮肿，忽肿忽消，肿一天消一天，消一天肿一天，消后一如常人，实验室检查未见异常，舌苔薄白，舌质略淡，脉虚软，此属营卫不和，三焦气化失调证，遂疏以桂枝汤合小柴胡汤加生龙骨、生牡蛎之方与服。

处方：桂枝 9g，白芍 9g，柴胡 9g，黄芩 9g，半夏 9g，党参 9g，生龙骨 30g，生牡蛎 30g，炙甘草 6g，生姜 9g，大枣 3 枚。3 剂，水煎服，日 1 剂。

二诊：浮肿止，身舒畅，照上方继服 3 剂，未再发作。

按：此两例病状相似，病机相同，同方治之，同样获效。

**案 4** 张某，男，31 岁，1975 年 5 月初诊。患者 3 年来全身不能触碰，某处触碰，即在某处肿起，约数分钟自行消失。平时担水则肩肿，走路用力过重则脚肿，与人握手则手肿，跑快了脚即肿，因此，不能参加体力劳动。西医诊断为血管神经性浮肿，先后曾去县医院、驻马店地区医院检查治疗，用过各种抗过敏药物，包括激素均无效，3 年来为治疗此病花去不少钱，非常苦恼，失去了治疗信心。患者得知我们在赊湾乡卫生院开门办学，遂前来就治。经患者陈述后，当即在患者皮肤上划一下，又轻轻与他握一下手，该处很快就肿起来了，望其形体，有些虚浮（不是浮肿），饮食、睡眠、二便均正常。诊毕之后，思之良久，此为营卫不和，三焦气化失常之候，遂疏桂枝加葛根汤合小柴胡汤加龙骨、牡蛎又加徐长卿、丹参与服。

处方：桂枝 9g，白芍 9g，柴胡 9g，黄芩 9g，党参 9g，半夏 9g，丹参 15g，葛根 12g，徐长卿 30g，生龙骨、生牡蛎各 30g，甘草 6g，生姜 9g，大枣

4枚。水煎服。

服至13剂时，已基本痊愈，全身虚浮之象已去，能担水，能走路，能干一些劳动活。共服药20剂，现挑担子、干活都可以，两脚用力也无碍。

按：本证无寒热，无痛痒，唯搔之则肿起，旋又消失，证候比较典型。小柴胡汤、桂枝汤虽没有这样的主治证，但从病的性质来说，是属营卫不和，三焦气化失调所引起，故用桂枝汤调和营卫，小柴胡汤调整三焦气化，加葛根解肌，丹参活血，徐长卿消肿，龙骨、牡蛎以敛气，诸药合用，共奏阴阳协调，上下通和，表里畅达之功。

**案5**　郭某，男，65岁。以“手足肿2个月”为主诉于1991年6月28日初诊。手肿2个月，脚肿1月半。1991年春节两脚开始浮肿，但较轻，未药自愈。麦收前，两脚又开始水肿，较上次重，至今未愈。近2个月来，两手亦浮肿较甚，同时两肘弯内侧各有杏样大囊肿，按之柔软，不痛，伴两腿沉困憋闷无力，起坐都很困难。在当地治疗未获寸效，故来郑州求治，就诊于余。诊见两手脚肿胀较重，两人搀扶，嗜睡。舌苔厚腻，舌质暗红，脉濡滑，大便1日4~5次，综观脉证，为痰湿流注之候。

处方：厚朴15g，陈皮15g，炒苍术15g，半夏10g，茯苓15g，炒白芥子10g，生薏苡仁30g，木瓜30g，防己10g，威灵仙12g，甘草3g。3剂，水煎服，日1剂。

二诊（1991年7月1日）：症状同上，觉精神较好。

处方：厚朴15g，陈皮15g，炒苍术10g，炒白术10g，炒薏苡仁30g，炒山药30g，半夏10g，茯苓15g，炒白芥子10g，防己10g，威灵仙12g，桂枝10g，甘草3g。3剂，水煎服，日1剂。

三诊（1991年7月4日）：大便次数减少，一日2次，小便量少不利，手脚肿胀觉松，苔舌同前。

处方：厚朴15g，陈皮15g，炒苍术10g，炒白术15g，半夏10g，茯苓15g，猪苓30g，炒山药30g，炒白芥子10g，薏苡仁30g，木瓜30g，防己10g，甘草3g。3剂，水煎服，日1剂。

四诊（1991年7月8日）：大便1日1次，小便量增多，手脚肿胀明显消减，脉舌同前。

处方：厚朴15g，陈皮15g，炒苍术15g，炒白术15g，半夏10g，茯苓20g，猪苓30，炒山药30g，炒白芥子10g，薏苡仁30g，木瓜30g，防己10g，甘草3g。10剂，水煎服，日1剂。

患者见病势减轻，要求回家服药，故取药10剂带走。

五诊（1991年8月5日）：因路远患者未来，其子代诉：上方10剂服完，在当地按方又取10剂。现手脚肿胀基本消失，看不出明显肿胀，两肘弯囊状物完全消失，亦能骑自行车，饮食、二便均正常。觉下肢乏力，精神不旺。

处方：厚朴12g，陈皮10g，茯苓15g，炒苍术9g，炒白术10g，半夏10g，猪苓10g，炒山药30g，炒白芥子10g，薏苡仁30g，木瓜15g，防己10g，黄芪30g，甘草3g。要求取20剂。嘱忌生冷、油腻。

按：脾主运化，主四肢，运化失常，生湿生痰，湿痰流注四肢，发为肿胀，治湿不理脾，非其治也。以苍白二陈汤加味，化痰祛湿通络，使痰湿去，脾健运，肿胀消。

## 小便癃闭

杨某，女，6岁半。以“小便点滴不出已10天”为主诉初诊。

患者同其小姑在白天去郑州剧院看电影，欲解小便，其小姑让她憋住，过一会儿实在憋不住了，其小姑才领她出去小便（未到厕所，在墙角处），小便尚未排出，其小姑连催促带吓唬，结果小便有未排出，又继续看电影，电影结束回家后，小便点滴不出。先请某中医给中药通利小便之剂无效，遂紧急入某医院住院治疗，先行导尿，继用消炎药、利尿药均无效，但奇怪的是导尿管一拔出，仍点滴难出，经两次X线拍片未见异常，整天插着导尿管，10天来，医生愁，患者忧，束手无策。1978年1月6日，患儿父亲询方于余。予亦奇之，思考良久，为疏一方，嘱服药后十分钟探吐，并先将导尿管拔掉，以便观察疗效。

处方：麻黄3g，杏仁6g，升麻4.5g，柴胡3g，牛膝9g，白芍9g，甘草3g。

第3天患儿父母又来见余曰：患儿住医院，不让去导尿管，开的中药，尚未服用，该如何办。我给他出个主意，先把导尿管拔掉，如果医生发现了，就说大人没看好，小孩不懂事，把导尿管拔掉了。患儿父母即如此做了，服药后10分钟探吐，当即便通，裤裆湿了一大片，从此不再用导尿管，观察数日，出院回家。1978年1月11日复诊，患儿面色淡，脉较弱，小便虽通，但尚有次多量少之象，尿道不痛，尿色不黄，乃以补气柔阴兼疏利之剂与服。

处方：生黄芪15g，生白芍9g，干地龙6g，怀牛膝9g，琥珀1g（冲），滑石9g，冬葵子6g，甘草3g。水煎服，3剂而愈。

按：此是一例少见的病患，也是第一次遇到这样的患者，思其理应是肺气壅滞，肝失疏泄，而致气机升降失常，膀胱气闭，小便不通，此非通利之剂所能为治，故采取提壶揭盖法，以冀“上窍开，下窍泄”，也是“欲求南风，先开北牖”之意。如此奇效，足见中医理、法、方、药之奥妙也。

## 夜间遗尿

郭某，男，19岁从小遗尿至现在，夜夜不断，甚为苦恼，1976年1月5日初诊。

处方：桑螵蛸12g，五味子9g，枸杞子12g，菟丝子9g，覆盆子9g，党参15g，熟地黄24g，制附子9g，益智仁9g。水煎服。

上方连服15剂，前5剂效果不著，5剂后效果渐佳，已有十夜未有遗尿，继服上方以巩固之，后未再诊。

按：遗尿与膀胱失约有密切关系，正如《素问·宣明五气篇》曰："膀胱不利为癃，不约为遗溺。"《素问·脉要精微论》曰："水泉不止者，是膀胱不藏也。"膀胱与肾相为表里，膀胱的气化功能，取决于肾气的盛衰，因此，遗尿不仅责之于膀胱，更要责之于肾。本患者年近弱冠，尚夜夜遗尿，知其禀赋不足，肾气亏虚，固摄无权所致，非补肾温肾之剂，不能固其本，止其遗，本方之用，即在于此。

## 耳聋耳鸣

**案1**　张某，男，35岁。患耳聋耳鸣4个月，伴气短乏力。投益气聪明汤，2剂，而聋鸣止。

按：耳聋耳鸣，原因颇多，但不外虚实两端。本患者伴气短乏力，是辨为虚证的着眼点，故用东垣益气聪明汤以补中益气升清。汪讱庵对此方解释较为妥切，故录之以便明其方义。汪氏云："人之中气不足，清阳不升，则耳目不聪明。蔓荆、升、葛，升其清气，参、芪、甘草，补其中气，而以芍药平肝木，黄柏滋肾水也。"

**案2**　患者王某，女，63岁，以"小便不固3月余"为主诉于2013年12月初诊。症见：稍咳，小便自出，音哑，痰量少，纳可，眠安，大便不干，舌淡，苔薄白、花剥，脉沉弱，咽部紫暗。中医诊断为遗尿，肺肾气虚证，治以补气固肾为主，处以缩泉丸加减。

处方：炮干姜10g，炙甘草10g，乌药10g，益智仁10g，生山药30g，菟丝子30g，山萸肉10g，生黄芪30g，党参10g，制附子6g。10剂，水煎服，日1剂。

二诊：服上药20剂，效不显。刻下：咳则小便失禁，喜温热饮食，食凉则喑哑，大便不成形，日一次。舌质红，苔花剥，脉细。

处方：炮干姜6g，炙甘草12g，乌药10g，益智仁10g，生山药30g，菟丝子10g，山萸肉10g，生黄芪20g，党参10g，桂皮3g，制附子3g，熟地黄10g。

15 剂，水煎服，日 1 剂。

三诊：服上药 30 剂，效可，咳则遗尿较前稍减，大便已成形，晨起咯痰消失，每日早晨 4~5 点汗出，无恶寒发热，纳可，眠佳，大便 1 日 1 次。舌淡暗，苔剥落，脉细弱。

处方：炮干姜 6g，炙甘草 12g，白果 10g，菟丝子 30g，党参 10g，五味子 10g，生黄芪 30g，生山药 30g，枸杞子 10g。10 剂，共为细面水丸，每次服 6g，早、晚各 1 次（从脾肾入手，甘草干姜汤，上虚不能制下）。

四诊：服上方至今，效可，咳嗽时遗尿量明显减少。现症：咳则少量尿液出，睡觉时易手麻，晨起 6 点左右汗出改善，纳可，眠可，大便日 1 次，成形，偏黏，小便正常。舌质暗红，苔花剥，黄腻，脉细。

处方：炮干姜 6g，炙甘草 12g，党参 30g，山萸肉 15g，菟丝子 30g，煅牡蛎 30g，木瓜 30g，益智仁 10g，生山药 30g，乌药 6g。10 剂，共为细面水丸，每次服 6g，早晚各 1 次。

按：患者小便失禁源于 3 个月前咳嗽所致，咳嗽为外感风寒，寒邪束肺，寒主收引，肺气郁闭，肺主行水，肺为水之上源，肾为水之下源，肺失宣降，影响小便正常排泄。来诊时仍有咳嗽有痰、喑哑等寒邪未尽之表现，故用甘草干姜汤温上焦，患者为老年人，平素体质欠佳，下元不固，故用缩泉丸（益智仁、乌药、山药）温肾止尿，但效果不好，究其原因，温肾力量不足，二诊时加桂皮、附子、熟地黄，加重温暖肾阳之力，药后大便成形，咳痰消失，此为寒气去的表现；三诊时基本思路不变，仍从脾肾入手，药物略加以调整，改汤为丸，服药后遗尿明显减少。仍守原方思路，长期服用。甘草干姜汤在《金匮要略》中用于虚寒性肺痿，明确提出小便数的原因为“上虚不能治下”，与此患者相同。方中黄芪、山药同用健脾益气，为张锡纯老先生善用的对药。

本案整体病机为上焦阳虚，脾肾不足，治以温上与补脾肾并重，治法始终一贯，可知临证之中，应谨守病机，处方用药把握“不效不一定更方，效也不一定不更方”之理。

## 阳痿

王某，男，47 岁，以“乏力，健忘，腰困，性功能下降 3 年”为主诉于 2011 年 2 月初诊。症见：乏力，健忘，腰困，性功能下降，阴囊潮湿，头昏，手时麻，颈项酸困，时耳鸣，纳眠少，口苦欲饮，大便黏滞不爽，每天 1~2 次，酒后加重，小便频急，时有尿疼热，面色黄暗乏光泽。舌质正红，后部苔厚腻略黄，脉较空豁。患者 10 年来应酬多，饮酒较多（每天 1 斤多，1 周 4~5 次），中医诊断为阳痿，为湿热内阻，脾肾不足证，治以清利湿热、补肾健脾为主。

处方：炒苍术 10g，炒白术 10g，炒白扁豆 15g，生山药 30g，枸杞子 15g，山萸肉 10g，炒杜仲 10g，怀牛膝 10g，冬瓜仁 30g，生薏苡仁 30g，连翘 10g，怀牛膝 10g，赤小豆 30g，车前草 30g，滑石 30g（包煎），生甘草 6g。10 剂，水煎服，日 1 剂。

复诊：服上方 10 剂，诸症减轻，记忆力增强，大便好转，阴囊潮湿减轻，劳累后胸闷 8 年，喜深呼吸，善太息，偶有心慌，口稍干苦，纳可，小便好转。舌质暗淡，苔中根黄厚腻，脉较空软。

处方：炒苍术 10g，炒白术 10g，炒白扁豆 15g，炒山药 30g，枸杞子 10g，山萸肉 10g，炒杜仲 10g，怀牛膝 10g，淫羊藿 10g，党参 10g，生黄芪 30g，连翘 10g，赤小豆 30g，陈皮 10g，生甘草 6g，车前草 30g。10 剂，水煎服，日 1 剂。

按：中医治疗阳痿，多从补肾填精入手，然本案患者病因明确，乃长期过量饮酒所致，痰湿内盛，因实致虚，且酒可生湿生热，湿热下注，困阻脾肾，发为本病，因而治疗非补之所宜，当以荡涤湿热、去其旧垢为主，方能推陈生新。因此，以涤浊法为主，然病久必虚，故配以补益之品，收效甚好。

# 第六章 心系病证

## 不寐

**案1** 麻某，女，60岁，以“眠差半月余”为主诉于2013年1月9日初诊。症见：夜间噩梦多，白天注意力不集中，头昏沉，懒动，懒言，心烦。近半个月来，每天晚上12点，有施工影响睡眠。现施工虽已停，但晚上12点仍紧张，担心施工，仍彻夜不眠，服安定无效，纳一般，二便可。舌质红，苔薄黄，脉细。

处方：炒酸枣仁30g，茯苓10g，茯神10g，小麦30g，生百合30g，麦冬30g，竹叶10g，灯心草3g，夜交藤20g，合欢皮20g，炙甘草6g。10剂，水煎服，日1剂。

二诊：服后诸症如前，但心烦及恐惧大减，现欲停西药。

处方：清半夏10g，陈皮10g，茯苓10g，竹茹30g，炒枳实10g，黄连6g，炒酸枣仁30g，小麦30g，生百合30g，怀牛膝10g，生甘草6g，生龙骨、生牡蛎各30g（包煎），大枣6枚（切开）为引。10剂，水煎服，日1剂。

按：失眠总属阳不入阴，但导致阳不入阴之因又有很多，就本病案而言，患者年已六旬，《内经》曰：“人过四十而阴气自半”“阳气者烦劳则张”。此患者素体阴亏，又经外界（施工）扰动，故出现阳浮于外，不与阴交之不寐之症，故用百合、麦冬、小麦、酸枣仁之属，入心以补心阴之不足；茯神、酸枣仁以安心神，使心有所主，则“主明而下安”。与此同时用甘淡之竹叶、灯心草以轻折心火，夜交藤以交恋阴阳而共奏安眠之效。此方系治疗阴虚阳浮之失眠常用之方，即眠安汤加减而成。

**案2** 饶某，男，36岁，2014年3月31日以“眠差3月余”为主诉初诊。症见：浑身乏力，多思多虑，口苦涩，口干，牙痛，口疮，耳鸣，出汗多。咳嗽5个月，痰少难咯，易上火，纳可，便溏，日3~4次，排解不畅，肠鸣频，矢气多。舌红，苔黄厚腻，脉数有力。3个月前因精神压力大，致入睡困难，易醒，多梦，思虑过度时出汗，有时只能睡3~4个小时，甚至彻夜难眠，曾多处求医问药，效不持久。

处方：清半夏10g，陈皮10g，茯苓10g，炒枳实10g，竹茹30g，黄连6g，灯心草3g，胆南星6g，黄芩10g，车前子15g（包煎），生甘草6g。15剂，水煎服，日1剂。

二诊（2014年4月16日）：服14剂，效果好，诸症减轻。上方加白豆蔻10g（后下），草果6g，小米一撮为引。15剂，日1剂，继服之。

按：眠差，焦虑，易上火，舌红，苔黄厚腻，脉沉有力，此为痰热内扰之证，虽有乏力，汗出，不得专用补剂，以黄连温胆汤清其痰热，则诸症自平。加灯心草清心而引热下行；胆南星化在里之湿痰；黄芩、车前子清上焦之热，利肺中之浊邪。久咳之人，方中常用车前子，效果颇佳，缘久咳肺不主气，水精不能敷布之故，又能止泻，一举两得。

**案3**　孙某，男，23岁，以“失眠3年”于2014年3月31日为主诉初诊。症见：入睡难，眠浅、易醒、多梦，心烦急躁。平素易上火，咽部不适，咳嗽，冬季手脚汗出，而凉，怕冷又怕热，汗多，全身乏力，精神不集中，口干饮多，大便不顺畅，日1~2次，腰腿易困，舌红，苔薄白，脉数。曾服中药熟地黄、山萸肉、芡实、龙骨、牡蛎、枸杞等，效差。

处方：连翘10g，莲子心3g，麦冬30g，竹叶10g，黄连6g，玄参30g，夏枯草10g，生龙骨、生牡蛎各30g（先煎），生甘草6g。15剂，水煎服，日1剂。

按：眠差之因众多，此案因于火旺，审其证：眠差，心烦，易上火，冬季怕热，口干，饮水多，舌红，苔薄白，脉数，此火盛于内，扰乱神明，君主不安而见是证，又审其无阳明内实，亦无风火相煽，则知此病在于心包火旺，故以清宫汤加味投之，所加夏枯草者，一则取其益阴清火，二则取其专入肝经而性偏凉。古人云“肝为五脏六腑之贼”“实者泻其子”。生龙骨、生牡蛎与苦寒之药合用凉而潜之，俾火势可退而阳可入阴。

**案4**　常某，女，42岁，以“失眠5月余，耳鸣1年余”为主诉于2013年7月24日初诊。症见：入睡难，眠浅，心烦。耳鸣如蝉，持续不断。听力下降不明显，上火后耳内痒。大便干结，2~3天一行，矢气多，异味重。双下肢怕凉。舌暗红，苔薄黄，花剥，脉缓。服安眠药后能睡，服中药治疗耳鸣乏效。患者38岁断经，已有4个孩子，最后一子出生后，出血2月余，近1年后断经，曾服药治疗，期间时来时止，来后2天净，量极少。近3月月经未潮。6月27日查心电图示：心动过缓，完全性右束支传导阻滞。

处方：生地黄10g，熟地黄10g，当归15g，生白芍20g，川芎6g，柴胡10g，制香附10g，怀牛膝15g，制首乌30g，炒火麻仁30g，竹叶10g，灯心草3g，节菖蒲6g，生甘草3g，桂枝10g，通草6g。15剂，水煎服，日1剂。

二诊（2014年1月17日）：服上方30剂，症状改善，后停药。近半个月失眠加重，甚则彻夜难眠。现症见：失眠，易早醒，醒后难以入睡。大脑鸣如蝉，喜长太息，眼涩，纳可，大便干，2日一行。近3年白发增多明显，断经5年，现脸上易出痘，发痒，口秽。自服养阴镇静片，效一般，服解热镇痛药睡眠有改善。舌淡红，苔薄白，根部白腻，脉细。近查尿常规示：潜血（+），上皮细胞21.0（0~11）个/HP，细菌计数469.2（0~400）个/HP。

处方：生地黄10g，生百合30g，炒酸枣仁30g，知母6g，川芎3g，茯苓10g，茯神10g，小麦30g，竹叶10g，灯心草3g，炙甘草10g，大枣6枚为引。10剂，水煎服，日1剂。

按：患者主诉为不寐，但究其原因，为多产及产后失血过多，导致血虚挟瘀，阴分亏虚生热，使阳气不能入于阴而致不寐，心主血，肝藏血，血分亏虚有热，亦使君相火旺，而有耳鸣、心烦等症。故以四物汤加减，补血活血，以治其本；以柴胡、香附、牛膝行气以助活血，清肝经之郁热，又引气血下行；以竹叶、灯心草清心火；以火麻仁、制首乌养血润燥，缓大便干结；菖蒲安心神，疗耳鸣；桂枝反佐以上寒药，温通血脉，又与炙甘草合为桂枝甘草汤。此方治法全面，标本兼顾，二诊服药30剂症状即改善。

**案5** 崔某，男，25岁，以“眠差6年”为主诉于2013年7月26日初诊。症见：易醒，眠浅，晨起精神差，有强迫症症状。稍活动即汗出较多，口渴饮水较多，纳可，痔疮史，不下血，二便可。舌质红，边有齿痕，苔薄白腻，脉细。未曾服药诊治。

处方：竹叶10g，灯心草3g，茯苓10g，金银花10g，炒神曲10g，白豆蔻6g，合欢皮30g，郁金10g，生甘草6g。10剂，水煎服，日1剂。

二诊（2013年9月2日）：服上方10剂，效佳。睡眠改善明显，强迫症症状稍有改善。3天前出现口腔溃疡，今好转。睡时有磨牙情况，痔疮近段未复发。梦多，饮水多，汗出减少，偶有夜里惊醒，眠不深。舌淡，边有齿痕，苔白腻，脉沉细滞。

处方：生石膏30g，知母10g，黄连6g，竹叶10g，槐花30g，生薏苡仁30g。10剂，水煎服，日1剂。

按：患者有汗多、口渴多饮、痔疮等症状，可见胃火旺盛，胃不和则卧不安，故胃火当清，患者有强迫症的精神症状，心主神明，乃无形之火扰动心神。法宜清心安神和胃。方中灯心草、竹叶清心火，金银花疏散风热，白豆蔻、神曲消运化滞，茯苓健脾祛湿，合欢皮、郁金宁心安神。全方用药轻灵，二诊时患者服10剂，效佳，烦躁，眠浅皆改善，偶有口腔溃疡，夜寐时磨牙症状，可见此次主要矛盾在胃，以清化胃中湿热收效。

**案6** 任某，女，52岁，以“入睡难10个月”为主诉于2013年6月7日初诊。症见：入睡难，易醒，梦多，心慌。2011年8月因心绞痛发现冠心病，继而行冠状动脉支架术，述术后易受惊吓，胆小，失眠，间断服用安定等药，可缓解，在当地服中药，效不佳，服药多影响胃纳，时有胃痛，二便可，舌质暗，苔白乏津，脉沉小。

处方：清半夏10g，陈皮10g，茯苓12g，炒枳实10g，竹茹30g，黄连6g，夜交藤30g，炒酸枣仁30g，丹参30g，生白芍30g，小麦30g，生甘草6g，小米一撮为引。25剂，水煎服，日1剂。

二诊（2013年7月22日）：服上方15剂时，氯硝西泮已由2g减至0.5g，能入睡。服最后10剂时，眠差，安眠药又加了半片，仍不能入睡，彻夜难眠。现症见：入睡难，易醒，不烦躁，右胸轻微闷痛，血压85/56mmHg，稍乏力，血脂高，服药期间血脂不降，大便正常，月经已断，左脉沉小，右脉未测出。

处方：炒酸枣仁30g，茯苓10g，茯神10g，川芎3g，知母6g，炒枳实10g，生白芍30g，清半夏10g，小麦30g，竹叶10g，灯心草3g，党参10g，麦冬10g，五味子10g，生甘草6g，大枣4枚，小米一撮为引。25剂，水煎服，日1剂。

另：活血通脉胶囊0.25g×72粒×3盒。每次3粒，早、晚随饭服用。

按：患者失眠体现的特点是多梦心慌，易受惊吓，结合患者心脏病史和其他症状，可知患者为心胆之气虚怯，复有痰浊瘀血阻滞，为虚实夹杂之证。遂处以十味温胆汤加减以理气化痰，清胆和胃，养心安神，活血化瘀，并以小米一撮为引，取《内经》半夏秫米汤之意。二诊患者服药15剂，地西泮片即从2片减为0.5片，续以酸枣仁汤加减以养心神，清心火，益气阴以巩固疗效。

**案7**　尚某，男，45岁，以“头晕、失眠20年”为主诉于2013年6月25日初诊。症见：头晕，头昏沉，无视物旋转，入睡困难，每晚睡5~6小时，多梦，晨起困倦，精神差，乏力，纳可，口臭，健忘，怕冷，受凉后易腹泻，平日大便溏，日1次。小便淋漓不尽，阳痿，早泄。舌质暗红，苔薄黄，脉沉偏细。患者20年前因家庭、学习、工作等原因出现头晕、失眠症状，曾服中西药效不显。易口腔溃疡（约1月发作一次），血压偏低，有浅表性胃炎。

处方：熟地黄15g，山萸肉10g，生山药30g，枸杞子10g，菟丝子10g，制附子10g，肉桂6g，黄连6g，炒杜仲10g。15剂，水煎服，日1剂。

二诊（2014年1月24日）：连服上方40余剂，失眠有所改善，现头晕，易怒，失眠健忘，多梦，怕冷明显，精神差，乏力，阳痿早泄，口腔溃疡频次减少，双膝关节疼痛，天冷明显。舌淡红，边有齿痕，苔黄厚腻，脉细略数。述连续2年春节前后咳嗽，咽痛，服药无效，现觉又要反复，望诊治。

处方：桑叶10g，竹茹10g，丝瓜络10g，牡丹皮10g，玄参15g，桔梗10g，生地黄10g，生白芍10g，生甘草6g。15剂，水煎服，日1剂。

按：患者主诉为失眠，然从整体看，有畏寒、易腹泻、阳痿早泄、白天不精神等症状，可知患者为肾阳虚衰。阳气精则养神，柔则养筋，阳气不足故神不得养，以致昼不精夜不寐。故处以右归丸，以温补命门之火，加黄连以清心火。患者服药40剂，失眠好转。此案治疗失眠，能够不落窠臼，从整体出发，以益火之源而收效，要做到见病知机，圆法在心。

**案8** 张某，女，54岁，以“失眠4年、并子宫脱垂1年”为主诉于2014年3月3日初诊。症见：失眠，凌晨1~2点易醒，难以再入睡，心中急躁，一晚睡3小时，2011年发现子宫内膜增厚，现绝经2年，子宫脱垂劳累后加重，行走时间长觉肛门下坠，似有便意，纳可，大便每日3次，成型（之前便溏，服中药后缓解），声低，两手颤抖，舌暗红苔少，脉弦数。患者4年前因休息不好，血压、血脂略高，血糖正常。

处方：党参10g，炒白术10g，茯苓10g，生山药30g，珍珠母30g（先煎），炒酸枣仁30g，小麦30g，桑叶10g，竹茹10g，丝瓜络10g，夏枯草10g，灯心草3g，黄连3g，生甘草6g，大枣4枚（切开）为引。10剂，水煎服，日1剂。

二诊（2014年3月19日）：服上方10剂，大便次数多，1日3次，不成形，失眠好转，一夜睡4~5小时。现症见：子宫脱垂，劳累后有下坠感，纳可，眠差，小便可。舌暗红少苔，脉弦数。

处方：炙甘草15g，小麦40g，黄连6g，夜交藤15g，大枣10枚（切开）为引。10剂，水煎服，日1剂。

二诊（2014年3月26日）：服上方7剂，大便成形，每日2次，仍失眠。现症见：眠浅易醒，近日走路时长，子宫稍有出血，无腹痛，走路多后有肛门下坠感，纳可，眠差，小便可。舌根疼痛，近日外感。舌暗红，苔薄白，脉略数。

处方：党参10g，麦冬15g，五味子10g，生黄芪30g，小麦30g，生山药30g，炙甘草10g，大枣10枚为引。10剂，水煎服，日1剂。

按：此系脾虚肝热之失眠。患者4年前因熬夜劳累耗伤气血，肝气郁滞化热所致。以四君子汤益气健脾化血，养心安神，和中缓急，再加以清肝、平肝之品。患者服上方10剂失眠好转。后以甘麦大枣汤酌加清热安神之品，服7剂即觉大便成形。

**案9** 赵某，男，46岁，以“失眠2年余”为主诉于2013年5月31日初诊。症见：入睡难，眠浅易醒，多梦，每晚睡4小时左右。纳一般，时有两胁部不适，晨起口苦，眼干，视物模糊。大便可，小便黄。舌暗红，苔黄腻。乙肝病毒携带者（肝功正常）。

处方：清半夏10g，陈皮10g，炒枳实10g，竹茹30g，黄连3g，麦冬20g，夜交藤15g，小麦30g，茯苓10g，车前草15g，生甘草6g。10剂，水煎服，日1剂。

二诊（2013年6月24日）：（代诉）服上方15剂，睡眠较前好。现眼干涩，眠时好时坏，大便正常。

处方：上方加炒酸枣仁30g，知母10g，栀子6g。10剂，水煎服，日1剂。

按：治失眠方法多种，要辨证治疗。入睡困难，眠浅易醒，多梦，时两胁不适，口苦，眼干，属痰火扰心、心肾不交，以黄连温胆汤加小麦、麦冬滋阴养液，夜交藤交通心肾。

**案10**　王某，女，60岁，以“失眠8年”为主诉于2013年4月5日初诊。症见：长期入睡困难，易醒，醒后难再入睡，烦躁，烘热汗出，口不渴。纳可，大便不干。曾到多家医院就诊，服中药治疗乏效。服安定后能睡但眠浅。血压不高，血糖正常。经常乏力。53岁因子宫肌瘤切除子宫，月经止。舌暗，苔薄黄，脉细。

处方：清半夏10g，陈皮10g，茯苓10g，炒枳实10g，竹茹30g，黄连6g，炒酸枣仁30g，小麦30g，生白芍15g，灯心草3g，胆南星6g，夏枯草10g，生甘草6g，怀牛膝10g。10剂，水煎服，日1剂。

二诊（2013年4月22日）：服上药后入睡困难稍有改善，晚10点入睡，凌晨3点左右即醒，易醒，多梦，醒后精神差。服药期间未服安定。烦躁稍有好转，仍有烘热汗出，乏力，近几日小便灼热感，无尿频、尿急、尿痛，口干、口苦不明显。食不知味。大便可。舌暗，苔黄，脉沉滞。

处方：上方竹茹改为15g，加生龙骨、生牡蛎各30g（先煎），肉桂3g。15剂，水煎服，日1剂。

三诊（2013年7月10日）：服上方25剂，眠差好转。现症见：阵发性烘热汗出，面赤，心慌心烦，每1~2小时发作一次，此症已8年余。纳可，眠差，大便日1~2次，量少，小便可。舌暗红，胖大，有齿痕，苔黄，脉细。

处方：清半夏10g，陈皮10g，茯苓10g，茯神10g，炒枳实10g，竹茹15g，栀子10g，淡豆豉30g，胆南星6g，炒酸枣仁10g，知母6g，炙甘草10g，生龙骨、生牡蛎各30g（包煎），小麦30g，大枣6枚（切开）为引。10剂，水煎服，日1剂。

四诊（2013年8月7日）：服上方10余剂，诸症好转。现症见：阵发性烘热汗出，3点以前较轻，3点以后较重，1小时1次，上半身重，下半身轻，眠差，头脑不清醒，记忆力不好，乏力，右侧胸部有时疼痛，闷气，上午精神状态不好，晚上 6~8 点反而较好，纳可，二便调，舌淡，边有齿痕，苔薄白，脉细。

处方：清半夏 10g，陈皮 10g，茯苓 10g，炒枳实 10g，竹茹 15g，桑叶 15g，丝瓜络 10g，荷叶 30g，夏枯草 10g，小麦 30g，生甘草 6g。10 剂，水煎服，日 1 剂。

按：其失眠属痰火内扰，当清热化痰利胆，黄连温胆汤重用竹茹清热化痰，并加胆南星以加强其清热化痰之力，并加炒酸枣仁、小麦养心安神，白芍养血柔肝，夏枯草清肝火，并用牛膝引火下行。

**案 11** 陈某，女，55 岁，以“失眠 8 年”为主诉于 2013 年 4 月 5 日初诊。症见：眠差，入睡困难，易醒，心烦。口干不欲饮，舌麻，舌黏，吐黏物。舌嫩红，苔中苔黄厚，舌无边苔，舌下脉紫暗，脉细。消化差，纳可，胃胀，大便不成形，日 1 次。怕冷，四肢凉。未服药治疗。48 岁断经。

处方：炙甘草 10g，小麦 30g，黄连 3g，佛手 3g，苏叶 6g，麦冬 15g，炒酸枣仁 30g，茯苓 10g，大枣 6 枚（切开）为引。10 剂，水煎服，日 1 剂。

二诊（2013 年 7 月 3 日）：服上方 10 剂，觉睡眠稍好，吐黏痰好转。现症见：舌尖燥、麻、干，急躁易怒，烘热汗出，记忆差，大便不成形，日一次，黏滞。血压、血糖正常，血脂偏高。舌淡胖、苔白厚腻、脉细。5 月 13 日上海交大附属医院查：甲状腺左侧叶下极实性结节性钙化点。

处方：清半夏 10g，陈皮 10g，茯苓 10g，炒枳实 10g，竹茹 30g，黄连 6g，小麦 30g，生甘草 6g，大枣 4 枚（切开）为引。10 剂，水煎服，日 1 剂。

三诊（2013 年 12 月 13 日）：服上方 30 剂，效可，眠差好转。症见：舌燥减轻明显，不干，稍麻，工作紧张或遇急事时感觉舌麻明显，偶有烘热汗出，急躁易怒好转，大便不成形，日一次，四肢冰凉，背部怕冷，小腹变凉后便溏，记忆差，平时肛门有坠感，纳可，喜热饮喜暖，近有感冒，白色鼻涕，不发烧，舌淡胖，暗，苔白厚腻，舌下络脉瘀紫，脉沉滞。

处方：上方炒枳实改为 6g，竹茹改为 20g，黄连改为 3g，加胆南星 6g，炒酸枣仁 30g，川芎 3g，通草 6g，炒薏苡仁 30g，炒白扁豆 10g。10 剂，水煎服，日 1 剂。

按：眠浅，心烦，急躁易怒，为脏躁，甘麦大枣汤合酸枣仁汤治之，同时加佛手、苏叶理气宽胸。因其有口黏、口干不欲饮等症，为中焦湿热之象，故加黄连清热燥湿。服之效可，但急躁易怒，烘热汗出不减，又拟黄连温胆汤治之，效好。

**案 12** 张某，女，72 岁，以“失眠 2 年”为主诉于 2013 年 11 月 8 日初诊。症见：入睡困难，不服安眠药则不能入睡，每晚服一片安眠片，睡 5 小时，晨起后头昏沉，不心烦，纳可，口不干苦，二便调，舌质红，苔黄厚，脉细。耳鸣6年。既往诊断为焦虑症。

处方：熟地黄10g，当归10g，生白芍10g，川芎6g，炒酸枣仁30g，茯神10g，茯苓10g，小麦30g，丹参15g，通草6g，怀牛膝10g，生龙骨、生牡蛎各30g（先煎），生甘草3g。15剂，水煎服，日1剂。

二诊（2013年12月4日）：服上方后症状明显好转，近段因生气腹胀，嗳气，两胁胀痛，满，纳食一般，二便正常。舌质红，脉细滞。

处方：上方加苏梗10g，清半夏10g，丹参改为30g，小米一撮为引。10剂，水煎服，日1剂。

按：患者为年老之人，切其脉细，病程长，此不寐为心肝肾血虚。用四物汤加酸枣仁汤补其虚，用牛膝，一为补肝肾，二为引火下行，加通草，以引火从小便出，其使补而不滞。

**案13**　李某，女，60岁，以"失眠8年余，加重1年余"为主诉于2014年3月14日初诊。症见：失眠、心慌、急躁、烘热汗出。患者50岁绝经，绝经2年后出现后半夜入睡难，近1年出现整夜入睡难，仍有心慌、急躁、烘热汗出，服安眠片。下午胃部痞塞，嗳气，纳可，咽干有异物，右耳胀，大便如粟，2日1次，小便可。舌淡暗，苔白厚乏津，脉沉滞。

处方：清半夏10g，陈皮10g，茯苓10g，炒枳实12g，竹茹30g，黄连6g，黄芩10g，大黄10g（后下）。10剂，水煎服，日1剂。

二诊（2014年3月26日）：服上药2剂后腹泻，大黄减至5g仍每日腹泻3~4次，乏力纳差，仍失眠，口服阿普唑仑1mg入睡仍困难。

照上方去掉大黄加淡豆豉30g，炒神曲10g，玫瑰花6g，夜交藤30g，夏枯草10g。15剂，水煎服，日1剂。

三诊（2014年5月14日）：服上方25剂。效显，乏力纳差，腹泻愈，眠可，不服安眠药可入睡，现出汗多，燥时汗出加重，夜间汗少，大便日1次，稍稀，小便可。舌暗红，苔薄黄，脉细。血压135/75mmHg。

处方：清半夏10g，陈皮10g，茯苓10g，炒枳实10g，竹茹30g，黄连6g，夏枯草10g，生白芍30g，灯心草3g，生甘草6g。15剂，水煎服，日1剂。

按：余治疗失眠，素来辨证施治，不滥用酸枣仁、柏子仁等治疗失眠之品，今患者舌苔黄厚腻，痰火扰心之兆，故投黄连温胆汤而取效，合泻心汤者因为大便干，胃脘痞塞，《内经》："中满者，泻之于内。"《伤寒》亦有"心下溏，按之濡，其脉关上浮者，大黄黄连泻心汤主之"。

**案14**　程某，女，42岁，以"失眠10年"为主诉于2014年2月10日初诊。症见：入睡困难，每晚3~4小时，心烦，夜间口干，饮水多，易上火，咽部易肿痛，胃胀，纳差，饥饿时不吃东西胃痛，吃后胃胀。痛经，血块多，经前腹胀，乳胀。大便偏干，日一次。小便黄，舌质淡红，苔薄腻。常上夜班，倒时差致失眠。

处方：连翘 10g，莲子心 3g，麦冬 15g，竹叶 10g，黄连 6g，炒枳实 10g，生白芍 30g，清半夏 10g，香橼 10g。10 剂，水煎服，日 1 剂。

另：生白芍 30g，醋延胡索 15g，制香附 10g，炒小茴 10g，炮干姜 10g，五灵脂 10g，蒲黄 10g（包煎），山楂炭 15g，炙甘草 20g。5 剂，水煎服，日 1 剂。

**案 15**　温某，男，51 岁，以“眠差 10 余年”为主诉于 2013 年 5 月 6 日初诊。症见：彻夜难眠，浑身疼，两手指僵硬已 1 年余。大便正常。舌暗红，苔黄腻，脉沉滞。曾服中药治疗，未坚持。患者血压高 10 余年，平时 160/120mmHg，服降压药后 150/110mmHg，平时饮酒多，饮酒后血压升高。今测血压 150/100mmHg。

处方：清半夏 12g，陈皮 10g，茯苓 20g，炒枳实 12g，竹茹 30g，黄连 6g 冬瓜子 30g，生薏苡仁 30g，桃仁 10g，泽泻 15g，连翘 12g，赤小豆 30g，干地龙 20g，怀牛膝 10g，生甘草 3g。15 剂，水煎服，日 1 剂。

二诊（2013 年 6 月 3 日）：服上方 15 剂，效可。现症见：眠差，入睡难，近 2 日每晚睡 3~4 小时，已不服安眠药。头懵，眼昏，眼干，眼肿。纳差，不知饥，纳后胃胀满，二便调。舌质红，胖大，有齿痕，苔薄黄，脉沉滞。

处方：清半夏 10g，陈皮 10g，茯苓 12g，炒枳实 10g，竹茹 30g，黄连 6g，白豆蔻 10g（后下），炒酸枣仁 30g，夜交藤 30g，夏枯草 30g，珍珠母 30g（先煎），生甘草 6g。10 剂，水煎服，日 1 剂。

按：患者素来饮酒多，舌苔黄腻，为有痰湿，血压高，手指僵硬为有瘀血，舌暗苔黄腻，因而可知其并成于痰湿热瘀，治宜化痰通络，利湿涤浊，用涤浊汤和黄连温胆汤。服之显效。

**案 16**　王某，女，53 岁，以“不寐 10 年”为主诉于 2007 年 3 月 16 日初诊。不明原因出现入睡困难，心烦，而且早醒，每晚能休息 3~4 小时，右胁肋闷痛，腰酸，云雾移睛，手阵红不发热，面色黄时潮红，口出气热，食欲减退，大便溏薄，日 3~4 次，矢气有热感，小便正常。舌质红，边有裂纹而痛，苔白厚，脉细。诊断为不寐、胁痛、泄泻，病机为肝强脾弱，郁久化热，上扰心神，下迫大肠，治以缓肝扶脾，泻心清肠。

处方：陈皮 10g，生白芍 15g，防风 6g，炒白术 10g，葛根 10g，黄芩 10g，黄连 6g，生龙骨、生牡蛎各 30g（先煎），小麦 30g，地骨皮 10g，竹叶 10g。12 剂，水煎服，日 1 剂。

二诊（2007年4月4日）：上方共服30剂，胁肋痛减轻，大便溏改善，睡眠改善不明显，有些憋闷，烦躁，矢气热灼肛。舌质红，苔白厚，脉细。

处方：柴胡10g，黄芩10g，川芎10g，炒苍术10g，草果6g，知母10g，蒲公英15g，竹叶10g，郁金10g，灯心草3g，茯苓10g，茯神10g，生甘草6g。12剂，水煎服，日1剂。

三诊（2007年4月18日）：服药后，症状明显缓解，右胁闷痛偶有发作，揉按后即可缓解，入睡虽慢，但早醒已无，饮食可，二便正常，每天早中晚，面、手皮肤红，时有手心热。舌质淡红，苔黄厚，脉细。

处方：生地黄10g，生白芍10g，当归6g，牡丹皮10g，地骨皮10g，忍冬藤20g，通草6g，连翘10g，竹茹15g，丝瓜络15g，生甘草6g。12剂，水煎服，巩固治疗。

按：本案虽以不寐为主诉来诊，但同时伴有胁肋闷痛及泄泻，症情复杂，据右胁肋闷痛，口出气热，食欲减退，大便溏薄，日3~4次，矢气有热感，入睡困难，心烦等症分析，乃由肝郁日久，乘客脾胃，脾失运化，湿浊内生，郁而化热，湿热交结，上扰心神则不寐心烦，下迫大肠则泄泻、矢气热灼，郁于肝胆则胁痛，治以痛泻要方缓肝理脾，合葛根芩连汤清热燥湿，加生龙骨、生牡蛎、小麦、地骨皮、竹叶，清心安神，药后病情减轻，复诊重点抓住肝郁为脏腑功能失调而致郁热的关键，治用达郁法，郁解热自散，收效甚佳，三诊之时，大邪已除，尚有络脉余热，以清气通络收功。

**案17** 申某，男，河南中医学院学员，1978年11月初诊。患者自暑假后到现在，睡眠一直很差，2个多月来，虽服用不少药物，但效果不著，余据其所治，随用血府逐瘀汤加生龙骨、生牡蛎各30g，3剂而睡眠复常。

按：失眠即不寐，原因很多，常用方药，已服不少，只得另辟蹊径以探之，故采用活瘀之法。王清任曾云："夜不能睡，用安神养血药治之不效者，此方若神。"由于药证相合，果收"若神"之效。

**案18** 孔某，男，48岁，以"失眠多梦30年余"为主诉于2010年1月初诊。症见：入睡可，但梦多，半夜醒后入睡困难，腰酸，全身乏力，无精神，应酬多，纳食可，便秘日行一次，干结便血，腹胀，耳鸣，眼花。舌质淡红，苔黄腻，脉沉有力。既往：脂肪肝。中医诊断为不寐，属心肝火旺证，治以清心平肝，养血安神为主，处以眠安汤（经验方）加减。

处方：炒酸枣仁30g，茯苓10g，茯神10g，小麦30g，琥珀3g（后下），夏枯草15g，黄芩10g，竹叶10g，生甘草3g。10剂，水煎服，日1剂。

二诊：服上方后失眠好转，醒后觉眼胀，耳鸣眼花消失。现症见：睡眠时间可，每晚6~7小时，但睡眠质量差，入睡即做梦，每晚如此，已30余年，源于当时用脑思考过度，纳可。二便正常，时有大便一天 2 次，曾服雪莲果致胃凉，现食凉易致腹中不适，腹胀。舌质红，苔白厚稍腻，脉细。治以健脾、清心、安神。

处方：炒山药 30g，炒白术 10g，良姜 3g，茯神 10g，茯苓 10g，小麦 30g，生龙齿 30g，琥珀 3g（另包冲），灯心草 3g，生甘草 3g。15 剂，水煎服，日 1 剂。

三诊：服上药 14 剂，效可，眠明显好转，但仍眠时梦多，余无明显不适，纳可，大便 1 日 2 次，不成形，小便可。舌红苔微黄，脉细。上方加炒白扁豆 15g，黄连 3g。15 剂，水煎服，日 1 剂。

按：本患者思考过度，大脑过劳，伤精耗神，阴精肝血亏虚，肝不藏魂，心不藏神，则眠差梦多，血虚肠道失于濡养，则大便干结，血虚清窍失去濡养，则耳鸣眼花腰酸乏力，舌苔黄腻说明体内亦有热，故选用酸枣仁汤加味，养血除烦安神，加琥珀重镇安神，夏枯草清肝火明目，竹叶清心，黄芩清热除烦。用药得当，故服药后失眠好转。二诊时得知患者曾久服雪莲果，其性寒凉损伤脾胃阳气，脾虚易生湿，“脏寒生满病”，故腹胀不适，不喜凉食，苔白厚腻，“胃不和则卧不安”，脾胃失调亦可导致失眠，故用炒山药、炒白术健脾燥湿，良姜温中驱寒。三诊之时脾胃寒湿渐去，舌苔微黄，提示体内微有热象，故又随证加白扁豆和胃化湿，黄连清心除烦。

《灵枢 · 大惑论》曰：“神劳则魂魄散，志意乱。”张锡纯也说：“魂魄者，心神之左辅右弼。”《素问 · 八正神明论》曰：“血气者，人之神，不可不谨养。”所以我们应注意不可过劳，保精养神，调养血气。

**案 19**　张某，女，72 岁，以“失眠 2 年”为主诉于 2013 年 11 月初诊。症见：每晚不服安眠药则不能入睡，服氯硝西泮 1 片，能睡 5 小时，早起时头昏沉，耳鸣 6 年，纳可，二便调。舌质红，苔黄厚，脉细。既往有焦虑症。中医诊断为不寐，为心肝血虚证，治以补血养心安神为主，处以四物合眠安汤加减。

处方：熟地黄 10g，当归 10g，生白芍 10g，川芎 6g，炒酸枣仁 30g，茯神 10g，茯苓 10g，小麦 30g，丹参 15g，怀牛膝 10g，通草 6g，生龙骨、生牡蛎各 30g（先煎），生甘草 3g。15 剂，水煎服，日 1 剂。

二诊：服上方后，睡眠明显好转，近期因生气腹胀，嗳气，两胁胀痛满，饮食一般，二便正常。舌质红，苔薄黄，脉细滞。上方加苏梗 10g，清半夏 10g，丹参改为 30g，小米一撮（包煎）为引。15 剂，水煎服，日 1 剂。

按：失眠，中医称为“不寐”，关于其病因病机，《景岳全书 · 不寐》中论：“不寐证虽病由不一，然惟知邪正二字则尽之矣。盖寐本乎阴，神其主也，神安则寐，神不安则不寐；其所以不安者，一由邪气之扰，一由营气之不足耳。”可见造成失眠的原因虽多，但总不外虚实两端。此患者已经72岁高龄，耳鸣6年，观其精神气色，问其症状，无明显热证，虽舌红苔黄，可舍舌象从证。清代《冯氏锦囊》亦提出“壮年人肾阴强盛，则睡沉熟而长，老年人阴气衰弱，则睡轻微易知”。老年人阴气衰弱，加之患者发病前情绪紧张，神魂不安，引发失眠，正常人睡醒后应头脑清醒，而患者晨起后反而头脑昏沉，故为虚瘀兼加证，既有血不养神又有邪气内扰。故用四物汤加酸枣仁汤加减，去苦寒的知母，加丹参、怀牛膝活血化瘀，引气血下行，龙骨、牡蛎收涩安神，方证相应，故药后症状明显好转，复诊时因生气两胁胀痛、腹胀、嗳气，故随证加苏梗宽中理气，半夏、小米，取半夏秫米汤之意，和胃气，交接阴阳，提高疗效。

## 多寐

**案1**　马某，男，56岁，以“精神困乏2月余”为主诉于2014年3月5日初诊。症见：嗜睡，困乏，闭目则入睡，头懵。纳可，二便调。血压(140~150)/(90~100)mmHg，血糖略高，未服药，头部CT正常。舌淡红，苔薄白，脉沉滞。证属阳气内郁，不能外达。

处方：藿香10g（后下），苏叶10g（后下），炒神曲10g，荷叶30g，柴胡10g，黄芩10g，清半夏10g，川芎10g，茯苓10g，生甘草3g，生姜为引。15剂，水煎服，日1剂。

按：患者体壮，非虚象，而又精神困乏，此乃阳气内郁，不能外达之征。藿香、苏叶既能畅中，又能外达，小柴胡运转枢机，畅通上下，川芎可上行头目，荷叶升清降浊，茯苓健脾渗湿，阳气振奋，上下内外通达，而精神自爽。

**案2**　杜某，男，70岁，以“嗜睡3月余，手脚肿胀1月余”为主诉于2013年8月19日初诊。症见：嗜睡，饭后即睡，消化不良，平时不渴，不喜欢饮水，大便不干，日1次。舌淡胖，苔薄黄，脉沉弦。曾在西宁居住1月余，期间发现手脚肿胀，下肢按之凹陷。中风后遗症病史6年，右侧肢体运动不利，并肿胀，生活可自理，血压高，常服降压药，本次血压130/80mmHg。2013年7月16日检查：偶发性早搏，脑动脉硬化，谷草转氨酶、谷丙转氨酶、总胆红素、直接胆红素升高，血糖尿检正常。

处方：清半夏10g，陈皮10g，茯苓30g，炒苍术12g，厚朴10g，荷叶30g，川芎12g，泽泻15g，生薏苡仁30g，干姜6g，茵陈30g，郁金10g。15剂，水煎服，日1剂。另：活血通脉胶囊3盒。

2013年9月13日抄方：服上方流涎，加益智仁12g。

二诊（2013 年 10 月 18 日）：服上方 30 剂，精神好转，现症见：嗜睡减轻，手脚肿胀缓解，口流涎，有异味，不干不苦，双下肢肿，按之凹陷不起。舌淡胖，苔稍黄厚腻，脉沉滞。

处方：炒苍术 12g，黄柏 10g，生薏苡仁 30g，茯苓 15g，赤小豆 30g，滑石 30g（包煎），益智仁 10g，荷叶 15g，苏叶 6g（后下），木瓜 30g，生甘草 3g。15 剂，水煎服，日 1 剂。

按：嗜睡多有 2 种情况：一者阳虚，即伤寒少阴病之但欲寐；一者湿气困脾，脾气失伸。该患者虽有嗜睡、郁胀 2 种疾病，但病机统一，此系水湿困脾，脾阳失伸所致。《素问 · 至真要大论》："诸湿肿满，皆属于脾。"《素问 · 生气通天论》："阳气者，精则通神，柔则养筋。"以二陈汤合平胃散佐以利湿之品，以达燥湿健脾之旨，使脾阳得伸，则郁胀自除，神自清明。

**案 4**　冯某，男，河南中医学院 73 级药学系学员，近来嗜睡现象比较严重，整天昏沉欲睡，余无异常。嘱服理中丸，一盒未服完即愈。

按：此为脾阳不振之候，用理中丸，单刀直入，一战成功。

## 痴呆

李某，男，80 岁，以"痴呆 20 余年"为代主诉于 2014 年 3 月 19 日初诊。（家人代述）症见：患者手抖，走路前倾，小碎步，生活可自理（糊涂时候多，清楚时候少），鼻涕、口水多，一直打喷嚏，天热减轻。纳眠可，大便干，小便困难。舌红干，苔花剥，脉缓。2008 年患脑中风，未留后遗症。

处方：生地黄 15g，竹叶 10g，夏枯草 10g，赤芍 15g，牡丹皮 10g，生白芍 15g，麦冬 15g，石菖蒲 6g，生甘草 6g，通草 3g，益智仁 10g，胆南星 6g，桑叶 10g。10 剂，水煎服，日 1 剂。

二诊（2014 年 4 月 4 日）：服上方 20 剂，效可，脾气好转，前 3 天服药打喷嚏愈，近又复发，易怒，好动。

处方：当归 10g，生地黄 15g，桃仁 10g，红花 10g，赤芍 15g，柴胡 6g，川芎 6g，桔梗 6g，炒枳壳 10g，益智仁 10g，生甘草 6g。20 剂，水煎服，日 1 剂。

三诊（2014 年 4 月 30 日）：服上方至今，脾气好转，流涎、鼻涕减少，打喷嚏减轻，4 月 12 日查眼底出血，视力可，舌脉同上。处方：上方加薄荷 3g，大黄 10g。30 剂，水煎服，日 1 剂。

按：患者痴呆，但其特点是脾气暴躁，就诊时甚至不能与医生正常交流。结合流涎、大便干结、舌红干有刺等其他症状，可诊为心肝阴虚火旺，痰热蒙蔽心窍。《内经》论述喷嚏时说："阳气和利，满于心，出于鼻，故为嚏"，可推断喷嚏为患者心阳满溢，阳气通利处于鼻所致。治以清热养阴，泻火开窍，祛痰活血。根据《内经》“脏实者泄其腑，腑虚者可补其脏”的理论，泻心经火热可用导赤散，且照顾到患者原有膀胱结石、小便不利等症状。以夏枯草、赤芍、牡丹皮、白芍清肝凉血活血，以胆南星、石菖蒲、益智仁祛痰浊、开心气、益肾精，以桑叶清泄上焦之热，兼顾患者善嚏之症，以麦冬壮水之主以制阳光。二诊患者服药20剂，效可，脾气暴躁已有明显改善，此时患者热象已不显，除肾气不足、髓海空虚以外，更主要的病机在血瘀，处以血府逐瘀汤加减。三诊患者服药近1个月，脾气已基本不再暴躁，流涎、喷嚏也减轻。续以上方加减巩固疗效。

## 心悸、不寐

徐某，女，25岁，以“心慌、眠差6年”为主诉于2013年7月26日初诊。症见：思虑过多，眠浅，晨起仍精神差，做梦不多，有强迫症症状。心慌，易口腔溃疡。稍活动即汗出较多，手脚心易出汗，口渴、饮水较多，未曾诊治服药。纳可，大便不干，排解不利。月经提前，量少。经前乳房不胀。舌质红，少苔，脉细而数。

处方：酸枣仁10g，柏子仁10g，当归10g，天冬15g，麦冬15g，生地黄10g，党参10，玄参10g，云苓10g，远志肉10g，桔梗6g，竹叶10g，灯心草3g，郁金10g，生甘草6g。10剂，水煎服，日1剂。

二诊（2013年9月2日）：服上方10剂，效佳。睡眠改善明显，强迫症状稍有改善。3天前出现口腔溃疡，今好转。睡时有磨牙情况，梦多，饮水多，汗出减少，偶有夜里惊醒，眠不深。舌淡红，边有齿痕，苔少，脉细。

守上方麦冬改为30g。10剂，水煎服，日1剂。

按：患者心慌，失眠，耳鸣，易上火，口腔溃疡，是由阴亏血少，心肾之阴不足所致。虚烦少寐，心悸神疲，皆由阴虚血少，阴虚阳亢而生。血燥津枯，故大便不利，舌为心之外候，心火上炎，故口舌生疮。用天王补心丹合导赤散，一补阴血不足之本，一治虚烦少寐之标，标本并图，阴血不虚，则所生诸症，乃可自愈。方中桔便，一般为载药上行。汪昂《医方集解》论天王补心丹：治思虑过度，心血不足，怔忡健忘，心口多汗，大便或秘或溏，口舌生疮等。陈修园《时方歌括》主治心血不足、神志不宁，津液枯竭，健忘怔忡，大便不利，口舌生疮。总的来说，每遇因思虑过度而致心阴血不足、心火偏旺所致的神志不定、心悸不寐，往往投此方而收效。

## 梦魇

赵某，男，23岁，以“梦中出现特征暴力行为，发作10余年”为主诉于2014年12月1日初诊。症见：夜间睡眠期间有拳打脚踢现象，伴有愤怒言语或叫喊，旁人需极大声方能将其唤醒，醒后可详细回忆梦境有打架等暴力行为，脑鸣，记忆力严重下降。平素烦躁，易发脾气，易胡思乱想，静不下心。口苦，口干不欲饮，乏力，精神倦怠。纳可，眠浅，大便偏稀，日2~3次。有大量吸烟、饮酒史，现已戒酒。舌质红，苔黄腻，脉细数。近10年来无明显诱因出现。曾于多家医院治疗，诊为睡眠障碍、焦虑症，治疗均效不佳。

处方：清半夏10g，陈皮10g，茯苓12g，炒枳实10g，竹茹30g，黄连6g，连翘10g，莲子心3g，琥珀3g（吞服），朱砂0.2g（吞服），生地黄10g，生甘草3g。15剂，水煎服，日1剂。

二诊（2014年12月22日）：服上方15剂，觉情绪稍有好转，注意力渐能集中，记忆力有所改善，眠仍较差，梦里仍有暴力行为。脑鸣、耳鸣仍有，觉口干口苦，食欲减退，乏力。大便干燥难解，日1次，小便正常。舌质暗，苔黄厚腻，脉沉滞有力。

处方：当归10g，生地黄20g，桃仁10g，红花10g，赤芍15g，柴胡6g，川芎6g，桔梗6g，炒枳壳6g，怀牛膝10g，栀子10g，生甘草6g。15剂，水煎服，日1剂。

按：患者曾有大量吸烟、饮酒史，饮食多有偏嗜，加之不良生活习性，渐致痰浊内生，郁而化火。心藏神，痰火扰心使得神志不安，神受其扰而梦中出现暴力行为。心为五脏六腑之大主，《素问·灵兰秘典论》言：“主明则下安。”《素问·上古天真论》述：“是以志闲而少欲，心安而不惧。”以此辨为痰火扰心证，以黄连温胆汤加味治之。方中琥珀、朱砂重镇安心神，加入连翘、莲子心有清宫汤之方义，旨在加强清心之力，佐以生地黄滋阴降火。复诊症有所改善，虑其兼证颇多，似无从下手，王清任曾云：“夜不能睡，用安神养血药治之不效者，此方（血府逐瘀汤）若神。”故以血瘀论治，方用王清任血府逐瘀汤，以期获效。

## 四肢厥逆（厥证）

胡某，女，29岁，已婚，以“四肢冰凉7年余”为主诉于2014年4月11日初诊。症见：四肢冰凉，冬天加重，纳差，下巴长痤疮，眼干涩，畏光、畏风，眠浅，便秘，日3次。月经可，偶痛经。舌苔薄微黄，脉沉滞。本患者未服过中药。调理欲要子。

处方：柴胡10g，生白芍10g，炒枳实10g，通草6g，玄参15g，川木通6g，川牛膝10g，炒神曲10g，生甘草6g。10剂，水煎服，日1剂。

按：患者四肢冰凉，面部时有痤疮，大便干，此为气机不畅，阳气内郁不能外达，郁而化火之故，仲景四逆散最适合，加木通、通草取气机通达，阳气通畅之义。

## 心悸

**案1**　桂某，女，63岁，以“双腿酸软、心慌2年余”为主诉于2013年7月15日初诊。症见：心慌，凌晨三四点心搏快，1分钟左右即消失，劳累后发作频繁。平素不喜饮水，纳眠可，大便干结，常服三黄片稍好（已有4年）。双腿酸软。舌淡胖，苔黄厚腻，脉细。曾查心电图正常。患者近2年冬天右腿冰凉。易感冒，有贫血史。

处方：党参10g，麦冬15g，炒酸枣仁20g，柏子仁10g，小麦30g，当归10g，肉苁蓉30g，山萸肉10g，竹叶10g。10剂，水煎服，日1剂。

二诊（2013年8月5日）：服上方16剂，觉心慌减，半夜不易醒。背部困痛，双腿酸麻，右腿凉。大便已不干。舌淡胖，苔黄厚腻，脉细。

处方：上方加生黄芪15g，丹参15g，茯苓10g，怀牛膝10g。10剂，水煎服，日1剂。

三诊（2013年8月21日）：服上方6剂后觉内热，不欲食，胃胀满不顺，凌晨4点胃中难受，眼困欲睡，双手心热，自觉发热，不渴。大便不干，3日1行。舌淡暗，苔黄厚腻，脉沉滞。

处方：清半夏10g，陈皮10g，茯苓10g，炒枳实12g，竹茹30g，决明子30g，生甘草6g，栀子10g。10剂，水煎服，日1剂。

按：患者常夜间心悸，结合曾有贫血史，以及大便干，劳累后发作等全身征象，可辨为气阴两虚，心血不足，不能荣养心神，遂发为心悸。以柏子仁、炒酸枣仁、小麦养心安神，党参、麦冬补益气阴，当归、肉苁蓉、山萸肉补益肝肾，补血填精，即治疗心血亏虚之本，又兼顾大便不通之表。心血属阴，阴虚易生内热，加竹叶以清心热。全方治法全面，标本兼顾。患者服16剂，症状即减轻，夜间也不易心慌。效不更方，即以上方加黄芪、丹参、茯苓、怀牛膝兼顾肢体酸困疼痛等不适。三诊时述服药后身热，胃胀满，舌苔黄厚腻，此时内有湿邪，化热补气养阴已不适宜，温胆汤主之。

**案2**　程某，女，81岁，以“阵发性心慌1月余”为主诉于2013年9月25日初诊。症见：阵发性心慌，无力，失眠严重，心烦，入睡可，易醒，醒后难入睡，心烦，每晚睡3~4小时。夜间口干，不欲饮。大便无力，不干，日1次。舌红，苔黄腻，脉沉弦。早搏病史20余年。现服参松胶囊，效可。血压不稳定，脉压差大，血糖偏高。2013年9月本院彩超：胰腺内囊实性占位（发现已10余年），平时无疼痛，胆囊多发结石已10余年。

处方：生地黄15g，竹叶10g，麦冬20g，炒酸枣仁30g，茯苓10g，淮小麦30g，怀牛膝10g，灯心草3g，丹参15g，夏枯草10g，桑叶10g，丝瓜络10g，生甘草3g，大枣3枚为引。10剂，水煎服，日1剂。

二诊：服上方40剂，效显。现症见：心慌，胸闷大减，眠差，入睡困难，易早醒，心烦，夜间易心慌，燥热，纳可，不喜凉、油腻之品，大便2日1次，不干，排解无力，时有矢气。易烦躁，易上火，时有口苦，有颈椎病，脉压差大。舌红，苔白腻，有裂纹，脉弦数。

处方：连翘10g，莲子心3g，麦冬30g，竹叶10g，玄参15g，黄连6g，金钱草30g，乌药10g，珍珠母30g。10剂，水煎服，日1剂。

按：此属心悸。本病患者一派心肝火旺、心神失养之状。以导赤散合酸枣仁汤兼以清肝之品，清心肝之火，养血安神。《素问·灵兰秘典论》云："心者，君主之官，神明出焉。"心肝火去，则神明自安，心慌亦除。治疗老年心悸常用炙甘草汤，用于治疗脉结代，心动悸，但要具体问题具体分析。

**案3** 王某，男，59岁，以"频发心慌胸闷1月余"为主诉于2013年9月11日初诊。症见：心慌，胸闷，持续时间长短不一，或2小时或几十分钟，有时1天两次发作，胸无疼痛。2个月前饮酒，发作1次，持续8小时，经西医治疗症状缓解，近1个月因劳累，饱食后频发。大便正常。舌胖大、暗，苔黄厚腻。曾有高血压、糖尿病史，服药控制。

处方：清半夏10g，陈皮10g，茯苓12g，竹茹30g，炒枳实12g，黄连6g，桑叶10g，丝瓜络10g，生甘草6g，石菖蒲3g。15剂，水煎服，日1剂。

二诊（2013年9月30日）：服上方15剂，效可。服药期间发作4次，3次时间短，3秒即消，有一次半小时左右，自行消失，发作时心慌程度较以前减轻，服药4天即停止所有治心脏的药物。服药期间口干、饮水多，小便多，夜尿次多，余无不适。舌胖大，暗紫，苔薄黄，脉细。

处方：上方竹茹减为15g，加淮小麦30g，生龙骨、生牡蛎各20g（先煎），炒酸枣仁20g，远志10g。15剂，水煎服，日1剂。

三诊（2014年5月26日）：服上药25剂后症状全部改善，停药。自今年3月来以工作压力大偶有发作，现症见：近10天发作过1次，心慌胸闷。舌质暗，苔黄腻，脉缓滞。

处方：清半夏10g，陈皮10g，茯苓10g，炒枳实10g，竹茹30g，黄连6g，冬瓜子30g，生薏苡仁30g，石菖蒲10g，小麦30g，生甘草6g。15剂，水煎服，日1剂。

四诊（2014年7月28日）：服上方15剂，未继服，6月至7月上旬，房颤发作频繁，每遇下班后或过饱后易发作。胸闷、心慌服心宝丸后稍好，近10余天未发作。大便不干。舌胖大，苔黄腻，脉沉细。

处方：党参10g，炒白术10g，茯苓10g，清半夏10g，陈皮10g，木香6g，砂仁3g（后下），炒神曲10g，远志15g，炙甘草6g，生姜3片，大枣3枚为引。10剂，水煎服，日1剂。

按：此系痰火扰心之心悸。夫胆，心之母也。不知脏腑之气，皆取决于胆，胆气一虚，而脏腑之气皆无所遵从，而心尤无主，况心君原思色乎，君火不明，则易受淫气触动。《成方便读》："胆为清净之腑，无出无入，寄附于肝，又与肝相为表里，肝藏魂，夜卧则魂归于肝，胆有邪，岂有不波及于肝哉？且胆为甲木，其象应春，今胆虚即不能遂其生长发陈之令，于是土得木而达者，因木郁而不达矣。土不达则痰涎易生，痰为百病之母，所虚之处，即受邪之处，故有惊悸之状。此方纯以二陈、竹茹、枳实、生姜，和胃豁痰，破气开郁之品，内中并无温胆之药，而以温胆名方者，亦以胆为甲木，常欲其得春气温和之义耳。"以黄连温胆汤理气化痰，清胆宁心，患者服15剂即觉症状明显减轻，遂守首方加减继续调治。

**案4**　温某，女，58岁，以"胸闷痛、心慌气短4年余"为主诉于2012年6月4日初诊。症见：胸闷痛、心慌，气短。时而觉左臂下侧痛，纳差不知饥，眠差，二便调，口苦。舌质淡红，苔薄白，舌下脉络迂曲，脉细滞。患者因生气、着急出现上症，冬季明显，未服过中药，7天前曾检查心电图正常。

处方：柴胡10g，生白芍15g，当归10g，炒白术6g，茯苓10g，薄荷3g（后下），制香附10g，炒枳实10g，牡丹皮10g，栀子10g，生甘草6g。10剂，水煎服，日1剂。

二诊（2012年6月15日）：述上方服10剂，愈。又因劳累发作，口苦、口干，偶尔胸闷，失眠，纳可，二便可。舌淡红，苔白腻，脉滞。

处方：柴胡10g，黄芩10g，清半夏10g，党参10g，川楝子6g，延胡索10g，金银花10g，连翘10g，生牡蛎30g（包煎），生甘草6g。10剂，水煎服，日1剂。

按：患者因生气而致胸闷、气短、心慌，生气后加重，胸为胆经所布，又肝主疏泄，调情志，生气后，怒则伤肝，肝气郁滞，口苦为肝郁化火之兆，故投丹栀逍遥散效佳。心慌为肝气郁滞、心气不畅之兆，每见肝气郁滞者必投此方。此方组方极为巧妙。肝藏血，肝主疏泄，体阴而用阳，故归、芍以养肝体，用姜、薄以散之，又是取《内经》"肝欲散，急食辛以散之"之义。《金匮要略》曰：见肝之病，知肝传脾，当先实脾。故用茯苓、白术之品实之。

**案5**　杨某，女，49岁，以“胸闷、心慌3个月”为主诉于2014年2月13日初诊。症见：胸闷、心慌，劳力后加重，休息后缓解，心电图无异常。本次月经正常，量大，血块多，稍腹痛，劳力后腿颤抖，晨起口苦。血压正常，眠多，易困，纳可，二便调。舌淡红，苔薄白，脉沉弱。中医诊断：大气下陷。

处方：党参15g，生黄芪30g，知母15g，桔梗6g，升麻6g，柴胡6g，山萸肉10g，茜草炭10g，煅乌贼骨30g，炙甘草6g。6剂，水煎服，日1剂。

按：患者胸闷心慌，劳累后加重，脉沉弱，为胸中大气陷落之侯，故用张锡纯《医学衷中参西录》升陷汤。原书曰：“治胸中大气下陷，气短不足以息，或努力呼吸者似乎喘，或气息将停危在顷刻，气分危极下陷者，再加人参数钱，或再加山萸肉数钱，以收敛气分之耗散，使升者不至复陷，更佳。”

**案6**　周某，男，76岁，以“胸闷、心慌1年余”为主诉于2014年10月22日初诊。症见：午休后出现胸闷、气短症状，自觉心中空虚感，有饥饿感，食后觉舒。纳可，眠差易醒，梦多，每晚睡4~5小时。大便日2次，较成形，小便异味重。喜饮水。舌质暗红，苔白腻，脉沉弦。近1年来出现活动过多，劳累或上下楼梯时易出现胸闷、心慌、气短症状，曾做心电图、心脏彩超无明显异常，无胸痛，未予治疗。既往有哮喘史20余年，曾服中药症减，现用喷雾剂控制。高血压史10余年，血压控制尚可。

处方：党参15g，麦冬20g，五味子10g，桂枝10g，生白芍10g，厚朴12g，杏仁10g，炙麻黄3g，炒苏子3g，生山药30g，小麦30g，炒酸枣仁15g，炙甘草6g，生姜3片，大枣3枚（切开）为引。15剂，水煎服，日1剂。

按：《素问·灵兰秘典论》曰：“心者，君主之官，神明出焉。肺者，相傅之官，治节出焉。”肺朝百脉而主治节，助心行令。患者有哮喘病史20余年，肺之治节不行，则君主失安，出现胸闷、心慌等症状。心中空虚感，食后觉舒为心气虚惫之象。以心肺同调为治则，方选生脉散、桂枝加厚朴杏子汤、甘麦大枣汤三方合而治之，既能补心气、安心神，又能恢复肺之宣降功能，仍遵“心血宜养，心血宜活”之大法。

**案7**　李某，男，63岁，以“胸闷、气短2年余，双下肢水肿1年余”为主诉于2014年10月27日来诊。症见：胸闷、气短、乏力，嗳气，偶有烧心、吐酸水，双下肢肿胀、发沉，下午重、晨起轻，按之不易起。大便日2~3次，成形，小便可。纳眠可。舌质紫暗，苔黄腻，脉数大。自述有冠心病病史10多年，未予服药，近2年来活动过多时出现胸闷、气短。于今年1月在河南中医学院第一附属医院门诊治疗，症状时轻时重。服西药治疗，现欲汤药治疗，今来就诊。血压不高。

处方：党参 10g，炒白术 10g，茯苓 10g，生山药 30g，小麦 30g，生龙骨、生牡蛎各 30g（先煎），山萸肉 10g，炙甘草 6g。15 剂，水煎服，日 1 剂。

二诊（2014 年 11 月 28 日）：服上方 25 剂，效佳。胸闷气短明显减轻，双下肢肿胀较前好转。现症：双下肢肿，按之凹陷不易起，下午活动后明显，左腿较重，纳眠可。大便日 3~4 次，无腹痛，小便可。舌质红，苔薄白，脉数大。

处方：党参 10g，炒白术 10g，茯苓 10g，生山药 30g，炒白扁豆 10g，炒薏苡仁 30g，炒莲肉 15g，陈皮 10g，砂仁 3g（后下），桔梗 6g，五味子 10g，小麦 30g，炙甘草 6g。20 剂，水煎服，日 1 剂。

按：结合患者病史，活动过多时会出现胸闷、气短，病属虚证，病位在心。患者又有双下肢水肿的表现，又有邪实。结合其脉象数大，乃元气欲脱之象。《素问·至真要大论》曰："诸湿肿满，皆属于脾"，故从心脾两虚来论治。在用药上，要注意顺应脏腑之性，即"心主血脉，心血宜养宜活"。方中用四君子汤合小麦补气养心健脾，生山药补肺脾肾之气，生龙骨、生牡蛎、山萸肉补敛元气，且生龙骨、生牡蛎能化痰。陈修园曰："痰水也，随火而上升，龙属阳而潜于海，能引上逆之火，泛滥之水下归其宅，若与牡蛎同用，为治痰之神品，今人只知其性涩以收脱，何其浅也。"

二诊时，患者胸闷气短的症状明显改善，下肢肿也有减轻，可见一诊时辨证思路正确，此次患者以下肢肿为主要表现，故此次以治疗水肿为主。仍从脾虚论治，方用参苓白术散加味治疗。治病求本是医者必须遵循的原则，内科杂病，病情复杂，病程缠绵，除了注意多虚、多瘀、多痰外，还要注意脾胃的调理。此病即心病从脾胃论治的代表。

**案8**　花某，男，65 岁，以"心慌，乏力 20 余天"为主诉于 2013 年 6 月 24 日初诊。症见：动则心慌、乏力，腿无力。纳眠可，二便可。舌淡胖，苔薄黄，脉沉弦。曾入住某医院，查：白细胞偏低，做骨髓穿刺，诊断为巨核细胞成熟障碍。出院诊断：免疫性血细胞异常。血沉高（136mm/h），血糖、血压、心电图检查均正常。2008 年心梗一次。

处方：党参 15g，麦冬 30g，五味子 10g，山萸肉 10g，生黄芪 30g，丹参 30g，炙甘草 6g，大枣 4 枚为引。15 剂，水煎服，日 1 剂。

二诊（2013 年 7 月 12 日）：服上方 13 剂，觉心慌减轻，走快时觉腿发软，近来大便不规律，不干，2~3 天 1 次，余无不适。舌淡胖，苔黄，脉沉弦。

处方：党参 15g，麦冬 15g，五味子 10g，山萸肉 10g，生黄芪 30g，柏子仁 10g，小麦 30g，当归 15g，茯苓 10g，炙甘草 6g，大枣 4 枚为引。15 剂，水煎服，日 1 剂。

按：患者心中悸动不安，乏力，为心气虚弱之候。治疗时也当照顾到患者有血液疾病、心梗史。《内经》云“心苦缓，急食酸以收之”，在临证时要常牢记“心血宜养，心血宜活”的原则，因此以生脉散加减益气敛阴，收敛心气，并加丹参活血养血。二诊时患者服药 13 剂，已觉心慌减轻，仍有气虚症状，其脉空豁，仍以上方基础上加养心的柏子仁、小麦巩固疗效。

**案 9** 韩某，男，40 岁，汽车司机，1976 年 12 月 5 日初诊。平时常有气力不佳之象，近月来心慌较甚，自觉心如悬空，有摇晃感，患者形容心如摇旗一样，气短，喜太息，并右胁疼痛。现诊见脉沉弱，舌质不红，舌苔根部略厚，前半少苔，综观脉症，为心脾两虚，肝气不舒之候，以归脾汤加减治之。

处方：焦白术 9g，炙黄芪 18g，白茯苓 12g，党参 15g，炙远志 9g，柏子仁 12g，当归 9g，五味子 9g，木瓜 9g，红花 9g，炒白芥子 9g，炙甘草 9g，生姜 3 片，大枣 4 枚。水煎服。

二诊（1976 年 12 月 8 日）：上方服 3 剂，心已安宁，胁亦不痛，为巩固疗效，上方去红花、白芥子，继服 3 剂。

按：心藏神而主血，脾主思而统血，患者为汽车司机，常旅途劳累，劳伤心脾，心脾血少，心失其养，则悸动不安，以致心脾两虚，故用归脾汤加减以健脾养心，益气补血，兼敛心神。土虚则木陷，胆脉布于胁，胁痛乃肝气不舒之象，用木瓜疏而提之，用白芥子通行经络，用红花活血通经，此方虽心、脾肝并治，但仍不失以心为主之治，因而收效较捷。

**案 10** （心慌胸痛验案）许某，男，21 岁，1975 年 12 月 26 日初诊。半年来心慌较甚，心率每分钟 130 次，并心前区闷痛，查心电图为室性心动过速，曾服中西药治疗无效（中药系养心安神之剂），现诊。脉数舌暗，遂以血府逐瘀汤加生龙骨、生牡蛎治之。

处方：当归 9g，生地黄 12g，桃仁 9g，红花 9g，赤芍 9g，枳壳 6g，柴胡 6g，川芎 4.5g，桔梗 6g，牛膝 12g，生龙骨、生牡蛎各 24g。水煎服，连服 7 剂，心率减至每分钟 80 次，心前区闷痛亦大减，仍以上方继服。因工作需要，患者欣然携方回商丘。

按：王清任在血府逐瘀汤后治之病曰：“心跳心慌，用归脾安神等方不效，用此方百发百中。”本证正符合王氏所言，且又有血瘀之象，故以血府逐瘀汤治之，果收显效，加龙骨、牡蛎以潜镇心神之浮动，有相得益彰之妙。

## 胸痹

**案1**　孙某，男，46岁，以“左胸部闷痛20余天”为主诉于2013年6月3日初诊。症见：左胸部闷痛，腿痛。纳眠可，二便调。舌质暗淡，胖大，齿痕重，苔白厚腻，脉沉弦。患者间断性胸闷痛6年，近20余天加重。既往高血压病史6年，服药控制可；糖尿病史6年，控制欠佳；高血脂病史6年；左腿股骨头坏死。过去抽烟、饮酒较多。2013年5月16日查CT：冠心病，主要累及前降支起始部管腔中度狭窄。

处方：丹参30g，檀香3g（后下），砂仁3g（后下），郁金10g，全瓜蒌20g，生百合30g，乌药10g，降香6g。10剂，水煎服，日1剂。

二诊（2013年7月5日）：服上方10剂，胸闷已不明显。现症见：偶尔出现左胸痛，钝痛，1分钟后消失。腿疼减。纳眠可，大便稍溏，日1次。右眼昏，目脂多。舌淡暗，苔黄干，脉沉滞。血压、血糖控制可。

处方：全瓜蒌30g，薤白10g，丹参30g，檀香3g（后下），砂仁3g（后下），炒枳实12g，川芎12g，郁金12g。15剂，水煎服，日1剂。

按：患者症状比较单一，为胸闷、胸痛，余无不适，这时可参考患者的理化检查，有心脏前降支中度狭窄，有“三高”，且有抽烟、饮酒等不良生活习惯，可见患者体内瘀浊较盛，胸闷主要在气机不畅，而胸痛则主要责之于血分瘀滞，处以经验方“丹百汤”，本方以丹参饮为基础，加宽胸理气活血的瓜蒌、乌药、郁金，滋阴柔筋的百合，共奏养阴理气、化瘀止痛之功，治疗气滞血瘀兼有阴虚的胸痛、胁痛、脘腹痛，长期的临床观察效果极佳。二诊患者服药10剂，胸痛、胸闷症状即大为减轻。续以丹百汤和瓜蒌薤白白酒汤巩固疗效。

**案2**　韩某，男，62岁，以“胸闷气短1年，加重6天”为主诉于2014年1月3日初诊。症见：胸闷、气短，胸前部憋闷，活动后加重，心跳加快，乏力、怕冷，眼浮肿，双下肢浮肿，纳差，饭后有痞感，眠可，二便调，唇紫绀，痰量不多，色白，现在正服用西药利尿药。舌红，苔黄厚腻（含甘草片后），脉沉滞。2013年12月29日CT检查报告：右肺中叶及下叶炎症，双侧胸腔积液。2013年12月30日彩超：左心大，左心室收缩及舒张功能减低，二尖瓣轻中度反流。

处方：清半夏10g，陈皮10g，茯苓30g，炒苍术30g，炒葶苈子15g（包煎），生薏苡仁30g，草果10g，白豆蔻10g（后下），生甘草6g，防己12g，大枣4枚（切开）为引。15剂，水煎服，日1剂。

三诊（2014年1月17日）：服上方13剂效果不佳。现症见：仍阵发性胸闷、气短、乏力，以夜间明显，血压高，服药控制不佳，最高时 210mmHg，无头晕头蒙等症，双下肢水肿，按之凹陷不易起，双膝以下全肿，觉腹部胀满，纳差，眠可。大便不畅，日一次，小便量少，唇绀。舌质暗红，苔黄厚腻，苔中黑褐色，脉沉滞。血压 186/80mmHg。

处方：木瓜 30g，生薏苡仁 30g，滑石 30g（包煎），泽泻 30g，茯苓 30g，清半夏 10g，大黄 6g（后下），通草 6g，生甘草 3g。20 剂，水煎服，日 1 剂。

四诊（2014 年 2 月 12 日）：服上药 35 剂，胸闷、气短、乏力减轻。现双下肢郁胀，按之凹陷明显，休息一夜胀稍减，双下肢夜间瘙痒明显，胸闷，活动较多时加重，晚上躺下时咳嗽胸闷，吐痰不多，纳可，不喜凉，小便频，服药期间大便稀软，眠可，乏力。舌淡红，苔白厚腻，脉沉弦有力。

处方：杏仁 10g，白豆蔻 10g（后下），生薏苡仁 30g，厚朴 10g，清半夏 10g，竹叶 10g，滑石 30g（包煎），通草 6g，大黄 6g（后下），炒牵牛子 6g。20 剂，水煎服，日 1 剂。

五诊（2014 年 3 月 28 日）：服上方 20 剂，胸闷气短好转，乏力有所缓解。现症见：面色黧黑，有食欲，但多食则胃脘不适，双下肢肌肤甲错，有郁胀感，休息后缓解，夜间双眼仍有瘙痒，眠可，大便 1 日 1 次，不成形，小便可。双唇紫暗。舌淡红，苔黄厚腻，脉沉滞。血压控制不好，高血糖，心力衰竭。

处方：防己 10g，桂枝 6g，党参 12g，生石膏 30g，茯苓 30g，清半夏 10g，生姜 10g，为引。15 剂，水煎服，日 1 剂。

六诊（2014 年 4 月 18 日）：服上方 15 剂，胸闷气短大减，双下肢郁胀及痒感稍有减轻。现症见：食欲减退，饮食无味，乏力，服上方期间，晨起肠鸣音亢进，腹不痛，大便不成形，每日 1 次，眠可，小便频数，夜 4~5 次，进食口中涩感。舌质淡红，苔白厚腻，脉沉滞。4 月 10 日生化检查：白球比 1.12↓，尿素氮 25.4mmol/L↑，肌酐 630mmol/L↑，胱抑素 C 4.33↑。胃肠检查：反流性食管炎、慢性胃炎。肾彩超：双肾实质弥漫性损伤，右肾小囊肿。

处方：党参 10g，茯苓 10g，炒白术 10g，炒山药 30g，炒白扁豆 10g，炒薏苡仁 30g，炒莲肉 15g，陈皮 10g，砂仁 3g，玉米须 30g，生甘草 3g。15 剂，水煎服，日 1 剂。

按：此属胸痹，为水湿困脾所致。先施以燥湿健脾、化湿利水之法，投以二陈、二妙之剂，效不甚显。细究乃湿浊已久，当先去其湿浊之邪，用涤浊法，投以化湿利浊通腑之剂。因湿性重着黏滞，故患者服 30 余剂，湿浊之邪乃去，诉胸闷气短大为减轻。宗《素问·汤液醪醴论》所说“去菀陈莝，微动四极，开鬼门，洁净府……疏涤五脏”之旨，立涤浊之法。

**案3**　王某，女，60岁，以“胸闷、气短2月余”为主诉于2013年11月12日初诊。症见：劳累后出现胸闷、短气，活动后加重，无胸痛，伴耳鸣，头晕，纳眠可，大便日1次，偶尔干，近段干结，小便正常。舌质红，舌如热水烫过一般，苔白腻，有裂纹，脉沉滞。CT示：冠脉重度狭窄。现服药物治疗。49岁断经。高血压病3个月，服药控制正常。

处方：全瓜蒌30g，薤白10g，茯苓10g，杏仁10g，丹参30g，川芎10g，炒酸枣仁30g，小麦30g，当归10g，生甘草6g，党参10g，生地黄10g，竹叶10g。10剂，水煎服，日1剂。

二诊（2013年12月6日）：服上方20余剂，效显，大便已不干，诸症均有明显改善。现症见：胸闷气短较前减轻，但仍有。纳一般，眠可。大便日1次，小便可。眼干，口干欲饮。左耳鸣如蝉，头懵。舌质暗，苔薄黄，脉弦。

处方：上方加怀牛膝30g，玄参10g，炒麦芽15g。20剂，水煎服，日1剂。

三诊（2014年3月31日）：服上方20剂，后未服药，较前有好转，体力增加。2月12日连续3天手麻，入院治疗，后右手麻木，自已做颈椎牵引，麻木消失。昨日清晨又有左手麻木，遂来就诊。仍有胸闷，眼干，口干，耳鸣，头懵，不易消化硬食物。眠可，大便干。双脚趾指甲发紫。舌质暗，苔白厚，脉偏乏力。

处方：炙甘草12g，桂枝3g，炒火麻仁30g，麦冬15g，生地黄30g，党参10g，阿胶6g（烊化），丹参30g，大黄10g（后下）。30剂，水煎服，日1剂。

按：患者胸闷、气短，劳累活动后加重，可知患者有胸阳不足的一面，结合西医检查和脉象看有瘀的一面，苔白腻为痰饮之象，方用瓜蒌薤白汤合茯苓杏仁甘草汤加减。其中瓜蒌、薤白宣通阳气、豁痰利气，且全瓜蒌能润肠通便；配茯苓、杏仁宣肺利气、化饮降逆；心主血脉，心血宜养宜活，故小麦、炒酸枣仁养心，丹参、川芎以活血化瘀；加党参以振胸中阳气；舌为心之苗，患者觉舌头烫是心火上炎之象，故加竹叶清心火。二诊时其症大轻，可见对于经方，只要用之得当，效如桴鼓。

**案4**　张某，女，74岁，以“心中不适30余年，加重2个月”为主诉于2014年12月22日初诊。症见：心中不适，莫可名状，不定时发作，多在下午4~5点发作，伴身热、汗出。自觉心中不适与情绪相关，脾气急时易发生，每次发作10~20分钟后可自行缓解，偶有后背放射痛。晨起口苦，口不渴，腰痛。纳可，大便不干，日1次，小便较频。舌淡红，苔薄白，脉左沉弦，右沉涩。诉30多岁时即检查出患有冠心病，2007年装入心脏起搏器，后因心痛放射至后背，于2012年放入2个支架，现服用阿司匹林、利通丹，未服过中药。

处方：党参15g，麦冬10g，五味子10g，山萸肉10g，炒酸枣仁15g，柏子仁6g，茯神10g，丹参30g，小麦30g，白果10g。15剂，水煎服，日1剂。

按：冠心病患者不通为标，心气不足为本。不通则产生疼痛及心前区不适，但究其根本在于心气虚。患者心中不适30余年，虚象已现，用自拟经验方"养心汤"，系生脉散合酸枣仁汤加山萸肉组成，此案即用本方加味治之。生脉散补益心气，酸枣仁汤养心安神，使心气得养、心气得活，加丹参以活血散瘀，山萸肉性味较酸，正合"心苦缓，急食酸以收之"之理，理法方药齐备。

**案5** 杜某，女，42岁，以"胸胁部沉闷疼5年余"为主诉于2013年4月3日初诊。症见：胸胁沉痛连后背，喜长出气，气不接续。眠差，不易入睡，易醒，多梦，心烦。纳可，双腿憋胀近1个月，夜间口干苦，咽部有烧灼感，嗳气，浑身肌肉疼。大便不干，日3~4次。月经不规律，经常提前，色暗，有块，量不多，经后易头痛。易上火，咽痒。舌红，苔薄白，中剥苔，脉沉滞。

处方：柴胡10g，黄芩10g，党参10g，清半夏10g，炒白术10g，茯苓10g，生山药30g，炙甘草6g，生姜3片，大枣3枚（切开）为引。7剂，水煎服，日1剂。

二诊（2013年5月10日）：服上方14剂，效可。症较前减，仍胸胁部闷痛，头、腿等憋胀痛，周身肌肉触之痛。纳眠可，大便日3~4次，质可，小便频。耳鸣。舌质红，苔薄白，脉沉乏力。

处方：丹参30g，檀香3g（后下），砂仁3g（后下），生百合30g，乌药10g，川楝子6g，延胡索10g，炒白芥子10g，青皮10g，木香10g。12剂，水煎服，日1剂。

按：口苦、咽干、心烦失眠，为肝气不疏，胸胁部属少阳，少阳疏机不利，故而胸胁胀闷疼痛，法当和解少阳，小柴胡汤，效可。其后仍有疼痛，为气滞血瘀之象，用经验方丹百汤，效如桴鼓。

**案6** 段某，女，55岁，郑州市政四街粮店退休职工。胸背痛半个月。患者有陈旧性心肌梗死，经治疗已无明显自觉症状。本次疼痛去省某医院治疗，查心电图有供血不足现象，曾用消心痛、硝酸甘油和一些进口药品均无效。1994年10月9日邀至其家诊察，询其疼痛特点，为卧则痛重，夜间更重，不能入睡，疼痛之甚，难以忍受，几不欲生。诊见舌质光红并有很多细小裂纹，脉细数，口干渴，腹胀，大便数日未行，卧床不起，溲便已不能入如厕。

处方：丹参30g，檀香6g（后下），砂仁6g（后下），百合30g，乌药10g，郁金15g，全瓜蒌30g，炒枳实10g，大黄10g（后下）。3剂，水煎服，日1剂。

二诊：上药服后，痛减十分之九，夜间可以入睡，大便只行一次，干结较甚，腹仍胀，口仍渴，舌脉同上。

处方：丹参30g，檀香6g（后下），砂仁6g（后下），百合30g，乌药10g，郁金15g，全瓜蒌30g，炒枳实15g，大黄15g（后下），炒火麻仁40g，知母15g。3剂，水煎服，日1剂。

三诊：大便已通畅，腹胀减轻，自己可以起床如厕，但口尚干渴（查血糖正常），昨夜胸背又有轻微疼痛，舌脉同上。

处方：百合30g，乌药10g，太子参30g，麦冬15g，全瓜蒌30g，郁金15g，佛手10g。3剂，水煎服，日1剂。

四诊：胸背疼痛，腹胀，基本消失，夜间睡眠好，大便1日1次，口仍干渴，脉舌同上。

处方：百合30g，乌药10g，太子参30g，麦冬15g，玉竹15g，降香6g，丹参15g，佛手10g。4剂，水煎服，日1剂。

五诊：口干渴减轻，已能下床活动，大便正常，夜间胸背偶有轻微疼痛，心慌，舌质红较前轻，已生少量苔，脉细。

处方：百合30g，乌药10g，丹参30g，檀香6g（后下），砂仁6g（后下），郁金10g，降香6g，麦冬15g，炒酸枣仁15g，茯神10g。4剂，水煎服，日1剂。

而后患者由其爱人骑自行车带至诊室就诊，主要治其心脏供血不足的心慌，疼痛未再发作。

按：患者胸背痛，卧则痛重，夜间更重，舌质光红并有很多细小裂纹，脉细数，口干渴，大便数日未行，证属阴虚血瘀，大肠燥结，治以丹百汤（经验方）加味，养阴理气，化瘀止痛，通腹泻浊。待胸痛缓解后，以养阴益气，活血化瘀固本治之。

## 眩晕

**案1**　（气虚头晕）王某，男，37岁，1975年4月16日初诊。自述经常头晕，并气短、心慌、血压低。诊见脉沉弱，舌苔白而略厚。脉证合参，当为气虚头晕。

处方：党参15g，生黄芪18g，白术9g，当归9g，升麻3g，柴胡3g，陈皮3g，菊花9g，生龙骨12g，生牡蛎12g，知母9g，炙甘草3g，生姜9g，大枣4

枚。3剂，水煎服，日1剂。

二诊（1975年4月18日）：头晕已愈。改用四君子汤3剂，以巩固之。

按：头为诸阳之会，清气之府，阴气过盛可致“上气不足，脑为之不满，耳为之苦鸣，头为之苦倾，目为之眩”。此证头晕，正是“上气不足”之候，故以补中益气汤为治，为使头中不足之气更好地安于本位，故佐用龙、牡、菊以潜而熄之。张锡纯常将知母与黄芪配伍，在升陷汤方解中说：“惟其性稍热，故以知母之，凉润者济之。”此方用知母，正是此意。

## 心烦

唐某，男，17岁，1981年6月28日初诊。10天前，感冒初愈，即踢一场足球，踢球后又去游泳，冷水淋冲，次日发烧，体温渐达40℃，经用西药而热退，但心烦热不止，且渐加重，躁而欲狂。舌质较红，脉数。

处方：连翘10，莲子心1.5g，麦冬15g，玄参15g，薄荷6g，黄芩9g，石菖蒲6g，羚羊角3g（磨汁），鲜竹叶卷心一撮。3剂，水煎服，日1剂。

二诊：服完3剂后基本痊愈，心中只有微热之感，照上方加生甘草6g。3剂，水煎服，日1剂。

按：此为热郁于内，内入于心，而致心神不宁之证，故用清宫汤加减以清心解热，加入薄荷、黄芩又有凉膈散之义，加入葛、蒲意在入心宣窍，此方总体思路在于内清外疏，清解结合，使热去而无凉遏之弊。

## 失忆、嗜睡

高某，女，23岁，以“记忆丧失3个月，嗜睡1个月”为主诉于2006年10月27日初诊。

3个月前患“乙脑”，在洛阳某医院住院治疗，曾深度昏迷6小时，采用“冬眠脱水疗法”，之后，健忘，记忆力丧失（近事记忆消失，远事记忆尚存），嗜睡，头痛，神情呆滞，无主动言语，理解能力下降，纳食少，面色萎黄。舌质淡暗，苔薄白，脉沉滞。诊断为失忆、健忘、嗜睡，病机为痰湿热瘀蒙蔽清窍，清阳失展，仿通窍活血汤化裁。

处方：白芷10g，川芎10g，薄荷10g（后下），石菖蒲15g，郁金15g，桃仁10g，红花10g，赤芍15g，胆南星6g，羌活10g，酒黄芩10g，葱白三寸为引。6剂，水煎服，日1剂。

二诊（2006年11月8日）：服上方，患者精神状态明显好转，嗜睡明显减轻，唯记忆力、定向力、计算力较差。舌质暗，有瘀点，苔薄白，脉沉滞。

照上方加炒麦芽15g，炒神曲10g。12剂，水煎服，告愈。

按：患者曾患“乙脑”，深度昏迷6小时，经治疗后苏醒，痰湿热瘀蒙蔽清窍，清阳失展，神机失灵，健忘，记忆力丧失，嗜睡，头痛，神情呆滞，治仿通窍活血汤，川芎、郁金、桃仁、红花、赤芍活血化瘀，白芷、薄荷、石菖蒲、黄芩、胆南星清热化痰开窍，用药不繁，切中肯綮，收效甚好。

# 第七章　肢体经络病

## 痹证

**案1**　司某，女，60岁，以“风湿性关节炎10余年”为主诉于2013年2月22日初诊。症见：全身大关节凉痛，十指小关节紫，凉而不痛，晨僵。自述50岁断经，断经后发现全身关节僵硬，西医诊断为风湿性关节炎，未正规治疗过。1年前全身关节僵硬症状加重，住院经输液治疗后症状减轻，2013年2月7日于某医院查血生化示：免疫球蛋白G19.00g/L，氨基葡萄糖苷酶23.21u/L。口服甲氨蝶呤片、硫酸羟氯喹片、白芍总苷胶囊等抗风湿药及治疗骨质疏松药。口干不渴，眼干，纳差，眠差。4年前直肠癌手术并化疗，复查无异常，手术后大便干，日1次，小便急。舌淡，苔薄白，脉数。

处方：木瓜30g，威灵仙15g，生白芍30g，乌蛇肉15g，制川乌6g（先煎），透骨草15g，生薏苡仁30g，炒白芥子6g，生甘草6g，当归10g。20剂，水煎服，日1剂。

二诊（2013年5月15日）：服上方50剂，手指关节紫色变浅，腿痛减轻，全身关节僵硬凉痛，时有关节处肌肉痛，可自行消失，背部痒，张口困难，发紧，口干，眼干，咽干，纳较前好转，眠一般，大便成形，每天2~3次，尿频、尿急，咽痛，伸舌困难。舌质红，脉沉细。

处方：桂枝10g，生白芍10g，制川乌6g（先煎），千年健15g，追地风15g，生黄芪15g，防风10g，伸筋草15g，酒桑枝30g，炙甘草6g，卫矛30g，生姜3片，大枣3枚（切开）为引。20剂，水煎服，日1剂。

按：风湿性关节炎属中医痹证范畴，在人体卫气虚弱时，汗出当风、坐卧湿地、涉水冒雨等，均可使风寒湿等邪气侵入机体经络，留于关节，导致经脉气血闭阻不通，不通则痛，正如《素问·痹论》所说：“风寒湿三气杂至，合而为痹。”根据感受邪气的相对轻重，常分为行痹（风痹）、痛痹（寒痹）、着痹（湿痹）。本病发于断经后，气血亏虚，加之外邪痹阻关节肌肉筋络，导致气血闭阻不通，以凉痛为主，当属痛痹（寒痹）。

先用威灵仙宣通十二经，佐川乌之温散，使寒气得除，用白芥子化痰散结，配合威灵仙，消诸经之滞痰，患者晨僵明显，痛不可屈伸，故而用白芍、甘草、木瓜酸甘化阴，解除经脉挛急，以上六味是方之主药，其余用薏苡仁除湿，乌蛇入络搜邪，当归养血，是随证加味。待疼痛缓解后，以黄芪桂枝五物汤加味，扶正气，祛风湿，通经络，巩固治疗。既要看到病又要考虑其证，扶正祛邪，通经活络，总治则不变。

**案2** 张某，男，40岁，以“晨起双手乏力3月余”为主诉于2014年3月3日初诊。症见：右膝关节疼痛，红肿；纳差，食后腹胀；大便日1次，不成形，质黏；小便色黄，异味重；眠一般，休息后乏力不解；偶有晨起双手乏力，握不住。平时乏力，精神差，易有疲乏感，2013年11月痛风发作，住院治疗，现在尿酸高，血脂高，血压、血糖正常，脂肪肝5年余。舌红，苔黄厚腻，脉沉滞。

处方：杏仁10g，白豆蔻10g，生薏苡仁30g，厚朴10g，清半夏10g，竹叶10g，滑石30g（包煎），通草6g，冬瓜子30g，土茯苓30g，连翘10g，赤小豆30g，生甘草6g。15剂，水煎服，日1剂。

二诊（2014年4月23日）：服上方20余剂，效显。双手乏力基本消失，痛风欲发作1次。现症见：气短，动则加重（体重92公斤），小便淋漓不尽，小便黄，异味重，近1~2个月性欲降低，纳眠可，大小便可。舌体胖大，苔薄黄，脉沉滞。

处方：炒苍术30g，黄柏10g，生薏苡仁30g，土茯苓30g，冬瓜子30g，滑石30g（包煎），生甘草6g。15剂，水煎服，日1剂。

按：此系湿热内郁脾胃所致。一则脾主四肢，胃主肌肉，气血津液生化不足，无以濡养四肢，二则湿热困阻脾阳，阳主动，晨起为阳气生发之时，阳气郁遏不达。《生气通天论》云：“阳气者，一日而主外，平旦人气生，日中而阳气隆……”此晨起双手乏力之因，缘阳气不能正常升发，又因其有乏力，纳差，大便黏滞等症，可知此乏力缘由湿阻气机而然。湿气弥漫三焦，故症状纷纭，就其表现而云，又以上焦为重，故用三仁汤轻宣上焦气分，清利湿热，宣畅气机。湿热去，脾胃运化功能得以恢复，阳气得以布达四肢。又因患者有关节肿疼，苔黄腻厚等象，可知其湿中有热，湿热相互胶结，故加冬瓜子、土茯苓等淡渗之品，佐连翘、赤小豆等解毒利湿之品，去湿热胶着之势，方中病机，故效果良好。痛风控制稳定，后以三妙散续功。

**案3** 殷某，女，41岁，以“关节痛半年，失眠3年，加重半年”为主诉于2014年3月19日初诊。症见：关节刺疼，劳累、天冷时肿胀，晨起双手僵硬，活动后缓解，前几年夏较冬重，尤其阴雨天明显。近2月低烧37.3~37.8℃，晚上7~9点恶寒明显，盗汗，眠差，常做噩梦，乏力，纳可，下午腹胀明显，大便不成形，日2~3次。月经量少，经期5天，色暗，经前乳房胀痛明显，易怒，唇暗，口鼻干，甚则鼻衄。舌淡红，苔薄白，脉沉滞。患者半年前因生气出现关节疼痛，服治疗类风湿关节炎相关药物，开始效可，后症状加重，2012 年 8 月某医院诊为干燥综合征，但不排除类风湿关节炎。

处方：炒薏苡仁 30g，炒白扁豆 10g，白茅根 30g，通草 6g，炒白术 10g，海风藤 20g，络石藤 20g，忍冬藤 15g，淫羊藿 10g，浮小麦 30g，煅牡蛎 30g（先煎），防己 10g，橘络 6g，生甘草 6g。15 剂，水煎服，日 1 剂。

二诊（2014 年 4 月 2 日）：服上方 15 剂，关节疼痛减轻，肢体活动无障碍，仍晨起手胀，昨日又鼻衄，鼻咽干，夜间汗多。舌红苔少，脉细。

处方：熟地黄 10g，生地黄 10g，天冬 10g，麦冬 10g，怀牛膝 10g，川牛膝 10g，白茅根 30g，栀子 10g，海风藤 30g，络石藤 30g，通草 6g，浮小麦 30g，桑叶 10g，炒薏苡仁 30g，生甘草 6g，木瓜 15g，生山药 30g。15 剂，水煎服，日 1 剂。

二诊（2014 年 4 月 23 日）：服上方 15 剂，关节基本无疼痛。

按：此属痹证。患者每于冬季天冷时关节疼痛加重，尤其是阴雨天加重，为寒湿之邪痹阻关节所致。《内经》云："风寒湿三气杂至合而为痹也，其风气盛者为行痹，寒气盛者为痛痹，湿气胜者为着痹。"以健脾利湿，温阳通络立法。患者服上方后，关节疼痛大减，肢体活动基本无障碍。

**案 4**　张某，女，12 岁，以"发热伴浑身骨节痛 4 年余"为主诉于 2013 年 9 月 26 日初诊。症见：发热时体温可达 41℃，无明显规律，恶寒，双脚冰凉，口干欲饮水，但饮不下去，无汗，皮肤按压有疼痛感，大便干，小便黄，行走时双下肢关节疼痛行走不利。时全身疼，不发热时骨节痛，发热时颈部、前胸、后背起红色斑点，烧退后消失，但伴有浑身痒，纳可，眠可。不发热时浑身发热，夜里明显加重。舌淡苔白，脉数。4 年前无明显原因出现发热、关节痛，服用过中药效不明显，现在不发热（服布洛芬热退）。

处方：炙麻黄 3g，杏仁 10g，生薏苡仁 30g，海风藤 15g，络石藤 15g，透骨草 10g，葛根 15g，制川乌 6g（先煎），桂枝 10g，防己 6g，生甘草 3g，大黄 6g（后下）。6 剂，水煎服，日 1 剂。

二诊（2013 年 10 月 9 日）：服上方后，症状明显减轻，仍有咽痛，背痛，纳差，大便干。舌质淡红，脉略数。仍在服用激素。

处方：炙麻黄 3g，生薏苡仁 30g，生石膏 30g，海风藤 15g，络石藤 15g，通草 6g。7 剂，水煎服，日 1 剂。

按：此为痹证。《金匮要略》曰："病者一身尽疼，发热，日晡所剧者名曰风湿，此病伤于汗出当风，或久伤取冷所致也，可与麻黄杏仁薏苡仁甘草汤。"运用麻杏薏甘汤治疗风湿所致周身疼痛，发热。方加海风藤、络石藤以络走络。患者服 6 剂后，觉症状减轻，遂守方巩固。

**案5**　王某，女，68岁，以“双腿膝关节以下凉痛、麻3年余”为主诉于2013年7月15日初诊。症见：双膝以下凉痛、针刺感、麻、冷，如寒冬腊月时，必须用暖宝、穿厚袜、穿棉衣保暖。患者3年前开始觉双膝以下凉痛曾做B超检查血管通畅。现常中西药治疗、按摩、针灸，效不显。现于某医院康复科调理。既往糖尿病史15年，控制不佳（8～10mmol/L）；高血压史6年，血压控制在140/80mmHg；血脂高；白内障3年，视物模糊，眼干。舌淡胖，苔黄厚，脉细弦。

处方：白扁豆12g，生薏苡仁30g，茯苓10g，黄芩10g，连翘10g，牡丹皮10g，卫矛30g，川牛膝15g，生石决明30g（先煎），泽泻10g。10剂，水煎服，日1剂。

二诊（2013年9月6日）：服上方30剂，凉、麻较前好转，现症见：双膝以下仍觉凉痛，膝、踝部最明显。纳眠可，二便调。觉上半身怕热，多汗，汗可顺脸往下流，下半身恶寒甚，不出汗。舌质红，苔黄略厚腻，脉细弦。

处方：当归10g，生地黄15g，桃仁10g，红花10g，赤芍15g，柴胡3g，川芎3g，桔梗3g，炒枳壳3g，怀牛膝15g，通草6g，桑叶10g，丝瓜络15g，竹茹15g，生甘草3g。10剂，水煎服，日1剂。

三诊（2014年2月10日）：服上方60剂，期间与加味归芍地黄汤交替服用，症状较前明显减轻，后停药。现症见：左侧脚踝部觉有凉风向内吹感，上半身出汗较前明显减少，但仍有，下半身怕冷。纳眠可，二便调。近查血小板指数高。舌质红，苔白略厚腻，脉细。

处方：生地黄15g，山萸肉10g，生山药15g，泽泻10g，牡丹皮10g，茯苓10g，怀牛膝15g，生石决明30g（先煎），通草6g，桑叶10g，竹茹10g，丝瓜络10g，栀子10g，赤芍15g。10剂，水煎服，日1剂。

按：患者有糖尿病史15年，其余检查无异常，当考虑其初始疾病的因素，并结合全身目干、目眵多，血压高等症状，考虑为脾虚生湿，肝热挟瘀。随证立法处方，以白扁豆、茯苓、生薏苡仁、泽泻健脾祛湿，黄芩、连翘清肝经之热，以牡丹皮、卫矛、川牛膝化瘀通络止双下肢疼痛。川牛膝与磁石又引血下行镇潜肝阳，兼顾患者血压。二诊患者服药30剂，症状好转。患者下肢在夏天仍冷如寒冬，虚着棉袜，“通阳不在温，而在利小便”，没有从阳虚失于温煦考虑，而是从水湿不运阻遏阳气考虑，治以祛湿化瘀，收到良效。二诊患者大便偏干，为血瘀之外候，结合整体，处以血府逐瘀汤加味，活血化瘀，在清肝络之热时常用桑叶、竹茹、丝瓜络三药合用，轻清灵动。三诊患者服药60剂，症状明显好转，可转入缓则治其本的阶段。由于病久伤肾，三诊重点放在养肾清肝，标本兼顾，以六味地黄丸酌加潜肝阳、清肝络的药物，以巩固疗效。

**案6** 王某，女，48岁，以“双上肢僵硬、痛近7年”为主诉于2014年10月22日初诊。症见：上肢关节紧、僵，晨起加重。双手指关节肿大，手握不灵活，下午关节轻松。关节怕凉、怕风、发热。双手心、脚心发热，舌中间发热。舌质红，苔薄黄，脉沉滞。类风湿关节炎病史7年，不间断服中西药治疗，效可。近几个月未服药，加之天气转凉，又觉近几个月月经不规律，大便不成形，日1次。近2个月脱发严重。子宫脱垂已半年。

处方：桂枝12g，生白芍10g，知母12g，防风12g，炒白术12g，制附子6g（先煎），麻黄3g，酒生地黄30g，酒桑枝30g，生甘草6g。10剂，水煎服，日1剂。

二诊（2014年12月22日）：服上药近2个月，前10剂服后手、脚心已不热，关节痛减，后再服效果不明显。现症见：上肢关节痛甚，上午加重，痛处发热。腿后中线处、脚踝处痛、胀。两胁处觉有气窜至后背，胀痛。觉浑身憋胀、痛。乏力，懒动。大便不成形，日2次。服药后近2个月月经来潮3次，较正常。舌质暗红，舌体胖大，苔黄干，脉沉乏力。

处方：酒生地黄30g，生黄芪30g，赤芍30g，防风10g，生甘草10g，卫矛30g，生薏苡仁30g，乌蛇肉15g。10剂，水煎服，日1剂。

按：《金匮要略·中风历节病篇》提道：“诸肢节疼痛，身体魁羸，脚肿如脱，头眩短气，温温欲吐，桂枝芍药知母汤主之。”描述虽与患者症状不尽相同，但病机均为风寒湿邪侵袭关节，且有化热之象，故以桂枝芍药知母汤为主方加味治之。酒桑枝、酒生地黄均有祛风湿、通经络之效，且酒制后温痛之效更佳。复诊时症状稍有改善，但观其症状，热象偏重，气虚兼有风、痰、热、瘀，以黄芪赤风汤化裁，以益气凉血祛风，加入酒生地黄、卫矛以加强活血化瘀之力，生薏苡仁淡渗利湿，药虽简而功效专。

**案7** 邢某，男，47岁，已婚，以“双手麻木1个月”为主诉于2014年12月15日初诊。症见：双手麻木，胸口疼，深呼吸后缓解，纳眠可，晨起咳嗽有痰，二便调。舌质红，苔薄白，脉沉滞。述1个月前醉酒后摔倒，自此双手麻木至今，嗜好烟酒，2014年11月17日空腹测血糖7.73mmol/L，平素血压、血糖偏高。

处方：当归10g，生地黄10g，桃仁10g，红花10g，赤芍15g，柴胡6g，川芎6g，桔梗6g，炒枳壳6g，怀牛膝10g，通草6g，忍冬藤15g，干地龙10g，生甘草3g。20剂，水煎服，日1剂。

按：麻木的发病，《素问·痹论》指出：“其不痛不仁者，病久入深，荣卫之行涩，经络时疏，故不痛，皮肤不营，故不仁。”《医学原理·痹门》说：

"有气虚不能导血营养筋脉而作麻木者，有因血虚无以营养筋肉，以致经隧凝涩而作麻木者。""麻则气虚，木则血虚。"本案中麻木并存，说明其气血亏虚，血赖气之推动，气滞则血瘀。患者血糖高，中医病机属阴虚热淫，加之嗜好烟酒，更加重体内湿热互结，耗气伤血，阻塞脉络，气愈伤，气愈不行，故为麻木之证。故用血府逐瘀汤加忍冬藤，干地龙之品通络则证可自愈。地龙通行经络，治热痹节肿赤痛，配伍益气行血药常用于气虚血瘀、经络不利者。

**案8**　周某，女，37岁，以"晨起手麻2年余，加重2月"为主诉于2013年9月2日初诊。症见：晨起手麻，活动后消失，不凉不热不痛，麻甚则胀，颈部酸沉，口不苦，脾气可，余无不适。纳眠可，大便2~3日一次，干，有痔疮，小便时黄，无灼热感，月经正常，量少，不痛经，经前时胀时不胀，舌暗苔薄白，脉细。

处方：炙甘草12g，桂枝3g，炒火麻仁30g，麦冬30g，生地黄30g，党参10g，阿胶6g（烊化），槐角30g，生姜3片，大枣6枚，黄酒100mL加水煎药。8剂，水煎服，日1剂。

二诊（2013年9月11日）：服上方8剂，服后觉手麻减轻，现症见：颈后酸沉，服药期间大便不干，停药后大便干，3~4日1次，痔疮史，左耳鸣。舌暗红，苔薄黄，脉细。

处方：上方去黄酒加通草6g，当归15g。10剂，水煎服，日1剂。

按：此属气血不足之肢麻。《金匮要略》有专门论述："血痹阴阳俱微，寸口关上微，尺中小紧，外证身体不仁，如风痹状，黄芪桂枝五物汤主之。"认为气血虚，阳气不足，阴血涩滞不畅，机体失去气血的荣养，故出现以局部肌肉麻木不仁为特征的血痹病。以炙甘草汤，补气养血，温阳通络。关于炙甘草汤，《血证论》认为：此方为补血之大剂。姜、枣、参、草中焦取汁，桂枝入心化气，变化而赤；然桂性辛烈能伤血，故重使生地黄、麦冬、芝麻以清润之，使桂枝雄烈之气变为柔和，生血而不伤血；又得阿胶潜伏血脉，使输于血海，下藏于肝。合观此方，生血之源，导血之流，真补血之第一方，未可轻议加减也。患者服上药8剂，即觉手麻明显减轻。

**案9**　张某，女，53岁，浴池工人，以"乳房胀痛、左臂麻木2月余"为主诉于2014年3月19日初诊。症见：乳房胀痛明显，左臂麻木，发凉、怕冷，不影响活动，发胀，活动后肩胛处肿痛。麻则乳胀。嗳气后身胀觉舒，纳眠可，二便调。舌淡红，苔白厚略黄，脉沉滞。未做过检查，曾口服中药、热敷，效差。平素易急躁。发病前在浴池工作半年。2014年1月2日某医院颈椎平扫：颈椎间盘突出，余无异常。

处方：全瓜蒌20g，酒桑枝30g，通草6g，路路通10g，炒王不留行20g，生白芍 10g，当归 10g，制川乌 6g（先煎），桂枝 10g，生黄芪 15g，炙甘草 6g，生姜 3 片，大枣 3 枚（切开）为引。10 剂，水煎服，日 1 剂。

按：患者乳胀臂麻，麻则乳胀，兼有恶寒，此当从经络辨证，病机为经脉不畅，法宜温通养。全瓜蒌、通草、路路通、炒王不留行，走乳通经络，桑枝走上通经络，当归、白芍养血，川乌、桂枝温通经脉，另黄芪桂枝五物汤治血痹，如风体不仁，须令阳通效如神，令阳通而经脉自畅。

**案 10** 普某，男，43 岁，以"痛风病史 9 年余"为主诉于 2013 年 10 月 21 日初诊。症见：全身关节疼痛，易疲倦，晨起背部僵硬，双手指关节活动不利。每发作时服用秋水仙碱等药方解，活动后减轻。纳眠可，大便易干结，如羊屎状，近几天较好，小便可。舌淡红，舌体胖大，有齿痕，苔薄白，脉沉滞。

处方：赤芍 30g，冬瓜子 30g，生薏苡仁 30g，土茯苓 30g，卫矛 30g，赤小豆 30g，黄柏 10g，决明子 30g，滑石 30g（包煎），丝瓜络 30g，生甘草 3g。25 剂，水煎服，日 1 剂。

二诊（2014 年 4 月 20 日）：服上方 35 剂，效可，左手无名指已不疼，手有劲，面色好转，疲倦好转，检查尿酸 329mmol/L。刻见：易疲乏，出汗多，关节时疼痛，背部晨僵，活动减轻，纳佳，眠可，大便干缓解，小便可。舌淡红，胖大有齿痕，苔薄白，脉沉滞。

处方：炒苍术 10g，炒白术 10g，清半夏 10g，土茯苓 30g，冬瓜子 30g，生薏苡仁 30g，干姜 10g，桃仁 10g，赤芍 15g，大黄 10g（后下），木贼草 10g，制香附 10g，滑石 30g（包煎），生甘草 3g。30 剂，水煎服，日 1 剂。

三诊（2014 年 8 月 1 日）：服上药 50 剂，服后 3 个月，未再痛。现症见：右食指、小指关节不利，抓握不利，背部晨僵，活动后好转，面部斑多，有减轻，查尿酸降至 280mmol/L，过去每至夏季最重，今年夏季未发作。上方加连翘 10g，赤小豆 30g，炒神曲 10g，淫羊藿 15g。30 剂，水煎服，日 1 剂。

按：痛风一病，多因现代人嗜烟酒、肥甘厚味等所致湿热病邪侵袭关节，所谓不通则痛，故常表现为肢体关节等处红肿热痛、关节不利。患者尿酸高亦是机体代谢失常的表现。此病属湿热内侵，痰浊内阻，经脉不利而致病。患者多嗜食肥甘，日久而成痛风，故治疗时应以涤浊为法，随证治之。据《中西汇通医经精义 · 七方十剂》中"轻可去实，滑可去着"之则以清利湿热，用冬瓜子、生薏苡仁、滑石、赤小豆利湿化痰，用赤芍、卫矛、丝瓜络活血通络，用土茯苓、黄柏泻热解毒，由于患者大便易干，加入决明子起到润肠通便之功。滑石配决明子，一则逐邪从小便去，一则通大便而导邪外去。浊邪内蓄，治宜清化与分利。

**案 11**　王某，女，68 岁，以“双腿膝以下凉痛、麻 3 年余”为主诉于 2013 年 7 月初诊。症见：双膝下凉痛，有针刺感，发麻，发冷，寒冬腊月时必须用暖宝、穿棉衣保暖，纳眠可，二便调。舌淡胖，苔黄厚，脉细弦。经常中医药治疗按摩、针灸，效不显，曾做 B 超检查血管通畅。既往：糖尿病史 15 年，血糖控制不好，8～10mol/L。高血压 6 年，血压 140/80mmHg。血脂高，眼白内障 3 年，视物模糊，眼干，目眵多。中医诊断为痹证，为脾湿（虚）、肝热挟瘀证，治以健脾利湿，清肝热为主。

处方：白扁豆 12g，生薏苡仁 30g，茯苓 10g，黄芩 10g，连翘 10g，牡丹皮 10g，卫矛 30g，川牛膝 15g，生石决明 30g（先煎），泽泻 10g。10 剂，水煎服，日 1 剂。

二诊：服上方 30 剂，凉、麻较前有好转，现仍双膝以下仍觉凉、痛，膝踝部最明显，觉上半身怕热，多汗，可顺脸往下流，下半身恶寒甚，不出汗，纳眠可，二便调。舌质红，苔黄略厚腻，脉细弦。

处方：当归 10g，生地黄 15g，桃仁 10g，红花 10g，赤芍 15g，柴胡 3g，川芎 3g，桔梗 3g，炒枳实 3g，怀牛膝 15g，通草 6g，桑叶 10g，丝瓜络 15g，竹茹 15g，生甘草 3g。10 剂，水煎服，日 1 剂。

三诊：服上方 60 剂后（与加味归芍地黄汤交替服用），症状较前明显减轻，后停药。现症见：左侧脚踝部觉有凉风向内吹感，上半身出汗多，较前已明显减少，但仍有，下半身怕冷，纳眠佳，二便调。舌质红，苔白略厚腻，脉细。治以养肾清肝，化瘀通络。

处方：生地黄 15g，山萸肉 10g，生山药 15g，泽泻 10g，牡丹皮 10g，茯苓 10g，怀牛膝 15g，生石决明 30g（先煎），通草 6g，桑叶 10g，竹茹 10g，丝瓜络 10g，栀子 10g，赤芍 15g。10 剂，水煎服，日 1 剂。

按：观该患者症状，双膝下凉痛、怕冷，似为阳虚卫外不固，然患病 3 年，温阳祛风散寒、活血化瘀之药，温针、艾灸必不少用，诸症不减，整体辨证，当为脾湿（虚）、肝热挟瘀，然治病有先后缓急，且前用活血化瘀药效不显，故当先健脾祛湿、清肝泻热，且叶天士《温热论》云：“通阳不在温，而在利小便”，方以白扁豆、生薏苡仁、茯苓健脾利湿，黄芩、连翘、牡丹皮清肝明目，牛膝活血通络，同时辨证与辨病相结合，加卫矛降糖降血脂，生石决明平肝潜阳以降压，药服 30 剂，诸证减轻，继以活血化瘀与补肝肾之法间用，以血府逐瘀汤加减与加味归芍地黄汤交替使用，药服 60 余剂，诸证明显缓解，处六味地黄汤加味，养肾清肝化瘀通络，其中竹茹、桑叶、丝瓜络，取自王孟英经验“三物皆养血清热而熄内风”，既疏肝养肝以调气血，又活血通络以止痹痛，在临床中广泛应用。

**案 12** 郑某，女，28 岁，以“关节疼 10 余年，呕吐 1 年”为主诉于 2013 年 5 月初诊。症见：手、臂、腿关节疼痛，阴雨天加重，近 1 年饭前、饭后均呕吐，排除怀孕，偶有胃隐痛，胃中烧灼感，胃胀，二便可。舌质红，苔薄黄，脉细。8 岁时左脚踝肿胀，具体检查不详，服抗类风湿关节炎药及抗小儿麻痹药症状加重，渐出现走路无知觉，不能走路，后及左手肿胀，不能持物，多处服药，效果不显，10 岁时通过针灸中药治疗，能走路、持物，但关节痛，平时经常反酸，胃疼，手脚热，下唇左侧较红，脸左侧较右侧红，平时易上火，诊断为：①痹证，②呕吐，急则治标，治以和胃降逆为主，处以半夏泻心汤和橘皮竹茹汤加减。

处方：清半夏 10g，麦冬 15g，陈皮 10g，竹茹 30g，黄芩 10g，黄连 6g，砂仁 3g（后下）。10 剂，水煎服，日 1 剂。

复诊：上药总共服 15 剂，服至第 5 剂时，呕吐明显减轻，服至第 10 剂时，呕吐止。现在关节仍痛，胃中反酸，晨起时左侧肢体偶尔不能随意活动，左脸颊红，大便正常，月经正常。舌红，苔薄黄，脉细。

处方：生薏苡仁 30g，茯苓 15g，连翘 10g，赤小豆 30g，通草 6g，陈皮 10g，卫矛 30g，知母 10g，生甘草 3g。15 剂，水煎服，日 1 剂。

后因它病来就诊，自诉服上方效佳，关节疼痛已愈。

按：《金匮要略》云：“夫病痼疾，加以卒病，当先治其卒病，后乃治其痼疾”，今患者关节疼痛 10 余年，呕吐 1 年，且脾胃为后天之本，气血生化之源，故当先调理脾胃，观患者呕吐，胃痛，胃胀反酸，胃中有烧灼感。舌质红，苔薄黄，脉细，有胃热气逆，处以半夏泻心汤合橘皮竹茹汤加减，《金匮要略》有云：“哕逆者，橘皮竹茹汤主之”，方中半夏、黄连、黄芩，辛开苦降，降逆止呕，橘皮行气和胃，竹茹清热降逆，因其胃热，故去干姜；胃胀，去甘甜之大枣、甘草、人参，防其壅滞中焦；胃为阳明燥土之腑，喜润恶燥，又加麦冬以滋胃阴。古人云：“砂仁为醒脾胃之要药。”故少加砂仁醒脾开胃。二诊时患者呕吐止，关节疼痛，阴雨天加重，舌红苔薄黄，为湿热阻滞所致，故处以清热利湿之方。方中生薏苡仁、茯苓、赤小豆、通草、陈皮理气化湿，加连翘、知母清热除痹，卫矛善除历节疼痛，方证相对，故服药效佳。

**案 13** 牛某，女，52 岁，以“遇冷头项沉重，紧硬不适 20 余年”为主诉于 2011 年 2 月初诊。症见：患者 20 余年前因月子受凉，自此一遇凉就出现头项强痛，腰部，四肢手指疼痛，天气转暖或活动后转舒，冬季经常感冒，怕风，纳眠可，二便调。舌质淡红，苔白厚，脉沉滞。38 岁绝经，腰椎间盘突出症 7 年，肩周炎 3 年。中医诊断为痹证，属太少合病证，治以和解太少、散寒止痛为主，以桂枝加葛根汤合当归四逆汤加减。

处方：桂枝 10g，生白芍 10g，葛根 30g，细辛 3g，通草 3g，全蝎 3g，当归 10g，炙甘草 6g，生姜 3 片，大枣 3 枚（切开）为引。15 剂，水煎服，日 1 剂。

复诊：服上药 15 剂效佳，头项沉重，强痛消失，偶受凉后头痛。近 5 年每年春天出现腰部及腘窝部痒，无红疹，睡前明显，鼻衄，纳眠可，二便可。舌质淡，苔白厚腻，脉细。

处方：生地黄 15g，牡丹皮 10g，赤芍 15g，水牛角（包煎）30g，栀子 10g，白茅根 30g，防风 10g，白僵蚕 10g，蝉蜕 6g，生甘草 6g。15 剂，水煎服，日 1 剂。

按：头痛一证，六经皆可有之，须根据患者之体质状况，四诊合参，方可明确判断。患者因月子受凉所得，头痛遇冷加重，怕冷、易外感，并伴有颈肩腰痛，手指疼痛，病史已 20 载，确为沉寒痼冷之证。《伤寒论》有云："太阳病，项背强几几，反汗出恶风者，桂枝加葛根汤主之。""手足厥寒，脉细欲厥者，当归四逆汤主之。"本案患者产后血虚，受寒引起经脉受阻，则周身疼痛，寒邪久客不去，则疼痛时发时止，缠绵难愈。故以桂枝加葛根汤合当归四逆汤温经散寒，通络止痛，加全蝎搜风止痛，药服 15 剂，头痛消失，项强消失，20 年之沉疴随即愈！

## 颤证

**案 1**　田某，女，75 岁，以"全身颤抖 2 个月"为主诉于 2013 年 11 月 20 日初诊。症见：全身颤抖，静止时不明显，活动时明显。全身乏力，不能行动，纳眠可，头懵，易急躁，时胸闷，二便调。舌淡红，苔白腻，脉细数。患者 2 个月前冠心病发作，住院治疗，出院后出现上症。血压 140/75mmHg。血脂、血糖正常，既往冠心病史 30 余年，2004 年行垂体腺伽马刀手术，双侧股骨头坏死。2013 年 11 月 15 日检查：促甲状腺 0.027μmol/L，T33.11μmol/L，T43.19μmol/L，促肾上腺皮质激素<0.22μmol/L。2013 年 9 月 7 日某医院心脏彩超示：①左前降支硬化斑块形成，中度狭窄。②左旋支硬化斑块，轻度狭窄。③左对角支、右冠状动脉混合斑块，中度狭窄。

处方：炙甘草 15g，生地黄 30g，桂枝 6g，炒火麻仁 30g，麦冬 15g，党参 6g，阿胶 6g（烊化），生龙骨、生牡蛎各 30g（先煎），生麦芽 15g，大枣 10 枚，生姜 3 片为引。6 剂，水煎服，日 1 剂。

二诊：服上方 36 剂，效可。全身颤抖已明显好转，期间出现视物模糊，头晕，停药后稍好转，但颤抖又反复，再服药好转。现症见：仍有全身颤抖，乏力，纳眠可，二便调。舌质暗红，苔黄厚腻，脉细。

处方：炙甘草 10g，生地黄 30g，生白芍 30g，炒火麻仁 30g，麦冬 30g，党参 6g，阿胶 6g，生龙骨、生牡蛎各 30g（先煎），珍珠母 30g（先煎），钩藤 20g（后下），菊花 10g（后下），大枣 6 枚为引。10 剂，水煎服，日 1 剂。

按：本案全身颤动，脉细数，属阴虚风动，用复脉汤加生龙骨、生牡蛎、生麦芽。复脉汤又名炙甘草汤，滋阴养血，通阳复脉，阴血得复则风动自止。生龙骨、生牡蛎、麦芽取张锡纯镇肝息风汤之意。

**案 2**　王某，女，53 岁，以"全身乏力，发颤，头懵 1 年余"为主诉于 2013 年 9 月 25 日初诊。症见：头懵，全身无力，自觉身发颤，每天发作数次，心烦，烘热头汗多，纳眠可，大便正常，每日 2 次。4 年前出现此症状，较轻微，近 1 年来症状加重，曾在其他医院求治，服药后时好时坏。50 岁绝经。血压正常。舌红，苔，黄厚腻，脉细。

处方：炙甘草 12g，生地黄 30g，麦冬 15g，桂枝 3g，桑叶 10g，竹茹 10g，炒火麻仁 15g，党参 10g，生龙骨、生牡蛎各 30g（先煎），制鳖甲 30g（先煎），生白芍 10g，丝瓜络 10g，大枣 6 枚为引。10 剂，水煎服，日 1 剂。

二诊（2013 年 10 月 4 日）：全身乏力减，呵欠减，全身仍抖。舌红，苔黄腻。

处方：上方去鳖甲，加生白芍 30g，钩藤 30g（后下），柴胡 10g。10 剂，水煎服，日 1 剂。

三诊（2013 年 11 月 1 日）：服上方 27 剂，效可。乏力、发颤，头懵减轻。现症见：乏力，心烦易怒，心脏发颤明显，全身发颤减轻，不甚明显，时有发热，头汗消失。眠时好时差，大小便可。舌淡红，苔白厚稍黄，乏津，脉细滞。

处方：党参 10g，麦冬 15g，五味子 10g，炒酸枣仁 30g，茯神 10g，小麦 30g，竹叶 10g，灯心草 3g，生百合 30g，炙甘草 6g，大枣 4 枚（切开）为引。20 剂，水煎服，日 1 剂。

按：此属颤证。手指蠕动，是水亏不能涵木，筋失柔润，以致阴虚风动（内风），当滋阴熄风，投以二甲复脉汤 20 余剂，效著。方中炙甘草资助胃气，地黄、白芍、麦冬、阿胶滋养阴液，生牡蛎、生鳖甲介类潜阳。诸药合用，有育阴潜阳之功。对于热伤阴液，阴虚不能潜阳，肝风内动者，用之可以防止痉厥的发生，即使痉厥已作者，亦可应用。正如吴氏《温病条辨·下焦篇》第 13 条："热邪深入下焦，脉沉数，舌干齿黑，手指但觉蠕动，急防痉厥，二甲复脉汤主之。"

**案 3**　王某，男，24 岁，以"双下肢无力 1 年余，加重 1 天，双手颤抖 20 余年"为主诉于 2013 年 9 月 27 日初诊。症见：四肢轻微无力，持续半小时，有时持续一整天，双手颤抖，大便不干。舌红，苔薄白，脉沉滞。2013年9月7日，双下肢突然无力，不能行走，入住某医院，住院一周。出院诊断：低钾性周期性麻痹，高同型半胱氨酸血症。出院后给予降同型半胱氨酸药物和果味钾口服治疗。住院期间神经检查无异常。

处方：炒苍术15g，黄柏10g，怀牛膝30g，生薏苡仁30g，通草6g，生白芍20g，生黄芪30g，防风10g，柴胡10g。10剂，水煎服，日1剂。

二诊（2013年10月11日）：服上药10剂，现双下肢无力减轻，双手仍抖动。舌淡白，苔白厚，脉沉滞。

处方：柴胡10g，生白芍30g，当归10g，炒白术10g，茯苓10g，薄荷3g（后下），制香附10g，通草6g，桑叶10g，竹茹10g，丝瓜络10g，生甘草6g。10剂，水煎服，日1剂。

按：此系湿热下注所致。患者脾虚失运，肝郁气滞，水湿内停生热，双下肢为湿热之邪所困，故乏力。立疏利法，清热利湿，健脾疏肝，投以四妙散加防风、柴胡等疏肝之品，患者仅服10剂，效著。

## 头沉紧

何某，男，33岁，以“头紧、木、沉9年”为主诉于2011年8月31日初诊。症见：头部木、紧、沉，天冷时加重，口臭，唾液多，天气变化时易脊柱疼，饮热或紧张时胃中不适，易出虚汗。纳眠可，二便正常。舌红，苔黄，脉沉滞。从小喜用冷水洗头，从高中起即出现上证，当时按“神经衰弱”治疗，乏效。无抽烟史，饮酒不多。耳鸣10余年。

处方：羌活10g，独活10g，川芎10g，蔓荆子10g，防风10g，藁本10g，酒黄芩10g，荷叶30g，生甘草6g。10剂，水煎服，日1剂。

二诊（2014年1月29日）：服上方10剂，有效，未再诊。现头仍紧、木，记忆力差，睡眠欠佳，大便偏稀。舌质淡，苔薄白，脉沉弱。

处方：党参10g，生黄芪15g，炒白术6g，当归10g，陈皮6g，升麻6g，柴胡6g，生山药30g，茯苓10g，炙甘草6g，生姜3片、大枣3枚（切开）为引。10剂，水煎服，日1剂。

三诊（2014年11月10日）：服上方10剂，效不显，仍觉头皮发紧、发木，天冷时加重，头痛，记忆力差，情绪低落。纳一般，眠浅易醒，大便日2~3次，偏稀。舌淡，苔黄腻，脉沉滞。

处方：炙麻黄6g，制附子10g（先煎），细辛3g，川芎10g，白芷10g。10剂，水煎服，日1剂。

四诊（2014年12月22日）：服上方20剂，仍觉头皮发紧、发木，头不痛。晨起刷牙恶心，吐黑灰痰。大便日 2~3 次，偏稀。舌淡红，苔薄黄，脉沉滞。

处方：葛根 30g，升麻 10g，柴胡 10g，羌活 10g，独活 6g，防风 10g，党参 10g，酒白芍 15g，炙甘草 3g，生甘草 3g，生姜 3 片、大枣 3 枚（切开）为引。10 剂，水煎服，日 1 剂。

按：《素问·风论篇》云："新沐中风，则为首风。"患者从小喜用冷水洗头，水湿同类，均为阴邪，郁于头部则腠理闭塞，水湿之邪困遏阳气，阳气失盈，则可发为头紧、木、沉等症状，故初诊时用羌活胜湿汤加味治之，专祛其郁于头部的湿邪。湿困阻气机易化热，故佐以黄芩清热并除湿，加入荷叶有升阳之功，有"引药上行"之义。

二诊考虑头为清气之府，所以过用凉水，阴气过盛则伤清窍而出现头沉等症状，如《灵枢·口问》中所述："上气不足，脑为之不满，耳为之苦鸣，头为之苦倾，目为之眩。"以气虚不足论治，方用补中益气汤加味治疗。因其大便偏稀，加山药以健脾益气止泻；加茯苓又有四君子汤之方义在其中，全方旨在调节气血升降之枢纽。

三诊以太少两感为治法，意在驱寒邪外出，方用麻黄附子细辛汤治疗，加川芎引药上行，白芷兼疗其头痛。

四诊时本病仍无明显好转征象，考虑"头为诸阳之会"，用李东垣升阳散火汤治之，以期效佳。

本病属于久病顽疾，需多方面进行辨证论治，这就要求医生临证思路要广，而多读书尤其重要。正如吴鞠通所言："治外感如将，治内伤如相"，可见医之难矣。

### 面颈部抽动

刘某，男，27 岁，以"面颈部抽动 4 年余，眼睛干涩 1 年余"为主诉于 2015 年 1 月 26 日来诊。症见：面颈部肌肉抽动，劳累、紧张时易出现，熬夜多时也易出现。眼睛干涩，口不干渴，纳眠可，大便日 1 行，成形，小便稍频，怕冷明显，早泄。舌质淡暗，苔白腻，脉细。患者平素熬夜多，4 年前不明原因出现面颈部不自主抽动，曾服汤药半年余，症状好转，近 1 年来自觉眼睛干涩，眼泪较少，西医曾诊断为重度干眼症，且面颈部抽动复发，汤药治疗效不显。

处方：生白芍 30g，生甘草 10g，制附子 10g（先煎）。10 剂，水煎服，日 1 剂。

按：患者面颈部不自主抽动，如自然界之风象，肝属厥阴风木，肝主筋，故治疗当责之于肝，且肝开窍于目，患者眼睛干涩当之肝阴不足，结合其平素熬夜较多，熬夜既伤阴又伤阳，眼睛干涩乃伤阴之象，小便频、怕冷、早泄乃肾阳不固之象，故用芍甘汤以养肝滋阴，柯韵伯云："水体本静，而川流不息，气之动，火之用也。命门有火，则肾有生气。"故配附子补命门之火以鼓荡肾气，滋水涵木，木得其养，则抽动可止，目干涩可愈，静观其效。

## 痿证

余某，男，29岁。以"双下肢痿软无力3年，加重2月余"为主诉于2014年10月20日初诊。症见：手脚麻木，手麻不灵活，端碗发颤，双上肢能正常活动，下肢无力，肌肉萎缩，夜间汗出多，上半身汗多，汗后咽干，口渴欲饮，纳可，大便偏干，日1次，舌胖大，苔白腻，脉沉乏力。自述3年前四肢发麻，1个月后双下肢不能行走，经某医院检查未明确病因。另一医院诊断：中枢神经脱髓鞘。口服药物后慢慢能行走。半年后又觉四肢无力，经按摩慢慢恢复。2个月前因走路扭伤脚踝，卧床后慢慢不能行走。

处方：生黄芪30g，赤芍15g，防风10g，熟地黄30g，生地黄30g，浮小麦30g，制附子10g（先煎），陈皮10g，生薏苡仁30g，盐黄柏10g，盐知母10g。6剂，水煎服，日1剂。

按：该病中医诊断明确，即痿证。痿证是指筋骨痿软，肌肉瘦削，皮肤麻木，手足不用的一类疾病。临床上以两足痿软、不能随意运动者较多见，故有"痿躄"之称。《素问·生气通天论》曰："因于湿，首如裹，湿热不攘，大筋软短，小筋弛长，续短为拘，弛长为痿。"现代医学的多发性神经炎、脊髓空洞症、肌萎缩、肌无力、侧索硬化、运动神经元病、周期性麻痹、肌营养不良症、癔症性瘫痪和表现为软瘫的中枢神经系统感染后遗症等，均属于"痿证"的范围，临床辨证应分清虚实。凡起病急，发展快，多属肺热伤津，或湿热浸淫，多为实证；病史较长，起病与发展较慢，以脾胃肝肾亏虚为多，两者均属虚证，亦有虚中夹实者。实证治疗宜清热、润燥、利湿，虚证宜益气、健脾、滋肝肾，并应重视"治痿独取阳明"的原则。本患者属虚实夹杂证。虚在气血亏虚，筋脉肌肉失养；实在筋脉肌肉受邪，气血运行受阻。患者发病前曾在浴池长期工作，长期遭受湿热熏蒸，皮毛开泄，湿热浸淫，导致肢体筋脉失养而起。手脚麻木，下肢无力，肌肉萎缩，夜间汗出多，气血亏耗，筋脉失养，据此用黄芪赤风汤加清热利湿、滋肾之品立方。东垣取黄柏为君，黄芪等补药辅佐，以治诸痿，无一定之方，临病制方，其亦治痿之良法也。黄芪赤风汤出自《医林改错》，黄芪为主，佐以防风、赤芍益气通滞，王清任自注云："此方治诸病皆有效者，能使周身之气通而不滞，血活而不瘀，气通血活，何患疾病不除?”除用药物治疗外，特别要告知患者应有良好的心态与康复的信心。鼓励患者应该有积极乐观的治疗信心，减少患者的心理负担，避免精神刺激和过度劳累。

## 腰痛

**案 1**　王某，男，68 岁，以“腰痛 1 个月余”为主诉于 2013 年 7 月 8 日初诊。症见：腰痛，转侧活动不利，纳差，食欲减退，眠可，二便可。舌质红，苔黄厚腻，脉沉弦。患者半年前行冠脉支架术，植入支架两次，术后情况可，1 个月前突然出现恶心、呕吐，至医院检查肾功能异常，在当地医院住院治疗，未服过中药。既往史：冠心病半年，高血压 10 余年，母亲、两哥均有高血压史。2013 年 6 月 26 日查尿素氮 9.96mmol/L（↑），肌酐 171μmol/L（↑），总胆固醇 2.99mmol/L（↓）。

处方：杏仁 10g，白豆蔻 10g（后下），生薏苡仁 30g，厚朴 10g，清半夏 10g，竹茹 30g，陈皮 10g，滑石 30g（包煎），通草 6g。15 剂，水煎服，日 1 剂。

二诊（2013 年 8 月 4 日）：服上方 25 剂，服后食欲好转，效可，现眠可，二便调。本次欲恢复肾功能。2013 年 8 月 1 日本院查胱抑素、肌酐异常，其余指标正常。腰部疼痛不明显，舌质红，苔黄略厚，脉沉弦。

处方：上方加土茯苓 30g，怀牛膝 10g，金樱子 10g，芡实 30g，莲须 6g。15 剂，水煎服，日 1 剂。

三诊（2013 年 9 月 27 日）：服上方 15 剂，效可，食欲可，经检查肾功基本正常，现欲来巩固疗效。舌体经常痛，舌质红，苔薄白，脉细。

处方：茯苓 10g，生薏苡仁 30g，冬瓜子 30g，连翘 10g，赤小豆 30g，桑叶 10g，竹茹 10g，丝瓜络 10g，白豆蔻 6g（后下），生甘草 3g。10 剂，水煎服，日 1 剂。

按：湿在气分，则阻气机，出现腰痛，转侧不利等。方选三仁汤祛其湿浊之邪。此病症状简单，病情复杂，抓住要点“舌质红，苔略厚腻”，此是湿浊也，浊去则病除。

**案 2**　张某，男，42 岁，以“腰痛 2 年”为主诉于 2014 年 4 月 28 日初诊。按肾阳虚、肾阴虚、气虚多方治疗，疗效时好时坏。现腰痛困，下午明显，体乏无力，颈部疼痛，经常易感冒，膝下凉，大便 2 天 1 次，便溏，排解困难，小便等待，尿不尽。舌淡红，中有裂纹，苔薄白，脉沉滞。

处方：独活 3g，桑寄生 15g，秦艽 3g，防风 3g，细辛 3g，当归 10g，川芎 10g，生白芍 10g，熟地黄 10g，桂枝 10g，茯苓 10g，炒杜仲 10g，怀牛膝 30g，鸡血藤30g，土鳖虫6g，生黄芪20g，生甘草6g。15剂，水煎服，日1剂。

二诊（2014年9月10日）：自诉服上方15剂后，腰痛减轻，停药。现因大便溏，尿不尽，尿等待，早泄。舌质暗，苔薄白，脉沉滞。上方去鸡血藤、黄芪、桂枝，加狗脊30g，冬瓜子30g，生薏苡仁30g，玄参30g，木瓜30g。15剂，水煎服，日1剂。

按：独活寄生汤所疗之腰痛，就病机而言，既有肝肾不足的一面，亦有寒湿之邪留袭的一面。临证处方时，要注意两者之间的关系；就此案而言，患者虽有腰痛，但此疼痛不因天气变化而变化，此寒湿不胜于内之候，故此时可重用补肾养肝之品，其中风药则宜小量应用，起鼓动药力之效即可。

**案3**　吕某，男，38岁，以“腰部僵硬5年余”为主诉于2013年9月13日初诊。症见：腰部稍有僵硬感，左侧从臀部到腿弯困瘀胀，夜里不加重，坐时加重。怕冷，冬天明显。饭量少，食欲可，吃饭稍多引发胃胀，不烧心反酸。易感冒，秋季鼻炎每年发作，眠可，虹膜黄色，肝功能正常。大便稀，不成形，1天1次，小便可。唇紫。舌淡，边有齿痕，舌尖红，苔白腻，脉沉滞。患者5年前出现腰部僵硬，经检查为腰椎间盘突出，经治疗，僵硬缓解。

处方：独活3g，桑寄生15g，秦艽3g，防风3g，细辛3g，当归10g，川芎10g，生白芍30g，熟地黄10g，炒杜仲10g，川牛膝10g，生黄芪30g，通草6g，炙甘草6g，制川乌3g，桂枝10g，炒白术10g。15剂，水煎服，日1剂。

二诊（2013年11月11日）：服上方15剂，效可，腰部僵硬感减轻，余症状无明显改善。舌尖稍红，苔白腻，脉细。

处方：上方去川乌、桂枝，加知母15g，生山药30g，党参10g，炒神曲10g。10剂，水煎服，日1剂。

按：此系肝肾亏虚，气血不足之证。《素问·痹论》说：“痹在于骨则重，在于脉则血凝而不流，在于筋则屈不伸，在于肉则不仁。”《素问·逆调论》又说：“营气虚则不仁，卫气虚则不用，营卫俱虚则不仁且不用。”以独活寄生汤加减，祛风湿，止痹痛，益肝肾，补气血。患者腰部服15剂，即觉僵硬感减轻，后守方继服巩固。

**案4**　王某，男，26岁。2个月前以急性肾小球肾炎入院，经用西药治疗，肾功能恢复正常，但腰痛不止，主治医生让服中药。患者云：在两肾俞穴处，酸痛如折，又无以坐立，此乃肾虚未复，血脉不利之候。

处方：川续断30g，川牛膝18g，枸杞子12g，狗脊30g，白术15g，白茯苓12g，防己9g。水煎服。

二诊（1975年4月18日）：上方服2剂，病去一半，已能坐立，以上方加肉苁蓉9g，又服数剂，能下床走动。

按：腰为肾之府，腰为肾之外候。患者经治疗，肾炎虽愈，但肾虚未复，血脉不利，故而酸痛如折。方中狗脊、川续断、枸杞子、肉苁蓉皆为主要补肾之品；牛膝能补能行，而活血通经之用较强；川续断既能补肾又能通利血脉，此症用之，乃一举两得；白术能利腰间血气；防己、茯苓渗利肾之余邪；诸药合用，共奏补肾通利血脉之功，故收效较速。

**案5**　韩某，女，30岁，1976年10月22日初诊。患肾炎数年，尿液多次镜检，蛋白（+），白细胞（+），红细胞（+）。常感腰痛，小腹胀坠即有尿意，小便后有解不尽感，伴有轻微尿痛，多方治疗，未获疗效。舌质红有瘀斑，少苔。据证析之，乃属肾虚肝疏泄不畅之候。

处方：熟地黄10g，山萸肉10g，生山药10g，泽泻10g，牡丹皮10g，茯苓10g，川楝子10g，橘核10g，乌药10g，海金沙15g（包煎）。3剂，水煎服，日1剂。

二诊（1976年10月26日）：腰痛减轻，小腹坠胀基本消失，尿痛已无，查尿常规示：上皮细胞（++），余正常。照上方去海金沙，加川牛膝10g，嘱其小腹坠胀完全消失后，将川楝子、乌药、橘核去掉，再服数剂，尿检正常即停服。

按：此案属“气淋”范畴，辨证用药的着眼点在于肝疏不畅，而临床上容易忽略这一点。肝之经脉抵少腹，过阴器，故此在本案见证和辨证上充分考虑到这一关系，果如其然。药后，肝气疏，气机畅，气化行，收效较著。若但从肾脏治疗，不注意与他脏的关系，恐有失中医特色。

## 胸背痛

1969年5月，予在河南安阳县天喜镇帮助当地培训赤脚医生时，当地有一患者左侧胸背疼痛3个月，治疗无效，予以桂枝汤合小柴胡汤加炒白芥子、青皮，3剂而愈。

处方：桂枝9g，白芍9g，柴胡9g，黄芩9g，半夏9g，甘草6g，党参9g，炒白芥子9g，青皮9g，生姜9g，大枣3枚。水煎服。

按：足太阳之脉循肩膊内挟脊抵腰中，手太阳之脉绕肩胛，足少阳之脉循胸过季胁，手少阳之脉布膻中。从此可见手足太少阳之脉均与胸背有关联，因此胸背疼痛也应考虑到该经的病变。此病及方，正是从二经着眼，三月之疾，起于三日，足见经方之奥妙也。

## 肩臂痛

刘某，女，51岁，1975年6月30日初诊。2个月前，在劳动休息时，与某女同志打着玩，右肩部被扭伤，之后疼痛不愈，而且越来越重，近几天疼痛不止，呻吟不已，臂不能抬举，前后伸屈受限，局部肿起但不红，按之痛甚，经某医针刺数次无效。

处方：桂枝30g，白芍30g，威灵仙30g，连翘15g，乳香15g，没药15g，丹参24g，红花15g，防风9g。1剂，水煎服。

二诊（1975年7月1日）：上药服后，一夜未有疼痛，到白天又复疼痛，但轻得多，照上方继服1剂。

三诊：基本不痛，臂已能平抬，前后亦能摇动，上方去丹参加姜黄9g，连翘改为30g。2剂，水煎服。

四诊（1975年7月5日）：肩臂完全不痛，但因疼痛受限，2个多月未有活动，故抬举伸展活动尚未复常，嘱其加强锻炼，不再服药。

按：患者肩部扭伤较重，以致血瘀气滞，疼痛不已，时间愈长，瘀滞愈重，故疼痛渐加，此乃喜笑玩耍中遇祸也。病因既明，症状又显，投方亦易。方中诸药，多系活瘀通络之品，于疏通气血之中，大具融化气之力。用连翘者，是受到《衷中参西录》的启示，张锡纯在活络效灵丹方后曰："臂疼加连翘"，但未说明其义。李东垣曰："连翘散诸经血结气聚消肿。"患者受伤2月余，局部肿痛，难免有化热之患，此用连翘，既能清热解毒，又能消肿散结，可谓一举两得。

## 腿痛

**案1**　（坐骨神经痛）边某，男，36岁，1975年5月7日初诊。

患者于1975年2月开始左腿疼痛，尚且疼痛剧烈，连下床也有困难，当地医院诊为坐骨神经痛，屡经治疗无效。我们开门办学住在赊湾，患者家属闻讯，用架子车拉来就诊，经过四诊合参，断为血瘀所致。

处方：血竭15g，儿茶15g，乳香15g，没药15g，红花45g，生麦芽15g，麻黄15g。

用法：3天服1剂，每天煎1次服1次，红花分3次放入，首次轻煎。

效果：共服20剂，痊愈。

说明：在服此药间歇之间，曾用强健筋骨之剂。

按：此系验方，活血散瘀止痛之力较著，对血瘀而致肢体疼痛之证，确有良效。方中妙用麻黄和麦芽，瘀阻肢节，也往往多挟风寒，故用麻黄以发散之，恐药味过苦，碍于胃化，故用麦芽以消运之，况生麦芽又有疏达肝气之能，肝气条达，也有助于筋的运动；此外，麻黄配麦芽，又可起宣达之用，更能增强活血散瘀药之效。

**案2** 许某，男，1974年2月12日来信说：患风湿性坐骨神经痛，中西药用了不少，至今仍然疼痛，左髋眼酸沉，左腿窜痛，每当咳嗽时髋眼酸得厉害，夜间尤其是下半夜腿痛得更严重，白天坐的姿势不好，左腿下部麻。余据来信所说症状，当属瘀血为患。

处方：血竭15g，儿茶15g，制乳香15g，制没药15g，红花45g（另包），麻黄15g，生麦芽15g，1剂3日服完，每日煎1次服1次，红花每次放入15g。首次轻煎。

3月28日来信说：上方服4剂，症状大减，腿不再窜痛，夜间能安然睡眠，唯髋、眼尚时酸时止。此瘀血已去，当扶其证，遂疏以补肝肾、强腰膝之方邮去，后未再来信。

按：予用此方，治疗瘀血所致腿痛，屡见良效。方义分析见前。

## 抽搐

**案1** （抽搐验案）孟某，女，48岁，1977年2月28日初诊。患者述：1973年冬季有2次子宫大出血，接之又发生2次呕吐，而后出现烦躁，常欲哭笑，失眠多梦，经期紊乱，西医诊为更年期综合征，治疗无效。至1976年10月，又发生抽搐，日轻夜重，甚至彻夜抽搐不止，曾服许多熄风解痉之剂，如钩藤、蝉蜕、全蝎、菊花、鸡血藤等品，服后暂效，停药即发。舌苔薄白而干，脉弦细而数。就诊时尚在抽搐。

处方：炙甘草30g，百合30g，苏叶6g，柏子仁12g，夜交藤30g（先煎），生龙骨30g（先煎），生牡蛎30g，生白芍30g，茯苓12g，磁石30g，麦冬15g，小麦60g，大枣7枚（切开）为引。3剂，水煎服，日1剂。

二诊：上方服第1剂，当夜抽搐即止，至今未有抽搐，照上方继服3剂。

三诊：抽搐未再发作，但夜间发热（自感发热，体温不高）未除，乃更以滋水潜阳退蒸之剂。

处方：玄参15g，麦冬12g，生白芍15g，生甘草9g，地骨皮15g，牡丹皮9g，白薇12g，知母9g，胡黄连9g，银柴胡12g，生龙骨30g（先煎），生牡蛎30g（先煎）。1剂，水煎服。

1982年3月，患者又因他病来诊，询其上病，乃云：从那时起至现在，一直未有复发。

按：此证辨证要点，在于阴伤，年近七七，精血已衰，又有大出血、呕吐、失眠等阴伤病史，阴伤日久，筋脉失养，故抽搐不止，只熄风解痉，不滋养阴液，是治其标，未治其本。予审其病因，又鉴前医之治，用复方甘麦大枣汤（经验方），竟获良效。

**案2**　高某，男，61岁，现居台湾省，此次回大陆探亲，住在郑州大学。于1989年10月12日，由其亲属介绍，来河南中医学院医院门诊，就诊于余。患者于1987年开始发抽，逐渐加重，以左下肢为甚，为了控制抽搐，夜间常把腿拴在床上。左侧肢体并有麻木感，血压维持在150/96mmHg。在台湾曾服许多中西药均无效。诊见患者形体较丰，呈慢性病容。舌质较红，舌苔薄白，脉弦滑。

处方：桑寄生30g，制首乌20g，山萸肉12g，怀牛膝15g，干地龙10g，天麻10g，龟板30g（先煎），熟地黄30g，全蝎10g，橘络9g（后下），制天南星10g，白芍15g。4剂，水煎服。

二诊（1989年10月16日）：上方服后，抽搐停止，睡眠亦好，遵效不更方之则，上方继服。因其假期已到，乃持方返台服药。

1989年12月28日，其外甥专来门诊告曰：舅父来信说病已基本痊愈。

1990年4月13日，患者从台湾来大陆扫墓，再次就医于余，自上次回台后，上方共服20余剂，一直未抽搐，只在本次回大陆前，精神有些紧张，又发生数次的抽搐。诊见精神状态很好，全身关节活动自如，血压150/100mmHg。舌裂纹，苔薄少，脉沉弦。

处方：生白芍30g，生山药30g，怀牛膝20g，柏子仁10g，干地龙10g，生地黄20g，制首乌20g，天麻10g，龟板30g，山萸肉15g，代赭石30g。水煎服。

患者返台前又复诊1次，除血压尚高外，余皆复常。

按：动摇眩抽，多为内风之象，而且多为肝阴不足所致，正如《素问·至真要大论》曰："诸风掉眩，皆属于肝。"又因肝肾系同源（乙癸同源）的关系，肝阴不足，亦常有肾阴不足。本患者长期抽搐，血压又高，舌红脉弦，为肝肾阴虚，筋失养之象；肢体麻木，脉弦中带滑，为兼挟风痰之象，故在滋补肝肾的前提下，佐以祛风痰之味，旨在阴复而风熄，痰去而麻止。天南星专主经络风痰，对于风痰湿痰入于经络所引起的证候，用之最宜。橘络属于行气药，功能通化痰，此用之更能增强天南星祛风痰之功。在临床上用天南星时往往佐用橘络，即此意也。

## 痉病

（风邪外袭）禹某，男，18岁，以"头向右后歪4个月余"为主诉于2006年4月10日初诊。

不明原因出现头向右后歪，逐渐加重，颈右侧痛，受惊激动或心情不畅时症状加重，颈右侧肌肉疼痛，头右侧扭转90°，须用手扶持头部才能上课听讲，或趴在书桌上听课，全身疲乏，食欲可，大小便正常。曾服药治疗乏效。舌质淡胖，苔薄白腻，脉细。此为风邪侵袭、经脉津液失濡失布之证，治以调和营卫、舒缓筋脉。葛根汤加味。

处方：炙麻黄 10g，桂枝 10g，葛根 30g，生白芍 30g，伸筋草 30g，生薏苡仁 30g，全蝎 6g，蜈蚣 1 条，生甘草 30g，生姜 3 片，大枣 6 枚为引。6 剂，水煎服，日 1 剂。

二诊（2006 年 4 月 17 日）：服药后病情无明显变化，右半身牵扯不舒，右侧胸锁乳突肌起点处压痛，风池穴处压痛。舌质淡红，苔薄白，脉细。已病 4 个月，无恶寒发热，病不在表，重在筋脉失润。以调和营卫、柔润筋脉为治。

处方：桂枝 10g，生白芍 30g，葛根 30g，木瓜 30g，生薏苡仁 30g，伸筋草 30g，麦冬 30g，生甘草 10g，生姜 3 片，大枣 6 枚。12 剂，水煎服，日 1 剂。

三诊（2006 年 5 月 12 日）：服药后头已不歪，紧张或劳累后稍头歪，心已不烦，向右转头时颈部稍痛。舌质淡，苔薄白，脉细。病基本告愈，酌加养阴通络之品巩固疗效。

处方：桂枝 10g，蜈蚣 1 条，生白芍 30g，葛根 30g，木瓜 30g，生薏苡仁 30g，伸筋草 30g，麦冬 30g，生甘草 10g，天花粉 10g。12 剂，水煎服，日 1 剂。

按：痉病有刚柔之分，多由筋脉失养、拘急挛缩所致。本案乃风寒侵袭太阳经，壅滞经络，经脉拘急失养失舒导致头向右侧扭转、项强较重（90°），先后以葛根汤加味，桂枝加葛根汤加味以及瓜蒌桂枝汤加味，并重用白芍、甘草，又含有芍药甘草汤之用。由于方对其证，切合病机，故获良效。

## 肢体拘急

亘某，男，23 岁，1976 年 2 月 24 日初诊。患者上肢及腰以下麻痹近 1 年，治疗无效。曾经某医院检查（诊断不详）视为难治之证。患者睡在架子车上，不能行走。诊见肢体拘急，不能伸屈，此为筋失柔和的劲急之象，治当柔肝舒筋。

处方：生白芍 30g，生甘草 15g，木瓜 12g，生薏苡仁 30g，白蒺藜 12g，钩藤 12g。水煎服。

1976 年 3 月 8 日，患者来信说，服上药 10 剂，病情有好转，要求调方。

处方：生白芍 30g，生甘草 15g，木瓜 12g，生薏苡仁 30g，钩藤 18g，桑寄生 30g，伸筋草 12g，川牛膝 24g，柏子仁 12g。水煎服。

1976年4月6日来信说，上肢功能恢复较好，已能握笔写字，下肢亦有好转，但骶骨处压痛明显，要求调方。

处方：生白芍30g，生甘草15g，木瓜12g，生薏苡仁30g，桑寄生30g，伸筋草12g。川牛膝24g，柏子仁12g，黄芪30g，姜黄9g，威灵仙12g。水煎服。

我带学生外出实习月余，未再接到患者来信，后访问其同乡，得知其病渐愈。

按：患者服药近3个月，虽两易其方，但仍守效不更方之则，始终未变主方，未变治则，既不失病情，亦不失人情（患者要求调方）。肝主筋，筋主运动，今肢体拘急，当责之肝与筋，故以柔肝舒筋为治，筋既得其养，又得其舒，劲急之象日得其解。方中柏子仁非为宁心而用，是为涵养肝木而用，张锡纯在《衷中参西录·柏子仁解》中说："本经谓柏实能安五脏，而实于肝脏尤宜也。"

# 第八章 癌症

## 肺癌

**案1** 连某，男，53岁，以“胃胀半年，恶心，反胃1周”为主诉于2013年1月初诊。症见：恶心，反胃，但吐不出来，无食欲，近1周未解大便，昨天用开塞露解1次，质干；偶有咳嗽，咳时清痰易咳，有胸腔积液，一直抽着积液；持续胃胀，口干，饮水一般；右侧肩膀痛，左侧肩臂疼痛；眠差(因胃内难受)，小便可。舌质鲜红，舌两边溃疡，苔薄少，脉数而疾。面色晦暗，恶病质明显。患者肺腺癌晚期并考虑肋骨转移，化疗第1个疗程刚结束。中医诊断为肺积，属气阴两虚证，治以补气养阴为主，竹叶石膏汤加减。

处方：北沙参30g，生石膏30g，清半夏12g，竹茹30g，麦冬30g，石斛15g，茯苓30g，生甘草6g，党参15，粳米一撮（先煎）为引。20剂，水煎服，日1剂。

二诊：服上方30剂，效可，自觉乏力，食饮均有好转。现症见：乏力，纳差，无食欲，恶心，心烦急躁，胸腔积液，引流管未拔出，近期抽水约2 000mL；右肩疼痛仍在，以致晚上不能眠；欲吐不能吐；大便干结，3~4日1次，需用开塞露，方能解出，小便黄。舌质红绛，苔少白，脉数，面色晦暗。

处方：党参30g，清半夏12g，陈皮10g，竹茹30g，茯苓30g，郁金10，冬瓜子30g，生薏苡仁30g，大黄10g（后下），全瓜蒌30g，粳米一撮为引。15剂，水煎服，日1剂。

三诊：服上方30剂，烧未退，效可，精神状态稍好转。现症见：右侧胸胁部及右肩部疼痛持续，服西药酚氨加敏颗粒、尼美舒利颗粒镇痛，服止痛药方可安眠，大便干，脉沉细。

处方：清半夏10g，茯苓30g，炒白芥子10g，冬瓜子30g，生薏苡仁30g，大贝10g，红花15g，大黄10g（后下），制没药10g，制乳香10g，党参30g，蜈蚣10g，生甘草6g，炒枳实10g。15剂，水煎服，日1剂。

按：患者为肺癌晚期，无法进行手术，合并骨转移，兼有大量胸腔积液，恶心、反胃、无食欲，大便不通，此乃中焦欲败之危候，患者已放弃西医治疗，特来寻中医以缓解痛苦，治疗当以急救胃阴，顾护中焦为主，方用竹叶石膏汤加减，清虚热、益气津。二诊效佳，诸症好转，其积聚日久，痰瘀浊邪较重，又有胃气上逆之象，故治法为化痰散瘀，降胃止呕。三诊患者正气得复，精神好转，治疗以祛邪为主，兼以扶正。如何把握扶正与祛邪，此例是范例，患者初诊之时，以扶正养阴为主，急救中焦，并无抗肿瘤治疗，若此时仅以肿瘤为念，考虑肿瘤晚期兼之转移，有大量胸水，大量堆砌肿瘤治疗药物，如白花蛇舌草、半边莲之属，只会加快中焦衰败，最终使得药石无救；复诊正气得复，邪实较著，治疗祛邪为主，扶正为辅；三诊患者正气得复，涤浊解毒为主，祛邪也是扶正，邪去则正安。

**案2**　林某，女，61岁，以“干咳2个月余”为主诉于2013年7月初诊。症见：干咳，见凉气即觉咽不顺畅，口干渴，夜间饮水多，胸闷不适，右侧乳房针扎样痛，纳眠可，大小便正常。舌淡，苔白腻，脉细。2008年左乳腺癌全切术。2013年5月右肺癌切除一叶，术后血压：（170~180）/90mmHg。（化疗期间反应不大，大便干）。中医诊断为肺积，为气阴两虚兼有郁热证，治以补气养阴清肺热为主，以沙参麦冬汤合泻白散加减。

处方：北沙参30g，麦冬10g，天冬10g，生山药15g，冬瓜子30g，生薏苡仁30g，全瓜蒌10g，蒲公英15g，知母10g，桑白皮10g，地骨皮10g，桔梗10g，生甘草10g，炒麦芽10g。25剂，水煎服，日1剂。

二诊：服上药25剂，效可，咳嗽较前明显好转，胸闷好转。现症见：觉咽部不适，偶有咳嗽，痰较少，胸部不适，精神较前好，乏力，多汗，纳可，眠可，二便调。左上肢肿，舌质红，苔白略厚腻，脉细。血压135/95mmHg。

处方：芦根30g，冬瓜子30g，生薏苡仁30g，通草6g，桑叶15g，竹茹15g，丝瓜络15g，桔梗10g，白花蛇舌草30g，蒲公英15g，大贝10g，生甘草6g。25剂，水煎服，日1剂。

三诊：服上方半年后停药，自觉效可。现症见：活动后易气喘，胸闷，右侧乳房时有针刺样疼痛，阴天明显，夜间口干，喝水多。

处方：芦根30g，冬瓜子30g，生薏苡仁30g，桑叶10g，竹茹10g，丝瓜络10g，全瓜蒌15g，北沙参15g，天冬10g，大贝6g，白花蛇舌草15g，生甘草6g，夏枯草30g。25剂，水煎服，日1剂。

四诊：服上方无不适。现症见：口鼻干，不渴，但口干燥难忍，不停饮水，活动后上半身汗多。舌暗淡，中有裂纹，苔薄，脉细。

处方：芦根30g，冬瓜子30g，生薏苡仁10g，天花粉15g，生黄芪30g，知母15g，夏枯草30g，大贝10g，生甘草6g，通草6g，白花蛇舌草15g，半边莲15g。30剂，水煎服，日1剂。

按语：患者年过六旬，肺癌切除后，干咳，口干渴，夜间饮水多，均为阴虚火旺之象；胸闷不适，右侧乳房针扎样痛，乃为痰瘀阻于经络、经气不通的表现；舌苔白腻，脉细，更是痰瘀阻滞、气血不和之象。治法为滋阴清热，化痰散瘀。方中北沙参、麦冬、天冬、生山药滋阴止渴；蒲公英、知母、桑白皮、地骨皮滋阴清热；冬瓜子、生薏苡仁、全瓜蒌化痰除浊；桔梗载药上行，又能止咳化痰；生甘草调和诸药，清热解毒；炒麦芽益气健脾开胃。复诊效佳，诸症好转。故守上滋阴清热，化痰散瘀之法。之后又依此法调治1年余，无不适。

**案3** 刘某，女，43岁，以“身上时冷时热2个月”为主诉于2014年5月初诊。症见：寒热往来，乏力，出汗，腰酸，双腿酸软，身上紧；不咳嗽，不吐痰，心烦，思想负担重；纳差，眠差，每晚睡4～5h；二便可，大便后，时身冷汗出。舌质瘦小，苔剥脱，脉沉无力。既往：①2013年7月行子宫肌瘤术。②2010年行胆囊切除。2个月前确诊肺腺癌多发转移，左髋部疼痛，不能行走，行下肢放疗13次，现服化疗药物及镇痛药。中医诊断为肺积，为少阳证，治以和解少阳，扶正祛邪为主，以小柴胡汤加减。

处方：柴胡10g，黄芩10g，清半夏10g，党参15g，生黄芪30g，蜈蚣粉1g（吞服），生薏苡仁30g，通草6g，鹿角霜10g，炒神曲10g，生甘草6g。10剂，水煎服，日1剂。

二诊：服上方1个月，效可，出汗减少，阵发烘热汗出，纳眠可，二便正常。舌质瘀暗，苔薄白，脉沉滞。诊为毒邪入里，营卫失和。

处方：白茅根30g，滑石30g（包煎），蜈蚣粉1g（吞服），生黄芪30g，生薏苡仁30g，小麦30g，生甘草6g。20剂，水煎服，日1剂。

三诊：服上方2个月效可，阵发烘热发作次数减少，自觉晨起咽干，干咳，无痰，眠差，入睡困难，易醒，纳可，晨起小便色黄，大便正常，烘热时伴烦躁。舌质瘀暗红，舌根部苔黄腻，脉细。月经未至5月余（自述服靶向药和止痛药后出现）现服靶向药、止痛药已停1周。处方：上方加透骨草15g。桑叶15g，20剂。

四诊：服上方40余剂，偶尔有阵发烘热，无汗，晨起咽干减轻，左侧髂部不适，不痛不胀，睡眠改善，入眠可，纳可，症状均有改善，小便可。大便每日2~3次，不成形。舌质暗红，苔黄腻，脉沉滞。

处方：白茅根30g，滑石30g（包煎），生黄芪30g，知母10g，生地黄30g，冬瓜子30g，生薏苡仁30g，连翘10g，赤小豆30g，蜈蚣粉1g（吞服），小麦30g，生甘草10g。20剂。

患者初诊时需坐轮椅，此次已能自行行走，精神状态好转。

按：患者主诉为：身上时冷时热，即寒热往来，《伤寒论》第23条：“太阳病，得之八九日，如疟状，发热恶寒，热多寒少，其人不呕，清便欲自可，一日二三度发……”此处的“如疟状”，也是时寒时热的状态；第96条：“伤寒五六日，中风，往来寒热，胸胁苦满，默默不欲饮食，心烦喜呕……”前为表邪不解，郁于肌腠，一日数发；后者为邪在少阳，正邪交争的一种表现，本例患者心烦，寒热往来，纳呆少，故从少阳病考虑，选方用小柴胡汤，稍加补气、通络、化湿之品。后以通络化湿，宣畅气机为主，加减调理，方药虽小，但旨在用轻灵之品，拨动气机，使人体元真通畅，气机流通，故收效甚佳。

**案4**　王某，女，75岁，以“胸中不适，背沉2年余，手脚冰凉20余年”为主诉于2013年1月初诊。症见：每于快步走路时出现胸中不适感较重，伴背沉，紧揪感，休息几分钟可缓解。偶有咳嗽，咽痛，手脚四季较常人偏凉，脘腹有塞窒感，纳可，口不干，眠差多梦，二便可。舌质偏红，边尖红，苔白略厚，脉沉弱结。上症未治疗过。近检查诊断为肺腺癌，未行治疗。辅助检查：2013年1月18日本院心电图：①窦性心律，心率90次/min。②ST-T轻度改变（下壁）。磁共振成像报告：①双侧额顶叶脱髓鞘。②右侧侧脑室旁小软化灶。③轻度老年性脑萎缩。④双侧筛窦轻度炎症。⑤建议必要时行增强MRI进一步排除微小转移灶。胸部SCF平扫：①左肺上叶炎症。②双肺多发结节阴影。③左肺上叶钙化灶。④冠脉钙化。⑤肝右叶及脾脏内钙化灶。肺穿刺：纤维结缔中少量异型增生的肺泡上皮，考虑高分化腺癌。SPECT-CT：双膝关节骨代谢异常活跃，考虑退行性改变。中医诊断为肺积、胸痹，为气阴两虚、心脉失养证，治以补气活血、养阴安神为主，处以生脉饮合酸枣仁汤加减。

处方：党参10g，麦冬12g，五味子10g，炒酸枣仁30g，茯苓10g，茯神10g，川芎6g，当归10g，丹参30g，小麦30g，炒枳壳10g，全瓜蒌10g，节菖蒲6g，炙甘草6g，大枣3枚（切开），生姜3片为引。15剂，水煎服，日1剂。

二诊：服上方30剂，背沉，有揪感，胸中不适明显减轻。现症见：左侧卧时，喉中吱吱发响，自觉胃部空感，脐上腹部不适或隐痛时即欲大便，纳可，眠可，咽中异物感，咽干，偶咳，二便可。舌质红，尖红，中部苔白厚，脉沉细略数，未见结象。

处方：党参10g，麦冬10g，五味子10g，山萸肉10g，炒酸枣仁30g，柏子仁6g，茯神10g，茯苓10g，当归10g，丹参30g，小麦30g，全瓜蒌10g，桔梗10g，炙甘草6g，生姜3片，大枣3枚（切开）为引。15剂，水煎服，日1剂。

三诊：服上方13剂，背沉减轻。4月22日，因胸闷，左侧卧时，喉中吱吱响，在某医院住院10余天，无明显改善。现症见：左侧卧时，喉中吱吱响，咽中憋闷，偶咳；大便成形，每日3~4次。舌质淡红，苔稍黄，脉细数。肿瘤相关抗原15~366.4u/mL↑（0.01~25u/mL），癌胚抗原82.76ng/mL↑（0~5ng/mL），红细胞沉降率36mL/h↑（0~30ml/h），尿隐血（++），总胆固醇6.26mmol/L↑，甘油三酰mmol/L1.84↑，低密度蛋白4.82↑。

处方：芦根30g，冬瓜子30g，生薏苡仁30g，北沙参15g，桑白皮10g，地骨皮10g，桔梗10g，生山药30g，黄芩10g，生甘草10g。10剂，水煎服，日1剂。

四诊（2013年6月7日）：服上方20剂，觉上症减，大便成形，日1次，胸闷减，现左下肺（左乳下方）自觉不适感（空感），左侧卧时，憋闷感明显，纳可，眠可。舌质红，苔白，脉略数。

上方加柴胡10g，郁金10g。10剂，水煎服，日1剂。

五诊：服上方30剂，效可，背沉，胸中不适症状已愈。现：觉左肋部有不适感，坐及侧躺时均有感，纳眠可，二便可。舌质暗红，苔中白厚腻，脉沉滞。

处方：芦根30g，冬瓜子30g，生薏苡仁30g，大贝10g，柴胡10g，黄芩10g，连翘10g，金银花10g，生甘草6g，北沙参12g。10剂，水煎服，日1剂。

按：本案确诊为肺癌为其本，临床表现为胸背部不适为其标，“急则治其标”，故首诊之时，以辨证论治为前提，辅以辨病。患者快步走时表现胸中不适，舌质偏红，边尖红，此为气阴两虚之象，处以生脉饮益气养阴，酸枣仁滋补肝血，茯苓安神，辅以当归、川芎、丹参活血化瘀，全瓜蒌、炒枳壳开胸涤痰，荡涤浊邪，诸药合用，攻补兼施。二诊之时胸中不适明显减轻，效不更方，仍守前方并稍作加减，因患者时有喉部不适，咽干，咽中异物感，故加桔梗以清热利咽；三诊之时，标证已去，当治本为要，兼顾其标，故更方涤浊汤，荡涤胸中浊邪，咽中仍时有不适，故合用《金匮要略》甘草汤以养阴利咽，同时佐以大量山药以顾护正气，攻邪不伤正，药证相符，故而效显。

**案5** 杨某，男，61岁，以“咳嗽半个月”为主诉于2013年11月初诊。症见：半个月前患者行肺癌手术治疗，术后出现咳嗽至今，时咳白沫痰；咳嗽呈阵发性，时胸闷、恶寒，时汗出；两腿酸，乏力，纳可，眠欠佳，小便可。大便不成形，每日2次。舌淡红，苔黄厚腻，脉较大数。既往有糖尿病病史。中医诊断为肺积、咳嗽，为脾湿肺热挟瘀证，治以涤浊除湿，清热化瘀为主，以涤浊汤加减。

处方：芦根30g，冬瓜子30g，生薏苡仁30g，清半夏10g，橘络10g，茯苓12g，豆蔻6g，草果6g，远志20g，白前12g，桔梗10g，生甘草3g。15剂，水煎服，日1剂。

二诊：服上药咳嗽、咳痰基本消失，稍微怕冷，仍有胸闷，晚上、晨起时稍咳，后背不舒适，两腿酸，纳可，大便每日1次。舌质淡红，苔白腻，脉细。

处方：芦根30g，冬瓜子30g，生薏苡仁30g，桔梗10g，白前10g，生黄芪30g，北沙参30g，炒神曲10g，陈皮10g，桑叶10g，生甘草6g，海浮石30g（先煎）。15剂，水煎服，日1剂。

按：积聚之病，总属痰湿血瘀，阻滞经脉，气血不利，日久正伤，邪入膏肓，故难治也。治当急治其标，缓治其本，以图扶正祛邪，散结化瘀。今患者肺积术后，咳喘至今，咳白沫痰，恶寒汗出，苔黄厚腻此乃痰热蕴肺之象；大便每日2次，当为湿邪困脾；肺积日久，必然入络挟瘀。治当涤浊，方用涤浊方加减，加半夏、草豆蔻、草果、茯苓以燥湿化痰；加橘络、远志、白前、桔梗、甘草以止咳降气化痰。复诊效佳，咳、痰大减，故依此法加减，兼用补气、养阴、通络之法治疗数月而获佳效。

**案6**　宋某，男，83岁，以“发现肺腺癌1年半”为主诉于2013年1月2日初诊。症见：乏力，大便3日1次，解便乏力，初为栗状，后正常，口水多，无味，不自觉流出；痰不多，喝水易呛，口干，饮水一般，纳一般；小便可。眠差，患者思虑过度睡不着。舌质淡嫩红，苔薄白，脉缓细。2011年7月体检发现肺腺癌，行手术，化疗5个疗程，现已停，后在本院服中药治疗。

处方：芦根30g，冬瓜子30g，生薏苡仁30g，清半夏10g，茯苓10g，陈皮10g，白豆蔻6g（后下），藿香3g（后下），桃仁10g，杏仁10g，大黄6g（后下），太子参15g。7剂，水煎服，日1剂。

二诊：服上药28剂，效可。现症见：大便2~3日1次；头干如栗后正常；眠差（思虑多）纳食较前好，但食欲仍不佳，手脚凉，流涎多，喝水仍易呛。舌质暗，苔少，脉细。

处方：芦根30g，冬瓜子30g，生薏苡仁30g，制附子10g（先煎），当归15g，杏仁10g，大黄10g（后下），炒火麻仁30g，大云30g，通草6g，桃仁10g。7剂，水煎服，日1剂。

三诊：服上方7剂，效可，大便头干，2~3天1行；纳差，食欲差，眠差；近两天咳嗽，无痰，流口水，不喜饮水，四肢凉。舌质红，苔薄红（染），脉沉细正常。

处方：全瓜蒌30g，薤白10g，芦根30g，冬瓜子30g，生薏苡仁30g，地骨皮15g，大黄10g（后下），桃仁10g，远志15g，益智仁10g，鸡内金10g，党参10g。7剂，水煎服，日1剂。

四诊：服上药12剂，效可。现症见：纳差，无食欲，流口水，四肢凉；大便头干，2日1行；眠差，入睡难。舌暗红，裂纹舌，苔不白，舌下络脉瘀粗，脉沉细。心情烦躁。

处方：冬瓜子30g，生薏苡仁30g，桔梗10g，桑白皮15g，地骨皮15g，大贝10g，当归15g，大黄10g（后下），炒酸枣仁30g，益智仁10g，鸡内金10g，炒杜仲10g，川续断10g，川牛膝10g。7剂，水煎服，日1剂。

按：癌症之治，审患者体质不虚，以“涤浊”为立法之基，同时随病位之不同，而随症遣方；在上则要考虑肺为清虚之腑，用药宜轻灵，以恢复肺之宣肃为目的，而兼以他法，如祛肺中伏热、养肺中之阴等，灵活选药；在中则以恢复中焦转运之枢为目的；在下焦则要因势利导逐邪外出。涤浊之法应配伍淡渗分利之品，本案患者为肺腺癌，虽然年高，但正气尚足，故以"千金苇茎汤"加味涤肺中之浊，同时患者有涎多之症，故合二陈以燥湿化痰，白豆蔻、藿香以醒脾化湿为治，配合通下之药，以治疗大便秘结。先后六诊皆是此法，七诊时患者主诉为纳少、不欲食、头晕等症，此与《伤寒论》之"默默不欲饮食"同属少阳枢机不利之象，故立法以"小柴胡汤"转枢机。概言之，"涤浊"为治疗癌症之常法，但亦要辨证诊治，知常达变，不可胶着鼓瑟！

**案7**　林某，女，61岁，以"干咳2个月余"为主诉于2013年7月12日初诊。症见：干咳，遇凉气即觉咽不顺畅，口干渴，夜间饮水多。胸闷不适，右侧乳针扎样痛。纳眠可，大便正常。既往：2008年行左乳癌全切术；2013年5月因右肺癌切除一叶肺，术后血压（170~180）/90mmHg，化疗期间反应不大，大便干。现已停止化疗，欲服中药调理。舌淡，苔白腻，脉细。

处方：北沙参30g，麦冬10g，天冬10g，生山药15g，冬瓜子30g，生薏苡仁30g，全瓜蒌30g，蒲公英15g，知母10g，桑白皮10g，地骨皮10g，桔梗10g，生甘草10g，炒麦芽10g。25剂，水煎服，日1剂。

二诊（2013年8月19日）：服上方25剂，效可，咳嗽、胸闷较前明显好转，现觉咽部不适，偶有咳嗽，痰不多，胸部不适，精神较前好，易乏力，多汗，左上肢肿。纳眠可，二便调。血压135/95mmHg。舌质红，苔白略厚腻，脉细。

处方：芦根30g，冬瓜子30g，生薏苡仁30g，通草6g，桑叶15g，竹茹15g，丝瓜络15g，桔梗10g，白花蛇舌草30g，蒲公英15g，大贝10g，生甘草6g。25剂，水煎服，日1剂。

三诊（2014年3月17日）：服上方半年后停药，觉效可。现活动后易气喘，胸闷，阴天或风大时亦出现胸闷气喘，右侧乳房时有针扎样疼痛，亦在阴天时较为明显，夜间口干，饮水多。纳眠可，二便调。

处方：芦根30g，冬瓜子30g，生薏苡仁30g，桑叶10g，竹茹10g，丝瓜络10g，全瓜蒌15g，北沙参15g，天冬10g，大贝6g，白花蛇舌草15g，生甘草6g，夏枯草30g。25剂，水煎服，日1剂。

按：患者为肺癌患者，治疗思路虽与普通内伤咳嗽相似，但仍有特殊对待之处。肺部肿瘤引发的咳嗽，中医辨证为浊邪阻肺，肺失宣降，治疗当根据《内经·汤液醪醴论》"去菀陈莝……疏涤五脏"，故以苇茎汤中的生薏苡仁、冬瓜子，清热散结消肿化痰的瓜蒌、蒲公英来荡涤肺中浊邪。同时患者有阴虚的情况，加北沙参、天冬、麦冬、山药补益气阴，知母、桑白皮、地骨皮清泄肺中虚火。以桔梗汤兼顾咽喉不利的症状，以炒麦芽升发肝经气机，兼顾患者乳腺部位的故疾。二诊服药25剂，患者精神状态好转，咳嗽等症状明显改善，在涤浊大法不变的基础上随症加减部分药物巩固疗效，之后续服半年，防止病情出现反复。

**案8**　郭某，男，58岁，以“发现肺癌9个月余”为主诉于2013年9月13日初诊。症见：右侧胸肌部及右侧肩膀疼痛不适（此区域行放疗治疗23次），疼痛部位固定，以皮肤疼痛为主，伴内部时有隐痛，纳可，眠安，二便调。口中乏味，时咳少量白痰，无胸闷及气喘，时身燥热，夜眠盗汗，仅胸部汗出。舌淡红嫩，苔白腻略厚，脉细。2013年1月发现肺癌，行介入放疗、化疗，本病未服过中药治疗。

处方：芦根30g，冬瓜子30g，生薏苡仁30g，桃仁10g，桔梗10g，茯苓30g，生黄芪30g，郁金12g，桑叶30g，竹茹15g，丝瓜络15g，陈皮10g，生甘草10g。25剂，水煎服，日1剂。

二诊（2014年1月15日）：服上药35剂，效可，胸水消失，后因肺部感染后炎症未能消退而来就诊。现症见：仍有肺部感染，偶有咳嗽，变动体位时明显，吐灰色样痰、不黏，食欲差，自觉体质不如从前，易乏力；二便可；纳可，眠差，病灶处疼痛靠止痛药维持（双氯酚胺缓释片）。舌淡嫩红，苔剥，脉沉乏力。

处方：芦根30g，冬瓜子30g，生薏苡仁30g，桔梗15g，白前12g，大贝10g，黄芩10g，茯苓10g，清半夏10g，鱼腥草30g，生黄芪30g，蜈蚣1g，炒麦芽15g，生甘草6g。10剂，水煎服，日1剂。

按：此系痰浊阻肺之证。宗《素问·汤液醪醴论》“去菀陈莝，微动四极，开鬼门，洁净府……疏涤五脏”之旨，以涤浊汤加味，患者服上药35剂，胸水消失。涤浊汤乃笔者经验方，用于痰、湿、热阻肺，咳嗽或咳喘、胸闷，痰多色黄或黏稠、胶结难出，舌苔厚腻等。肺癌具有此症状者，可加减用之。

**案9**　朱某，男，66岁，以“发现肺部小细胞癌1个月（未转移）”为主诉于2014年3月17日初诊。症见：左侧胸腔积液，偶有咳嗽，声音嘶哑，左胸偶有不适。纳可，眠少，二便调，余无不适，精神佳。舌淡红，苔薄黄，有裂纹，脉细。患者2014年2月20日于南阳医学高等专科学校第一附属医院查出左肺小细胞癌，现已化疗5天。

处方：芦根30g，冬瓜子30g，生薏苡仁30g，桔梗15g，大贝10g，鱼腥草30g，黄芩10g，茯苓30g，蜈蚣粉1g（吞服），北沙参15g，蚤休10g，生甘草 6g。25 剂，水煎服，日 1 剂。

二诊（2014 年 4 月 28 日）：服上方 30 剂，咳嗽胸闷消失，喑哑消失，期间配合化疗，自觉效可，肺 CT 示：炎症大为减轻，胸腔积液消失。现症见：化疗期间易出汗，纳差，厌油腻，时有恶心；大便干燥，每日 1～2 次；眠一般，面色青黄，末次化疗结束已 7 天。舌淡红有裂纹，舌下络瘀，脉沉滞，略数。

处方：芦根 30g，冬瓜子 30g，生薏苡仁 30g，桃仁 10g，桔梗 15g，大贝 10g，黄芩 10g，蚤休 10g，桑白皮 10g，地骨皮 10g，猪苓 15g，蜈蚣粉 1g（吞服），北沙参 20g，生黄芪 30g，生甘草 10g。25 剂，水煎服，日 1 剂。

按：此属痰浊阻肺所致。故投以涤浊汤 30 剂，胸腔积液消失。余跟踪观察，涤浊法用于治疗肺癌、胸水，临床效果较佳。

## 食管癌

**案 1**　马某，男，44 岁，以“发现食管癌晚期 4 个月”为代主诉于 2013 年 1 月初诊。症见：每日下午发热 38℃左右，未服退热药，体温至夜间自可恢复，后背疼，咽痒咳嗽，咯白色分泌物，质稀。口腔异味重，易饥，腹胀，咽食物有堵塞感，大便成形，1～2 日 1 次，小便可。舌质红（家属提供照片显示），中后部苔黄厚腻。2012 年 12 月 24 日 PET-CT 示：①食管、胸中下段管壁不均匀增厚，代谢增高，符合恶性病变（食管）表现；②贲门及胃体小弯侧胃壁不均匀增厚，代谢增高，符合急性病变（贲门—胃体）表现；③颈部、纵隔、腹腔肝胃间及腹膜后多发软组织结节影，代谢增高，考虑多发淋巴结转移；④考虑肝、胃转移；⑤前列腺多发钙化灶；⑥双侧上颌窦囊肿。中医诊断为噎膈、发热，为邪伏膜原证，治以开达膜原为主，处以达原饮加减。

处方：草果 6g，知母 10g，槟榔 10g，白茅根 30g，黄芩 10g，生白芍 15g，银柴胡 10g，厚朴 10g，清半夏 10g，党参 10g，白薇 10g，金银花 30g，生甘草 6g，滑石 30g（包煎）。15 剂，水煎服，日 1 剂。

患者不知详情，西医拒绝放疗、化疗。

二诊：服上药 15 剂，效佳，烧已退。现症见：咽痒不干，咳嗽，咳白稀痰易吐，咽部有堵塞感，夜间睡时会突然出现咽痒咳嗽，咳出痰后则可再睡；纳少，稍食即饱，易饥但因咽堵不能食，眠安，大便 2 日 1 次，偏干，小便可。舌质淡红，苔黄厚腻，脉偏弱。

处方：藿香 10g（后下），厚朴 10g，清半夏 10g，茯苓 10g，郁金 12g，冬瓜子 30g，生薏苡仁 30g，大黄 6g（后下），炒神曲 10g，蚤休 6g，射干 10g，桔梗 10g，浙贝母 10g，猪苓 10g，生甘草 6g。10 剂，水煎服，日 1 剂。

三诊：服上药30剂，检查食管瘘，已10日不能进食，靠输营养维持。2月15日食管内放入2个支架，疼痛，靠服止痛药。现能进食，但大便干，依靠开塞露及番泻叶，大便2~3日1次，不渴。舌淡红，苔薄白，有裂纹，脉较弱。

处方：炒麻子仁30g，杏仁10g，生白芍15g，厚朴10g，炒枳实10g，大黄（后下）10g，冬瓜子30g，生薏苡仁30g，党参12g，郁金10g，全瓜蒌30g。30剂，水煎服，日1剂。

四诊：服上药30剂，大便仍干，续服泻药，3~5日1次。现症见：前胸后背部位疼痛，进食时痛甚，服曲马多缓释片后疼稍减，但出现幻听、幻视，极度虚弱，面色萎黄，近几天喜凉饮，口渴。舌质淡暗，苔白，脉沉弱。

处方：党参30g，制附子（先煎）15g，生黄芪30g，当归15g，炒火麻仁30g，知母15g。10剂，水煎服，日1剂。

按：各系统肿瘤临床表现多端，中医诊治，仍需四诊合参，不囿于西医诊断和临床指标，该患者首诊低热，腹胀，进食不顺，咯吐浊涎，舌黄，苔厚腻，为湿热内阻，三焦升降失司之象，故选用达原饮加味，以祛湿化痰与清透虚热并用。达原饮原名达原散，为明·吴又可所创，载在《温疫论》中，由槟榔、厚朴、草果、知母、芍药、黄芩、甘草7味药组成。临床以之治湿热中阻，三焦不畅，以致寒热起伏，连日不退，胸脘痞满，呕恶，甚则便溏等证颇验。该方原为治温病“邪伏膜原”所设，本案为癌肿发热，虽病名不同，但却有相同病机，此亦即“异病同治”之义。

二诊时发热已退，饥而进食不顺，稍食而复饱胀，仍有痰涎，咽痒咳嗽，苔仍黄厚腻，大便干，前从湿热论治，方已奏效，故复诊用藿朴夏苓汤加减以宣通气机，燥湿利水，兼以涤浊。癌症治疗不一定都有良效，只要方证对应，能减轻患者痛苦，延长生存时间，也是医者能力的体现。

**案2**　张某，男，65岁，以“胸部憋闷近半年”为主诉于2014年10月初诊。症见：饭后胸部憋闷，气短，活动后好转，食欲可，但不能多食，口渴；眠较差；大便干稀不调，量多，稍食不慎即腹泻，小便可。舌质淡暗，苔薄黄，脉细。食管癌切除后半年。中医诊断为噎膈，为气阴两虚证，治以补气养阴为主，以乌梅甘桔汤加减。

处方：党参10g，北沙参15g，生山药30g，石斛15g，炒谷芽15g，乌梅6g，桔梗10g，生甘草6g。20剂，水煎服，日1剂。

二诊：服上药20剂，效可，胃口佳，有饥饿感。现症见：饭后仍胸部憋闷、短气，活动后好转；纳可，饮水可；大便可，饮食不慎即腹泻，小便可。舌质淡红，脉细。

处方：北沙参15g，麦冬15g，白扁豆10g，桑叶6g，生山药15g，生黄芪15g，炒麦芽12g，炒谷芽12g，苏梗10g，桔梗10g，浙贝母6g，清半夏10g，生甘草6g，粳米一撮为引。20剂，水煎服，日1剂。

按：噎膈一症，或因情志过极、纵情嗜欲，或恣意酒食、饮食不节而致阳气内结，阴血内枯而成，疗时当以调脾胃、滋枯燥为主。此患者虽有形病理产物切除，但体质并未得到改善，故不适症状依然存在，治当以调理患者体质为要。食后胸部憋闷，欲食但不能多食，口渴，苔薄黄，脉细为肺胃阴虚，脾胃受纳运化失常。土虚木乘之，则大便干稀不调，量多，治疗遵叶氏养胃阴之法，以甘凉濡润之药以养胃阴。脾胃同属中焦，脾升则胃降，于养胃阴药中，加入健脾消食之品，既能健脾运化，又能防诸药过于滋腻。方用乌梅甘桔汤加减，乌梅甘桔汤乃桔梗汤与乌梅甘草汤化裁而成，乌梅味酸、涩，性平，归肝、脾、肺、大肠经，具有敛肺、涩肠、生津、安蛔作用，清代刘鸿恩详发乌梅功用，识梅用梅，通过长期的临床实践，发现了乌梅有敛肝的奇特功效，且自号为知梅学究，认为“惟独梅汤能舒胃气于独绝”。他治胃气痛，用乌梅甘草汤“往往一服即愈”。二诊服上药诸证减轻，继以养胃阴，以沙参麦冬汤合麦门冬汤加减。麦门冬汤见于《金匮要略》中“大逆上气，咽喉不利，止逆下气，麦门冬汤主之”。主要用于治疗肺胃阴虚的虚热肺痿，病异而证同，故于此合沙参麦冬汤加减，共奏清养肺胃、补土生金之功。

**案3**　梁某，男，51岁，以“恶心、呕吐1月余”为主诉于2014年10月初诊。症见：恶心，呕吐黏痰，浑身乏力，食刺激性食物食管部疼，知饥能食，腹不胀，眠较差，大便不干，量少，小便可。舌苔略厚而微黄，舌质略暗。2个月前因呕血入某医院住院治疗，确诊为食管癌（未手术），病理：（食管）中分化鳞状细胞癌。入院治疗后，呕血消失，并放疗32次，热疗6次，放疗后出现上症。有慢性乙型病毒性肝炎10余年，肝功能正常，有癫痫史、饮酒史，每日半斤多（长期），抽烟史日1包。中医诊断为呕吐，为气阴两虚兼邪盛证，治以补气养阴，祛邪散瘀为主，以麦门冬汤加减。

处方：清半夏10g，麦冬30g，北沙参30g，石斛30g，桔梗15g，青果10g，金果榄15g，山豆根10g，白花蛇舌草20g，生甘草10g，壁虎6g，三七粉3g（吞服），蜈蚣粉1g（吞服），雄黄0.2g（吞服，分2次服）。20剂，水煎服，日1剂。

二诊：服上药20剂，每到第5剂服完后，即呕吐，腹泻，日1~2次，饭量减，不渴，余无不适，大便黏滞。现症见：浑身无力，言语不清10余天，手脚心出汗多。2014年11月3日血象基本正常，肝肾功基本正常（γ-谷氨酰酶72↑（7~50u/L）。肝：肝实质弥漫性损伤，肝囊肿，肝内钙化灶，右肾小结石。脑/胸CT：脑实质内未见异常。食管癌治疗后改变，对比原CT，双侧冠脉钙化。舌淡暗，苔黄厚腻，脉沉滞。

处方：党参10g，代赭石15g，天冬10g，清半夏10g，郁金10g，肉苁蓉15g，当归10g，砂仁3g（后下），大贝10g，茯苓10g，冬瓜子30g，生薏苡仁30g，蜈蚣粉1g（吞服），壁虎6g，三七粉2g（吞服），生甘草6g。40剂，水煎服，日1剂。

三诊：服上方至今，效可。精神，面色较前好转，已能自行走路，1个月前吃饭噎噻，半个月前出现暗哑，检查发现咽部有肿块（5cm左右），纳欠佳，不知饥，眠差，胸前疼痛，闷紧，可疼醒，大便可，小便频急。舌质暗，苔黄白厚腻。

处方：党参15g，代赭石20g，天冬12g，当归10g，清半夏12g，郁金10g，大云15g，蚤休10g，蜈蚣粉1g（吞服），壁虎6g，三七粉3g（吞服），冬瓜子30g，生薏苡仁30g，石斛15g，诃子10g，桔梗10g，生甘草6g。40剂，水煎服，日1剂。

按：胃气以降为顺，本案患者之恶心实为胃气上逆之象，患者接受放疗之后，正气大虚之象尽显；呕吐黏痰，其痰浊内盛可知；酒乃熟谷之液，其气悍以清，过饮则伤人阴液；舌质暗，知其内有瘀血。治宜养阴清热化痰，佐以活血通络。方以麦门冬汤加减。复诊患者反映药后呕吐、腹泻、纳减，知首诊处方欠妥，思之症重当以保胃气为先，更方以张锡纯之参赭培气汤加减，补中温阳，降逆涤浊，兼以活血通络，方药对症，故而复诊见效，三诊随症加减。

## 肝癌

**案1**　王某，男，73岁，以“确诊原发性肝癌1年余，末次介入术后2个月”为主诉于2013年4月初诊。症见：右胸部疼痛，吸气时疼，呼气时不疼，无胸闷，不咳，有少量黑痰，右肋下热疼。见油腻恶心，乏力，无食欲，易干呕，有时吐酸水，口不干但苦，眠安，大便不成形，日1行，小便可。舌质红，苔黄厚腻，脉弦大。2012年2月在某医院确诊为原发性肝癌，并行介入术5次，末次为2013年2月。CT（2013年2月22日）：①HCC介入后改变，肝内多发结节及肿块，部分较前缩小，部分增大，部分变化不大，肝S2新见动脉期强化结节，门静脉左支栓子形成；②双侧肾上脉结节较前略大；③两肺炎性病变；④左肺尖钙化灶及双肺多发肺大泡；⑤纵隔多枚小淋巴结；⑥双肾囊肿；⑦胸骨左侧第11后肋及$T_{10}$椎体转移较前进展。中医诊断为肝癌，为浊阻少阳证，治以和解少阳为主，以小柴胡汤加减。

处方：柴胡10g，黄芩10g，清半夏10g，党参10g，川楝子10g，醋延胡索10g，冬瓜子30g，生薏苡仁30g，猪苓30g，大贝10g，生黄芪30g，知母15g，生甘草6g，生姜3片，大枣3枚（切开）为引。10剂，水煎服，日1剂。

二诊：服上方10剂后，觉整体状况较前好转，胸痛好转，纳食好转，后因手术，觉疲乏无力，气短时有耳膜鼓，纳眠可，二便可。舌质暗红，苔黄，有裂纹，脉大数，舌下脉络迂粗。

处方：芦根30g，冬瓜子30g，生薏苡仁30g，猪苓30g，土鳖虫10g，牡丹皮10g，赤芍15g，党参15g，生地黄20g，白花蛇舌草20g，生麦芽15g，生甘草10g，桔梗10g，大贝10g。15剂，水煎服，日1剂。

按：本案患者胸痛，胁下发热，恶心，干呕吐酸，口苦，舌红，苔黄，脉弦，为典型少阳病的表现，用小柴胡汤加味，小柴胡汤证“但见一证便是”，此患者出现多项柴胡指征。此方调节少阳枢机，和解肝脾，服药后上焦得通，津液得下，胃气因和，胸部气机运转开来，则胸痛减轻，纳食增加。川楝子清肝热，醋延胡索止痛，大贝软坚散结。患者恶心吐酸，苔腻，说明体内亦有湿浊之邪，冬瓜子、薏苡仁涤除湿邪。黄芪配知母治疗虚热，黄芪、知母相配为张锡纯用药经验，曾论：“凡遇阴虚有热之证，其稍有根柢可挽回者，于方中重用黄芪、知母，莫不随手奏效。黄芪温升补气，乃将雨时上升之阳气也；知母寒润滋阴，乃将雨时四合之阴气也，二药并用，大具阳升阴应，云行雨施之妙，膏泽优渥，烦热自退，此不治之治也。”二诊时少阳病证已消，直接用涤浊汤加味，随证治之。

**案2** 徐某，男，58岁，以“右胁部不适半年余”为主诉于2012年5月初诊。症见：2011年9月肝癌右叶部手术，术后针药治疗，肝内植入一泵，纳眠可，大便易干，小便正常。舌胖，稍红，中有裂纹，苔水滑，脉沉滞。既往有乙肝小三阳。中医诊断为肝癌，为瘀毒内阻证，治以涤浊散结为主，以涤浊汤加减。

处方：芦根30g，冬瓜子30g，生薏苡仁30g，猪苓20g，金银花10g，白花蛇舌草30g，蚤休10g，浙贝母10g，牡丹皮15g，生麦芽15g，桃仁10g，生甘草6g。15剂，水煎服，日1剂。

二诊：服上药15剂，已不便秘，大便成形，日1次，自觉全身无明显不适，泵周胀痛，纳、眠可，小便可，口腔异味。舌红，苔黄，脉沉弦。

处方：芦根30g，冬瓜子30g，生薏苡仁30g，猪苓20g，金银花10g，连翘15g，生地黄30g，浙贝母10g，牡丹皮10g，生麦芽15g，生甘草6g。15剂，水煎服，日1剂。

三诊：服上药无不适。现症见：纳食可，大便稍干。舌红，苔薄黄，脉沉弦。2012年7月7日检查AFP测定：19.70ng/mL，白细胞：3.59×$10^9$/L，乙肝病毒定量正常，肝内多发异常信号增强呈“快进快出”，考虑肝癌；胆囊结石，肝硬化，腹腔少量积液，脾大。

处方：芦根30g，冬瓜子30g，生薏苡仁30g，猪苓30g，玄参30g，浙贝母10g，生牡蛎30g（先煎），菝葜15g，蚤休10g，生麦芽15g，生甘草6g，郁金10g，桃仁10g，大黄4g（后下）。15剂，水煎服，日1剂。

四诊：服上药效可，现大便正常，余无特殊不适，纳、眠可，小便可。舌质淡红，苔薄黄腻，脉弦细。

处方：芦根30g，冬瓜子30g，生薏苡仁30g，猪苓30g，玄参15g，浙贝母10g，生牡蛎30g（先煎），菝葜15g，蚤休10g，生麦芽15g，生甘草6g，桃仁10g，大黄3g（后下），醋延胡索15g，北沙参15g，生白芍10g。20剂，水煎服，日1剂。

五诊：服上药1个月余，现无明显不适，大便正常，舌质红，苔薄，脉细略数。

处方：柴胡10g，黄芩10g，清半夏10g，炒枳实10g，生白芍15g，大黄3g（后下），冬瓜子30g，桔梗10g，生薏苡仁30g，郁金15g，醋延胡索10g，猪苓30g，金银花10g，生甘草6g。25剂，水煎服，日1剂。

六诊：服上药20剂，无明显不适，近几日，偶有头部不适，测血压收缩压可达140/150mmHg，晨起觉咽干，余无明显不适，纳、眠可，二便调。舌体胖大、色淡红，苔薄黄，脉沉弦。

处方：生地黄10g，生白芍15g，赤芍10g，牡丹皮10g，金银花10g，当归10g，玄参15g，冬瓜子30g，生薏苡仁30g，猪苓15g，菊花10g（后下），夏枯草15g，郁金10g，生麦芽15g，生甘草6g。25剂，水煎服，日1剂。

按：本患者就诊时症状虽少，看似“无症可辨”，然舌象、脉象异常，舌胖、苔水滑，提示体内湿邪较甚，舌面有裂纹，湿浊为患，津液代谢失常，用涤浊汤加味，服2个月后，湿浊渐去，改用大柴胡汤加味，调畅气机，胁部为少阳所主。治病有先后次序，病理产物明显时，先去病理产物，后畅气机，可事半功倍。六诊养阴清热活血利湿善后。

临证时当辨有症状之证与无症状之证，注意其隐，在临床实践中，根据患者的体质、既往病史，以及对疾病治疗经验的积累，借鉴现代医学的各种检查手段，参照现代中医药研究成果等，寻找蛛丝马迹，变“无症可辨”为“有症可辨”；同时强调“无症可辨”的辨证论治，必须突出中医特色，若单纯依靠西医的理化检查来选方用药，非但难以奏效，有时还会导致误治。

## 胆囊癌术后

杜某，男，72岁，以“胆囊切除术后半年”为主诉于2014年11月初诊。症见：患者因胆囊结石切除胆囊，后因胆管不通，行支架术，后检查诊断为胆囊癌，术后已化疗4次，胆管不通，支架不能放，用引流袋引流胆汁。胁部不痛，周身色黄，乏力，精神差，纳差，不能食，无食欲，纳后不消化，口苦、口干，不欲饮水，眠可，近7天未行大便，小便量少色黄。舌质红，苔白腐，脉沉细而滞。既往有胆囊炎20余年。中医诊断为胁痛，属腑实证，治以通腑泄浊为主，处以大柴胡汤合茵陈蒿汤合大黄芒硝汤加减。

处方：柴胡10g，黄芩10g，炒枳实12g，生白芍10g，茵陈蒿30g，大黄15g（后下），栀子10g，冬瓜子30g，生薏苡仁30g，滑石30g（包煎），天花粉10g，清半夏10g，芒硝10g（后下）。10剂，水煎服，日1剂。

二诊：服上方25剂，效佳，诸症均有减轻。现症见：大便日1次，不成形，稍食肥厚油腻，便溏会加重，自觉从手术后身体各项素质均有下降，夏季出汗多以颈部以上汗出，他处较少；眠可，小便可。舌质淡暗，有齿痕，苔薄黄，脉沉数无力。

处方：党参12g，炒白术10g，茯苓10g，生山药30g，枸杞子10g，山萸肉10g，炙甘草6g，炒神曲6g，生姜3片，大枣4枚（切开）为引。10剂，水煎服，日1剂。

按：本例患者胆囊癌化疗后，舌红、苔白腐，胆道堵塞，纳差乏力，脉沉细而滞，实乃正虚邪盛之象，且大便已7日未行，所谓急则治其标，故方选大柴胡汤、茵陈蒿汤、大黄芒硝汤加减，通腑泄浊，以达推陈致新之效，用后诸症减轻，二诊中，患者邪气减退，以正虚为主，兼之患者年事已高，当补益脾肾，顾护中焦为主，方选四君子汤，加山药、枸杞子，山萸肉补益肾气，取以先天补后天，兼顾其本之意。纵观此患者因胆囊结石切除胆囊，影响到肝木疏泄，木不疏土，导致脾胃运化不及，而见食欲减退，纳差，消化差；脾胃运化失司，水湿内郁，则口干不欲饮水；肝气郁而化热，则见口干、口苦，亦为气机郁滞之象；饮食摄入不足，易见便干，尿少色黄，又见纳差，乏力，精神不振，看似阳气不足，实为肝气郁滞，疏泄失职，影响脾胃运化所致。此实中夹虚，以实为主，宜先调达肝气，去其湿热，再理其虚，不可因见虚象，而误投补剂，否则治疗失序，必致气机更加壅滞，湿热胶着不去，病情缠绵难愈。治宜疏肝泻热，化湿导滞，药后气机得畅，纳食增加，大便日1次，诸症减轻。

## 胰腺癌术后

韩某，男，87岁，以“胰腺癌术后1个月余”为主诉于2012年9月初诊。1个月前发现胰腺占位，手术治疗。症见：纳少，不知饥，不消化，稍多食则不适，阵发性胃中嘈杂不适，现注射胰岛素，血糖控制在8.0mmol/L左右，眠可，口中干；饮水不多，大便1日1次，偶干，小便频。舌红，苔根部黄厚腻，脉沉弦。彩超：胰腺体尾部实性回声团块（考虑胰腺癌）、肝右叶囊肿；血检：CA19-9：71 000ku/L↑（0.01~37ku/L），CA72-4：25.09u/mL↑（0~6.9U/mL）。中医诊断为积聚，为腑实证，治以通腑泻浊为主，以大柴胡汤加减。

处方：柴胡10g，生白芍10g，炒枳实12g，黄芩10g，清半夏12g，大黄3g（后下），冬瓜子30g，生薏苡仁30g，蚤休10g，党参12g，生牡蛎30g（先煎），生姜3片，大枣3枚（切）为引。15剂，水煎服，日1剂。

二诊：服上方15剂，无不适。现症见：胃脘处不适，近日恶心，不吐，不痛。

处方：柴胡10g，清半夏10g，党参12g，黄芩10g，郁金15g，醋延胡索15g，冬瓜子30g，生薏苡仁30g，川楝子10g，菝葜30g，陈皮10g，蜈蚣1g，炒麦芽10g，炒谷芽10g，生甘草6g，生姜3片，大枣3枚（切开）为引。10剂，水煎服，日1剂。

三诊：服上方20剂，上腹部有不适感，已不恶心，纳一般，眠较差，大便不干，排便费力，小便频。近期发现前列腺占位（疑为由前列腺转移至胰腺），血糖偏高。舌质暗红，苔薄白腻，脉沉弱。

处方：全瓜蒌30g，清半夏10g，郁金10g，杏仁10g，猪苓15g，冬瓜子30g，生薏苡仁30g，大黄6g（后下），炒枳实10g，党参12g，鸡内金10g，五味子10g。15剂，水煎服，日1剂。

四诊：服上方15剂，发现肺及肾上腺转移。现症见：纳差，无食欲，恶心，欲食酸甜，上腹部痛，腰及左臂带状疱疹20余日，痛甚，化脓流水色红，眠差（因痛）；大便干结甚，2~3日1次，每次需用开塞露；小便频，口中异味重，饮水不多。舌质红暗，苔白略厚，舌上有一溃疡，脉沉弦数。

处方：金银花10g，玄参30g，当归10g，野菊花30g，蒲公英30g，赤芍30g，大黄3g（后下），紫花地丁30g，天葵子30g，生甘草6g。15剂，水煎服，日1剂。

按：癌症不论从中医上，还是现代医学上讲，均是恶候，而胰腺癌更是其中险恶之候，兼之患者已87岁高龄，正气已虚，手术之后更伤其正，初诊时见纳呆，不知饥，嘈杂，便干，舌红，苔黄厚腻，脉沉弦，一派正虚邪盛，中焦欲败之象，故急以大柴胡汤加味，去其实邪，以达留人之效。二诊，患者下焦得通，诸症好转，遂改用小柴胡汤加味，续调肝脾，固护中焦，兼去邪实，续留人治病之念。三诊中患者症状续减，可惜又发异状，及至四诊中诸多证候，皆因病已膏肓，纵思虑再三亦无力回天之势。

## 直肠癌

李某，女，29岁，以"直肠癌术后10个月"为主诉于2011年7月27日初诊。症见：身体虚弱，乏力，已服6个疗程化疗药，各项指标正常；大便日6~8次，不成形，纳眠可，小便正常。白细胞低（$2.34\times10^9$/L），未服过中药。舌红，苔白厚腻，边有齿痕，舌尖芒刺，脉沉乏力。患者去年9月在北京某医院行直肠癌根治手术，今年1月在北京某医院放疗25次。

处方：党参20g，炒白术10g，炒山药30g，炒薏苡仁30g，炒白扁豆10g，煨肉豆蔻10g，煨诃子10g，炮干姜10g，升麻6g，葛根10g，柴胡6g，炙甘草6g，五味子10g，大枣3枚为引。10剂，水煎服，日1剂。

二诊（2011年9月2日）：服上方30余剂，乏力改善，大便仍不成形，日3次，每次量不多。纳眠可，小便可。舌淡红，舌体偏大，边有齿痕，苔薄白，脉细。

处方：党参15g，炒山药30g，炒白扁豆10g，车前子15g，煨诃子10g，煨肉豆蔻10g，炮干姜10g，赤石脂30g，小麦30g，炙甘草6g，大枣3枚为引。15剂，水煎服，日1剂。

三诊（2011年10月24日）：服上方15剂，效可。大便日3次，不成形，服药期间口渴。10月22日在北京行结肠内小息肉手术，术后大便急，眠差，入睡困难，纳可，小便正常。胸痛，寒热往来。脉偏数。

处方：党参10g，炒白术10g，炒山药30g，炒白扁豆10g，炒薏苡仁30g，五味子10g，石榴皮30g（炒黄），炒麦芽10g，炒谷芽10g，炙甘草6g，大枣3枚为引。15剂，水煎服，日1剂。

四诊（2012年12月28日）：停药后大便干加重。现症见：大便干，日1~2次；偶有胸骨后无意间跳动，口腔溃疡愈，入睡难，月经仍未至，小便可。舌质淡，略暗红，边有齿痕，苔薄黄，脉细。11月20日在北京复查：指标正常。

处方：生地黄10g，当归10g，生白芍15g，川芎6g，桃仁10g，红花6g，大黄6g（后下），槐花30g，金银花10g，熟地黄10g。30剂，水煎服，日1剂。

五诊（2013 年 4 月 12 日）：服上方 40 剂，大便已不干。3 月 14 日北京某医院复查无异常。现症见：感冒已 2 周，不发热，咽干，口渴，饮水不解，咽中有异物感，胸闷，乏力，右少腹隐痛，妇科检查无异常，月经仍未至。上半夜手足心热。舌红，苔薄黄，舌下络脉瘀紫，脉细。

处方：生地黄 10g，山萸肉 10g，生山药 15g，泽泻 10g，茯苓 10g，牡丹皮 10g，当归 10g，生白芍 15g，麦冬 15g，清半夏 10g，地骨皮 10g，北沙参 15g，金银花 10g，粳米一撮为引。25 剂，水煎服，日 1 剂。

六诊（2014 年 4 月 30 日）：3 月 28 日在北京某医院复查：白细胞偏低，原病灶正常。现月经仍未至，大便时间无规律，无腹痛，余无不适，纳眠可，凌晨 3~5 点醒 1 次，小便可。舌淡红，苔薄黄，脉沉滞。

处方：党参 10g，炒白术 10g，茯苓 10g，生山药 30g，巴戟天 10g，熟地黄炭 10g，阿胶 6g（烊化），生黄芪 30g，枸杞子 10g，制香附 3g。20 剂，水煎服，日 1 剂。

按：患者治疗期间放疗 25 次，化疗 6 个疗程，身体十分虚弱。现大便 1 日 8 次左右不成形；舌红，苔白厚腻有齿痕，脉沉乏力等全身症状可诊为脾肾阳气虚弱。患者正气内夺，元气虚衰，治疗当以扶正固本为大法。组方取补中益气汤之义培补元气，酌加煨诃子、五味子等收涩固脱，炮姜以暖中温阳，炒白扁豆，炒薏苡仁以健脾祛湿止泻。二诊患者服药 30 余剂，觉身上较前有力，腹泻减轻‘三诊仍以前方扶正固本’四诊时大便偏干，用血府逐瘀汤治之。五诊养阴以六味地黄汤为主。续以首方加减变化，长期服用至今，末次就诊时为 2014 年 4 月底，患者复查病灶无异常，体力已如常人。

## 结肠癌术后

李某，男，51 岁，以“横结肠癌术后 7 月余”为主诉于 2012 年 11 月初诊。症见：乏力，鼻干疼，有血丝，腰胯疼，纳眠可，小便可。大便开始成形后偏稀。服替吉奥后，身上色素沉着明显。舌紫暗，舌下脉络不瘀粗，苔薄白，脉沉滞。上腹正中有一囊性物如拳头大，按之软。手术后一直发烧，后检查手术部位遗白线头，切开小口取出线头，两极并有脓，经处理后逐渐起此肿物。2012 年 5 月 17 日行横结肠切除吻合术，已化疗 5 个疗程，有腰椎膨出史 10 年。2012 年 4 月 CT 示：横结肠中段占位，考虑结肠癌并周围淋巴结肿大。2012 年 10 月 CT 示：肝脏多发低密度影，考虑转移。骨扫描：考虑骨转移。中医诊断为浊阻证，治以涤浊为主。

处方：槐花 30g，黄芩 10g，陈皮 10g，猪苓 15g，冬瓜子 30g，生薏苡仁 30g，桃仁 10g，昆布 30g，海藻 30g，清半夏 10g，生黄芪 30g，生姜 3 片，大枣3枚（切开）为引。15剂，水煎服，日1剂。

二诊：服上药后无不适。现症见：腰、双膝、肩关节痛。（10月22日化疗停）化疗期间鼻干，出血丝，现仍有血丝，大便不成形。舌紫发黑，水滑，苔薄白，脉沉滞。

处方：冬瓜子30g，生薏苡仁30g，猪苓30g，炒白芥子10g，陈皮10g，木香10g，昆布30g，海藻30g，天花粉10g，桑叶10g，芦根30g，延胡索10g，北沙参15g，枸杞子10g。15剂，水煎服，日1剂。

三诊：服上方效可，纳食，乏力好转，体重稍增。现症见：腰痛，晨起痛甚，活动稍好转，全身大关节疼痛，偶有双手胀，遇冷热胀甚；大便成形，1日1次；纳可；夜尿频，夜间4~5次；眠可，口干、鼻干，饮水一般。舌质暗紫，苔黄厚偏干，脉沉数。

处方：冬瓜子30g，生薏苡仁30g，猪苓15g，天花粉10g，生黄芪30g，炒白术10g，木香10g，狗脊30g，川牛膝10g，透骨草30g，骨碎补10g，生甘草6g。15剂，水煎服，日1剂。

四诊：服上方，疼痛减轻不明显。现症见：腰痛，全身大关节疼痛，双手手指关节痛，晨起明显，活动后稍好转；下午腹胀，大便不成形，日1次，夜尿频，纳眠可；每天流清涕，鼻干，已无血丝。舌质淡紫，苔薄微黄，脉沉滞。

处方：生黄芪30g，当归10g，制乳香10g，制没药10g，制川乌10g（先煎），透骨草30g，炒白芥子10g，生甘草6g。20剂，水煎服，日1剂。

按：恶性肿瘤的治疗关键在于辨明正邪盛衰，肿瘤患者多数已经行手术治疗，大伤元气，使正气亏虚，同时邪盛日久，也会损伤人体正气，再加上患者有较大的心理压力，又给邪气以可乘之机，所以扶正要贯穿始终，扶正不忘祛邪；是以扶正为主，还是以祛邪为主，是恶性肿瘤治疗成败的关键。此例中患者结肠癌术后多发转移，积聚已深，实乃痰瘀互结重症，当以邪盛为主，其舌紫暗，身疼痛，为气滞血瘀之象；口鼻干燥，有血丝，当属虚热伤津；乏力便溏，当属患病日久，气血两虚。综合分析，此证乃痰瘀浊邪互结，气血津液已虚，虚实错杂，故治疗上以涤浊补气为主。方中冬瓜子、生薏苡仁、清半夏、昆布、海藻、桃仁（涤浊散结；槐花、黄芩、猪苓清热等）利湿；黄芪补气；复诊无不适，又因其鼻干口燥，为兼顾阴虚之证，故守祛痰散浊，滋补气阴之法。三诊效佳，食欲渐增，乏力好转，体重渐增，故守祛痰散浊，补虚止痛之法。四诊效可，仍有疼痛，故守补益气血，活血止痛之法。

## 肾恶性肿瘤

牛某，男，58岁，以“左肾恶性肿瘤术后6年，发现转移2年”为主诉于2012年12月初诊。症见：腰酸，腰沉痛，乏力，纳一般，眠可，二便调。面色黯，精神差。舌质暗红，苔黄略厚，舌底络脉略粗，脉沉弱而滞。2006年体检发现左肾恶性肿瘤，在某医院行左肾切除，之后干扰素治疗半年，2年前发现转移至肝脏及腹膜后淋巴结，口服化疗药配合中药治疗，病情平稳，今年3月复查肝脏及腹膜后肿瘤有发展，引及腰痛，之后行介入、伽马刀治疗。中医诊断为积聚，为血气不足，下焦瘀阻证，治以补气养血，祛瘀化浊为主，处以四物汤合涤浊汤加减。

处方：生地黄15g，当归10g，生白芍15g，川芎6g，猪苓30g，冬瓜子30g，生薏苡仁30g，桃仁10g，狗脊30g，生黄芪30g，枸杞子15g，生山药30g，陈皮10g，炙甘草6g。15剂，水煎服，日1剂。

二诊：服上方30余剂，效可，腰酸稍好，腰部发紧遇热则舒，近段时间复查各项指标未有明显异常（未见单），纳眠可，二便可。舌质红齿痕，苔薄白，脉沉细弱。

处方：清半夏10g，陈皮10g，茯苓12g，炒神曲10g，冬瓜子30g，生薏苡仁30g，猪苓15g，炒杜仲10g，川续断10g，郁金10g，延胡索10g，生甘草6g，炒山药30g，党参10g。10剂，水煎服，日1剂。

按：本案现代医学诊断为肾部恶性肿瘤，然临证之时，不能拘泥于现代医学病名，而应从中医整体着眼，辨证论治。患者舌质暗红，络脉偏粗，脉象沉弱而滞，此乃气血亏虚兼血瘀之象，故首以四物汤养血活血，以黄芪补气，枸杞子、狗脊、山药等培补肾气；再者舌苔黄厚，此乃湿热之象，合涤浊汤，荡涤浊邪，佐以陈皮、甘草补中寓行，使诸药补而不腻。全方着眼整体，辨证求本，祛邪而不伤正，扶正而不滋腻。二诊时，诸症明显好转，各项指标未有明显异常，苔由黄腻转薄白，因其服药后胃中稍有不适，故去养血滋阴之四物汤，易为二陈汤健脾和胃消痰，并佐以川续断、杜仲直达病所，郁金、延胡索行气止痛。法随证变，药随法出，以中正平和之药而建奇功。

## 乳腺癌术后

**案1**　杜某，女，53岁，以“左乳腺肿瘤局部切除术后1年”为主诉于2012年11月初诊。症见：患者术后已放疗27次，化疗6个疗程，放、化疗期间有恶心，厌食，白细胞低，时有心前区不适感，晨起手指关节及上下肢疼痛，痛处不觉热或冷，平时易急躁，胸胁痛，伴汗出，纳可，夜间易醒，多梦，大便常不成形，日 1~2 次，小便可。舌紫暗，苔黄厚，脉略数。中医诊断为乳岩，为肝郁气滞、阴虚痰阻证，治以疏肝理气，化痰养阴为主，以四逆散合甘麦大枣汤合瓜蒌薤白汤加减。

处方：柴胡 10g，生白芍 10g，炒枳实 10g，全瓜蒌 20g，薤白 10g，小麦 30g，炒酸枣仁 30g，生甘草 10g，大枣 6 枚（切开）为引。10 剂，水煎服，日 1 剂。

二诊：服上方 15 剂，胸胁痛已消。现症见：咽部有痰稍黏易咯，稍活动或急躁则易汗出，夜间盗汗，眠差，入睡难，纳多，易饥，二便可。口不干，饮水一般。舌质暗红，苔薄白，脉细数。

处方：全瓜蒌 15g，蒲公英 30g，大贝 10g，生薏苡仁 30g，冬瓜子 30g，桃仁 10g，桔梗 10g，浮小麦 30g，煅牡蛎 30g（先煎），知母 10g，生甘草 6g，桑叶 10g。15 剂，水煎服，日 1 剂。

按：手术、化疗为现代医学治疗肿瘤常用之法，对机体的影响亦因人而异，本例患者经手术、化疗后，四肢疼痛，然痛处不觉寒热，结合其人平时易急躁，胸胁痛，可知此为肝气郁结所致，肝木偏盛易乘脾土，脾土运化失职，故见便溏；水谷失于运化，反化为痰湿，随肝气上犯心胸，则心胸不适；苔黄厚，脉数，痰湿有化热之象。方选四逆散疏肝理气，调达气机，瓜蒌、薤白宽胸散结化痰，甘麦大枣汤补气养阴，服药后诸症减轻，复诊患者以痰多、急躁多汗为主要表现，为痰饮郁热之象，故选清热化痰，疏通气机之品以治之。

**案 2** 宋某，女，34 岁，以“乳腺癌术后 7 个月”为主诉于 2013 年 4 月初诊。症见：月经既往正常，放疗、化疗期间有 4 个月未行，纳眠可，二便调。舌暗红，舌尖红，苔薄白，脉略数。2012 年 8 月病理诊为乳腺癌（早期），行右侧乳房部分切除（保乳），行放疗、化疗，经复查双侧乳房乳腺增生。中医诊断为乳岩，为痰瘀互结证，治以化痰散结为主，以消瘰丸加减。

处方：玄参 20g，大贝 10g，生牡蛎 30g（先煎），全瓜蒌 10g，陈皮 10g，夏枯草 15g，清半夏 10g，炒白芥子 10g，生黄芪 15g，蜈蚣 1g，党参 10g，生甘草 6g。15 剂，水煎服，日 1 剂。

二诊：服上方 20 剂，效可。现症见：纳眠可，二便调。月经周期正常，量可，无血块，白带量稍多，身无力，余无明显不适。舌质暗红，苔薄黄，脉细滞。

处方：玄参 15g，大贝 10g，生牡蛎 30g（先煎），全瓜蒌 10g，蒲公英 15g，夏枯草 15g，白芷 6g，生甘草 6g，丝瓜络 10g。20 剂，水煎服，日 1 剂。

按：乳腺癌，古称乳岩，多因郁怒伤肝，思虑伤脾，以致气滞痰凝血瘀而成，据其肿块大小及是否蔓延、患者之精气神，可判断其病情轻重。本案及时手术治疗，然炉烟虽熄，灰中有火。癌症一病，其势凶猛，不可姑息，故仍需中药治疗，如此方可改变肿瘤生长之土壤，防其卷土重来。

观本案患者术后精神尚可，饮食、二便调。四诊合参，知其正气尚可，属阳证。故治疗仍以祛邪为主，乘胜追击。方以消瘰丸加减，清润化痰，软坚散结。《灵枢·百病始生篇》有云："厥气生足悗……则䐜胀，䐜胀则肠外之汁沫迫聚不得散，日以成积。"可见痰凝是积聚形成的重要病理因素。故方中加全瓜蒌、陈皮、夏枯草、半夏、白芥子化痰散结，尤以"白芥子"一味，辛温气锐，性善走散，能豁痰涎，利气机，宽胸膈，善消皮里膜外之痰。对肿块不论内服外敷，其效皆佳。蜈蚣一味，解毒散结。久病体虚，故又加黄芪、党参补正气，使祛邪而不伤正，诸药合用，共奏化痰散结、活血消癥之功。服药后效佳，无明显不适，故仍守原方思路治疗，以观后效。

**案3**　单某，女，42岁，以"乳腺癌术后1年余"为主诉于2013年9月27日初诊。症见：生气时易打嗝，月经自2013年3月服药至今来2次，色开始时暗，后好转，至结束时又变暗，不痛，稍有块；眠可，纳可，大便不成形，每天2次，肛门处潮湿，有擦不净感，不痒。小便可。舌红，苔薄白，脉沉滞。1年前因乳腺癌行乳腺切除术，2013年3月发现卵巢囊肿，在本处治疗。效可（方不详）。2013年6月6日彩超：卵巢囊肿消失，子宫体积增大，回声不均匀。

处方：全瓜蒌15g，大贝10g，冬瓜子30g，生薏苡仁30g，桑叶10g，竹茹10g，丝瓜络10g，生麦芽15g，郁金10g，生甘草6g。15剂，水煎服，日1剂。

二诊（2014年2月26日）：服上药20剂，效可。现症见：视物模糊，畏光，头脑不清，手足心烦热，纳眠可。大便不成形。舌淡红，苔白厚腻，脉偏弱。

处方：党参10g，生黄芪30g，炒山药30g，大贝10g，蜈蚣粉1g（吞服），清半夏10g，地骨皮10g，牡丹皮10g，白花蛇舌草20g，陈皮10g，川芎6，皂角刺10g，生甘草6g。15剂，水煎服，日1剂。

按：患者为乳腺癌术后调理。乳病为肝气郁滞，阳明经结热，痰瘀凝聚之候，非化痰散结，清热解毒之品不能除。取消瘰丸方义，宗化痰散结，清热解毒之旨为患者调理。患者服20剂后，觉身体转佳，继续调理。方中全瓜蒌、大贝和桑叶、竹茹、丝瓜络分别是化痰散结、清热通络的常用对药，为临床观察所得。

**案4**　肖某，女，28岁，已婚，以"乳腺癌术后1年伴卵巢癌2个月，骨转移5个月"为主诉于2014年10月29日初诊。症见：腹胀，偶尔腹痛，呕吐剧烈，大便干硬，排出无力，口干，咳嗽，呼吸困难。舌质暗，苔白，脉细。现正处于化疗期，化疗期间腹胀甚。

处方：党参 30g，生黄芪 30g，茯苓 30g，猪苓 30g，大黄 10g（后下），炒神曲 10g，陈皮 10g。7 剂，水煎服，日 1 剂。

按：对于化疗的患者，有两个原则，一是治病留人，一是留人治病，就是要辨明邪正关系。结合该患者的整体情况来看属正虚邪实，且较危重，故首先要考虑留人治病，以扶助正气为主。化疗易伤人气阴，故以党参、黄芪为君药补其气阴，固其正气，用茯苓健运脾胃，神曲助其消化，猪苓清利下焦湿热，大黄可泄其浊，药味虽少而扶正精专也。

## 卵巢癌术后

高某，女，54 岁，以“卵巢癌术后 20 余天”为主诉于 2012 年 8 月初诊。症见：全身乏力，腿发颤，化疗反应不重，阴道有少量出血，纳、眠可，二便调。舌质淡红，苔白略厚，脉沉弱。既往有结核（胸膜炎）、腹腔囊肿、腰椎结核病史。1 年前出现阴道流出清水样分泌物，1 个月前检查后诊断为卵巢癌，行子宫附件全切术，术后化疗 1 次。中医诊断为积证，元气不足挟瘀热证，治以补元益气，清热祛邪为主。

处方：党参 15g，生黄芪 30g，山萸肉 10g，菟丝子 10g，补骨脂 10g，黄柏 10g，牡丹皮炭 10g，大黄炭 3g。15 剂，水煎服，日 1 剂。

二诊：服上方 10 剂，腿颤、乏力减轻，阴道出血消失，但仍有极少的清水样黄色分泌物，已化疗 2 次，化疗反应大，现膝关节以上觉酸沉，揉按觉舒，纳可，近段睡眠差，入睡难，梦多，晨起不解乏，1 日睡 2~3 小时，晨起眼肿而酸，头后部如有石压，二便调。饮水一般。舌质红，苔中后黄厚，脉细弱。

处方：北沙参 15g，党参 10g，枸杞子 10g，陈皮 10g，竹叶 10g，猪苓 15g，土茯苓 15g，麦冬 10g，佛手 3g，生甘草 3g。10 剂，水煎服，日 1 剂。

按：本例患者手术后兼化疗，出现全身乏力、腿发颤等表现。《内经》中虽有“诸风掉眩，皆属于肝”之论，然本例中却不可以肝风论治，实乃为手术伤及下元，元气亏虚所致，方中山萸肉、菟丝子、补骨脂温补下元，摄纳肾气，党参、黄芪补益中焦，此为先后天互补之法，大黄、牡丹皮用炭，寒性减，化瘀止血之效显，黄柏清热泻火，《珍珠囊》谓其“治肾水，膀胱不足，诸痿厥，腰膝无力”。可知其有补肾除痿之功，与补骨脂、菟丝子同用，又有水火互济，阴阳并补之妙。药后诸症减轻，阴道分泌物质稀色黄，复诊中见膝关节以上酸沉，晨起眼湿邪肿而酸，苔黄厚，此为湿邪阻滞而有化热之势，眠差，多梦，脉象细弱，已现气阴不足之象，此时病机已转，方药亦当随证而变，沙参、党参、麦冬等益气养阴，枸杞子补肝肾，猪苓、土茯苓、竹叶清热利湿，陈皮、佛手等调畅气机，共奏扶正祛邪之效。

## 子宫癌术后

惠某，女，50岁，以“子宫癌术后半年”为主诉于2014年8月初诊。症见：乏力，易出汗，偶有胸闷，发作性面部发红，术后左侧小腹不适，纳可，眠一般，二便可。舌质暗红，苔黄厚，脉沉滞。半年前因子宫内膜癌行子宫、卵巢全切术，术后未化疗，输“艾迪”3个疗程。免疫组化结果：ER（+），PR（++）。证属气虚邪盛，浊阻下焦，治以扶正涤浊。

处方：党参10g，生黄芪30g，土茯苓30g，猪苓15g，冬瓜子30g，生薏苡仁30g，牡丹皮10g，大贝10g，大黄2g（后下），地骨皮10g，连翘10g，小麦30g。25剂，水煎服，日1剂。

二诊：服上方60剂，乏力消失，胸闷减轻，面赤较前减轻。现症见：烘热汗出，1日发作4~5次，时觉面部有热感，面红，咽部有异物感，有痰，不渴，大便日1~2次，小便可。眠可，偶有胸闷。2014年9月24日查病理示：较多表棘层鳞状上皮细胞，较多底层鳞状上皮细胞，无柱状上皮细胞。阴道残端鳞状上皮细胞未见异常。超声示：子宫内膜癌术后，盆腔内未探及明显异常。糖类抗原125：9.1（0~35）。舌质暗红，有裂纹，苔黄腻，脉细。

处方：白茅根30g，车前草30g，猪苓20g，小麦30g，生龙骨、生牡蛎各30g（先煎），生薏苡仁30g，生甘草10g，大枣6枚（切开）为引。25剂，水煎服，日1剂。

三诊：服上方，胸闷消失，烘热汗出较前改善，偶有面部发红，咽部异物感减轻，有痰，纳、眠可，大便溏，日1行，小便可。舌质暗紫，有裂纹，苔腻略黄，脉细弱。

处方：炙甘草10g，生百合30g，生地黄10g，麦冬15g，炒酸枣仁15g，茯苓10g，茯神10g，小麦30g，猪苓20g，生山药30g，生薏苡仁30g，地骨皮10g，大枣6枚（切开）为引。10剂，水煎服，日1剂。

按：患者50岁，术后伤及阴血，气阴不足，功能衰退，表现出一派气阴两虚、虚火内盛的更年期症状，辨证的同时，又要考虑原发病，虽已行手术治疗，然病由病机仍存，扶正不忘祛邪，此即辨证六要中的“辨有症状之证和无症状之证”，若能用之得当，收效颇佳。

## 多发性骨髓瘤

赵某，女，75 岁，以“骨髓瘤化疗后出现多发性神经炎近 2 个月”为主诉于 2013 年 6 月初诊。症见：四肢酸、凉、痛，针刺感，呈持续性，浑身乏力，无食欲，纳差，胃痛，眠差，大便 5~7 天 1 次，小便可。舌质暗紫，苔厚腻，脉沉乏力。有高血压病 20 年，糖尿病 1 年，有脑梗死病史，发现多发性骨髓瘤 1 年余，行化疗 3 次，第 2 次化疗后出现上症，现代医学诊为多发性神经炎。中医诊断为髓劳病，为气血两虚证，治以补气养血为主，以十全大补汤加减。

处方：党参 15g，炒白术 10g，茯苓 10g，熟地黄 10g，当归 10g，生白芍 15g，川芎 6g，肉桂 6g，枸杞子 15g，肉苁蓉 30g，陈皮 10g，炙甘草 6g，生黄芪 30g，生姜 3 片，大枣 6 枚（切开）为引。10 剂，水煎服，日 1 剂。

二诊：服上药纳食改善，现主要表现为手脚处疼痛，昼重夜轻，下肢凉痛。舌质暗，舌苔白，脉沉弱。

处方：熟地黄 30g，炒白芥子 10g，麻黄 3g，肉桂 3g，炮干姜 3g，鹿角霜 12g，制川乌 10g（先煎），透骨草 15g，炙甘草 3g，白酒一盅为引。10 剂，水煎服，日 1 剂。

按：多发性骨髓瘤，中医称为“髓劳”，老年人多见，以气血阴阳虚损为主要临床表现。本例患者骨髓瘤化疗后出现持续性的疼痛不适，观其整体情况，乏力、纳差、胃痛，舌紫暗，脉沉乏力，为气血俱虚之状，虽大便 5~7 天 1 次，但不可认为里热而妄攻，此时当先健脾和胃，固护后天，方用十全大补汤培补气血；枸杞子养肝血；肉苁蓉补肾阳、益精血、润肠燥；于诸补药中加陈皮一味，宗东垣法，使诸药补而不滞。二诊诸症缓解，唯有下肢凉痛，为化疗伤及阳气，寒凝湿滞，痹阻筋脉而见四肢凉痛，并见夜间加重，故治疗当以温通为主，方用阳和汤加川乌，温补阳气，兼散寒凝，透骨草舒筋通络止痛，全方共奏温通之功，患者服后病情稳定，疼痛基本消失。

## 室管膜瘤

周某，男，36 岁，以“室管膜瘤术后 23 天”为主诉于 2012 年 2 月初诊。症见：阵发性头涨痛，纳可，眠可，大便 2 日 1 次，质可，小便可。舌质淡，苔白，脉沉弱。2012 年 1 月受凉发热后头痛，服感冒药无效，头涨痛，呈阵发性，核磁共振示：室管膜瘤，于 2012 年 2 月 1 日行开颅术，病理示：“胼胝体星形细胞瘤”，遵医嘱欲做放疗。中医诊断为头痛，属痰湿阻窍证，治以燥湿化痰、祛瘀通窍为主。

处方：清半夏 10g，制胆南星 6g，橘核 6g，浙贝母 10g，生黄芪 15g，昆布 30g，蜈蚣 1g，海藻 30g，夏枯草 15g，天花粉 6g，党参 10g。15 剂，水煎服，日 1 剂。

二诊：服上药 15 剂，头痛消失，现无明显不适，现做 1 次化疗已结束，明天做第 2 次化疗。纳、眠可，二便调。脉细。

处方：党参 15g，北沙参 20g，清半夏 10g，麦冬 15g，竹茹 30g，陈皮 10g，砂仁 3g（后下），炙甘草 6g，粳米一撮为引。6 剂，水煎服，日 1 剂。

三诊：第 2 次化疗结束，化疗期间无任何不适，偶尔晨起吐白痰，咳嗽，纳、眠可，精神好，二便调。体重恢复到术前。舌淡，苔薄黄，脉细弱。

处方：清半夏 10g，制胆南星 10g，川芎 10g，浙贝母 10g，陈皮 10g，昆布 30g，蜈蚣 1g，金银花 10g，赤芍 10g，牡丹皮 10g，夏枯草 15g，海藻 20g，党参 10g。15 剂，水煎服，日 1 剂。

四诊：现第 6 次化疗已做完，患者病情稳定，精神好，纳、眠可，二便调。舌红，边有齿痕，苔根黄厚腻，舌下络脉明显，脉沉细。

处方：清半夏 10g，茯苓 10g，炒神曲 10g，浙贝母 10g，陈皮 10g，昆布 20g，蜈蚣 1g，连翘 10g，赤芍 10g，牡丹皮 10g，夏枯草 15g，海藻 20g。10 剂，水煎服，日 1 剂。

按：该患者整体状态尚好，头涨痛，纳眠可，舌淡苔白，脉沉，为痰湿凝滞脑络。正如《金匮要略》所言“脉来细而附骨者，乃积也”，乃积聚成形之象。故首诊以涤浊法为主，涤荡脑部湿浊。以半夏、胆南星、昆布、海藻、浙贝母燥湿化痰散结，夏枯草、天花粉散结消肿止痛，蜈蚣开气血凝聚，并搜经络之风，于诸多攻逐药中，加黄芪、党参二味，寓攻中有补之意。二诊时因化疗虚证已现，化疗及攻逐之药损伤胃阴，当养脾胃之阴，兼以祛痰，以麦门冬汤合橘皮竹茹汤加减，培补后天。后期化疗，未出现明显不适，顺利化疗 6 个疗程，精神可，体重增加，继以攻逐、燥湿化痰、行气散结之法调理，病情稳定。

## 鼻咽癌

某女，60 岁，声音嘶哑，发不出声音已 5 个月多，经某医院确认为鳞状细胞癌，分化 2~3 级，患者不同意手术，家里已备后事。1978 年 7 月由人介绍就诊于予。

处方：麻黄 9g，杏仁 12g，生甘草 9g，桔梗 9g，天冬 12g，半枝莲 30g，白花蛇舌草 30g，蚤休 15g，蝉蜕 9g。水煎服，日 1 剂。

上方服 9 剂，声音复常，至今无不适。

按：此病现代医学诊为癌症，并有病理检验依据，固无可疑。从中医理论寻之，与肺有直接关系，肺的经脉通过喉咙，肺有病变，可以引起声音嘶哑，此毒热之邪壅结喉咙，以致肺气郁闭，语言难出，方中麻黄、杏仁、甘草为三拗汤，可使肺气开达，佐用蝉蜕清虚轻灵，入肺开肺，以助麻黄之力，甘草同桔梗为桔梗汤，《伤寒论》用之，治少阴病咽痛，以清热解毒；《金匮要略》用之治肺痈，以排脓解毒；后人用此二味通治咽喉诸病。中医虽无癌症之名，但属中医结毒之候，故重用半枝莲、白花舌草、蚤休以清热解毒。毒邪炽盛，势必伤阴，故用天冬以养阴清肺。药后，肺得清，毒得解，郁得开，而声扬矣。

## 甲状腺癌

邹某，女，40 岁，以“心慌 1 周，咳嗽 8 周”为主诉于 2013 年 7 月 31 日初诊。症见：白天咳嗽，喉痒即咳，夜间好转，乏力，心慌，急躁，怕热。眠浅，梦不多，饮食可，二便可。舌淡红，苔花剥，脉细。患者 2010 年 10 月查出甲状腺癌，手术后出现乏力，服西洋参、胸腺肽后好转。今年年初舌肿，确诊为血舌管瘤，经针灸、中药治疗后，舌肿、瘀紫色减轻，5 月注射尿素针，余 6 针注射后出现咳嗽，干咳无痰，逐渐加重，咳嗽 4 周后出现窒息，服西药喷雾剂缓解，住院以哮喘治疗，窒息愈。

处方：生甘草 10g，桔梗 10g，乌梅 6g，北沙参 15g，炒火麻仁 15g，枇杷叶 10g，橘红 6g，木蝴蝶 6g，麦冬 15g，桑叶 10g，白僵蚕 6g，杏仁 6g，石斛 10g。10 剂，水煎服，日 1 剂。

二诊（2013 年 8 月 9 日）：服上方 10 剂，效可。心慌乏力减轻。现症见：咳嗽无痰，咽干痒，觉喉中有异物，时有急躁、心烦，纳少，眠浅，易醒，每晚 5~6 小时，二便调。舌淡红，胖大，苔白，脉细滞。诉痛经甚，每发时出现恶心，呕吐，出冷汗，四肢逆冷，出现在经前 2 天。

处方：桑叶 30g，地骨皮 15g，炙麻黄 3g，杏仁 10g，白前 10g，车前子 15g（包煎），生甘草 6g，竹叶 10g，灯心草 3g。10 剂，水煎服，日 1 剂。

痛经方：生白芍 30g，醋延胡索 15g，五灵脂 10g，蒲黄 10g，生甘草 15g，当归 10g，山楂炭 15g。5 剂，水煎服，日 1 剂，痛经时服。

三诊（2013 年 9 月 16 日）：服第一方 20 剂，效可，乏力减轻，现时有咳嗽，无痰，咽干痒，头晕近 10 天，不痛，不恶心。心烦急躁好转。右侧舌体内血管瘤无明显变化。纳眠可，二便可。舌淡红，胖大，苔薄白，脉细滞。痛经方服 5 剂，效可。服药后月经提前 7~8 天，色、量可，不痛，经期小腹有胀感，不痛。

处方：玄参30g，大贝10g，生牡蛎30g，清半夏10g，牡丹皮10g，赤芍10g，丝瓜络30g，连翘10g，生黄芪15g，橘络6g，生甘草6g。15剂，水煎服，日1剂。

另：上痛经方加制香附10g。5剂，水煎服，日1剂，痛经时服。

四诊（2013年12月9日）：服上方40余剂，效可。近2个月因公爹生病去世（肺癌）劳累，出现全身乏力，心烦急躁，入睡困难，虽疲惫但仍难以入睡，每晚睡3~4小时，前天感冒，至今未愈，流清涕，鼻塞，咽干痛，舌黏口干，食欲不佳。大便溏，小便可。服痛经方后已无疼痛，但月经提前7~8天。舌淡红，苔白稍黄，脉细。

处方：玄参15g，大贝10g，生牡蛎30g（先煎），清半夏10g，郁金10g，生麦芽15g，竹叶10g，灯心草3g，小麦30g，麦冬10g，合欢皮15g，生甘草6g。10剂，水煎服，日1剂。

按：患者有甲状腺癌，治疗后出现干咳无痰、咽喉干痒等症状，首诊时以治疗咳嗽为主。以《伤寒论》中桔梗汤、木蝴蝶宣肺利咽，北沙参、石斛、麦冬、枇杷叶、桑叶等养阴清肺，橘红、僵蚕等化痰，杏仁降肺止咳，肺与大肠相表里，火麻仁润燥通腑，恢复肺的宣降，乌梅有缓解过敏症状的作用，久咳咽痒者可适量加入。二诊时患者服药10剂，症状减轻，而心烦急躁等心经火热症状突出，遂以上方加减，又兼顾清心经之火，巩固疗效。三诊仍以预防甲状腺癌病为主。

## 下颌鳞状细胞癌

王某，女，75岁，以“口腔鳞状癌术后8个月”为主诉于2013年6月24日初诊。现术后无明显不适。纳少，流质饮食，大便偏干，不顺畅。胃脘反酸疼痛。眠差，易早醒，醒后难再入睡，心烦，炽热，易出汗。舌质暗，苔黄干，脉数有力。有反流性食管炎，烧心，常服泮托拉唑。患者去年8月行龋齿拔牙术，术后出血不止，活检：左下颌骨鳞状细胞癌，未转移，今年4月行左下颌切除术，术后未放疗、化疗，欲中药调理，既往有严重骨质疏松15年，常服钙片；血糖正常，血压偶尔高，未服药。

处方：石斛30g，蚤休10g，白花蛇舌草30g，生薏苡仁30g，清半夏10g，生甘草10g。10剂，水煎服，日1剂。

二诊（2013年7月26日）：服上方10剂，效佳。复查：癌胚抗原等均在正常范围内，胃反酸疼痛等较前好转，大便已通。现仍有胃反酸疼痛，纳一般，眠差，易早醒（每天1点左右醒），心烦，多梦，大便头干，日1次，小便可。近觉头昏沉涨。舌质红，苔黄厚腻，脉细。

处方：石斛30g，生地黄15g，竹叶10g，煅瓦楞子20g，茯苓10g，清半夏10g，生甘草10g，白豆蔻6g，白花蛇舌草20g，小米一撮为引。10剂，水煎服，日1剂。

按：患者为下颌部的鳞状细胞癌，循经辨证，下颌部为足阳明胃经循行部位，患者已行手术，现在主要矛盾为脾胃湿热，兼有阴虚，为虚实夹杂之证，故以石斛配伍清半夏滋养胃阴，降逆和胃；生薏苡仁健脾祛湿；蚤休、白花蛇舌草清热解毒抗肿瘤。此方组方简单明了，切中要害，二诊患者服药10剂，诸症减轻，癌胚抗原等指标正常。以上方为基础加减长期服用。

## 口腔鳞状癌

王某，女，75岁，以“口腔鳞状癌术后2个月”为主诉于2013年6月初诊。症见：纳少，烧心，胃脘酸痛，眠差，早醒，醒后难以入睡，心情烦躁，燥热，平时易出汗，大便偏干，不顺畅。舌质淡暗，苔黄干，脉数有力。活检：左下颌骨鳞状细胞癌，未转移，今年4月左下颌切除术，术后未放疗。为阴虚胃热证，治以养阴清热为主。

处方：石斛30g，蚤休10g，白花蛇舌草10g，生薏苡仁30g，清半夏10g，生甘草10g。10剂，水煎服，日1剂。

二诊：服上方效可，复查癌胚抗原等，在正常范围内，胃酸痛较前好转，大便已通。现症见：仍有胃酸痛，纳一般，眠差，易早醒，心烦多梦，大便头干，日1次，小便可。头昏沉。舌质红，苔黄腻，脉细。

处方：石斛30g，生地黄15g，竹叶10g，煅瓦楞子20g，茯苓10g，清半夏10g，生甘草10g，白豆蔻6g（后下），白花蛇舌草10g，小米一撮（包煎）为引。10剂，水煎服，日1剂。

按：脾开窍于口，阳明胃经循行入上齿中，阳明大肠经循下齿中，就诊之时，症见纳少、烧心、胃脘酸痛、眠差、燥热、大便干，苔黄，脉数有力，为胃热阴虚证。胃虚弱则纳少、烧心，胃为阳明燥土，喜润勿燥，以降为顺，阴虚内热，胃不和卧不安，故心烦、失眠、苔黄、大便干。故方以大量石斛为君，清胃热、益胃阴；臣以小量蚤休、白花蛇舌草、薏苡仁清热，半夏辛开苦降，调理中焦气机，融清热、养阴、调节气机于一法；仅有六味，服药10剂，便奏奇效。二诊时热势稍减，舌苔白厚，舌红，脉细，诊其湿气困阻中焦，阴虚津液损伤，故增生地黄、竹叶养阴清热，茯苓、豆蔻除湿，煅瓦楞子制胃酸，加小米一撮为引。小米为黄色入脾，其性温热，米油善和脾胃，以善后。

纵观整体用方思路，与仲景竹叶石膏汤组方有异曲同工之妙，竹叶石膏汤中竹叶石膏清热除烦，半夏和胃降逆，麦冬养阴，人参、甘草和中，粳米护胃。正所谓：医无常方，药无常品，悟透玄机方能出神入化，以常达变。

# 第九章　妇科病证

## 痛经

**案1**　余某，女，44岁，以“痛经5年，加重3年”为主诉于2013年6月21日初诊。症见：痛经，每次痛经持续1周，第1天痛甚。月经提前3～5天，量少，色暗红，少量血块，轻微乳房胀痛，白带色黄，有异味。大便稀，2～3天一次，小便黄，不热。舌质淡红，苔黄厚，脉沉滞。患者2006年因右侧卵巢囊肿，于北京某医院行切除手术，术后2年出现痛经，每次持续1天。2008年新乡某医院检查：子宫内膜异位，曾服桂枝茯苓胶囊，效可。2011年超声示：子宫小肌瘤，宫颈炎，宫颈囊肿，盆腔积液，考虑子宫腺肌症。服汤药1年，基本未痛，逐渐停药。2012年疼痛再作，服药无效。2013年查：血脂异常，盆腔积液，轻度贫血。

处方：生白芍40g，醋延胡索20g，炮干姜10g，炒小茴10g，五灵脂10g，蒲黄10g，炙甘草20g，当归10g。12剂，水煎服，日1剂。

二诊（2013年10月14日）：服上方15剂，效可，痛经有好转。现轻微贫血，血红蛋白（94g/L）、血脂偏高，鼻塞，受凉后加重，身乏力。单位体检示：子宫增大。月经提前3～5天，量正常，有血块，色正常，经期乳房胀痛，白带正常。纳眠可，大便溏，3日1行，小便频。舌淡，苔白滑，脉沉滞。

处方：党参10g，炒白术10g，茯苓10g，炒山药30g，生黄芪15g，炒苍耳子10g，辛夷3g，炙甘草6g。12剂，水煎服，日1剂。

按：患者为子宫内膜异位，月经量少色暗有血块，伴有乳房胀痛，遂用经验方，痛经方（芍胡汤），此方以《伤寒论》中芍药甘草汤柔筋缓急止痛，醋延胡索活血理气止痛，当归活血和血，合失笑散，应用时，生白芍常用20～40g，炙甘草用到10～20g。若血块多加炒山楂炭、红花，若小腹冷痛得温则缓，加炮干姜、炒小茴，量大去当归，小腹或乳房胀痛甚者加香附、郁金等，此方于经期前5天左右服用，服至月经来潮1～3天，以3个周期为1个疗程，无须每天服用。此方执简驭繁，直切病机，可随症加减，经过多年的临床检验效果甚佳。患者服用15剂，痛经症状即缓解。

**案2**　霍某，女，23岁，以“痛经、月经量少半年余”为主诉于2013年

1 月 2 日初诊。症见：月经量少，持续至今，5~6 天干净，色暗，有血块，经期时有腹痛，经前乳胀。平素食欲减退，不能多食。二便可。易乏，不能久走。舌质红，苔黄腻，脉细。2012 年 7 月因经期下雨外出后出现上症。诉既往月经易提前 2~3 天，量可，5~6 天干净。

处方：生白芍 30g，当归 15g，醋延胡索 15g，炒小茴香 10g，乌药 10g，炮干姜 10g，炙甘草 15g。7 剂，水煎服，日 1 剂。

按：此芍胡汤是治疗痛经的效验方，从以上两则治疗痛经的案例，可以看出，不分年龄、病因，若加减适用得当，效果甚佳。基础药物：生白芍、醋延胡索、炙甘草三味。同时依据患者月经量的大小，而灵活运用当归的量，量大者少用之，反之多用，小腹疼且血块多者加山楂炭、蒲黄，小腹凉者加炮姜，小腹胀者加小茴、乌药等，此方为治疗痛经之病的专方，临床用之有执简驭繁之效。

**案 3**　叶某，女，23 岁，未婚。自述从 16 岁至现在，每次月经即小腹胀痛，3 天方止，而且疼痛剧烈，于 1978 年 3 月 22 日就诊，此乃气滞血瘀之候。

处方：白芍 30g，桂枝 9g，醋延胡索 9g，炒五灵脂 12g，蒲黄 9g，桃仁泥 9g，红花 9g，制没药 9g，广木香 9g，制香附 12g，甘草 9g。嘱令于月经前 2 天开始服药，每日煎服 1 剂，连服 4 剂。

二诊：按上法服，当月经期腹未疼痛。嘱其在本次月经前，仍按上方如法服，服后痛经愈。

按：此方以芍甘汤和失笑散的框架进行加味，重在行气活血，使血气得以通畅，冲任得以调和，而痛自止。

**案 4**　赵某，女，25 岁，1974 年 11 月 28 日初诊。1973 年冬天，正值经期，蹚水 2 次，而后不久即发生痛经，每次月经来潮，疼痛较剧，有不可忍之势，并挟血块，周期正常，痛时必须服止痛片以缓解。

处方：桂枝 15g，白芍 15g，当归 9g，吴茱萸 12g，巴戟天 12g，炒小茴 6g，延胡索 9g，五灵脂 9g，制没药 9g，制乳香 9g，木香 9g，干姜炭 9g。水煎服。

二诊（1975 年 1 月 10 日）：本次月经前服 1 剂，一点未痛，又继服 2 剂。12 月经前和经中又服 6 剂，只有轻微疼痛，照上方桂枝、白芍改为 24g，加甘草 9g，再服 2 个月经周期以巩固之。

按：此有明显受寒之因，血得温而行，得寒而凝，不通则痛，正如《素问·痹论》所说："痛者寒气多也，有寒故痛也。"故以温经散寒，佐以治血行之法为治。寒邪去，血气行，疼痛止，恰如暖日当空，而雪溶水消也。让其痫痛前服药，迎其势，中其的，犹如伏寇外出作乱，易于全歼也。

**案5**　于某，女，44岁，以“痛经5年，加重3年”为主诉于2013年6月初诊。症见：经期疼痛持续1周，第1天痛甚，小腹凉，月经周期可，量可，色偏暗，纳眠可，大便稀2~3天1次，小便黄。舌质淡红，苔黄厚，脉沉滞。有子宫肌瘤、子宫内膜异位，2006年因右侧卵巢囊肿，行切除术后2年痛经。中医诊断为痛经，为气滞血瘀证，治以活血化瘀、缓急止痛为主，处以芍胡汤（经验方）加减。

处方：生白芍40g，醋延胡索20g，炮干姜10g，炒小茴10g，五灵脂10g，蒲黄10g（包煎），当归10g，炙甘草10g。12剂，水煎服，日1剂。

二诊：服上方15剂，痛经好转。现症：轻微贫血，血红蛋白94g/L，血脂稍高，鼻塞，受凉后加重，身乏力。月经提前3~5天，量正常，有血块，色正常，白带正常，纳可，眠可，经期乳房胀痛。大便溏3天1次，小便次数多。舌质淡，苔白滑，脉沉滞。

处方：党参10g，炒白术10g，茯苓10g，生山药30g，生黄芪15g，炒苍耳子10g（包煎），辛夷3g（包煎），炙甘草6g。12剂，水煎服，日1剂。

按：“芍胡汤”乃余临床经验用方，药物有白芍40g，延胡索10g，五灵脂10g，蒲黄10g，甘草10g。方中大量白芍、延胡索为君，白芍取其味酸，可缓急止痛，并能养血柔肝，延胡索乃理气止痛之圣药，五灵脂、蒲黄二味乃失笑散，活血祛瘀止痛为臣，炙甘草配芍药，为芍药甘草汤，缓急止痛。根据病情，腹胀者加入乌药、香附之类，腹凉者加小茴香、炮姜、桂附之类，血块多者加山楂炭、当归等药，腰酸困者加入川续断、桑寄生之属，如此陈年痼疾也多随手而愈。

## 月经量少

**案1**　冯某，女，26岁，以“月经量少2年”为主诉于2013年5月13日初诊。症见：月经周期基本可，量少，2天净，色暗，经期无腹痛，经前乳房胀重。纳眠可，但觉心急躁，二便调。舌质红，苔白略厚腻，脉细滞。服中药1月余，效不显。2年前服紧急避孕药后出现上述情况，去年4月因子宫内膜单纯性增生并伴息肉形成，行宫腔镜手术。

处方：柴胡10g，生白芍15g，当归10g，炒白术6g，茯苓10g，薄荷3g（后下），制香附10g，麦冬20g，玄参15g，红花6g，生甘草6g。10剂，水煎服，日1剂。

二诊（2013年5月31日）：服上方至今，较平稳。现症见：自觉无不适，欲继续调理。妇科检查：催乳素高34.00μg/L（4.79~23.3μg/L），近7天脸颊红、痒，梦多，眠浅。腹泻，日 2～3 次，小便可。舌质红，苔黄厚，脉沉滞。

处方：柴胡 10g，生白芍 15g，当归 10g，炒白术 10g，茯苓 10g，薄荷 3g（后下），制香附 12g，麦冬 15g，竹叶 10g，牡丹皮 10g，红花 6g，生甘草 6g，玄参 10g。10 剂，水煎服，日 1 剂。

三诊（2013 年 7 月 15 日）：服上方 2 月余，第 1 次月经量较前多（天数多，质黏），第 2 次月经未至。服药期间大便偏稀，日 4～5 次，小腹隐痛。胃脘痛，食辣痛甚。舌淡，苔薄黄，脉沉滞。

处方：柴胡 10g，生白芍 15g，当归 10g，炒白术 10g，茯苓 10g，炒白扁豆 10g，薄荷 3g（后下），制香附 10g，通草 6g，急性子 10g，生甘草 6g，红花 3g。10 剂，水煎服，日 1 剂。

四诊（2013 年 8 月 19 日）：服上方 1 个月后，月经量多，但 2 天净，月经前后有褐色分泌物。经前乳房胀痛，不痛经。大便次数多，干稀不定，偏稀时多。食辣易腹泻。舌淡红，苔薄黄干，脉沉滞。

处方：柴胡 10g，生白芍 15g，当归 10g，炒白术 10g，炒山药 15g，茯苓 10g，薄荷 3g（后下），制香附 10g，红花 3g，麦冬 10g，生山药 15g，炙甘草 6g。10 剂，水煎服，日 1 剂。

按：患者心情急躁，经前乳房胀痛，经血色暗，为肝郁气滞血瘀之证，肝木乘脾，脾失健运，失于化源，故血虚而致经量少，治宜疏肝解郁，养血健脾。故宜守方治疗。

**案 2**　闫某，女，40 岁，以"月经量少半年"为主诉于 2011 年 2 月初诊。症见：月经量少，色暗，7 天干净，周期可，无痛经，经前 3～4 天乳房胀痛，末次月经 1 月 20 日，纳可，眠差伴晨昏沉，易头疼，时有胸闷，目干，大便干结，3～4 天 1 次，小便可。白带少，面色黄。舌边有齿痕，舌淡红，苔薄白，脉细滞。中医诊断为月经不调，属肝气郁滞证，治以疏肝理气为主，以逍遥散加减。

处方：柴胡 10g，生白芍 15g，当归 15g，薄荷 3g（后下），茯苓 10g，制香附 10g，红花 6g，熟地黄 15g，怀牛膝 10g，柏子仁 10g，制首乌 15g，生甘草 6g。10 剂，水煎服，日 1 剂。

二诊：服上方 10 剂，效佳，服药期间行经 1 次，量较前增多，色暗较前好转，胸闷气短较前减轻，现怕冷，头晕头懵，纳可，梦多，项强痛，二便调。舌质红，边有齿痕，苔薄白，脉沉滞。上方加麦冬 20g，知母 15g，通草 6g。10 剂，水煎服，日 1 剂。

三诊：服上药 10 剂，头晕、头懵愈，胸闷气短明显减轻，口干渴较前减轻，余无明显不适。舌质淡尖红，苔薄，脉细。上方续服15剂，巩固治疗。

按：女子月经正常来潮与肝、脾、肾三脏关系密切，本案患者与同事吵架在先，而致肝气郁结，故时有胸闷，兼有面色萎黄，大便干结，此肝脾不调也，以逍遥散加减治疗。因其脉象细滞，此乃肝肾不足，气滞血瘀之象，故加香附、红花，行气活血，加熟地黄、制首乌、怀牛膝等滋补肝肾，加柏子仁，一则润肠通便，二则养心安神，以助其肝气舒展；因药证相符，故患者服药后，经量明显增多，色暗较前好转，效不更方。二诊仍守前方治疗，加麦冬滋阴补血，知母清热安神，通草通经下血。三诊之时，疗效明显，故守方治疗，巩固疗效，后电话随访，病告痊愈。

纵观本案的治疗过程，紧抓病因，辨证施治，以疏肝健脾为大法，佐以滋补肝肾，活血化瘀，疏通而不耗伤气血，滋补而无壅滞之弊，故能药到病除。

## 闭经

**案1**　王某，女，40岁，以“闭经半年”为主诉于2013年5月31日初诊。症见：月经半年未至，左腰疼，夜间疼甚，不能转侧，腰凉，浑身乏力不适，手关节痛，腿郁胀。眠差，易惊，二便调。舌淡，苔薄白，舌下脉紫，脉沉滞。自去年11月新换工作后月经不正常，曾打黄体酮后月经至，量少，自12月至今月经未至。以前月经量大，有大血块，痛经严重，左腰及左小腹痛甚，经后腰、小腹痛止，7天干净。近半年来，月经该至时乳胀，乳头痛，左腰痛，小腹不痛，觉胃胀，口苦，胸闷，喜叹气。夜间出汗多，浸湿衣服，不觉渴。4月2日于某医院查B超示：左侧卵巢囊肿，大小29mm×23mm。无肾结石。

处方：当归10g，生地黄20g，桃仁10g，红花10g，赤芍15g，柴胡10g，川芎6g，桔梗6g，炒枳壳6g，怀牛膝10g，木瓜30g，威灵仙12g，生白芍30g，制香附10g，桑叶10g，生甘草6g。10剂，水煎服，日1剂。

二诊（2013年11月6日）：服上方10剂后，月经至。近几个周期都正常，11月已推迟6天未至，已自测未孕。现症见：干咳近2月，口渴、苦，胃胀满，易出汗，急躁。眠差，纳差，大便可。舌暗紫，苔薄白，舌下脉紫，脉细滞。

处方：栀子10g，连翘10g，黄芩10g，竹叶10g，炒枳实12g，香橼10g，赤芍10g，红花6g，制香附6g，生甘草6g，桑叶10g，杏仁10g。7剂，水煎服，日1剂。

按：女子以血为用，以血为先天，凡经带胎产皆赖血之充盈。气机被阻，有碍血行，自然经血不行，不行则瘀，瘀久化热，不通则痛。《内经》云：

“唯以血气流通为贵。”本病属气滞血瘀，经脉不利，气机阻滞，经血不利，故月经该至之时乳房胀，乳头痛，经量大，血块多，腹痛甚；气郁化火故口苦，胸闷，治宜行气解郁，活血化瘀，以血府逐瘀汤合四逆散，因患者关节痛，腿郁胀，又加木瓜、威灵仙祛风通络。患者服之10剂，月经来潮，其后月经周期正常。本案是治闭经最速、疗效最好的一例。典型的气滞血瘀型，只要辨证准确，效如神助。

**案2** 方某，女，35岁，1976年5月初诊。

自1975年3月刮胎后，至今月经未潮，小腹疼痛，于1976年3月来陈庄乡卫生院住院治疗。此时我带学生实习在其处，遂邀予治。先投温经汤，后用少腹逐瘀汤6剂而经通。

按：少腹逐瘀汤是清·王清任治瘀方之一，其方具有温经散寒，活血祛瘀止痛之功用，对于妇科的冲任虚寒，瘀血内阻之证，疗效较好。本患者即属此种证候，故服此方，效如桴鼓。

**案3** 贾某，女，23岁。近3年来经常恶寒喜暖，冬季手脚冰冷，穿得又多又厚，还是怕冷，夜间虽厚被重褥，半夜脚还是凉的，月经量少色淡，逐渐闭止。近1年来，依靠注射黄体酮，维持月经，若不用此药，月经不来，即使用此药，月经来潮时小腹也非常难受，但不大疼痛。其校医院让其转诊，由其同学介绍就诊于余。脉沉细无力，尺脉尤弱，舌质较淡。形体不大虚弱，精神尚好，腰酸，白带多，常绵绵而下。

处方：炒白术15g，茯苓12g，鹿角霜15g，巴戟天12g，炒杜仲12g，制附子12g（先煎），肉桂9g，干姜9g，菟丝子12g，山药24g，熟地黄12g，茜草炭9g，煅乌贼骨30g。水煎服。

上方加减出入至1974年12月20日，共服近100剂，不用黄体酮，月经可按时来潮，小腹亦不觉难受了，白带减少，嘱再服若干即以巩固疗效，并嘱慎寒凉。

按：患者系素体阳虚之质，虽未述其受寒之因，很可能在不知不觉中阳受其寒，以致出现上症，可谓冰冻三尺，非一时之寒矣。血性得温则宣流，得寒则涩闭，非温肾元，暖冲任，不能去其寒，已其疾，更非一朝一夕所能见效。若医不守方治疗，患者不坚持服药，必然偾事；若舍其温下元之本，只求活血通经，亦必偾事。方中乌贼骨和茜草为《素问·腹中论》中的四乌贼骨一藘茹丸的主要药物，可治血枯经闭，并寓和血通经之功，用于方中有相得益彰之效。本方除温肾元，暖冲任以外，还注意到脾胃的补益，因脾胃为气血生化之源，用白术、云苓、山药正是此义也，而补益中土，又可治其带下。

## 产后身痛

闻某，女，40 岁，以“产后浑身疼 11 个月”为主诉于 2013 年 5 月 20 日初诊。症见：浑身关节肌肉痛，怕冷，雨后加重。已断乳。口渴，饮水多，身热，37℃。月经已至，正常。大便可，日 1 次。患者产后吹空调，引起浑身疼，曾服中药调理 8 个月，乏效。既往查乙肝小三阳、风湿因子指标正常；C-反应蛋白高。舌淡胖，苔薄白偏黄，脉沉弱。

处方：桂枝 15g，生白芍 15g，生黄芪 30g，当归 10g，通草 6g，知母 15g，生姜 3 片，大枣 6 枚（切开）为引。20 剂，水煎服，日 1 剂。

二诊（2013 年 6 月 21 日）：服上方 20 剂，效可。觉身上较前轻松，背沉困痛好转。现症见：腰、髋、膝痛，见凉风加重，腰以下发沉，颈强痛。手指尖、脚跟痛较前好转。纳可，眠差，二便调。月经正常，色暗。CT 示：腰 3~4 椎间盘轻度膨出，椎体骨质增生，腰 4~5 椎间盘膨出样改变。舌质暗红，胖大，苔薄白，脉沉细。

处方：上方去通草加制附子 15g，生薏苡仁 30，葛根 30g。20 剂，水煎服，日 1 剂。

二诊（2013 年 7 月 26 日）：服上方 20 剂，中间因受凉，症有反复，身痛。现周身觉肌肉酸痛，腰背明显。左手关节硬，恶风寒，膝盖痛。月经量少，色黑。纳可，眠差，二便调。舌质暗红，舌尖红，胖大，苔薄白，脉偏细。

处方：桂枝 10g，生白芍 10g，生黄芪 15g，当归 10g，细辛 3g，通草 6g，制川乌 10g（先煎），木贼草 10g，制香附 10g，生姜 3 片，大枣 3 枚（切开）为引。20 剂，水煎服，日 1 剂。

三诊（2013 年 9 月 4 日）：服上方 25 剂，服至第 20 剂时觉浑身轻松，现停药后又觉身疼（大关节），但较前轻。月经正常。舌胖大，苔薄黄，脉偏细。

处方：独活 30g，桑寄生 15g，秦艽 3g，防风 3g，细辛 3g，当归 10g，川芎 10g，生白芍 10g，熟地黄 10g，桂枝 10g，茯苓 10g，炒杜仲 10，怀牛膝 10g，生黄芪 15g，炙甘草 3g。20 剂，水煎服，日 1 剂。

四诊（2013 年 10 月 16 日）：服上方 20 剂，效不显。仍觉全身大关节疼痛，休息后加重，怕风，其他无不适。纳眠可，二便调。舌红，苔薄黄，舌体胖大，脉乏力。

处方：党参 30g，生黄芪 30g，当归 15g，防风 15g，怀牛膝 15g。6 剂，水煎服，日 1 剂。

按：妇人产后，百脉空虚，血虚，则风寒入侵，寒凝筋脉，不通则痛，当归四逆汤养血温经，散寒止痛，加知母滋阴清热。复诊时曾用独活寄生汤，不效，仍以采用养血疏风通络为主要治则。

## 腹痛

李某，女，46 岁，以“月经未至 2 月余”为主诉于 2014 年 2 月 26 日初诊。症见：腹痛、腹胀，痛重，不凉不热，烘热汗出，心慌眠差，恶心，纳可，二便可。舌质红，苔薄黄，脉沉滞。平时易上火，经前口腔溃疡。

处方：川芎 10g，当归 10g，生白芍 30g，泽泻 15g，炒白术 12g，茯苓 12g，醋延胡索 15g，制香附 10g。10 剂，水煎服，日 1 剂。

二诊（2014 年 3 月 10 日）：服上方 10 剂，小腹痛减轻，基本不痛。现烘热汗出，1 小时发作 1 次，发作时头晕、脾气暴躁。脱发严重，月经仍未至。眠差，晨 3 点醒，醒后难以入睡；大便干，日 1 次。舌体瘦小，质红苔薄黄，脉细。两手食指中指甲黑，妊娠期间正常。治宜清肝凉血散瘀。

处方：生地黄 15g，牡丹皮 10g，赤芍 15g，桑叶 10g，竹茹 10g，丝瓜络 10g，栀子 10g，生甘草 6g，红花 6g。15 剂，水煎服，日 1 剂。

三诊（2014 年 4 月 14 日）：服上方 30 剂后诸症减轻。

按：当归芍药散为仲景《金匮要略》方：“妇人怀妊，腹中痛，当归芍药散主之。”“妇人腹中诸疾痛，当归芍药散主之。”凡见腹痛为肝脾失调之候，用此方效甚佳。陈修园亦赞曰：“妊娠腹痛势绵绵，三两归芍润丹宣，芍药一斤泽减半，苓术四两妙盘旋。”在此重用白芍至 30g 加强缓急止痛；加延胡索治疗一身上下诸痛，因久痛入络，延胡索能行血中气滞；腹胀加香附，因香附可理三焦之气。

## 调理受孕

马某，女，31 岁，已婚。以“乏力 2 年”为主诉于 2013 年 7 月 8 日初诊。症见：乏力、怕风、怕冷，腰凉，右半身疼凉木。月经错后不定时，痛经量少血块多，小腹凉不胀，经前乳房胀痛，白带黏稠量多。纳食不规律时胃痛隐痛，眠差、心烦、入睡难。轻微便秘。述已婚 2 年，调理受孕。舌红，苔薄黄，脉细。

处方 1：柴胡 10g，生白芍 10g，当归 10g，茯苓 10g，薄荷 3g（后下），制香附 10g，牡丹皮 10g，栀子 10g，车前子 15g（包煎），地骨皮 10g，白薇 10g，生甘草 3g。10 剂，水煎服，日 1 剂。

处方 2：生白芍 30g，当归 10g，醋延胡索 15g，炒小茴 10g，炮干姜 10g，山楂炭 15g，炙甘草 20g。4 剂，水煎服，日 1 剂。

二诊（2013 年 8 月 16 日）：上方服后乏力明显减轻。本次经前乳房未胀，痛经方已服 1 次痛减轻，白带减少。舌边尖红，苔薄白，脉细。

上方 1 生白芍改为 15g，车前子改为 10g，加金银花、连翘各 10g，去掉地骨皮、白蔹。10 剂，水煎服，日 1 剂。

三诊（2014 年 3 月 24 日）：本次来诊检查出怀孕已 3 个月。现：胃痛不胀，纳少，时呕吐恶心，经常吐痰涎，近 3 个月消瘦 5kg。口中酸苦。眠差因胃痛早醒。小便少，色红，尿常规正常，大便量少干结，近日焦虑。舌红，苔白腻，脉细。

处方：黄芩 10g，炒白术 6g，党参 10g，炒苏子 3g，当归 6g，茯苓 10g，熟地黄 10g，陈皮 10g，麦冬 10g，生白芍 10g，砂仁 2g（后下），炒神曲 6g，竹茹 10g。8 剂，水煎服，日 1 剂。

按：无主诉难开方，调理身体，不能乱调，患者主要目的是受孕，疏肝调经是重点，经过调理后怀孕，但反应大。现用顺肝益气丸，该方为《傅青主女科》方，此方平肝则肝逆除，补肾则肝燥息，补气则血气生，凡胎病而少带恶阻者，俱以此方投之无不安，有益于胎妇，其功更胜于四物焉，胎儿需要多以气血滋养，茯苓、白术为安胎圣药故加之，哕逆者，橘皮竹茹汤主之，故合之。

## 经期发热

樊某，女，24 岁，以“发热 8 个月”为主诉于 2014 年 4 月 25 日初诊。症见：时发热，体温 37.8℃，白天较明显，晚上体温正常，不出汗，怕冷，口干渴，饮水多。纳眠可，时有大便干，日 1 次。月经后错 1 天，量较前减少，血块多，色暗，3 天净，白带量多。乏力，双下肢明显，流清涕。舌淡胖，苔薄白，脉略细数。诉 8 个月前经期出现发热，先后服他医御寒汤加减、补中益气汤合秦艽鳖甲散加减等均有效，但未能根治。

处方：柴胡 10g，黄芩 10g，党参 10g，清半夏 10g，生龙骨 30g（先煎），生牡蛎 30g（先煎），大黄 6g（后下），炙甘草 6g，生姜 3 片，大枣 3 枚（切开）为引。8 剂，水煎服，日 1 剂。

二诊（2014 年 5 月 19 日）：服上方 13 剂，体温略有下降（37.8℃降至 37.6℃），但自觉发热更明显。现症见：自觉身燥热，下午 5 点左右较重，夜间稍减，口不渴，痰多不黏，色黄，流清涕。纳差，食后觉不消化，眠可，大便日 1 次。末次月经后错 4 天，量少，经前觉小腹下坠。舌淡胖，苔薄白，脉沉滞。

处方：上方加炙麻黄 3g，杏仁 10g，生薏苡仁 30g。10 剂，水煎服，日 1 剂。

三诊（2014 年 12 月 22 日）：服上方 30 余剂，未再服药。现仍发热，下午 5 点左右较重，晨起和夜间不发热。发热时体温在 37.3～37.8℃，发热时腋下出汗明显，不怕冷。口干渴，饮水多。纳一般，无食欲，小便频，色黄，大便日1～2次。经前 1～2 周觉发热明显，体温在 37.8℃左右，月经过后 3～5 日体温在 37.3℃左右。月经延后 1 周，量少，有血块，经前乳房胀。平素乏力，易疲倦。舌质淡，舌体胖，有齿痕，苔白腻，脉沉滞。

处方：柴胡 10g，生白芍 10g，当归 10g，炒白术 10g，茯苓 10g，薄荷 3g（后下），制香附 10g，金银花 10g，连翘 10g，牡丹皮 10g，生甘草 6g。10 剂，水煎服，日 1 剂。

按：《伤寒论》第 144 条论述："妇人中风，七八日续得寒热……此为热入血室，其血必结，故始如虐状，发作有时，小柴胡汤主之。"本病患者经期出现发热，为热入血室之证，故初诊以小柴胡汤加味治之。方加龙骨、牡蛎以收敛浮阳，治之有效。

二诊时症状有所改善，谨守原方治法，又加入麻黄、杏仁、生薏苡仁，既有三拗汤之方义，又发挥三仁汤之功效，从而宣肺化痰。

三诊时虽仍有低热，但观其月事衍期，量少、有血块等，遂改弦更张，用逍遥散以疏肝养血调经，加入金银花、连翘、牡丹皮以清气分之郁热。由此可见临床谨守病机，随证变法的灵活性和重要性。

## 习惯性流产

马某，女，31 岁，以"习惯性流产 8 年余"为主诉于 2014 年 9 月 22 日初诊。症见：怕冷，月经提前，量少，色黑，质稀有块。经期乳房胀痛，小腹不痛，小腹凉。晨起时经常干呕。大便质稀。舌淡，苔薄黄，脉细弱。诉已婚 8 年余，每怀孕后，胎儿发育至 40 天左右即停止发育，遂做清宫术。近 8 年已清宫 4 次。经常服中药、中成药，具体不详。

处方：柴胡 10g，黄芩 10g，党参 10g，制附子 10g（先煎），桂皮 6g，炮姜 10g，山楂炭 15g，连翘 10g，生白芍 10g，炙甘草 6g。20 剂，水煎服，日 1 剂。

二诊（2014 年 10 月 17 日）：服上方 20 剂，服第 5 剂时觉手脚心稍有发热，口干渴。昨日月经来潮，量少，色黑，稀水样，有黑块。大便偏稀。思虑过度，易上火。舌淡红，苔薄黄，脉细。

处方：柴胡 10g，生白芍 10g，当归 10g，炒白术 6g，茯苓 10g，薄荷 3g

（后下），制香附10g，山楂炭15g，益母草30g，桑叶10g，竹茹10g，丝瓜络10g，生甘草6g。15剂，水煎服，日1剂。

三诊（2014年10月31日）：服上方14剂，期间又来月经，觉经前乳房胀减轻，行经4天，量少，色黑，有块，腰、小腹觉凉。大便偏稀。舌淡，苔薄黄，脉细。

处方：熟地黄10g，当归10g，生白芍15g，川芎6g，山楂炭15g，红花10g，制香附10g，通草6g，牡丹皮10g，炒白术10g，生甘草6g。5剂，水煎服，日1剂。

四诊（2014年11月21日）：服上方15剂，6天前月经来潮，色暗红，前2天量稍多，现已净，经期小腹微凉，腰痛不甚。纳眠可，二便可。舌淡，苔黄，脉沉滞。

处方：熟地黄10g，当归10g，生白芍15g，川芎3g，炒酸枣仁15g，红花10g，山楂炭15g，制香附3g，柴胡10g。10剂，水煎服，日1剂。

五诊（2014年12月22日）：服上方10剂，又自服二诊方15剂，觉效可，怕冷较前改善。末次月经提前3天，量少，色暗，有血块。小腹、腰部怕凉。纳可，眠差，入睡困难，心烦。大便偏稀。舌暗，苔薄黄，脉细。

处方：熟地黄10g，山萸肉10g，生山药15g，泽泻10g，牡丹皮10g，茯苓10g，柴胡10g，生白芍10g，当归10g，炒白术10g，薄荷3g（后下），制香附10g，益母草30g，通草3g，生甘草3g，淫羊藿10g。20剂，水煎服，日1剂。

按：本病患者8年内习惯性流产4次，渐致气血亏虚，下元火衰，胞宫虚寒，月事不利，寒瘀交结，调其月事为首要治则。初诊时月经提前，量少，色暗，大便偏稀，辨为宫寒肝热之候，以小柴胡汤合四逆汤加味治之，以疏利少阳气机，温下焦胞宫之寒。白芍养血柔肝，连翘佐以清其肝热，山楂炭祛瘀而助其温。

二诊以调和肝脾为治，兼以清肝经郁热，方选逍遥散加味治之。女子以肝为先天，肝气调和则经血自旺，加入山楂炭、益母草活血调经。桑叶、竹茹、丝瓜络为常用之三药，取其清通除热之效，在此加之以清肝经之热。

三诊、四诊时症已有改善，可见郁热得清，以养血活血为治。选用桃红四物汤加味治疗，佐以香附、柴胡等疏肝理气之品调和气血。

四诊肝肾同调，以六味地黄丸补肾阴，以逍遥散疏肝和脾，两方合用，即是“六味如雨以润之，逍遥如风以荡之”之义，如是则有补有疏，动静相合，可谓二方合用之妙。

## 经前、经期郁胀

徐某，女，38岁，已婚。以“经前、经期全身郁胀1年余”为主诉于2014年12月3日初诊。症见：虚汗多，烦躁，眠差，眠浅。经前及经期前2日浑身肿胀，眼胀、手脚郁胀明显，经后肿胀消失。纳可，口干苦。大便日1次，偏稀，小便色黄。舌暗淡，苔薄白，脉沉滞。患者述出现上症近1年，曾针灸治疗，并口服六味地黄丸，效不显。

处方：柴胡10g，生白芍10g，当归10g，炒白术10g，茯苓30g，薄荷3g（后下），制香附10g，木瓜30g，生薏苡仁30g，牡丹皮10g，栀子10g，生甘草3g。10剂，水煎服，日1剂。

二诊（2014年12月4日）：服上方10剂后，自觉烦躁减轻，睡眠改善，郁胀感稍减，但仍出虚汗，近几天月经欲至，乳房胀，针扎样疼痛。舌质红，苔腻，脉沉滞。上方去木瓜、薏苡仁，加青皮10g，大贝10g，泽泻10g。25剂，水煎服，日1剂。

按：该患者郁胀特点：①发病时间特定，只在经前2天及经期发生；②肿胀程度和水肿有很大区别，水肿是皮肤绷紧明亮，指按凹陷不易起，该患者皮肤看似肿胀，自觉肿胀如充气，皮色如常，指按凹陷易起。患者属于典型的肝郁脾虚，气机阻滞，水湿失运的郁胀证，处方用丹栀逍遥散，重用茯苓，加木瓜、生薏苡仁、制香附使肝气得畅，脾气得运，水湿得行，郁胀自消。重点是疏达肝气。因而复诊时诸症减轻，随症加减，继服巩固治疗。

## 乳痈

（急性乳腺炎验案）王某，女，28岁。昨日洗澡着凉（天气较冷）下午即恶寒发热，头痛无汗，右乳房红肿热痛（尚哺乳），脉浮紧而数，苔白带黄，此乃寒包火也。

处方：羌活9g，白芷9g，荆芥9g，蒲公英30g，连翘15g，全瓜蒌30g，赤芍30g，生甘草30g。

上方服2剂后病若失。

按：方用羌、芷、荆表散风寒，蒲公英、连翘清热解毒，消痈散结，瓜蒌散结，为乳痈初起常用之品。生用赤芍、甘草凉血解毒、散肿，此二味乃验方之甘赤汤，治疗急性乳腺炎，载于《湖南医药杂志》1976年第2期，经予多次应用，效果较好。

## 乳癖

张某，女，38岁。两乳房发胀，月经来潮时加重，已半年多，右乳房胀而痛，并有两指宽的条状硬块，胸部憋闷，在当地治疗无效。患者疑为癌证，思想负担较重。经某医院诊为乳腺囊肿，于1978年5月24日就诊于余。患者体质一般，脉沉弱而滞，舌质略淡，此乃气滞血瘀，痰结之候（主要是气滞）。

处方：柴胡12g，白芍24g，当归9g，炒白术9g，茯苓12g，薄荷3g（后下），醋青皮9g，丹参9g，檀香3g（后下），砂仁3g（后下），郁金9g，炒白芥子9g，甘草6g。3剂，水煎服，日1剂。

二诊（1978年5月27日）：上方服3剂（缺青皮、砂仁），症状大减，照上方继服3剂。

三诊（1978年5月30日）：症状基本消失，硬块已摸不到，胸闷亦除，上方加炮山甲9g，再服3剂，巩固之。

按：乳疾当责之于肝，故用逍遥散疏达之；痛胀乃气滞血瘀之象，故用丹参饮通行之。加青皮助逍遥，加郁金助丹参，况郁金又是血分之气药，长于行气解郁。气滞血瘀后，多有痰结，白芥子善治皮里膜外之痰，故用之祛痰散结。此乃气血痰并治之方，药中其的，收效较捷。

## 乳癖、盗汗

贾某，女，66岁。2005年3月14日以“盗汗半年余，乳房胀大异常3个月”为主诉初诊。

盗汗半年余，时阵发性咳嗽，痰少色白，耳鸣，食欲一般，口干，心烦急躁，面色潮红，形体偏胖。既往史：2005年2月25日做乳房乳腺增生切除术，右乳房丰盈似中年状，胀而不痛，触诊质较硬。舌质淡红，苔黄腻，脉沉滞。左乳腺病理结果：乳腺增生症，以囊肿为主型。诊断为盗汗、乳癖。为年老气阴两衰，湿热内生，热迫津为汗，热毒内结为乳癖。先治盗汗，以益气养阴、清热固表为法。方用当归六黄汤加味。

处方：生地黄10g，熟地黄10g，黄芩10g，黄连6g，黄柏10g，当归10g，生黄芪30g，浮小麦30g，煅牡蛎30g（先煎）。6剂，水煎服，日1剂。

二诊（2005年3月21日）：药后盗汗大减，好转90%。右乳房胀大渐重，全身郁胀。舌质淡红，苔白腻，脉沉滞。盗汗已基本消失，右乳腺增生应作为主攻病证，年老乳房仍似中年状，乃肝郁气滞，阳明经结热所致。改用化痰散结，清热解毒之法。方拟消瘰丸加味。

处方：全瓜蒌 20g，蒲公英 20g，连翘 12g，夏枯草 15g，白花蛇舌草 20g，牡丹皮 10g，玄参 15g，大贝 6g，生薏苡仁 30g，茯苓 10g，甘草 6g，生牡蛎 30g（先煎）。30 剂，水煎服，日 1 剂。

三诊（2005 年 4 月 22 日）：右乳房较前变软，有条索状结块，不痛不胀，时心烦，大小便正常。舌质淡红，苔薄腻，脉沉滞。病已见效，但治疗不可放松，警惕癌变。

处方：全瓜蒌 20g，蒲公英 20g，连翘 12g，夏枯草 15g，白花蛇舌草 20g，牡丹皮 10g，玄参 15g，大贝 10g，紫花地丁 30g，皂角刺 10g，川芎 10g，生牡蛎 30g（先煎），陈皮 10g，甘草 6g。水煎服，日 1 剂。连续服用 4 个月，乳房变软、回缩，基本正常。

按：患者已 66 岁，20 天前左乳做过小手术（肿块切除），此次来诊有 2 个主要证候，一是盗汗多已半年余；二是乳房胀大硬满，丰盈如中年状，是此次就诊的主要证候，北京某医院诊为“乳腺增生症以囊肿为主型”，河南省某医院曾诊为“囊性高分化，乳腺增生”。诊毕权衡后，先治其盗汗，后治其乳。经用当归六黄汤加味 6 剂而盗汗止。再经辨析，此乳病为肝气郁滞、阳明经结热、痰瘀凝聚之候。非化痰散结、清热解毒之品不能除，方用消瘰丸加连翘、蒲公英、白花蛇舌草、紫花地丁等味以清热解毒，加皂角刺、川芎（二味伍用有似穿山甲的作用）、全瓜蒌、夏枯草、青皮等味散结开郁。乳房渐渐变软，自云如软柿状。在诊治之初，即注意到其险恶之情，防其恶化之势，亦即治未病之意。

## 妊娠恶阻

胡某，女，30 岁，1976 年 4 月初诊。

妊娠恶阻较重，用顺肝益气汤 2 剂呕恶止。

处方：党参 30g，当归 30g（酒洗），炒苏子 3g，炒白术 9g，茯苓 6g，熟地黄 15g，白芍 9g，麦冬 9g，陈皮 9g，砂仁 3g（后下），炒神曲 3g。

按：顺肝益气汤是《傅青主女科》方。傅青主在方后曰：“此方平肝则肝逆除，补肾则肝燥息，补气则血易生。凡胎病而少带恶阻者，俱以此方投之无不安，最有益于胎妇，其功更胜于四物焉。”妊娠恶阻机制，傅氏论之较详，见《傅青主女科》。为了便于记忆，将此方编为歌诀。

顺肝益气参苏归，茯苓白术与熟地黄，
陈皮寸冬白芍药，加上砂仁炒神曲。

## 产后发热

宛某，女，25岁，现住省某医院妇产科，行剖宫产手术。产后发热7天，经该院用最好的抗菌消炎药物，热不退，体温38℃左右。1997年9月12日早晨邀我去医院给其诊治。诊见患者面色较浅，苔白略厚，舌质略淡，脉虚大，恶露未净，腹不痛，发热不恶寒，脉证合参，为气虚发热之候，以补中益气合生化汤化裁治之。

处方：党参15g，黄芪30g，当归10g，陈皮10g，升麻6g，柴胡6g，炒白术10g，炮干姜6g，川芎10g，炙甘草6g。5剂，水煎服，日1剂。

9月15日下午电话告知，上药服1剂热即退。又经X线透视：右肺下有炎症，予结合其X线诊断，在原方上加金银花30g、鱼腥草30g，次日电话又告曰：服1剂，体温36.5℃，照上方金银花、鱼腥草改为15g，继服。

9月18日，告曰：共服7剂，体温一直36.8℃，拟于明日出院。

按：产后多血虚，孰不知气也虚，脉证合参，诊断为气虚发热，此其一也；产后恶露未净，不可忘记使用产后第一方，此其二也。临证既要遵循一般，又要灵活多变，方可致善。

按：产后多虚亦多瘀，本患者又系剖宫产，伤气伤血，遵“劳者温之”之旨，遂用补中益气汤以甘温除热。生化汤是治疗产后恶露不行的名方，现恶露未净，用此方亦很恰当。故此补虚行瘀同用，果收良效。虚则易感外邪，又加入金银花、鱼腥草是症之需也，勿畏其凉而不敢用。

## 崩漏

**案1** 邢某，女，23岁，未婚。1972年月经初潮3次后，隔8个月方来。1973年12月1次月经量多，服中药好转，不久又复如前，当地县医院疑为宫颈癌，动员手术，患者不同意，后到许昌某医院，诊为功能性子宫出血，曾用乙烯雌酚、黄体酮等药，连续使用，可以保持月经正常，停药即发，即使停1天不用药，月经即来，量仍多。按此法间断性使用2年，期间只有半年正常，而后无效。1975年，该医院又诊为子宫黏膜肌瘤，做了手术，术后40天，月经未来，而后仍然如前，又用乙烯雌酚、黄体酮。月经正常3个月后，又开始出血淋漓不断。1977年2月来郑州就医，在铁路中心医院做切片检查，诊为分泌期部分子宫内膜脱膜变，用了3支丙酸睾丸酮和四环素，20天后，又复如前。患者就诊于余，并告曰：曾先后四次刮宫，也只有暂效。面色㿠白，舌质光嫩，脉象虚弱，常感气闷不舒，鼻息不利，但胃纳好，二便正常。此为气血俱虚，冲任不固之候。

处方：制首乌 30g，熟地黄 30g，黄芪 30g，党参 30g，煅乌贼骨 30g，茜草炭 12g，荆芥炭 9g，炙甘草 9g。水煎服。

上方连服 12 剂，月经正常，次年 10 月告曰：完全恢复健康，已参加工作 6 个月。

按：此为由崩漏相间之病，病程绵长而致气血亏损，冲任不固，血愈下而气愈虚，气愈虚而血愈失其统。好在患者年轻，胃气尚好，故收效较速。此方可谓补气养血之峻剂，病久正虚较甚，非峻补不能收大效。方中乌贼骨、茜草，即《内经》四乌贼骨一藘茹丸（未用雀卵）。

**案 2** 段某，女，40 岁，患崩漏已年余，经多处治疗未效。本病开始是每次月经提前量多，之后，每次月经不仅量大而且接之淋漓不断，中间停 10 天、8 天，又复如此，如此 1 年多来，造成气血虚损，经常头晕，心慌，耳鸣，失眠，动则汗易出，胃纳不佳，体虚几乎难支。1976 年 4 月，诊见：面色㿠白，舌质淡，脉沉弱，月经尚淋漓未断，腰酸痛如折。

处方：党参 24g，炒白术 9g，生山药 12g，山萸肉 12g，枸杞子 9g，巴戟天 12g，熟地黄炭 30g，续断 12g，干姜炭 6g，阿胶 9g（烊化），茜草炭 9g，煅乌贼骨 24g，红花炭 9g，大黄炭 6g。水煎服。

二诊（1976 年 4 月 15 日）：上方服 3 剂而血止，宗上方略为加减。

处方：党参 24，炒白术 9g，生山药 15g，山萸肉 12g，枸杞子 9g，熟地黄炭 30g，煅乌贼骨 30g，陈皮 6g，炙甘草 6g。6 剂，水煎服。

三诊（1976 年 4 月 22 日）：疗效巩固，气血渐复，仍宗上方略为加减。

处方：党参 24g，炙黄芪 15g，炒白术 9g，山萸肉 12g，枸杞子 12g，熟地黄炭 15g，黑杜仲 12g，续断 12g，茜草炭 9g，煅乌贼骨 12g，芡实 9g，炙甘草 9g，生姜 9g，大枣 4 枚。3 剂，水煎服。

四诊（1976 年 4 月 25 日）：情况良好，仍宗上方略为加减。

处方：党参 24g，炙黄芪 15g，炒白术 9g，山萸肉 12g，枸杞子 9g，黑杜仲 9g，续断 9g，茜草炭 9g，煅乌贼骨 15g，熟地黄炭 30g，芡实 12g，炒神曲 9g，炙甘草 6g，大枣 4 枚。水煎服。

后以上方略有加减，27 天，月经来潮，量正常，3 天即净，患者喜出望外，1 年多来，从未有此现象。为巩固疗效，又断续服药至 5 月 20 号，小麦初黄时，一切症状消失，康复如常，乃欣然返家，参加劳动。

按：本患者是崩和漏相间之病，长期不愈，以致气血虚损，究其因是脾失其统，肝失其藏，冲失其固，愈下则愈虚，愈虚则愈下，造成恶性循环，欲止其血，必固其本，故从本以治之。方中干姜、阿胶即从《金匮要略》之胶姜汤，陈修园盛赞此方之妙，他说："姜性温提胶养血，刚柔运化配阴阳。"此乃温润调血之用。干姜炒炭，取其温中有止之义。方中茜草、乌贼骨即《素问·腹中论》之四乌贼骨一藘茹丸，具有补养精气血，强健肝肾的作用。茜草炒炭，是增强其止血之力。崩漏日久，多有留瘀，瘀不去则新不生，故用红花、大黄以活血祛瘀，恐其活血不利于止血之弊，故又炒炭为用，以收行中有止，寓补于攻之效。对于崩漏来说，红花、大黄非久用之品，故血止后即去之。此病在整个治疗过程中虽数为其方，但只略有加减，治则始终未变，可谓守方治疗。

**案3**　（漏证验案）王某，女，30岁，月经淋漓不断已半年，有时出血较多，曾多方治疗，效果不著，乃来郑就医，以漏证治之。

处方：黄芪30g，党参15g，巴戟天12g，熟地黄炭24g，山萸肉12g，干姜30g，阿胶30g（烊化），茜草炭12g，煅乌贼骨30g，升麻3g，川军炭4.5g，炙甘草6g。

上方服3剂，血止，故来信告知并索巩固之方，遂疏以四君和六味加减方邮去。

按：崩漏日久，不仅损伤气血，而且亦损伤冲任，不塞其源，不能止其流，方中胶、地益其血也，参、芪益其气也，萸、戟、乌贼益其冲任也，少用升麻举其陷也，少用大黄炭，行中有止也，综观此方，能养血益气固冲任，并有温提之用，方与证合，故收速效。

**案4**　（阴虚火旺、冲任失固）王某，女，30岁，已婚。2005年12月12日以“月经淋漓不断3月余，腰痛、腿酸2个月”为主诉初诊。

2005年3月“剖腹产”“大出血”，3个月前出现月经淋漓不断，色褐，月经错前，或后期，经前小腹胀，腰痛，经前加重，小便夜频，大便干，日1次，纳眠可，口干，鼻塞咽干。舌质红，苔薄黄，脉细。既往有“妊高征”。现血压128/82mmHg。此为肾阴不足，冲任失固。

处方：熟地黄炭30g，制首乌15g，荆芥炭10g，茜草炭10g，乌贼骨30g，川续断10g，女贞子15g，墨旱莲30g，麦冬10g，山萸肉10g。20剂，水煎服，日1剂。

2006年5月17日来诊告，服上药20剂后，月经淋漓止，至今月经正常。

按：本案因于剖腹产出血过多，肾阴不足，虚火妄动，冲任失固，精血失守，故月经淋漓不断。急则治标，当“塞流”，用熟地黄炭、荆芥炭、茜草炭、煅乌贼骨、墨旱莲止血之品，同时不忘“澄源”，用川续断、女贞子、山萸肉、熟地黄炭、麦冬补肾养阴，药证相符，收效较速。本方要点主要有二：即“固”与“养”，所谓固是固肾、固冲任，所谓养是养其损伤之血气。乌贼骨与茜草同用，是乌贼骨丸的主要成分，善止崩漏。女贞子与墨旱莲同用是药简效专的二至丸，以之补肾养血。本病治疗始终注意一个“伤”字。

**案5** 张某，女，41岁，以“月经量大9年余”为主诉于2013年5月初诊。症见：月经量大，经期8~9天，色可，少量血块，经行后，仍淋漓5天左右，觉胃中有气，按揉后即嗳气，腰酸困痛，每行经则加重甚，不能坐，平素易疲劳，怕冷，心烦，急躁，易怒，纳眠可，大便黏滞不畅，小便可。舌红，苔薄黄，脉沉细。有子宫无肌瘤，诉因上环而出现月经量大，经期长，淋漓不尽，而后取出上症仍不消失。中医诊断为崩漏，为肾气不足，封藏不固，治以补肾养血、收涩止血为主。

处方：熟地黄炭30g，荆芥炭10g，制首乌30g，茜草炭10g，煅乌贼骨30g，川续断10g，阿胶珠10g（烊化），生黄芪30g，干姜炭10g，山萸肉12g，炙甘草6g。10剂，水煎服，日1剂。

二诊：服上方10剂后，月经量明显减少，经期缩短2天，未继服。现症见：乏力，经期、经后易口腔溃疡，大小便正常，性冷淡。舌淡，苔薄黄，脉细。

处方：党参15g，麦冬10g，五味子10g，山萸肉10g，生黄芪30g，淫羊藿10g，肉桂6g，炙甘草6g，佛手4g，茜草炭10g，煅乌贼骨20g。15剂，水煎服，日1剂。

按：本案患者月经量大9年余，辨证为肾气不足，封藏不固，冲任失摄。久病之体，气血两虚，故首诊中多用炭药，除有补血、养血之效更兼止血之能，且煅乌贼骨固冲止血，阿胶补血、止血，以川续断、山萸肉补肝肾，大量生黄芪补气摄血，服上方后月经量明显减少，可见药症相符。患者因种种原因，未能继服，复诊之时，经期前后易发口腔溃疡，舌淡，苔薄黄，此乃气阴两虚，虚火上行，故以生脉饮加味治之。因患者性冷淡，故加肉桂、淫羊藿以补肾助阳，加少量佛手以利其肝气调达，此乃谨守病机，知常达变之法也。

## 带下病

**案1** （白浊）贾某，女，24岁，1975年4月25日初诊。

患白浊带下数年，久治不愈，形体较弱。

处方：党参15g，炒白术9g，云苓12g，炙甘草6g，远志9g，益智仁9g，菟丝子9g，生姜9g，大枣3枚（切开）为引。水煎服。

二诊（1975年5月1日）：上方服2剂，至今便后未有带白，仍以上方继服3剂，以巩固之。

按：白浊病与脾肾二脏关系最为密切，初起多是湿热下注，日久不愈，多为脾虚气陷。本例病患即属后者，故用四君子汤加益智仁，菟丝子脾肾同治。

《本草求真》云“小便赤浊，用远志、甘草、茯神、益智为丸，枣汤服效，非取远志归阴以为向导之药乎”。此用远志正是此意，况远志又有祛痰湿之功，可谓两得其用。

**案2**　（黄带）吕某，女，40岁，1976年5月初诊。

患者黄带已4年，经常淋漓不断，有时多如月经，色黄而臭，有时如脓样，伴少腹和腰疼痛，现代医学诊为盆腔炎，经用大量抗生素和消炎药均乏效，亦服用不少中药，仍无疗效，失去了治疗信心。诊见舌苔黄腻，舌暗红，脉略数，常感五心烦热。遂以湿热为治。

处方：炒白扁豆30g，炒苍术30g，太子参15g，地骨皮30g，滑石30g（包煎），黄芩12g，黄柏12g，青黛9g，连翘30g，白芷9g，蒲公英30g，车前子12g（包煎）。水煎服。

连服10剂而带愈，观察1个月未再犯。

按：黄带乃湿热为患，多因脾湿生热，湿热下注而成此疾。从本患者带下情况看，湿热甚重，非大剂健脾燥湿、清热解毒之品不能愈其疾。此病除脾湿外，尚不能忽视肝火之炽，肾火之炎。方中黄柏可清肾中之火，青黛可清肝中之火，白芷虽为辛温之味，但燥湿排脓是其所长，《本经》谓其“主女人漏下赤白”，今将本品伍于大队清热解毒药中较为妥帖。此方为治湿热带下经验之方，加减用之，效果较好。

# 第十章 皮肤病证

## 面斑

王某，女，37 岁，以“面斑半年余”为主诉于 2013 年 5 月 31 日初诊。症见：面斑集中在两颊部，口周及后背易出现红痘。纳眠可，月经周期可，经期可，量可，色暗，质黏稠，白带多，色黄。大便时黏滞，小便可。易上火，心烦急躁。时有烧心、腹胀。舌淡红，苔根黄厚腻，脉沉滞。患者近半年先后出现面斑，未治疗，今来求诊。既往胆囊炎 8 年，轻度肝损伤 10 年，浅表性胃炎。

处方：生地黄 15g，山萸肉 10g，生山药 15g，泽泻 10g，牡丹皮 10g，茯苓 10g，柴胡 10g，当归 10g，生白芍 15g，制香附 10g，木贼草 10g，栀子 10g，忍冬藤 15g，丝瓜络 15g，白僵蚕 10g。20 剂，水煎服，日 1 剂。

二诊（2013 年 6 月 28 日）：服上方 20 剂，无不适。现症见：月经质黏稠稍减，白带多，色黄。大便顺畅，日 1 次。面斑、皮肤发黄。易上火，起痘。矢气多。舌淡胖，苔薄黄，脉细。

处方：生地黄 10g，山萸肉 10g，生山药 25g，泽泻 10g，牡丹皮 10g，茯苓 10g，知母 10g，黄柏 10g，生薏苡仁 30g，木贼草 10g，制香附 10g，忍冬藤 15g，丝瓜络 15g，连翘 10g，黄芩 10g，生甘草 6g。20 剂，水煎服，日 1 剂。

按：患者因生气导致两面颊出现色斑，伴随月经经血色暗、质黏稠，白带量多、色黄，易心烦急躁，辨证属肝肾郁火，瘀阻经络之候，以柴芍地黄汤化裁治之，再配伍疏散肺经风热之木贼草，祛风通络之忍冬藤、丝瓜络，化痰散结之白僵蚕，以奏清火散结通络之效，服之 20 剂。二诊时月经质黏稠明显减轻，仍白带量多、色黄，面部易起痘疮，宗上方，加知柏清利下焦湿热，黄芩、连翘清上焦风热。嘱其畅情志，忌辛辣，常服一段时间，面斑及上火症状会逐渐消失。

## 面尘

赵某，女，36 岁。1976 年 9 月 24 日初诊。近两年来面部皮肤渐变灰黑，口苦多梦，月经量少，手足心热，全身疲乏无力，步行 2 华里就很吃力，曾多方治疗无效。脉象细缓，舌苔淡黄，询其由，乃因生气后所得。此为肝肾郁火，瘀阻经络之候，以柴芍地黄汤加减治之。

处方：柴胡9g，白芍12g，炒白术9g，茯苓12g，生山药12g，泽泻9g，牡丹皮9g，生地黄15g，玄参9g，地骨皮15g，红花9g，山萸肉12g，甘草4.5g。水煎服。

此方连服20剂，面色灰黑大为消退，口苦、手足心不发热，疲乏无力亦消失，能步行8华里，也不觉累，宗上方加减。

处方：熟地黄18g，生山药24g，山萸肉12g，泽泻6g，牡丹皮9g，云苓9g，柴胡9g，白芍12g，当归9g，红花9g。水煎服。

患者携方欣然返乡，后未再来。

按：面尘病始见于《灵枢·经脉篇》，该篇曰："肝足厥阴也……是动……甚则嗌干，面尘脱色。"顾名思义，面尘即面色灰垢，如蒙尘土一样。该篇又曰："肾，足少阴也……是动则病饥不欲食，面如漆柴。"面如漆柴亦是形容面色灰黑而枯槁的样子。一责之于肝，一责之于肾，此从肝肾论治。从临床实践看，此病多为肝肾郁火，瘀阻经络所致。柴芍地黄汤既能清肝肾之火，又能散经络之瘀，火清而瘀散，面尘自去。此病治疗受1976年第3期《新中医》的启发。

## 黄褐斑

李某，女，38岁，以"面部褐斑10年"为主诉于2013年5月10日初诊。症见：产后出现两颧及额上黄褐斑，近10年来未见明显变化。纳可，眠较差，多梦，二便调。月经正常，量较少。经前乳房胀痛不甚，经期肚脐痛。舌质淡暗，苔白略厚腻，脉沉滞。

处方：熟地黄10g，山萸肉10g，生山药15g，泽泻10g，牡丹皮10g，茯苓10g，柴胡10g，生白芍10g，当归10g，制香附10g，薄荷3g（后下），红花6g，桃仁10g，木贼草10g，忍冬藤10g，丝瓜络10g，生甘草3g。20剂，水煎服，日1剂。

二诊（2013年5月31日）：服上方18剂，余2剂，效佳。现症见：两颧及额上黄褐斑变浅，身觉有力。纳可，梦稍多，较前减少。本次月经量少，有血块，已无乳胀，无腹痛。二便可。舌淡红，苔薄黄，脉细。处方：上方加生地黄10g，玄参10g。20剂，水煎服，日1剂。

按：产后阴血虚弱，肝郁气滞，经气不通，脉络瘀滞，而致面斑，予滋阴养血，疏肝理气，化瘀通络之法以治之，方用补肝肾之六味合疏肝健脾之逍遥散效佳。木贼草祛斑效可。

## 痤疮

**案1** 陈某，女，28岁，以“面部痤疮6年余”为主诉于2014年12月22日初诊。症见：面部起红痘、粉刺，多在面颊、下巴、口唇周围出现，每食辛辣刺激食物后症状加重。纳一般，易胃胀，消化差，口干喜饮，口臭。月经周期可，量少，行经5天，经期腰酸，小腹坠胀感，小腹怕凉。平素急躁易怒，怕冷明显。眠差，入睡困难。舌质暗淡，苔黄腻，脉有力。12月18日于某医院查肝功示：转氨酶略高，乙肝五项正常，轻度乳腺增生。

处方：黄芩10g，黄连6g，牛蒡子10g，玄参15g，桔梗10g，板蓝根30g，升麻6g，马勃10g，连翘10g，陈皮10g，炒僵蚕6g，薄荷10g（后下），赤芍15g，山楂炭15g，生薏苡仁30g，白芷10g，郁金10g，生甘草10g。15剂，水煎服，日1剂。

按：《素问·至真要大论》曰：“诸痛痒疮，皆属于心。”《灵枢·百病始生篇》述：“汗出见湿，乃生痤痱，膏粱之变，足生大丁。”痤疮不仅与肺胃蕴热、脾虚湿聚有关，与心火亢盛亦有密切关系。痤疮病位在上焦头面，与普济消毒饮之风热疫毒壅于上焦之病机相合，故选普济消毒饮加味治之，以疗面部痤疮偏于火毒者。方中赤芍、山楂炭活血祛瘀，生薏苡仁健脾渗湿，白芷消肿排脓，加入郁金因其对转氨酶高者效佳。全方共奏清热解毒、凉血散风之功。

**案2** 周某，女，22岁，以“面部起疹3年”为主诉于2010年10月初诊。症见：面部多疖，初起红硬痛，前胸后背亦有，每于睡眠差及月经前加重，手脚心热多汗，小便深黄，大便头干，1~3天，月经期可，量偏少，3天即净，经期小腹、腰关节凉痛，经前乳胀痛。舌质紫暗，苔白厚，脉沉有力。诊断为痤疮，属上焦郁热证，治以清热解毒为主，处以平痤汤（经验方）加减。

处方：黄芩10g，黄连6g，牛蒡子10g，玄参15g，桔梗10g，板蓝根30g，升麻10g，马勃10g，连翘10g，陈皮10g，白僵蚕10g，薄荷10g，生薏苡仁30g，白芷10g，赤芍10g，白豆蔻10g，生甘草10g。10剂，水煎服，日1剂。

二诊：服上方16剂，大便正常，头晕、面部疹较前减轻。现症：面部起疹，头晕，额头发热，前胸后背有暗红色丘疹，纳差，恶心欲吐，眠差多梦，大便可，1~3天1行，小便偏黄。舌质暗红，苔薄白，脉沉滞。

处方：生地黄15g，当归15g，赤芍15g，川芎10g，柴胡10g，炒枳实15g，酒黄芩10g，白芷10g，桃仁10g，牡丹皮10g，决明子30g，生甘草6g。10剂，水煎服，日1剂。

按：痤疮始见于《素问·生气通天论》，曰："汗出见湿，乃生痤疿……劳汗当风，寒薄为皶，郁乃痤。"《黄帝内经素问直解》注释为："若夏月汗出，而见水湿之气，则皮肤湿热，生疖如痤，生疹如疿……若劳碌汗出当风，寒薄于皮肤而上行，则为粉刺。"痤疮的发生与遗传素质、饮食习惯、生活方式、胃肠功能紊乱、内分泌紊乱及精神等诸多因素有关，从临床实践看，病因主要有湿、热、痰、瘀等，与肺胃等脏腑关系密切。平痤汤是在普济消毒饮的基础上加减而成的，痤疮热毒型与大头瘟病机相同，故初诊用此方，清热解毒，疏散风热，痤疮减轻，继之用疏肝凉血，活血祛风之法以善后。前后治疗，紧扣病机，有条有理，故收效甚佳。

## 湿疹

**案1**　杨某，女，24岁，学生，未婚，以"甲状腺乳头瘤术后半月余"为主诉于2014年8月4日初诊。症见：头痛，全身湿疹，痒，不痛，出疹色红，高出皮肤，鱼鳞样，纳可，眠差，易醒，经期后错，乳腺小叶增生，偏头痛，心烦易怒，二便可。舌质红，苔薄黄，脉略数。现双下肢内侧片状红斑，奇痒水泡，破后流水。

处方：龙胆草10g，川木通6g，泽泻12g，柴胡10g，车前子30g（包煎），生地黄30g，当归10g，栀子10g，黄芩10g，槐花30g，赤芍15g，生甘草6g。8剂，湿疹退去。

按：此案先说明了病有轻重缓急，先病为本，后病为标，急则治其标。《金匮要略》亦云：夫病痼疾，加以卒病，当先治其卒病，后乃治其痼疾也。此案甲状腺肿瘤为痼疾，而双下肢湿疹则为新病，从当前来看，当先治其湿疹。该病为经络辨证，足厥阴肝经行于大腿内侧，红为热，水为湿，为肝经湿热下注，故投龙胆泻肝汤8剂病愈。

**案2**　司某，男，25岁，1个月前，右肘生一痒疮，黄水浸淫，渐及两臂、背及阴囊等处，瘙痒异常，流黄水，并有灼热感，伴有头轰耳鸣，心烦失眠，脉弦数，舌质较红。遂以龙胆泻肝汤加减治之。

处方：龙胆草12g，木通9g，泽泻9g，柴胡9g，车前子9g（包煎），生地黄15g，黄芩9g，炒苍术12g，黄柏9g，羌活9g，地肤子12g，甘草6g。3剂，水煎服，日1剂。

二诊：上方服3剂，瘙痒基本停止，已不流水，但仍头轰失眠，此为余邪未尽之候，上方去羌活加菊花9g，嘱服3剂。

按：此为湿热浸淫于肌肤之候，系肝经湿热所致，故以龙胆泻肝汤合二妙散加减化裁以治之，既能清泻肝经湿热，又可清热燥湿。"风为百病长"，此病不仅有湿热，且兼有风邪，故加羌活以祛风胜湿，地肤子对于湿热皮疮，周身瘙痒，有较好的疗效，故亦用之。

## 皮肤瘙痒

案1　焦某，女，26岁，以“间断性身痒半年余”为主诉于2014年12月22日初诊。症见：不定时出现身痒，抓之起疹，头皮疹较重。平素易上火，上颌部干痛，眠差，入睡困难。近2个月月经未至，易痛经。大便干，日1次，小便正常。舌质暗淡，苔薄白，根部略腻，脉细。近半年来无诱因出现身痒，头皮发痒，痒时抓之皮肤成片出现红色小疹，可自行消失，于当地医院诊为隐性荨麻疹，服西药（不详）效可，停药后症状反复。

处方：桂枝10g，生白芍10g，炙麻黄3g，杏仁10g，柴胡10g，黄芩10g，竹茹30g，炒僵蚕10g，蝉蜕10g，酒大黄3g（后下），炙甘草6g，连翘10g，陈皮10g，生姜3片，大枣3枚（切开）为引。20剂，水煎服，日1剂。

按：患者痒疹部位不固定，时发时止，又消散较快，与风邪之“善行而数变”特征相合。《伤寒论·太阳篇》述：“太阳病，八九日……以其不能得小汗出，身必痒，宜桂枝麻黄各半汤。”辨为邪克太阳、少阳证，以桂枝麻黄各半汤、小柴胡汤、升降散合方治之。方中多为轻清疏表之品，治风较佳。升降散又能调气和血，行血气中之瘀滞。最后佐以疮家圣药之连翘与理气健脾之陈皮，以增强疗风热痒疹之效。

案2　崔某，男，86岁，以“周身皮肤瘙痒半年余”为主诉于2014年12月15日初诊。症见：浑身皮肤痒，以腹背部为甚，一般下午4点以后开始瘙痒，肌肉内发痒。皮肤干，脱屑，抓挠后皮肤起红色斑丘疹，斑疹色暗、干燥，疹成片状或大片状。抓重时出血，日久色暗，皮肤变硬、厚。纳眠可，二便调。阴囊潮湿。舌质暗红、有裂纹，舌体胖大，苔白略厚腻，脉弦数。半年前曾于某医院住院治疗，效不显，服中药以祛风、祛湿、清热解毒类效不明显。有脑梗死病史。

处方：酒生地黄30g，制首乌30g，酒白芍30g，川芎10g，黑荆芥10g，槐花30g，赤芍30g，牡丹皮10g，紫草10g，黄柏10g，土茯苓30g，生甘草6g。10剂，水煎服，日1剂。

按：老年性皮肤瘙痒症是老年人常见的皮肤疾病。现代医学研究表明，老年性皮肤瘙痒症多是由于激素水平生理性下降、皮肤老化萎缩、皮脂腺和汗腺分泌功能的减退使皮肤含水量减少、缺乏皮脂滋润、易受周围环境因素刺激诱发等所致。中医认为急性瘙痒症多由于风、湿、热所致，故以清热祛风为治疗原则；老年人患病，病程迁延，正气不足，卫气虚弱，腠理疏松，外邪易侵，营卫失和，肌肤失养，故瘙痒反复发作。治以养血活血，祛风邪为主。中医文献中关于痒的论述很多。《内经》中即有“诸痛痒疮，皆属于心”，《诸病源候论》认为瘙痒多与风邪相关，“风瘙痒者，是体虚受风，风入腠理，与血气相搏，而俱往来于皮肤之间。邪气微，不能冲击为痛，故但瘙痒也。”清《外科证治全书》指出，“痒风，遍身瘙痒，并无疮疥，搔之不止”。并提出了病机及治疗禁忌为“肝家血虚，燥热生风，不可妄投风药。”总之，中医认为全身性皮肤瘙痒多由肝旺血虚所致，肝旺则风从内生，血虚则肌肤失养，风胜血燥，风动作痒。根据其年龄，病程是阴血不足，血分有热，给予荆芥四物汤加味治之。

## 面红发烫

张某，女，26岁，已婚，以“面红3年余”为主诉于2014年12月15日初诊。症见：怕冷，面红发烫，纳眠可，大便偏干，2~3天1次，阴痒，白带量多，月经量少，推迟，7天净，脾气急。舌质红点刺，苔薄黄，脉细。自述2011年9月因洗澡受凉后出现低热，体温37.1~37.2℃，持续2~3个月，服汤药不效，服汤药期间出现面色发红，发烫，持续至今。在外界温度过高时易发作，冬季和夏季发作频繁。

处方：生地黄20g，竹叶10g，栀子10g，黄芩10g，黄连6g，大黄6g（后下），生甘草3g。10剂，水煎服，日1剂。

按：《内经》云：心开窍于舌，其华在面。临床上根据患者面色判断“心主血脉，心主神明”之盛衰。根据脾主肌肉，判断脾胃功能，火性炎上，所以患者面色红，发烫。每用一味药，一个方，都要有理有据。此证为心胃火偏旺，导赤散合泻心汤化裁治之。

## 皮肤紫癜

张某，女，30岁，以“过敏性紫癜1月余”为主诉于2013年3月11日初诊。症见：流鼻血，皮肤紫斑较多，双脚踝仍有轻微酸痛，咳痰，黏稠，黄色夹血丝，纳可，眠差多梦，月经后错4天，量少色暗有血块，大便1~2天1次，不干，小便可。舌质暗淡，苔薄白，脉细。1个月前突发过敏性紫癜后，一直服用强的松，每日1次，每次6片（过敏原尚不清楚），肾炎舒片，现代医学诊断为紫癜性肾炎。

处方：生地黄炭30g，牡丹皮10g，赤芍15g，白茅根30g，黑栀子10g，槐花30g，阿胶10g（烊化），白及10g，忍冬藤20g，生甘草6g。10剂，水煎服，日1剂。

二诊（2013 年 4 月 1 日）：2013 年 3 月 23 日某医院查尿隐血（++），尿蛋白（±），红细胞 53/HP，2013 年 3 月 31 日经复查，尿隐血（++），尿蛋白（+），红细胞 120/HP，现症见：下肢紫癜减少，长时间走路后则会出现双脚脚后跟两侧酸胀，持续 1 分钟左右，口渴，饮水后可解，一直服用激素药物，纳眠可，大便 1 天 1 次，质干，小便可。舌质红胖大，苔薄黄，脉沉细有力。

处方：生地黄炭 30g，牡丹皮 10g，赤芍炭 15g，小蓟炭 30g，知母 10g，黄柏 10g，阿胶 6g（烊化），白及 10g，藕节 30g，白茅根 10g，车前草 30g，生甘草 6g，地骨皮 15g，桑白皮 10g。10 剂，水煎服，日 1 剂。

三诊（2013 年 8 月 7 日）：服上药 20 剂，效果佳，上症皆愈，小腹受寒后偶胀，余无不适。2013 年 8 月 7 日尿常规隐血（+），已停服激素 1 个月，欲调理要子，月经错后，甚至 2 个月一潮，量不多，色黑，小便黄。

处方：桑叶 15g，地骨皮 10g，生地黄炭 30g，白茅根 30g，小蓟炭 30g，血余炭 10g，蒲黄炭 10g，竹茹 15g，丝瓜络 15g，生甘草 6g。10 剂，水煎服，日 1 剂。

四诊（2013 年 10 月 4 日）：服上方 20 剂，效果佳，尿常规检查正常。现症见：无明显不适，膝盖在蹲下站起后酸，不痛，纳眠可，大便正常，小便黄，月经量少，有血块，颜色暗，不痛经，经期乳房稍胀，左少腹隐隐不适。舌淡，苔薄白，苔根腻。2013 年 5 月 4 日检查：DNA 解脲脲原体，核酸测定：阳性。欲调理要小孩（不孕 3 年）。脉细，苔薄微黄。上方去白茅根，加知母 10g，黄柏 6g，通草 6g，柴胡 10g，黄芩 10g。10 剂，水煎服，日 1 剂。

五诊（2014 年 3 月 5 日）：服上方 19 剂，怀孕，孕 52 天。现症见：胎儿发育较慢，2014 年 2 月 25 日 B 超：孕囊回声 5mm×8mm，宫内早孕。医生诊断较正常胎儿发育晚 1 周左右。欲求调理。过敏性紫癜已愈，背部、两胳膊外侧瘙痒，无痒疹脱皮，睡前痒甚，纳眠可，梦多，二便可，小便多。舌淡红，苔薄白，脉呈滑象。

处方：黄芩 10g，炒白术 10g，生地黄 15g，党参 10g，桑叶 10g，竹茹 10g，丝瓜络 10g，桑寄生 20g，麦冬 10g，生白芍 10g。10 剂，水煎服，日 1 剂。

按：患者过敏性紫癜病程较短，主要表现为鼻衄，皮肤瘀斑，痰黄质黏，结合病理，为热入血分证，治以凉血散血为主，用生地黄、牡丹皮、阿胶、赤芍之物，此叶天士之热入血分治疗之准则也，即“入血就恐耗血动血，直须凉血散血”，故前后 20 余剂，药变而法不变；三诊时患者除月经量少、色黑之外，还有小便隐血（+），肝为血海，血分久热，肝血受损，故月经量少，治疗以凉肝补肝为法，但肝主升发，凉肝之药过于苦寒，必影响其升发之性，故用桑叶、竹茹、丝瓜络等，轻清凉散而非苦寒之品，用地骨皮泻胞中之热，胞中热去，则月经量自然恢复正常；故三诊、四诊皆以此为法，灵活选药加减，胞宫热除，自然受孕；五诊考虑患者素为阳盛之躯，安胎之法仍以凉肝为基础，酌用黄芩、生地黄之物，此因人制宜是也。

## 慢性荨麻疹

纪某，男，14岁，以“浑身发痒，起米粒样疙瘩4年余”为主诉于2013年9月27日初诊。症见：脱衣服时瘙痒明显，伴有米粒样疙瘩，不脱衣服时不痒，夜间明显，胳膊后背起有较明显的痤疮，夜间睡觉时常有发热感，不出汗，口不干，不欲饮，纳眠可，大便稍干，不成形，日1次，小便可。舌红，苔白厚腻，脉如常。患者4年前无明显原因出现皮肤瘙痒，未曾服中药治疗。

处方：防风6g，荆芥6g，炙麻黄3g，栀子10g，赤芍10g，连翘10g，川芎10g，当归10g，生石膏30g，薄荷6g（后下），大黄3g（后下），升麻6g，葛根15g，生甘草6g。15剂，水煎服，日1剂。

二诊（2013年11月18日）：服上方30剂，效显，皮肤瘙痒较前明显好转，现症见：面部及头上起疹，不痛不痒，色暗红，有脓头，纳眠可，二便可。舌质淡红，苔薄白略厚，脉略浮大。

处方：桂枝10g，生白芍10g，麻黄3g，杏仁10g，蝉蜕6g，白僵蚕10g，姜黄6g，大黄3g（后下），生薏苡仁30g，连翘10g，生甘草6g。10剂，水煎服，日1剂。

按：此为慢性荨麻疹。本病是由于外感风寒湿热所致。防风通圣散具有解表通里，清热解毒的作用。用于风疹湿疮效佳。明·吴崑：“风热壅盛，表里三焦皆实者，此方主之。”

## 脱发

**案1** 张某，女，24岁，头发全脱，治疗数月无效，于1976年来诊，脉舌如常，头稍晕。

处方：麝香0.3g（冲服），桃仁12g，红花10g，川芎10g，赤芍15g，黄酒1盅，葱白3寸，生姜9g。6剂，水煎服。

上方服完，接下方：生地黄30g，女贞子30g，墨旱莲30g，制首乌30g，当归15g，生白芍24g，白蒺藜9g，钩藤12g（后下），生龙骨、生牡蛎各15g（先煎），麦冬12g，丹参12g。水煎服，日1剂。

1978年7月9日，其邻居居某，女，24岁，也患脱发病，来郑治疗，得知张某之脱发已愈，发生如故。

按：头发全脱症，多为突然发生，数日脱尽，治此症，每先活血化瘀，后以滋养精血为继，故先投通窍活血汤，后与滋养精血之剂，兼有凉血之用。使瘀去、血养、发生。方中用白蒺藜、钩藤、生龙骨、生牡蛎，以平其晕也。

**案2**　汪某，女，10岁，以“脱发1年余”为主诉于2011年3月初诊。症见：头发大面积脱落，平时头发油脂多，无头皮屑，容易上火，鼻衄，怕热明显，手脚发热，多汗，纳眠可，二便调。舌暗红，苔白厚，脉细。诊断为脱发，属血瘀有热证，治以活血凉血清热为主，处以血府逐瘀汤加味。

处方：当归6g，生地黄10g，桃仁6g，红花3g，赤芍6g，川芎2g，柴胡2g，桔梗2g，炒枳壳2g，怀牛膝6g，竹叶6g，玄参10g，生甘草3g，栀子6g。10剂，水煎服，日1剂。

二诊：服上药30剂，未见脱发，有新发长出。现见偶有夜间手指发痒，小便频，尿量少，色黄，大便可。舌暗红，苔薄白，脉细。上方去竹叶、玄参，加羌活6g，白茅根15g，墨旱莲15g。15剂，水煎服，日1剂。

按：脱发一症，历代医家多有论述，常以补肾养血为要，发为血之余是其理论根据，这是常法。清代医家王清任有其独到之处，从瘀血论治，以血府逐瘀汤去其瘀浊，犹如欲刷新墙，当先去其旧垢，而后新物可生，即去瘀生新。头发油脂大，多为湿热之象，方中加竹叶、栀子以清上焦湿热之邪。

## 荨麻疹

**案1**　黄某，男，25岁，患荨麻疹已数年，于1974年11月5日初诊。自1973年入校后，逐渐加重，时起时落，每遇风寒则发作，瘙痒异常，每天服1次苯海拉明片，可以控制，时间长亦渐失其效。此为风寒客于肌表，营卫不和之候，以桂枝加葛根汤加味治之。

处方：桂枝15g，白芍15g，葛根30g，苏叶12g，蝉蜕9g，羌活9g，川芎9g，甘草9g，生姜9g，大枣4枚。水煎服。

二诊：上方服3剂，瘙痒有减，但不显著，宗上方加减。

处方：桂枝15g，白芍15g，葛根30g，苏叶12g，川芎9g，丹参30g，徐长卿30g，荆芥9g，甘草4.5g，生姜9g，大枣4枚。水煎服。

三诊：上方服2剂效果明显，就诊时下雨刮大风，气温较低，亦未发作，但觉咽喉有些不利。

处方：桂枝15g，白芍15g，葛根30g，苏叶12g，川芎9g，丹参30g，徐长卿30g，荆芥9g，桔梗9g，牛蒡子9g，甘草4.5g，生姜9g，大枣4枚。水煎服。

四诊：上方服3剂，基本痊愈，照上方继服2剂以期除邪务尽。1975年

11月28日，患者特来告曰：至今未发。

按：慢性荨麻疹，相当于中医的瘾疹，俗称风疹块，反复发作，比较顽固。我治疗此病，除疏风散寒以外，更重要的是调和营卫。认为只疏风而不调和营卫，未免失于扶正，故此，治疗慢性荨麻疹，每以桂枝加葛根汤加味，效果较好。

**案2**　白某，男，30岁，1974年11月25日初诊。顽固性荨麻疹，瘙痒异常，抓破流水，曾用多种抗过敏药物无效，也曾服用除风活血中药亦无效，不能上班，非常焦急，遂以桂枝加葛根汤加味治之。

处方：桂枝15g，白芍15g，葛根30g，苏叶12g，丹参30g，徐长卿30g，炙甘草6g，生姜9g，大枣4枚。水煎服。

上方服8剂痊愈。

**案3**　河南中医学院72级学员辛某母亲患荨麻疹数年，迸作时止，瘙痒异常，曾用各种抗过敏药物效果不佳，予以桂枝加葛根汤加味治之。

处方：桂枝15g，白芍15g，葛根30g，苏叶12g，当归9g，炙甘草6g，生姜9g，大枣4枚。水煎服，6剂痊愈。追访1年多，未再发作。

按：以桂枝加葛根汤为主，是治疗荨麻疹常用之方，效果较好。用此方，旨在调和营卫并解肌，不除风而风自除，再适当加入除风活血之味，更能增强其疗效，是予治疗此病点滴之得也。

## 全身红斑

燕某，男，11岁，1991年8月29日初诊。4天前全身起片状红斑，皮肤发热，腹痛，既痒又痛，逐渐加重。当地医院曾用胶性钙无效，昨日去某儿童医院诊治，经用颠茄、维生素C、息斯敏等药亦无效。诊见全身片状红斑，形如一分钱硬币样大，周边隆起，好像圈圈式的，一个挨一个，中间夹杂一些比较小的，色如胭脂，更有奇者，面部沿阳明胃经循行路线分布，眼胞和面部红肿，皮肤灼手，时有腰痛，口渴，此为风火结于营分（风火结毒）之证。

处方：升麻6g，葛根15g，赤芍15g，牡丹皮10g，连翘30g，蝉蜕10g，地肤子15g，苏叶10g，徐长卿10g，生石膏30g，生地黄15g，甘草6g。3剂，水煎服。

二诊（1991年9月2日）：上药3剂服完，红斑基本消失，面、胸、四肢红斑全部消退，仅在腹腰背部尚有少量比较小的红斑，腹不痛，肤不灼热。苔薄微黄，脉复常。仍以上方加减。

处方：连翘20g，金银花15g，竹叶6g，地肤子10g，徐长卿10g，赤芍10g，牡丹皮10g，生地黄15g，葛根10g，麦冬10g，蝉蜕6g，甘草6g。3剂，水煎服，嘱其病愈勿再来。

按：风火结于营分，营阴被扰，迫营外泄，发为此证，治以散风解毒，清营透热，则血自安宁。

## 全身瘙痒

赵某，女，49岁，患全身瘙痒已数年，痒时搔之呈条状，片状隆起，痒停即消，消后皮肤无异常，每天多次发作，异常难受，于1989年10月24日初诊。诊时患者还在瘙痒，脉舌正常，此为营卫不和、血虚生风所致。

处方：桂枝10g，白芍10g，黄芪30g，荆芥10g，当归15g，地肤子10g，苏叶10g，生香附10g，炙甘草9g，生姜9g，大枣5枚为引。3剂，水煎服。

二诊（1989年10月27日）：上药服后，瘙痒大轻，可以不用手抓，因其家有患者，急于返家，让其持方回去继服。上方加葛根15g，服至痒止停药。

按：此类痒证，临床多见，若单以风药治之效果甚差，予常以桂枝汤为主进行适当加味，调和营卫，兼祛风邪，往往获得满意效果。方中当归养血活血，寓“治风先行血，血行风自灭”之义。当归伍荆芥，既养血又除风，况方中本有白芍，又寓有荆芥四物汤的功用。

## 痒疹、斑秃/风热型

马某，女，31岁，2006年1月11日以“面部出红色痒疹7月余，斑秃5年”为主诉初诊。

7个月前面部出现红色痒疹，局部皮肤痒，服中西药效不明显。现症见：面部疹红色而痒，局部皮肤痒，以眼角、口唇明显，可自行消退，外用“皮康王”后亦可缓解。头发脱落，斑秃。自诉为“过敏体质”，常出“荨麻疹”，有家族史。舌质红，苔薄白，脉细。诊为：①痒疹；②斑秃。此为风热郁于肌肤，腠理开合失司，邪热不得泄越之证候。治法：疏风清热，益气活血固表。方拟银翘散合黄芪赤风汤化裁。

处方：金银花15g，连翘12g，竹叶10g，荆芥10g，薄荷10g（后下），蝉蜕6g，牛蒡子10g，防风10g，赤芍15g，生黄芪30g，生甘草6g。10剂，水煎服，日1剂。

二诊（2006年1月18日）：服上药症状明显好转，丘疹已显著减退，现仍有少量小疹，痒痛，纳可，二便调。（服药期间大便溏）因大便稀，故减牛蒡子、防风之量，面部痛痒，加白僵蚕，与原方蝉蜕形成升降散的一半以治痛痒，加菊花增解表及祛风清热之力。

处方：金银花15g，连翘12g，竹叶10g，荆芥10g，薄荷10g（后下），蝉蜕 6g，牛蒡子 6g，防风 6g，赤芍 15g，生黄芪 30g，生甘草 6g，白僵蚕 10g，野菊花 20g。5 剂，水煎服，日 1 剂。

三诊（2006 年 1 月 24 日）：服上药后，皮肤红疹减轻，仍未消失，大小便正常。舌质淡红，苔薄白，脉细。效不更方，加重祛湿解毒之品。上方加赤小豆 30g。15 剂，水煎服，日 1 剂。

四诊（2006 年 2 月 13 日）：皮肤红疹又减轻，斑秃（2001 年因情志不舒出现）治疗减轻，但易反复，1 个月来又反复，工作有压力，现有 5 分硬币大一块，眠可，月经正常，白带适中。改养血活血，疏风清热。方拟桃红四物汤加减。

处方：生地黄 15g，白芍 10g，当归 10g，川芎 6g，桃仁 10g，红花 10g，金银花 20g，连翘 12g，赤芍 15g，牡丹皮 10g，麦冬 20g，栀子 6g。10 剂，水煎服，日 1 剂。治愈。

按：患者属敏感体质，对花粉及紫外线过敏，正气不足，居住迁徙，感受风热，郁于肌肤，腠理开合失司，邪热不得泄越，发为痒疹，久不能愈，先治以银翘散合黄芪赤风汤，疏风散热、益气固表，疹渐消退，但尚有少量疹点，色红痒痛，说明热伤血络，瘀热内生，改用桃红四物汤加疏风清热之品，可使血分及气分郁热荡然无存。最后把重心放在治疗斑秃上。

## 牛皮癣

（湿热内蕴型）许某，男，34 岁，以“全身多发性点状牛皮癣 1 年”于 2005 年 8 月 1 日为主诉初诊。

患者全身多发性点状牛皮癣 1 年余，腰酸背痛，头懵，目涩困，右耳鸣，全身困乏，口干饮水可，大便溏日 3～4 次，纳可。舌质淡暗，舌苔白厚腻，脉沉滞。诊断为牛皮癣，乃血分热毒内盛，湿热郁于肌肤所致。治以凉血清热祛湿解毒。

处方：炒苍术 20g，炒薏苡仁 30g，土茯苓 30g，槐花 30g，连翘 15g，赤小豆 30g，白鲜皮 30g，制首乌 15g，当归 10g，赤芍 30g，泽泻 10g，生甘草 6g。10 剂，水煎服，日 1 剂。

二诊（2005 年 10 月 26 日）：服上药，病情缓解，近因疲劳紧张，病又反复，小腿、胳膊、髋、胁部出现红疹干痒，有皮屑，大便溏，日 2～3 次。舌质暗淡，舌苔黄腻，脉细。血分热毒，化燥生风。

处方：生地黄 30g，槐花 30g，紫草 10g，牡丹皮 10g，赤芍 15g，野菊花 30g，蒲公英 30g，防风 10g，知母 15g，蝉蜕 10g，白僵蚕 10g，生甘草 6g。10 剂，水煎服，日 1 剂。

三诊（2005 年 11 月 18 日）：病情得到控制，口干舌燥，皮肤燥热发痒，大便溏日 3 次，小便正常。舌质淡红，舌苔黄厚腻，脉细。上方加蜈蚣 1 条，红花 10g，玄参 30g，生地黄改为 15g。10 剂，水煎服，日 1 剂。

四诊（2005 年 12 月 19 日）：上药共服 15 剂，症状明显减轻，皮疹已无新发，仍感皮肤干燥，发痒，口干，二便可。舌质暗，舌苔黄，脉细。仍以凉血解毒祛风为治。

处方：生地黄 20g，白芍 15g，制首乌 15g，荆芥（炒黑）10g，槐花 30g，紫草 10g，牡丹皮 10g，赤芍 15g，野菊花 30g，蒲公英 30g，蜈蚣 1 条，蝉蜕 10g，玄参 15g，红花 10g，生甘草 6g。15 剂，水煎服，日 1 剂。

五诊（2006 年 3 月 1 日）：服上药效可，上半身癣已消，下半身仍有零星存在，痒，皮肤干燥，饮水不多，纳可，大便不成形，2～3 次/天，怕冷。舌质青暗淡，舌苔白腻滑，脉细滞。效不更方，加重活血祛风之力。上方去玄参加木贼草 10g，桃仁 10g。15 剂，水煎服，日 1 剂。

按：患者全身牛皮癣 1 年余，乃血分热毒内蕴，湿热瘀结于肌肤，化燥生风所致。治以清热祛湿、凉血润燥。用苍术、薏苡仁、土茯苓、赤小豆祛湿解毒；槐花、白鲜皮清热止痒；生地黄、制首乌、当归、赤芍凉血润燥。后又加入蝉蜕、白僵蚕祛风止痒，病情缓解，收效良好。用药之中，注意运用甘淡祛湿之品，防其祛湿伤阴，加重血燥；养血之中注意活血，“血行风自灭”。此病虽属难治，但仍能见效，亦是中药之长也。此案治疗着眼点是凉血润燥。

## 脚气

**案 1** 王某，男，45 岁。于 1976 年 11 月开始左脚第三趾肿而紫暗，不疼痛，很快发展四个脚趾，稍疼，而后又发展为到脚外及脚跟，疼痛不能着地，小腿和脚有重胀感，稍觉发凉，身无寒热，血象正常。小便色黄，舌苔厚而略黄，口苦，脉有结象（已数年），当地医院疑为脉管炎，故来郑做进一步检查，某医院否定脉管炎，1976 年 12 月 6 日就诊于余，遂以湿热下注的脚气病为治。

处方：吴茱萸 12g，苏叶 12g，木瓜 24g，陈皮 12g，槟榔 12g，防己 12g，桂枝 12g，炒苍术 30g，黄柏 9g。3 剂，水煎服。

二诊：脚跟疼痛减轻，能着地，口不觉苦，舌苔仍厚而黄色退。此为热去湿存之象。

处方：吴茱萸 12g，苏叶 12g，木瓜 24g，陈皮 12g，槟榔 12g，防己 12g，桂枝 12g，当归 9g，细辛 6g，通草 6g，生姜 9g。5 剂，水煎服。

三诊：疼肿消失，唯觉脚跟木厚，患肢仍有凉感。

处方：吴茱萸9g，苏叶9g，木瓜24g，陈皮12g，槟榔9g，防己9g，鸡血藤30g，细辛6g，当归9g，桂枝9g，白芍9g，通草6g，生姜9g，大枣4枚。4剂，水煎服，日1剂。

四诊：症状全失，痊愈，无需再药。

按：此为湿重于热的脚气病。首方为鸡鸣散合二妙散加减，二方为鸡鸣散合当归四逆汤加减，使湿去、寒散、经通，而病愈。本病虽为湿热，但热较轻微，故首方服后即去二妙散，加入当归四逆汤。

**案2** 叶某，女，29岁，以“双足跟肿痛2月余”为主诉于2007年3月26日来诊。

2个月前因双足跟冻伤外敷辣椒，导致双足跟肿痛，色红，无溃烂，腰以下酸沉疼痛，纳眠可，大小便正常。舌质红有瘀斑，苔白厚，脉细。有双膝关节疼痛病史11年，证属湿热下注，治以鸡鸣散加减。

处方：木瓜30g，槟榔10g，橘红10g，吴茱萸10g，苏叶10g（后下），桔梗10g，生薏苡仁30g，黄柏10g，生姜5片为引。10剂，水煎服，日1剂。

二诊（2007年5月15日）：上药服到第8剂时开始起效，10剂服完，双足肿痛明显减轻，仅右足底部间断性隐痛，腰骶部及髋关节间断性疼痛，查红细胞沉降率31mm/h，RF（—），ASO（—）。舌质红有瘀斑，苔白厚，脉沉滞。照上方加当归10g，丹参30g，制乳香6g，制没药6g，通草6g。20剂，水煎服。告愈。

按：鸡鸣散为治疗湿热脚气病的名方，关键要注意湿热中是否挟瘀或其他，本患者即是属于挟瘀之候，故先去其湿热之邪，后加入活血化瘀之品，其效更著。

## 疮疡

**案1** （多发性脓肿）李某，男，22岁，1975年4月24日初诊。

患者在胸、胁、腿起了4个疮，红肿热痛，尚未化脓，现代医学诊为多发性脓肿。患者思想有些紧张，怕是“十二流”，曾敷消炎药膏，未效。

处方：雄黄2.4g，大黄3g，巴豆（去油）1个。大黄煎水送服雄黄、巴豆。待大便泻数次后，即喝冷开水止之。

二诊（1975年4月26日）：上药服后，疮开始消退，3个小的基本消退，1个大的也开始消退，药已中的，上方再服1次，接服下方。

处方：连翘30g，金银花30g，赤芍12g，花粉12g，蒲公英30g，紫花地丁30g，白芷9g，陈皮9g，皂角刺9g，制乳香9g，制没药9g，雄黄1.5g（冲）。3剂，水煎服，渐愈。

按：雄黄、大黄、巴豆，名雄黄解毒水，为治疔疮，恶痈（初起）显效之方。3味等量，巴豆不去油，将大黄、雄黄为细末和巴豆共捣，将巴豆捣极烂，醋糊（用好醋和精粉打成糊状）为丸，丸如凤仙子大，晾干备用，每次服19~23丸，温开水送下。服后以大便泻数次为度（不可过泻），待腹泻数次后，即喝冷开水止之。若不泻可适当加量再服1次。此方经予临床应用，效果甚好。孕妇禁用。因本院未制备此丸，故变通其用。继投仙方活命饮加减方，以撤余毒，防其死灰复燃。

**案2**　（浸淫疮）赵某，男，35岁，1975年4月20日初诊。

患者于2个月前在左颈部后外侧发生痒疮流水，逐渐扩大，曾用许多西药，内服外敷均无效。诊见患部有茶钟口样一片溃疡，浸淫流水，询之甚痒而不痛，舌苔滑腻。据证析之，乃湿毒偏胜之证。

内服药：炒苍术12g，陈皮9g，半夏9g，防风9g，荆芥9g，白芷9g，黄柏9g，黄芩9g，大青叶30g，赤芍9g，甘草3g。4剂，水煎服。

外用药：雄黄3g，枯矾3g，炉甘石9g，轻粉3g，冰片3g，青黛9g。共为细面，撒布疮面。

二诊（1975年4月23日）：疮面水干，痒止，结痂，但局部肌肉尚不柔软，舌苔尚较厚腻，宗上方减量继服2剂。

处方：炒苍术9g，陈皮9g，半夏9g，防风3g，荆芥3g，黄柏9g，黄芩9g，大青叶30g，白芷9g，赤芍9g，甘草3g。后经访问痊愈。

按：此病开始面积小，分泌物浸渍皮肤，逐渐扩大，属《金匮要略》所说之浸淫疮，为湿热之邪所致，故以燥湿清热解毒为治。方中用荆芥、防风等，取其风能胜湿之用，用白芷者，取其既能散风邪又可燥湿排脓之功。至于外用诸药，可奏解毒收湿止痒之效。由于整体与局部同治，药专而效宏，故收效甚捷。

**案3**　（手指肿毒）陈某，男，51岁，1975年4月20日初诊。

患者前几天上山砍柴，右手食指碰破，回来后红肿热痛，身发冷热，外敷西药消炎膏无效。诊见：不仅食指红肿发紫，而且整个手都肿，诊前在门诊外科切开排脓，只流了一些血，未有脓液。

处方：蒲公英30g，紫花地丁30g，金银花30g，连翘18g，赤芍12g，乳香9g，没药9g，紫草24g，白芷9g，雄黄1.5g（冲）。水煎服。

上方连服数日，10天内基本痊愈。患者云：服第1剂后肿消失三分之一还多。

按：此为外伤感染，毒邪炽盛，非大剂清热解热之品不能制之。方中蒲公英、金银花、紫花地丁、连翘清热解毒；赤芍、紫草凉血解毒；乳香、没药活血通瘀、止痛消肿；白芷为痈疽疮疡常用之品，伍与人队清热药中，又可起到“火郁发之”的作用；雄黄擅于解毒。总之，此方清热、凉血、解毒之力较强，故疗效显著。

## 阴疽

刘某，女，22 岁，1974 年 5 月 10 日初诊。10 天来渐觉两腿酸沉，脚跟痛，而后酸沉消失，唯在左膝关节内侧贴骨疼痛，逐渐加重，步履维艰，去某医院检查白细胞 12000/$mm^2$，诊为急性骨膜炎，给服清热解毒活血之剂，服后感到气不接续，心中难受疼痛不减，诊时脉沉细无力，面、唇、舌色皆淡，苔薄白而润。局部虽痛而不红、肿、热，此应是阴疽之征，遂以阳和汤治之。

处方：熟地黄 30g，麻黄 3g，炒白芥子 9g，鹿角胶 9g（烊化），炮干姜 3g，肉桂 3g，炙甘草 3g。水煎服。

上方服 1 剂，痛稍安，继服 7 剂疼痛渐止而愈。

按：中医治疗疾病，应按中医辨证方法治疗，不能硬套现代医学化验结果，否则难以收效，本例给我们的启示就是如此。阳和汤是治疗阴疽的名方，只要对证，屡用屡验。

## 头癣

贺某，男，2 岁 10 个月，以“头癣 1 年余”为代主诉于 2012 年 4 月初诊。症见：脑后侧如一元硬币样大小斑块，斑块色红，患处发脱，皮白，不痒，不硬。初得时有指甲大白色斑，头发从中间断，皮色白，质硬，用抗真菌药，外服内用后，斑块变大，痒，抓烂。经用花椒、白鲜皮、丁香外洗至今，内服羚羊角粉、川贝粉、石膏、槐花蜜调，现在不痒，但服药后，手脚冰凉，怕冷，纳可，易积食，眠可，二便可。舌红，苔薄黄，手指脉淡紫。诊断为癣证，属风热郁于肌肤，挟瘀证，治以清热凉血祛瘀为主。

处方 1：酒黄芩 3g，谷精草 6g，牡丹皮 3g，赤芍 3g，荆芥 3g，白蒺藜 3g，生甘草 2g，生薏苡仁 10g。10 剂，水煎服，日 1 剂。

处方 2：当归 6g，丹参 6g，紫草 6g，蜂蜡 6g（另包）。1 剂，熬膏外用。

二诊（代诉）：耳后淋巴结肿大，上方加金银花 6g，连翘 6g。5 剂。

三诊：服上药 10 余剂，加外涂药后，头癣愈，淋巴结不肿大。现咳嗽 10 余天，受凉加重，咽中有痰不易吐，夜 2 点左右哭闹，大便正常，肛裂，大便干时带血。舌红，苔黄厚，口中有味。

处方：金银花 3g，连翘 3g，竹叶 3g，薄荷 2g（后下），桔梗 3g，木蝴蝶 3g，桑叶 6g，杏仁 3g，生甘草 3g。5 剂，水煎服，日 1 剂。

四诊：服上方2剂，在幼儿园吃肉，继之受凉，后出现高热（体温：39℃），咳嗽加重，检查诊为“支气管肺炎”，用西药输液治疗，已不发热，咳嗽有痰，但输液过敏，皮肤痒，手脚不凉，纳差，眠差，大便不成形，日1次，小便黄。舌质红，苔黄厚腻。

处方：炙麻黄1g，杏仁3g，川贝母2g，鱼腥草6g，桑叶3g，桔梗3g，木蝴蝶3g，生甘草2g，金银花3g。5剂，水煎服，日1剂。

2014年1月13日，服上方2剂，愈。今又感冒2次，服上方愈。现症见：早晨出现黄脓鼻涕，不咳，呼吸音粗，出汗不多，大便成形，食肉易出现食积，手脚心热。舌质红，苔薄白腻，脉细。

处方：谷精草6g，青葙子3g，蝉蜕2g，薄荷3g（后下），菊花3g（后下），酒黄芩3g，竹叶3g，炒山楂6g，桑叶6g，生甘草2g。6剂，水煎服，日1剂。

按：头癣属顽固之症，儿童多见，易于传染。现代药理研究表明，花椒、白鲜皮有抗菌消炎作用，历代医家用之外洗，多治疗疮、癣之类。羚羊角、石膏乃一派寒凉之品，小儿本属纯阳之体，不加辨证用之，病未愈，而阳气已伤。四诊合参，辨证属于风热瘀所致。处方选用轻清辛凉之品，以疏风散热，同时，给予凉血散瘀之药，以取“血行风自灭”之意。内服之时，外用也不可忽视，采用紫云膏涂之，以增活血化瘀之效。二诊，头癣好转，然淋巴结肿大，加用金银花、连翘以疏风散结。后因感冒，输液后身癣起来诊，乃辨证治之，随手而愈，且之后每感冒服此方即愈，可见此患儿上焦积热较甚，方药中病。

# 第十一章 杂病

## 干燥症

王某，女，56岁，以“口舌干燥半年余”为主诉于2013年6月10日初诊。症见：口周麻木，舌头肿大，舌干痛，唾液黏稠，背部疼痛。舌质淡，苔白厚，脉沉滞。患者半年前镶牙后不适，后口唇紫肿，阴道干涩。小便量多，服药后大便干（以前大便不成形），排解困难。现代医学查排除干燥综合征、糖尿病和尿崩症。常服中药汤剂，纳眠尚可。以三仁汤为主方加减治之。

处方：杏仁10g，生薏苡仁30g，白豆蔻10g，厚朴10g，清半夏10g，竹叶10g，滑石30g（包煎），通草6g，黄芩10g，槟榔10g，知母10g，草果6g，生甘草3g。10剂，水煎服，日1剂。

二诊（2013年6月21日）：服上方10剂，背痛明显减轻。现舌干痛，唇干，微疼，不麻木，自觉牙软，腰背痛，腹胀，服药期间矢气多。易汗出，伴心中不适难受，怕冷，大便头干，日1次，小便可。舌质红，舌尖红，苔黄厚，脉细滞。

处方：熟地黄30g，山萸肉10g，生山药10g，泽泻10g，牡丹皮10g，茯苓10g，肉桂3g，制附子3g，党参10g。10剂，水煎服，日1剂。

三诊（2013年7月15日）：服上方9剂，服药期间食欲大增，有力，舌干减轻，阴道亦不干。服后觉胃酸不适。现舌痛，舌尖痛甚，牙龈痛，口腔颊膜肿，大便不干，眠差，烘热汗出不明显，牙软。舌胖大，苔黄厚腻，脉细。

处方：升麻6g，黄连6g，当归10g，生地黄15g，牡丹皮10g，苏叶10g，生甘草6g，炒山药30g。10剂，水煎服，日1剂。

四诊（2013年7月31日）：服上方10剂，舌痛愈。但停药5天后现舌头又痛甚，口黏已有半年（吃瓜后更甚），不欲饮水，饭后或饮水后腹胀。牙龈痛，牙软，上腭溃烂，大便又干，眼黏腻。舌淡胖，苔黄厚腻，舌下络脉瘀紫，脉细有力。

处方：清半夏10g，陈皮10g，茯苓10g，炒枳实10g，竹茹15g，黄连6g，生石膏30g，生甘草6g。10剂，水煎服，日1剂。

按：患者虽有口干，阴道干涩，大便干等津液亏虚的症状，但又有舌体肿大，舌苔厚腻，唾液黏稠，口周麻木，小便量多等湿热痰浊之象，故知患者为水液代谢失常，津液停滞成痰饮失去濡润功能，且妨碍津液生成，停痰宿饮又郁而化热，加重干燥症状，为虚实夹杂之证，阴虚为本，痰热为标。实邪未去，不可妄投补剂，先以三仁汤加减，宣上、畅中、渗下以涤去湿热痰浊。二诊患者背痛大减，此时湿热浊邪已不明显，可着手滋养肾阴以治其本。患者补述平时有汗多、怕冷等症状，为阴损及阳的表现，以肾气丸加减阴阳双补。三诊患者服药 9 剂，上述症状大减，此时余留舌、齿龈、面颊肿痛等症状，是阴液已复，胃火未净之象。处以清胃散加减，以清胃凉血，补益气阴。四诊服上方 10 剂，舌痛已愈。以黄连温胆汤善后。

## 头痛、大便干结

杨某，女，53 岁，以“头痛 20 年，大便干结 20 年”为主诉于 2013 年 4 月 29 日初诊。症见：患者 1985 年顺产，1990 年人流后受凉，1991 年开始出现头痛甚，2~3 个月 1 次，月经前、生气后、天气闷热或天气改变时易出现头痛，头肿胀，头皮不紧，耳目无不适，头痛甚时有恶心感。常服止疼片类，有效。近五六年每个月都有发作，常服速效感冒胶囊有效。现已停经半年，平时喝绿茶即头痛，喝红茶则不疼，经常喜戴帽子。停经前月经量大。舌质淡，苔薄黄，脉偏弱。口腔易溃疡。

处方：熟地黄 15g，当归 20g，生白芍 30g，川芎 10g，党参 10g，生黄芪 30g，柴胡 10g，黄芩 10g，白芷 10g，蔓荆子 10g，牛蒡子 10g，醋延胡索 10g，知母 15g，决明子 15g，玄参 30g，羌活 10g，生甘草 6g。10 剂，水煎服，日 1 剂。

二诊（2013 年 7 月 5 日）：服上方约 40 剂至今，头痛大减，偶尔头不适时亦不服药，能忍受。大便已不干，偏稀，日 1 次。服上药后左侧腰和双脚觉冒凉气。白癜风 30 余年，全身白斑，肛周及阴部亦有白斑，痔疮史。现症见：肛周及阴部痒，肛周湿疹，手脚肿胀感。舌淡红，苔薄白，脉细。

处方 1：熟地黄 10g，当归 15g，生白芍 20g，川芎 12g，党参 10g，生黄芪 20g，生白术 15g，羌活 10g，牛蒡子 10g，醋延胡索 10g，桃仁 10g，白芷 10g，生薏苡仁 30g，黄柏 10g，槐角 15g，制川乌 6g（先煎），生甘草 6g。10 剂，水煎服，日 1 剂。

处方 2：地肤子 30g，苦参 30g，黄柏 15g，蛇床子 30g，川椒 10g。3 剂，水煎外洗患处。

按：患者头痛日久，且产后头痛，停经前月经量大，病属气血虚弱，大肠失于濡润则大便秘结，风热上攻于头目则头痛，治宜益气养血，疏风散热。圣愈汤补气养血，蔓荆子、白芷、牛蒡子、羌活疏风散热止痛，知母、玄参滋阴清热。

## 左侧身体怕冷

陈某，男，46岁，以“左侧身体怕冷4年余，加重2年”为主诉于2013年4月29日初诊。患者2008年因左腿骨管瘤行手术，术后觉左半身凉，未在意。2009年开始出现左侧身体从头至脚怕冷明显，稍受凉即觉鼻塞，脸木，左侧肢体凉至脚跟，走路后觉脚掌痛。纳可，眠差，入睡难，易醒多梦，烦躁，每晚睡3~4小时。小便频，夜间明显，大便可。后枕部出汗多。口苦。2011年5月因工作压力大出现严重失眠，烦躁，服抗抑郁药半年，现已停服。舌质暗，胖大，苔白厚，苔中黄厚燥，脉沉滞。血压高，服降压药维持。

处方：桂枝10g，生白芍10g，当归10g，生龙骨、生牡蛎各30g（先煎），通草6g，鸡血藤30g，夜交藤30g，酒桑枝30g，竹叶10g，生甘草6g，生姜3片、大枣3枚（切开）为引。15剂，水煎服，日1剂。

二诊（2013年6月17日）：服上方30剂，效显。左侧身体怕冷较前已明显减轻。现症见：多汗明显，主要为枕部头部明显，可湿透枕头，失眠严重，入睡难，心烦躁，晚上服阿普唑仑片后可睡2~4小时，晨起口苦。纳可，二便可。舌质暗红，苔白厚腻，脉沉滞。

处方：生山药15g，生白芍10g，怀牛膝10g，柏子仁10g，生地黄10g，代赭石15g，生龙骨、生牡蛎各30g（先煎），夏枯草10g，黄芩10g，茯苓10g，生薏苡仁30g，竹叶10g。15剂，水煎服，日1剂。

按：左侧身体怕冷，右侧正常，仅后枕部汗出多，夜间失眠，综合分析属阴阳失调，经脉失利，治当调和阴阳，舒筋活络。方用桂枝龙骨牡蛎汤合当归四逆汤以调和阴阳，温经散寒，加酒桑枝祛风湿，鸡血藤、夜交藤祛风舒筋活络。

## 奇证

**案1**　（阳虚奇证验案）高某，女，56岁，近数月来，两臂有失重感觉，手拿煤锥，不觉其重，如飞一样而来，并怯寒、便秘，于1969年4月11日初诊。

处方：干姜15g，制附子12g（先煎），桂枝15g，细辛4.5g，白芍9g，当归9g，怀牛膝9g，炒火麻仁30g，炙甘草9g。水煎服，3剂而愈。

按：此方系通脉四逆汤，当归四逆汤化裁而成，阳虚何以上肢有轻飘之感？吾以为从整体看有阳虚之象，从上肢看又是相对阳盛之征，阳气虚故怯寒，阳气盛故觉肢轻，实为阳气失衡之象。此方温阳通经，又佐牛膝引之下行，使阳气归于平衡协调，而病自愈。

**案2**　（奇案一则）王某，男，8岁，1975年4月24日初诊。其母代诉：患者于1975年春节后，每隔三五天，或六七天，便从头面部或身上起一至两个疙瘩，数小时即可长如鸡蛋大，又经数小时就消失殆尽，疙瘩起时色红而柔软，消后不留痕迹，余无其他异常。

处方：桂枝4.5g，白芍4.5g，柴胡4.5g，黄芩4.5g，半夏4.5g，党参4.5g，生龙骨9g（先煎），生牡蛎9g，甘草3g，生姜3g，大枣3枚。3剂，水煎服。

复诊（1975年5月3日）：其母诉，上药服后，发作次数减少，药后只发作1次（昨日），照上方继服3剂，后未再来。

按：此症起落较速，又无疼痛，乃属营卫不和，表里失谐之证，故用桂枝汤以调和营卫，小柴胡汤以和解表里（半表半里），再加龙骨、牡蛎以潜之。此症是否痊愈，后未再来，亦未追访。因其病证少见（我是第一次见到），故记之。

## 灯笼病

张某，男，44岁。1977年11月23日突然发生夜汗，每下半夜醒后，心胸出汗甚多，需用毛巾擦拭，汗后身凉。上半夜心里燥热，此即王清任所说的灯笼病，遂投血府逐瘀汤治之。

处方：生地黄18g，当归6g，桃仁9g，赤芍9g，炒枳壳9g，柴胡6g，川芎6g，桔梗6g，牛膝12g，甘草4.5g。3剂，水煎服。

二诊：上方服第1剂汗即止。服3剂即可，无须再药。

按：王清任曰："身外凉，心里热，故名灯笼病，内有血瘀。"又曰："天亮出汗……不知血瘀亦令人自汗、盗汗，用血府逐瘀汤，一两付而汗止。"此患者系二者兼而有之，亦皆为瘀血所致，故用血府逐瘀汤，竟收桴鼓之效。

## 胞睑痰核

赵某，女，19岁。10天前右眼上眼睑起一米粒大疙瘩，不痛不红，现代医学诊为霰粒肿，让其手术切除，患者怕留下瘢痕不同意手术，故就诊于余。告其用芒硝水（高浓度）以药棉浸敷患处。一日数次，时间尽量长一些，如此治之10日，消无芥蒂。

按：霰粒肿属中医痰核范畴，芒硝能清热软坚散结，外用效果也很好。

## 热泪

**案 1**　李某，男，15 岁，自述于 1977 年 10 月发烧，服安乃近烧退后，右眼开始发生见光流热泪，既不能见阳光，也不能见灯光，在阴天和灯光之下，亦流泪不止，当地医院诊为角膜炎，曾用氯霉素眼药、红霉素眼药、强的松眼膏等均无效，又用中药 40 多剂亦无效，于同年 12 月来郑州就医，经某医院检查为浅树枝状病毒性角膜炎，用药亦无效，后就诊于余。症见右眼泪如雨下，自觉泪水发热，眼胞微肿，不红不痛，视物不昏。脉呈弦象，舌苔薄黄。此乃心肝火旺，上走空窍，迫液外出之证。

处方：荆芥 9g，栀子 6g，黄芩 6g，黄连 4.5g，生地黄 12g，木贼草 12g，夏枯草 15g，连翘 9g，菊花 9g（后下），甘草 4.5g。水煎服。

二诊（1978 年 3 月 13 日）：上方服 30 剂，基本痊愈，唯见强阳光稍有点流泪，宗上方去生地黄，加桑叶 30g，蒙花 9g，当归 9g，白芍 12g，川芎 3g。水煎服。月余后得悉，完全恢复健康。

按：此方是我在 1975 年 5 月带领河南中医学院学生去泌阳县赊湾乡卫生院实习时，从该院任清安老中医学来的，这是他治疗热泪久下的经验方。他治疗眼病有不少独到经验。本例患者我先采用其原方，待获效以后，考虑热泪久下，阴血必伤，故加入四物汤等味以滋养肝血，更为得当。

**案 2**　马某，女，34 岁。每与人说话时，两眼泪出汪汪已 10 年，于 1990 年 10 月 6 日初诊。

患者与人说话时，两眼泪出汪汪，不与人说话时则不明显，月经提前，经前腹胀，血块多，大便头干。舌质较暗，苔薄黄，脉沉滞。食纳较差，此乃肝失疏泄，郁热内蕴之象。

处方：柴胡 10g，白芍 20g，当归 15g，茯苓 12g，制香附 15g，草决明 20g，薄荷 6g（后下），牡丹皮 10g，栀子 6g，五灵脂 10g，蒲黄 10g，甘草 6g。6 剂，水煎服。

二诊：上药服 6 剂，眼流泪已止，说话时眼睑稍红，但不流泪，大便不干，觉全身舒适，上方加桃仁 10g，栀子改为 10g。水煎服。

以后又就诊几次，主要治月经血块多之症。

按：患者肝郁日久，郁而生热，月经提前，经前腹胀，血块多，大便头干，即是其征；肝开窍于目，与人说话时，肝气鼓荡，郁热使肝之疏泄太过，窍眼开合失度，眼泪横流，治当解其郁，泄其热，使肝气条达，眼窍开合有度，不止泪而泪自止。

## 腰疼

王某，女，48 岁，以“腰疼 1 月”为主诉于 2013 年 4 月 17 日初诊。症见：不能坐，腰不定时疼痛，针扎样痛，双腿发软，右膝关节酸沉，腰困沉。月经周期可，量少，色黑。大便可，小便黄。舌质红，根部苔薄黄，脉沉滞。1 个月前晨起时突然出现腰不能转动，伴酸沉。2013 年 4 月 4 日某医院 MR 示：①颈、腰椎退变；②L2 椎体血管瘤可能；③C3/4、C4/5、C5/6 椎间盘轻度突出；④L4/L5、L5/S1 椎间盘变性伴轻度突出。有受凉史。

处方：茯苓 30g，炒白术 12g，木瓜 30g，威灵仙 12g，酒白芍 30g，制川乌 10g（先煎），生甘草 10g，生姜 10g 为引。7 剂，水煎服，日 1 剂。

二诊（2013 年 4 月 26 日）：服上方 7 剂，效可，现能坐。服药期间烤电辅助治疗，过程中睡着又凉醒，腰部复凉，余无不适。舌苔同上，脉沉滞乏力。

处方：上方加桂枝 10g，细辛 3g，当归 10g，制附子 10g。10 剂，水煎服，日 1 剂。

三诊（2013 年 5 月 31 日）：服上方 17 剂，效可。现症见：近 2 个月消瘦，体重下降 3. 5kg。眠浅易醒，噩梦多，走路如踩棉花。纳可，胃脘部按之痛，饥饿或饱餐时出现胃痛，二便可。舌暗红，苔根部黄厚，脉沉弱。

处方：狗脊 30g，炒杜仲 10g，川续断 10g，制川乌 6g（先煎），炒白术 10g，当归 10g，酒白芍 15g，茯苓 10g，通草 6g，淫羊藿 10g，巴戟天 10g，生甘草 6g，炒山药 15g。15 剂，水煎服，日 1 剂。

四诊（2013 年 9 月 11 日）：上方服 15 剂，未继服。服后腰稍好，但仍在天气阴冷时腰酸不适。现症见：晨起口干苦，不欲饮。口内时有反酸。9 月 10 日在某医院查有慢性浅表性胃炎伴点状出血，HP（-），曾在 5 月查颅多普勒：脑血管痉挛。入睡难，多梦，时有烦躁。3 月月经已断。偶有手抖。大便不干，日 1 次。吞咽不顺，咽干、紧，四肢乏力。舌暗红，苔薄黄，脉细。

处方：北沙参 15g，麦冬 15g，玄参 15g，竹叶 10g，灯心草 3g，葛根 15g，炒麦芽 15g，炒谷芽 15g，桑叶 10g，黄芩 10g，生甘草 6g。10 剂，水煎服，日 1 剂。

按：此为肾着之病，《金匮要略》云：“肾着之病，其人身体重，腰中冷，如坐水中，形如水状，反不渴，小便自利，饮食如故，病属下焦，身劳汗出，衣里冷湿，久久得之，腰以下冷痛，腹重如带五千钱，甘草干姜苓术汤主之。”本病患者受凉之后出现腰痛，腰困沉，加之月经量少，色黑，知其为寒湿困阻，脉络阻滞，治当散寒利湿，通络止痛，方中白术、茯苓、生姜健脾利湿，酒白芍养血敛阴，柔肝止痛，制川乌祛风湿，温经止痛，木瓜、威灵仙祛湿通络。4月26日二诊：服上药7剂，效果好。但再次受凉，遂宗上方加桂枝、细辛、当归、制附子，增强温经散寒止痛之功。5月31日三诊：服上方17剂，效可，此时寒湿之邪已去，遂以补肾强腰之品补益其虚。9月11日四诊：服上方15剂，腰痛好转，仅在变天时腰酸，此次因他病求治。

本病初看因腰酸疼，腿酸软，易从肾虚论治，然患者有明显受凉史，因而从肾着论治，临床诊病要详细精当方可奏效。

## 乏力

王某，男，40岁，以“乏力半年”为主诉于2013年4月17日初诊。症见：自去年感冒后即觉乏力，鼻干，出气灼热。口干渴，饮水多已多年。体温36.8℃左右。咽痒干咳。多项检查无异常。曾服中药（补药多）调理，效不显。血压、血糖正常。舌胖，暗红，苔白腻，脉沉滞。

处方：柴胡10g，生白芍15g，当归10g，炒白术6g，茯苓12g，薄荷3g（后下），制香附10g，牡丹皮10g，栀子10g，天花粉10g，生甘草6g，通草6g。7剂，水煎服，日1剂。

二诊（2013年6月19日）：服上方14剂，症状明显减轻。现症见：轻微乏力，鼻干，口干渴。咽痒咳嗽明显，无痰。纳眠可，二便可。舌质红，根部苔花剥，苔微黄，脉细滞。

处方：生地黄20g，牡丹皮10g，白僵蚕10g，桔梗10g，薄荷3g（后下），天花粉10g，车前草15g，生甘草6g。10剂，水煎服，日1剂。

三诊（2013年9月23日）：服上方10剂，现症见：乏力好转，口干渴好转，鼻干热，出气时有灼热感，时有好转，易反复。饮水可。性欲差，腰部酸疼，不怕冷，咽基本不痒，无痰。纳眠可，二便可。舌淡红，苔薄白，脉细。

处方：熟地黄6g，生地黄10g，山萸肉10g，生山药15g，泽泻10g，牡丹皮10g，茯苓10g，柴胡10g，生白芍10g，当归10g，炒白术6g，薄荷3g（后下），桑叶10g。15剂，水煎服，日1剂。

按：此乃肝失疏泄，郁而化火，火热灼伤阴津，故鼻干，口干，出气灼热，治当疏肝理气，滋阴清热，方用丹栀逍遥散加减。6月19日二诊：服上方14剂，症状明显减轻，仅轻微乏力，鼻干，口干渴，治以凉肝滋阴佐以宣透之法善后。9月23日复诊乏力好转。以六味地黄丸补肝肾，逍遥散疏肝健脾治之。

## 脱发

刘某，男，25岁，以“脱发3年”为主诉于2014年3月17日初诊。患者3年前开始有脱发，多次中医治疗乏效。平时易上火，口腔溃疡，身上起痘。平时12点左右休息。头皮油脂分泌多。纳可，眠少，二便调。西医诊为雄性激素抑制性脱发。舌体胖大有齿痕，舌淡红，苔薄黄，脉沉滞。

处方：当归10g，生地黄15g，桃仁10g，红花6g，赤芍20g，柴胡3g，川芎3g，桔梗3g，炒枳壳3g，怀牛膝10g，生薏苡仁30g，白芷10g，连翘10g，薄荷3g（后下），生甘草6g。10剂，水煎服，日1剂。

二诊（2014年5月16日）：服上方30剂，觉效不显。现症见：脱发，头油分泌多，头皮易发痒。纳可，眠一般，二便可。舌淡红，苔白腻，脉沉滞。体质偏胖。

处方：清半夏10g，陈皮10g，茯苓12g，冬瓜子30g，生薏苡仁30g，炒神曲10g，炒山楂15g，炒麦芽15g，赤芍15g，羌活10g，生地黄15g，生甘草6g。10剂，水煎服，日1剂。

按：脱发，头屑头油多，平时易反复口腔溃疡，治宜先祛其邪，方用血府逐瘀汤，并加薏苡仁健脾利湿，连翘、薄荷清上焦肺热。

## 脚后跟痛

苏某，女，49岁，以“脚跟痛困18年”为主诉于2014年4月4日初诊。症见：脚跟痛、困胀、热，劳累后加重，天热时加重，天冷时减轻，冬轻夏重。饭量可，不能吃凉食，食凉则泻，晨起5~6点，腹痛即泻，泻后痛减，随即感到饥饿欲食，晨起眼睑肿。睡后疲乏，眠差，多梦，平素饮水多。小便可。舌淡红，苔薄白，脉沉滞。

处方：木瓜30g，吴茱萸10g，橘红12g，槟榔10g，苏叶12g（后下），生薏苡仁30g，黄柏10g，生姜3片为引。6剂，水煎服，日1剂。

按：脚后方、脚后跟痛有三种情况：一曰湿热下注，一曰气落底，一曰肾虚。患者夏天重，冬天轻，苔腻，为湿热下注。歌曰：“脚气病因湿热来，鸡鸣散剂勿徘徊。”故投鸡鸣散，加生薏苡仁、黄柏助其清利下焦湿热。

## 腰部胀困

包某，男，39岁，以“腰部困乏2个月”为主诉于2014年3月5日初诊。症见：全身乏力困倦，左侧腰部甚，夜间加重，时胀困，不觉发凉。左侧上肢僵，纳眠可。平素易口腔溃疡，口气重，不知饿，晨起口渴，咽干，白天不干渴，腹部不适，近日大便不按时，日 2 次，成形，小便黄。舌红，苔黄厚腻，脉沉滞。中医诊断：湿阻经络。

处方：茯苓 30g，白术 10g，木瓜 30g，威灵仙 10g，酒白芍 10g，生薏苡仁 30g，赤小豆 30g，连翘 10g，生甘草 6g，生姜 3 片为引。10 剂，水煎服，日 1 剂。

按：患者腰部不时胀、困、痛，苔黄厚腻为湿热痹阻经络。《金匮要略》肾着病为寒湿痹阻经络，故去其温热之干姜，留祛湿之茯苓、白术。东垣说：白术利腰间血气。加生薏苡仁、赤小豆、连翘以涤湿热。木瓜、威灵仙、白芍，通其经络，使湿热去经络通，疾病愈。古人云：师其法而不泥其方，师其方而不泥其药。

## 口唇干裂

徐某，女，50 岁，以“口唇干裂 6 年，加重 1 年”为主诉于 2014 年 3 月 3 日初诊。症见：口唇干裂，唇裂出血，唇色紫红，口唇发痒，疼痛。夏季重，近 1 年来持续性干裂，溃疡，口干、不喜饮水，口腔溃疡 10 余年。纳可，眠差，入睡难，二便可。时易腹胀，小便时黄赤灼热，时轻时重。舌红，苔薄黄，脉细。西安某医院诊为红斑狼疮，郑州某医院诊为慢性唇炎，他医按内湿治疗，中西药治疗乏效。绝经半年。

处方 1：当归 10g，生地黄 20g，桃仁 10g，红花 10g，赤芍 3g，桔梗 3g，炒枳壳 3g，怀牛膝 10g，生黄芪 30g，生甘草 6g。15 剂，水煎服，日 1 剂。

处方 2：当归 10g，丹参 10g，紫草 10g，生地黄 10g。1 剂，香油炸煎后留油外涂患处。

按：任应秋先生说：一个名医的临床，关键在于思路的宽广。思患者口唇干裂数年，辗转各大医院求治，中现代医学治疗乏效。古人语：用药不效，活血一法。又足阳明胃经夹口环唇，故胃中有瘀热投之血府逐瘀汤数剂证减。

## 鼻衄

吴某，女，40 岁，以“头晕、鼻衄 2 周”为主诉于 2014 年 3 月 14 日初诊。症见：头晕，视物不转，头懵不清，鼻出血。月经提前，量色可，少量血块，经前乳房胀痛，经期头痛，心情郁闷，口干，口苦，咽部有痰，乏力，纳差，眠差，入睡难，多梦，二便可。舌淡红，苔黄腻，脉细。平素怕冷，手足凉，喜太息，曾服中药，按气血不足、血瘀治疗乏效。中医诊断：心肝火旺挟痰。

处方：黄芩 10g，黄连 6g，大黄 6g（后下），栀子 10g，白茅根 30g。

8剂。

二诊（2014年4月11日）：服上方8剂效可，流鼻血已止。现头晕不痛有热胀感，不清醒，眠差入睡难，多梦眠浅易醒，口苦不干，易怒，行走有轻飘感，心慌。舌淡红，苔薄白，脉偏数。

处方：谷精草30g，青葙子30g，决明子6g，蝉蜕6g，薄荷10g（后下），菊花10g（后下），酒黄芩10g，玄参15g，栀子6g，桑叶10g，生甘草6g。10剂，水煎服，日1剂。

按：此为心肝火旺之候，唐荣川《血证论》对仲景泻心汤讲解颇有见地：心为君火，化生血液，是血即火之魄，火即血之魂，火生即血升，火降即血降也。知血生于火，火主于心，则知泻心即是泻火，泻火即是止血。唐荣川《医书五种》，其中《血证论》尤为精辟，值得一读，医要学各家之长，不要囿于一家。

## 腰痛

晏某，女，34岁，以"腰痛1年余"为主诉于2014年2月28日初诊。症见：腰部（肾区）肌肉痛，白天轻，后半夜加重，该部发凉，腿酸软无力。有时头晕视物不清，上火时耳内痒，月经量可，乳腹不胀，大便日2次，质稀，眠可易惊。顺产育4个孩子。舌质红，苔黄，脉沉滞。中医诊断：发作性腰痛。

处方：党参30g，生黄芪30g，当归15g，怀牛膝15g，防风15g。7剂，水煎服，日1剂。

二诊（2014年3月10日）：服上方7剂，效可。现腰部痛轻，长时间站立小腿发胀，纳可大便不成形。舌质暗，苔薄黄，脉沉滞。

处方：党参10g，炒白术10g，茯苓10g，生山药30g，通草6g，木瓜30g，炙甘草6g。6剂，水煎服，日1剂。

按：平时多读方，多记方，既便于临床应用，又是自己组方的基础。起大病者，经方时方内容更丰富，适应面更宽，疗效也很显著，另外也有经验方，效果也较好，不可不学，不可不知。三两半方即是经验方，一两30g，黄芪、党参、怀牛膝等5味药加起来正好是三两半。故命名之。此方适应于发作性腰痛。其临床特点为：夜间痛重，白天痛轻。党参、黄芪、当归补养气血，怀牛膝补养肝肾强筋骨，妙在一味防风，假风药以生其气，取东垣风药义，鼓舞气血生长。

## 背部寒热

张某，62岁，以“背部寒热感1月余”为主诉于2014年2月6日初诊。症见：背部时而发热，如过电感，烘热，全身汗出，汗后背发凉，口中津多。纳差，眠差，入睡难，二便可。小腿肚疼，腰痛，头懵鸣响，手麻，左胁下窜痛。中医诊断：太阳少阳二经为病。

处方：桂枝10g，生白芍10g，柴胡10g，黄芩10g，清半夏10g，生龙骨、生牡蛎各30g（先煎），党参10g，炙甘草6g，生姜3片，大枣3枚（切开）为引。10剂，水煎服，日1剂。

按：要做一名好的中医大夫，要会脏腑辨证、六经辨证、经络辨证、三焦辨证、卫气营血辨证。此为六经辨证，背为太阳，所主寒热往来为少阳之兆，故为太少合病，取柴胡桂枝汤而收效，加龙骨牡蛎者恐病久有痰，陈修园谓：龙骨、牡蛎为治痰之神品。

## 失眠，咳嗽

李某，女，40岁，以“眠差半年，咳嗽2周”为主诉于2013年10月16日初诊。症见：眠差，易醒，一般在夜间3~4点，醒后难以入睡，乏力，休息后难以缓解。2周前无明显原因出现咳嗽，咽部不适，黄痰难咯，鼻流清涕，喷嚏，本次月经后错8天，现已行经10天，尚淋漓不断，色暗无血块，不腹痛。二便可。纳差，口干。舌红，苔薄白，脉细。

处方1：熟地黄炭30g，荆芥炭10g，制首乌15g，墨旱莲30g，茜草炭10g，煅乌贼骨30g，川续断10g，乌梅炭10g，女贞子15g，陈皮10g，党参10g，桑叶10g，竹茹10g，丝瓜络炭10g。4剂，水煎服，日1剂。

处方2：熟地黄10g，生白芍10g，炒酸枣仁30g，茯苓10g，茯神10g，麦冬10g，桑叶10g，桔梗10g，竹叶10g，灯心草3g，生甘草3g，杏仁10g。7剂，水煎服，日1剂。

二诊（2013年10月28日）：服1方3剂，月经漏下已止。服2方7剂咳嗽明显减轻，黄痰消失。眠改善。现症见：偶有咳嗽，受凉后加重，少许颗粒状痰，偶有眠后易醒。纳可。二便调。白带有异味，舌淡，苔白腻，脉细。偶有心烦，经常乏力。

处方：北沙参15g，杏仁10g，麦冬10g，炙枇杷叶15g，桑白皮10g，地骨皮10g，桑叶10g，生甘草6g，粳米一撮（包煎）。10剂，水煎服，日1剂。

三诊（2013年11月25日）：服上方10剂，咳嗽愈。现症见：身乏力，口臭，口渴饮水不多，经期紊乱，量少，色暗，白带多，糊状，眠一般，食欲好，食后难以消化，大便成形每日 1 次，小便黄无热感。舌淡红，苔薄黄，脉细。

处方：桑叶 10g，竹茹 10g，丝瓜络 10g，连翘 10g，炒麦芽 15g，炒谷芽 15g，白蔹 10g，蒲公英 20g，生甘草 6g，炒白扁豆 10g，茯苓 10g。10 剂，水煎服，日 1 剂。

按：诸杂症并现，当治其急，患者素有月经先期，此次又有月经淋漓 10 余日不止，当先治此，病机由于肝肾阴虚，阴虚血热，迫血妄行，兼脾胃虚弱，气不摄血，故以熟地黄、首乌、女贞子、川续断、乌梅补肝肾阴血。茜草、旱莲草凉血止血，党参、陈皮补气摄血，待气血得补，则收摄有功，血热得清，则不被邪扰，崩漏自愈。诸药用炭，更增止血之功。兼以桑叶、竹茹、丝瓜络清肃肺气，化痰止咳。且桑叶又能清肝凉血止血，竹茹、丝瓜络亦能凉血，丝瓜络用炭，增加止血之力。其中茜草与乌贼骨同用，凉血止血而不留瘀滞，为内经之古方。

纵观全方，治主症为主，兼顾次要症状，主次分明，用药精妙，一药多效，故能数剂而愈。

## 脱发

许某，女，55 岁，以“脱发 2 个月余”为主诉于 2014 年 9 月 10 日初诊。症见：头发脱落较多，面红，余无不适。纳眠可，二便调。舌淡紫，苔白水滑，脉沉细滞。患者近 2 个月来，曾于当地医院服汤药治疗效不显。既往有肾结石，高血压，糖尿病病史，服药控制可。

处方：当归 10g，生地黄 15g，桃仁 10g，赤芍 15g，柴胡 6g，川芎 6g，桔梗 6g，炒枳壳 6g，怀牛膝 10g，通草 6g，生甘草 6g。25 剂，水煎服，日 1 剂。

按：患者以脱发 2 个月余来诊，观其头发，仍然乌黑，问其曾烫染否，答至今无烫染。结合其有糖尿病、高血压病史，知其多有血瘀，从其舌象脉象上来看，瘀象明显，再看其面色，面红有郁热，因此其脱发多是瘀引起的。因其发根有瘀，发失血养，而致脱发。方用血府逐瘀汤来治疗此类脱发，且该方不仅可以治疗脱发，对整体都有好处。《素问 · 标本病论》“谨察间甚，以意调之，间者并行，甚者独行”，根据具体情况，从整体出发，权衡利弊，分清缓急来治疗，这也体现了中医辨证论治和整体观念的思想。

## 腘窝痛

李某，女，52 岁，以“腘窝痛 8 年余”为主诉于 2014 年 11 月 3 日初诊。症见：近 8 年来觉腘窝痛，小腿肚困，以睡眠时为重，按揉后可减轻，曾间断服用中药，症状时轻时重。双腕疼痛，伴心烦，头昏涨，纳眠可，二便调。月经正常。冬季易感冒，且持续时间较长。舌质淡，苔白腻略厚，脉沉滞。

处方：熟地黄 10g，生白芍 20g，当归 10g，川芎 6g，生黄芪 30g，生薏苡仁 30g。15 剂，水煎服，日 1 剂。

按：此案从肝考虑，根据病变部位，发病时间辨证。膝为筋之府，肝主藏血，人卧则血归于肝，患者腘窝痛，且夜间较重，此属肝血虚，筋脉失养所致。故以四物汤养肝血，配黄芪补气，柯韵伯曾云："阴虚无骤补之法，计在存阳；血脱有生血之机，必先补气。此阳生阴长、血随气行之理也。"结合患者舌脉象，头昏涨的表现，佐以薏苡仁健脾化湿。

## 精神萎靡

樊某，男，41 岁，已婚。以"精神不佳 2 年"为主诉于 2014 年 12 月 15 日初诊。症见：眼袋增大，白发增多，疲倦，精神不振，困乏无力。眠差易醒，醒后不易入睡，工作时精神差，纳可，大便黏滞不爽。舌红，苔黄腻，脉略数。平时工作压力不大，嗜烟酒。日 1 包，每周 4 次饮酒。

处方：白茅根 30g，滑石 30g（包煎），连翘 10g，赤小豆 30g，佩兰 10g（后下），炒山楂 15g，炒神曲 10g，炒麦芽 15g，生甘草 3g。10 剂，水煎服，日 1 剂。

按：此类患者就诊时，首先观其形，望其神，察其色，闻其声，根据其舌脉综合辨证。该患者年轻，体质壮实，但精神不振，整日昏昏沉沉，已 2 年之久。检查各项指标，并无异常，这就是常说的处于亚健康状态。舌质红，苔黄腻，大便黏滞不爽，典型的湿热内蕴型，但属湿热轻证。该患者多处求医，大都补中、益气、滋肾、清热、利湿，越治越觉精神疲惫乏力，根据"湿热轻者，宜用滑可去着，轻可去实"之法治之。"滑可去着、轻可去实"，《汤液本草》中解释：滑可去着，即用润滑通利的药物治疗体内病邪留滞的方法。冬葵子、榆白皮之属是也；轻可去实，指用轻清疏解的药物，可以解除外感表实证。麻黄、葛根之属是也。陈修园《时方歌括》中亦详列了诸多"滑可去着""轻可去实"的方剂。此理论要灵活运用：或轻清邪热，或轻化湿热，或轻泻水浊，或轻宣气机。对于初入医道者，对此理论的应用还得多加体会。

## 目珠痛

**案 1**　（阴虚火旺证）韩某，女，22 岁，以"两眼珠痛 2 年"为主诉于 2005 年 7 月 27 日初诊。

患者两眼珠痛 2 年，时两太阳穴痛，腿脚时麻，下肢青紫斑多，脱发，口干渴，纳可，二便调。月经可。舌质红淡瘦，苔黄厚腻，脉细。既往有系统性红斑狼疮病史，现尚服强的松片 6 片，长春新碱 3 片。此属肝阴不足、阳亢化火之证。以滋养肝阴、清热泻火为法。

处方：生地黄 30g，牡丹皮 10g，赤芍 20g，槐花 30g，连翘 20g，夏枯草 30g，泽泻 10g，赤小豆 30g，生甘草 6g。10 剂，水煎服，日 1 剂。

二诊（2005 年 10 月 14 日）：服上方 10 余剂，眼珠痛消失，现饱后或饥饿时嗳气，胃不胀痛，夜间腹痛（可自行缓解），以脐周痛为主，月经色黑腹痛，无血块，量较前减少，大便 2 天 1 次，先干后溏，口不苦，皮肤有紫斑，劳累后加重，白带较多，脚麻。舌质红，苔白，脉细数，效不更法，上方加减继服。

处方：生地黄 30g，牡丹皮 10g，赤芍 20g，生白芍 10g，槐花 30g，连翘 10g，夏枯草 20g，白茅根 30g，陈皮 10g，紫草 10g，生甘草 6g。15 剂，水煎服，日 1 剂。

2006 年 12 月 26 日以他病来诊，告服上药 25 剂后，眼珠痛痊愈。

按：肝开窍于目，肝阴不足，阳亢化火，火邪上攻，壅结于目，故眼球疼痛。阴血亏虚，经脉失养，则脚时有麻木；热伤阴络，迫血外溢，故下肢紫斑。治以生地黄、白芍、牡丹皮、赤芍养血凉血；槐花、连翘、夏枯草疏散风热，清散热邪。细析之，本方系犀角地黄汤、麻黄连翘赤小豆汤合甘赤汤（效方）加减化裁而成。重用生地黄以滋阴清热，凉血止血；牡丹皮善清血热，又能活血；赤芍善于活血破滞，与凉血清热药伍用，更具其长；槐花凉血止血，长于治下部出血；夏枯草清肝火、散郁结，为治目珠痛的要药。用泽泻、赤小豆，意在使内郁之邪从小便而出。药后肝热得解，肝阴得复，火不上炎，阳不上亢，故目珠痛消失。对系统性红斑狼疮亦有一定潜在疗效，这是治疗的整体观，顾此不失彼。

**案 2** （肝郁化火）赵某，女，41 岁，以“眼珠痛间作 4 年”为主诉于 2006 年 2 月 10 日初诊。

4 年来经常下午眼珠痛、头痛，多于感冒或休息不好时发生，前额及太阳穴处痛，口不干，怕冷，夜间易醒，食欲可，月经淋漓已 10 天，量少，大小便正常。胃胀痛，无烧心泛酸。舌质淡红，苔薄白，脉细。诊断为：①眼珠痛；②经漏。肝肾阴虚，虚火内生，循经上扰，则眼珠痛，邪热下迫，则月经淋漓。治法：滋补肝肾，清肝止血。

处方：熟地黄炭 30g，女贞子 15g，墨旱莲 30g，生白芍 20g，川续断 10g，制首乌 15g，夏枯草 30g，陈皮 6g，蔓荆子 10g。6 剂，水煎服，日 1 剂。

二诊（2006 年 2 月 17 日）：眼珠胀痛明显减轻，遇风流泪，前额隐痛，休息好时眼不痛，耳鸣、腰痛，晨起眼睑浮肿，胃不胀，阴道抽痛消失。舌质淡红，舌苔薄白，脉沉弱。上方加茜草炭10g，煅乌贼骨30g，地骨皮10g，继续治其经漏。6剂，水煎服，日1剂。

三诊（2006年2月24日）：眼珠胀痛基本消除。行经完后，漏下黄水，有腥味，时有小腹痛，检查有“附件脓肿”（右侧），昨天下午发热，体温：37~38.5℃，夜晚体温高，发烧前身冷，二便调。纳眠可。舌质红，苔薄黄，脉细数。眼珠胀痛及月经淋漓已止，但肝经郁热不净，方拟逍遥散加减，治其后者。

处方：柴胡10g，白芍10g，当归10g，茯苓10g，黄柏10g，薄荷3g（后下），制香附10g，夏枯草30g，金银花15g，车前子15g（包煎），生甘草6g，黄芩10g。10剂，水煎服，日1剂。临床治愈。

按：肝郁化火，伤血及肾，肝肾阴虚，肝火上扰，壅塞清窍，则眼球疼痛、头痛；阴虚火旺，扰动血海，则月经淋漓，肝肾阴虚，筋脉失濡则抽痛。治以滋补肝肾，养血缓急，固冲止漏。方中重用夏枯草，泻肝开结散郁火，治其眼珠胀痛，熟地黄炭养血止血治其经漏。最后以疏肝、清肝、养肝为大法，求其病因，以治其本。

## 小儿发热

患儿，男，8个月，发烧2个月，经用许多西药烧仍不退，体温常在37.5~38℃，一般都在37.5℃左右。1990年8月5日吾至其家给患儿爷爷看病，遂抱出患儿，让吾诊治。诊见腹部发胀，叩之有鼓音，舌苔略厚，指纹紫色，头发如穗。患儿系母乳喂养，奶水充足。此乃喂养失当，乳食积滞，滞久化热所致。以保和丸加减治之。

处方：神曲2g，焦山楂3g，炒麦芽3g，茯苓3g，半夏2g，炒莱菔子2g，连翘3g，陈皮2g，大黄2g（后下），黄连2g，炒牵牛子2g，甘草2g。2剂，水煎服。

间日我又至其家，告曰：上药服1剂烧即退，全家欢喜，发烧2个月，化验检查，未有异常，用了很多消炎退热药物，花了不少钱，上药2剂，不到一元钱，而且只服1剂，烧已退，喜进食，此乃中医药之妙用也。

## 小儿绿便

程某，女，3个月，经常大便色绿，日3~4次，服西药无效，就诊于余，指纹略紫，舌红。

处方：滑石2g（包煎），生甘草1g，炒神曲2g，炒麦芽3g，黄芩2g。3

剂，水煎服。病愈。

按：小儿绿便，多为肝、肠热，本病属于此，故用六一散加味，使肝热清，肠热去，消化强，而病即愈，病药皆简。

## 手足指（趾）干枯证

杨某，男，33岁，于1993年2月26日，突然发生手脚凉痛，不久即手脚指（趾）发黑，干枯，即来郑州某医院住院治疗，该院诊为冷凝疾病，及四肢末梢坏疽。但未查明原因，用药无效，患者出院回家。在回家前就诊于余，患者不能行走，坐在架子车上，于是就车前为之诊查。诊见双手10指、双足10趾干枯色黑如干柴状（皮包骨）。舌苔白略厚，舌质略淡，脉沉取乏力，饮食二便均可，此乃奇证，即以阳和汤加味治之。

处方：熟地黄30g，麻黄3g，炒白芥子10g，肉桂3g，炮干姜3g，鹿角胶10g（另包烊化），丹参30g，水蛭10g，炙甘草3g。3剂，水煎服。

二诊（4月5日）：服上药自觉稍有减轻，脉舌同上，脚背浮肿。

处方：熟地黄30g，麻黄3g，炒白芥子10g，肉桂3g，炮干姜3g，鹿角胶10g（另包烊化），丹参30g，干地龙10g，通草6g，炙甘草3g。10剂，水煎服，带药返乡。

注：以后未再联系，不知结果如何，此系罕见之病，故记之。

## 误补益疾

姜某，男，50岁，1991年3月22日初诊。

自述于1990年11月服小活络丹中毒，肢体麻木，在当地医院治疗缓解。诊见两手轻微颤动，手足心热，有时心烦，头晕有飘浮感，走路快一些，提点劲又不觉头晕，血压偏低，最感乏力，走不动路，睡眠差，不能久视，久视则头涨，大便易溏，小便清，口不干苦，面色晦滞，牙龈肿胀黯红，口唇黯红。苔薄黄，舌质尚属正常，脉沉有力。此前在其他医院经各项检查未发现异常，西医诊为神经官能症。患者云：1990年12月上旬在当地医院住院期间曾出大汗20天，后渐觉乏力，出现上症。发病后除用西药外，中药曾服六味地黄丸、竹叶石膏汤、加减复脉汤、黄连阿胶鸡子黄汤、参苓白术散，更多的则是参芪之类补剂，非但无效，而且加重。来郑州后有以“中气虚衰，不能周布”为治，有以“益气健脾，安神定志”为治，病情加重，更觉乏力，上楼需人搀扶，小便频、量少。余再三思之，此乃服补药过多所致，遂以血府逐瘀汤，连服15剂，瘀象逐渐消去，因大便偏溏故在方中加炒白术、炒山药，有时亦加入菊花、钩藤之品，不仅瘀象去，且觉身有力，病情大轻。尚觉头晕，改用潜阳熄风为治，药用天麻10g，钩藤15g，菊花15g，薄荷10g，白芍15g，生龙骨15g，生牡蛎15g，鳖甲30g，龟板30g，甘草3g。此方加减出入共服11剂，头晕基本消除，后以调理之剂继服10余剂，病已基本痊愈，欣然返回。

附血府逐瘀汤加味方：

处方：生地黄20g，当归10g，桃仁10g，红花10g，赤芍15g，柴胡6g，川芎6g，桔梗6g，枳壳6g，牛膝10g，钩藤15g，菊花10g（后下），炒白术10g，炒山药30g，甘草3g。

按：内科杂病，往往虚实易淆，似是实非，“大实有羸状，至虚有盛候”，临床亦较多见，稍失审慎，即可出误。此病是治在他医之后，否则，也可能会使用补药的，甚哉为医之难也。医贵能知误，少蹈覆辙。

# 第六篇

# 小验方

1. 润肌膏方

治疗皮肤干裂，多见于手脚皮肤，干裂或痒或痛，但不流水，此为干燥之症，用此膏抹之，效佳。

当归、紫草、丹参，黄蜡（另包）各等分。

先将前三味放入小锅内，用芝麻油浸泡一昼夜，放火上，慢火炸至焦枯，去渣滤油，放入黄蜡，沸后即成，趁温倾入容器内，凉后凝成暗红色软膏，涂抹患处，一日 2~3 次。

2. 芒硝溶液方

治疗皮肤某处，新起小结节，如眼部麦粒肿等，点之效佳。

芒硝适量，用开水溶解，放入瓶内，用消毒棉签蘸芒硝液，涂患处数日即消。注意：芒硝液浓度要大一些，取效较快。

3. 芍胡汤方

治疗妇女痛经，能缓解经脉拘挛，即《素问·举痛论篇》"缩踡则脉绌急"之理。其基本方是：

生白芍 30~40g，醋延胡索 15g，炙甘草 10~15g。

根据疼痛之因适当加味，如寒较重者加入炮干姜、小茴等味。胀较重者加入乌药、木香、制香附等味。瘀较重者加入山楂炭、五灵脂、蒲黄等味。血气不足者加入熟地黄、当归等味。用之得当，效果明显。在经期疼痛欲作之时即煎服，1 日 1 剂，连服 4~5 剂。若果对症，当月即可不痛或痛轻，如此，服用几个月以巩固之。注意：每个月只服 1 次，平时不服，忌生冷、生气。

4. 木鳖子外用治脱肛方

用木鳖子在适量浓茶水中研磨成糊状液体，用消毒棉签蘸药液，涂于脱肛之上，效果很好。可连续外用，以愈为度，若连用一段时间，肛脱如故，视为无效。注意大便不要干结。

5. 猪胆汁调枯矾治臁疮腿方

臁疮生于小腿臁胻部位，奇痒，腐烂流水，久不收口，相当于下肢慢性溃疡。

枯矾研细，适量，用猪苦胆汁调成稀糊状，加入少量棉籽油，涂于患处，止痒收水，很快收效，再发再抹。加入棉籽油，主要是防药后干燥。调此糊时要稀一点，否则，变成干稠，难以涂抹，若果有此象，可以再加入一些猪胆汁稀释即可。涂后不久即干燥，可再涂抹。晚间洗去，次日再涂。

6. 活吞蝌蚪治疥疮方

疥疮在新中国成立前较多，有传染性，是比较难治的一种皮肤病。待春季蝌蚪出现时，带水吞下活蝌蚪约 200 只，数日内即愈。注意：蝌蚪是无污染的，以防生他病。

7. 白矾水治痰涎壅盛方

昏迷患者，喉间痰涎较多，抽之不尽。用白矾适量，开水溶化凉后，用消毒棉球沾白矾溶液，滴入咽喉，痰涎渐消。

8. 车前草、淡竹叶治小便热黄方

小便热黄是夏季最多见的病症，用鲜车前草、鲜淡竹叶各适量煮水当茶饮，非常有效。

9. 黄泥罐治疗急性眼红肿方

眼红肿是夏季多发病症，用无污染黄泥，捏成小罐，罩在眼上，觉黄泥罐子热了，再换上一个凉的，如此数次，大可减轻症状，特别在偏僻农村，用之方便。

10. 野菊花叶汁方

夏季喉咙痛，眼红肿及无名肿毒，属于火毒者，用肥厚的野菊花叶，水洗后拧取汁，约冷服 50mL，次日即可生效，汁苦如胆，非常难喝。可采野菊花全棵，晒干贮存，以备其他季节（如冬季）有此症，煎服半碗，也同样有效。

11. 黄连、黄柏、冰片溶液滴耳方

慢性耳流脓液，经久不愈，用黄连、黄柏各等量，用水煎煮 3 次，放火上再浓缩一下，趁温放入适量冰片溶解后，滴入耳内，数日即可痊愈。若再简单一些，一味黄连也可。

12. 米醋煮大葱外治荨麻疹方

有些荨麻疹是片状瘙痒难忍，服药乏效。可用米醋适量，加入全棵大葱，待大葱煮熟后，去葱留醋，冷后用棉球擦涂患处，日数次，非常有效。

13. 治胃溃疡验方

蚤休 20g，猪肚（即猪胃）1 个。

将蚤休装入猪肚内煮熟去药渣，吃肉喝汤，4 天内服完。然后再如上法，继续服用，效果较好。对胃中息肉也有一定疗效。

14. 鸦胆子治毒血痢方

毒血痢与一般湿热痢不同，又名毒痢，痢下脓血，诸药不效，最为险候。用鸦胆子仁 10～30 粒，用桂圆肉包裹吞服。本品对胃肠和肝肾有损害，不可多用和久服。1 日 1 次，一般 3 天左右即可获效。

15. 治疗毒恶疮初起方

雄黄、巴豆（不去油）、大黄各等分，共捣匀，首先把大黄研为细末，然后再共同研匀，用醋糊为丸，丸如凤仙花籽大，每次服 17～23 丸，以腹泻为度。若果服药后大便不泻，可再服 1 次。一般服 1 次即腹泻，待腹泻 4～5 次后，喝冷开水腹泻即止。醋糊是用米醋和飞罗面（即精粉）打成糊状，待凉后，和药末做成丸。做药时，切勿将手上药误入口眼，以防毒副作用。妊娠妇女禁服。

16. 治胃气痛方（五香丸）

木香、沉香、丁香、制乳香、檀香、雄黄、大黄。

前5味各等分，雄黄量要少一些，大黄量可稍大一些，共为细末水丸，或为散，1次9g，温酒送服。服后迅速痛止。停后服。此方适用于气寒结滞的疼痛，其特点：遇冷、遇气即发作，而且疼痛剧烈。

17. 二味山药粥治胃弱腹泻方

生山药1 000g，鸡内金30g，共为细面，每次30g为粥，每早1次佐餐。注意：粥适当多煮一回，稀、稠适当。久服安全有效，对于脾胃虚弱患者，非常适合。

18. 蛤蟆皮草治急性耳痛方

蛤蟆皮草南方甚多，叶皱如蛤蟆皮，故名。若耳发生疼痛，火毒较甚，用鲜蛤蟆皮叶揉软，搓成条状塞耳内，效果较好。此乃就地取材，简便廉验。

19. 桃花散治刀伤出血方

用生石膏研细，同适量生大黄一起炒，炒至桃花色，停火去大黄，备用。若遇刀伤出血，将此散撒于伤口，即可止血收口。

20. 治久痢久泻方

生山楂、炒山楂、生车前子（布包煎）、炒车前子（布包煎）。

上4味各等分，成人一般各用15g，水煎服，效果较好。我常用此方，先涤其肠垢，后再酌方，亦是用方之巧。

21. 治疔疮方

用水胶同白酒一起煮成稠膏，趁热滴于患处，患处当即起泡，然后用针挑破，水出即愈。此乃固定法也，可适当用些清热解毒药物。此症最为凶险，可朝发夕死。

22. 又治疔疮方

用做活针绑于筷子方头上成排状，在香油灯上，将针烧红，速刺于疔毒四周，然后用清热解毒药以善其后。此亦固定法也，之所以用此法，以防疔毒外走，走则险矣。

23. 治妇女外阴瘙痒洗方

苦参30g，蛇床子30g，荆芥30g。

水煎外洗患处每晚洗1次，一剂药可洗2次，煮1次，洗1次，可连洗数日，痒止停用，效果较好。

24. 治肺结核空洞久不愈合方

白及、百部、百合、生黄花各等分。

为末，水丸，每次服 6g，1 日 3 次，温开水送下，一般连服 2 个月即可愈合。

25. 治肋间疼痛方

青皮 10g，炒白芥子 10g，广木香 10g。

1 日 1 剂，水煎服。早晚各 1 次，饭后服。对于肋间痛无其他兼症，效果较好。

26. 治妇女产后缺乳方

生黄芪 30g，当归 10g，全瓜蒌 12g，漏芦 12g，鹿角霜 12g（烊化），通草 6g，炒王不留行 20g，炮穿山甲 10g。

葱白 3 寸为引。新产妇女加黄酒一盅冲入，每日 1 剂，水煎服，早晚各 1 次。一般服 3 剂即可。若无效，不必再服。

27. 治小便不利方

怀牛膝 15g，干地龙 10g，琥珀（吞服）3g。

治小便无热痛，就是每次小便艰涩难下，用此方即获显效。

28. 黄芪、升麻治疗脱肛及子宫脱垂方

生黄芪 30g，升麻 10g。

每日 1 剂，两煎 2 剂，效可。但需连续服用 10 多天。

29. 茄棵、辣椒棵治阴囊瘙痒方

用茄棵、辣椒棵各等分（多一些为好）煎水，外洗患处，效果较好，再加入荆芥更好。

30. 多枝饮治肢体麻木方

鲜桃枝、鲜柳枝、鲜桑枝不拘量，共煎水服之，1 日 2 次，加入适量红糖。若有糖尿病，不用红糖。

31. 治痧症方

夏季，人若发生恶心、胸闷、烦急欲死，农村人称为“翻子”，急采鲜黄蒿叶一把和鸡蛋清一个，在患者胸腹部盘揉，很快病安。

32. 红花液治褥疮方

久卧患者，护理不当，发生褥疮，用红花 30~60g，水煎数次，浓缩成稠液，加入适量冰片，外涂患处，一日数次，即可慢慢收口。

33. 辣椒水治冻疮方

冻疮，冬季常见，比较难治。用红辣椒熬成浓液，涂于疮面，一日数次，不但不痛，而且有舒适感，有效。

34. 治羊胡疮方

羊胡疮，多发生于小孩，在口周、口下部为多，流黄水结痂，甚痒。因生于口下部，故名羊胡疮。方用剪下山羊胡若干，在瓦上焙干研末，香油调搽，非常有效，数日内可愈。

35. 治感冒方

(1) 荸荠适量，将荸荠洗净去皮，捣烂后以纱布挤汁，以汁漱喉，徐徐咽下。每日数次，可连续用。此方适于感冒兼有咽喉疼痛症状者。

(2) 谷子 30g，炒黄，煎汤顿服，盖被取微汗。此方适于产后感冒。

(3) 乌梅 10 个，大枣 20 个，捣和，入蜜为丸，含咽汁甚效。此方适于伤寒热病后，口干，咽疼，喜睡者。

(4) 生姜 6g，葱白 2 根，煎服，日服 2 次。此方适于感受风寒咳嗽甚者。

36. 治寒咳方

核桃连皮捣烂，加冰糖少许，开水冲入顿服，数次极效。

37. 治干咳燥咳方

芝麻 120g，白糖 30g，炒食。

38. 治喘咳方

莱菔子（炒），杏仁（去皮尖，炒），等分蒸为丸。如麻子大，每服数丸，每日 2 次。

39. 治咳嗽方

萝卜汁 1 杯，加姜汁 3 滴，和匀炖服。

40. 治久咳方

黑木耳 10g，冰糖 10g，开水炖服。

41. 治痰喘方

霜桑叶 30g，煎汤代茶饮。

42. 治哮喘方

无花果，捣汁半杯，用开水冲服，每日 1 次，以愈为度。

43. 治心悸方

白莲肉去皮心，煮食，久之，自愈。

44. 治不寐方

灯心草 1 把，煎汤，睡前代茶饮。

45. 治虚烦不寐方

治虚烦不眠，大枣 14 枚，葱白 7 茎。水 3 升煮 1 升，顿服。

46. 治高血压方 1

花生全草 30~45g，洗净切碎，水煎当茶饮。每日 1 剂，2 周为 1 疗程。

经治疗血压恢复到正常范围后，改为不定期服用。据报道，该方有较好疗效。

47. 治高血压方2

黑芝麻45g捣如泥，加蜂蜜50g，用开水冲化，每日分2次服。

48. 治高血脂方

野蔷薇根30~50g，水煎服，连服1~2周，或焙干为末，每服10g，1日2次。

49. 治胃脘痛方1

以郁李仁37枚，烂嚼，以新汲水下，温汤尤妙。须臾痛止，煎薄盐汤呷之。

50. 治胃脘痛方2

橘皮15g，红枣7枚（去核捣烂），生姜9g，煎服。

51. 治胃脘痛、慢性胃炎方

取鲜女贞子约250g，加水煮，加入红糖至汤有甜为度。然后装入保温水壶内，当茶频频饮服，连服至愈。

52. 治胃、十二指肠溃疡方

（1）干玫瑰花片6~10g，冲入沸水，代茶饮。

（2）甘草粉每次2.5~5g，每日3次，连服3~4周。

53. 治腹胀方

腹内气胀满者，用槟榔为末，每次服6g，水煎服。

54. 治痢疾方

（1）干马齿苋煮烂。红痢加蜜拌，白痢加砂糖拌，红白兼者蜜砂糖相伴入内，食一二碗效，并汤用尤佳。或鲜马齿苋细切，煮粥食之。

（2）石榴花3朵，胡椒1粒，水煨服。

55. 治肚脐周围痛方

白芷10g研末，面粉25g，醋调成糊，敷脐部。

56. 治赤白痢方

白茄子干240g，水煮当茶服。

57. 治便秘方

新荷叶蒂7个（如无新者枯荷叶亦可），煎如钱大者，烧灰存性，白滚汤下，立时便通。

58. 治习惯性便秘方

黑芝麻30g，桃仁30g，磨碎后，泡开水食用即可。

59. 治积聚、癥瘕、痃癖方

蚤休压末，以蜂蜜调成膏状药块即可用。外敷乳部肿块处，每日1次。

60. 治年久瘫痪良方

槐枝、柳枝、桃枝、椿枝、楮枝、茄枝、东白艾各500g，共煎水3小桶，大盆浸洗，水冷添热，被覆取汗禁风，如未痊愈，再洗。

61. 治头痛方

（1）荷叶15g，水煎服。

（2）远志研末，不拘多少，嗅鼻中，痛不可忍者亦可止。

62. 治胁痛、胸痛方

葱白120g，生姜60g，白萝卜500g，共捣烂炒热，分作两包，趁热敷于胸胁疼痛处。2包轮流交换敷之，冷即换。久之汗出，痛即可止。

63. 治黄疸方

（1）灯笼草（原名酸浆，又名红姑娘、挂金灯）60g，水煎，分2次服，可连服三四剂。或鲜灯笼草根洗净，捣烂取汁服。

（2）无花果叶子9g，水煎当茶喝。

64. 治小儿遗尿方

玉竹60g，洗净切片，水煎，饭前服。

65. 治消渴方

晚蚕砂焙干为末，每用冷水下6g，不过数服即愈。

66. 治上消方

用白药（即天花粉）为末，每服方寸匕，冷水调下。亦可蜜丸如桐子大，每服20丸，日2服。

67. 治中消方

玉蜀黍须，每日煮水代茶饮之，忌动物肝。

68. 治下消方

菟丝子煎汤，任意饮。

69. 治血糖高方

稻成熟收割后挖取稻根。每服200~300g，水煎服，连服数日。

70. 治糖尿病方

马齿苋100g，水煎2次，早、晚分服，停其他药物，服药1~2周。本方对阴虚燥热型的糖尿病，效果更好。

71. 治鼻衄歌诀

石榴花瓣可以塞，萝卜藕汁可以滴，火煅龙骨可以吹，水煎茅花可以吃。又歌：墙头苔藓可以塞，车前草汁可以滴，火烧莲房可以吹，水调锅煤可以吃。

72. 治鼻衄方

（1）大黄烧存性，研细末，瓶装备用。用时以大黄炭末与温开水调匀，塞患者患侧鼻孔。

（2）鲜荷叶 3 大张，绞汁服。或鲜荷叶蒂 7 个，水煎服。

73. 治盗汗方

（1）单用桑叶 1 味，乘露采摘，炒干碾为末，每服 6g，空腹米饮调下。

（2）浮小麦和红枣煮食，不论盗汗、多汗均效。

74. 治食管癌方

韭菜绞汁 20mL，蒸鸡蛋 2 枚，每日分 2 次吞服，常服。

75. 治子宫颈癌方

斑蝥 5 只，鸡蛋 1 个，将斑蝥去头足放入鸡蛋内，文火烧熟，去斑蝥吃鸡蛋。每日 2 个，连服 5 天，休息 5 天再服。

76. 治各种癌症方

核桃树枝 250g，鸡蛋 3 个，共煮 4 小时，去汤，吃鸡蛋，日 3 次，每次 1 个。可治食管癌、胃癌、乳腺癌、淋巴系统肿瘤等。

77. 治痛经方

（1）艾叶 20g 加红糖用开水煎服。

（2）月季花 9g，沸水泡茶喝，每于经前 5 天起服，至月经盛潮止，连用 3~4个月。

（3）鲜韭菜汁 1 杯，红糖适量，温热服。

78. 治崩漏方

（1）木耳 120g，煮熟加红糖 60g，拌一顿吃完，血渐止，再吃 60g 即愈。

（2）荆芥穗 15g，水煎服。有的患者服 1 次即愈，其效神速。

79. 治带下方

赤白带下洗法，石榴花阴干，每用 30g，煎汤 1 碗，纱布滤过，趁温时用此汤洗涤阴道，对带下有效。

80. 治乳痈方

（1）新桑叶研烂，厚敷患处，夏以桑叶盖之，用手帕缠定，一宿即愈。

（2）薄蒲公英（取连根蒂叶）60g，捣烂，用好酒 250g 同煎数沸，渣敷肿上，酒热服，盖睡一时许，再用连须、葱白汤 500mL 催之，得微汗而散。

（3）莲蓬秆把，煎汤熏洗，数次即散。荷叶秆亦可。

（4）新鲜仙人掌或仙人球适量。去表面的刺，洗净捣烂，敷患部，外用纱布包扎，每天换数次，保持敷料湿润。

81. 治妇人乳汁不通方

生山药捣烂敷之，即消。

82. 治乳汁多

炒麦芽9g，煎浓汤饮之，日饮1次，自乳汁适宜而止。

83. 治回乳方

小麦麸子60g，红糖30g。先将麸子炒黄后，再入红糖混合一处，炒匀后放碗内经常吃，2日吃完，乳汁即回。

84. 治小儿口疮方

吴茱萸末，用醋调，贴两脚心，一夜即愈。

85. 治小儿口疮，流水不绝方

用热水1盆，入白矾1勺，将小儿两足频频洗之，立瘥。

86. 治顽固性口腔溃疡方

白矾6g，白糖4g，放入瓷器皿内，置温火上加热待其溶化成清后，稍冷即可用；天冷易凝，加温溶化再用。用棉棒蘸矾糖膏涂患处，日用1次。患部涂药后，疼痛加剧，流口涎，一般3~5分钟即可消失，一般1次治愈。

87. 治口疮、鹅口疮方

柿霜面不拘多少。先用软细白布缠绕食指端部，蘸冷水拭净患处，然后抹柿霜面。每日2次，屡用有效。

88. 治荨麻疹方

芝麻根洗净后加水煎，趁热烫洗。

89. 治白癜风方

（1）用萝摩草白汁敷上，揩上令破，再敷，三度瘥。

（2）以茄子花擦之即愈。或以花红擦之，永不再发，已经试验。

90. 治除痒乌发，润肤美容方

木槿花15g，煎汤去渣待温，洗头脸。

91. 治养血安神，秀发美容，常用可使发润泽光亮方

合欢花50g，加水煎煮取汁液，浇濯头发。

92. 治热淋方

用白茅香根四斤锉细，水1斗5升，煮取5升令冷，仍暖饮之，日2服。

93. 治气淋方

甘蔗上青梢30g，酒煮服，3日痊愈。

94. 治风湿性关节炎方

桑、槐、杨、柳、松枝各9g，煎服，忌风寒。

95. 治风湿痛方

北沙参 30g，瘦猪肉 250g。将 2 味放砂锅内，入油盐葱姜，一同煮熟，分 2 次食下。

96. 治腰痛难忍方

用老丝瓜烧灰存性，研末，9g 冲热酒服即愈。

# 第七篇

# 学术思想及继承

# 张磊论治胃胀十法

张登峰　孙玉信

张磊主任医师为河南省名老中医，第二批全国500名老中医之一，从医50年，临床经验丰富，擅长内科杂病治疗，治病重在辨证，用药精练，疗效显著。现将随师学习以来收集治疗胃胀验案整理如下。

胃胀是指以胃脘部饱胀、旗胀或痞满为主症的一种病证，多因长期七情内伤、饮食失节、劳倦过度、寒温失调等，导致肝郁失疏，胃失和降；或肝脾气结，胃气郁滞；或湿热壅中，寒热错杂；或脾损不运，浊气不降；或脾阳不振，湿邪困脾；或胆胃不和，通降失常；或食积胃脘，胃气失和；或胃阴不足，通降无力等情况。张磊老师根据其寒、热、虚、实的不同，初病多实，久病多虚或虚中夹实的特点，结合临床实际，归纳出以下几法。

1. 疏肝和胃法　适用于肝气犯胃，胃气失和之证。症见胃脘胀满，精神抑郁或烦躁易怒，嗳气，两胁不舒，食欲减退，大便不畅。舌质红，苔薄白或厚，脉弦。方用逍遥散或柴胡疏肝散加减。

**病案**　桑某，女，43岁，于1998年10月15日初诊，以“胃胀月余”为主诉。患者平时易生气，于1个月前出现胃胀，烧心，嗳气。服西药后烧心、嗳气除，但仍胃脘胀满，白天重夜间轻，食欲尚好，食后胃中不舒，偶有口苦，大小便正常。舌质淡红，苔薄白，脉沉滞。证属气机不畅，胃气不降，有木不疏土之象。方用逍遥散加减。处方：柴胡10g，当归10g，白芍10g，炒白术10g，茯苓12g，黄芩10g，薄荷3g（后下），制香附15g，炒枳实15g，砂仁10g（后下），香橼10g，甘草3g，生姜3片（为引）。6剂，水煎服，日1剂。

1998年10月22日二诊：药后胃胀明显减轻，胃脘部稍有痞塞感，纳、眠可，二便调。舌质红，苔薄微黄，脉沉滞。守上方去砂仁加三棱10g，莪术10g。6剂，水煎服。药后痊愈。

2. 行气解郁法　适用于肝脾气结，胃气郁滞，郁而化热之证。症见胃脘饱胀，胸脘痞闷，吞酸嘈杂，嗳气频作，饮食不化等。方用越鞠丸加味。

**病案**　牛某，男，50岁，于1997年11月6日初诊，以“胃脘痞满嗳气月余”为主诉。1个月前无明显诱因出现胃脘痞满嗳气，食欲减退，食后痞满加重，口苦，大便时干时稀，小便正常。舌质红，苔腻微黄，脉沉而不畅。证属胃气郁滞，升降失常。方用越鞠丸加味。处方：川芎 10g，炒苍术 10g，炒神曲 10g，制香附 10g，栀子 10g，藿香 10g，紫苏梗 10g，香橼 10g，厚朴 10g。6 剂，水煎服，日 1 剂。

1997 年 11 月 13 日二诊：服上药后胃脘痞满及嗳气均减轻，食后略加重，食少夜寐欠佳，后半夜入睡困难；大便稀，每日 1 次；舌质红，苔薄黄，脉滞。守上方继服 4 剂，诸证悉除。

3. *利胆通降法*　适用于胆气犯胃，热结胃肠，胆胃实热之证。症见胃脘腹胀痞塞不适，口干苦，厌油腻，不思饮食，或伴恶心欲呕，大便干结，脉弦。方用大柴胡汤加减。

**病案**　杨某，女，28 岁，于 1999 年 12 月 3 日初诊，以“夜间胃胀 3 天”为主诉。近 3 天来，每夜 2~3 点无明显原因胃胀甚，烧心恶心，无泛酸及嗳气，口干不苦，乳房胀痛，食欲减退，大便干结，2~3 天 1 次。舌质红，苔薄白，脉沉滞。因病发丑时，为木气郁遏，萌动冲土之象。故辨证属肝胆胃气失疏。方用大柴胡汤加减。处方：柴胡 15g，黄芩 10g，半夏 15g，炒枳实 10g，白芍 10g，大黄 6g（后下），川楝子 10g，制香附 15g，浙贝母 10g，全瓜蒌 15g，郁金 10g，生姜 3 片，大枣 4 枚（为引）。6 剂，水煎服，日 1 剂。

1999 年 12 月 10 日二诊：药后胃胀消失，轻微烧心，口干，大便恢复正常。舌质红，苔薄白，脉沉有力。守上方去全瓜蒌、浙贝母，加金钱草 30g。继服 6 剂而愈。

4. *清化和胃法*　适用于胃肠湿热，气机不畅之证。症见脘腹痞闷，恶心口苦，纳呆腹胀，中满不饥。舌质红，苔黄厚腻，脉滑。方用三仁汤加减。

**病案**　刘某，男，27 岁。于 1998 年 9 月 22 日初诊。患者平素烟酒较多，近 1 个月来胃脘胀满，口干苦发黏，时有恶心，身困不舒，食欲减退，大便黏滞不爽，小便黄。舌质红，苔黄厚腻，脉滑。证属胃肠湿热，气机不畅。方用三仁汤加减。处方：杏仁 10g，豆蔻 10g，生薏苡仁 30g，川厚朴 10g，半夏 10g，通草 10g，佩兰 10g，滑石 30g，竹叶 10g，藿香 10g，甘草 3g。5 剂，水煎服，日 1 剂。

1998 年 9 月 29 日二诊：药后腹胀明显减轻，舌苔变薄。守上方加葛根 10g，继服 3 剂而愈。

5. *辛开苦降法*　适用于寒热错杂，胃气不和之证。症见胃脘痞塞，腹胀或口苦纳呆，嗳气不畅，胃部怕凉，大便黏滞，或烧心泛酸。方用半夏泻心汤加减。

**病案**　王某，女，24 岁，于 1997 年 11 月 11 日初诊，以“胃脘胀满、吐酸 3 个多月”为主诉。3 个月前曾患感冒，体温 38.5℃，同时出现胃脘胀满，泛酸。静脉滴注先锋霉素Ⅴ等药物治疗1个月热退，但仍胃胀满，吐酸，全身皮肤发紧，头晕不清，眼涩，纳眠可，二便调。舌质红，苔薄白，脉右弦左大。证属胃气不和，气机不畅。方用半夏泻心汤加减。处方：半夏10g，党参10g，黄芩10g，黄连6g，干姜10g，吴茱萸3g，炒神曲10g，炒枳壳10g，香橼10g，炙甘草6g，大枣4枚（为引）。4剂，水煎服，日1剂。

1997年11月21日二诊：服上方白天胃胀、头晕基本消失，黎明前稍感胃胀满，仍吐酸，全身皮肤发紧，颜面郁胀较明显，大便偏干。舌质红，苔薄黄，脉中取有弦象。守上方加煅海螵蛸15g。继服5剂而愈。

6. 健脾和胃法　适用于脾胃虚弱，运化无力之证。症见脘腹痞胀，食少难消，四肢困倦，大便溏薄或泄泻。舌质淡，苔白腻，脉细无力。方用健脾散加减。

**病案**　周某，女，60岁，于1998年11月13日初诊，以“胃脘痞塞，伴纳呆，小腹胀满1年”为主诉。1年来无明显原因出现胃脘痞塞，嗳气，纳呆不欲食，时有恶心呕吐，口干苦，胃脘部有轻微压痛。舌质红，苔黄腻，脉沉弱。证属中土虚弱，运化无力挟有湿热。方用健脾散加减。处方：党参10g，炒白术10g，茯苓10g，半夏10g，砂仁6g（后下），炒山药15g，草果6g，知母10g，鸡内金6g，生姜3片，大枣3枚（为引）。6剂，水煎服，日1剂。

1998年11月20日二诊：服上药后食欲大增，胃脘痞塞及小腹胀消失。

7. 温脾和胃法　适用于脾胃虚寒，胃气郁滞之证。症见胃脘腹胀，夜间重，喜暖喜按，胃部怕凉，口淡乏味，大便溏薄。方用理中汤或砂半理中汤加减。

**病案**　武某，女，37岁，于1998年6月26日初诊，以“胃胀，食生冷后腹泻2年余”为主诉。2年前由于食油腻食物后生气受凉，出现胃脘发胀，食生冷或胃部受凉，或说话时间较长时均易出现腹泻，每日3~4次，质稀溏，无腹痛，食欲尚可。舌质红，苔白厚兼黄，脉沉无力。证属中焦积寒，并中气虚。方用砂半理中汤加味。处方：党参12g，炒白术10g，干姜10g，砂仁6g（后下），半夏10g，陈皮10g，升麻6g，柴胡6g，补骨脂10g，炙甘草6g，大枣4枚（为引）。6剂，水煎服，日1剂。

1998年7月3日二诊：服上药胃胀略减，大便每日1次，胃部仍怕凉。舌质红，苔薄黄，脉沉无力。守上方去升麻、柴胡、补骨脂，减干姜为3g，加木香6g。继服6剂。

1998年7月10日三诊：胃胀基本消失，唯饭后胃稍胀。舌质红，苔薄黄，脉沉无力。上方干姜改为6g。继服6剂以善其后。

8. 消积导滞法　适用于食积停滞，胃失和降之证。症见胸脘痞满，腹胀，嗳腐吞酸，厌食呕恶，大便不调，方用保和丸加味。

**病案**　李某，男，37岁，于1999年11月26日初诊，以“胃脘撑胀伴大便溏泄3年余”为主诉。患者平素食量偏大，大便次数多，1日4~5次，无腹痛，夜间胃脘腹胀，嗳气，口黏口酸。舌质红，苔白腻，脉滑。证属饮食停滞，传导失常。方用保和丸加味。处方：陈皮10g，半夏10g，炒莱菔子15g，砂仁6g（后下），神曲10g，麦芽10g，茯苓10g，鸡内金10g，厚朴10g，连翘10g，甘草6g。4剂，水煎服，日1剂。

1999年11月21日二诊：药后大便转常，胃胀基本消失。守上方去川厚朴，加炒山楂10g。继服6剂而病愈。

9. *养阴和胃法*　适用于胃阴不足，纳化失常之证。症见胃脘胀满不舒，厌食，口干，大便干，舌红少苔，脉细数。方用沙参麦门冬汤加减。

**病案**　贺某，男，78岁，于1998年9月24日初诊，以“胃胀8天”为主诉。患者有高血压病史23年，糖尿病、脑梗死病史10年。8天前因饮食不慎出现头晕，恶心呕吐，胃胀。经治疗头晕恶心呕吐消失，仍胃胀，时嗳气，口干，食欲减退，大便干结，舌质红，苔少，脉弦滑。结合患者年龄及病史情况，证属胃阴不足。方用沙参麦门冬汤加味。处方：北沙参20g，麦冬10g，天花粉10g，桑叶10g，石斛15g，香橼10g，木瓜14g，鸡内金10g，炒麦芽15g，肉苁蓉30g，炒火麻仁30g。6剂，水煎服，日1剂。

1998年10月3日二诊：药后食欲渐增，胃胀嗳气明显减轻，口微干，大便每日1次，不干。舌红，苔薄白，脉弦滑。前后加减决明子、厚朴花等药，共服18剂而病愈。

10. *半补半疏法*　适用于脾胃虚弱，虚实夹杂之证。症见胃脘痞塞胀满，四肢郁胀，食欲减退，嗳气，大便不调，倦怠乏力，方用张老师经验方。

**病案**　张某，女，52岁，于1998年6月25日初诊，以“脘腹胀满伴两胁胀痛1年余”为主诉。1年来脘腹胀满痞塞，食后尤甚；恶心嗳气，两胁胀痛；夜间口干渴；全身浮肿，四肢无力；食欲减退；夜寐差；大便干或溏，1日3~4次；小便少；月经已断10年；舌质淡红，苔薄黄，脉沉滞。证属脾胃虚弱，三焦气化失调。用半补半疏法。处方：炒苍术10g，炒白术10g，炒白扁豆15g，炒薏苡仁20g，青皮6g，陈皮6g，炒枳壳6g，炒枳实6g，猪苓10g，茯苓10g，木瓜20g，姜黄6g，党参10g，炒山药20g。10剂，水煎服，日1剂。

1998年7月16日二诊：患者未至，其家属代述，服上药期间脘腹胀满及全身水肿消失，但停药后病情反复，症见腹胀，两胁痛，失眠，脑鸣，恶心，四肢无力，大便溏。照上方山药、木瓜、茯苓、猪苓改为30g，加赤小豆30g，生龙骨 30g，生牡蛎 30g。10 剂，水煎服。后又访照上方服 20 余剂告愈。

[河南中医，2000，20（4）：39-40]

# 张磊治疗功能性下肢水肿经验

张登峰　孙玉信　宋红湘

张磊主任医师从事中医临床近 50 年，经验丰富，擅长内科杂病治疗，诊疾治病强调辨证论治，善于灵活运用古方，疗效显著。现将随师应诊以来所收集治疗功能性下肢水肿的验案整理如下。

1. 湿热下注　湿为阴邪，湿性重浊而趋下，故湿邪为病多下肢肿。湿郁久化热。引起湿热原因很多，主要是由于感受水湿之邪，内困脾胃导致脾胃升降失常，运化不健，或因素体肥胖，湿邪素盛，或嗜食辛辣，湿热内生，均可导致本病发生。

**病案**　姜某，女，58 岁，于 1998 年 7 月 17 日初诊，以“间断性右下肢水肿，肿处皮肤发红、灼热 2 月余”为主诉。2 个月前出现右下肢膝以下水肿，肤色发红灼热。化验尿常规、肾功能无异常。经治疗（用药不详），肤色发红渐退，灼热渐轻，但水肿不消。舌质红、苔白腻微黄，脉数。辨证为湿热下注，治以清热利湿为主，方用鸡鸣散合二妙散加减。处方：槟榔 10g，木瓜 30g，橘红 12g，吴茱萸 12g，紫苏叶 12g，防己 12g，黄柏 10g，苍术 12g，生薏苡仁 30g，赤小豆 30g，甘草 6g。6 剂，水煎服，日 1 剂。

7 月 23 日二诊：右下肢肤色发红灼热已消，水肿大减，舌、脉同前。治疗守上方去黄柏，加茯苓 30g，泽泻 20g。继服 6 剂。前后服药 15 剂，症状消失，舌、脉恢复正常，疾病治愈。

2. 脾虚失运　脾主运化水湿，是指对水液的吸收，转输和布散作用，是脾主运化的一个组成部分。所谓运化水湿功能，即是对被吸收的水谷精微中多余水分，能及时转输至肺和肾，通过肺、肾的宣发和气化功能，化为汗和尿排出体外。若久病脾胃虚弱，或饮食劳倦等伤及脾胃，使脾的运化功能减退，必然导致水液在体内停滞，导致本病发生。

**病案**　寇某，女，58 岁，于 1998 年 4 月 28 日初诊。患者平时体弱多病，乏力，体瘦，食欲减退，大便溏，每日 3~4 次，饮食稍有不慎即腹泻。3 个月前又增双下肢水肿，晨起轻，下午重。多次查尿常规、B 超、肾功能均未发现异常。舌质淡，苔白略厚，脉沉滞。前医以利水药治疗无效。现辨证属脾虚失运，治以益气健脾利湿，佐以祛风，方用参苓白术散加减。处方：党参10g，黄芪15g，炒白术10g，炒苍术10g，茯苓10g，炒山药15g，炒莲肉15g，炒白扁豆15g，羌活3g，防风3g，紫苏叶3g，木瓜30g，炒薏苡仁30g，甘草6g。4剂，水煎服，日1剂。

5月3日二诊：双下肢水肿明显消退，食量较前增多，大便仍溏，但已减至每日1~2次，唯乏力不减，舌、脉同前。守上方去紫苏叶，黄芪加至30g，再加丝瓜络30g增益气通络之功。服药10剂后水肿全消，食欲恢复正常，轻度乏力，大便略溏，每日1次。改服补中益气丸善后，1个月后诸症消失而愈。

3. 肝失疏泄，水气失运　肝主疏泄，疏即疏通，泄即发泄。肝的疏泄功能反映了肝为刚脏，主升、主动的生理特点，是调畅全身气机，推动血和津液运行的一个重要环节。肝的疏泄功能正常，则气机调畅，气血和调，经络通利，脏腑器官活动也就正常和谐。若因郁怒不畅，情志不遂，使肝失条达，气机的疏通畅达就会受到阻碍，从而形成气机不畅，经络不通，津液运行受阻而发病。

**病案**　王某，女，43岁，因“双下肢郁胀水肿半个月余”于1998年4月21日初诊。患者平素易生闷气，经前乳房胀痛。半个月前又增双下肢水肿不退。化验尿蛋白（-）。舌质红，苔薄微黄，脉弦。辨证属肝失疏泄，水气失运，治以疏肝解郁，化湿为主，方选逍遥散加减。处方：柴胡10g，白芍10g，当归10g，炒白术10g，茯苓12g，薄荷3g（后下），木瓜30g，生薏苡仁30g，制香附12g。6剂，水煎服，日1剂。

4月27日二诊：服药后双下肢郁胀水肿明显减轻，服药期间，月经按期而至，乳房胀痛大减，舌脉同前。效不更方，守上方继服6剂，后又服6剂，患者心情舒畅，经前乳房胀痛消失，双下肢郁胀水肿全无而病愈。

4. 脾肾阳虚　脾为后天之本，肾为先天之本。脾之健运须借助于肾阳的温煦，故有“脾阳根于肾阳”之说。肾中精气亦有赖于水谷精微的充养，才能不断充盈成熟。如肾阳不足，不能温煦脾阳，水液运化失司，若脾阳久虚，进而可损及肾阳致肾的气化功能失职，使肾的开合失司，不能将多余的水分下输膀胱，排出体外，最终导致脾肾两虚水肿的发生。

**病案**　徐某，女，75岁，以“双下肢水肿6天”为主诉于1998年10月16日初诊。患者平时劳累后易腰酸，下肢怕凉，冬季四肢不温。6天前开始出现双下肢指陷性水肿，小便量少，欲解不出，腹胀下坠，乏力，食欲减退。化验尿常规、肾功能均未见异常。舌质淡红，苔薄白，脉沉弱。辨证属脾肾阳虚，治以温补脾肾，化气行水，方选真武汤、四君子合黄芪防己汤化裁。处方：附子10g，茯苓30g，炒白术10g，党参10g，黄芪30g，防己12g，木瓜30g，炒薏苡仁30g，炙甘草6g，生姜3片，大枣3枚。水煎服，日1剂，上方服6剂后水肿大减，诸症减轻，守上方加车前子10g（布包煎），肉桂3g，继服6剂而愈。

[中医研究，2000，13（1）：21-22]

# 张磊教授应用补中益气汤治疗发热的经验

孙玉信 张登峰

引起发热的原因很多，临床治疗的方法也很多，本文所述张磊老师应用补中益气汤加减治疗发热的验案，有因气虚致发热，也有气虚外感发热或发热日久致气虚者，尚有正虚似邪发热者，非尽为中气虚弱，阴火内生之发热。其辨证加减用药有不少巧妙之处，兹根据侍诊之所见总结如下。

1. 气虚低热　患者脾胃气虚，中气不足，阴火内生，症见发热，多为低热，劳累后加重，自汗出，渴喜温饮，少气懒言，体倦肢软，面色㿠白，大便溏薄。舌质淡，苔薄白等。张老师多用补中益气汤加生龙骨、生牡蛎、白芍、知母、白薇，兼有阴伤者加秦艽、鳖甲，兼有阳虚者加附子。

**病案**　宁某，女，28岁，于1997年8月5日初诊，以"间断性低热1年"为主诉。患者1年前无明显诱因出现低热，经治疗热退（具体用药不详），此后低热经常发作，体温波动在37.2~37.5℃，伴有头痛，恶寒无汗，夏季发作频繁，全身乏力，膝以下发胀，纳眠可，二便调。月经正常，白带适中。舌质红，苔薄白，脉细无力。诊断为气虚发热，方用补中益气汤加减。处方：党参10g，黄芪20g，炒白术6g，当归6g，陈皮6g，升麻6g，柴胡6g，白芍15g，秦艽10g，鳖甲15g，白薇10g，知母10g，炙甘草6g。6剂，水煎服。

二诊：低热渐退，体温波动于36.8~37.1℃，身渐有力，舌、脉同前。照上方去鳖甲、秦艽，加生龙骨30g，生牡蛎30g。继服6剂。前后服药20余剂，疾病告愈。

2. 气虚外感　患者中气不足，卫外不固，易感外邪，或风热或风寒，表现为平时易感冒，恶寒或畏寒，发热不高，身困乏力，易汗出，头痛身痛，咳嗽痰多。舌质红，苔薄白或薄黄，脉沉弱。张老师治疗气虚外感发热，偏于风热者加金银花、连翘、葛根、桑叶，偏风寒者加荆芥、防风、羌活，咳嗽加桔梗、川贝母、瓜蒌仁、芦根等。

**病案**　段某，女，25岁，于1998年8月7日初诊，以“低热月余”为主诉。自述1个月前因食用不洁之品出现腹泻，但不发热，经服速效止泻口服液后腹泻止，然出现低热（体温37.3℃），午后为重，头沉项强，乏力，手足心热，易出汗，口干不苦，无明显恶寒，大小便正常。月经正常，白带适中。患者面色㿠白，形体偏瘦。舌质淡红，苔薄白，脉缓弱。初按气分伏热为治。处方：金银花10g，忍冬藤15g，桑叶10g，生桑白皮10g，地骨皮10g，白茅根30g，通草6g，滑石30g，车前草30g，连翘10g，甘草6g。4剂，水煎服。乏效（若为感冒表证初解，气分尚有伏热，用此方多效）。

1998年8月13日二诊：症状同前，夜寐多梦，食欲虽可，但时有气短，小便黄。舌质红，苔薄白，脉缓。改用补中益气汤加味。

处方：党参10g，黄芪20g，炒白术10g，当归10g，陈皮10g，升麻6g，白芍15g，知母10g，金银花10g，连翘10g，炙甘草6g。4剂，水煎服。

1998年8月18日三诊：服上方1剂发热即退，多次测体温均在37℃以下，手足心热较前减轻，仍易出汗；大便溏，每日2~3次；舌、脉同前。照上方去连翘，改白芍、知母、金银花、当归均为6g，加竹叶10g，生龙骨30g，生牡蛎30g。继服6剂。9月25日告之，药后痊愈。

3. 久感气虚　感冒日久，正气虚弱，余邪未尽，表现为低热，头痛，轻微恶寒，身困乏力，口干，食欲减退，面色少华，语气无力，大便溏或干，小便黄。舌质淡红，苔白，脉多细数无力。张老师多用补中益气汤加忍冬藤、连翘、竹叶、桑叶、通草、桑白皮、白茅根、白薇、地骨皮、知母等，既能清热透邪，又不伤正气，使正气充盈，鼓邪外出，又给外邪以外出之通道。正胜不留邪，祛邪不伤正，相得益彰。

**病案**　余某，女，28岁，于1997年11月21日初诊，以“低热2年”为主诉。患者2年前感冒，恶寒发热，身疼痛，经治疗（用药不详）高热退，遗有低热（体温37.5℃左右），以白天为主，下午尤甚，无恶寒汗出，发热时身困不舒，手心发热，夜寐多梦，无头痛头晕，食欲可，月经正常，白带适中。舌质淡红，苔薄白，脉乏力。诊断为低热，证属气虚阳外浮，余热不尽，方用补中益气汤加减。处方：党参10g，黄芪15g，炒白术10g，当归10g，陈皮10g，竹叶10g，白茅根10g，升麻6g，柴胡6g，白薇10g，忍冬藤30g，生龙骨30g，生牡蛎30g，桑白皮15g，炙甘草6g，生姜3片，大枣4枚（为引）。6剂，水煎服。药后低热消失，手足心热减轻，易汗出，食欲可，夜寐多梦，大小便正常。舌质淡红，苔薄白，脉细无力。上方去茅根，加桑叶

10g，灯心草3g。继服6剂。前后加减服24剂而痊愈。

4. 正虚似邪　患者素体脾胃虚弱，元气不足，气虚不足以外煦，则基础体温偏低，多在35.5~36.5℃，且对体温变化很敏感，当体温上升至36.8~37℃时即感发热。此乃阴火乘其阳位所致。伴有恶寒或畏寒，气短神疲。常觉恶寒发热，众多认为感冒，服感冒药也可暂时缓解，但旋而即作，1年四季“感冒”不断。张老师认为，此发热恶寒非外邪所致，乃正虚所为，故称正虚似邪。治以补中益气汤加味，多选加枸杞子、附子、山茱萸、菟丝子、补骨脂、巴戟天等具有补元气作用的药物。

**病案**　周某，女，62岁，于1997年10月5日初诊，以“反复发作性恶寒发热伴乏力1年余，再发2天”为主诉。患者于1979年行乳腺癌手术，之后化疗2次。1年前因“感冒”致恶寒发热，测体温36.9℃，伴有气短乏力，自服“白加黑”片暂愈。后每因劳累即出现恶寒发热，1年四季发作次数不计其数，发作时伴有全身酸困，手足发凉，食欲减退，夜寐时好时差，大、小便正常。舌质红，苔少，脉沉无力。诊断为低热，属正虚似邪，方用补中益气汤加味。处方：党参12g，黄芪15g，炒白术6g，当归10g，陈皮10g，升麻6g，柴胡6g，知母10g，白芍10g，炙甘草6g。3剂，水煎服，日1剂。

10月9日二诊：药后有小效，恶寒发热消失，受凉而又作，体温36.8℃，腰酸气短，口干，舌、脉同前。照上方去知母、白芍，加枸杞子10g，山茱萸10g，补骨脂10g，黄精10g，菟丝子10g，防风3g。继服6剂。

三诊：服上方后精神较前好，恶寒发热基本消失。后以玉屏风散合张老师常用补元气之药方（熟地黄、山茱萸、山药、枸杞子、菟丝子、巴戟天、黄精、天冬、补骨脂、淫羊藿、制何首乌）调理2个月余。1999年1月26日患者患带状疱疹来诊时告知近1年多来身体健康无恙。

从上述几种类型可以看出，张老师应用补中益气汤加减治疗发热的特点有二：其一，有是证则用是方。不论气虚发热还是气虚外感发热，只要具有中气不足之证皆可应用，即使气虚外感之高热也照样可以加减应用。其二，加减用药比较灵活。依据病情，或加知母、地骨皮，或加金银花、连翘、葛根、荆芥、羌活；或加竹叶、忍冬藤、桑白皮、连翘，或加枸杞子、山茱萸、补骨脂、淫羊藿。如此等等，不一而足。尤其在临床中遇到正虚似邪的患者，看似感冒，若治以发表，则误矣。遇此，张老师常以培补元气为主，每获良效。

张老师在运用补中益气汤治疗发热加减时，其中白薇、白芍、知母、生龙骨、生牡蛎，要我们多留意。若虚热显者加白薇。白薇退虚热作用较好，《顾松园医镜》论之最详：“凡天行热病后，余热未除，及温疟痒疟，久而不能解者，必属阴虚，除疟邪药中，类中风除热药中，俱宜加入。”张仲景用竹皮大丸特指出“有热倍白微”。陈修园在桂枝龙骨牡蛎汤下引“小品云：虚弱浮热汗出者，除桂加白薇一两五钱，附子一两，名曰二加龙骨汤”。故此，在辨证基础上将此方适当揉入补中益气汤中，效果更好。若下午或夜间发热重者加生白芍以敛阴养血，非止“腹中痛者”加（东垣语）。若有阴伤之象者加知母，既可滋其阴之化源，又可制黄芪之温，使其行春升之令而无阳强之虞。若有阳浮之象者加生龙骨、生牡蛎，可收敛外浮之阳以入内，并可收敛元气以归根。上述几味，可以单加，也可以兼加，视病情而定。

[河南中医药学刊，1999，14（3）：6-7]

# 张磊应用补中益气汤治疗气虚头痛的经验

孙玉信　张登峰

补中益气汤系李东垣创制，具有补中益气、升阳举陷的功能。在治疗头痛时，东垣云：“如头痛，加蔓荆子二分或三分，如痛甚者加川芎二分。如顶痛、脑痛，加藁本三分或五分。如苦痛者，加细辛二分。诸头痛者，并用此四味足矣。”张磊老师应用补中益气汤治疗气虚所致的头痛，遵东垣之旨，并在此基础上根据病情又有新的加减变化。

1. 加入清散之品　中气虚弱，清气升发不足，清窍失养，故不荣则痛，此头痛多伴有头晕；清阳不能上充精明之府，便有浊邪壅滞，蒙闭清窍；或中气不足，运行无力，则气机郁滞，郁久则化热，故有头懵、头晕、头涨。补中益气汤中虽有升麻、柴胡清散之品，但此方的主要作用是升发清阳之气，而祛郁散浊之力不足。因此，张老师在治疗气虚头痛伴有头晕、头涨懵时，多选加清凉透散之蔓荆子、菊花、谷精草、荷叶等，且重用荷叶，取其升清降浊、凉散郁热之功。

**病案**　王某，男，34岁，工人，于1997年9月19日初诊，以“阵发性头痛头晕伴乏力2个月余”为主诉。自述2个月前无明显诱因出现阵发性头痛、头晕，精神不振，神疲乏力，早饭后头痛、头晕消失，但嗜睡症状较明显，纳食可，夜寐多梦，二便正常。曾有气管炎病史，每遇天气冷时即感气管发紧发凉，但不咳嗽。舌质红，苔薄白，脉沉有滞象。诊断为头痛，证属清气失升，浊气蒙于清窍，方用补中益气汤加减。处方：党参10g，黄芪15g，当归10g，炒白术10g，陈皮10g，升麻6g，柴胡6g，荷叶30g，白芷10g，川芎

6g，杏仁 10g，紫苏叶 6g（后下），炙甘草 6g。3 剂，水煎服。

1997 年 9 月 23 日二诊：药后头痛减轻，气管发紧症状消失，时有头懵。照上方去杏仁、紫苏叶，加菊花 15g。继服 6 剂，病愈。

2. 加入平镇之品　患者因体质差异或兼夹证不同，其中部分患者兼有虚阳上浮之象，治疗时不宜单纯补益升提，应酌加平镇之品。可随证选加生龙骨、生牡蛎、磁石、天麻、钩藤等，既无碍升发清气，又能潜镇虚阳，两得其宜。尤其生龙骨、生牡蛎是张老师喜加之品。

**病案**　李某，女，20 岁，学生，于 1997 年 11 月 7 日初诊，"以头痛、头晕间作 2 年余，加重半年"为主诉。2 年前不明原因出现经常性头痛，时全头痛，时偏头痛，时前额痛，伴有头晕，与气候变化无关，痛无规律性。原来头痛发作时休息后可以缓解，近半年休息后已不能缓解。各项检查均无异常发现。食欲减退、夜寐梦多，二便正常。舌质红，苔薄黄，脉数无力。诊断为头痛，证属中气不足，清阳不升，治以补中益气汤加味。处方：党参 10g，黄芪 15g，炒白术 10g，当归 10g，陈皮 10g，升麻 6g，柴胡 6g，蔓荆子 10g，生龙骨 30g，生牡蛎 30g，炙甘草 6g。6 剂，水煎服。后因患其他疾病来诊，询问服上药情况，告之药后头痛消失，未再反复。

3. 加入养阴（血）之品　阴阳气血关系密切，相互依存，相互为用。气属阳，血属阴，气为血之帅，血为气之母。气虚则不足以化阴血，故气虚日久，往往出现气虚及阴之象。补中益气汤中虽有当归补血之品，但补力不足，故在治疗时，根据不同情况，适当加入白芍、知母、枸杞子之类，以增强养血养阴之力，使阴平阳秘。若系感冒后气分尚有余热者，并可酌加金银花、连翘等味，既补其气，又不留邪。

**病案**　李某，男，20 岁，学生，于 1997 年 10 月 17 日初诊，以"头痛头晕伴低热月余"为主诉。患者平时易感冒，1 个月前感冒发热、流涕，经治疗（用药不详）热渐退，仍有头痛头晕，低热（体温 37.1～37.5℃），晨时 5 点恶寒，低热昼轻夜重，易汗出，无口干口苦，时有肩背酸痛，手心热，食欲可，大小便正常。舌质淡，苔白略厚，脉乏力。诊断为头痛，证属气虚挟热，方用补中益气汤加减。处方：党参 10g，黄芪 20g，炒白术 10g，当归 10g，陈皮 10g，升麻 6g，柴胡 6g，白芍 10g，知母 10g，金银花 15g，葛根 30g，炙甘草 6g。3 剂，水煎服。

二诊：头痛、头晕消失，低热退，照上方去金银花、葛根。继服 6 剂，巩固调整。

4. 加入补肾之品　脾为后天之本，肾为先天之本，先天可滋后天，后天可养先天。若中气不足则脑失荣养，或中虚致精血乏源，肾精不足不能生髓充脑，均可出现不荣则痛。临床除表现中气不足症状外，还有腰膝酸软、阳痿早泄、畏寒怕冷等精气不足之症。因此，遇到中气虚弱兼有肾虚的头痛时，张老师多在补中益气汤的基础上选加菟丝子、淫羊藿、补骨脂、枸杞子、附子等补肾气之品，以培其根，达先后天同补，精气同益之目的。

**病案**　郭某，男，30 岁，干部，于 1997 年 7 月 24 日初诊，以“持续性左侧头部隐痛 4 年”为主诉。4 年前不明原因出现左侧头部隐痛，昼轻夜重，经检查诊断为慢性鼻窦炎，多方治疗效果不佳。现仍持续性头左侧隐痛，食后易发作；胃胀；阳痿；失眠，依靠服用地西泮（安定）片维持睡眠；食欲一般；大便溏，每日 1 次；小便正常；舌质红，苔薄黄，脉沉弱。诊断为头痛，证属中气不足，肾阳虚馁，治以补中益气汤加减。处方：党参 10g，黄芪 15g，炒白术 10g，当归 6g，升麻 6g，柴胡 6g，淫羊藿 15g，补骨脂 10g，枸杞子 10g，菊花 15g（后下），炙甘草 6g。6 剂，水煎服，日 1 剂。

1997 年 8 月 2 日二诊：服药后头痛明显减轻，性功能略有改善，仍睡眠欠佳。照上方去菊花，加生龙骨 30g，生牡蛎 30g，继服 10 剂。先后服 20 余剂，头痛消失。

应用补中益气汤治疗气虚性头痛应具有以下特点：①头痛病程较长，或有其他慢性病病史；②头痛多伴有头晕头昏，精神不振，乏力，且头痛隐痛为多，劳累后易加重；③头痛发作多为间歇性；④头痛多无恶心呕吐症状；⑤舌质淡、脉沉细或弱是其常见舌、脉。总之，属中气虚弱者方可用之。因证多兼杂，不能一成不变，临床贵在加减变化，灵而活之。不离其证，不失其则，方能曲尽其妙。这是张老师辨证用药的最大特点。

# 张磊应用谷青汤的经验

孙玉信　张登锋

谷青汤，系张磊老师几十年临床的经验方，由谷精草 30g，青葙子 15g，决明子 10g，酒黄芩 10g，蔓荆子 10g，薄荷 10g，桑叶 10g，菊花 10g，蝉蜕 6g，夏枯草 15g，甘草 6g 等组成，以谷精草、青葙子为主药，故名谷青汤。具有疏散风热，清利头目之功。适用于风热、郁热所致的头目疾患，诸如肝经风热上旋，或风热上犯的头晕、头痛、头涨、头懵，头热，耳鸣，眼痛，鼻渊等病证。张磊主任医师是全国第二批名老中医学术继承人导师之一，笔者有幸跟师学徒 3 年，现将张老师应用谷青汤的经验总结如下。

**病案1**　赵某，男，36岁，于1998年6月2日初诊，以“脑鸣2年”为主诉。平时吸烟量大（每日40支），渐出现脑鸣，头晕、头昏，睡眠多梦，无头痛恶心，食欲可，口中和，二便正常。舌质红暗，苔薄黄，脉沉滞。诊断为脑鸣。证属风热上扰清窍，以谷青汤加减。处方：谷精草30g，青葙子15g，决明子10g，薄荷10g（后下），蝉蜕6g，桑叶5g，菊花5g（后下），蔓荆子12g，怀牛膝10g，生龙骨30g（先煎），生牡蛎30g（先煎），甘草3g。6剂，水煎服，日1剂。

二诊：脑鸣减轻，头晕、头懵消失，夜入睡慢，余无明显不适，大、小便正常。舌质红，苔薄黄，脉细而滞。上方加炒酸枣仁30g，茯神10g。继服6剂。

三诊：症状消失遂停药。近因工作劳累，脑鸣复作，睡眠多梦，口干不苦，食欲可，大便排泄慢，每次30～40min，小便正常，舌质红，苔薄黄，脉沉滞。上方加荷叶、槐角各30g。继服10剂告愈。

**病案2**　李某，女，55岁，于1998年9月29日初诊，以“间断性头晕、头痛1年，发作6天”为主诉。1年来不明原因经常出现头晕、头痛，头顶发紧，项强不舒，伴右侧颈索乳突肌肿胀，口干不苦，易感冒，时有心悸，腰痛，纳眠可，无耳鸣，大便干结，脉沉滞。诊断为眩晕，证属风热上扰清窍，以谷青汤加减。处方：谷精草30g，青葙子15g，决明子20g，槐角30g，蝉蜕6g，蔓荆子10g，葛根30g，蒲公英20g，连翘12g，甘草6g。6剂，水煎服，日1剂。

二诊：头晕、头痛减轻，大便转常，近因停药，病情反复，左太阳穴处仍疼痛，头顶及项部发紧，两眼发花，纳眠可，大便干，小便正常。舌质淡红，苔白腻，脉沉滞。上方加川芎20g，生石决明30g（先煎），先后服药18剂，病愈。

**病案3**　张某，男，24岁，初诊以“前额及两太阳穴处热胀1年余”为主诉。1年来，不明原因出现前额及两太阳穴处热胀，口黏、口苦，天热时加重，天凉时减，早晨轻，中午及下午重，手心汗出，食欲一般，睡眠可，大便正常，小便黄。舌质红，苔薄黄，脉浮数。诊断为头涨，证属风热郁阻阳经，以谷青汤加减。处方：谷精草30g，青葙子15g，决明子10g，蔓荆子10g，薄荷6g（后下），菊花10g（后下），葛根10g，羌活6g，牛蒡子10g，延胡索10g，僵蚕6g，黄芩10g，甘草6g。6剂，水煎服。

二诊：口苦及手心汗出消失，前额及两太阳穴处胀痛减轻，小便黄，大便正常，纳眠可，舌质淡红，苔薄黄（染苔），脉细数。上方去黄芩、牛蒡子、延胡索、葛根，加白芷3g，川芎3g，夏枯草30g。水煎服。继服6剂。

三诊：前额及太阳穴处发胀基本消失，唯午后略有头涨，伴小便黄，余无明显不舒。舌质淡红，苔薄白，脉沉细。上方加荷叶10g，茶叶6g，当归10g，熟地黄10g。6剂善后。

谷青汤主要药物多入肝经，诸如谷精草、青葙子、菊花、薄荷、蔓荆子、决明子、黄芩、夏枯草等。头目疾患虽与阳经有关，但与厥阴肝经也关系密切。如《临证指南医案·头痛》邹时乘按曰："头为诸阳之会，与厥阴肝脉会于巅，诸阴寒邪不能上逆，为阳气窒塞，浊邪得以上据，厥阴风火乃能逆上作痛。故头痛一证，皆有清阳不升，火风乘虚上入所致。"说明头痛多由火风循肝经入巅顶所为。眩晕病与肝脏关系更密切。华云岫在《临证指南医案·眩晕门》中说："《经》云：诸风掉眩，皆属于肝，头为六阳之首，耳目口鼻皆系清空之窍，所患眩晕者，非外来之邪，乃肝胆之风阳上冒耳，甚有昏厥跌仆之虞。"故方中所选药物多归肝经，取其疏肝经郁热，散阳经风热之功。方中药物性多寒凉，味多辛甘，质多轻清，多为风药。头为诸阳之会，其位最高，非风药莫能上达至巅；风热之邪壅塞清窍或阳气郁热，非寒凉莫能清，非辛甘莫能散。只清不散则取效不捷，只散不清则取效不彻，故应清散合用，使风热之邪无潜藏之所。方中清上润下，上下分消。谷精草、青葙子、菊花等清上焦风热；黄芩清热燥湿；决明子润肠通便，泻肝热下行。少阳及阳明经郁热，易出现大便干，故通大便以助清上，使上下分消，取效较速。本方主要应用于风热上犯或阳经郁热或肝经风热上旋所致的头痛、头晕，头涨、头懵，耳鸣、鼻渊等病证，根据临床不同的兼证，可灵活加减。若头痛偏于太阳经部位，加羌活、川芎；偏于阳明经部位，加白芷、葛根；偏于少阳经，则加柴胡；风热夹肝阳上亢，加生石决明、珍珠母、天麻、钩藤；风热郁久伤阴，则合四物汤，或加玄参、麦冬等；风热外感兼夹，应合银翘散；便溏薄，去决明子；夜间眼珠胀痛重，重用夏枯草至30g；头昏不清，恶心，加荷叶30g，竹茹15g。以上所述，乃张老师应用谷青汤的一般规律，其加减用药，巧妙之处难以尽述。

［辽宁中医杂志，2001，28（3）：138-139］

# 张磊论治顽固性不寐的经验

孙玉信　张登峰

顽固性不寐为临床常见病，疗效多不理想，张老师根据顽固性不寐的特点，结合临床实践经验，提出顽固不寐多因脏阴亏虚，痰火内伏，神不守舍，魄不归位，魂不潜藏所致，与心、肺、肝关系密切。治以滋阴润脏，甘缓脏躁，清热化痰为主。方用眠安汤（经验方）加减，取得了较理想的疗效，现总结如下。

1. 不寐多因脏阴亏　不寐多因思虑劳倦太过，伤及心、脾。心伤则阴血暗耗，神不守舍；脾伤则脾气郁结，食少纳呆，生化之源不足，营血亏虚，不能上奉于心、肺。或因素体虚弱，肾阴不足，不能上济心阴，心火独亢，火旺刑金则肺津消灼，魄不能并精出入，神志不宁；或因肝郁化火，阴血被灼，心肝火旺，扰动神魂。因此，不寐与心、肺、肝、肾阴血亏虚密切相关。

2. 顽固不寐伤脏阴　长期不寐，暗耗人体的精神气血，机体的阴阳始终不能达到阴平阳秘的平衡状态，表现为虚阳亢奋，虚火内生，进一步损伤阴津，尤以损伤五脏阴液为主。如表现为损伤心阴的心火旺、心烦、溲赤，肝火旺的急躁易怒，肺阴伤的咽干颧赤，肺阴伤不能平制肝木则木火更旺的焦躁欲死，脾阴伤的纳呆不欲食、大便干结，以及肾阴伤的潮热、五心烦热等顽固性不寐证候群，形成脏阴虚—不寐—伤脏阴的恶性循环。其中以心、肺阴液损伤为主。

3. 顽固不寐夹痰火　顽固性不寐，一方面表现为脏阴亏虚，另一方面表现有痰火内伏的症状，诸如口苦口黏，头晕，恶心，舌质红，舌苔黄腻等。形成痰火内伏的原因有二：其一，脏阴不足则生内热，热炼津为痰，痰火交结，潜伏于脏腑，壅塞于经隧。其二，顽固性不寐加重了患者的精神负担，忧思焦虑，思则气结，脾气郁结不能为胃正常行其津液，津不正化，停聚为痰；忧虑过度则气郁，郁而生热，痰热互结，隐匿于脏腑之中，阻碍阴阳之气的正常顺接，导致不寐的发生。

4. 临床效差的原因　顽固性不寐的治疗，效果多不理想，其原因多为治法方药单一，未能针对“脏阴亏虚，痰火内伏”而遣方用药。所谓脏阴亏虚者，非一脏或某两脏阴津不足，而是五脏阴液俱不足。若久旱无雨，非一物失养干枯，乃万物皆失濡。五脏阴损则脏躁，脏阳浮越，浮越之阳不能温煦收敛心神，使心神不宁，故不寐。《内经》云：“阳气者，精则养神，柔则养筋。”因此，治疗中只注重补心、肾之阴，则效果多不理想。其次，顽固性不寐多夹痰火，此痰火非一般湿热或痰热之邪，乃是脏腑中偏亢之相火，由少火变成壮火，挟痰伏于脏腑，扰动神魂。所以，顽固性不寐患者不一定都有口苦、口黏及舌苔黄腻之湿热征象，治疗中一般也多不选加清化痰火之品，故效果欠佳。综上所述原因，治疗用药以滋阴清热安神之品则痰邪不去，以清热化痰镇静之品则脏阴不复，此乃临床疗效不理想之主要原因也。

5. *经方加减起沉疴*　张老师根据顽固性不寐的病机特点，结合自己的临床经验，自拟眠安汤，药物有生地黄、百合、麦冬、炒酸枣仁、黄连、胆南星、茯神、生龙骨、生牡蛎、半夏、小麦、大枣、甘草。方中重用生地黄、百合，取百合地黄汤之意。《金匮要略》中百合地黄汤主治百合病，百合病的主证与顽固性不寐的临床表现颇相似，如“百合病者，百脉一宗，悉致其病也。意欲食复不能食，常默默，欲卧不能卧，欲行不能行，饮食或有美时，或有不用闻食臭时，如寒无寒，如热无热，口苦小便赤，诸药不能治，得药则剧吐利，如有神灵者，身形如和，其脉微数”。长期不寐患者多有食欲减退，精神抑郁寡欢，或烦躁坐卧不宁，或时有恶寒燥热汗出，以及口苦、口干，脉数等心肺阴虚、虚火内生之症，故用百合、生地黄养心、肺，配伍麦冬、炒酸枣仁，养心肺之阴，清心肺虚火，除烦安神。因心肺居上焦，具有开发宣五谷味，充肤泽毛若雾露之溉之功能，养心肺阴津，又若久旱逢甘雨，枯木又逢春，以润养五脏六腑，甘缓脏急。黄连、胆南星、茯神清热化痰，定惊安神，祛内伏之痰火。甘麦大枣汤养心脾，润脏躁，缓脏急，平稳神气。生龙骨、生牡蛎平亢奋之虚阳，镇潜安神。半夏平跷脉之满溢。《灵枢·大惑论》云：“黄帝曰：病而不得卧者，何气使然？岐伯曰：卫气不得入于阴，常留于阳，留于阳则阳气满，阳气满则阳跷盛，不得入于阴则阴气虚，故目不瞑矣。”张老师认为，半夏乃平跷脉满溢之良药也。全方共奏滋阴清热，化痰安神之功。用此方治疗顽固性不寐多获良效。

6. *典型病例*　张某，女，42岁，工人，1998年4月9日初诊。间断性不寐10年，近半年病情加重，甚则彻夜不眠，口服艾司唑仑（舒乐安定）片2~3片也难以入睡。在其他医院服中西药治疗乏效，特慕名来诊。询问其症状，有心烦、急躁、欲哭，入眠时易惊颤而醒，口干，口苦，耳鸣，平时易上火，食欲一般，大便干，每日1次，小便黄，月经正常，白带适中。舌质红暗，苔薄黄，脉细。诊断为不寐。证属阴虚火旺，痰火内伏，治以滋阴清热，化痰安神，方用眠安汤加减。处方：百合30g，生地黄20g，麦冬30g，炒酸枣仁30g，茯神12g，胆南星10g，天竺黄10g，决明子15g，生龙骨30g，生牡蛎30g，怀牛膝10g，小麦30g，甘草6g，竹叶10g，灯心草3g，大枣5枚。6剂，水煎服，日1剂。

4月16日二诊：服上药后睡眠改善，停服艾司唑仑，已能入睡4~5小时，耳鸣及心烦急躁均减轻，仍口干、口苦，大便不干，但排便不畅，小便正常，舌质红暗，苔薄黄腻，脉细。照上方加玄参15g，槟榔6g，继服7剂。前后加减治疗2个月余，服药76剂，疾病告愈。

［河南中医药学刊，2000，15（1）：10-11］

# 张磊治疗外感咳嗽经验

孙玉信　张登峰

张磊主任医师系全国第二批500名带徒专家之一，学验俱丰，长于治内科杂病。张师治疗外感咳嗽用药具有轻、清、透、宣、润等特点。我们有幸跟师学徒，现将其治疗经验整理介绍如下。

1. 轻　张师认为，肺居上焦，为华盖，有娇脏之称，治疗外感咳嗽要突出"轻"字，即所谓"治上焦如羽，非轻不举"。其具体应用含义有四：①药味少。治疗一般咳嗽，药味不宜太多，不宜太杂，用药要精当，多则10余味，少则3~5味即可。如风寒外束致咳用三拗汤加味；肺有蕴热，外有风寒之邪，则用麻杏石甘汤；风邪致咳用止嗽散；风热致咳则用银翘散加减等。②药量轻。因肺脏娇嫩，不耐寒热，治疗用药不宜重剂，药量要轻，药量过大则有碍肺的宣发功能。如麻黄用3~6g，蝉蜕、桑叶、川贝母用各6g，杏仁、连翘用各10g。小儿用药量要轻，用1~6g即可。③药物质地轻。张师治疗咳嗽，多选花叶之类，取其轻浮透散之性，如金银花、款冬花、菊花、桑叶、薄荷、紫苏叶、木蝴蝶等。即使应用根、茎、果之属，也多为中空轻灵之品，如芦根、连翘、麻黄、蝉蜕。生石膏质地虽重，但具有清透之性，亦可选用。④药物性味轻。所用药物性味多属淡甘、微苦、微寒、微温者，少用大辛、大热、大寒之品，如生桑白皮、牛蒡子、车前子、陈皮、杏仁、荆芥、紫菀、僵蚕、甘草等。若素有寒饮，复感寒邪者则用姜、辛味；若素有痰热蕴肺，复感邪热者则用黄芩、全瓜蒌等。总之，用药轻灵，以"轻"去"实"。

2. 清　肺脏娇嫩，喜清肃，只容得自然之清气，容不得半点邪气，一有邪侵即发咳嗽。张师认为，风、寒、暑、湿、燥、火六淫之邪，皆可伤肺，使肺失清肃，宣降失常，气息不利，出现咳嗽。治疗首先要驱逐外邪，其次要清除伏邪，使肺脏清净无邪。因此，本文所说的"清"，不仅仅是指清热法，而实指清扫肺脏之所有病邪，故包括清热、祛风、祛痰、散寒等。①清热。清热之剂又分轻、中、重剂。若感受风热之邪，则用轻宣清热之轻剂，治以银翘散加味；若肺热较盛，复感寒邪，或外邪入里化热，表现为阵咳，咳而不爽，咳痰不利，口干口渴，舌质红，苔黄等肺热郁闭者，则用麻杏石甘汤加黄芩、生桑白皮、金银花、连翘等，此乃中剂；若外感邪热入里蕴肺，灼津为痰，痰热壅肺，表现为咳嗽吐大量黄痰，胸闷气促，或身热，口干渴欲饮，舌质红，苔黄厚腻，则用清金化痰汤加减，此为重剂；若素有肝火偏旺，上逆侮肺，复感外邪，内外夹击，表现为上气咳逆阵作，咽干面赤，咯痰不爽，胸胁胀痛，则用加减泻白散，加栀子、连翘、竹叶等。②祛风。祛风包括祛外风及息肺风。外感风邪，肺失宣，发为咳嗽者，多用止嗽散加减治之；风邪夹热，或夹寒，或夹燥所致的咳嗽，经用清热、散寒、润燥等法治疗后，咳嗽明显减轻，但未痊愈者，张师认为此时多有余邪不尽，肺有伏风，清肃失令，气逆而咳；也有咽痒而咳者，乃因咽喉为肺之门户，外邪除从皮毛而入，尚可从口鼻通过咽喉侵入肺中发为咳嗽，痒乃风邪不净所为，故辨证用药时应加息风之品，诸如僵蚕、蝉蜕。咽喉不利酌加牛蒡子、木蝴蝶、荆芥、射干等。③祛痰。外感之邪袭肺之后，肺失宣肃，津液失布，留而为痰为饮，痰浊蕴肺，肺失清洁。因此，止咳用橘红，半夏祛湿痰，冬瓜仁、生薏苡仁祛脓痰，杏仁、百部、南沙参祛燥痰，海浮石祛顽痰，黄芩、川贝母、瓜蒌清热痰，僵蚕、蝉蜕、荆芥祛风痰，麻黄、细辛除寒疾，车前子祛痰止咳疗效卓著，张师喜用之。④驱寒。散外寒多用麻黄、荆芥、紫苏叶等；若内有寒饮，则选加干姜、细辛等。综上所述，祛风、散寒、散热属于驱逐外邪，息风、祛痰、清热则属祛内邪，其目的是恢复肺的清肃之能，使肺行使清肃之令，否则咳嗽不能痊愈。

3. 透　肺主皮毛，外邪袭表，多循经入里，内舍于肺，致肺失宣肃，发为咳嗽。张师治外感咳嗽，主张给邪以出路，尽量使外邪达于肌表，透发于外，不能过早使用清热或镇降之品，更不能早用敛肺润肺之品，有碍邪之出路，以致闭门留寇。若属热邪为患，用芦根、连翘、薄荷、金银花、菊花、蝉蜕、牛蒡子等清透风热之品；若为风寒之邪所伤，则用麻黄、荆芥、杏仁、紫苏叶等散寒透邪之品。即使风、热、寒、燥之邪伏于肺脏，也应在清的基础上给以透发，最大限度地使邪从表而解。

4. 宣　肺主宣发肃降，以宣为主。宣发是肃降的前提，肺主气、司呼吸也是靠肺的宣发功能来完成的。因此，张师强调，治咳用药要顺从肺脏的生理特性，及时宣散、宜透、宜解外邪。《内经》云："善治者治皮毛。"病邪尚浅时，宜及早宣邪外出，勿过早应用降气肃肺或敛肺镇咳或滋阴润肺之品，即使燥邪致咳，也应宣润同用。另外，肺气不降多缘于肺邪不净，郁闭肺气。宣发不及，肃降不能，肺气上逆，故治咳以宣肺为主，肃降为辅。宣肺作用有三：一则宣邪外出；二则宣畅气机，通畅息道；三则从肺之性。常用药物有麻黄、桑叶、杏仁、芦根、连翘、紫苏叶等。若有肺气上逆，需用降气止咳之品，则在宣发的基础上选加紫苏子、枇杷叶、炒枳壳、前胡、马兜铃等无碍宣发作用的药物。

5. 润　肺为娇脏，既不耐热亦不耐寒，既恶燥亦恶湿，唯喜清肃润养。

治疗用药既不能过用苦寒，也不能过于辛散。苦寒则敛肺凝滞，辛散则耗津散气。因此，张师治疗咳嗽多辛润同用，宣降相依，常以当归配炒紫苏子，沙参合麦冬，炙紫菀伍炙款冬花，知母配贝母，黄芩配百合，既能润肺止咳，又不滋腻敛邪。此法多用于外感久咳不愈患者。

以上5点，仅为张师治疗外感咳嗽之常用方法。其临证加减之巧处，难以尽详，有待进一步整理完善。

[河南中医，2000，7]

# 张磊治疗胃痛的经验

孙玉信　张登峰

胃痛，又称胃脘痛，是由外感邪气、内伤饮食情志、脏腑功能失调等导致气机郁滞、胃失所养，以上腹胃脘近歧背处疼痛为主症的病证，为临床常见病、多发病。历代医家治法颇多，可谓见仁见智。张磊主任医师系全国第二批名老中医，我们有幸跟师学徒，现将3年来张老师治疗胃痛的经验进行归纳整理，概括为3法15方。

1. 截法　截法，即截断法，应用于胃痛，当为止痛法。适用于胃痛发作频繁，或持续性发作，疼痛剧烈。辨证多属实证，或气滞，或寒凝，或热结。应采取急则治标，兼治其本之法。根据其病因的不同，分别施以以下方药。

（1）五香饮（经验方）：药由丁香、沉香、木香、檀香、香附、槟榔、乌药、丹参、砂仁、百合组成。具有理气止痛、化瘀和胃之功。适用于恼怒气逆，肝气乘胃，胃气郁滞，升降失常，出现胃部攻痛作胀，上不能嗳气，下不得矢气，胃痛明显，用疏肝和胃之法效果不显著者。此气滞偏重于胃，且气机郁滞严重，非辛香走窜、破气止痛之品莫能为也。

（2）良香饮（经验方）：药由高良姜、香附、丁香、沉香、木香、檀香、荜茇、五灵脂等组成。具有温中止痛、理气和胃之功。适用于寒邪伤胃，气机凝滞，胃气不和，收引作痛，疼痛剧烈，伴见胃脘发凉或呕吐清水。治用良附丸似嫌力单，故组良香饮方。临床可选加制川乌、吴茱萸、川椒等。

（3）黄香饮（经验方）：药由大黄、黄连、瓜蒌、沉香、延胡索、川楝子、枳实、厚朴等组成。具有清热散结、止痛和胃功能。适用于热邪交结于胃，胃气郁滞，气机不通，故胃痛，胃中灼热，伴见口干口苦口黏等。本方由承气汤、小陷胸汤、金铃子散化裁而来，随证可选加黄芩、生石膏等。

**病案** 孟某，女，45岁，1998年1月13日初诊，以“阵发性胃痛1个月”为主诉。1个月前因饮食不慎，致胃脘热胀疼痛，但胃部喜暖，无泛酸及口干口苦，食欲尚可，胃痛与进食无关，服用温中冲剂无效；胃痛发作时两内关穴前后处困痛，胃痛缓解时则消失；大、小便基本正常；舌质暗红，苔薄白而干，脉沉滞。诊断为胃痛，证属寒凝气滞，治以散寒理气，止痛和胃。以良香饮加减。处方：丁香6g，木香10g，檀香6g，五灵脂10g，大黄6g，高良姜10g，制香附10g，延胡索10g，上沉香2g（冲服），白酒1盅（为引）。4剂，水煎服。

1998年1月16日二诊：服上药2剂后，胃胀痛消失，但出现腹痛；大便次数增多，每日3~5次，质稀溏；纳、眠可；舌质红，苔薄黄，脉沉滞。处方：丁香3g，木香6g，檀香3g，五灵脂6g，大黄3g，高良姜6g，制香附10g，干姜3g，延胡索6g，上沉香1g（冲服），白酒1盅（为引）。3剂，水煎服。药后即痊愈。

2. *和法* 和法，即和解、调和之法，应用于胃痛则分调和胃肠、和解胆胃、调和肝脾、消积和胃等法。适用于胃痛不甚剧烈，属于虚实夹杂、寒热错杂、升降混杂之证。治宜补泻兼施、寒热并用、升降相伍，发挥调和之用。

（1）保和丸：消导化滞，和胃止痛。用于积滞内停，胃脘疼痛，胀满拒按，嗳气吞酸，呕吐不消化食物，其味腐臭，大便不爽。随证可加厚朴、杏仁、草果等。

（2）延年半夏汤：药由党参、半夏、槟榔、鳖甲、前胡、吴茱萸、生姜、枳实、桔梗组成。具有调畅气机、和胃止痛功能。用于肝、肺、胃气机郁滞，脾虚积滞内停所致的胃痛时剧时止，喜屈其上体抵压疼痛部位以减轻疼痛，嗳气欠伸，呕吐后疼痛缓解。可随证化裁。

（3）半夏泻心汤：辛开苦降、和胃止痛。治疗上热下寒、寒热错杂，升降失常所致的胃痛，喜暖喜按，得温痛减，口干口苦，噫气频作，舌质红苔黄。可选加延胡索、川楝子、重楼等。

（4）加味越鞠丸（经验方）：药由苍术、川芎、栀子、香附、神曲、黄连、吴茱萸、延胡索、川楝子组成。具有疏肝泄热、开郁止痛功能。用于胃气郁滞，郁而化热，胃失和降所致的胃痛胃胀，烧心泛酸，嗳气频频，嘈杂吞酸。

（5）丹栀逍遥散：疏肝健脾、泄热和胃。用于肝郁脾虚，肝胃郁热，木乘脾土所致的胃脘灼痛，腹胀胁胀，心烦易怒，大便不爽。

（6）加减柴胡汤（经验方）：药由柴胡、黄芩、枳实、半夏、大黄、白芍、延胡索、川楝子、郁金、蒲公英组成。具有清胆和胃、泻热止痛功能。用于胆胃湿热或实热，通降失常所致的胃痛腹胀，胁肋胀痛，口干口苦，大便干结。

(7) 白及汤（经验方）：药由白及、蒺藜、枳实、重楼、花蕊石、三七粉、煅海螵蛸组成。具有和络化瘀、敛疮平溃功能。治疗胃中郁热，腐肉伤血所致的胃痛，饥饿时加重，入夜尤甚，进食后缓解，泛酸烧心。

(8) 黄连温胆汤：具有清热化痰、和胃止痛功能。用于痰热中阻，胃失和降所致的胃痛，恶心欲呕，口干口黏，头重身困，大便不爽，苔黄腻。可选加五灵脂、生薏苡仁、佩兰等。

**病案**　崔某，女，46岁，1997年7月18日初诊，以“胃脘疼痛半年”为主诉。1997年年初，因食物过多，致胃脘不舒，饭前隐痛，饭后胀痛，泛酸，食欲可，大、小便正常。舌质红，苔薄白，脉沉弱。胃镜示：出血性胃底胃炎。诊断为胃痛。证属中虚不运，内有停积，气机不畅。治以健脾化积、调畅气机。用延年半夏汤加减。处方：半夏12g，槟榔6g，鳖甲9g，炒枳壳6g，桔梗3g，前胡6g，党参6g，吴茱萸3g，延胡索10g，煅海螵蛸10g，黄连2g。生姜3片（为引）。6剂，水煎服。

1997年7月24日二诊：服上方后胃痛基本消失，但感胃胀不适，多于食后加重，舌、脉同前。照上方加鸡内金6g，党参改为10g。6剂，水煎服。

1997年8月1日三诊：药后痊愈，巩固治疗。

3. 补法　补法用于胃痛，分运补、温补、润补。适用于虚证胃痛，或气虚，或阳虚，或阴虚，或兼夹存在。分别施以补脾健胃、温中益阳、滋润胃阴、酸甘化阴等法。

(1) 香砂养胃汤：健脾益气、和胃止痛。用于脾胃虚弱、运化无力所致的胃脘隐痛，胃胀，食欲减退，大便溏，可选加五灵脂、草豆蔻、延胡索、荜茇等。

(2) 理中汤：温中健脾，和胃止痛。用于脾阳不振，水温不化致胃痛隐隐，绵绵不休，喜暖喜按，泛吐清水，可合良附丸。兼气滞者，加青皮、陈皮，为治中汤；伴呕吐者，加砂仁、半夏，为砂半理中汤。

(3) 养阴建中汤（经验方）：药由北沙参、麦冬、石斛、玉竹、佛手、白扁豆、天花粉、白及、生地黄、桑叶、重楼、郁金、甘草组成。具有养阴益胃、缓解止痛功能。用于胃阴亏虚或气阴两伤所致的胃脘隐隐灼痛，似饥而不欲食，口干、大便干，舌质红，少苔。兼湿者，加苍术、黄连。

(4) 加味芍甘汤（经验方）：药由生白芍、重楼、甘草、木瓜、乌梅、麦冬、丹参、五灵脂、蒲黄、蒲公英、焦山楂组成。具有酸甘化阴、和络止痛功能。用于胃阴不足兼瘀血所致的胃痛隐隐，入夜尤甚，嘈杂灼热，口干，舌质红少苔。

**病案**　林某，男，25岁，1997年12月5日初诊，以“食后胃脘胀痛3年余”为主诉。3年前无明显诱因出现胃脘胀痛，多在食后或食生冷后诱发，服多潘立酮（吗叮啉）可以缓解，口干不苦，时有嘈杂，大、小便正常。舌质红，苔少，脉细略数。诊断为胃痛，证属胃阴不足，治以养阴建中汤加减。处方：北沙参15g，麦冬10g，天花粉10g，炒白扁豆15g，桑叶6g，石斛15g，木瓜10g，生山药20g，鸡内金6g，佛手10g，炒麦芽15g，甘草6g，大枣4枚，粳米1撮。6剂，水煎服。

12月16日二诊：药后胃痛未作，口干，饮不解渴，二便调。舌脉同前。照上方加玉竹15g，继服6剂巩固治疗。

从上可以看出，张老师治疗胃痛可谓法中有法，方中有方，以方例证，执简驭繁。其加减用药，依病情而定，或变换其药味，或调整其用量，既注重到脾胃，又注意到相关脏腑，突出中医辨证论治。其方药看似平淡，实则寓意较深，疗效也很显著。本文仅归纳了张老师治疗胃痛的一般规律，其用药的巧妙之处远不限于此。

［北京针灸骨伤学院学报，2000，7（2）：30-32］

# 张磊主任医师临床经验介绍

张跃华　张登峰　贺庆华

张磊主任医师从事中医医疗、教学和管理工作50余载，其医德高尚，善用经方，组方严谨，擅治疑难杂症。笔者有幸师从张老师学习，受益匪浅。兹就其临床部分经验略加整理，介绍如下。

1. *治头面之疾擅用轻灵之剂*　头居人之巅顶，为诸阳之会，又为“元神之府”。风、热、火为阳邪，无论其外感或内生，感之则易袭阳位。张老师提出，头面之疾多实少虚，多热少寒。由于其病在上部，故在治疗上当采用轻灵之剂。吴鞠通指出：“治上焦如羽，非轻不举。”张老师自拟谷青汤经长期应用，屡用屡效。药物组成：谷精草30g，青箱子15g，决明子10~30g，蔓荆子10g，薄荷10g（后下），菊花10g（后下），酒黄芩10g，牛蒡子10g，甘草6g，蝉蜕6g。临床上适用于风热上扰清窍或肝经有热之头晕头痛、偏头痛、眼胀目赤、眼眶痛、耳鸣脑鸣、面目水肿、鼻渊、鼻痛，或伴便秘口苦，失眠躁热，舌尖红、苔薄白或薄黄，脉稍数有力等症。相当于现代医学血管神经性头痛，紧张性偏头痛，高血压性头晕头痛、鼻炎、鼻窦炎、内耳性眩晕、神经性耳鸣等病。该方特点是药物轻灵，多为凉散之味，适应证广，且价格低廉。临床应用时，眼胀，加夏枯草、茺蔚子；头痛，加川芎、白芷；头晕，加荷叶等。

2. *治脾胃之病善用“运通疏达”之方* 中焦为脾胃中土之居，肝胆则位其旁。脾主运化，胃主受纳，肝（胆）主疏泄。在脏腑功能特点上，脾气以升为顺，胃气以降为和，肝胆以调和为畅，脾胃与肝胆有木土相克相侮的关系。张老师提出，“脾虚不在补，而在运，即使补也要晚补”，“腑以通为用，胃以通为补”。临床上，肝气多犯脾，胆气多犯胃。故治疗脾胃病宜用运通疏达之剂。综观张老师临床用药，多选用越鞠丸、大柴胡汤、小柴胡汤、逍遥散、柴胡疏肝散、丹参饮、二陈汤等方加减。如脘腹痞满、纳呆食少、烧心泛酸、口苦，便干、呃逆少寐等症，证属肝脾壅郁不和，选用越鞠丸加味治之。张老师认为，此方虽为气、血、痰、火、湿、食等六郁而设，但辨证关键为肝（胆）脾（胃）不和而致郁滞，即木土壅郁，其中气、血、火主要责之肝胆，湿、痰、食主要责之脾胃。虽分六郁，实则互为影响，不可孤立看待。临床上，张老师对此方的应用可谓得心应手，桴鼓相应。他还强调，在治疗胃肠疾患时，可适当加用大黄以提高疗效，因腑气一通，则胃气得降，郁滞可消。

3. *治虚证失眠善用清滋之品* 张老师对失眠的诊治颇有经验，临床上常辨证选用越鞠丸、逍遥散、黄连温胆汤、血府逐瘀汤、天王补心丹、酸枣仁汤、清宫汤、磁朱丸、三仁汤等。他自拟经验方眠安汤，组方合理，用之多效。药物组成：百合30g，生地黄 10g，茯苓 10g，竹叶 10g，麦冬 20~30g，灯心草 3g，炒酸枣仁 30g、生龙骨 30g（先煎），生牡蛎 30g（先煎），浮小麦 30g，炙甘草 10g，大枣 6~10 枚（切开）。证属阴血不足、神明失养，或兼心火上炎、或兼肝阳上亢、或兼肾精不足者均可以此方加减使用。临床上，因短暂失眠而就诊者并不多，常为长期失眠影响心身健康和工作生活者而求医。故此失眠多虚少实，且失眠愈重愈久，阴血暗耗愈甚，运用此方，甚为合理。临床应用上，心火盛者，可加黄连、栀子；肝火盛者，可加龙胆、黄芩；夹痰热者，加胆南星；肾精不足者，可加黄精、女贞子等。

4. *治疗长期便秘善用濡润之味* 便秘的治疗常用导泻剂、润肠剂和促进肠蠕动等方剂。导泻剂如大承气汤、小承气汤；促进肠蠕动的方剂如补中益气汤、六磨汤；润肠剂如济川煎、麻子仁丸、增液汤等。长期便秘多见于老年人或经产妇女，对其治疗若仅使用导泻药物，虽可图一时之快，但往往愈泻愈秘，耗伤正气。张老师自拟润肠汤，对于阴血不足、津枯肠燥之便秘效果较佳。他认为，对此类便秘，或兼见脘腹胀满、不思饮食、恶心消瘦、燥热乏力等症者，均应以治便秘为主，大便一畅，诸症自除。药物组成：槐角30g，制何首乌30g，川牛膝30g，决明子30g，炒火麻仁30g，肉苁蓉30g，槟榔10g，香橼10g，当归15g，炒麦芽15g。临床也可根据病情适当加入大黄、苦杏仁、炒莱菔子、炒枳实、瓜蒌等药。但在服药方法上，张老师提出，服药取效后逐渐延长服药间隔时间，逐渐停药。

[陕西中医，2004，35（3）：9-10]

# 张磊主任医师诊治疑难病经验选介

张跃华

张磊主任医师从事中医临床、教学、管理等工作50余载，笔者有幸从师张老学习2年，常悟张老或自创或将前人的一些方剂加减后成为其临床治病的特色经验方。兹就张老治疗部分疑难病的特色经验整理如下。

1. *谷青汤治头晕头痛*　头居人之首位，为诸阳之会。风、火、热为阳邪，无论其外感或内生，感之则易袭阳位，故其病多热少寒、多实少虚。大凡因风热之邪袭于头面，或因肝经有热而致头晕头痛、偏头痛、眼胀目赤、眼眶痛、耳鸣脑转、口苦躁热等症，均可以谷青汤治之，且效佳价廉。组方为：谷青草30g，青葙子15g，决明子10~30g，蔓荆子10g，薄荷10g（后下），菊花10g（后下），酒黄芩10g，牛蒡子10g，蝉蜕6g，甘草6g。水煎服，日1剂。

2. *丹百汤治胸痹*　心主血脉，故心血宜通，心血宜养。胸痹多因血脉瘀阻、心失所养所致，故张老拟方丹百汤以活血理气止痛为主，兼以濡养心血。用于胸痹胸闷、心前区时有绞痛、心悸乏力等症疗效显著。组方为：丹参30g，百合30g，檀香3g，砂仁3g（后下），乌药10g，郁金10g，全瓜蒌20~30g。水煎服，日1剂。临床上对于血瘀气滞之胃痛也有良效。

3. *山前汤治疗慢性腹泻*　张老根据临床辨证认为，慢性腹泻多属于脾胃虚弱为本、肠胃积热为标，治当先祛其积滞或湿热，后再议补。故制方山前汤：生山楂15g，炒山楂15g，生车前子15g，炒车前子15g，生山药15g，炒山药15g。水煎服，日1剂。临床运用时，如单纯积热而脾虚现象不明显者，可单用前4味取效；如症见腹痛而泻，泻后痛减者，合痛泻要方（炒白术10g，白芍10g，陈皮10g，防风6g）效果更佳；如兼肠胃湿热者，则合葛根芩连汤（葛根10g，黄芩10g，黄连6g，甘草6g）或白头翁汤更佳。值得一提的是，张老对上述诸症杂见者，常以山前汤合痛泻要方加赤石脂10g，黄连6g

治之，其妙在黄连配赤石脂既可清其湿热，又可固其肠胃，敛而不留邪，清而又止泻。

4. 半疏半补方治郁胀　郁胀病多发于妇女绝经期前后，中医认为，多属肾脾虚弱，水湿失运，血行不畅所致。张老制半疏半补方对治疗郁胀有很好的疗效。他认为脾主四肢、主肌肉，脾胃虚弱，水湿运化失常，经络湮瘀，故生郁胀病。具体组方为：炒白术10g，炒苍术10g，茯苓10g，猪苓10g，泽泻10g，青皮6g，陈皮6g，炒枳壳6g，炒枳实6g，姜黄6g，生薏苡仁30g，赤小豆30g，木瓜30g，丝瓜络15g，甘草3g。水煎服，日1剂。该方以二术、二苓、泽泻健脾祛湿，青皮、陈皮、枳壳、枳实疏肝健脾，丝瓜络、姜黄、木瓜、薏苡仁祛其经络之瘀滞。诸药合用，正合郁胀之水湿、气滞、血瘀之机制，肝脾同调，故有良效。

5. 三黄二姜（僵）一附汤治疗复发性口疮　口疮的辨证多归属于心、脾、胃、肾等脏腑，临床上多认为有"火"。但有虚火和实火之分，心火、胃火、湿热之别。心火者治以导赤散或合清宫汤等；胃火者，治以泻心汤、清胃散或玉女煎；肾阴不足者，治以知柏地黄汤；肝经郁热者，治以丹栀逍遥散。另外，张老还根据辨证选用生脉饮、封髓丹、半夏泻心汤、三仁汤等加减。复发性口疮病程日久，常常见到一些寒热错杂之证，张老每以三黄二姜（僵）一附汤取特效。组为：黄芩10g，黄柏10g，干姜10g，僵蚕10g，制附子10g（先煎），黄连6g，甘草6g。水煎服，日1剂。该方组成简明扼要，寒热并用，疗效显著，确属良方。

6. 平痤汤治痤疮　痤疮多发于面部、背部及臀部等处，影响美观。张老认为，阳明为多气多血之经，痤疮为火热结于阳明经所致，治取《内经》"热者寒之""火郁发之"之理，在普济消毒饮基础上加减制为平痤汤，用之十分效验。组成为：黄芩10g，牛蒡子10g，桔梗10g，升麻10g，马勃10g，陈皮10g，僵蚕10g，薄荷10g（后下），连翘10g，玄参30g，板蓝根30g，生薏苡仁30g，赤芍15g，黄连6g，甘草6g。水煎服，日1剂。普济消毒饮原为治大头瘟而设，张老取之加减，妙在取"火郁发之"之理，并加薏苡仁、赤芍等祛其湿热、凉血化瘀解毒，摒弃单纯清热解毒治痤疮之法，故临床效果良好。

［新中医，2003，25（3）：247—248］

# 张磊辨治长期发热验案举隅

张跃华 贺庆华

长期发热，临床治疗甚为棘手，尤其是对一些病因不明确、伴随症状不典型、多种检查无异常、诊断不清楚的患者。张磊主任医师以其深厚的中医理论知识，多能对此准确地辨证施治，并收到很好的临床疗效。许多病例，看似简单，但寓意颇深，对临床很有启发性。兹就笔者侍诊所见所学，加以整理，以供同道借鉴。

1. 风热在表仍用银翘散加减

范某，男，14岁，2001年12月12日初诊。发热27天，上午37.5℃，下午4时渐升，晚9时可达38.5℃，最高达39℃。在某医院多次进行相关检查未见异常，用西药治疗无功而出院自述发热前恶寒，发热时头痛、头晕，有时胸闷乏力，无咽痛咳嗽等症，二便正常。舌质红、苔白腻，脉浮数有力。诊为风热在表。处方：金银花10g，连翘10g，竹叶10g，荆芥10g，薄荷10g（后下），桔梗10g，僵蚕10g，羌活10g，牛蒡子10g，芦根30g，蝉蜕6g，甘草6g。4剂，水煎服，日1剂。

二诊：药后仅下午热达37.5℃，余症也减。续服上方6剂而痊愈。

**按：**表未解不在于天数长短，而在于是否有表证存在。本证虽近1个月，但尚有表证，故治疗上仍用解表药。银翘散妙在辛凉之中少佐辛温之品，变为辛凉复辛温法，以增强其发散表邪的功能。张师在治疗风热感冒兼有身体痛楚症状者，往往在银翘散中加入羌活1味，疗效甚著。

2. 邪郁少阳治以小柴胡汤加减

张某，男，53岁，2002年5月29日初诊。自述近1个月来夜间发热，体温多在37.5℃左右，有时最高可达38℃，半小时至1小时可退。曾查肺CT、支气管镜检查等相关项目未见异常，按肺部感染治疗不效。发热时伴汗出气短，吐少量白痰，全身乏力。舌暗稍红、苔白腻微黄，脉沉。诊为邪郁少阳。处方：柴胡12g，黄芩10g，清半夏10g，党参10g，生龙骨30g，生牡蛎30g，炙甘草6g。生姜3片，大枣3枚（切开为引）。7剂，水煎服。

2002年6月5日二诊：诉低热汗出明显减少，舌、脉同前。守上方加桑叶10g，车前草15g。6剂。药尽病愈。

**按：**小柴胡汤治疗邪郁少阳之长期发热，临床上屡屡取效，柯韵伯喻之为

“少阳枢机之剂，和解表里之总方”。该方以和解少阳为主，具有清解胆热，补气和胃降逆之功，祛邪兼以扶正，使邪气得解，枢机得利，经气调和则发热自退。由于长期发热常常耗气伤阴，故可在原方中加入知母、白薇以养阴清热，或加生龙骨、生牡蛎以益阴潜阳；热较盛者，则加金银花、连翘、白茅根以清泄之。如此等等，皆是张师的用药经验。

3. 邪留膜原治以达原饮加减

原某，男，15岁，2001年12月14日初诊。自述发热1月余，体温最高达39.7℃，低则37.4℃，上午重下午轻。最初化验周围血白细胞$1.8\times10^{9}$/L，以后多次查血常规及胸片等相关检查未见异常。舌红、苔薄白，脉沉数，体型胖。诊为邪伏膜原，湿热内阻。处方：厚朴10g，槟榔10g，黄芩10g，知母10g，白芍10g，半夏10g，陈皮10g，草果10g，柴胡10g，青蒿30g，白茅根30g，滑石30g（包），赤苓15g，甘草6g。4剂。

2001年12月18日二诊：服药2剂后，发热即减，现体温最高为37.8℃，余无不适。舌红、苔薄白，脉沉滞略数。处方：厚朴10g，槟榔10g，黄芩10g，知母10g，白芍10g，草果10g，柴胡10g，滑石30g（包），白茅根30g，青蒿30g，金银花15g，连翘12g，甘草6g。服完6剂而病愈。

**按**：《温热经纬》说：“膜原者，外通肌肉，内近胃腑，即三焦之门户，实一身之半表半里也。”治疗上，邪不在表忌用发汗，胃腑不实不宜攻下，热中有湿不能单纯清热，湿中有热又忌片面燥湿。吴又可创立此方以开达膜原、辟秽化浊，对此类发热用之甚效。本例用方妙在加滑石、白茅根2味，以荡涤内蕴之热，从小便而出。

4. 气虚发热治用补中益气汤加减

李某，女，14岁，2002年5月20日初诊。间断发热3年，去年已治愈。近2个月不明原因复发，每天多在中午12时至下午3时低热，体温37.3～37.5℃，之后自然退热，有时于活动后体温升高。发热时面红，手心出冷汗，有时伴头懵、头痛，早上、晚上胃痛时作。舌质微红，苔薄白，脉细。服小柴胡汤加味、四物汤合小柴胡汤加减不效。辨证为气虚发热，日久伤阴。处方：党参10g，炒白术10g，当归10g，陈皮10g，白薇10g，知母10g，黄芪20g，升麻6g，柴胡6g，炙甘草6g，白芍12g，通草3g。6剂。服药后体温渐降，继服10剂，体温有数日正常。之后低热又作，再以上方加减，服药30余剂后，未再发低热。

**按**：张师用补中益气汤加味治疗气虚发热每获良效。用方时除补中益气汤原方加味方法外，患者兼有阴伤倾向者，则加入知母、白薇，退热效果则更好；若下午及夜间发热更重者，则加入生白芍15～30g，以敛阴，并能安其阴火。

5. 阴虚火旺治以建瓴汤加减

张某，女，66岁，2002年8月13日初诊。诉低热3个月。3个月前因受凉而致间断发热，体温37~37.7℃，昼夜均可发热。发热时全身汗多，头晕，头痛，畏风寒，失眠，大便偏干，每日1次。曾有1次全身皮肤出现红斑，近2年患高血压病，近1年半失眠。舌黯红，苔薄黄而糙，脉弦细数。血压190/130mmHg（25.3/17.3kPa）。胸片及多项相关化验等无特殊异常。辨证为阴虚火旺。方取建瓴汤之意加减。处方：生白芍30g，怀牛膝30g，丹参30g，槐花30g，水牛角30g（先煎），怀生地黄15g，麦冬15g，赭石15g，干地龙10g，泽泻10g。15剂。

2002年8月28日二诊：服上方5剂热即退，服完15剂后未再发热。今咽干且痒而咳，失眠。继以上方加桑白皮10g，杏仁10g，知母10g，玄参15g。再服15剂而病告愈。

**按：**建瓴汤原为张锡纯为治疗肝阳上亢之头目眩晕、耳鸣目胀、脉弦硬而长等症而设。本证阴虚为本，虚火为标，故治取建瓴汤大剂滋阴平肝为主，使阴虚得复，则虚热自除。此即王冰“壮水之主，以制阳光”之意。

6. 邪实正虚治以四妙勇安汤加减

郑某，女，36岁，2002年8月30日初诊。主诉“高热1个月”。3个月前因左下肺支气管肺泡癌行手术切除，术后化疗数疗程。近1个月高热，体温最高达39.5℃。20天前肺CT发现胸水，行胸穿抽水后2次细胞学检查未见癌细胞。现体温38.8℃，下午重，身冷，咳嗽，闷气痰少。舌淡红、苔薄白稍黄腻，脉细数。处方：玄参30g，金银花30g，生黄芪30g，猪苓30g，茯苓30g，白花蛇舌草30g，白芥子10g，秦艽10g，桔梗15g，甘草9g。6剂。

2002年9月6日二诊：服药后上午已不发热，仅下午低热37.4~37.5℃，咳嗽乏力明显减轻，舌稍红、苔薄白，脉沉细。上方加郁金10g，炒麦芽20g，炒山药30g，黄芪改为40g。连服14剂后，未再发热。

**按：**四妙勇安汤原为治疗热毒内盛之脱疽而设，但张师临床应用甚为广泛。本证属热毒与水邪互结，壅滞于肺，故以清热解毒，利水肃肺为主，兼之化疗大伤元气，故以黄芪补益肺脾，扶正以祛邪。用方较巧，收效亦速。

7. 小结

张师治疗发热病证的经验尚有许多，在此不一一例举。总之，对于长期发热的治疗，既不能依赖于西药消炎，也不能只知中药清热解毒，应当充分发挥中医学的整体观念和辨证论治的特点和优势，张师在此方面积累了不少经验。他认为，如果不审病机，不针对证候实质进行施治，见热退热是难以取得满意疗效的。亦不可拘泥于某方某药，当因证遣方，辨证用药，即所谓“医不执方，亦是医必有方”。

# 张磊治疗特发性水肿的经验

贺庆华　张跃华

现代医学中将水肿分为心性水肿、肾性水肿、肝性水肿、营养不良性水肿、某些内分泌疾病水肿及特发性水肿。特发性水肿是指原因未明的水肿，临床上多见于女性，表现为颜面、四肢甚或全身水肿，多种相关现代医学检查无异常。张磊老师是河南中医学院附属医院主任医师、全国名老中医专家，擅治内科疑难杂病。张老对特发性水肿，辨证思路灵活，选方用药得当，疗效显著，兹就其临床辨治经验分述如下。

1. 半疏半补法　本法是针对脾虚失于输化而设。脾虚水湿不化、阻滞气机，单纯健脾利湿则无益于畅通气机，水湿不易祛除。半疏半补法则二者兼顾。方中多用对药是其特色，如白术配苍术、茯苓配猪苓等，看似平淡，寓意较深，用之得当，每获良效。药物组成：炒白术 10g，炒苍术 10g，茯苓 10g，猪苓 10g，泽泻 10g，青皮 6g，陈皮 6g，炒枳壳 6g，炒枳实 6g，木瓜 30g，生薏苡仁 30g，赤小豆 30g，甘草 3g。

**病案**　李某，女，65 岁。颜面、下肢水肿 4 年，加重 2 周。伴纳差、腹胀，食后胀甚，大便初硬后溏，且排便不畅。舌质淡暗，苔白腻，脉沉滞。四诊合参，张老认为证属脾虚气滞，水湿内停。予半疏半补法以行气化湿，健脾利水。处方：炒白术 10g，炒苍术 10g，党参 10g，猪苓 10g，茯苓 10g，泽泻 10g，青皮 6g，陈皮 6g，炒枳壳 6g，炒枳实 6g，木瓜 30g，生薏苡仁 30g，赤小豆 30g，甘草 3g。水煎服，日 1 剂。

二诊：服药 6 剂，水肿及腹胀明显减轻，大便较前通畅。舌苔较前变薄，仍纳差。守上方加炒麦芽 15g，炒神曲 10g，继服 15 剂。

三诊：腹胀消失，颜面、下肢水肿基本消退，晨起偶有下肢稍浮，纳食增多，大便成形，日行 1 次，排便通畅。舌淡红，苔薄白。继守上方 10 剂以巩固疗效。

2. 化痰通络法　本法是针对痰湿热瘀阻经络而设。痰湿热瘀阻，经络湮瘀，水液不能输布，渐而停积，遂成水肿。张老师治此证常用温胆汤加味，妙在重用茯苓，既能益脾又能渗湿，使水湿之气潜然消去；更用忍冬藤清热通络，丝瓜络凉血通络，此二味伍用，能使经络中湮瘀之邪，荡然无存。药物组成：清半夏10g，陈皮10g，竹茹10g，炒枳实10g，泽泻15g，丝瓜络30g，茯苓30g，忍冬藤30g，甘草6g。

**病案**　周某，女，52岁。全身肿胀10余年，伴头晕、失眠、胃胀满，口干口苦，纳差，大便时干时溏，小便黄。舌质暗红，苔黄厚腻，脉沉滞。四诊合参，张老认为，证属痰湿热瘀阻、经络湮瘀。予化痰通络法以清热化痰、祛湿通络。处方：清半夏10g，陈皮10g，川芎10g，茯苓12g，泽泻15g，丝瓜络30g，忍冬藤30g，夏枯草30g，天麻6g，炒白术6g，甘草6g。

二诊：服药6剂，水肿及头晕明显减轻，胃胀满、口干、口苦亦减，仍失眠、二便调。舌质暗红，苔黄厚腻，脉沉滞。守上方加黄连6g，炒酸枣仁30g，知母10g。继服10剂。

三诊：水肿消退，头晕消失，余症皆减。守方15剂以巩固疗效。

3. 疏肝健脾利湿通络法　本法是针对肝郁脾虚而设。肝郁则气机阻滞，脾虚则运化失职，水湿内停，二者合而为患，遂成水肿。张老师治此症常用逍遥散加重茯苓用量，复加木瓜、薏苡仁、香附使肝气得畅，脾气得运，水湿得行，而肿自消退。此方着眼点是疏达肝气。药物组成：柴胡10g，白芍10g，当归10g，炒白术10g，茯苓30g，木瓜30g，生薏苡仁30g，薄荷3g，甘草3g，制香附15g。

**病案**　高某，女，38岁。下肢、颜面肿5个月，经前乳房胀，平素急躁易怒，纳、食、二便正常。舌质暗红，苔白稍厚，脉弦细。四诊合参，张老认为，证属肝郁脾虚，水湿内停。予疏肝健脾利湿通络法。处方：柴胡10g，白芍10g，当归10g，炒白术10g，牡丹皮10g，栀子10g，薄荷3g，制香附15g，茯苓30g，木瓜30g，生薏苡仁30g，甘草6g。服药7剂水肿消退，继守上方10剂以巩固疗效。

4. 化痰通络法　本法是针对水湿泛溢肌肤，挟痰挟瘀，经络不通而设。方中用药多为通宣之品，通可行滞，宣可去壅，尤其天南星伍橘络，善去经络中之风痰。姜黄为行血行气之药，具通利经脉之功。本方对于无明显脾肾虚之象，偏于经脉瘀阻者，用之较为合适。药物组成：酒桑枝30g，丝瓜络30g，木瓜30g，鸡血藤30g，生薏苡仁30g，姜黄6g，通草6g，制天南星10g，橘络10g，当归10g。

**病案**　周某，女，52岁。颜面、双下肢水肿3个月，下肢水肿明显，双上肢麻木，夜间明显，纳、食、二便正常，舌质暗，苔白，脉沉滞。检查微循环提示：高黏血症，高凝血症，红细胞聚集。张老认为证属血脉瘀滞、水湿内停。予化痰通络法以活血化瘀、祛湿通络。处方：酒桑枝30g，丝瓜络30g，木瓜30g，生薏苡仁30g，鸡血藤30g，姜黄6g，通草6g，制天南星10g，橘络10g，当归10g。服药20剂，水肿及麻木减轻，检查微循环较前好转。守上方加茯苓12g，赤小豆30g，继服20剂，颜面、双下肢水肿消退，四肢仍稍感麻木。继守上方10剂以巩固疗效。

［四川中医，2003，21（3）：1-2］

# 张磊从“游部”辨治内科杂病的经验

姜 枫

张磊教授，河南中医学院第三附属医院主任医师，为第二批全国老中医药专家学术经验继承人指导老师。张师博及医源，医理纯熟，辨治精准，方药灵变。笔者有幸侍诊数载，得窥堂奥。现介绍张老“游部”辨治杂病的经验，希冀对同道临证有所裨益。

1.“游部”阐微 “游部”，语出《素问·阴阳类论》：“帝曰：三阳为经，二阳为维，一阳为游部，此知五脏终始。”后世医家对此注解可归纳为2种：经络循行说和气化功能说。

（1）经络循行说：持此论者认为“游部”指的是足少阳胆经经脉的循行特点。如《黄帝内经素问注证发微》：“一阳者，足少阳胆经也，起目外眦，络头分为四道，下缺盆，并正别脉六道上下，为人身之游行诸部也。”《内经词典》：“游，旗帜两旁的飘带。游部喻躯体两侧的少阳经脉犹旗帜两旁的飘带。《说文》：游，旗帜之流也。”以上诸注中有循行于太阳、阳明之间者和循行于身体两侧及循行于周身之别。

（2）气化功能说：有学者认为，“游部”指的是少阳之气在人体运行的特点。其中有谓“游部”即游行于表里之间者，如《素问札记》“少阳为半表半里，出表入里，故曰游部。部轻讲，不必有深意，诸注恐凿”（转引自《黄帝内经校注语译》）；有谓游行于太阳阳明之间者，如张介宾认为“少阳在侧，前行则会于阳明，后行则会于太阳，出入于二阳之间，故曰游部”，吴崑“游部者，游行于二部之中也”；亦有谓游行于身体之侧者，如《黄帝内经直解》“一阳为游部者，少阳为枢，循身之侧，开合凭之，犹游行之部署而旋转出入也”；尚有谓游行于周身各部者，若张志聪“少阳主枢而为游部……游部者，游行于外内阴阳之间，外内皆有所居之部署”，张锡纯“游部者，谓其中气化自手经至足经，自足经至手经，游行无定也”。

可以看出，上述两论均有不足。从原文看，本节为以阴阳比类的方法阐述经脉循行和以经脉为基础的脉象及脉证死期。《素问·阴阳类论》“帝曰：三阳为经，二阳为维，一阳为游部，此知五脏终始……一阳者，少阳也，至手太阳，上连人迎，脉急悬不绝，此少阳之病也，专阴则死……此六脉者，乍阴乍阳，交属相并，缪通五脏，合于阴阳，先至为主，后至为客”。从这个角度来分析气化功能说，未能考虑经脉循行，似在忠于原文的“信”上而略显不足。同时，单纯的以少阳经脉循行解释，不考虑少阳之气的气化功能特点，又似不能全面阐发本篇的理论价值。只有将少阳经脉循行特点和少阳之气的特点相结合，才能全面阐发“游部”的意义。因此，“游部”指的是以足少阳胆经经脉为基础的少阳之气的气化功能特点，即应为经络循行说和气化功能说两种观点的综合。因此认为，少阳之经脉循行于人体游行之部；少阳经脉之气游行于周身上下，动而不拘，有游行之性；其游行之性是以游行之部为基础的。临床上凡见少阳经脉循行部位出现的具有游移走窜不定特点的病证，或具有少阳之气动而不拘为特点的病证，皆可以“游部”理论为指导进行辨治。

2. 临证辨治　兹录张磊教授治验3则，以示张老从“游部”辨治杂病的经验。

**病案1**　张某，男，成人，干部。患左侧胸背连胁疼痛3个月，治疗无效，于1969年5月初诊。张老诊为太阳、少阳经气不利之疾，投以桂枝汤合小柴胡汤加白芥子、青皮治之。处方：桂枝9g，白芍9g，柴胡9g，黄芩9g，半夏9g，党参9g，白芥子9g，青皮9g，甘草6g，生姜9g，大枣4枚。上方服3剂而愈。

**病案2**　肖某，女，35岁，干部，2000年7月初诊。诉周身窜痛2个月余，伴两胁下痛，自认为与阴雨天气有关，双手畏冷水、困胀，左肩胛骨部位酸困。舌质淡，苔白，脉细。诊为太阳营卫不和，少阳经气不利。从太阳少阳论治。处以桂枝汤合曲直汤化裁。处方：当归10g，丹参30g，知母10g，山茱萸10g，白芍10g，桂枝10g，竹叶10g，乳香3g，没药3g，甘草6g。6剂，后以他病来诊，诉服药后痛除。

**病案3**　何某，女，36岁，农民，2005年9月初诊。患者全身游走性疼痛8个月余。分娩后生气出现上述症状，每在情绪激动后游走性疼痛加重，手足心热，口干苦，大便溏，睡眠多梦。舌质红，边有齿痕，舌苔黄腻，脉沉滞。此为少阳郁热为患。处方：柴胡10g，生白芍15g，当归10g，炒白术10g，茯苓12g，牡丹皮10g，栀子10g，地骨皮10g，生甘草6g，秦艽10g，生龙骨30g（先煎），生牡蛎30g（先煎），薄荷3g（后下）。6剂，水煎服，每日1剂，温服。

按："病案1"病在少阳经脉循行之处，为游部经脉之病，以小柴胡汤和解少阳，以桂枝汤调和营卫，加白芥子、青皮化痰行气止痛。"病案2"有周身窜痛之证候，为少阳游行之性，病在两胁，属少阳之所部，为游部经脉、气化并病，以曲直汤补肝活血，息少阳妄动之气，以桂枝汤调和营卫，加竹叶泻郁热。曲直汤出自《医学衷中参西录》，为张锡纯治疗"肝虚腿疼，左部脉微弱者"之方，方以山茱萸补肝，知母泻热，以当归、丹参、乳香、没药活血止痛。"病案3"诊为少阳郁热，系肝气不舒，日久郁积化热，流行于游部，治以丹栀逍遥散加味清化少阳郁热。"病案1"治在少阳，"病案2"治在厥阴，"病案3"为热郁游部，为邪干游部所致，但均以是病在"游部"，皆以"游部"理论为指导。3例均辨证精准，而效如桴鼓。

他若游部为痰、瘀等邪阻滞出现的病证皆可推而广之。当然，若举凡具游移之性的疾病皆以"游部"论治则又属胶柱鼓瑟，当鉴之戒之！

张磊教授披阅本文后加按语如下：此3例皆遵《内经》"一阳为游部"的理论进行治疗，皆获得比较满意的疗效。由此可见，《内经》博大精深的理论使人视野开阔，思路广泛，临床用之得当，往往能获奇效，深感医者对《内经》不可不精读也！

# 张磊临证运用对药分析

韦大文　王传珍　任　平

张磊主任医师是全国名老中医之一，长期从事中医教学和临床工作，治学严谨，医理纯熟，技艺精湛，积累了丰富的经验。张师认为，治病必求于本，临证用药贵在切中病机。治疗内科杂症，尤其针对顽痰、湿浊、瘀血、积滞病邪相互胶结，不易祛除，选用有针对性的对药，加减治疗，常能起到较为满意的临床疗效。

1. 治痰阻肺中之疾　《灵枢·决气》："上焦开发，宣五谷味，熏肤，充身，泽毛，若雾露之溉，是谓气。"上焦主要功能为敷布水谷精微至全身，以滋养肌肤、骨节，通调腠理。若上焦宣肃失权，气机受阻，痰饮内停，气化失常，易导致咳喘、胸闷、痰多、颜面水肿等症。张师认为，肺中之痰，有痰阻肺络、痰阻胸膈之别。痰阻肺络，指肺气上逆之咳喘证，可选用降气化痰之麻黄、炒紫苏子予以治疗。麻黄苦辛温，入肺、膀胱经，宣肺散风寒、止咳以平喘；炒紫苏子辛温，入肺、大肠经，可下气消痰、止咳平喘、宽胸润肠。两者配伍，一宣一降，一开一合，平喘效果十分明显。对于咳嗽频作，导致支气管痉挛而致咳喘者，可选用祛风散结化痰之僵蚕、蝉蜕。僵蚕僵而不腐，得清化之气，其气、味俱薄，轻浮而升，既能祛风清热、解痉息风，又能化痰散结通络；蝉蜕清轻升散，善走皮腠，祛风清热解痉，疗风热痒疹、皮肤瘙痒等症；二者合用，治疗肺风咳嗽，咽痒、气管痉挛性咳嗽效佳。

2. 治痰阻胸膈之疾 胸为人体空旷之处，湿热蕴郁弥漫，阻滞上焦，郁而成痰，气机升降受阻，经络不通则痛。张师选用白芥子、木香、青皮治之。白芥子辛散温通，温肺开胃、利气祛痰，朱丹溪云“痰在胁下及皮里膜外，非白芥子莫能达。古方控涎丹用白芥子，正此义也”，故可用于治疗渗出性胸膜炎之胸闷胁胀、咳吐白痰等症；木香气味芳香，善于升降诸气，泄肺气、疏肝气、和脾气，宣通上下，畅利三焦气滞。李时珍《本草纲目》载“上焦气滞用之者，金郁泄之者也”，“中焦气滞用之者，脾胃喜芳香也”，“下焦气滞用之者，塞者通之也”，木香是行气止痛，醒脾开胃的常用药；青皮辛温升散，苦辛酸烈，沉降下行，偏于疏肝胆气分，兼能消积化滞、消痈散结；多用于治疗肝气郁滞之胁肋胀痛，乳痈，结块等：三药联合，常用于治疗胸胁之疼痛，肋间神经痛等症。

3. 治痰阻经络之疾 痰湿阻于经络，常致经络不通，皮肤麻木不仁，手足顽麻或局部肌肉发凉等症。张师常选用制天南星、橘络燥湿化痰、祛风止痉。天南星苦温辛烈，开泄走窜力强，可燥湿化痰；橘络为橘子果皮与内果皮之间白色的筋膜，味苦性平，擅于走经络、行气化痰，顺气活血，通络止痛；两药互用，治疗痰滞经络之症有较好的化痰之效。对经络不通，郁胀水肿者，张师常选用丝瓜络、路路通这一对药。丝瓜络味甘性寒，通络利水、凉血解毒，可治气血阻滞、经络不通的胸胁疼痛、关节酸痛以及热毒疮疡肿痛；路路通味苦性平，主疏泄，通行十二经，祛风通络、利水消肿。二药合用，化痰利湿，通络止痛。

4. 治湿阻大肠之疾 大肠为传导之官，变化出焉。若过食膏粱厚味，醇酒炙煿，日久酿生湿热毒邪。湿热毒邪直趋中道，蕴结肠之脂膜，湿毒郁结，腐败滞肠中，而成泄泻、大便黏滞不爽之症。张师常用生车前子与炒车前子，生山楂与炒山楂治之。生车前子甘寒滑利，性专降泄，利水通淋、渗湿止泻。可治湿盛泄泻，暑热泄泻，痢疾诸症，并能清肃肝肺，化痰止咳；炒车前子性缓；两者并用，偏于行有形之水液，清热利湿、通淋利尿。生山楂味酸甘，性微温，健脾胃、消饮食，善去腥膻、油腻之积，行结气，并治积聚痰饮。《本草述钩元》云：“楂以酸甘，熟于深秋，是土得木之用，而木又受金之气者，木气至于金而气化，金气至于木而血化，皆不越于中土。此品虽未化金味，而已禀金气，故不独行结气，更化滞血也。气行血活，又何结聚、痰饮、痞满、吞酸之不治乎。”生山楂、炒山楂并用，消食化积，活血除滞，祛瘀生新，消大肠之积滞。上述二药配伍，妙在生熟并用，一柔一刚，一阴一阳，最具燮理之能。

5. 治湿热带下之疾　湿热带下是妇科中的常见多发病，多因妇人忧思伤脾，郁怒伤肝，肝经之郁火内炽，下克脾土，脾失运化，致湿热之气蕴于带脉之间。常选用滑石、黄柏，白蔹、蒲公英对药加减治疗。滑石甘淡性寒，质体滑腻。上能清水源，下可通水道，荡涤六腑之邪热。《本草求真》云“上开腠理而发表，是除上中之湿热，下利便溺而行水，是除中下之湿热。热去则三焦宁而表里安，湿去则阑门通而阴阳利矣”；盐黄柏苦寒坚阴，清热燥湿，泻火解毒，善退虚热，取盐制者专治下焦湿热带下。蒲公英又名黄花地丁，味甘苦性寒，清热解毒，散结消肿，“此草属土，得水之冲气，当入肝入胃，解热凉血之要药”；白蔹苦泄辛散，气寒降热，主治痈肿疽疮，散结止痛，除血分热。治女子阴中肿痛，杀火毒。二药相用，治湿热带下，疗效显著。

[上海中医药杂志，2006，8]

# 张磊运用经方治疗内科疑难杂病经验

邢海燕

张磊主任医师是全国第二批老中医药专家学术经验继承指导老师之一，已从医近 60 载。张师人品高洁，谦虚仁爱，尊崇中医典籍，博览群书，广采众长，潜心治学，严谨勤勉，故而医术精湛，学验俱丰。张师临证常用经方以起顽疾奇病，疗效卓著。张师常言，经方虽然数量不大，但内容博大精深，组方严谨，君臣佐使分明，理深意奥，疗效的显著性和可靠性是历代医家所公认的，故有“能起大病者经方也”之说，只要用之得当，药证相符，则效如桴鼓。笔者在学习、整理张师的临床经验的过程中，为其灵活运用经方辨治内科疑难杂病的思路和奇效所深深折服，现略举如下，与同道共飨。

1. 咳嗽案

孙某，女，47 岁。间断性咳嗽 40 余年，每至秋末发作，冬季较甚，夏季自愈，发作期间昼轻夜重，甚则难以入眠，且喉中发痒，痰多清稀。多方求医治疗 40 余年效不佳。观其神色形态无明显病容表现。方选小柴胡汤加味。处方：柴胡 9g，半夏 9g，黄芩 9g，党参 9g，五味子 9g，甘草 6g，生姜 9g，大枣 4 枚。上方服 1 剂后即能安然入眠，服 4 剂后咳嗽已去大半，继服数剂而病愈。

按：本证并没有小柴胡汤证的典型症状，但张师认为，本证为风寒之邪挟津液上聚于膈中，以致数十年缠绵不愈，服众多治咳之剂不效，故需另辟新径以治之。虑及小柴胡汤虽为和解少阳的主方，主治半表半里之证，但少阳经统主三焦及胆，三焦化气行水的功能有赖少阳枢机的疏达，且忆陈修园《医学实在易》中有“胸中支饮咳源头，方外奇方勿漫求，更有小柴加减法，通调津液治优优”的论述，《伤寒论》中也有“若咳者去人参、大枣、生姜，加五味子半升，干姜二两”的垂训，故根据患者的具体情况，以小柴胡汤增五味子1味治之，使三焦通，津液行，咳自愈。竟能起数十年之咳于数日，此为小柴胡汤的妙处。

2. 水肿案

张某，男，31岁。患者3年来全身不能触碰，触之即肿，约数分钟后即消失，平时担水则肩肿，走路用力过重则足肿，拍巴掌则手肿，不受外界气候变化的影响。就诊时在他皮肤上轻轻划一下，该处立即肿起来，与他握一下手，手也立即肿起来。饮食、睡眠、二便等均正常。多方求医不效，以为奇病。方选桂枝汤合小柴胡汤加味。处方：桂枝9g，白芍9g，柴胡9g，黄芩9g，党参9g，半夏9g，丹参15g，葛根12g，徐长卿30g，生龙骨30g，生牡蛎30g，甘草6g，生姜9g，大枣4枚。上方连服20剂，即告痊愈。

按：本证无寒热，无痛痒，唯以触之则肿、旋即消失为特点。桂枝汤、小柴胡汤虽然没有这样的主治证，但就病性而言，张师认为，此为营卫不和、三焦气化失调所致。桂枝汤虽为主治太阳中风表虚证的方剂，但太阳主一身之表，统辖周身肌肤，小柴胡汤如前所述，统主三焦气化，切中本证周身触之即肿的病情，故取二方合而治之，以冀阴阳协调，上下通和，表里畅达。药后果收预期之效。

3. 头痛案

刘某，男，40岁。10余年前因野外作业夜间受寒后常感背部发凉，未予诊治。1个月前又因受寒出现头痛，以前额疼痛为主，痛势剧烈，常睡中痛醒，伴恶寒、发热，热退后背部发凉更甚，全身也有怯寒之感。更有奇者，患者额前、耳后和鼠蹊处均有小结节，大如指腹，小如黄豆。他医曾用细辛、石膏、桃仁、红花、当归、川芎之类药物治疗，非但无效，又出现肢体水肿、纳呆症状。来诊时观其舌苔薄白，脉有浮紧之象。方选麻杏薏甘汤合麻黄附子细辛汤加味。处方：麻黄9g，杏仁9g，薏苡仁30g，炙甘草9g，制附子9g，细辛6g，羌活9g，白芷9g，陈皮9g。2剂后，遍身漐漐汗出，头痛大减，结节大消，身轻体畅。上方附子加至12g后继服2剂，仍漐漐汗出，痛处有汗，不痛处则无汗，头痛及结节消失殆尽。又以桂枝汤加味。处方：桂枝、白芍各9g，炙甘草6g，生姜9g，大枣4枚，制附子12g，细辛15g，黄芪21g，当归9g。3剂后，全身发痒（此前已数月身未发痒），诸症消失，病告痊愈。

按：张师四诊合参，认为本证为素体阳虚、外感风湿。风湿在表，故有寒热、头痛之症，阳虚寒甚，气血凝阻，则见头面部小结节。风湿在表，宜从汗解，故以麻杏薏甘汤以解表祛湿；湿易伤阳，况患者素体阳虚，易从寒化，故用麻黄附子细辛汤以温经扶阳散寒，加羌活、白芷以增强温散风寒之力。后以调和营卫之桂枝汤，酌加补益阳气兼散寒湿之品以善其后。共服药7剂，顽疾竟愈。

4. 积聚案

曹某，女，24岁。2个月前，因家事生气后在右上腹内生一肿块，初如鸡蛋大小，逐渐大如小碗，走路伸不开腰。按其肿块，形圆而质较硬，边缘整齐光滑，触之不移，压之不痛。观其舌苔无明显异常，诊其脉沉实有力。体质良好，饮食尚可，无寒热，但精神压力大。当地医院疑为肝癌，经某大医院超声波及肝脏CT检查提示肝无占位性病变，肿块与肝不连，性质不明，动员做手术治疗。方选桂枝茯苓丸加减。处方：桂枝15g，茯苓12g，白芍9g，牡丹皮9g，水蛭12g，蛰虫9g，昆布15g，海藻15g，远志9g，炮穿山甲9g（代），制马钱子0.3g。6剂后，肿块大消，质变软。而后在此方基础上去远志或去穿山甲，加生薏苡仁、附子、大黄、冬瓜仁等，后又加黄芪以扶正。如上调治2个月而愈，愈后又获生子之喜，健康如常。

按：此病为积聚中之积证，为气滞痰凝血瘀所致。张师取桂枝茯苓丸加减化裁治疗，增入薏苡仁、附子、大黄、冬瓜仁等味，又取薏苡附子败酱散合大黄牡丹皮汤之意。方中寒热并投，攻补兼施，对蕴郁结聚之邪，能推陈出新，共奏祛痰行水、软坚散结、活血祛瘀之功，故获满意疗效。

5. 结语

以上仅为张师医验案中的4例，但已足见张师用经方之巧，亦足见经方之神妙。张师启迪笔者要重视《伤寒论》《金匮要略》的学习，温故知新，要细读经书，探精入微，认真体会，注意考诸家得失，排众说纷纭，不宗一家之言，不遵一派之偏，做到心中不惑，胸有成竹，临证方能得心应手地应用经方。

[辽宁中医杂志，2005，32（8）：842]

# 张磊运用经方治疗外感发热经验探析

邢海燕

张磊主任医师是全国第二批名老中医之一，已从医近60载。张老精研岐黄，博览群书，广采众长，医术精湛，临证尤擅长运用经方，常获奇效。笔者有幸侍诊，得窥一二，现略举几例张老以经方治疗外感发热病案作一探讨，供同道参考。

**病案1**　冯某，女，44岁。自述感冒半月多，发热不退，体温38.0~38.5℃，曾服用多种感冒药及输液治疗，效均不佳。证见恶寒无汗，项强，口渴，苔薄黄乏津，脉浮数。方以葛根汤加味。处方：葛根30g，麻黄9g，桂枝10g，白芍10g，黄芩9g，天花粉10g，炙甘草6g，生姜5片，大枣4枚。服1剂后即汗出热退，未再发热。

本病发热虽半月以上，但张老认为，其证恶寒、无汗并有项强，为邪在太阳经，念及“太阳病，项背强几几，无汗，恶风，葛根汤主之”。故投以葛根汤加味治之；苔薄黄，口渴，有化热伤津之初兆，故加入黄芩、天花粉以清热生津。药证相符，即获速效。

**病案2**　连某，男，16岁，30天前患感冒，之后即间断性发热，有时1日数次发作，有时数日发作1次，且多以午后发热为主。症见项强，身困乏力，苔薄黄，脉浮数。方以桂枝加葛根汤合小柴胡汤。处方：桂枝10g，白芍10g，葛根30g，柴胡12g，半夏10g，黄芩10g，党参15g，炙甘草6g，生姜6g，大枣4枚。服3剂后发热即止，尚稍觉头痛，胃纳欠佳，乃治以扶正健胃，遂愈。患者发热虽30天，但张老析其症，项强，脉浮，为邪在太阳之证；发热时作，为邪在少阳之证；邪仍留恋太阳和少阳两经，为太、少合病之证，遂投以桂枝加葛根汤、小柴胡汤，果瘥。于此可见，无论发热时间久短，只要表证在，仍需从表治之。

**病案3**　贾某，男，25岁，寒热如疟，每日下午先恶寒后发热，热后汗出，但汗出热不能尽解。曾服诸多西药治疗不效。来诊时高热（体温39.9℃），口渴，舌红，苔薄黄，脉洪数。方以小柴胡汤合白虎汤加减。处方：柴胡15g，黄芩9g，党参12g，半夏9g，知母12g，生石膏30g，葛根30g，甘草6g。服1剂后汗出热退而愈。

寒热如疟，为邪在少阳之象；口渴，脉洪数，为邪在阳明之候。四诊合参，为少阳、阳明两经证候同时出现而又表里俱重之证，故以小柴胡汤、白虎汤加减治之。小柴胡汤以和解少阳之邪，白虎汤以清阳明之热。葛根为阳明胃经之药，加之以解阳明经热，使其退热更速。张锡纯盛赞石膏之功用，谓其凉而能散，有透表解肌之力，外感有实热者放胆用之，直胜金丹。证之临床，阳明经证发热，石膏配伍葛根，清中有透，透中有散，可谓相得益彰，故疗效卓著。张老潜心治学，尤重《黄帝内经》《伤寒论》《金匮要略》等中医典籍，深感其为中医辨证论治之渊源，常言经方虽然数量不大，但组方严谨，君臣佐使分明，理深意奥，其疗效的显著性和可靠性已被历代医家所公认。只要辨证明确，用之得当，往往能收桴鼓之效，故有“能起大病者经方也”之说。笔者通过张老的经验和教诲，受益匪浅，待以后勤学习，多实践，不断提高自己对经方的理解和运用。

[河南中医学院学报，2005，20（5）：43-44]

# 张磊主任医师治疗内科杂病的思路与经验撷要

马跃龙　赵启勇　靳　伟

1. *辨证与辨病有机结合*　中医特色之一就是“治病求本”。这个“求本”，有求病因之本、病性之本，求病位之本的意思。就其病因，有明确者，有不明确者。明确的原因，一问便知；临床治疗主要在于辨不明确的原因。比如治疗一全身瘙痒久治不愈的患者，问其各种接触史均不明确，再深入询问，于数年前曾长期露宿野外，始明白瘙痒乃由久处湿地、感受寒湿之邪而致，遂用仲景之麻杏薏苡汤加减而愈。其次，病机是中医治病最根本的，只有详辨病机，也就是所说的辨证，才能有效地揭示疾病的本质。辨病性之本，则要详辨疾病的寒热真假，标本虚实。辨病位，要求辨所属脏腑、病位的上下，然后才能决定治疗的原则。或“病在上者取之下，病在下者取之上”，活法活用，必能取得较好的效果。如治一小女孩，8岁，因小便时受惊后引起小便不通，点滴不下，只有通过导尿才能缓解。证属癃闭，病机乃由受惊引起。气机失常，依法“病在下者取之上”，方用麻黄、升麻、柴胡、白芍、地龙、甘草，服后探吐，2剂即愈。张磊老师认为，证是机体在疾病发展过程中某一阶段机制的概括，病有中医、现代医学病名之分，应结合现代医学病名辨证，如脑梗死患者，从中医考虑要有“瘀”的情况，治疗中要给予活血化瘀。再就是“痰”

的问题，脉有滑、有沉、有滞之象，在治疗中就可取导痰汤加水蛭，从痰瘀论治，效果显著。但是，切忌生搬硬套，见炎症即用清热解毒，这是不对的。

2. 讲究主症与次症的关系　患者往往不是仅有一个单一症状，这就要分清疾病症状的主次。如患者失眠，伴有心烦、心慌、头晕、耳鸣，这就要以失眠为主证，其实质是阴虚火旺。临证多以自拟眠安汤治疗。方用组成：百合30g，生地黄10g，麦冬30g，炒酸枣仁30g，茯神10g，生龙骨30g，生牡蛎30g，灯心草3g，竹叶10g，小麦30g，胆南星6g，甘草6g，大枣6枚。水煎服，早、晚分服。方中以麦冬清热除烦；灯心草、竹叶病轻则选用，重则均用，或代以黑栀子3g，与酸枣仁一养肝、一除烦。胃气不和者，可加清半夏；血压高、大便干、肢体不便者，加怀牛膝；胸闷不舒，加紫苏叶、紫苏梗，或少加川芎。对于全身都是病的患者，如神经官能症、自主神经功能紊乱等病症，寒热虚实错杂，则要从根本病机来判断症状的主次。习惯性感冒患者，特别是对于中老年患者，多种症状共见，其根本病机为气虚，老年人为正虚邪恋，可用菟丝子、山茱萸、枸杞子、补骨脂、淫羊藿、制何首乌、黄芪、人参、麦冬等治疗。对于多种疾病共存者，取其一，分而治之，视其情况而定，间者并行，甚者独行。

3. 重视错诊与复诊　复诊是认识疾病的升华过程。重视复诊，具有十分重要的意义。每个医生不可能对疾病认识在初诊时即完全正确，需要不断认识，不断完善，改正错误，总结经验。疾病的治疗效果，大致有四种情况：有效、无效、加重、出现不良反应。对于有效，相当于基本痊愈，不必再服药；或效不更方，或微调，渐治渐加。无效则反复审查，或病气未复，当继续服药，其效渐显；如为首次用药错误，应当机立断，立即换药；如先服有效，续服无效，乃因药应变而未变，或患者饮食起居、精神情志引起，但应多责之于医者自己。如病情加重，当为服药不当，或药病相争的反应，当详辨后处理。对于出现不良反应者，当改变方法，或稍加药引。总之，应当认真对待，不断锻炼自己的洞察力，切勿以恶劣态度对待患者。曾治一患者，用化工厂废水洗澡后，下肢水肿逐渐向上蔓延，下肢红肿热痛、发紫。数家医院错误治疗后，称其不治。辨其证属湿热下注。方用鸡鸣散加减。处方：木瓜30g，橘红12g，吴茱萸12g，槟榔12g，紫苏叶12g，防己12g。1剂病减，为有效，然效不显，当属药已对症，然药力尚不足，遂于复诊时加苍术、薏苡仁、黄柏，另加牛膝为引。3剂效显，后加减服用数十剂而愈。效果应归属于重视患者复诊。

4. 善于治则与机变　对于疾病治疗，有的用一个治则，有的需多个治则，当守则守，当变则变。在原则不变的情况下，用药灵活机变，某些药味加减，用量的增减变化，当随疾病消长转化，对用药后的变化随时调整，否则疗效则不能提高。

5. 注意遣方与经验　张老认为，方剂是历代医家的经验总结，是经得起检验的经验。每个医者，必须记忆 300～500 个方剂，有了雄厚的基础，对临证组方、开阔视野、组合成更好的方剂，更有好处。但是有了这个基础，不能说有了经验，必须通过自己实践加以验证，才能成为自己的经验，更好地在医疗实践中运用。

6. 经方与时方灵活运用　经方是指《内经》与仲景方，时方指仲景后的方剂。经方药简效丰，对症运用，即能获得效果，要熟练掌握经方的方证，临证时便能灵活运用。在运用经方的同时，要学会运用时方，张磊老师最喜用陈修园方，并以丹参饮与百合汤组成"丹百汤"，用以治气滞血瘀、胸胁疼痛，见阴虚为主者（相当于现代医学的冠心病、心绞痛等病）。药物组成：丹参 30g，檀香 3g，砂仁 3g，百合 30g，乌药 10g，瓜蒌 10g，郁金 10g。本方效果颇佳。总之，临证之时当用经方时则用经方，当用时方时则用时方，经方与时方有机结合，对疾病治疗更有益处。引用刘渡舟教授的话，叫"接轨"。如治疗眩晕，本病多与痰湿有关，张磊老师喜用半夏白术天麻汤加泽泻，这就相当于用"半夏白术天麻汤"合用了经方"泽泻汤"。

7. 药量与药效的关系

（1）效与不效与药物用量有明确关系：如当用大量时，量小则杯水车薪，所谓量大如洪水。草果、草豆蔻、砂仁之类，脾虚为主则量宜少，芳香运脾，量大则起燥湿作用。再如羌活、防风，如表证则量大，如用于胃肠不舒则量宜轻，一般不超过 3g，鼓舞胃气，调达肝气。对于下肢郁肿，无心、肾疾患者，当属气化失司，可用六味地黄汤加五皮散，也可少佐羌活、防风，不宜量重，用其二味"散有形之湿，升脾阳之陷"。

（2）药与药之间的比例关系：药与药之间的比例也是十分重要的一个方面。张磊老师以厚朴三物汤与厚朴大黄汤为例，指出药味相同，其治证不同皆因其药量的差异。另如桂枝汤调和营卫，桂枝与白芍当用等量，方可获效。临证之时，必当详审其病机之变化，斟酌用量，做到比例适当。

8. 合理运用重剂与缓剂　所谓重剂，即药味少、药量大，或药味多、药量大的处方，临证称谓"霸道"。缓剂，即药味少、药量小的处方，临证称为"王道"。急证当用重剂，缓证当用缓剂；重剂易取效，"王道无近功"。但均须灵活掌握。

9. 讲究精专与庞杂　临证之时，对于病情危重、病机单一者，当讲究精专，即味少而专；若病机杂乱，寒热虚实均有者，则方宜寒热温凉均用，即所谓"庞杂"，但切忌不辨病机，见症用药。

10. 注重扶正与祛邪　疾病的发生是邪正相争的表现，用药就是扶正与祛邪，无论用汗、吐、下诸法，均应固护正气。在正邪关系上，应有预见性。视正邪之消长状况，当机立断，当补则补，当泻即泻。《景岳全书》曰："医有慧眼，眼在局外；医有慧心，心在兆前；视果能洞能烛，知机知微，此而曰医。"张磊老师常以此自勉，并告诫我们要勤临证，多思考，应胆大心细，圆机活法。

[河南中医，2006，26（4）：21-22]

# 辨证思维六要

张磊

河南中医学院，河南郑州，450008

**摘要：**辨证论治是中医最显著的特色之一。张磊主任医师长期从事临床实践，逐渐形成自己的辨证思维模式，即辨证中之证与证外之证，注意其杂；辨静态之证与动态之证，注意其变；辨有症状之证与无症状之证，注意其隐；辨宏观之证与微观之证，注意其因；辨顺易之证与险恶之证，注意其逆；辨正治之证与误治之证，注意其伤。

张磊（1929—），男，主任医师，河南固始人。幼上私塾，1947年拜师学中医，出师后在家乡悬壶执业。1964年毕业于河南中医学院并留校任教，历任教研室主任，医教部副主任，教务处处长，河南省卫生厅副厅长，河南省中医学会会长、中药学会会长。《河南中医》编委，《中医研究》顾问，河南省中药新药评审委员会委员。国家第二批名老中医学术经验继承导师。国家十五科技攻关项目——"名老中医学术思想、经验传承研究"指定名老中医。长期从事教学和临床工作，治学严谨，攻读勤奋，医理纯熟，医术精湛，细心诊治，从不自满，和蔼可亲，积累了丰富的经验，尤其擅长于内科杂病的治疗，先后发表多篇学术论文，注释《产鉴》一书。自戒诗云："日日年年诊事忙，遣方用药费思量，深知医道无穷尽，岂敢轻心妄自狂。"

辨证论治是中医最显著的特色，是中医的优势所在，也是中医理、法、方、药在临床上的具体运用。它既是指导中医临床工作的理论原则，又是解决诊断治疗等实际问题的具体方法。通常将四诊得来的资料，结合地方、时令、气候及患者的体质、年龄、性别、职业及精神情绪等情况进行具体思维分析，或用八纲辨证，或用六经辨证，或用三焦辨证，或用卫气营血辨证，或用脏腑辨证，或用经络辨证等方法，从而找出疾病的本质，得出辨证的结论，最后确定治疗法则，并遣方用药，以期取得良好的疗效。结合个人长期临床实践，逐渐形成自己的辨证思维模式，即辨证思维六要。

1. *辨证中之证与证外之证，注意其杂*

辨证中之证，即临证时注意抓主症。所谓主症，可以是一个症状，也可以是几个症状，它是疾病的中心环节。既是辨证的要点，又是治疗的重心。抓主症主要从三个方面着手。患者只有一个主症，同时伴有许多其他症状。如失眠患者，常伴有心烦、心慌、头晕、耳鸣等症状，显然，失眠是其主症。患者不知道什么是主症，对此，医生要仔细琢磨，多费心思，找出主症和主因。患者同时患有多种慢性病，究竟是治其一，还是兼而治之，根据其具体情况，从整体出发，权衡利弊，分清缓急，遵《素问·标本病传论》“谨察间甚，以意调之，间者并行，甚者独行”之旨，做出恰当的处理。同时，辨证必须“到位”，如患者已辨其为阴虚证，这是不够的，要进一步辨其为何脏、何腑之阴虚。所谓辨证外之证，即辨其兼夹症。兼症有时与主症是一致的，有时不一致，甚或是相反的。既要主次分明，又要统筹兼顾，更不要顾此伤彼。

案1：赵某，女，18岁，2005年8月15日以“月经淋漓不断5年”为主诉就诊。12岁时月经初潮，13岁到现在月经淋漓不断（每天都有），量时多时少，经色暗。膝关节以下凉，手心热，纳差，入睡困难，易醒、多梦，大便带血，小便正常。冬季病情加重，畏寒，手足冷。苔薄白，舌质红、有瘀斑，脉芤。B超检查提示：双侧卵巢增大，多囊性回声改变，胰腺轻度增大。刻诊为漏证，为脾肾亏虚，冲任失固所致。处方：川续断炭10g，山茱萸15g，茜草炭10g，煅海螵蛸30g，阿胶（烊化）10g，干姜炭10g，党参15g。7剂，水煎服，日1剂。

二诊（2005年8月24日）：服上药月经已干净5天，服药自觉每天有欲大便感，大便每天2次。腰酸、腰两侧胁下气多上下窜，矢气多。现感冒已3天，纳差，白带稍多，色稍黄。舌质、舌苔同上。照上方加炒山药30g，盐杜仲10g，炒麦芽20g，麦冬15g。10剂，水煎服，日1剂（另开治感冒方2剂）。

三诊（2005年9月5日）：服上药8剂，月经又至，鲜红，量多，行经时两胁下有空虚感。舌脉同上。处方：熟地黄炭30g，荆芥炭10g，制首乌30g，茜草炭10g，煅海螵蛸30g，阿胶（烊化）10g，干姜炭10g，山茱萸10g，党参10g，小麦30g，地榆炭30g，乌梅炭10g。6剂，水煎服，日1剂。

四诊（2005年9月12日）：服上药后月经已有明显周期，但周期仍较短，色黑。双膝关节以下发凉，手心热，咽腔疼痛，面部有多个疖子，腹胀下午明显。舌质暗，边有瘀斑，苔黄，脉细。处方：炒白术10g，生黄芪15g，茯神10g，党参10g，远志10g，炒酸枣仁20g，龙眼肉10g，制首乌10g，木香6g，栀子10g，黄芩10g，生地黄20g，茜草炭10g，煅海螵蛸30g，炙甘草6g。6剂，水煎服，日1剂。

按：本案月经淋漓不断达5年之久，量时多时少，色暗，双下肢发凉，冬季怕冷是其主要症状。辨证为肾气不足，封藏不固，冲任失摄。以川续断、山茱萸补肝肾，党参、干姜温阳健脾，茜草、煅海螵蛸固冲止血，阿胶补血止血。干姜与阿胶同用，即《金匮要略》中的胶姜汤，“治妇人陷经漏下黑不解者”。茜草与海螵蛸同用，是《素问·腹中论》的四乌贼骨一藘茹丸的主要成分，治疗“血枯”。而“手心热，入睡困难，易醒”是其兼症，由淋漓伤血所致，不可视为阴虚内热，骤投滋阴清热之品。此即辨证外之证，注意其杂之义也。后投以归脾汤加栀子、黄芩、生地黄是权宜变方也，不失其活。

2. 辨静态之证与动态之证，注意其变

中医的证，是疾病在发生发展中某时期的特定的病理状态，可因外界气候、患者体质、邪正力量对比、治疗措施当否等多种因素而随时发生变化。疾病是动态的，又是静止的；静是相对的，动是绝对的。因为疾病是在人身上发生的，除病邪本身变动外，人体本身就是一个时刻不停的活动机体，尤其是用药以后，其变动更是明显。因此，医者不但要知病之为病，而且要知动之为动。这个动，主要靠医生依据当时的病态，细心体察出来。所以，医生对待复诊患者，要行方智圆，胆大心细，要具有对治疗疾病的驾驭能力，避免出现失误。因此，疾病是动态的，对疾病的整个辨证论治过程，是在动态中进行的，既有原则性又有灵活性。如果以僵硬的辨病论治的诊疗思路对待中医，必将把中医的研究引入歧途。

案2：陈某，女，21岁，2006年1月12日以“面部烘热，面赤如醉4年，低热4个月”为主诉就诊。2005年9月无明显原因出现低热，体温37.5℃左右，面部烘热，面赤如醉已4年，下午或晚饭后较多，能持续3~4h。低热一般于下午、晚上发生，上午不发热。畏风寒，全身肌肉轻拍时疼痛，右肩部麻木似虫行，腰痛，月经提前10余天，经期6~7天，量多色暗、血块多。纳可，二便调。白带正常。咽干痛，饮水多，两手颤，颈显大。舌质红瘦，苔薄白稍腻，脉细数。2005年11月查血常规：WBC 0.31×$10^{12}$/L，类风湿因子弱阳性，血T3、T4正常。处方：金银花30g，玄参30g，栀子10g，蒲公英30g，赤芍15g，连翘10g，竹叶10g，知母10g，地骨皮15g，牡丹皮10g，柴胡10g，制香附10g，生甘草6g。6剂，水煎服，日1剂。

二诊（2006年1月18日）：发热减轻，体温37.2℃，面热时间短。大便干，咽干痛，仍手颤，全身肌肉叩击痛。处方：熟地黄10g，当归10g，生白芍20g，川芎6g，牡丹皮10g，地骨皮20g，柴胡10g，黄芩10g，桔梗10g，连翘10g，生甘草6g。6剂，水煎服，日1剂。

三诊（2006年3月11日）：体温一度降至正常，现又反复，故来诊。处方：熟地黄10g，当归10g，生白芍20g，川芎6g，牡丹皮10g，柴胡10g，黄芩10g，金银花10g，连翘10g，生龙骨、生牡蛎（先煎）各30g，地骨皮20g，知母10g，生甘草6g。12剂，水煎服，日1剂，嘱病愈即勿再来。

按：本案患者，病程较长，面烘热如醉，低热，全身肌肉叩击痛，两手震颤，月经提前，量多色暗，咽干痛，饮水多，畏风寒，乃风热稽留，深陷厥阴肝经，耗伤阴血，引动肝风，先以银翘散合地骨皮饮加减，疏风散邪，滋阴清热。药后，恶风寒消失，风热渐散，但低热未除。乃以邪陷厥阴为主治之，用地骨皮饮合小柴胡汤加减，以滋阴养血，和解透达，使耗伤之阴血渐复，深陷厥阴之邪外透，热退风熄，疗效良好。

3. 辨有症状之证与无症状之证，注意其隐

在临床实践中，常有许多患者症状较之疾病滞后或提前消失，即所谓"无症可辨"。如肝病无症状的"小三阳"或"大三阳"，糖尿病无症状的血糖、尿糖升高，B超提示的无症状性的结石，各种肿瘤早期阶段等。这些疾病在某些阶段常"无症可辨"。但根据患者的体质、面色、舌、脉、既往病史，结合临床经验，借助现代各种理化检验手段，寻找蛛丝马迹，找到"隐症"，变"无症可辨"为有症可辨。"无症可辨"的辨证论治必须突出中医特色，否则，单纯依靠现代医学的理化检查选方用药非但难以奏效，有时还会导致误治而延误病情。另外，某些疾病或主症的背后还隐藏着另外一种疾病或病邪，没有表现出明显的症状，处于较隐蔽的状态，与具有明显症状的疾病主症有着密切关系，治疗时应注意其隐匿的病邪或疾病。

案3：贺某，男，40岁，2005年9月9日以"左甲状腺癌部分切除术后1个月"为主诉就诊。术后未进行放疗、化疗，口干夜间为重，无口苦、口渴，纳、眠可，二便正常，无心烦、心慌，左颌下、左甲状腺仍有硬结节，如黄豆大小，触之坚硬不移，皮肤发紧。舌质淡暗，脉沉滞。此为痰毒郁结，气血瘀滞，以化痰散结解毒为治。处方：忍冬藤30g，炒白芥子10g，制胆南星10g，陈皮10g，夏枯草30g，连翘12g，赤芍30g，土贝母10g，玄参30g，皂角刺12g，川芎10g，蚤休10g，通草6g，葛根30g，生甘草10g。16剂，水煎服，日1剂。

二诊：服上药平和，颌下皮肤发紧较前减轻。舌质淡暗，苔黄腻。颌下结节是险恶之证，宜缓图之，仍以化痰散结解毒为治。处方：蚤休10g，蒲公英

30g，夏枯草30g，黄芩10g，山慈菇10g，蜈蚣1条，土贝母10g，玄参30g，雄黄（冲服）0.2g，白花蛇舌草30g，赤芍15g，牡丹皮10g，陈皮10g，生甘草6g。15剂，水煎服，日1剂。

三诊：病情稳定，颈部皮肤发紧又有减轻，口干，小便黄，脉沉滞。处方：蚤休10g，蒲公英30g，夏枯草30g，黄芩10g，山慈菇10g，蜈蚣1条，土贝母10g，玄参30g，雄黄（冲服）0.2g，赤芍15g，牡丹皮10g，陈皮10g，制半夏10g，皂角刺10g，天花粉10g，连翘10g，生甘草6g。20剂，水煎服，日1剂。

四诊：颈部皮肤发紧又减，硬结缩小。处方：玄参30g，土贝母10g，生牡蛎（先煎）30g，炒白芥子10g，制半夏10g，山慈菇10g，陈皮10g，夏枯草30g，蜈蚣1条，连翘10g，赤芍10g，生甘草6g。30剂，水煎服，日1剂。

按：本案仅凭咽干、口苦、硬结，不易定性诊断，结合病理结果，属于痰瘀毒邪结聚的恶候。方用消瘰丸加减。白芥子、土贝母、皂角刺、制胆南星去筋膜之顽痰痼结，赤芍、川芎活血化瘀，夏枯草泄肝热、散郁结，蚤休、雄黄、山慈菇、蜈蚣解毒清热，即是注意毒邪之隐。雄黄虽然有毒，但解毒之力较强，只要用之适度，效果很好，勿畏其毒而不敢用也。

4. 辨宏观之证与微观之证，注意其因

所谓宏观之证，指具有明显症状表现的证候，容易观察到，也容易辨识。而微观之证则相反，由于受条件的限制，或受诊疗水平的限制，不容易发现或辨识，不能找到疾病真正的病因所在，需医者认真辨识，究其所以然。再者，具体到每个疾病而言，既有宏观方面，又有微观方面，宏观易见到，微观易忽略。若辨之不细、不深入，大而化之，可能会只见森林不见树木，更不用说见到枝叶了。因此，必须把宏观之证与微观之证结合起来，抽丝剥茧，找到实处，从因论治。各种疾病，都有致病之因，由于人的体质不同和自然气候变化的复杂性，在感受六淫之邪以后，往往出现“互见互化”的情况。所谓互见，指同时感受两种以上病邪而发病；所谓互化，指在一定条件下，可以出现互相转化。所以在研究外界气候变化与疾病发生的关系时，必须注意人体的内在因素。内伤也是如此。如“五志”化火，食积化火，饮冷化寒等，都与人的体质有一定关系。可见治病求因重要，求因中之因则更重要。故《素问·至真要大论》云：“有者求之，无者求之，盛者责之，虚者责之。”如果“有者”是有邪，或有此症状，是宏观之证；“无者”是无邪，或无此症状，是微观之证，都要追求其原因。微观能微到症之最小偏颇处，在治疗上方能丝丝入扣。

案4：尹某，男，71岁，2005年6月30日以“咳嗽、右胸痛1月余”为主诉就诊。2004年7月发现右甲状腺癌，在北京某医院行部分切除术。近2

个月出现咳嗽、吐白色泡沫样痰，右胸疼痛，活动后胸闷，自汗多，黎明时恶寒，食欲可，大、小便正常，舌质红，苔白厚，脉数大。胸片示：右胸腔积液。此为郁毒内结，肺失通调，水液内停，宣降失司之证。治当涤浊解毒。处方：芦根30g，冬瓜仁30g，生薏苡仁30g，桃仁10g，桔梗15g，猪苓30g，雄黄（冲）0. 2g，延胡索15g，炒白芥子10g，蚤休10g，生地黄30g，茯苓15g，生甘草10g。25剂，水煎服，日1剂。

二诊（2005年7月15日）：仍咳嗽，吐黄痰，痰中有血丝，胸痛加重，夜不能寐。舌脉同上。肺中郁热明显，应加重清肺之品。处方：芦根30g，冬瓜仁30g，生薏苡仁30g，桃仁10g，桑叶30g，桑白皮10g，地骨皮10g，桔梗15g，黄芩15g，白花蛇舌草30g，延胡索20g，生白芍30g，海浮石30g，炒麦芽20g，生甘草10g。30剂，水煎服，日1剂。

三诊（2005年8月16日）：胸痛、咳嗽较前减轻，痰中已无血丝，食欲减退，乏力。舌质红，苔黄厚腻，脉大。处方：芦根30g，冬瓜仁30g，生薏苡仁30g，桃仁10g，桔梗15g，制半夏10g，茯苓12g，陈皮10g，白蔻仁10g，海浮石（包煎）30g，炒神曲10g，猪苓30g，延胡索10g，生甘草6g。30剂，水煎服，日1剂。

按：本案咳嗽、吐白色泡沫样痰，右胸疼痛，活动后胸闷，自汗多，黎明时恶寒，是宏观之症状。胸片示右胸腔积液，是微观之证。求其所因，乃甲状腺癌切除后，正气虚弱，邪毒侵肺，肺失宣降，通调失职，水津失布，停于胁下所致。邪毒痰饮皆浊邪之类，辨病应注意浊毒蕴肺，治疗应注意涤浊荡邪，勿失其宜。

5. 辨顺易之证与险恶之证，注意其逆

顺易之证与险恶之证皆关乎神。《灵枢·天年篇》云："失神者死，得神者生也。"《景岳全书·传忠录》云："目光精彩，言语清亮，神思不乱，肌肉不削，气息如常，大小便不脱。若此者，虽其脉有可疑，尚无足虑，以其形之神在也。若目暗睛迷，形羸色败，喘急异常，泄泻不止，或通身大肉已脱，或两手寻衣摸床，或无邪而言语失伦……或忽然暴病即沉迷烦躁，昏不知人，或一时卒倒，即眼闭口开，手撒遗尿，若此者，虽其脉无凶候，必死无疑，以其形之神去也。"从临床来看，顺易之证比较好辨，比较好治。险恶之证，有的易辨，有的难辨，但皆为险恶之证，凶危立见，治之得当，可转危为安；治之失当，则命断矣。正如清代陈修园《时方歌括·小引》云："盖医者，生人之术也，一有所误，即为杀人。"临证之时，既要重视顺易之证的辨治，以免其误；更要重视险恶之证的辨治，以挽其危。

案5：孟某，男，3岁半，2006年4月14日以"智力、运动倒退2年"

为主诉就诊。患儿1岁3个月时出现智力倒退，表现为1岁会拍手，会说“再见”，喊“爸爸、妈妈”，以后理解语言的能力逐渐下降，运动倒退。目前瘫痪在床，呼之不应，双手不自主徐动，无抽搐，病情进行性加重，夜间咬牙，牙已咬掉很多，夜间烦躁、哭闹。舌质红，苔薄微黄，脉浮大。曾用中西药、针灸等许多方法治疗，效果不明显。在北京某医院诊查为神经轴索营养不良症，并认为只能活到10岁，为全国第3例。神经系统检查：眼球震颤（+），舌颤（+），双侧肱二头肌、三头肌、膝腱反射与跟腱反射均亢进，巴氏征（+），肌张力高。诊为痿证，系脾胃湿热下注，阴精耗损，水亏火旺，骨枯髓减，元神失养所致。处方：盐黄柏6g，盐知母6g，生地黄3g，熟地黄3g，龟板15g，麦冬6g，天冬6g，桑白皮6g，地骨皮6g，石斛10g，生麦芽10g，川牛膝6g，石菖蒲3g，郁金3g。10剂，水煎服，日1剂。

二诊（2006年4月26日）：服药后感到好转，会大便，哭闹少，前6剂效果较好。现仍咬牙，进食时呛。指纹紫暗。舌质红，苔薄微黄，脉浮大。处方：盐黄柏6g，盐知母6g，生地黄3g，龟板10g，麦冬6g，竹叶6g，栀子6g，石斛10g，炒枳实6g，茵陈10g，通草3g，桃仁4g，红花3g，生龙骨、生牡蛎（先煎）各10g，赤芍10g，生石膏15g，郁金3g，玄参10g，生甘草3g。15剂，水煎服，日1剂。

三诊（2006年5月12日）：继续好转，会大便，会笑，睡眠好转，夜间哭闹少，吃饭呛减轻。舌苔薄白，脉细。照上方加怀牛膝10g，石菖蒲3g。15剂，水煎服，日1剂。

四诊（2006年5月28日）：症状同上。处方：生地黄6g，熟地黄3g，当归6g，白芍6g，生山药10g，山茱萸6g，泽泻3g，牡丹皮3g，茯苓3g，盐知母6g，盐黄柏3g，桃仁3g，红花3g，薄荷（后下）2g，川芎2g，炒麦芽10g，陈皮3g，大黄3g，桑叶6g，龟板（先煎）10g。15剂，水煎服，日1剂，继续治疗。

按：本案患儿神情萎顿，痴呆不语，夜间咬牙，烦躁哭闹，咳嗽少痰，瘫痪，呼之不应，双手不能自主徐动，脉浮大，处于无神状态，病情重笃。源于脾胃湿热内蕴，上犯于肺，肺热叶焦，津液不布，下注肝肾，伤肝损肾，阴精耗损，水亏火旺，骨枯髓减，元神失养，治疗颇难。治以甘露饮合大补阴丸加减，滋阴降火，清利湿热，使湿热之邪渐清，肝肾阴精渐复，已见小效。此乃重证，难谈易治，只能缓缓图之，现代医学谓之只能活到10岁，不无道理。

6. *辨正治之证与误治之证，注意其伤*

在具体病证的整个诊疗过程中，经常会出现反复判断的情况，如首次判断错误，后来又做出正确的判断，这一过程，可以是对他人所做错误判断的纠正，也可以是医者纠正自己误诊所做的错误判断。这是认识深化的过程，是认识由不正确到正确反映疾病本质的过程，亦是一次性判断与反复判断相统一的过程。即使判断正确，亦需反复斟酌。不仅重视初诊，更重视复诊。许多疾病，尤其是慢性疾病，很难一药而愈，常需较长时间的治疗才能获效。因此，少不了复诊和多次复诊的问题。从临床所见，复诊患者大致有四种情况：一是有效，一是无效，一是加重，一是出现不良反应。对于药后有效的患者，一般比较好处理，或不必再药，或效不更方，或做些微调，渐治渐佳。当然，对于有效的患者，也不一定不更方。对于药后无效的患者，要细审之，常见有以下几种情况：一是辨证、用药均无差误，多因病程长，正气虚，邪气未服，果如此，应坚持原方，不要轻易改弦更张，否则越改越乱；二是首次辨证用药不妥，应当机立断，及时纠正；三是有些患者取了多剂药，首服数剂，效果很好，继服则效果不好了，这可能是药应变而未变的缘故，还应注意到患者自身因素如饮食、起居、情志变化等。从医生来说，要多责之于己。对于药后加重的患者，除用药失当外，常有药性与病情相争较剧而出现病情加重之象，必须区别对待，要慎而重之。对于药后出现不良反应，如呕吐、皮肤瘙痒、腹痛、腹泻等，要查其所因，各得其宜。总之，医生对患者服药后的每个变化，都须认真对待，切不可粗枝大叶，以遗人夭殃。这里所说的"伤"字，是指正气所伤，《素问·评热病论》云："邪之所凑，其气必虚。"一般说，人在患病后，正气均有不同程度的损伤，尤其是误治之证，正气损伤必然更甚。若遇此类情况，应察其所因，知犯何逆，伤在何处，及时救治，绝不能一误再误。《伤寒论》云："一逆尚引日，再逆促命期"，就是指出误治后的严重后果。因此，在整个治疗过程中，始终要注意"伤"字。

案6：王某，女，65岁。2006年1月25日以"持续发热2个月"为主诉就诊。患者无明显诱因，发烧从下午2时到次日凌晨6时，体温37. 3～38. 8℃，不恶寒，自汗、盗汗，晨起乏力，下肢沉困，下午口渴，饮水多，口苦口干，眠差，纳少，二便调。舌质紫暗，舌苔黄厚腻，脉有促象。曾在当地医院查CT、血培养、痰培养、结核抗体、肾功能等均无异常发现。既往有心律不齐、浅表性胃炎、十二指肠球部溃疡、脑梗死等病史。平时失眠，服安定片方可休息5～6h。初诊为邪伏募原。处方：厚朴10g，槟榔10g，黄芩10g，草果6g，知母10g，生白芍20g，柴胡10g，白茅根30g，滑石（包煎）30g，青蒿30g，生石膏30g，生甘草6g。10剂，水煎服，日1剂。

二诊（2006年2月6日）：服上药的同时配服西药达复康，体温能控制在37. 2℃以下，停用西药则体温仍在37. 5℃，不恶寒，汗出，口唇脱皮，下午口渴饮水减少，痰转白，嗳气，食欲减退，大便溏，脉细数。守方加强养阴之品。处方：厚朴10g，槟榔10g，黄芩10g，草果6g，知母10g，生白芍20g，柴胡10g，白茅根30g，滑石（包煎）15g，竹叶10g，生石膏30g，白薇15g，制鳖甲（先煎）30g，炒麦芽20g。10剂，水煎服，日1剂。

三诊（2006年2月17日）：体温仍为37.5℃左右。上方乏效，今以阳经郁火治之。处方：葛根30g，升麻10g，柴胡10g，羌活6g，防风10g，白芍10g，党参10g，白茅根30g，车前草30g，天花粉10g，生甘草6g，生姜3片，大枣4枚。15剂，水煎服，日1剂。

四诊（2006年3月27日）：近期体温波动较大，中午睡醒时，体温37.4℃，20分钟后体温自降至36.5℃左右，服药期间有2天体温正常。无盗汗，近2日午后体温升高至37.4℃左右，晚间热，自扪肌肤热，口干口黏，饭后嗳气，脘腹闷窒，大便干，2日一行，舌欲溃疡。处方：杏仁10g，白蔻仁（后下）10g，生薏苡仁30g，厚朴10g，清半夏10g，竹叶10g，滑石（包煎）30g，通草6g，青蒿30g，黄芩10g，生甘草6g。10剂，水煎服，日1剂。

五诊（2006年4月7日）：服上药后，低热渐除，病情向愈。按：本案患者低热近2个月，先以柴胡达原饮加减治之，病情无减。后疑为阳气郁火，用升阳散火汤加减治之，初见小效，后又无效。最后用三仁汤加味，宣畅气机，清利湿热，使弥漫三焦的湿热之邪得解。从本病治疗过程来看，三易其方，病方得愈，一方面说明湿热之邪的腻滞性和病程的缠绵性，另一方面也说明首诊用药也有些失当，好在及时辨识，及时纠正，未造成大伤。以上是我个人在临床上的一点肤浅体会，可能会有许多不当之处，请同仁指正。

# 辨证准用药精

## ——张磊验案赏析

金杰　牛文鸽　陈海燕

河南中医学院第一附属医院

张磊主任医师是全国第二批老中医药专家学术经验继承工作指导老师，从医近60载，谙熟经典，学验俱丰，临床以辨证准确、用药精当见长，疗效卓著。笔者有幸侍诊张磊先生，受益良多，兹介绍经他医治疗无效而张磊治愈病例3则，与同道互参。

病案1：李某，男，24岁，2013年8月30日初诊。患者反复口腔溃疡5年。口腔溃疡多位于两颊，舌两边亦有，小则如粟米，大则如花生米大小，疼痛较甚，每 1~3 周即发作 1 次，少则数处，甚则满口皆是，口有异味，身上多处起疖子。前医曾以“甘草泻心汤”化裁治疗，初则有效，不久复作，另患慢性肠炎，易腹泻。舌质暗，苔黄白厚，脉细。处方：升麻 10g，黄连 6g，当归 10g，生地黄 10g，牡丹皮 10g，生石膏 30g（先煎），栀子 10g，党参 10g，麦冬 10g，五味子 10g，苏叶 6g（后下），黄芩 10g，生甘草 6g。7 剂，水煎服，日 1 剂。服药后病情很快缓解，二诊时溃疡已明显减少，后以本方增减，共治疗 4 次病情完全缓解，随诊半年病未复发。

按：本案张磊据患者两颊、舌边溃烂，口有异味，辨为胃热，循足阳明经脉上攻，故方选《兰室秘藏》清胃散以清胃凉血，另《医方集解》载本方有石膏则清胃泻火功更著，张磊则一并用之。舌之两边归属肝胆，故加黄芩清肝胆热，火炎日久必伤气阴，故加生脉散以益气养阴，因辨证准确，用药恰当故获良效。

病案 2：马某，男，26 岁，2013 年 8 月 30 日初诊。患者诉腹泻 2 年余。夏秋季节明显，大便不成形，每日 2 次，伴脐两侧腹痛，进食则舒，时有头痛，小便可。2013 年 1 月外院查胃镜示：十二指肠球部溃疡。前医曾以香砂六君子汤加减治疗，效差。舌暗红，舌体胖大，苔薄黄腻，脉沉细。处方：川芎 6g，当归 6g，生白芍 10g，泽泻 6g，炒白术 12g，茯苓 12g，蚤休 10g，白及 10g，生黄芪 15g，煅乌贼骨 15g，生山药 30g，延胡索 10g。14 剂，水煎服，日 1 剂。

二诊：腹泻、腹痛完全缓解，后以黄芪建中汤化裁另服 1 个月，患者复查胃镜：十二指肠球部溃疡已愈合。

按：当归芍药散出自《金匮要略》，原治妇人怀妊肝脾不和所致的腹痛。脐之两侧为足阳明胃和足太阴脾经循行之处，张磊据该患者腹泻腹痛在脐之两侧，以经络辨证，辨为肝脾失和证。而以当归芍药散调肝脾，并加山药健脾止泻，黄芪、乌贼骨、白及健脾收湿，生肌敛疮。蚤休治疗胃肠溃疡的经验为张磊在一患者处所得，加猪肚炖服单用即有效。肝木乘脾，除肝旺外，脾虚是另一主因，故收效之后，张磊另以黄芪建中汤化裁培建中土，土旺则不易为肝木所乘，此为治本之法。

病案 3：张某，女，44 岁，2013 年 10 月 11 日初诊。患者诉周身乏力，心烦急躁 10 天。10 天前情绪刺激生气后出现心烦急躁，周身乏力，头晕健忘，心悸抑郁欲哭，不欲睁眼，现在本院住院治疗，各种检查未见异常，静脉输注“奥扎格雷”，口服“解郁丸”等药，汤剂以“柴胡疏肝散”加减，仍感急躁欲汗出，嗜睡，头痛，怕冷。既往患者曾有“产后抑郁症”“颈椎病”史，月经量大有块，经前乳房胀痛，经后头晕。舌质淡暗，苔薄黄，近 3 天感舌根硬，脉细。处方：党参15g，生黄芪30g，知母15g，桔梗6g，升麻6g，柴胡6g，山茱萸10g，炙甘草6g。6剂，水煎服，日1剂。

二诊：乏力、头晕、心烦急躁等症状明显缓解，遂出院。继以本方化裁，四诊后临床症状基本消失，继以逍遥丸巩固治疗。

按：本案前医据病史、本次起病诱因、临床表现诊断为肝气郁滞，治以疏肝解郁，以柴胡疏肝散化裁亦基本正确，为何疗效欠佳？细察患者平素肝气素郁，加之本次大怒伤肝，兼以平时月经量大，临床已见全身乏力、嗜睡等气血亏虚之象，且理气药物多属香燥，容易耗伤气血，患者有崩漏病史，气血素虚，故初医用疏肝理气药物疗效不佳。张磊据平时月经量大、周身乏力、嗜睡等症，辨为大气下陷，用《医学衷中参西录》升陷汤，并加党参、山茱萸、炙甘草以益气敛阴，中气健运，气血生化有源，精神健旺之后，继以逍遥丸善后以健脾疏肝。虽同为解肝郁，但一先一后，分寸拿捏之精确，值得学习与效仿。

# 跟师张磊临证体会点滴

邓素玲

河南中医学院张磊教授是全国知名老中医。他博学多识，精于辨证。我跟师期间，老师从不同角度带教、示范于我，使我受益匪浅，现将跟师临证体会介绍如下。

## 一、治病求本，辨证准确

“治病求本”是中医临床的基本原则，张老师强调辨证、诊断的准确性，认为辨证的思路与方法很重要，因此要求我们在博学强记的基础上，一定要多临床、多实践。

随师应诊时，张老师常告诫我们不要被种种表象所惑，要抓主要矛盾，找病证的实质，把握辨证论治的原则。参考别人的检查和诊断结果时，不能约束自己的辨证思路。治病求本，以不变应万变，要善于从众多的现象中找出病机的根本所在，以之指导立法、处方、用药，方能取得较好的疗效。如消化道病变的患者，要重视脾胃的升降、运化与肝主疏泄之间的关系，调理脾胃如同开门，关键在于启动于“枢”，枢机一调，升降有序，诸症自消，若负担过重，枢机沉重难启，恢复缓慢。对现代医学诊断的不同疾病，要根据辨证，同病异治、异病同治，很多矛盾就会迎刃而解。

再如失眠一证，成因复杂，气、血、食、痰、湿、热、虚皆可导致本病，机制不外阴阳失调，阳不入阴，故治失眠不全在镇静安眠。首当分辨虚实，实者应审清病邪的性质和病因，因虚致实或虚实夹杂者，应先祛邪，邪去方可养正；虚者应审清气血阴阳，找出致虚的因素。审因求本，务在调节阴阳，使之归于平衡，阴可潜阳，阳不外越。再稍加疏导，使心胸开阔，气定神闲，则顽症可治。

对于正虚邪留之患，张老师主张祛邪以安正。如肺癌患者，每虚实夹杂，虚喘息微，语声断续，却痰浊壅盛，憋闷难卧，张老师常用苇茎汤加味除痰浊，利肺气，以肃清内环境，助正气恢复，使患者的生存质量得到显著的提高。又有肝病患者，肝功能异常，病毒复制活跃，每见肝热脾湿，浊邪内盛，老师常用苇茎汤合茵陈五苓散加减，使浊毒无依附、生存的环境，则病情渐轻，正气来复，肝功检查也渐趋正常。

张老师认为治病求本关键在于辨证，辨证准确的基础在于中医学知识的牢固掌握和灵活应用。

## 二、师古不泥，立法处方独到

张老师博览群书，上至名家经典，下至诸医验案，文史哲诗书乐无所不及，博古研今、兼收并蓄的治学态度造就了老师开阔的思路和独到的见解。尤其对于复杂证候的辨证论治，每能见到其平和雍容中所蕴藏的奇思灼见。张老师认为临床上许多迁延不愈的顽症，都与机体的代谢紊乱、运化失调有关。气血津液运行输布的异常，产生于脏腑的功能失调，又进一步阻碍脏腑功能的运转，致使临床治实碍虚、补虚助实，而从难治终成不治。因此细致分析气血津液的运化过程和湿浊痰瘀的形成条件，认为经气不利，枢机不运，则三焦气化均可受制，必以行气之品，疏散通达之，使气机通畅，湿浊痰瘀方有散化之途。因气化正常，则人体纳化、排泄才正常。故治血治津，均当行气，气行血行，津血同源，治之理亦同。在此基础上，制定出针对三焦湿热的涤浊法；针对水气互阻、经络郁滞的疏利法；针对脾胃纳化、升降失调的运通法。根据脏以藏为用，腑以通为顺的理论立法，通过调整脏腑功能状态，达到藏精与泄废的和谐运作。

在疾病发生、变化、治疗、康复过程中，老师既重视气血、阴阳、脏腑功能失调的病理作用，也不忽视其自我调整和蠲邪的能力，制定出恢复平衡的燮理法、助正祛邪的灵动法、既病防变的达郁法、扶本抗邪的固元法，处处体现出重视调理、平衡、恢复脏腑功能的立法原则。

如燮理法产生于《内经》“阴平阳秘”的平衡观，但既不同于“治热以寒，治寒以热”，也不同于“阴中求阳，阳中求阴”。此法灵活性较大，范围广，没有固定方药，要求把握脏腑功能失调的度及药物功能属性配伍对脏腑功能恢复的帮助。如治疗顽固性泄泻，将“腑以通为顺”与“小水利则大便坚”的理论合参，以消导化瘀法与利湿化浊法合用，通过疏利前后，恢复大肠的正常传导功能。久泻不止者，以山前汤稍加补虚，每效如桴鼓。

张老师善于运用经方，却不照搬经典，在治法的确立上，匠心独具，以法统方，推陈致新，独出心裁，体现了老师对方与法的驾驭能力。对我们临床治疗疑难的顽症、痼疾，颇有启发作用。

## 三、精益求精，确保疗效

张老师求精务实的工作作风是临床医生的楷模。年逾古稀的张老师门诊量很大，但从不草率对待患者。张老师组方精当，经方、时方、验方，用之贴切，不拘出处，内外结合，用药颇费心机。如郁证之治，肝旺宜疏，脾虚宜健，恐柴胡升疏太过，而劫肝阴，故用生麦芽升发胃气，运转枢机，助肝疏泄，补中有疏。再如治经络不通之痹痛，张老师用药突出一个“通”字，并不仅限于通经活络之品，也在药量上做文章，张老师认为“轻可去实”，因此，对于经络不通者，药量不仅不大，有时反而小得令人吃惊，每使人有“茅塞顿开”之感悟。对一些久治不愈的斑疹、疮疡、皮癣、肿疖等顽症，必为其配外用药方，三两味药，多属张老师收集或研制的验方。对一些特殊煎法的药，总是要求交代清楚，对患者有问必答，从不敷衍。饮食宜忌，生活起居，常亲自嘱咐。张老师认为中医临床的疗效，仅着眼于辨证、处方是不够的，药物的配伍、煎法、服法，处方的经济实效，患者的接受能力，都是临床疗效不可轻视的基本环节。

确保疗效的关键还在于分析病机，确立治法。如湿浊痰瘀之证，临床多迁延顽固，治湿之法，在上可宣可化，在中可燥，在下可利。若三焦不畅，则应畅达气机，调理枢机，分消水湿。观湿阻部位，就其近，顺其势，因势利导。与他邪相合时，去其所附之邪。权衡合邪的轻重主次，折其合，削其坚。痰湿瘀滞，久而成浊，必阻碍脏腑功能的正常发挥，张老师所立“涤浊法”，以清廓祛邪，疏涤五脏，助枢机运转，为邪气找出路，显示了治疗疑难顽症有条不紊的指挥定力。

张老师告诉我们：“临床是琐碎的，临床经验就是点点滴滴。”因此，要把临床做得非常认真、仔细，不放过任何一个细小环节。并以前人诗句自警：“下笔虽完宜复想，用心已到莫迟疑。”把恢宏的战略气度与精湛的战术技能相融合，诠释了“不为良相，愿为良医”的深刻内涵，值得我们后辈医生深思。

# 谷青汤简介

孙玉信[1]　张登峰[2]
1. 河南中医学院医院，河南郑州，450008
2. 河南省中医院，河南郑州，450002

**关键词：谷青汤；张磊；经验方**
**中图分类号：R289. 5**
**文献标识码：B**
**文章编号：1003-5028（2001）02-0031-01**

谷青汤是全国名老中医学术继承人导师之一张磊主任医师集几十年临床经验创制的经验方。我们有幸跟师学徒，颇觉此方精妙，特介绍如下。

1. 方药组成、功效、主治及方义分析

方药组成：谷精草 30g，青葙子 15g，决明子 10g，酒黄芩 10g，蔓荆子 10g，薄荷 10g，桑叶 10g，菊花 10g，蝉蜕 6g，夏枯草 15g，甘草 6g。因以谷精草、青葙子为主药，故名谷青汤。

功效、主治：谷青汤具有疏散风热，清利头目之功。适用于风热、郁热所致的头目疾患，诸如肝经风热上旋，或气分郁热上冲，或头面阳经郁热，清阳失展，或风热上犯出现的头晕头痛，头涨头懵，头热耳鸣，眼痛鼻渊等病症。

方义分析：方中谷精草味甘、辛，性平，归肝、胃经，疏散风热，明目退翳，《本草纲目》中记载：“谷精体轻性浮，能上行阳明分野，凡治目中诸病，加而用之甚良，明目退翳之功，似在菊花之上也。”青葙子味苦，微寒，入肝经，治五脏邪气，镇肝明耳目，治肝脏热毒冲眼，赤障青盲翳，共为君药；菊花、薄荷、蔓荆子、桑叶、蝉蜕疏风清热，清利头目，黄芩清热燥湿，泻火解毒。《本草纲目》云：“治风热、湿热、头痛……。”又说：“得酒上行，……”故方中用酒黄芩，共为辅药；决明子味甘苦，性微寒，归肝、大肠经，清肝明目，润肠通便，一可泻热下行，二可制散太过为佐药；甘草清热解毒，调和诸药为使药。诸药共奏疏风散热，清利头目之功。

2. 组方特点及加减变化

谷青汤的组方有以下特点：①主要药物多入肝经。诸如谷精草、青葙子、菊花、薄荷、蔓荆子、决明子、黄芩、夏枯草等均入肝经。因为头目疾患虽与阳经有关，但与厥阴肝经也关系密切，如《临证指南医案·头痛》邹时乘按："头为诸阳之会，与厥阴肝脉会于巅，诸阴寒邪不能上逆，为阳气窒塞，浊邪得以上据，厥阴风火乃能逆上作痛。故头痛一证，皆有清阳不升，火风乘虚上入所致。"说明头痛多由火风循肝经入巅顶所为。眩晕病与肝脏关系更密切，华岫在《临证指南医案·眩晕门》中说："经云诸风掉眩，皆属于肝，头为六阳之首，耳目口鼻皆系清空之窍，所患眩晕者，非外来之邪，乃肝胆之风阳上冒耳，甚有昏厥跌仆之虞。"故方中所选药物多归肝经，取其疏肝经郁热，散阳经风热之功。②方中药物性多寒凉，味多辛甘，质多轻清，多为风药。头为诸阳之会，其位最高，非风药莫能上达至巅，风热之邪壅塞清窍或阳气郁热，非寒凉莫能清，非辛甘莫能散，只清不散则取效不捷，只散不清则取效不彻，故应清散合用，使风热之邪无潜藏之所。③清上润下，上下分消。谷精草、青葙子、菊花等清上焦风热，黄芩清热燥湿，决明子润肠通便，泻肝热下行。少阳及阳明经郁热，易出现大便干，故通大便以助清上，使上下分消，取效较速。

加减变化：根据临床兼证不同，可灵活加减。若头痛偏于太阳经部位，选加羌活、川芎；偏于阳明经部位，选加白芷、葛根；偏于少阳经则加柴胡。若风热夹肝阳上亢，酌加生石决明、珍珠母、天麻、钩藤；若风热郁久伤阴，则合四物汤，或加玄参、麦冬等；若风热外感兼夹，应合银翘散。若患者大便溏薄，则去决明子。夜间眼珠胀痛甚者，则重用夏枯草至30g。若头昏不清，恶心则加荷叶30g，竹茹15g。

3. 验案举例

(1) 耳鸣案

赵某，男，36岁，于1998年6月2日以"脑鸣2年"为主诉初诊。患者长期在国外从事翻译工作，且平时吸烟量大（2包/日），渐出现脑鸣，头晕头昏，睡眠多梦，无头痛恶心，食欲可，口中和，大小便正常。舌质红暗，苔薄黄，脉沉滞。诊断为脑鸣，证属风热上扰清窍。用谷青汤加减：谷精草30g，青葙子15g，决明子10g，薄荷10g（后下），蝉蜕6g，桑叶5g，菊花5g（后下），蔓荆子12g，怀牛膝10g，生龙骨、生牡蛎各30g（包煎），甘草3g。6剂，水煎服，日1剂。二诊：服上药后，脑鸣减轻，头晕头懵消失，夜眠入睡慢，余无明显不适，大小便正常。舌质红，苔薄黄，脉细而滞。照上方加炒酸枣仁30g，茯神10g。继服6剂。1998年9月25日来诊时自述服上药后症状消失，遂停药，近因工作劳累，脑鸣复作，睡眠多梦，口干不苦，食欲可，大便排泄慢，每次30~40分钟，小便正常。舌质红，苔薄黄，脉沉滞。仍以上方加荷叶 30g，槐角 30g。继服 10 剂，水煎服。后访告愈。

（2）头痛案

李某，女，55 岁，以“间断性头痛头晕 1 年，发作 6 天”为主诉，于 1998 年 9 月 29 日初诊。患者 1 年来不明原因经常出现头痛头晕，头顶发紧，项强不舒，伴有右侧颈索乳突肌肿胀，口干不苦，易感冒，时有心慌，腰痛，纳眠可，无耳鸣，大便干结，脉沉滞。诊断为眩晕，证属风热上扰清窍。治用谷青汤加减：谷精草 30g，青葙子 15g，决明子 20g，槐角 30g，蝉蜕 6g，蔓荆子 10g，葛根 30g，蒲公英 20g，连翘 12g，甘草 6g。6 剂，水煎服，日 1 剂。10 月 22 日复诊，服上药头痛头晕减轻，大便转常，近因停药，病情反复，仍有左太阳穴处疼痛，头顶及项部发紧，两眼发昏，纳眠可，大便干，小便正常。舌质淡红，苔白略腻，脉沉滞。照上方加川芎 20g，生石决明 30g（先煎）。6 剂，水煎服。先后加减服药 18 剂，于 1999 年 1 月 5 日患他病来诊时，告知药后上病愈。

# 谷青汤治疗风（郁）热证鼻渊 50 例观察

陶洁

河南中医学院第三附属医院，郑州，450008

**关键词：鼻渊；中医药疗法；谷青汤；张磊**

谷青汤是全国第二批名老中医药专家学术思想经验继承导师张磊教授创制·治疗内科疑难杂症八法中轻清法的代表方。具有疏散风热，清利头目之功。主要用于治疗头目耳鼻疾患，如头痛、眩晕、鼻渊、耳鸣、眼胀等。笔者根据其立法旨义，观察治疗鼻渊，无论邪气伤及新久，多获良效。现介绍如下。

## 临床资料

1. 一般资料

选取自 2006 年 6 月至 2008 年 5 月在本院耳鼻喉科门诊运用谷青汤加减治疗鼻渊选取患者 50 例。其中女 29 例，男 21 例；年龄 6～51 岁，平均 23. 3 岁；病程 10 天至 15 年。流黄浊鼻涕者 50 例；鼻塞者 48 例；头痛者 47 例；头脑昏蒙不清、神气不爽、记忆力下降、精神困顿或反应迟钝者 34 例；眼胀困涩者 30 例。

2. 诊断标准

参照国家中医药管理局1994年颁布的《中华人民共和国医药行业标准·中医病证诊断疗效标准》制定。①大量黏性或脓性鼻涕，鼻塞，头痛或头昏；②鼻腔检查黏膜充血肿胀，鼻道、嗅裂或后鼻孔有较多黏性或脓性分泌物；③鼻窦X线、CT片有阳性表现。

## 方法

谷青汤药物组成：谷精草30g，青葙子15g，蔓荆子10g，决明子10g，薄荷10g（后下），菊花10g（后下），蝉蜕6g，酒黄芩10g，生甘草6g。具有疏散肝经风热、清利头目的功能。用于治疗因于肝经风热，或气分郁热，或头面阳经郁热、清阳失展，或风热上犯之鼻渊，对鼻塞、流黄浊黏涕量多、头痛重，或有头晕、头涨、昏懵不清，精神困顿或反应迟钝、目涩眼胀等症者尤为适宜。使用方法：水煎服，每日1剂，每剂煎2次，早晚饭后半小时分服。方药加减：若鼻塞者加苍耳子、辛夷花；若头痛重者加川芎；眼珠胀者加夏枯草；头昏重者加荷叶；头晕重者加钩藤；阴伤者加玄参；便秘者重用决明子等。

可根据病情配合应用苍耳子鼻散（自制方）外用塞鼻。苍耳子鼻散药物组成：苍耳子10g×3包，辛夷花6g×3包，白芷6g×3包，薄荷冰2g，冰片2g。制法：前3味药物使用免煎中药颗粒剂，先将薄荷冰置入研钵单研另放，再将免煎颗粒与冰片同研至细粉，与研后薄荷冰混合均匀（以药粉不潮湿为度），密封装瓶备用。用法：每次塞鼻前，先清除鼻腔分泌物，再取大小适中消毒棉团，表层涂蘸少许芝麻油后，蘸取少许药粉，纳塞鼻中，双侧交替使用，在鼻内留存10~15分钟取出，每日3~4次。

## 结果

1. 疗效判定标准

参照国家中医药管理局《中华人民共和国医药行业标准·中医病证诊断疗效标准》制定。治愈：症状消失，鼻窦X线、CT片无异常；好转：症状明显改善，鼻腔黏膜充血肿胀减轻，鼻窦X线、CT片有明显改善；未愈：症状和体征无改善。

2. 治疗结果

治疗50例中，治愈11例，占22%；好转38例，占76%；未愈1例，占2%。总有效率为98%。

## 病案举例

患者，男，51岁，2007年8月22日初诊。青霉素、链霉素、磺胺类药物过敏。患者诉头痛，流黄浊涕5年，复发1月余。素有鼻窦炎病史，曾于2004年行鼻窦手术，术后半年始间有发作。月前感冒，出现头痛，曾在他院治疗，效果不佳。因不愿二次手术，故求诊于中医。刻下：头痛，以右前额部及右眶下部疼痛为主，疼痛于晨起和午时为甚，且伴胀感，左侧症轻。流黄浊鼻涕，或稀或黏，鼻内臭味，或时涕带血丝，眼胀，口不干苦，睡眠较好，大便正常。舌质红，苔薄黄，脉数。2007年8月8日CT检查结果：右侧上颌窦、筛窦、额窦慢性炎症；鼻中隔向左偏曲。局部检查：双侧鼻腔黏膜充血，右侧鼻腔略宽，下鼻甲充血肿大Ⅱ度，中鼻甲充血肿大Ⅲ度，中鼻甲下缘可见1. 0cm×0. 3cm灰黑色秽物，拭之不去，鼻中隔左侧偏曲，左侧下鼻甲充血肿大Ⅱ度，鼻腔欠畅，未见分泌物积存。中医诊断：鼻渊，证属头面阳经郁热。处方：谷精草30g，青葙子15g，蔓荆子10g，酒黄芩10g，蝉蜕6g，菊花10g（后下），薄荷10g（后下），决明子10g，辛夷花6g，白芷10g，金银花10g，生地黄10g，蚤休10g，生甘草6g。日1剂，水煎分2次服。外用苍耳子鼻散塞鼻。

二诊：2007年8月27日，服药5剂，头痛轻、流涕症状改善，鼻内臭味变小。现右侧前额近眉处及颧部发闷，鼻内微干，交替鼻塞，鼻涕量少发黄，鼻息微热，纳眠正常，大便可，小便黄。舌质红、苔薄黄，脉数。局部检查：双侧鼻腔黏膜充血，右侧鼻腔略宽，中鼻甲灰黑色秽物缩小至0. 3cm×0. 1cm，鼻中隔左侧偏曲，左侧下鼻甲充血肿大Ⅱ度，鼻腔欠畅，未见分泌物积存。照上方去蚤休，加麦冬10g，竹叶10g。日1剂，水煎分2次服。继续外用苍耳子鼻散塞鼻。往复诊治月余，以谷青汤随症加减调理近40剂，诸症悉瘳。

## 讨论

古人云："高巅之上，唯风可到。"头面为清阳之府，诸阳所聚，其位最高，鼻居面中为阳中之阳，易受阳邪所伤。风为阳邪，其性轻扬向上，易袭阳位，火热亦为阳邪，其性升腾上炎，亦易伤人头面。《素问·风论》说："风者，百病之长也。"火热等邪常依附于风邪侵犯人之高巅，伤于头面耳鼻。《幼幼集成·卷四》述："鼻流浊涕不止，名曰鼻渊，乃风热在脑故也。"《济生方》曰："热留胆府，邪移于脑，遂致鼻渊。"张景岳亦谓："鼻渊总由太阳督脉之火……此证多因酒醴肥甘或久用热物，或火由寒郁，以致湿热上蒸，津汁溶溢而下，离经腐败。”可知鼻渊多由风热、肝胆郁热上犯致病。风热郁火上扰清空则头晕头痛，张磊教授的谷青汤立法依据是“火郁发之”。根据“邪在上者，轻而宣之”及“治上焦如羽，非轻不举”的原则，采用轻清上浮而又凉散的药物，以从其阳，散上焦风热，消除病邪。谷青汤方中主要药物入肝经，多为风药，性多寒凉，味多辛甘，质多轻清，是取其轻清上扬、质薄量轻、凉散之性，以上浮头面，散阳经风热，清肝经郁火，疏利透达祛邪。谷青汤方中谷精草甘平，归肝、胃经，疏散风热，明目退翳；青葙子苦微寒，入肝经，祛风热，清肝火，明目，退翳，共为君药。薄荷、菊花、蝉蜕、蔓荆子均入肝经，疏散风热，清利头目共为臣药。酒黄芩苦寒，入肺胃胆经，泻实火、除湿热，酒制后具上升发散之力而上达高巅；决明子甘苦微寒，归肝、大肠经，清肝明目、润肠通便；二药增强清泻之力为佐。甘草清热解毒，调和诸药为使。疗鼻渊则在谷青汤基础方上，加辛夷花能疏风散邪，上行头面，善通鼻窍，为治鼻病专药，用白芷祛风止痛，辛散通窍，以助辛夷之功。辛夷花、白芷是苍耳子散方的主药，为治疗鼻渊要药，芳香通窍力强。全方共奏疏散风热、清利头目之功，集清、散、通、利之能为一体，另辟鼻渊治疗之蹊径。

鼻渊等鼻病常配合外治法，以标本同治，缓清窍之急，取立竿见影之效。苍耳子鼻散是全国第二批名老中医药学术思想经验继承导师、本院已故耳鼻喉科蔡福养教授在《济生方》苍耳子散的基础上衍化创制的鼻科外用经验方“鼻炎灵滴剂”的变型。它气味芬芳，寒温适宜，缓和疏达，有祛风清热、除湿消肿、芳香避秽、散邪通窍等功效，尤其适于因热、燥所致的以鼻塞、涕黄浊、鼻干燥等为主要表现的鼻病。作用于患部，取效直接快捷，芳香透窍，又润燥、避秽、除涕，且效果明显。无刺激、无毒副作用，老少咸宜，各种鼻病均可应用。与谷青汤内合外应配合治疗，相得益彰。

谷青汤的运用只要把握住因风热郁火上干致病的证机，头部诸多疾病皆可治之，尤其在春季发生的头部疾患（春病在头）。因于风热之邪，或阳经郁热之鼻渊，非辛甘之品莫能散，非寒凉之剂莫能清，用谷青汤化裁治疗，藉其轻以达病所，清以去其实，清散结合，使邪热无潜藏之所。治疗鼻病莫忘鼻为清窍“以通为用”的特点，注意配合芳香通窍之品以获取良效。

# 人与四时阴阳

张磊　赵安业　冯明清

中医学认为，四时阴阳不仅是自然界变化的规律，也是维持人类生命活动的根本。《素问·四气调神大论》说“夫四时阴阳者，万物之根本也”，并指出人类必须顺应而生，“以从其根”。

四时之变，春气生而升，夏气长而散，此地气升浮而生长，促万物萌芽而繁茂。所谓“春三月，此谓发陈，天地俱生，万物以荣”“夏三月，此谓蕃秀，天地气交，万物华实”是也。秋气收而敛，冬气潜而藏，此天气沉降而潜藏，致万物凋零或死亡。所谓“秋三月，此谓容平，天气以急，地气以明”“冬三月，此谓闭藏，水冰地诉，无扰乎阳”是也。故植物存之有生、长、化、收、藏，动物应之则生、长、壮、老、已。

自然界“天覆地载，万物悉备，莫贵于人。人以天地之气生，四时之法成”（《宝命全形论》）。说明人类虽是天地万物中最高贵的生灵，亦必赖四时阴阳而生存。人与自然息息相关，与自然界是一个动态变化的整体，自然界的运动变化，无时无刻不对人类产生影响。一年之中，四时气候的更迭，阴阳寒热的变化，都会直接促进或影响人的机体各部分各脏器的功能活动。《金匮真言论》指出：“五脏应四时，各有收受。”春季木气和畅，有助于肝气的生发疏泄；夏季火热炎旺，有助于心阳的宣通温煦。长夏时土气盛长，有助于脾胃的消化传导；秋季金气劲急，有助于肺气的宣肃下降；冬季水寒凝固，有助于肾精的封藏闭固。这些合时宜的资助，即所谓“通”。“春气通于肝，夏气通于心，长夏之气通于脾，秋气通于肺，冬气通于肾”也。说明五脏之气的强弱，与四时阴阳的变化有密切关系。《四时刺逆从论》说：“春者天气始开，地气始泄，冻解冰释，水行经通，故人气在脉。夏者经满气溢，入孙络受血，皮肤充实。长夏者经络皆盛，内溢肌中。秋者天气始收，腠理闭塞，皮肤引急。冬者盖藏，血气在中，内著骨髓，通于五脏。”说明人体经气的运行部位，也随四时变化而有所不同。《八正神明论》说：“天温日明，则人血淖液而卫气浮；天寒日阴，则人血凝泣而卫气沉。”指出了气血运行直接受四时阴阳气候变化的影响。而经脉的运行状态也是应时而变。《离合真邪论》说：“天地温和，则经水安静，天寒地冻，则经水凝泣；天暑地热，则经水沸溢。”所以，人体的脉象也相应出现了春弦、夏洪、秋毛、冬石的季节性变化。此即

《脉要精微论》“四变之动，脉与之上下”“春日浮”“夏日在肤”“秋日下肤”“冬日在骨”，所谓脉合四时阴阳之变也。

可见，人的生理，从脏脏功能活动，到气血经脉运行，无不受四时阴阳变化的影响。所以，人们要想维持正常的生理功能健康长寿，必须对自然界做出适应性的调节。人如此，自然界一切生物亦如此，它们的生长、发展、衰老和死亡，都顺从于自然界这个不可抗拒的发展变化规律。故《四气调神大论》曰：“阴阳四时者，万物之终始也，死生之本也。逆之则灾害生，从之则苛疾不起。”

自然界四时阴阳产生六气——风、寒、暑、湿、燥、火，有利于万物的生、长、化、收、藏，人的机体亦顺应而生。若不顺为逆，逆四时阴阳之气，即逆其根本之气，足以致病或夭亡。故《四气调神大论》又说：“逆其根，则伐其本，坏其真矣。”

逆根则病。人体对自然界四时阴阳的变化有一定的适应能力。若六气太过或不及，或非其时而有其气，超越了人体的适应能力，此天气之逆，人不能从之而病生也。故《至真要大论》说：“夫百病之生也，皆生于风寒暑湿燥火，以之化之变也。”若人体脏腑气血虚弱，适应能力低下，或不知养生，逆阴阳而动，此人气之逆也。人气逆，不能顺从四时阴阳，不唯六淫易袭人为病，且易内生淫疾。《调经论》指出：“夫邪之生也，或生于阴，或生于阳。其生于阳者，得之风雨寒暑，其生于阴者，得之饮食居处，阴阳喜怒。”

坏真乃死。真者，真元正气，出自脏腑，源于水谷，抗御病邪，体现生灵。人逆四时阴阳之根，若积重难返，等于伐本。“伐本者，损其真元正气也。真气亏，则损其寿；真气坏绝，必致夭亡”。此即“逆之则死”之谓。

逆根坏真，乃逆四时阴阳之故也。逆则伤所主之脏，病则传于续时之季。《四气调神大论》指出：“春三月……逆之则伤肝，夏为寒变，奉长者少”夏三月“……逆之则伤心，秋为痎疟，奉收者少，冬至重病”，“秋三月……逆之则伤肺，冬为飧泄，奉藏者少”，“冬三月……逆之则伤肾，春为痿厥，奉生者少。”逆四时自然之气，乱人体阴阳之治，损生长化收藏之机，致脏器失调之变。即所谓“逆春气则少阳不生，肝气内变；逆夏气则太阳不长，心气内洞；逆秋气则太阴不收，肺气焦满；逆冬气则少阴不藏，肾气独沉”。

中医学根据机体与外在环境的统一关系，按照四时阴阳的变化规律，提出要想从根本上使机体的生长发育顺应自然规律，就必须“春夏养阳，秋冬养阴，以从其根”，“与万物沉浮于生长之门”，以保证人类健康长寿，生衍昌盛。这就是古人提倡养生学的重要意义。

《吕氏春秋·尽数篇》说：“故凡养生，莫若知本。”四时之本，本于阴阳。春夏阳气发泄，精易随之泄越而不内守，故需顺应生发之气而卫固阴精于内；秋冬阴精敛藏，更当深潜不宜外泄，故秋冬养阴以顺应收藏之令，蓄积阴精，确保春夏生发有备。此养阳者以助生长之能，养阴者以益收藏之本。《四气调神大论》并其体提出春三月“衣卧早起，广步于庭”，不能收敛；夏三月“夜卧早起，无厌于日”，不当伏匿；秋三月“早卧早起，与鸡俱兴”，不使疏散；冬三月“早卧晚起，必待日光”，不欲泄夺。这样，顺从四时阴阳的变化以调之，才能减少疾病，健康长寿。所以《灵枢·本神篇》说：“故智者之养生也，必顺四时而适寒暑，和喜怒而安居处，节阴阳而调刚柔。如是则僻邪不至，长生久视。”

春夏养阳，秋冬养阴，既要顺四时而调，又要明五脏以养。明·张景岳说：“春应肝而养生，夏应心而养长，长夏应脾而养化，秋应肺而养收，冬应肾而养藏。”五脏得养，真气充健，则疾病无从发生。故《四气调神大论》强调人与四时阴阳必须顺应，“逆之则灾害生，从之则苛疾不起，是谓得道”。

综上可以看出，中医学不但认识到人与四时阴阳是息息相关的，而且还提倡和总结了一整套顺应四时阴阳的养生方法，形成了“人与自然相应”的整体观念。这一系统观念，不仅是养生学的发端，而且在防病学、治疗学方面，也有着重要的指导意义；不唯被古今医家奉为圭臬，而且也渐次被现代科学所认识。

# 张磊：临证遣方三原则

孙玉信
河南中医学院第三附属医院

张磊为全国第二批老中医药专家学术经验继承工作指导老师。他熟读经典，博采众方，虽至耄耋之年，仍能脱口背诵方歌数百首，临证遣方用药更是巧中有巧，妙中有妙。笔者有幸拜张磊为师，现就其遣方经验三原则探析如下：

开好“有药处方”与“无药处方”。

## 有药处方

张磊常讲，作为一位合格的中医，要会开“有药处方”和“无药处方”，所谓“有药处方”，即平时所开的有药物的处方，包括经方、时方、经验方。

经方：是指《伤寒论》《金匮要略》及《黄帝内经》所载的方，具有药味少、疗效显著的特点。只要辨证准确，用之得当，往往效如桴鼓。

如治患儿赵某，女，11个月，以“泻出水样便4个月”为主诉来诊。询问病史，乃因感冒用抗生素后，出现腹泻如水，每天20~30次，脱肛，多方治疗无效。诊见精神极差，畏寒，无发热，腹胀，消瘦，脱水貌，脉细，指纹淡。证属阳亡液脱，方用四逆加人参汤：制附子10g（先煎1小时），干姜6g，党参20g，炙甘草6g。6剂，水煎服。

药后，大便转为日1次，排便困难，家人自行让患儿服香油5mL，病情复发，大便带黏液，腹胀。药用：制附子6g（先煎1小时），干姜6g，党参6g，炙甘草6g，制半夏6g，黄芩3g，黄连1g，砂仁2g（后下），大枣1枚。6剂，告愈。

此为四逆加人参汤合半夏泻心汤，以辛开苦降，寒温并用，阴阳并调。张磊强调经方有它的独特疗效，加减药味，不能太多太杂，要主证主方，座次井然，主题分明，不要喧宾夺主。

时方：是指汉代张仲景以后医家所制的方剂，以唐宋时期创制使用的方剂为主，是临床治疗的进一步发展，其数量大，内容广，更适宜于临床选用。

如治患者刘某，女，52岁，以“头痛10余年、加剧6年”为主诉来诊，每次发作，头抵墙壁，痛不欲生，痛时颈项强直，不能转动，胳膊也硬，阴雨天加重。有高血压病史及阑尾炎术后肠粘连病史。口臭口黏，舌质暗，苔白，脉沉滞。脉证合参，为瘀血头痛，方用血府逐瘀汤加味：当归9g，生地黄15g，桃仁12g，红花9g，赤芍9g，柴胡9g，川芎9g，桔梗9g，枳壳9g，蔓荆子12g，决明子15g，怀牛膝12g，葛根30g，甘草6g。服上方11剂，头痛基本消失，时有耳鸣，去决明子加磁石30g，巩固治疗。

张磊说，时方甚多，临床应用应注意以下几点：一要知方，知道每个方的主治证、组方的道理、配伍的原则等；二要切用，切于病，切于人，切于脏腑之性，切于季节之令；三要灵活，医贵通变，药在合宜。

经验方：是张磊在临床实践中，自己总结出来的行之有效方剂，如谷青汤（谷精草、青葙子、桑叶、菊花、薄荷、蔓荆子、黄芩、夏枯草、决明子、甘草），治疗因风热之邪伤于头部的病证；郁达汤（柴胡、枳壳、白芍、槟榔、厚朴、苍术、川芎、香附、栀子、神曲、甘草），治疗脏腑气郁、寒热错杂之证；山前汤（生山楂、炒山楂、生车前子、炒车前子），用于脾虚积泄；丹百汤（丹参、白檀香、砂仁、百合、乌药、全瓜蒌、郁金）用于气血瘀滞兼有阴虚的胸痹、脘腹疼痛、胁痛。藤络汤（鸡血藤、忍冬藤、丝瓜络、橘络、木瓜、制胆南星、路路通、川牛膝、酒桑枝、通草），治疗肢体关节肿胀疼痛等病症。还有眠安汤、平痤汤、清气汤等，临证应用，效果良好。

## 无药处方

所谓无药处方，是指针对患者不同的致病因素，尤其是因情志致病者，医生可根据患者的生活环境、工作环境、文化素养等，可以晓之以情，动之以理，分忧解难，给出恰当的心理疏导和健康指导，开出适合患者的“无药处方”，取得药物无法达到的效果。

对于文化层次较高而又比较熟悉的患者，也可以文字形式开出。如某位老年女患者，有文化素养和政治素养，喜画国画，突有丧偶之痛，整日郁郁寡欢，张磊在开完有药处方后，遂赠诗一首：“雪里梅花雪后松，冷香高洁耐寒冬，一支画笔重挥洒，何计歪斜与淡浓。”患者情绪逐渐开朗，精神振奋，又拿起画笔，投入到创作之中。

张磊说，无药处方要开得灵活，开得适当，要有针对性，才会有好的效果。人皆乐生而恶死，只要方法得当，入情入理，患者是会愉快接受的，也可能会把看病当成一种精神享受。无药处方配合有药处方，增强治疗效果。

把握“效也更方”与“不效也不更方”。

## 效也更方

一般情况下，我们多遵从效不更方原则，但疾病是动态的，证候也是动态的，它随外界气候、个体体质、邪正关系、治疗措施的当否而变化。因此，张磊提出，治疗过程中，当病机发生变化时，前方治疗即使有效，也要更方，要方随机变，切中肯綮。

陈某，女，21岁，2006年1月12日以“面部烘热面赤如醉4年，低热4月余”为主诉就诊。自2005年9月无明显原因出现低热，体温37.5℃左右，面部烘热，面赤如醉4年，下午或晚饭后较多，能持续3~4小时，低热一般于下午、晚上出现，上午不发热，畏寒风，自觉全身肌肉轻拍时疼痛，右肩部麻似虫行，腰痛，月经提前10余天，经期6~7天，量多色暗血块多，纳可，二便调。白带正常。常感咽部干痛，饮水多，两手颤，颈显大。舌质红淡瘦，苔薄白稍腻，脉细数。

药用：金银花30g，玄参30g，栀子10g，蒲公英30g，赤芍15g，连翘10g，竹叶10g，知母10g，地骨皮15g，牡丹皮10g，柴胡10g，制香附10g，生甘草6g。6剂，水煎服，日1剂。服药后发热较前降低，温度37.2℃，面热较前时间短，大便干，咽干痛，口不苦，仍手颤，全身肌肉有叩击痛。药用：熟地黄10g，当归10g，生白芍20g，川芎6g，牡丹皮10g，地骨皮20g，柴胡10g，黄芩10g，桔梗10g，连翘10g，生甘草6g。服上药期间体温降至正常。

此乃风热稽留，深陷厥阴肝经，耗伤阴血，引动肝风，先以银翘散合地骨皮饮加减，疏风散邪，滋阴清热，恶风寒消失，风热渐散，但低热未除，病仍未变，证有变化，以邪陷厥阴为主，用地骨皮饮合小柴胡汤加减，以滋阴养血，和解透达，使耗伤之阴血渐复，深陷厥阴之邪热外透，热退风熄，疗效良好。

## 不效也不更方

不效也不更方，看似自相矛盾，实则不然。张磊认为，疾病是动态的，药物发挥作用是动态的、渐进性的，由量变到质变，尤其是慢性病，药虽对证，收效也有个过程，初服“无效”，只要把握方证准确，可以不必更方，继续服用，定会取效的，此即“不效也不更方”。

如孙某，女，28岁，2005年9月23日以“双眉棱骨疼痛1年”为主诉就诊。时轻时重，夜间易发作，伴有恶心呕吐，胸闷嗳气，睡眠休息后明显好转，食欲可，口不干苦，大小便正常。舌质淡红，苔薄白，脉沉滞。有肾病史5年，尿蛋白（+~++），无明显症状，未服药治疗。

此为肾阴不足，内有郁热，以知柏地黄汤加味。

处方：生地黄炭30g，山萸肉10g，生山药15g，泽泻10g，牡丹皮10g，茯苓10g，连翘10g，芡实30g，蝉蜕6g，地肤子15g，知母10g，黄柏6g，竹叶10g。6剂，水煎服。服药后，病情稳定，照上方继服10剂，直到服1个月，效果良好，5年来尿蛋白第1次全部消失，潜血（+）。

本案属慢性疾病，应以“王道之法”，初服药后，病情没有加重，不宜频繁更方，以守为主，可略作加减，待慢慢收工。

对于做到效也更方与不效也不更方，医者需要有深厚的中医基本功，还要有“慧眼”“慧心”，有胆有识，方可进退有度，取舍有法。

防止“有方无药”与“有药无方”

所谓有方无药，是指医者墨守成方，方不中的，或不能灵活加减，机械照搬，或守一方而治百病，均难取得良好效果。张磊说，用方要做到“巧”与“活”，巧有两个意思，一是用方之巧，一是方中某味药之巧。活也有两个意思，一是根据病情变化，方药亦随之变化，即证变方亦变；一是在一张处方上要有灵动性。

所谓有药无方，是指方药庞杂，既不符君臣佐使原则，也没有精专不二、有的放矢之方阵，多是方药的堆砌，想取得好的疗效，自然十分困难，所以张磊反复告诫后学，要防止有方无药与有药无方。

# 张磊处方中之小量用药经验

何华
河南省中医院传统医学诊疗中心，河南郑州，450002

张磊教授，河南中医学院主任医师，为第二批全国老中医药专家学术经验继承人指导老师。其医理纯熟，辨治精准，方药灵变，每起沉疴。张老遣方用药除精专而外，还尤注意药量之大小变化，或大或小，或多或少，皆有规范。现将其临床经验介绍如下。

所谓处方中之小量，乃指一张处方中多数药量是大的，而少数药量则较小。张老临证常在以下情况下使用较轻药量。

1. 反佐宜用小量

有些大寒或大热证候，若单用“正治”法，则易发生格拒现象，张老为避免这一现象，在大剂温热药中加入少量寒凉药，或大剂寒凉药中加入少量温热药，以反佐之，起到诱导引药深入、不致药性与病性发生格拒的作用。反佐用小量，除药味少、量小以外，还含有药味少而量非小之义。所谓小是与大量寒凉药或大量温热药相对而言。如白通加猪胆汁和人尿并非小，但与温热药相比，量仍是小；左金丸重用黄连之苦寒泻火，降逆止呕，少佐吴茱萸之辛温以开郁散结、下气降逆，用吴茱萸就是反佐法，但量是小的。此两种情况在临床上应依据病情而斟酌应用。

2. 升提中气宜用小量

张老治疗中气虚而下陷，根据“陷者举之”的治则，在补中益气药中加入升麻、柴胡以引中气之陷而上升，疗效颇佳，但升、柴用量不宜大。如补气升肠饮（人参一两，白术五钱，川芎三钱，升麻一分）中升麻只用一分。《傅青主女科·正产肠下》解释说：“此方纯于补气，全不升肠，即如用升麻一分，亦不过引气而升耳。盖升麻之为用，少则气升，多则血升也，不可不知。”张老认为，升陷剂中，升、柴用量虽不能局限于一分，但确实不宜过大。

3. 疏利气机宜用小量

凡气机因腻滞而不畅者，张老皆使用小量理气之品以疏利之。如滋补剂中用小量理气药如陈皮、砂仁等以宣畅呆滞，祛湿剂中用小量理气药以鼓荡气机。莫看其用量小，然作用甚大。

4. 醒脏腑之困或唤起脏腑之性者宜用小量

所谓“醒”和“唤”，是激发之意。张老对于脏腑功能因某种原因而陷于困顿不振状态的病证（本处是指慢性病证，不包括休克），治疗除辨证用药外，在一些情况下还常加入小量激发之品，以促进脏腑功能的恢复。如脾气虚弱，健运乏力，食纳减少，兼有湿象者，临床治疗在健脾益气的方药中，往往佐以小量草果、石菖蒲、木香等以醒脾困，其疗效明显优于单纯健脾益气法。又如肝血不足而性失条达者，张老在补肝剂中加入小量柴胡、薄荷、独活等以唤起升发条达之性。滑氏补肝散用小量独活，就是“假风药以张其气也”（唐容川《血论证·卷七·口》）。此法与疏肝解郁之剂意义有所不同，彼在舒肝郁，此在唤肝性。

5. 引火归元宜用小量

阴虚于下，火浮于上，此非火真有余，乃肾阴不足失恋，火不归宅而上浮。张老常以小量肉桂、附子加于壮水药中以引火归元，“导龙入海”。

6. 助气化作用宜用小量

张老认为，所谓气化，简言之，即指体内某些物质化为气，气又化为某些物质，也即饮食在体内气化、吸收、成形、排泄之变化过程。气化功能的维持主要依赖命门原气与宗气。若气化失司，则可导致机体代谢障碍，功能失调。例如膀胱气化失常，最易发生小便不利，在治疗上要辨证求因，审因论治，湿者渗利，热者清导，阴虚者壮水，阳虚者补火。同时为了增强膀胱气化功能，即使用渗利和滋阴之剂，亦常加入小量桂或附兼用以启肾之气化，在此情况下使用桂、附，不宜大量。

7. 兼治标证宜用小量

治标治本，抑或标本同治，俱应依据病证的具体情况施治，其用药分量大小，也应辨证而定。张老临床遇标证为次，或标证虽显，但非主要矛盾，若标本同治，则治标药味不宜过多，药量也不宜过大。如顺肝益气汤治疗妊娠恶阻，方中陈皮只用三分，砂仁只用一粒，神曲也只用一钱，而人参、当归用至一两，熟地黄用至五钱。因妊娠恶阻多为肾水不足，肝血太燥，脾胃衰微，不胜频吐，故重用滋阴和补气之品以治其本，而仅少佐以开胃之品兼顾其呕恶之标。正如《傅清主妇科·妊娠恶阻》中云：“此方平肝则肝逆除，补肾则肝燥息，补气则血易生。凡胎病而少恶阻者，俱以此方投之，无不安。”临床如此类处方不为少见，皆具有主次分明，功用协调，方不板滞之特点。他如气病及血，血病及气，阴损及阳，阳损及阴之证，张老均以标本兼治，但所及之处，为善尚轻，故治疗就不宜平分秋色，而是当大则大，当小则小。如补阳还五汤证，缘于元气亏损，半身无气，无气则不能动，而成半身不遂，此因气虚而致血行不畅，自然补气应为主要法则，故张老重用黄芪四两，以峻补其气，其余活血通经药物则皆为小量。

此外，对于剧毒药、某些芳香开窍药张老亦自然使用小量，不再赘述。

总之，张老注重辨证论方，据证用药，组方严谨，对指导后学临床用药、提高疗效大有帮助。

# 张磊涤浊法方药特点探析

姜枫[1,2]　张荣欣[2]　孙玉信[3]　指导：张磊[3]

1. 广州中医药大学，广东广州，510405

2. 河南中医学院第一附属医院，河南郑州，450000

3. 河南中医学院第三附属医院，河南郑州，450008

**摘要**：阐述了张磊涤浊法的方药特点：用药以苇茎汤为主方；用药多轻清灵动；分三焦用药。

**关键词：涤浊法；治法；苇茎汤；内科杂病；张磊**

张磊（1929—），男，教授、主任医师。幼上私塾，诵读经史，奠定了古文基础。18 岁师从当地老中医张炳臣，出师后，在家悬壶。1952 年加入联合诊所，1953 年工作于区卫生所，1958 年考入河南中医学院本科，6 年毕业后留校任教。历任教研室主任，医教部副主任，教务处副处长、处长，河南省卫生厅任副厅长，河南中医学会会长、中药学会会长。国家二部一局第二批全国老中医药专家学术经验继承人指导老师，国家“十五”攻关“名老中医学术思想、经验传承研究”课题研究的名老中医。由于长期从事教学和临床，经过众多名医的教诲，加之治学严谨，攻读勤奋，故而医理纯熟，医术精湛，尤其擅长于内科杂病的治疗。

涤浊法是张老临证治疗八法中最具特色的一种治法，广泛适用于各类浊阻之证，临床疗效显著。笔者有幸在张老侧侍诊数载，聆听张老教诲。兹将张老涤浊法之方药特点整理于下，供同道临证参考。

1. 涤浊法简释

浊邪，即秽浊之邪，是指因外感、内伤、脏腑功能失调等因素，使气血津液运行失常，并停留阻滞于人体组织器官所形成的具有致病作用的病理产物，包括浊气、瘀血和痰、饮、水、湿等。多见形体丰肥、嗜卧少动、倦怠乏力、头目不爽、胸闷脘痞、舌体偏胖、质黯、舌苔浊腻等症状，其病往往缠绵难愈，易成痼疾。在内科杂病中浊阻之证较为多见。张老据《素问·汤液醪醴论篇》“平治于权衡，去宛陈莝，疏涤五脏”之旨，在长期的临床实践中不断探索、总结、提炼，创立涤浊之法，治疗各类浊阻之证，疗效显著。

2. *以苇茎汤为主方*

张磊教授涤浊法以苇茎汤为主方。苇茎汤出自《古今录验方》，见《外台秘要》卷十，《备急千金要方》卷十七载本方，但无方名。宋·林亿等校定《金匮要略方论》时，将此方收入“肺痿肺痈咳嗽上气”，作为附方，“治咳有微热，烦满，胸中甲错，是为肺痈”，名“《千金》苇茎汤”，历代方书和近代讲义教材都收录在肺痈门，成为治肺痈专方。张秉成《成方便读》解本方曰：“是以肺痈之证，皆有痰火邪互结胸中，久而成脓所至。桃仁、甜瓜子皆润降之品，一则行其瘀，一则化其浊。苇茎退热而清上；薏苡除湿而下行。方虽平淡，其通瘀化痰之力，实无所遗。所以病在上焦，不欲以重浊之药重伤其下也。”指出本方具“化浊”之功。近年来在临床中应用更为广泛，可用于治疗大叶性肺炎、支原体肺炎、慢性支气管炎急性发作、小儿过敏性咳嗽、小儿急性化脓性扁桃体炎、上颌窦炎、鼻窦炎、阑尾周围脓肿、慢性结肠炎等多种证属热毒蕴滞、痰瘀互结所致的疾病，并且对消化系统、心血管系统以及妇、儿、眼科等各科有关疾病也有显著疗效。

本方治疗浊阻之证可从两方面分析。其一，从浊邪产生相关的脏腑来看，浊邪的产生是体内气血津液运行、代谢失常的产物，而在气血津液的运行中肺、脾、肾三脏的功能最为重要。其中尤以肺的功能正常为其首要条件。肺为华盖，主气并司一身气机，还主通调水道，为水之上源，为气、血、水液运行输布之中枢。肺的功能正常则气运畅、血输达、水精四布、五经并行，全身四肢百骸得以充养，而尽终其天年。若肺的功能失常则气滞、血瘀、水停、浊邪为患，百病丛生。因此，肺者，五脏六腑之大主也。凡因湿热、暑湿或痰热痹阻肺气，皆可导致肺失清肃，郁遏脾胃、三焦、肾和膀胱。上源肺不清，治节无权，水道失通，下流不洁，影响气血运行、气机升降和水液代谢，而生痰、变浊、化脓，导致水肿、喘咳、悬饮、咯血、内痈、黄白带下等浊阻之证变生。因此，从治肺入手调治上述浊阻诸病正是开流澄源的治本之策。苇茎汤功能化痰湿以清肺热，通络瘀而降肺气，契合上述原则。其二，从本方药物组成来看，本方药虽4味，但配伍精妙。方中苇茎甘寒多液，清泄肺热，生津养阴；冬瓜仁清热化浊，祛痰排脓；薏苡仁利湿健脾，清热排脓；桃仁活血祛瘀，润燥通便。综观其方，清热、理气、利湿、化痰、活血俱备，清热而无苦寒之弊，不伤正气，渗利而不伤阴，活血而不峻猛，配伍佐辅适度，祛邪扶正兼顾，清上、畅中、渗下并行，标本齐治，故可治疗因热、湿、痰、瘀所致的各类浊阻疾病。

3. 药多轻清灵动

浊为阴邪，其性重浊，留滞所犯脏腑而为病，因此，对其治疗要以运、以动、以平为主，兼顾脏腑之性，不可矫枉过正。《药对》曰：“轻可去实，麻黄、葛根之属是也。”李时珍对其进行了详细的注解发挥，可启后人茅塞，其注曰：“当作轻可去闭。有表闭里闭，上闭下闭。表闭者，风寒伤营，腠理闭密，阳气怫郁，不得外出，而为发热、恶寒、头痛、脊强诸病，宜轻扬之剂发其汗，而表自解也。里闭者，火热郁抑，津液不行，皮肤干闭，而为肌热、烦热、头痛、目肿、昏瞀、疮疡诸病，宜轻扬之剂以解其肌，而火自散也。上闭有二，一则外寒内热，上焦气闭，发为咽喉闭痛之证，宜辛凉之剂以扬散之，则闭自开；一则饮食寒冷抑遏阳气在下，发为胸膈痞满闭塞之证，宜扬其清而抑其浊，则痞自泰也。下闭有二，有阳气陷下，发为里急后重，数至圊而不行之证，但升其阳而大便自顺，所谓下者举之也，有燥热伤肺，金气膹郁，窍闭于下，为小便不利之证，以升麻之类探而吐之，上窍通而小便自利矣，所谓病在下取之上也。”指出治疗各类闭阻之证，需要使用具有发汗、解肌、开闭等效的轻清之剂方能奏效。浊邪阻于人体各部，影响气血津液的运行，虽与上述诸症不尽相同，但其需要以轻清之剂开其闭、去其实则是一致的，因此，对于浊阻证的治疗亦当使用轻清之剂。李时珍在注解《药对》：“滑可去著，冬葵子、榆白皮之属是也”时又指出：“着者，有形之邪，留着于经络脏腑之间也，便尿浊带、痰涎、胞胎、痈肿之类是矣。皆宜滑药以引去其留着之物。此与木通、猪苓通以去滞相类而不同。木通、猪苓，淡渗之物，去湿热无形之邪；葵子、榆皮，甘滑之类，去湿热有形之邪。故彼曰滞，此曰着也。”说明了治疗“有形之邪”的“著”证需要使用“滑药”以引去其留着之物。涤浊法使用的主要药物中苇茎甘寒，轻清中空，清热生津、止呕除烦利尿；薏苡仁甘淡微寒，上能清肺、中能健脾、下能渗湿；冬瓜仁甘寒，功清热化痰排脓；皆为淡渗之品，且薏苡仁、冬瓜仁可以濡润、滑利，上述诸药皆轻清灵动，符合“轻可去实（闭）”“滑可去著”的治疗原则。

4. 分三焦用药

浊邪为患，证见多端，因此，其治疗也当有所权变。张老根据浊邪所犯部位而拟定了分三焦使用的不同方药。

病在上焦者使用浊邪阻肺、肺失清肃方。药用芦根、冬瓜仁、生薏苡仁、桃仁、桔梗、黄芩、海浮石、炒葶苈子、炒苏子、麻黄、生甘草、大枣等。本方实为苇茎汤和葶苈大枣泻肺汤、桔梗汤等加味而成。该方用于浊邪犯肺及肺系出现的各类病证，如肺炎、咽炎、鼻窦炎等，加入扶正抗毒之品亦可用于肺癌等肺系恶性肿瘤的治疗。

病在中焦以脾为主者使用浊邪中阻、脾失健运方。药用芦根、冬瓜仁、生薏苡仁、桃仁、制半夏、陈皮、茯苓、泽泻、炒苍术、炒神曲、栀子、生甘草等。本方为苇茎汤和二陈汤、越鞠丸化裁而成。“脾为生气之源，肺为主气之枢”，肺失宣降，痰湿困遏，脾因之而呆滞，抓住“肺主肃降，通调水道”之病机，用苇茎汤化裁，可使肺清肃复常，脾乃升清。该方用于肥甘厚味过度，体胖困倦，舌苔黄腻或白腻，血脂高、有糖尿病、高血压倾向者。

病在中焦肝脾不调者使用肝热脾湿、浊邪积着方。药用芦根、冬瓜仁、生薏苡仁、桃仁、鳖甲、郁金、延胡索、败酱草、生麦芽、炮穿山甲、大贝母、夏枯草、茵陈、大黄、生甘草等。方中鳖甲、穿山甲，价较昂贵，可以皂角刺、川芎、三棱代之。该方可用于右胁不适或疼痛，腹胀，小便黄，大便或溏或干，肝功能异常、脾大等症患者，如慢性肝病患者。

病在下焦使用浊在下焦、膀胱失利方。药用白茅根、冬瓜仁、生薏苡仁、桃仁、连翘、赤小豆、滑石、怀牛膝、干地龙、琥珀、冬葵子、茯苓、生甘草等。本方为苇茎汤易芦根为白茅根合冬葵子散化裁而成。该方用于浊在下焦，久而不去，小便黄浊不利，小腹不适或会阴胀疼等。如慢性前列腺炎多为湿热下注，气滞血瘀，水道不畅。肺为水之上源，尿流的改变与肺之宣发肃降有关。可采用下病上治、异病同治之法，选取上方化裁治疗。

囿于管见，以上对于张老涤浊法的阐述不免肤浅，涤浊法的内容远不止此，与张老其他方法合用，其临床应用相当广泛，愿读者鉴之。

# 张磊涤浊法在神经系统疾病中的应用

何华

河南省中医院传统医学诊疗中心，河南郑州，450002

**关键词：涤浊法；神经系疾病；张磊**

张磊教授为河南中医学院主任医师，第二批全国老中医药专家学术经验继承人指导老师。其医理纯熟，医术精湛，善治内科杂病，每起沉疴。涤浊法是张老临证颇具特色的治法之一，广泛适用于各类浊病，疗效显著。笔者有幸跟随张老侍诊数载，得窥堂奥，现将其以涤浊法治疗神经系疾病的经验介绍于下。

1. 浊病的形成

浊邪，是指由于寒温不适、起居无常、饮食偏嗜或情志不畅等因素，导致脏腑功能紊乱，阴阳失调，气津液运行不畅，水湿、痰饮、瘀血内生，蕴积体内日久，阻滞气机，转化为对人体脏腑经络造成损害的病理产物，包括湿浊、痰浊、瘀浊和脂浊等。浊邪作祟而导致的各种疾病称之为浊病。其病多见形体丰肥、嗜卧少动、倦怠乏力、头目不爽、胸闷脘痞、舌体偏胖、质黯、舌苔浊腻等症，且往往缠绵难愈，易成痼疾。

2 浊邪的致病特点

痰、湿为津液所聚，瘀乃血滞而成。《圣济总录》认为，痰饮形成的主要原因是“脉道闭塞，津液不通”。《诸病源候论》则认为“诸痰者，此由血脉壅塞，饮水积聚而不消散，故成痰也”。《景岳全书 · 杂证谟 · 非风》则指出：“凡经络之痰，盖即津血之所化也……津凝血败，皆化为痰耳。”瘀阻气滞，水津失布，则停而为湿、凝而为痰，正所谓“血积既久，亦能化为痰水也”（《血证论 · 瘀血》）。而痰阻气滞，血行不畅，亦可郁而成瘀。诚如《脉因证治 · 痈疽》所云：“津液稠黏，为痰为饮，积久渗入脉中，血为之浊。”痰浊、脂膏在脉道中滞留蓄积过量则成脂浊。因此，湿浊、痰浊、瘀浊和脂浊常相兼为患，导致病程缠绵，难以速愈。

浊邪性质黏滞，易阻遏气机，其致病部位广泛，症状多变，病理演变较为复杂，且易生怪证、险证。在神经系疾病中可表现为“眩晕”“头痛”“中风”“痴呆”“痫病”“痿病”等，诸如现代医学的高脂血症、动脉粥样硬化、脑供血不足、脑卒中、痴呆、癫痫及肌肉、脊髓病等多种疾病。

3. 涤浊法的内涵

张老根据《素问 · 汤液醪醴论》“平治于权衡，去宛陈莝……疏涤五脏”之旨，在长期的临床实践中不断探索、总结、提炼，创立涤浊法治疗各类浊病。该法以《古今录验方》之苇茎汤为主方，同时对于“瘀浊”和“脂浊”又分别采用血府逐瘀汤和导痰汤等。张秉成《成方便读》解苇茎汤曰：“桃仁、甜瓜子皆润降之品，一则行其瘀，一则化其浊。苇茎退热而清上，薏苡除湿而下行。方虽平淡，其通瘀化痰之力，实无所遗。”指出本方具有“化浊”之功。

4. 典型验案

张老以涤浊法治疗神经系之浊病，每获良效，兹举例如下。

案 1：宋某，男，37 岁，因“间断头晕 2 年”为主诉就诊。患者平素嗜好烟酒及辛辣食物，多卧少动。近 2 年经常头晕、头懵，脘闷纳少，饱食后右胁胀痛，神疲乏力，形体肥胖。舌淡红，苔白微黄，脉沉滑。BP130/90mmHg。实验室检查提示高脂血症、脂肪肝。西医学诊为高脂血症，中医诊断为眩晕。证属脾虚痰阻，清窍被蒙。张老治用健脾化浊法，方用苇茎汤合二陈汤加减：苇茎30g，冬瓜仁30g，生薏苡仁30g，桃仁10g，制半夏10g，陈皮10g，茯苓12g，胆南星6g，石菖蒲10g，泽泻10g，炒白术10g，荷叶30g，炒神曲10g，甘草6g。7剂，水煎服，日1剂。1周后复诊，服药后头晕、头懵有所减轻，纳食稍增，余症同前。治疗守上方加炒山楂15g以消脂降浊。继服7剂后，食纳可，头晕明显减轻，精神改善。以上方加减治疗3个月，诸症消失，血脂恢复正常。

按：本病属“脂浊”“痰浊”范畴，为浊邪阻于中焦脾胃所致，因脾胃居中州，为气血运行、气机条达之中枢，故治疗当循“治中焦如衡，非平不安”之则，以苇茎汤加入淡渗、轻利之品以调之，如茯苓、陈皮、半夏、苍术、荷叶等，使枢机得运，气机条达，气血通畅。

案2：张某，男，59岁，以“呆傻5个月”为主诉就诊。患者5个月前摔倒后头部受伤，当时头颅CT检查未见异常。但出现记忆力、计算力、定向力和语言表达能力减退，渐至不会算账，不能言语，时遗尿，表情呆滞。舌淡红，舌体胖大，苔黄厚腻，脉沉滞。头颅MRI示“双侧大脑皮质脑回弥漫性轻度肿胀，考虑脑缺氧可能性大”。西医学诊断为缺血缺氧性脑病，中医诊断为痴呆，证属痰瘀痹阻清窍。张老治疗首用化痰开窍、祛瘀通络之法。方用导痰汤合血府逐瘀汤加减：制半夏10g，陈皮10g，茯苓12g，胆南星6g，石菖蒲10g，郁金10g，薄荷6g（后下），桃仁12g，红花10g，赤芍15g，川芎6g，益智仁10g，甘草6g。12剂，水煎服，日1剂。以上方加减治疗3个月后，患者反应较前灵敏，能表述简单语言，记忆力、定向力亦稍恢复，舌苔稍厚。于上方基础上加远志、制首乌各10g，菟丝子、熟地黄各15g等，以补肾填精充脑。经治半年后，遗尿消失，余症明显改善，日常生活基本能自理。

按：本病属“痰浊”“瘀浊”范畴，乃外伤致瘀阻水停，脑络不畅，清窍失养。初期以邪实为主，故用化痰祛瘀法以涤其浊；后合补肾充髓法以益其智而固本。如此根据标本缓急，审证施治，使浊祛而新生。以上病虽不同，方各有异，然病的要点在“浊”字，方的要点在“涤”字，一是证的着眼点，一是方的着眼点，只要方证相符，药味随症加减变化，缓缓图之，自能见效。当然也不可忽视正虚。神而明之，存乎其人。

# 张磊关于郁证的辨证论治

李彦杰[1]　白清[1]　冯小东[2]
1. 河南省中医院，河南郑州，450002
2. 河南中医学院第一附属医院，河南郑州，450002

张磊老师从医六十载，为国家二部一局第二批师承制导师，系国家“十五”攻关“名老中医学术思想经验继承研究”课题的名老中医。其治学严谨，熟通国学，医理纯熟，医德高尚，医术精湛。本人有幸跟从张磊老师学习，获益良多。

郁证范围比较广，又不一定都有精神方面的症状，本文所述的郁证是由于气机郁滞、情志不舒所引起的一类病证，为临床所常见。主要表现为心情抑郁，情绪不宁，胁肋胀痛，或易怒善哭，以及咽中如有异物梗阻、失眠等各种复杂症状。郁证的发生，多由于郁怒、思虑、悲哀、忧虑七情之所伤，郁结痞滞，凝结不通，导致肝失疏泄、脾失健运、心神失常、脏腑气血阴阳失调而成。治疗主要责之于肝、脾、心三脏受累以及气血失调。兹根据临床所见病例大致分为6型。

1. 肝气郁结型

症见：精神抑郁，情绪不宁，头痛目眩，胸部满闷，胁肋胀痛，痛无定处，不思饮食，大便或干或溏，女子月事不调，乳房作胀。舌苔薄腻，脉弦。治疗以疏肝解郁、理气畅中为法，方以百合逍遥散为主。方药如下：百合30g，柴胡10g，白芍10g，炒白术10g，茯苓10g，当归10g，薄荷3g（后下），制香附12g，郁金15g，合欢皮30g，炙甘草6g，生姜3片。方中薄荷助柴胡疏肝解郁，是“肝欲散，急食辛以散之”之义。薄荷用量一定要少，一般以3g为宜。若大便溏，当归减量或不用；若大便干结，白术减量或不用；若烦躁易怒，颊赤口干，证属肝郁化火者，用丹栀逍遥散；若胁痛较甚，证属气郁血滞者，选柴胡疏肝散；若以胸膈满闷、脘腹胀痛、嗳腐吞酸、饮食不消为主，证属气血痰火湿食诸郁者，依据病情可选越鞠丸合小柴胡汤加减。若肝郁化火，炼液成痰，痰火扰心，伴见口苦、呕吐呃逆、惊悸不宁、虚烦不寐、舌苔黄厚腻者，方以黄连温胆汤合小柴胡汤加减；若肝郁兼痰湿者，以小柴胡汤和二陈汤加减。

2. 木土壅郁型

症见：心情抑郁，心烦不宁，善太息，胁肋胀痛，脘闷嗳气，腹胀肠鸣，纳呆，口苦，口黏，大便或干或溏。舌苔薄腻或黄厚腻，脉象沉滞或弦滑。根据《素问·六元正纪大论》“木郁达之，土郁夺之，火郁发之”之理，张老设立了达郁汤方：柴胡10g，白芍10g，炒枳实10g，炒苍术10g，制香附10g，草果6g，黄芩10g，栀子6g，蒲公英15g，防风3g，羌活3g，生甘草6g。方以柴胡、苍术为君，以疏木土之郁，臣以香附、草果助君药之用。郁则气必滞，佐以枳实理气，郁久必生热，佐用栀子、黄芩、蒲公英以清热。木土壅郁，乱于腹内，故又佐以小量羌活、防风，既可以祛湿邪之胜，又可鼓动气血之滞，白芍既可柔肝又可护阴，甘草调和诸药，用以为使。本方化裁于四逆散、达原饮和越鞠丸，重心在肝脾，肝脾之郁得解，则邪去正安，脏和气顺。若口渴加知母，心烦加竹叶、灯心草，纳差加炒麦芽、炒神曲，便干加决明子，便溏加白术、白扁豆，去栀子；恶心加制半夏、陈皮。若以胸膈满闷、脘腹胀痛、嗳腐吞酸、饮食不消为主，证属气血痰火湿食诸郁者，依据病情可选越鞠丸合小柴胡汤加减。

3. 心阴不足型

症见：抑郁，情绪不宁，心烦，健忘，心悸不安，早醒，多梦，潮热盗汗，两颧发红，口咽干燥，舌尖红，少苔乏津，脉细数。治疗以滋阴养血、补心安神为法，张老自拟眠安汤：生地黄20g，百合30g，炒酸枣仁30g，茯苓10g，茯神10g，麦冬30g，竹叶10g，灯心草3g，小麦30g，生龙骨、生牡蛎各30g，生甘草6g。本方从百合地黄汤、酸枣仁汤、甘麦大枣汤化裁而来。方中百合、生地黄、麦冬养阴清心，益气安神；炒酸枣仁、小麦养心安神；茯苓、茯神健脾安神；生龙骨、生牡蛎镇潜安神；竹叶、灯心草清心除烦；甘草甘缓和中，养心缓急，调和诸药。心火偏亢者加栀子、黄连；肝火盛者加龙胆草、黄芩；挟痰热者加胆南星。

4. 心火亢盛型

症见：精神焦虑，情绪不宁，心胸烦热，入睡困难，夜不成眠，面赤口渴，溲黄便干，或口舌生疮，糜烂疼痛。舌尖红绛，脉数有力。治疗以清心泻火、宁心安神为法，方以清宫汤加减：连翘心10g，莲子心3g，麦冬30g，竹叶10g，玄参心15g，水牛角30g（先煎），黄连6g，炒枳实15g，生白芍30g，夜交藤30g，生甘草梢6g。方中玄参心、莲子心、麦冬清心滋液；水牛角、竹叶、连翘心、黄连清心泄热；枳实、芍药散行气和血；夜交藤养心安神；生甘草梢清热解毒，调和诸药。

5. 气血郁滞型

症见：情绪不宁，烦扰不安，神情紧张，痛苦不堪，头痛如刺，心慌，失眠日久，夜不成寐，噩梦纷扰，易惊醒。舌质暗红，脉弦细而滞。治疗以活血化瘀、理气解郁为法，方以血府逐瘀汤加减：柴胡6g，当归12g，生地黄15g，川芎6g，桃仁10g，红花10g，赤芍15g，桔梗6g，炒枳壳6g，怀牛膝10g，生龙骨、生牡蛎各30g，郁金10g，生甘草6g。心火偏亢加竹叶、黄芩。

6. 心神惑乱型

症见：精神恍惚，心神不宁，多疑易惊，悲忧善哭，不能自主，甚则言行失常，睡眠不安，或呵欠频作。舌质淡，苔薄白，脉细。此即《金匮要略》所谓"脏躁"证，多发于女子。治疗以养阴清心、补心安神为法，方以甘麦大枣汤合百合地黄汤加味：生地黄15g，百合30g，小麦30g，茯神15g，生麦芽15g，生甘草10g，大枣6枚（切开）。甘麦大枣汤具有甘缓滋补、柔肝缓急、宁心安神之效，所谓"肝苦急，急食甘以缓之"。茯神宁心安神；生麦芽疏肝和胃；百合地黄汤为养阴清心、益气安神之剂，阴复热退，百脉调和，病自可愈。

以上6方均为基本方，虽能治郁，然不能治疗所有郁证。临床应根据病情灵活加减药味或增减用量，既不失其原则，又切合病情，充分体现中医辨证用药的精妙，方为至善。此外，张老认为本病除药物治疗以外，心理治疗极为重要，针对具体情况，祛除患病诱因，"心病还从心病治，除去外邪心自安"。

病例1：何某，女，72岁，以"抑郁、心烦、失眠3个月"于2007年6月8日就诊。3月前因配偶去世悲伤过度，出现心情抑郁，情绪不宁，心胸烦热，易悸善恐，不想见人，自汗，入睡困难，夜不成眠，面赤口渴，溲黄便干。曾至郑州市某医院诊断为"抑郁症"，给予瑞美龙片及阿普唑仑片口服3月乏效。舌质红绛，苔薄黄，脉弦数。辨证为心火亢盛，方以清宫汤加减：连翘心10g，莲子心3g，麦冬30g，竹叶10g，玄参心30g，水牛角30g（先煎），黄连6g，郁金15g，生麦芽15g，合欢皮30g，小麦30g，生甘草梢6g。水煎服，日1剂。服上方10剂，患者诸症减轻，然胃胀。守上方加苏梗10g，香橼6g。继服1个月，随诊症状消失，生活如常。

病例2：冯某，女，62岁，以"精神恍惚、悲伤欲哭10天"于2007年10月31日就诊。10天前因精神刺激出现精神恍惚，悲伤欲哭，时时欠伸，每日发作6~7次，每次发作持续数分钟至1小时不等，发作时心神不宁，犹如神灵所作，不欲饮食，睡眠不安。舌质红，苔薄白乏津，脉细，诊断为"脏躁"。治疗以养阴清心、补心安神为法，方以甘麦大枣汤合百合地黄汤加味：生地黄15g，百合30g，小麦30g，茯神15g，怀牛膝15g，生麦芽15g，生甘草10g，大枣6枚（切开）。服上方10余剂而愈。

# 张磊教授辨证对远因、近因的认识及临证运用举隅

李志刚
河南中医学院第三附属医院，河南郑州，450007

**关键词：张磊；中医师；远因；近因**

中医临证，重视“治病求本”。标本的含义广泛，病因与症状亦在其中。故“辨证求因”“审因论治”于临证极为重要。张磊老师为河南中医学院主任医师，全国名老中医之一，长期从事中医的临床与教学工作。他治学严谨，医理明彻，技艺精湛，临床经验丰富，善治内科杂症。张师平素强调对病因的认识，并提出远因、近因的观点，应用于临床。笔者随师数载，细心体会远因、近因之意，观察老师“辨证求因”的经过，目睹“审因论治”之效果，受教良多，得益匪浅。现将自己对此体会表述如下。

病因指作用于机体，打破机体阴平阳秘稳态，引起脏腑、经络生理活动失常，气血逆乱，津液代谢失调的因素，其主要有六淫、疫疠、饮食、劳逸、情志、虫兽、剑刃等。历代医家从不同角度对其进行归类，如《内经》据致病特点而分为阴、阳二类，张仲景、陈无择分别根据不同标准分为三类。现代亦有据原发、继发而归为原发病因、继发病因者。各分类法对临床认识疾病有不同的帮助。张师另从远因、近因分法加以剖析某些疾病，指导临床治疗。

远因、近因的含义，揣师之意有二。

其一，二者作为单独的概念提出，意义较为单纯，约略指一种病中仅有远因或近因，以时间远近分。近因多为医患所注意，而远因却易忽略。但疾病是远因近因共同作用的结果，治疗时不可重近而轻远。

例如：患者，男，40 岁，以“右侧肢体外侧发凉 2 年”为主诉来诊。述于 2 年前，在山西打工受凉后，出现右侧肢体外侧及膝关节发凉，活动后可有好转，左腿易汗出，饮食、二便可。舌质略红，苔白，脉沉。另述平素易上火。诊断：寒痹。治则：散外寒，清内热。桂枝汤加减：桂枝 15g，生白芍 15g，生黄芪 15g，当归 10g，独活 6g，制附子 10g，竹叶 10g，玄参 10g，炙甘草 6g，生姜 3 片，大枣 4 枚（切开）为引。

患者有明确感受寒邪病因，而见上述症状，一者，寒为阴邪易伤阳气，阳气受损，失于温煦而见寒象；二者，寒性凝滞可致气血经脉运行不畅，阳气不

得布达，活动后气血经络运行得畅，阳气布散，故觉好转；三者，表受寒邪，营卫不和，而见汗出。虽感邪数年，但邪气稽留不去，仍应针对病因治疗，予散外寒。患者素易上火，舌见红象，可兼清里热。方取桂枝汤加减。桂枝辛温，辛能散邪，温可从阳化气，通行血脉；芍药酸寒，酸能敛汗，寒走阴而益营，桂枝配芍药辛散中不失微敛，固敛中不失温通辛散。“邪之所凑，其气必虚”，故以生黄芪益卫固表，兼可止汗，有黄芪桂枝五物汤之义。制附子大辛大热，借其辛散温通之力以散寒通阳，有桂枝加附子汤之义。寒邪久着经脉，气血不畅，故以当归活血通脉，兼可散寒，独活取其散寒通痹之功，诸药所用直指病因，兼顾正气，扶正祛邪相得而不相忤。竹叶、玄参既清里热，又可兼制前药之燥热；炙甘草益气调和，生姜助辛散，大枣和营里。

其二，远因、近因作为一对相对概念提出，运用于慢性疾病之中。在疾病病程中，先是一种病因作用于机体，使其功能失调，继则或病后体虚未复，再感同样病邪；或疾病基本痊愈，而余邪残留未尽，在某种诱因作用下重新活跃；或病已愈，病邪宿根仍久留体内，在某种条件下正消邪长而复起。所谓“新感引起伏邪”“新宿引动宿疾”者，如此看，原始病即称远因，再感或继生者为近因。

如上，近因与远因相互作用，甚则互为因果。不仅使病机变得错综复杂，相应使治疗亦变得复杂，但可将其用标本加以区分，使得避繁就简。相对而言，远因所致旧病为本，近因所致新病为标，原发病为本，继发病为标，如此治疗即可遵从“急则治其标，缓则治其本，标本兼治”的原则。

例如，患者，男，8岁，以“咳嗽、咽干5天”为主诉就诊。诉近期因感冒用抗生素6天后，尿蛋白++。现症：咳嗽、咽干，纳眠、大便正常，2日一行，小便发黄。5年前有肾病综合征史，激素一直未停用（现隔日15mg，病情控制良好，已2年尿中未见蛋白。舌质红，舌前半无苔，后薄白，脉细。尿常规：蛋白质（++）。诊断：外感风热，净腑失洁。治则：辛凉透表，清利膀胱。处方：金银花10g，连翘6g，竹叶6g，牛蒡子6g，地肤子15g，苏叶（后下）6g，蝉蜕10g，桑叶10g，车前草15g，赤小豆20g，生甘草3g。二诊：上方服6剂后，症状消失，尿常规：蛋白质（-）。舌质红，苔黄厚，脉细滞。属浊在下焦，膀胱不利，以涤浊法治之。处方：白茅根30g，冬瓜仁20g，生薏苡仁20g，泽泻6g，猪苓10g，连翘10g，赤小豆30g，小蓟20g，藕节30g，牡丹皮10g，生甘草3g。

分析：患者远因致病，虽长期用药，基本痊愈，但余邪未尽，功能未完全恢复，复在此次外感作用下引动而发。处方取银翘散立法，以金银花、连翘、竹叶、牛蒡子、桑叶、苏叶等辛凉透表。车前草、赤小豆、生甘草、地肤子协竹叶以清利净府。前组药对近因，后组药治原病，标本兼治，应手而效。二诊外感既去，湿浊仍存，遂以自立涤浊方治之。

# 张磊教授从心肺论治血汗症

李彦杰 冯晓东

张磊教授从医六十载，对疑难杂证治疗有独到之处。现将张磊教授从心肺论治血汗症验案介绍如下。

血汗症临床表现以汗中混有血液呈红色，由未见损伤的皮肤表面排出为特点，常因染红衣物而被发现，为罕见的汗腺功能性疾病。其发病机制不明，有学者推测可能与自主神经功能紊乱时汗腺的血管容易破裂或血管通透性增高所致。

血汗症属中医“血汗”“汗血”“肌衄”等范畴。即汗出色淡红如血染衣。“汗血”首见《诸病源候论·血证诸候·汗血候》。宋·陈无择在《三因极一病证方论·汗血证治》中明确提出：“病者汗出正赤污衣，名曰汗血。”清·沈金鳌在《杂病源流犀烛·诸汗源流》中指出：“血汗者，汗出污衣，甚如苏木水湔染，即《内经》之衊症”。《惠直堂经验方》卷四：“血汗，出汗红色也，血自毛孔出。即肌衄，又称脉溢。”

《诸病源候论》认为汗血的病因病机与心、肝有关，“肝藏血，心之液为汗，言肝心俱伤于邪，故血从肌腠而出也”。《惠直堂经验方》认为“乃虚弱极虚弱有火之症也”。《血证论》认为与心、肝、肺、胃有关，“心肺火盛，逼血从毛孔出”“肝火亢烈，逼血妄行”，“胃火亢甚，亦能汗血，以胃主肌肉，热蒸肌肉，故令汗血”，“血汗着，则由胆经受热，血遂妄行，又与手少阴气并，故成此症”。

张磊教授参考古代文献资料，结合自己的临床经验，认为汗血应从心、肺论治。他认为血与汗生理上密切相关，汗为津液所化生，津液为生成血的物质。血与汗同源而异流，故有“血汗同源”之说。汗者，阳分之水；血者，阴分之液。阳乘阴而发泄者，发为皮肤血汗矣。因心主血脉，汗为心之液，血亦为心之液；肺主皮毛，司腠理开合。心火亢盛，灼伤肺金，开合失司，心液外泄，发为血汗。故汗血由火热炽盛，迫血外溢所致，与心、肺关系密切。所以血汗的治疗，以治心为主，兼治于肺。治以清心泻肺，凉血止血为法，“火清则阳不乘阴，肺调则皮毛不泄”。

典型病例1：刘某，男，77岁，2005年4月6日以“汗血染衣半年”为主诉就诊。半年前不明原因出现汗液呈粉红色，洗手洗脚，水也呈粉红色，白色内衣可染成粉红色。若几日不洗脚，血色凝于皮肤。双膝以下浮肿，时头晕，口干口苦。舌质红，苔薄黄，脉略数。辨证属心肺郁热，迫血外泄所致。方药：连翘12g，金银花15g，生地黄炭30g，紫草10g，牡丹皮10g，白茅根30g，槐花30g，桑白皮10g，地骨皮10g，赤小豆30g，炒麦芽20g，陈皮10g，生甘草6g。10剂，水煎服，日1剂。后患者同乡来告之，上药尽剂而病告愈，至今未发。

按：生地黄炭、连翘滋阴清心；金银花、桑白皮、地骨皮清泻肺中伏热；紫草、牡丹皮、槐花凉血止血；白茅根、赤小豆导热下行，邪有出路。根据此患者的情况，全方以清心泻肺、清热凉血为法，使血复其常道，而血汗止矣。

典型病例2：闫某，男，80岁，于2007年11月8日以“汗血1个月”就诊。症见：汗出呈淡红色，衣袜染成红色，洗手、足水呈淡红色，大便干。舌质暗红，苔白腻，脉弦。辨证治法同上，方药：生地黄炭30g，淡竹叶10g，通草3g，车前草30g，栀子10g，桑白皮10g，地骨皮10g，黄芩10g，牡丹皮10g，白茅根30g，赤芍10g。6剂，水煎服，日1剂。2007年11月22日二诊：血汗基本消失，白衣领未见红色，舌暗红，苔薄少微黄，脉沉有力。

按：方中生地黄炭、淡竹叶、栀子滋阴止血、清心泻火；黄芩、桑白皮、地骨皮清泻肺中伏热；牡丹皮、赤芍清热凉血；白茅根、通草、车前草导热下行，邪有出路。使血循经脉，血汗自止。

# 张磊教授涤浊法的临床应用

何延忠

河南中医学院第三附属医院，河南郑州，450008

**摘要**：目的：总结张磊教授涤浊法的理论来源、方药组成及在临床中的应用。方法：跟师学习，整理应用涤浊法治疗内科杂症的典型病案，研究分析涤浊四法的理论形成及涤浊四法的处方、方药组成、应用特点。结果与结论：张磊教授的涤浊四法是中医理论和个人临床经验结合的结晶，方药组成严谨，临床疗效确切，值得学习应用。

**关键词**：张磊；涤浊法；肝热脾湿；浊在下焦

张磊教授是全国名老中医之一，从医60余载，学验俱丰，在内科杂症的治疗研究中，建树颇多。在临证中，张老发现越来越多湿浊阻滞类的病证治疗起来相当复杂，非一般经方成方所能囊括包治，但有一定规律可循。于是，根据《内经》“去宛陈莝……疏涤五脏”的理论，独出心裁，创立了涤浊四法，理法方药严谨，在临床中应用效果良好，很是值得我们研习玩味。兹整理其典型病案数例，窥其一二，以飨同道。

1. 咳嗽案

陈某，男，74岁，农民，2008年12月12日初诊，病案号：0812069。主诉：咳嗽2年。现病史：2年前受凉感冒后出现咳嗽，反复发作至今未愈。现遇风寒或咽痒不适则咳嗽，咳白黏痰难咯，咳甚胸闷，动则气喘乏力，平素身体畏寒怕冷，心中发凉，纳可，眠一般，大便时干，舌质淡红，苔薄白，脉细。1年前曾拍胸片报告支气管扩张，高血压病史10年，服降压药可以控制。辨证为咳嗽，证属肺气不足，肺气失宣。治宜益气宣肺，散寒化痰。

处方：党参10g，麦冬10g，五味子10g，山茱萸10g，炙麻黄3g，炒苏子3g，炒葶苈子15g，车前子10g，白前10g，橘红10g，桂枝10g，厚朴12g，生白芍10g，杏仁10g，细辛3g，海浮石30g，射干10g，炙甘草6g，大枣4个为引。20剂，水煎服，日1剂。

2008年12月31日复诊，患者服上方20剂咳喘稍轻，但仍咽痒时咳，咳吐少量白黏痰，动则气喘，身体怯寒怕冷稍有好转，大便时干不易排解，夜尿多，舌质淡红，苔薄白，脉沉有力。张老师再详审病证认为，患者虽年高体虚，正气不足，但仍有痰浊之邪阻肺，肺气失于宣肃，邪不去则正不安，治以涤浊宣肺为主。方用浊邪阻肺，肺失宣降方加减。

处方：芦根30g，冬瓜子30g，生薏苡仁30g，杏仁10g，桂枝10g，生白芍10g，厚朴12g，炙麻黄3g，炒苏子3g，当归10g，半夏6g，干姜6g，黄芩10g，炒火麻仁30g，炒枳壳10g，生甘草6g。20剂，水煎服，日1剂。

2009年1月21日三诊，患者服上方20剂，咳嗽吐痰气喘均明显好转，时咳吐少量白痰，身体感觉有力，大便顺畅，纳眠亦可。舌淡苔薄白，脉沉细。涤浊见功，浊邪未尽，效不更方，上方继服10剂，以观其效。

按：张老认为此为治疗浊邪阻肺、肺失清肃之方，用于痰湿热阻、致咳喘胸闷、痰多色黄或黏稠胶结难出的病证，药由芦根、冬瓜子、薏苡仁、桃仁、桔梗、黄芩、海浮石、葶苈子、苏子、麻黄、甘草、大枣等组成。此方以千金苇茎汤为基础，千金苇茎汤方出自《金匮要略·肺痿肺痈咳嗽上气》附方中，由芦根、冬瓜子、薏苡仁、桃仁组成。芦根甘寒轻浮，善清肺热，为肺痈必用之品；冬瓜子清热化痰、利湿排脓，能清上彻下、肃降肺气，与芦根配合则清肺宣壅、涤痰排脓；薏苡仁甘淡微寒，上清肺热而排脓，下利胃肠而渗湿；桃仁活血逐瘀、泻血分之热结，以助消痈。该方药仅四味，结构严谨，药性平和，共具清热化痰、逐瘀排脓之效，《金匮要略论注》谓“此治肺痈之阳剂也”，用于痰热肺痈，无论成脓与否皆可加减应用，效果很好。由于立方“以病在上焦，不欲以重浊之药重伤其下”（《成方便读》），所以用药轻清、平淡而灵动，清热宣壅、涤浊化湿、无苦寒或燥热之弊。张老不仅用此方治疗痰热肺痈，而且师古出新、移花接木，将此方灵活地应用于多种湿浊阻肺的慢性病证，同时又配桔梗甘草汤、葶苈大枣泻肺汤，以宏宣肺排痰之力，黄芩清肺热，海浮石清化顽痰，小剂量苏子、麻黄有宣肺引经之意，组方配伍甚为周全。现代医学的慢性支气管炎、肺气肿、哮喘、支气管扩张、肺纤维化及肺癌等肺系疾患，辨证属痰湿阻肺者，用此方治疗，每获良效。本案患者初诊虚实夹杂，虽有扶正，但祛邪不足，湿浊之邪不祛，肺气不宣，咳喘不减，此金实则不鸣也。张老在患者复诊时及时调整治则，以涤浊宣肺为主，同时融入苏子降气汤、桂枝加厚朴杏子汤之意，灵活用药。该方涤浊化痰、宣肺降气、调和营卫、温肺化饮，多功并举，标本兼治，正切病机，所以患者多年咳喘顽疾渐见好转。在治疗各种咳、喘病证时，张老常常在辨证的基础上小剂量加用炙麻黄、炒苏子，既能宣降肺气，又能防止量大过于宣散之弊，这是老师个人经验所得，效果良好，屡试不爽。

2. 胃脘胀满案

孔某，男，44岁，2010年1月13日初诊，病案号：1001045。主诉：胃脘部胀满，时有疼痛2月余。现病史：患者因在乡镇工作，平素生活不规律，饮酒较多，渐致胃脘部胀满、时有疼痛，未予诊治。现胃脘部胀满疼痛明显，纳食尚可，大、小便正常，体型偏胖，舌质红，苔白稍厚，脉沉滞。近期检查，胃镜示：①慢性食道炎；②慢性萎缩性胃炎。幽门螺杆菌（HP）示：（-）。B超示：中度脂肪肝。肝功能检查：谷氨酰转移酶（GGT）118U/L，其他各项均正常。近期血压时有升高，今测血压130/100mmHg。辨证：患者平素应酬饮酒较多，肥甘厚味过度，内生湿浊，困阻脾胃，脾胃失其运化升清降浊之职，中焦气机壅滞，故为胃脘胀满疼痛之证，治宜涤浊化湿、运脾理气，方用张老浊邪中阻，脾失其运方。处方：白茅根30g，冬瓜子30g，生薏苡仁30g，桃仁10g，泽泻10g，炒苍术10g，茯苓10g，陈皮10g，清半夏10g，厚朴10g，白豆蔻10g（后下），连翘10g，赤小豆30g，郁金10g，赤芍10g，生甘草6g。20剂，水煎服，日1剂。

2010年2月10日二诊，患者服上方20剂，自觉胃脘部胀满疼痛明显减轻，饮食快或热食胃脘部堵闷感；纳食可，大小便正常。舌淡红，苔薄白，脉沉滞乏力。此湿浊之邪渐去，脾运未复，治疗仍以涤浊之法不变，佐以消导运脾。

处方：冬瓜子30g，生薏苡仁30g，桃仁10g，炒苍术10g，茯苓10g，陈皮10g，清半夏10g，炒白术10g，荷叶10g，白豆蔻10g（后下），泽泻12g，炒麦芽15g，炒神曲10g，炒山楂15g，生甘草6g。20剂，水煎服，日1剂。

2010年3月12日三诊，服上方20剂，效果很好，胃脘部胀满及堵闷感消失，纳食可，二便正常，已无明显不适，舌脉如常；2010年3月10日于当地检查肝功能。已恢复正常，为求巩固继续予以调理。此湿浊之邪虽去其大半，气机已畅，但中土受困，必有所损，故治疗继续涤浊的同时予以健脾扶正固本。

处方：党参10g，炒白术10g，茯苓10g，陈皮10g，清半夏10g，白豆蔻10g（后下），冬瓜子30g，生薏苡仁30g，连翘10g，郁金10g，炒麦芽15g，炒神曲10g，炒山楂15g，生甘草6g。20剂，水煎服，日1剂。

2010年4月2日四诊，已无明显不适，偶因饮酒后出现胃脘部沉滞不适，继服上药后很快就会消失，近日B超检查提示轻度脂肪肝，测血压130/90mmHg，其后患者继续用此涤浊运脾法调治60天，自我感觉良好，各项理化检查指标恢复正常，达临床治愈。

按：随着现代物质生活水平的提高，人们的饮食水平也越来越高，膏粱厚味、琼浆玉液已成为了很多人的基本生活水准。以酒为浆，以妄为常者也不乏其人。由于一些人缺乏医疗保健知识，没有正确健康的生活方式，肥甘厚味无度，琼浆玉液不限，尽情地享受着所谓的“现代物质文明”，渐渐地促生很多高脂血症、高血压病、糖尿病等现代富贵病，大腹便便，体态臃肿，动辄气急喘促者比比皆是。随着这类富贵病的逐渐增多，张老在临证中留心观察，潜心研究，依经典之理法，师古而不泥古，撮自己经验之精华，遂立涤浊之法。《素问·生气通天论》曰：“高梁之变，足生大丁。”《素问·痹论》曰：“饮食自倍，肠胃乃伤。”张老认为肥甘厚味无度，琼浆玉液不限，内生湿浊，困阻脾胃，脾胃失其运化升清降浊之职，中焦气机壅滞不畅是这类疾病病机之关键，故以涤浊运脾立法，遂拟浊邪中阻、脾失其运方。方由千金苇茎汤、二陈汤、越鞠丸等经方化裁而成。千金苇茎汤虽为上焦肺痈而设，但苇茎清上宣肺以开水之上源，或用白茅根清热利尿以化湿浊，此即“治湿不利小便，非其治也”之意；冬瓜子能清上彻下而利湿，薏苡仁下利胃肠而渗湿，桃仁润肠而清下，所以苇茎汤实可清涤上、中、下三焦之湿浊，此法也是张老涤浊四法的基础和核心，其他涤浊法由此衍化而成。二陈汤燥湿化痰，越鞠丸行气解郁。此方药性涤而不狂，温而不燥，运而不壅，理而不破，涤而荡之，于平淡温和之中渐而图之。这类富贵病与现代医学代谢紊乱综合征大致相对应，且有日渐增多的趋势。目前，有很多中医学者认为气血瘀滞是其病机，当以活血化瘀法治疗，于是各种活血化瘀的中药制剂比比皆是，疗效却一般。张老的涤浊法，在代谢紊乱综合征这类富贵病的治疗上，立法有据，谨守病机，组方严谨，用药精当，疗效确切，的确是一个很好的治疗方法，值得同道们关注研讨，以期光大。

3. 右胁胀满案

王某，男，38岁，2008年12月19日初诊，病案号：0812115。主诉：右胁胀满3月余。现病史：患者半年前时有胁腹胀痛，口吐咖啡色唾液，在当地平顶山人民医院检查肝功能异常，诊断为自身免疫性肝炎，予以西药治疗（用药不详），效果不佳。近3个月来右胁胀满明显，脐周压痛，口苦有异味，纳可，眠差、多梦、易醒，晨起乏力，小便经常发黄，大便量少，质稀溏，1~2天1次，舌质淡暗，苔薄黄腻，脉沉滞。近期在当地查肝功能：ALT：207U/L，AST：89U/L，GGT：120U/L（均异常升高）。本病辨证：以右胁胀满为主，当诊断为胁痛（胁胀），参考现代医学检查肝功能异常、无黄疸，自身免疫性肝炎的诊断，当属中医肝病的范畴，而不能辨证为黄疸。综合胁腹胀满、尿黄、便溏诸症，参以舌淡暗，苔薄黄腻，其病机当为肝失疏泄，脾失运化，湿浊之邪中阻，中焦失于升降斡旋，湿阻气滞故为胀满。所以治宜涤（肝）浊、化（脾）湿、疏肝理气。方用张老经验方肝热脾湿，浊邪积着方加减，处方：白茅根30g，冬瓜子30g，生薏苡仁30g，连翘10g，赤小豆30g，败酱草30g，郁金15g，滑石30g（包煎），白豆蔻10g（后下），夏枯草15g，生甘草6g。20剂，水煎服，日1剂。

2009年4月15日复诊，由于路远、复诊挂号困难，服药期间感觉良好，症状渐减，停药时有反复，再服很快又好转，所以患者断断续续服药60余剂始复诊。现胁腹胀满明显减轻，口内时有异味，纳食可，睡眠已改善，小便时黄，大便基本正常，舌质淡暗，苔薄腻，脉细滞。

2009年3月26日在当地复查肝功能：ALT：65U/L，AST：66U/L，总胆红素23. 4mmol/L（轻度异常）。此湿浊渐去而未净，肝血瘀阻并见，治宜活血化瘀、运脾化湿。

处方：当归10g，生地黄10g，桃仁10g，红花10g，赤芍药15g，柴胡6g，川芎6g，桔梗6g，枳壳6g，川牛膝10g，郁金10g，白豆蔻10g（后下），茯苓10g，炒苍术10g，藿香10g（后下），清半夏10g，生甘草6g。20剂，水煎服，日1剂，以巩固治疗。后随访患者病情一直稳定。

按：张老认为此为肝热脾湿，浊邪积着之方，药由芦根、生薏苡仁、冬瓜子、桃仁、鳖甲、炮穿山甲、郁金、醋延胡索、败酱草、浙贝母、夏枯草、茵陈蒿、大黄、生麦芽、生甘草组成，临床用于各种慢性肝病患者，病机属于湿浊之邪积着肝脾，以右胁不适或疼痛腹胀，小便黄，大便或溏或干，肝功能异常为主要表现者，疗效十分显著。在本案中，张老减去了原方中软坚散结的鳖甲、穿山甲（既不需散结，又避免了药价昂贵），利胆退黄的茵陈蒿、大黄（即茵陈蒿汤意，该患者虽有肝功能异常却无黄疸），又加用赤小豆、滑石，配合白茅根、薏苡仁、冬瓜子以加强涤浊化湿之力；连翘、败酱草、郁金、夏枯草清肝热，疏肝气，活肝血，散肝气之郁结；这类药质轻而味不过于苦寒，清热而不戕肝，可长期服用。如用黄芩、黄连之类清热，过于苦寒，久服易于戕肝伤胃。白豆蔻配薏苡仁，健脾、醒脾、理脾，“见肝之病，知肝传脾，当先实脾”，此配伍的妙处自不言而喻。由于此方配伍严谨，正中病机，有矫枉之力而无过正之弊，所以患者连服数月，没有明显不良反应，症状逐渐减轻，肝功能趋于正常，由此可见张老用药之老道。复诊时张老再审病机，度病势，从瘀浊论之。肝为血脏，肝血宜养宜活，这也是张老治肝病的特色之一。张老还认为血府逐瘀汤，养血活血，疏肝理气，通达上下，组方严谨，是一个很好的方子。方证相合，所以继以血府逐瘀汤为基础方，加健脾化湿药物，巩固治疗。张老辨证用药之灵活精奥，由此可略窥一斑。

4. 小便滴沥案

黄某，男，70岁，2010年2月22日初诊，病案号：1002089。主诉：小便滴沥不畅，尿不尽感10年。现病史：患者10年前即出现小便不畅，有尿不尽感，检查有前列腺增生，曾中西药治疗，时有好转，未能彻底治愈，严重时需导尿缓解，因惧怕手术而迁延至今，近期又逐渐加重。现小便滴沥不畅，尿黄味重，时有尿频尿急、尿不尽感，或如厕小便失控，无尿痛，1天小便10余次；纳食可，口干，饮水较多，睡眠一般（因夜尿而影响），大便稀溏，日1次。舌质偏暗，苔薄黄，脉沉滞。高血压病史6年，药物控制在正常范围，前列腺增生史10年。辨证：本案以小便滴沥不畅为主症，当辨为癃闭无疑。患者年高肾气衰微，膀胱气化不利，湿浊内生；久病入络，久病必瘀，瘀浊蕴结下焦，阻塞尿道，水道不通，故见小便滴沥不畅；瘀浊蕴久化热内蒸，故为口渴尿黄，舌暗苔黄脉沉滞亦为瘀热之外候。所以湿浊瘀热蕴结下焦是为该病之枢机，治当涤浊化瘀，清热散结，助气化，利水道。方用张老浊在下焦，膀胱失利方加减，处方：白茅根30g，冬瓜子30g，生薏苡仁30g，桃仁10g，连翘10g，滑石30g（包煎），冬葵子30g，赤茯苓15g，赤芍15g，桂枝10g，当归10g，浙贝母10g，怀牛膝10g，干地龙10g，琥珀3g（冲服），乌药10g，通草6g。15剂，水煎服，日1剂。患者服药30余剂，家属来诉，患者症状明显改善，虽仍有小便不畅，但已无小便滴沥、尿急和尿不尽感，欲如厕基本能控制；口渴尿黄也明显好转，欲求调方。因未见患者又考虑该病日久，非一时之功可达，本着效不更方的原则，守方继服；又恐桂枝乌药久服有过于温燥之弊，张老斟酌再三，遂将上方桂枝、乌药各减为6g，15剂，以期调治。后家人他病来诊，诉上方患者间断服用，小便基本通利能控制，未再出现癃闭导尿现象，甚为高兴。

按：张老认为此浊在下焦，膀胱失利方，主要用于浊在下焦，久而不去，小便黄浊不利，小腹不适或会阴胀痛等症。老年前列腺增生，感染性、非感染性尿道综合征辨证属浊在下焦者，用此方法治疗效果良好。《灵枢·本输》曰："实则闭癃，虚则遗溺。"本案老年前列腺增生以瘀浊下阻，邪实为主，所以治以涤浊化瘀立法。方中用千金苇茎涤浊化湿，白茅根易芦根清利下焦，直达病所；桂枝茯苓丸活血化瘀、消癥积，原为妇人胞宫癥块而设，理法相同，异病同治，移治男子癃闭正切病机，现代药理研究表明，桂枝茯苓丸有抑制前列腺增生的作用；连翘、滑石、通草、牛膝、地龙、琥珀清热利尿而通利水道，连翘兼能散结，牛膝兼能引药下行，琥珀兼能化瘀，一药多用，这也是张老用药精妙之一；浙贝母、冬葵子软坚散结，《神农本草经》载冬葵子曰："主五癃，利小便"，是一治癃闭要药；更有乌药配桂枝温阳化气，以助膀胱气化。纵观全方，涤浊化瘀，清热散结，助气化利水道，多法并举，杂病杂治，渐见功效。另外，牛膝、地龙、琥珀相伍是治疗小便淋涩不通的佳品，只要配伍得当，疗效很好，这也是老师经验之精华，值得学习。

5. 耳鸣案

崔某，男，58岁，2008年9月5日初诊，病案号：0809032。主诉：耳鸣2月余。现病史：2个月前不明原因出现耳鸣如蝉声，曾按神经性耳聋服西药效差，又服中药效亦不佳，近又住院治疗10天余，予以活血化瘀，改善循环，营养神经的药物治疗，亦不见效而来诊。现症：耳鸣如蝉声，持续不断，右耳较重，时有刮风声感，纳可眠佳，大小便正常。体型偏胖，舌质淡略暗，苔白微厚腻，脉沉弦。高血压病史5年，服降压药控制在正常范围。痛风病史3年，偶然发作，未予以治疗。自述近期检查结果示：脑动脉硬化、左心室肥大、尿酸高、中度脂肪肝等。张老综合患者整体情况，认为患者身居要职，膏粱厚味，内生痰湿；体型偏胖脂肪肝亦是其痰湿内盛之外象；日理万机，劳思伤其心脾，气结不畅，日久则化热化瘀。湿热瘀内郁，清窍蒙蔽，且有瘀热上扰是其病机之关键，遂以涤浊清热化瘀立法，兼平其肝阳。处方：白茅根30g，冬瓜子30g，生薏苡仁30g，桃仁10g，泽泻12g，连翘15g，赤小豆30g，酒黄芩10g，夏枯草20g，珍珠母30g（先煎），生石决明30g（先煎），赤芍

15g，牡丹皮10g，生甘草6g。20剂，水煎服，日1剂。并嘱其注意清淡饮食，劳作有度。

2008年10月6日二诊，患者服上方20剂，自觉耳鸣减轻，甚为高兴，期间痛风稍有发作2次，纳眠可，舌质淡红，苔薄白，脉沉弦。方药对症，谨守病机，继续予以涤浊化湿开窍，兼顾痛风，上方去牡丹皮加土茯苓30g，菊花10g（后下），郁金10g。20剂，水煎服，日1剂。

2008年10月27日三诊，服药20剂，耳鸣再减，现唯于静闲时能感觉到稍有低声耳鸣，痛风未再发作，余无不适，舌淡红，苔白稍黄厚，脉沉滞。湿浊之邪其性黏滞，致病缠绵难愈。目前湿浊之邪虽去其大半，但仍有余邪未净，治疗仍守涤浊之法，兼清上焦余热以开清窍。

处方：白茅根30g，冬瓜子30g，生薏苡仁30g，桃仁10g，土茯苓30g，连翘15g，赤小豆30g，滑石30g（包煎），谷精草30g，黄芩10g，生甘草6g。20剂，水煎服，日1剂。

2008年11月18日四诊，患者自觉耳鸣基本消失，偶于静时稍有低声耳鸣，活动即消失。头脑较前清明，血压控制在正常范围，舌淡红，苔薄黄腻，脉沉滞，已无明显不适，患者希望巩固治疗。张老继用上方加车前草15g，白豆蔻6g，10剂继服，以加强利湿、化湿的作用，达到除湿务尽，巩固疗效的目的。

按：此案以耳鸣为主症，虽然不在张老涤浊四法的治疗范围之内，但是病害在上，病根却在中焦，仍以浊邪为害，病机相符，故谨守病机，异病同治，涤浊以开清窍，清热以平肝阳，依然收到了很好的疗效。

# 张磊教授对复发性口腔溃疡的辨证论治

白清 李彦杰

河南省中医院，河南郑州，450002

**关键词：复发性口腔溃疡；中医药疗法；名医经验；张磊**

口腔溃疡属中医“口疮”，又称“口疳”，以口腔肌膜上（多在唇、舌、颊及齿龈部位）出现黄白色如豆大、表浅的小溃点，疼痛或饮食刺激时痛为主症，易反复发作。其虽属一般常见病，但治疗颇为棘手。笔者有幸随全国著名中医专家、国家第二批名老中医学术经验继承制导师张磊教授侍诊，临证观察，获益颇多，现将其辨治经验分述如下。

1. 心火亢盛型

以舌尖部位出现溃烂，局部红肿、疼痛为主症，伴见心胸烦热，夜眠差，口渴，溲黄等心火亢盛的证候。治以清心泻火之法，方用导赤散加味。方中生地黄凉血滋阴以制心火；木通（用川木通3g或用通草代替）上清心火，下利小肠之热；竹叶清心除烦。心火亢盛重者，可加用泻心汤或凉膈散。因火盛易伤阴，往往与生脉散合用；若热盛，溃烂重者可酌加生石膏、熟石膏以清热、敛疮。

2. 肝胆湿热型

以舌边部位出现溃烂，局部红肿、疼痛为主症，伴见胁肋胀痛灼热，口苦，小便短赤，或阴囊湿疹，或带下黄臭，外阴瘙痒等肝胆湿热的证候。治以清利肝胆湿热之法，方用龙胆泻肝汤加减。方中龙胆草泻肝胆实火，利肝经湿热；栀子、黄芩燥湿清热；川木通、泽泻、车前子渗湿泻热；当归、生地黄养血滋阴；柴胡疏畅肝胆之气。若热盛者，可去木通、车前子加生石膏、黄连以助泻火之力；湿盛者，可去黄芩、生地黄，加滑石、薏苡仁以增强利湿之功。

3. 胃热炽盛型

以牙龈、颊部溃烂、肿痛为主症，伴见口臭，胃脘灼痛，吞酸嘈杂，渴喜冷饮，大便秘结等胃热炽盛的证候。治以清胃泻火凉血之法，方用清胃散加减。方中黄连直折胃腑之热，升麻有“火郁发之”之意，黄连泻火，当归养血活血，以助消肿止痛，生地黄、牡丹皮凉血滋阴清热。阳明为多气多血之经，易见实热证。若夹有湿热并伤阴者，用甘露饮加味效果更好。方中生地黄、熟地黄、麦冬、天冬、甘草、石斛，清胃热，泻而兼补；茵陈蒿、黄芩，折热而去湿；火热上行为患，故又以枳壳、枇杷叶抑而降之。

4. 肾虚火动型

口腔肌膜溃烂，局部微痛，伴见腰膝酸软，眩晕耳鸣，五心烦热，潮热盗汗等肾虚火动的证候。治以滋阴降火之法，方用知柏地黄汤加减，方中六味地黄汤以滋阴补肾，“壮水之主以制阳光”，但考虑熟地黄之滋腻，多用生地黄。知母、黄柏滋阴降火。亦可用封髓丹加减，方中黄柏泻火坚阴，砂仁行滞悦脾。

5. 瘀热阴伤型

久患口腔肌膜溃烂，伴见疼痛，痛如针刺，而有定处，唇暗或两目黯黑，月经量少，甚或闭经，有五心烦热，潮热盗汗等瘀热阴伤的证候。治以活血化瘀，滋阴清热之法。方用血府逐瘀汤合四妙勇安汤加减。方中当归、川芎、桃仁、红花、赤芍活血祛瘀、通血脉，柴胡、桔梗与枳壳、牛膝配伍升降相因，调畅气机，生地黄养阴血，金银花清热解毒，玄参滋阴泻火。此证阴虚内热明显，瘀象易被忽略。张老师喜用善用血府逐瘀汤，是其特点。

6. 寒热错杂型

口腔肌膜溃烂、疼痛，久治不愈，可伴见上热下寒或上寒下热的寒热错杂的证候。治疗予以寒热并治，清热散寒之法，张老师常用的经验方三黄二姜一附汤加减。方中黄芩泻上焦之火，黄连清泻心火，兼清中焦之火，黄柏泻下焦之火，白僵蚕味辛气薄，能升阳中之清阳，既可祛风除湿，清热解郁，又可化痰散结，干姜、制附子温阳散寒。白及、五味子也多加于各型之中，使其愈合更快。

按：以上几个证型，是临床常见的证型，所用方药亦大都是常用方药。张老师用之收效较好，关键在于辨证准确，用药得当，用量亦恰到好处，并注意病证的整体性，故于寻常中见其不寻常。

7. 病案举例

患者，女，56岁，于2008年4月2日以“反复性口腔溃疡20余年”就诊。患者20年前无原因出现口腔溃疡，并反复发作，曾做病理示：口腔黏膜扁平苔癣。查细胞免疫功能低下。曾先后就诊于多家医院口腔科，予以中西药治疗，效果不佳。症见：口腔肌膜溃烂，以两颊为甚，局部肿痛，影响言语及进食，眼周黯黑，纳少，失眠多梦，大便头干，黏腻，每日1次，若2日1行则出现肛裂，小便正常。舌淡红，苔少，脉细。已断经3年，停经后体重渐增。辨证属瘀热阴伤型，治以活血化瘀、滋阴清热之法，方用血府逐瘀汤合四妙勇安汤加减。处方：当归10g，生地黄30g，桃仁12g，红花10g，赤芍15g，炒枳壳10g，柴胡6g，川芎3g，桔梗6g，怀牛膝10g，金银花15g，玄参30g，生甘草6g，炒莱菔子15g。水煎服，日1剂。服12剂，口腔肌膜溃烂痊愈，眼周黯黑减轻。

# 张磊教授自拟方治失眠

王禄

河南省中医医院，河南郑州，450002

**关键词：失眠；眠安汤；涤浊方；丹百汤**

张磊教授是第二批全国名老中医药专家学术经验继承工作指导老师，从事中医临床工作六十余年，擅长治疗疑难杂症，辨证准确，组方严谨，用药精当。张老师根据失眠发病的轻重、新久及病因病机不同等，自拟方辨证施治，每获良效。兹介绍如下。

1. 眠安汤

方药：生地黄 10g，生百合 30g，炒酸枣仁 30g，茯神 10g，茯苓 10g，竹叶 10g，灯心草 3g，麦冬 15~30g，小麦 30g，生龙骨、生牡蛎各 30g（先煎），苏叶 6g（后下），炙甘草 10g，胆南星 6g，大枣 6 个。水煎服，日 1 剂。

失眠多因思虑劳倦太过，伤及心脾。心伤则阴血暗耗，神不守舍；脾伤则脾气郁结，食少纳呆。生化之源不足，营血亏虚，不能上奉心肺。“长期不寐，暗耗人体的精神气血，机体的阴阳始终不能达到阴平阳秘的平衡状态，表现为虚阳亢奋，虚火内生，进一步损伤阴津，尤以损伤五脏阴液为主。如表现为损伤心阴则心火旺，心烦、溲赤，肝火旺则急躁易怒，肺阴伤则咽干颧赤，肺阴伤不能平制肝木则木火更旺的焦躁欲死，脾阴伤则纳呆不欲食，大便干结，以及肾阴伤的潮热、五心烦热等顽固性不寐症候群，形成脏阴虚—不寐—伤脏阴的恶性循环。其中以心、肺阴液损伤为主。”

眠安汤由百合地黄汤、甘麦大枣汤合酸枣仁汤加减而成，适用于阴虚、脏躁所致的失眠。百合地黄汤出自张仲景《金匮要略》，主治百合病。百合病的主证与顽固性不寐的临床表现颇相似，如“百合病者，百脉一宗，悉致其病也。意欲食复不能食，常默默，欲卧不能卧，欲行不能行，……如有神灵者，身形如和，其脉微数”。百合、生地黄养心肺，配合麦冬、炒酸枣仁，养心肺之阴，清心肺虚火，除烦安神。黄连、胆南星、茯神清热化痰，定惊安神，祛内伏虚火。甘麦大枣汤，养心肺，润脏躁，缓脏急，平稳神气。生龙骨、生牡蛎平亢奋之虚阳，镇潜安神。百合、苏叶俱能引阳气而归阴分。全方共奏滋阴清热，化痰安神之功。

2. 涤浊方

方药：芦根 30g，冬瓜子 30g，生薏苡仁 30g，桃仁 10g，清半夏 10g，炒苍术 10g，茯苓 10g，泽泻 10g，荷叶 15g，连翘 10g，赤小豆 30g，炒山楂 15g，生甘草 6g。水煎服，日 1 剂。

涤浊方是根据《素问 · 汤液醪醴论》“去菀陈莝……疏涤五脏”之旨而设立。暴饮暴食，宿食停滞，脾胃受损，酿生痰热，壅遏于中，痰热上扰，胃气失和，而不得安寐。《素问 · 逆调论》指出：“胃不和则卧不安。”《张氏医通 · 不得卧》进一步阐明其原因：“脉滑数有力不得卧，中有宿滞痰火，此胃不和则卧不安也。”此外，浓茶、咖啡、酒之类也是造成不寐的因素。张老师认为："外感六淫，内伤七情，或饮食劳倦，均可导致脏腑功能失调，产生水湿痰瘀等浊邪，进一步阻滞脏腑，影响脏腑气机功能，出现诸多病变。"浊邪既是病理产物，又是致病因素。水湿郁遏化热，热扰心神而致失眠。痰郁化火，痰火扰心而致失眠，瘀血阻滞，心脑失其濡养，神不安则眠不稳。

涤浊方由苇茎汤、二陈汤、麻黄连翘赤小豆汤化裁而成，适用于肥甘厚味过度，久而浊邪内郁而致的失眠。本方具有清热化痰，祛瘀利湿，健脾消食之功，为治本之法，使邪去正安，正安则神安。

3. 丹百汤

方药：党参 10g，麦冬 15g，五味子 10g，山萸肉 10g，丹参 30g，檀香 3g（后下），砂仁 3g（后下），生百合 30g，乌药 10g，小麦 30g。水煎服，日1剂。

《灵枢·邪客篇》："夫邪气之客人也，或令人目不瞑，不卧出者，何气使然？……今厥气客于五脏六腑，则卫气独卫其外，行于阳，不得入于阴。行于阳则阳气盛，阳气盛则阳跷陷，不得入于阴，阴虚，故目不瞑。"神藏于心，而又主宰于心，《灵枢·邪客》说："心者，五脏六腑之大主也，精神之所舍也。"心主神明，统摄协调五脏，主持精神、意识和思维活动。睡眠和觉醒由神的活动来主宰，神安则人能进入睡眠，神不安则不能入睡，正如明·张景岳所说："盖寐本乎阴，神其主也，神安则寐，神不安则不寐。"《类经·疾病类》说："盖心为君主之官，神之所舍也。神动于心，则五脏之神皆应之，故心之所至即神也，神之所至即心也。"因此，心主神明，功能异常，即可出现精神、意识、思维的异常，而出现失眠、多梦、神志不安，甚至谵妄。本方针对失眠本虚标实而设。心主神，心气虚，神无所主则寐不安。心血瘀滞，则新血不生。心血虚则心无所濡养，神不安则寐难成。

丹百汤由丹参饮、百合汤、生脉散加山茱萸、浮小麦化裁而成，适用于心气不足，心血瘀滞，胸有小痛而致的失眠。方中丹参饮活血化瘀，理气止痛，去其邪实；生百合、乌药即百合汤，原方主治心口痛，重在通气和血；党参、麦冬、五味子补益心气，山萸肉、小麦，补心阴敛心气以安神。全方共奏补益心气、活血化瘀止痛安神之功。

4. 典型病案

患者，女，42岁，间断性不寐10余年，加重半年。10年来，患者经常不寐，不明原因，近半年病情加重，甚则彻夜不眠，口服艾司唑仑（舒乐安定）2~3片也难以入睡，在其他医院服中西药治疗乏效。询其症状，有心烦急躁欲哭；入眠时易惊颤而醒，口干口苦，耳鸣，平时易上火，大便干，小便黄，月经正常，舌质红，苔薄黄，脉细。证属阴虚火旺，痰火内扰，治以滋阴清热，化痰安神。用眠安汤（张磊老师自拟方）加减。处方：百合30g，生地黄20g，麦冬30g，炒酸枣仁30g，茯神10g，灯心草3g，竹叶10g，胆南星6g，生龙骨30g，生牡蛎30g，小麦30g，甘草6g，大枣5枚。6剂，水煎服，日1剂。服药后睡眠有所改善，不服艾司唑仑已能入睡3~4小时；耳鸣及心烦急躁均减轻，仍口干口苦，大便已不干，但排便不畅，小便正常。舌质红，苔薄黄腻，脉细。守上方加玄参15g，继服7剂。后又在此方基础上略有加减治疗2个月余，服药76剂，告愈。

5. 按语

张磊教授自拟方治疗失眠颇具特色：其一，谨守病机，师古拓新。《素问·至真要大论篇》云："故大要曰：谨守病机，各司其属。"病机，是致病因素作用于人体后引起阴阳偏盛偏衰和正邪相互斗争的发展、变化与结局的道理。张老师自拟方治疗失眠重在求病机，始终自分析病机入手，探索疾病的本质，指导遣方用药。眠安汤、涤浊方、丹百汤等，源于经方名方验方，张老师师古不泥，谨守病机，创新辨证思路，组成新方。其二，扶正祛邪，标本兼治。"邪之所凑，其气必虚。"失眠的发病多为心阴不足，同时也有因实致虚、因虚致实或虚实夹杂等。张老师所拟眠安汤，以生地黄、百合、酸枣仁、麦冬、小麦，重补心阴，扶其正，治其本，同时用竹叶、灯心草、茯苓、胆南星等除心火，祛痰热。丹百汤中以党参、麦冬、五味子、山萸肉、小麦、百合等补心气，养心阴，同时用丹参、乌药、檀香、砂仁等理气化瘀止痛，祛其实邪，标本兼治。其三，应时而变，平和灵动。张磊老师指出："社会在发展，自然环境在变迁，疾病谱亦在演变，故有执古方难以愈今病之说，有感于此，在灵活运用古方的同时，还要多组新方，以应疾病无穷之变化。"张老师认为：治病的最高法则是"和"。《素问·生气通天论》说："凡阴阳之要，阳密乃固。两者不和，若春无秋，若冬无夏，因而和之，是谓圣度。"蒲辅周说："和解之法，具有缓而疏解之意，使表里寒热虚实的复杂证候，脏腑阴阳气血的偏胜偏衰，归于平复。"正如《医学心悟》中所言："和之意则一，而和之法则变化无穷焉。"失眠一证，病因复杂，表现万千，不可一法统之，一方治之，贵在辨证施治，依理立法，依法组方用药，灵活不拘，方能臻于至善。临床上，张老师不囿于自拟方治疗失眠，而是依据失眠发生的病因病机，遣方用药，平和灵动，少用大补大泻之法，大辛大热大寒之品，药味少，用量轻，不唯重镇安神，但求阴平阳秘。

# 张磊老师赋诗养生

姜枫　张荣欣
河南中医学院第一附属医院，河南郑州，450000

关键词：张磊；诗歌；养生

张磊（1929—），主任医师，河南固始人。幼年诵读经史，奠定了深厚的古文基础。18岁师从当地老中医张炳臣，此后悬壶故里，至1958年考入河南中医学院本科，6年后毕业留校任教职及临床工作，现为全国第二批名老中医继承制导师。

张老深研中医理论，勤于实践，认为要学好中医用好中医，没有深厚的古汉语知识是比较难的，古今精于医者，无不文理精通，“文是基础医是楼”，文理不通则医理难明，学好古文当是学好中医的基本功之一。张老幼上私塾，背诵“四书”“五经”，为后来学好中医奠定了古文学基础。很多古文和唐诗，至今仍能琅琅背诵。他还熟悉音韵，常写旧体诗词以抒发情怀；平生喜爱音乐，自学二胡，自娱自乐；在业余时间也常练习书法。

张老虽已年届八旬，依然身体硬朗，每周四个半天门诊，并每日接待大量登门拜访的患者。这与张老良好的精神状态是分不开的。现择张老闲暇时自作旧体诗数首，以见其养生秘诀。

## 一、心境宽广

老年人保持宽广的心境对于身体健康是非常重要的。因此，张老总是保持一种平和的心态。他在夏日夜晚窗前诵读时曾赋诗一首：

**夏日闲吟**

南山当户户常开，
且喜清风日日来。
一曲瑶琴能惬意，
仰观明月净灵台。

陶潜有诗云：“结庐在人境，而无车马喧。问君何能尔？心远地自偏。采菊东篱下，悠然见南山。山气日夕佳，飞鸟相与还。此中有真意，欲辨已忘言。”张老的诗明白如话，意境恬淡、宽广，与陶潜之诗相映成趣。按近贤王国维所言，已达到了“以物观物，故不知何者为我，何者为物”的无我之境。

## 二、淡泊名利

许多老年人是从各级领导岗位上退下来的，起初不适应，容易出现这样那样的问题。在《素问·徵四失论》中论述了这种情况：“尝贵后贱，虽不中邪，病从内生，名曰脱营。”就是说如果起初社会地位很高，后来社会地位变低下了以后，虽然不感受外界的致病因素，也会出现气血亏虚的“脱营”疾病，这多是由于忧虑内生、耗气伤血所致。如何尽快适应这种情况呢？就是要适应环境的变化，淡泊名利，保持良好的心境。2007 年中秋，张老对月兴怀，赋诗如下：

**中秋即兴**

又到中秋节，
天高月更明。
嫦娥衣袖冷，
宫院桂花清。
此夜虽无语，
伊人应有情。
只求心境好，
何必恋浮名。

## 三、积极向上

许多老年朋友离职退休以后，感觉无所事事，进而渐渐丧失了积极向上的追求，精神日渐颓废，甚至自我封闭，容易患上各种疾病。因此，老年人保持积极向上的精神是非常重要的，可以多外出参加一些社会活动，了解世界、国家、周围发生的事情。这种参与的过程对于老同志是很重要的。张老每天坚持看新闻，了解国际、国内大事。2007 年 11 月，我国“嫦娥一号”卫星成功发射升空，张老又即兴赋诗如下：

**贺“嫦娥一号”发射升空成功**

探月卫星到桂宫，
中华民族显豪雄。
嫦娥喜有新阿妹，
天上人间路便通。

## 四、勤于锻炼

张老认为老年人应当根据各自的情况进行适当的体育锻炼，不必拘于室内室外，他坚持每天早晨四点钟起床，然后打扫房间，拖地，抹茶几，擦物品，日复一日，从不间断。张老认为这是锻炼身体的很好方式，并赋诗曰：

老夫晨起忙三事，
拖地清几涮痰盂。
日日年年无懈怠，
心安室净体康舒。

## 五、广趣怡性

为了克服百无聊赖的感觉，老年人培养各种兴趣是非常必要的。有人把老年人退休以后的时光比喻为人生的第二个青春，可以按照自己的兴趣做一些工作。对此，张老认为老年人应当培养自己多方面的兴趣，以此来提高自己的生活情趣。张老闲暇时坚持拉二胡，练书法，以此来养性怡情。时常邀请丹青墨友聚会，大家在一起挥毫泼墨，谈古论今，幸甚至哉！诗以咏志：

**闲吟**

老年心益静，
舞墨又敲诗。
何计工和拙，
只求脑不痴。

# 张磊老师成为时代名医的思考

饶洪
河南中医学院人文学院，河南郑州，450008

**摘要**：张磊老师是国家第二批师承制导师，在当今国家大力发展中医的情况下，如何遵循中医药科学自身的发展规律，继承弘扬传统中医特色和优势，培养和造就一批名中医，是新形势下的一个重要命题。本文根据作者侍医过程中的心得体会，从写实的角度，思考张磊成为名医的必然性；文章从他艰苦勤奋的学习历程、充满强烈事业心和责任感的工作经历出发，结合其知识结构，治学态度，高尚情操，敬业精神，专业素养，以及个人人格魅力，展示张磊多才多艺的丰富医学人生，从而为大家学习中医树立榜样。

**关键词**：张磊；名医；成功之路

张磊老师1929年出生于江淮之间山川秀美的河南省固始县，幼读私塾，受儒学熏陶，崇尚致中和平；18 岁师事于当地老中医张炳臣门下，出师后悬壶故里；1952 年加入联合诊所，1953 年工作于区卫生所，1958 年考入河南中医学院本科，六年毕业后，留校任教，历任教研室主任，医教部主任，教务处副处长、处长，直至 1983 年 3 月调任河南省卫生厅副厅长，退休后重归杏林，坚持工作在临床第一线，勤耕不辍；是全国著名的主任医师、教授，全国第二批名老中医药专家学术经验继承指导老师。笔者有幸侍从张老师随医临证，耳濡目染，对张老师能够成为时代名医的必然性，感触颇深。

1. 熟谙经典，善于治学

张磊老师从医重教 61 载，严谨治学，博学众长，汲取《内经》《难经》之精华，深领《伤寒论》《金匮要略》之奥旨，幼时诵读经史，对“四书”“五经”皆得包本背诵；大学之时，医学经典娴熟于心，工作之际，诚心尽力，业余之时，诗书琴文，多年来集教育、管理、临床、文学于一体，成为当代我国中医大家。河南中医学院 50 年校庆之时，首届毕业生聚会，笔者得以与他的大学同学朝夕相处，很多他的同学都已成为当地的名医，大家对张老师古医籍的学习和领悟水平评价很高，尤其对背诵功底更是口碑一致，他掌握方剂背诵数量是最多的，在读大学期间，可以轻松熟练背诵 500 多首方剂，以擅背书传为杏林佳话，是大家公认的学习典范。他对中医经典著作娴熟于心，现在临床每每针对病症经典原文脱口而出，张磊老师对背书十分重视，认为对经典著作的记忆和背诵是做中医的基本功，只有夯实基础才能建成高楼大厦；同时认为，年轻时的背诵更为重要，背诵越早效果越好，他说：“少年背书如锥锥石，锥入虽难，但留痕不易消除；中年背书如锥锥木，锥入较易，但留痕不深；老年背书如锥锥水，锥入甚易，消失也快。”

张磊老师注重读书，所读书目分类为经典著作，后世医家著作和现代医学著作，同时倡导读书要注重七个方面，即重背诵，重经典，重广博，重得要，重心悟，重持恒和重笔录；虽已医术精湛，万人敬仰，但平时仍刻苦认真读书，每有高质量的中医书籍出版，都精心点评阅读，认为人的学识来自三个方面，“一是不断地向他人学习，二是不断地向书本学习，三是不断地总结个人的经验”。他勤于学习、积累和总结，勤学贯穿在他生活的各个经历阶段。在临证实践中读书，勤思好学，是张老师的真正治学品格，也是事业成功不可或缺的宝贵性格。

2. 精通医理，擅于临证

在长期的教学和临床实践中，张磊老师积累了丰富的临床经验，非常重视高深的医学理论修养和临床功夫，要求在技术上精益求精。他认为，明理是医之大要，明于理，思路就开阔了，应变能力也就强了。医生不但要有理论功夫，更重要的是医药理论联系临床实际，要有临床功夫，临床在疗效，疗效是检验医生本领的标尺，说得天花乱坠，但治不好病，无异于纸上谈兵。临床门诊时慕名就诊者很多，对每个患者的诊治过程，都聚精会神，非常仔细，由于患者太多，门诊只有限制挂号数量，凡就诊者大部分为令医者束手的疑难杂症，患者多寒热并现、虚实夹杂，真假异象，症状特异，病情复杂，病程较长，很难辨证施治，每每治疗证候复杂的患者，张老师就像临战冲锋的战士一样，精神抖擞，细心备至，详细询问原因和过程，分析病症，去伪存真，求其本、穷其末，或求其病因之本，或探其病机之本，或查其病性之本，或求其病位之本，或逐其病体之本，病本既明，辨证方法了然于心，用药如用兵，根据病情，排兵布阵，方药各施其用，左右逢源，患者往往有过往之喜，取得满意疗效，令人叹为观止。

张老师倡导不仅要多临证，还要多读医案，要经常捉摸反省行医之心得，认为当一个合格的中医要有“五知”，一要知理，历代大医家，莫不深及医学理论而后名；二要知病，不但能治一般病，而且能治难症和重病；三要知动，病是动态的，不是静止的；四要知度，就是要把握好对患者的治疗尺度和用药尺度，过与不及皆为失宜；五要知误，即要知他医之误，又要知自己之误。精于临证，认为辨证是中医理论和临床经验的集中体现，辨证正确与否是疗效好坏的关键。辨证也是中医特色的具体体现，是现代仪器所不能取代的，将会永远存在下去，失去辨证，就意味着失去了中医的灵魂。善于总结临床规律，创立了具有临证特色的八法，归纳出了辨证思维六要，这些从实践上升为理论的医学成就，若没有理验俱丰的功夫，是不可能做到的。

3. 发展中医，与时俱进

如何保持中医特色，真正发展中医，是当前从政府到医学从业者到群众都十分关心的问题。张磊老师十分重视中医药的发展，对此有自己独特的看法，认为中医药沿着什么方向发展，是值得研究的一个重大问题，绝不能犯形式上发展而实际上衰落的错误。社会在发展，科学在发展，对于中医科学而言也应不断总结经验，与时俱进，更好地发展它的理论和独特疗效；中医之所以代代发展经久不衰，此无他，是疗效故也；发展中医，就要重视疗效，疗效是存在的前提，是发展之本，提高之源，繁盛之基，只有不断发展才能永葆青春活力。中医发展必须做好五个方面的工作，一是继续培养精于中医的高级人才，二要按中医自身体系发展，三要明确继承与发展的关系，四要找出不利于中医发展的因素，五要研究方法和思路问题。只有在中医难度、深度上下苦功夫，中医学术才能发展。

张磊老师对中医药有着深刻而富于感情的理解，强调中医药姓中，要敢于挺起腰杆，拍拍胸脯说我就是中医，坚信中医理论是科学的，而且是独特的，历代中医大家和当代中医大家是真正的中医，要以他们为标准。作为中医工作者，一定要坚持中医，继承和发展中医，同时对现代医学要采取尊重的态度和科学方法，认为中医与现代医学各有所长，也各有所短，有些病中医疗效好于现代医学，有些病现代医学疗效好于中医，不要以己之长衡人之短，更不能借此以诽之。张老师看病时，很少开检查单，中医的辨证施治，理法方药始终处于绝对主导地位，但凡来就诊患者带有现代医学的检查结果，总会认真地摘录在病例上，作为临床第一手研究资料，从而加强中医对疾病的进一步深入了解。在临床实践中不断借鉴现代医学的诊断完善中医对疾病的认识。既坚持了中医特色，又接受了现代医学，在治病过程中，结合中医临床疗效和现代医学观察对比，始终以中医理论为指导，以疗效为标准，是一种很值得继承和发扬的借助现代医学进行科学研究的临床思路。

4. 仁者爱人，品德高尚

张磊老师对中医情有独钟，更富有仁者之心，他著述的《张磊临证心得集》虽说是一本难得的真实的医学临床专著，读完却充满着对做人做事真谛的认识与启迪，充满着仁心和仁术。经常告诫学生“医生是一个特殊职业，肩负着救死扶伤的任务，一念之差，一药之误，会给患者造成不应有的损失”；他对患者体贴入微，观察入微，德艺双馨，给重症患者或年轻的重症患者治病，除理法方药之外，经常以温暖的声音和缓地对患者讲：“病不可怕，思想要轻松，饭要吃好，觉要睡好”，鼓励患者战胜病魔，看似鼓励患者坚定精神信念，其实是内心的仁与德的慈祥流露；对外地求医者，他总是替患者着想，经常问所住何处，并嘱咐若处方有效就可在当地照方取药，不必劳累远途再来；他诊疗疾病，据症用药，中病即止，大方、小方随病情而宜，凡看病求医，不论贫穷富贵，均诊视认真，一视同仁。他对医者医德修养很为重视，要求高，身体力行，率先垂范，专门撰写文章“为医者要重视医德建设”的文章作为讲稿，要求弟子“要仁爱、要过细、不贪财、不欺诈、不贬低他人”。

张磊老师注重言传身教，循循善诱教导学生，教育学生要有高度的责任心，自己的医疗经验，用药的心得体会均无保留地交给学生，诊病中不时地即时讲解，既指明诊疗过程要注意规范辨证的着眼点，又说明思路及所用方剂和药量大小，对学习起到了画龙点睛作用。张老师不仅学高为师，更重要的是德高为范，德的无言穿透力，是对每个愿做受群众欢迎好医生的无穷精神榜样和力量源泉。

5. 强健体魄，诗书琴艺

健康的身体是工作的基础，张磊老师年届 80 高龄，精神矍铄，气色红润，走起路来坚实有力，每天坚持临证不断，门诊时经常提前半小时到达，连续坐五六个小时，诊治几十个患者，仍然保持精气神充沛。这得力于他年轻时注意锻炼身体的习惯，长跑是他最经常开展的体育活动，现在根据中医理论和自己的经验，仍保持很多中医的养生保健方法，同时也创造了不少适合自己锻炼的项目和方法，闲余之时经常行走于金水河和熊耳河河畔，观察社会苍生，百姓生活，人情世故，喜怒哀乐；观察环境景色，公园草木，小品雕塑，市井趣事；不但及时了解了社会的发展状态和人们的七情六欲，也抒发了自己的诗情画意，调节了心理，条达气机，平和舒畅，锻炼了身体。他常说“大夫的肚子，杂货铺子”，认为大夫要有广博的知识面，这和他密切接触社会各界人士，体贴群众疾苦，关注民生的情怀是分不开的，也是他保持心理安泰健康的重要方面。

张老师兴趣广泛，虚怀若谷，情趣高雅，文史哲知识积淀深厚，认为先通文理，然后才能明医理；只有博学于文，始得精专于医；懂得音韵，长写旧体诗抒发情怀，他写的旧体诗自然流畅，尽量不用典，好像在说话，给人以朴实感、清新感和美感。他认为诗要有味道，耐人寻味，百读不厌；诗要有内涵，如看大山，如观沧海；诗要有格调，如清风朗月，苍松翠柏；诗要灵巧，炼字炼句，美感井然。小楷书功力深厚，经常写毛笔字怡情抒怀，创作并书写的旧体诗“游郑州市熊耳河”被收录并被篆刻于黄河大观名人碑廊，尤其《张磊医余诗声》一书收录了190余篇他创作的诗歌，医文并茂，采用毛笔书写形式，更觉别致，耐人寻味。他熟识五线谱，拉起二胡来气定神闲，常常和学生一起在家演奏娱乐。张老师体魄强健，以诗言志，笔墨传情，业余爱好非常健康和谐，与医学生涯相辅相成，治起病来妙手回春，写起诗来妙笔生花，显示出了当代中医大家风范。

# 张磊应用炭药经验

武月萍[1]　指导：张磊[2]

1. 河南省中医院“治未病”中心，郑州市金水区东风路6号，450011
2. 河南中医学院第三附属医院

关键词：炭药；中药治疗；张磊

张磊教授是河南中医学院第三附属医院主任医师，为第二批全国老中医药专家学术经验继承工作指导老师。张老师业医60年，辨治精准，方药灵变，重视药物炮制，尤其对炭药运用，得心应手。

炭药的应用已有两千多年的历史。《中华人民共和国药典》（2005年版）收录的炭药品种达27种，但作为“药材与饮片”项目单列的只有大蓟炭、荆芥炭、荆芥穗炭、血余炭、贯众炭5个品种。其余的品种均只列在原药材的“炮制”项下，如干姜炭、干漆炭、小蓟炭、鸡冠花炭等。《名医类案》《妇人大全良方》《景岳全书·妇人规》《傅青主女科》《妇科玉尺》共记载69种炭药。笔者有幸跟张磊老师侍诊学习，现总结张老师应用炭药临床经验，初步整理如下。

1. 炭药炮制方法及其功效特点

药物炒炭即将药物炒（或煅）至外部枯黑，内部焦黄为度，有焦苦味，防灰化以存性。药物炒炭，其性味有以下改变，一是其温热之性增强，寒凉之性减弱；二是药性变缓和，利于和胃健脾消食；三是止血作用增强，从五行生克角度理解，水为黑色，火为红赤，水克火，故黑制红，所谓“血见黑必止”；四为收敛之性增强，临床中不仅用于血证，还用于腹泻、痢疾、带下、遗尿、遗精、流涎、咳嗽、烫伤、疮癣等；五为保持原药的一部分作用，如理气和胃之陈皮炭、散寒燥湿之苍术炭、活血止血之桃仁炭、消食温中之山楂炭、清热止血之栀子炭、疏风止血之荆芥穗炭等。另外，有些生品不宜入药，必须制成炭后方可使用，如棕榈等。

2. 炭药应用范围

（1）用于血热出血：血分热盛或阴虚内热，热迫血行而致出血，出血早期量大时，应先用大剂量清热凉血止血药，如紫草、生地黄、何首乌、地榆、槐花、大蓟、小蓟等，炭药应用不宜过早。因炭药温热之性增强，血热出血早期，过早用炭药反而不利于止血。出血量减少后可将凉血止血药炭化，凉血之力减轻，止血之力增强，如对血分实热出血，常伍以凉血止血之牡丹皮炭、栀子炭、黄芩炭、大黄炭；对阴虚血热出血，常伍以养阴清热止血之生地黄炭、何首乌炭。

对于因血热引起的微量出血，如肉眼无出血，但大小便检查镜下潜血阳性或出现肌衄瘀斑者，因血出脉外即为瘀血，既要止血，又要防止血瘀，张老师常用凉血止血药与活血止血药炭化之品，如生地黄炭、牡丹皮炭、赤芍炭、茜草炭、大黄炭、红花炭等，使其药性不至过于寒凉，既能起到原药作用，又可避免寒凝血瘀。

（2）用于血瘀出血：瘀血阻络致咯血、吐血、便血、尿血、肌衄或崩漏者，应以活血止血、养血止血为法，常用药如三七粉、茜草、蒲黄、花蕊石等。如出血量大，血块多，瘀血不去，新血不生，在辨证论治的前提下，常配伍1~3味活血止血之品，如山楂炭15g，大黄炭2~3g，红花炭5~6g，牡丹皮炭2~3g，赤芍炭10g，益母草炭10g，血余炭10g，蒲黄炭5~6g。

（3）用于某些肝病：对病毒性乙型肝炎、脂肪肝以及药物性肝损伤等病，张老师强调，养肝柔肝与疏肝活肝两法并用，防止肝纤维化、肝硬化的发生对其他肝病重症，有出血倾向者常配伍炭药，防“出血”于未然，药如牡丹皮炭、郁金炭。

对于内科杂病，辨证属肝虚者，张老师常佐使炭药。正如《金匮要略·脏腑经络先后病脉证并治》所言：“夫肝之病，补用酸，助用焦苦，益用甘味之药调之。”肝体阴而用阳，肝阴虚，表现胁肋隐痛、头晕目眩、目涩口干、五心烦热、舌红少苔、脉弦细数等，在养肝柔肝的同时，常酌伍菊花炭清心肝之热、焦三仙健脾助运。肝阳虚，常见胁肋隐痛、面色少华、唇淡乏力、耳鸣失聪、忧郁胆怯、四肢不温、脉沉弦而迟等，在暖肝、柔肝、敛肝的同时，伍炮姜炭、麦芽炭益心脾之火，以助肝阳。

（4）用于其他病证：中药炭化后，其药性变得温和平缓，适用于多种虚寒证，如中焦虚寒、脾失健运而见脘痞中满、反酸呕吐、脘腹疼痛、水泻或久泻久痢用炮姜炭、陈皮炭、延胡索炭、苍术炭、山楂炭等；上焦虚寒，久病咳喘用防风炭、杏仁炭、乌梅炭；下焦虚寒之带下、遗精、遗尿用荆芥穗炭、艾叶炭、椿根皮炭、防风炭。

对于气虚不摄血而致出血滴沥日久者，在健脾益气基础上，可配伍小量（3~5g）的柴胡炭、莲房炭、防风炭，起到升提脾气、醒脾温中、固摄止血作用；阳虚，血不归经，多见慢性出血或大量出血致暴脱，在温阳益气或回阳固脱的基础上加续断炭、艾叶炭、炮姜炭、淫羊藿炭等。

3. 典型案例

（1）血热出血：

孙某，女，28岁，2005年9月23日初诊。双眉棱骨疼痛1年。眉棱骨痛以攒竹穴处为重，时轻时重，夜间易发作，伴有恶心呕吐，胸闷嗳气，睡眠和休息后明显好转，也可以自行缓解，眼不胀，食欲可，口不干苦，大小便正常。月经正常，白带适中，平时易上火，舌质淡红，苔薄白，脉沉滞。既往有肾病病史5年，尿蛋白（+~++），无明显自觉症状。此为阴血不足，虚热上扰，经气不畅，络脉瘀阻不通。当以养血散热为治。处方：熟地黄10g，当归10g，白芍15g，川芎6g，菊花10g（后下），夏枯草30g，白芷10g，羌活10g，蝉蜕6g，连翘10g，玄参30g，知母15g。15剂，水煎服，日1剂。

2005年10月10日二诊：服药期间眉棱骨疼痛未发作。尿蛋白（++），免疫球蛋白 IgA 4. 2g/L，余无异常。舌质淡红，苔薄白，脉沉弱。鉴于眉棱骨疼痛已止，化验尿蛋白加重（疑与感冒有关），辨证属正虚挟湿热，以益气健脾、清热利湿治其宿疾。

处方：炒白术 10g，茯苓 10g，连翘 10g，赤小豆 30g，芡实 30g，蝉蜕 6g，白茅根 30g，生地黄 10g，土茯苓 20g，黄芪 30g，知母 15g，甘草 6g 。15 剂，水煎服，日 1 剂。

2005 年 10 月 24 日三诊：患者服药后病情无明显变化，尿蛋白（++），红细胞 2~4 个/Hp。舌质淡红，苔薄黄，脉细。上药乏效，应从肾阴不足考虑。阴血不足，内有郁热，是其基本病机。以补肾清热为法。

处方：生地黄炭 30g，山茱萸 10g，山药 15g，泽泻 10g，牡丹皮 10g，茯苓 10g，连翘 10g，芡实 30g，蝉蜕 6g，地肤子 15g，知母 10g，黄柏 6g，竹叶 10g ，15 剂，水煎服，日 1 剂。

2005 年 11 月 18 日四诊：服上药后尿蛋白（-），尿潜血（±），面部痤疮，偶有头懵，睡眠浅，大小便正常。舌质淡红，苔薄白，脉细。上方奏效，再加凉血利尿之品，巩固治疗，以补肾清热凉血为法。

处方：生地黄炭 30g，山茱萸 10g，山药 15g，泽泻 10g，牡丹皮 10g，茯苓 10g，连翘 10g，芡实 30g，蝉蜕 6g，地肤子 15g，知母 10g，黄柏 6g，竹叶 10g，小蓟 15g，板蓝根 30g，瞿麦 15g 。15 剂，水煎服，日 1 剂。以巩固疗效。

按：本案辨证既注重辨有症状之证——“眉棱骨疼痛，以攒竹穴为重”，因于风热上扰，太阳经气不畅，络脉瘀滞；急则治标，以四物汤加味，养血散热，眉棱骨疼痛愈；更重视辨无症状之证——“平时易上火，休息后疼痛可以缓解”。同时结合病史，又辨微观之证，肾病 5 年，尿蛋白（+ ~ ++），属“隐证”。肾阴亏虚，虚火内生，固摄无权，以知柏地黄汤加味，补肾清热，凉血止血，效果显著。知柏地黄汤以熟地黄易生地黄炭，亦是其用药之巧。

（2）阳虚出血：

赵某，女，18 岁，2005 年 8 月 15 日初诊。主诉月经淋漓不断 5 年。患者 12 岁月经初潮，5 年来月经淋漓不断，量时多时少，经色暗，膝关节以下凉，手心热，纳差，入睡困难，易醒，多梦，大便带血，小便正常。冬季怕寒，手足凉，病情加重。舌质红有瘀斑，苔薄白，脉芤。易过敏。理化检查血清总三碘甲状腺原氨酸（T3）2. 98nmol/L，血清总甲状腺素（T4）180nmol/L，血清促甲状腺素（TSH）1. 3IU/mL，血清胰岛素（INS）3. 32mIU/L。超声提示：双侧卵巢增大，多囊性回声改变，胰腺轻度增大。诊为崩漏。脾肾亏虚，冲任失固所致。处方：续断炭 10g，山茱萸 15g，茜草炭 10g，煅乌贼骨 30g，阿胶

10g（烊化），干姜炭10g，党参15g。7剂，水煎服，日1剂。

2005年8月24日二诊：服上药月经已干净5天，自觉每天有欲大便感，大便不成形，每天2次，腰酸，腰两侧胁下气多上下窜，矢气多。现感冒已3天，纳差，小便可。白带稍多，色稍黄，舌质暗红有瘀斑，苔白腻，脉沉弱。上方加（炒）山药30g，（盐）杜仲10g，（炒）麦芽20g，麦冬15g。10剂，水煎服，日1剂（另治感冒方：金银花10g，连翘10g，竹叶10g，荆芥10g，牛蒡子10g，薄荷10g，桔梗10g，芦根30g，前胡10g，甘草6g，黄芩10g 。2剂，水煎服）。

2005年9月5日三诊：服上药8剂，月经又至，色鲜红，量多，行经时两胁下有空虚感，胀感，大便不成形，小便可。舌质暗红有瘀斑、苔薄，脉沉弱。

处方：熟地黄炭30g，荆芥炭10g，（制）何首乌30g，茜草炭10g，煅乌贼骨30g，阿胶10g（烊化），干姜炭10g，山茱萸10g，党参10g，小麦30g，地榆炭30g，乌梅炭10g。6剂，水煎服，日1剂。

2005年9月12日四诊：服上药后月经已有明显周期，但周期仍较短，色黑。双膝关节以下发凉，手心热，咽部疼痛，面部头部有多个疖子，腹部胀气，下午明显，舌质暗、边有瘀斑，苔黄，脉细。

处方：（炒）白术10g，生黄芪15g，茯神10g，党参10g，远志10g，（炒）酸枣仁20g，龙眼肉10g（另煎），制何首乌10g，木香6g，栀子10g，黄芩10g，生地黄20g，茜草炭10g，煅乌贼骨30g，炙甘草6g 。6剂，水煎服，日1剂。获显著效果。

按：患者素体肾气不足，封藏不固，冲任失摄，以致自月经初潮以来，淋漓不断达5年之久，痛苦异常。观前医用药，清热凉血者有之，补肾固冲者有之，健脾补肾者有之，均未见效。细审经量时多时少，色暗，双下肢发凉，冬季怕冷，病情加重，乃为脾肾亏虚，冲任失固，且有血虚血瘀之候。以续断、山茱萸补肝肾；党参、干姜温阳健脾；茜草、煅乌贼骨收敛止血；阿胶补血止血。方中多次用炭药，取其一药双效，效专力宏。之后补肝肾，继续治疗。辨证之中注意“手心热、入睡困难、易醒”是由肾虚失固、淋漓伤血所致，不可视为阴虚内热，即“辨证外之证，注意其杂”，此之谓也。本方以四乌贼骨一芦茹丸和胶姜汤为主进行加味。胶姜汤治妇人陷经漏下黑不解者。陈修园赞之曰：“胶姜方阙症犹藏，漏下陷经黑色详，姜性温提胶养血，刚柔运化配阴阳。”5年之漏，几剂起效，足见此方之妙。末方以归脾汤加入栀子、黄芩、生地黄，以清火宁血，相得益彰。

# 张磊运用血府逐瘀汤治疗内科杂病经验

张荣欣[1]　姜枫[2]
1. 河南中医学院，河南郑州，450008
2. 广州中医药大学，广东广州，510405

**关键词：张磊；中医师；血府逐瘀汤/治疗应用**

张磊教授为国家级名老中医，主任医师，幼上私塾，诵读经史，奠定了深厚的古文基础。18岁师从当地老中医张炳臣。出师后，在家悬壶。1958年考入河南中医学院，本科毕业后留校任教。历任河南中医学院教研室主任、医教部副主任、教务处处长、河南省卫生厅副厅长、河南中医药学会会长、中药学会会长，为国家二部一局第二批全国老中医药专家学术经验继承人指导老师，国家“十五”科技攻关课题“名老中医学术思想、经验传承研究”研究的名老中医之一。他治学严谨，医理纯熟，医术精湛，长期从事中医教学和临床，积累了丰富的临床经验，尤其擅长于内科杂病的治疗。

血府逐瘀汤是清代王清任的经典方剂，临床应用广泛，也是张老临证常用之方。现将张老使用该方治疗内科杂病的经验总结如下。

1. 灯笼病

患者，男，44岁，以“上半夜心里燥热，下半夜心胸部突然出汗甚多3个月”为主诉就诊。患者3个月来，上半夜心里燥热，下半夜心胸部出汗甚多，需用毛巾擦拭，汗后身凉。张老认为，此为清代王清任所说的灯笼病，为瘀血所致，遂投血府逐瘀汤治之。处方：生地黄18g，当归6g，桃仁9g，赤芍9g，炒枳壳9g，柴胡6g，川芎6g，桔梗6g，牛膝12g，甘草3g。3剂，水煎服，1天2次。二诊：服第1剂后，汗即止。

按：王清任曰：“身外凉，心里热，故名灯笼病，内有血瘀。”又曰：“醒后出汗，名曰自汗。因出汗醒，名曰盗汗，盗散人之气血。此是千古不易之定论。竟有用瘀汤，一两副而汗止。”此患者二者兼而有之，亦皆为瘀血所致，故用血府逐瘀汤，而收桴鼓之效。

2. 不寐

患者，男，24岁，以“失眠2个月余”为主诉就诊。患者2个月来睡眠一直很差，虽服用不少药物，但效果不佳。现症：舌质暗、脉沉滞。遂投血府逐瘀汤加生龙骨、生牡蛎治之。处方：当归10g，生地黄12g，桃仁10g，红花

10g，赤芍15g，柴胡6g，川芎6g，桔梗6g，牛膝10g，炒枳壳6g，生龙骨、生牡蛎各30g。水煎服，1天2次。3剂后，睡眠复常。

按：不寐原因很多，患者亦服不少药物，但效果不佳，故采用祛瘀之法。清代王清任云："夜不能睡，用安神养血药治之不效者，此方若神。"由于药证相合，故疗效尚佳。

3. 发热

患者，女，49岁，以"发热1个月余"为主诉就诊。患者以早期肝硬化就诊于某院，住院治疗已3个月。在入院1个月后发烧，每日下午体温38℃左右，面部烘热，呼吸不畅，右胁闷胀不适，经中、西药治疗后，发热仍不退，如此缠绵1个月余。现症：面色暗红、舌质紫暗、舌苔薄黄、脉象沉涩。张老思此人患肝病，又发烧1个月余，经诸药治疗无效，当施祛瘀之法，况且患者又见瘀血之证，应为瘀血发热之候。以血府逐瘀汤加鳖甲治之。处方：当归10g，生地黄30g，桃仁10g，红花10g，赤芍15g，柴胡6g，川芎6g，桔梗6g，牛膝15g，炒枳壳6g，鳖甲30g，炙甘草6g。3剂，水煎服，1天2次。3剂后，体温正常。

按：血府逐瘀汤从药物组成来看，由四逆散和桃红四物汤化裁而成。方中桃仁、红花、川芎、赤芍活血去瘀，配合当归、生地黄活血养血，使瘀去而不伤血；柴胡、枳壳疏肝理气，使气行推动血行；牛膝破瘀通经，引瘀血下行；桔梗入肺经，载药上行。共奏活血祛瘀、行气止痛、调整升降之功。此患者，本为肝病，肝主藏血，肝气郁滞，疏泄无力，以致血行瘀阻，郁而发热，热在下午，属血分之证也。治疗后，血行气畅，瘀热得解，故收速效。加鳖甲意在益阴除热、散结软坚，以助血府逐瘀汤之力。

4. 头痛

患者，女，52岁，以"头痛10年，加重6年"为主诉就诊。每当头痛发作时，痛不欲生，以头抵墙。痛时颈项强硬，不能转动，同时胳膊亦硬。在未断经前（已断经3年），月经来时遇阴雨天气则加重。曾住院治疗无效，现代医学检查：脑血管阻力大，余无异常。平时服止痛片维持，每天需服2次。血压较高，经常脑鸣。现症：脉象沉滞，舌质暗，口臭、口黏。脉证合参，诊为瘀血头痛之证。遂以血府逐瘀汤加味治之。处方：当归9g，生地黄15g，桃仁12g，红花9g，赤芍9g，柴胡9g，川芎9g，桔梗9g，枳壳9g，蔓荆子12g，草决明15g，怀牛膝12g，葛根30g，甘草6g。11剂，水煎服。4月25日复诊，头已基本不痛，颈项亦不强，唯仍脑鸣。上方去草决明，加磁石30g，6剂，水煎服。二诊，仅前额有些微疼，脑鸣、口臭亦轻。自服中药后，未服止痛片。宗上方加减，处方：当归9g，生地黄15g，桃仁12g，红花9g，赤芍9g，柴胡 9g，川芎 9g，桔梗 9g，炒炽壳 9g，蔓荆子 12g，怀牛膝 12g，磁石 30g，葛根 30g，荷叶 30g，甘草 6g。水煎服，1 天 2 次。

按：此证时间久，疼痛程度甚，瘀不除则永无宁日，故直以血府逐瘀汤治之。因病在头，又有口臭、口黏，故加蔓荆子、草决明以清热止痛。瘀血阻滞，津液不能敷布，经脉失养，以致颈项强硬，故加葛根以舒其经气。患者年逾五十，经常脑鸣，应为肾虚阳亢之候，故加磁石以养肾气，摄纳潜阳，加荷叶以清头目，有“清震汤”（升麻、苍术、荷叶）之义。

5. 胸痹

患者，男，21 岁，以“心慌、心前区闷痛半年”为主诉就诊。患者半年来心慌较甚，心率 130 次/min，并心前区闷痛。心电图示：室性心动过速。曾服中、西药治疗无效（中药系养心安神之剂）。现症：脉数、舌暗，此系心脉瘀阻所致。遂以血府逐瘀汤加生龙骨、生牡蛎治之。处方：当归 9g，生地黄 12g，桃仁 9g，红花 9g，赤芍 9g，枳壳 6g，柴胡 6g，川芎 6g，桔梗 6g，牛膝 12g，生龙骨、生牡蛎各 24g。水煎服，连服 7 剂，心率减至 80 次/min，心前区闷痛亦大减，仍以上方续服。

按：王清任论血府逐瘀汤曰：“心跳心慌，用归脾安神等方不效，用此方百发百中。”本证正符合王氏所言，且又有血瘀之象，故以血府逐瘀汤治之，取得良好疗效。加生龙骨、生牡蛎以潜镇心神之浮动，有相得益彰之妙。

项目来源：“十五”国家科技攻关计划“基于信息挖掘技术的名老中医临床诊疗经验及传承方法研究——名老中医学术思想、经验传承研究”（编号 2004BA721A01Z70）

# 张磊治疗冠心病的临床经验

金先红　陶洁

河南中医学院第三附属医院，河南 郑州，450008

**关键词：张磊；中医师；冠心病/中医药疗法**

张磊主任医师乃全国名老中医之一，长期从事中医临床与教学工作。他治学严谨，医理明彻，技艺精湛，经验丰富，善治内科杂症。现将他治疗冠心病的临证思路和特色疗法介绍如下。

1. 审气血，治病求本

冠心病属中医学胸痹、真心痛、厥心痛、心悸及短气等证范畴，病位在心。心主血脉，司神明，血液的运行既有赖于心气的推动，又靠胸中大气之鼓动、斡旋，并依肺之治节、肝之疏泄、脾之生化涵养。气血冲和，则心脉畅达，君安神明，反之，气血虚滞，则心脉瘀阻，心神失养，故张师认为：心血不足乃冠心病的发病根本，而心脉瘀阻则为致病之标。治疗上以“心血宜养宜活”立论，谨遵“气血同调”“标本兼顾”之旨。心脾亏虚，运血无力而致心脉瘀阻者，以生脉散加味；大气不足，斡旋无权者，以升陷汤化裁；肺失治节，宣散不利者，以三拗汤、甘草桔梗汤合桃红四物汤治之；肝失疏泄，气滞血瘀者，以血府逐瘀汤增损治疗，以期谨守病机，各司其属。

2. 燮理阴阳，豁痰涤浊

胸为清阳之府，清旷之域，内藏心肺，居上焦君相之位，忌阴邪干忤。《金匮要略》将胸痹病机概括为“阳微阴弦”。张师在临证中谨遵仲景胸痹之论，认为冠心病阴盛之因在于痰浊、蓄血、寒凝三者，阳弱之根在于心阳、脾阳和肾阳。心阳虚损，清府阴霾结聚；脾阳虚弱，大气不运，斡旋无力；肾阳虚衰，命门衰弱，则君心失去温煦、鼓舞。治疗上分虚实两端，以阴盛为主者，治以豁痰涤浊，开结通阳，同时据“痰病治气”“痰阻血瘀”之理，辅以理气活血之法；以阳弱为主者，治以温阳益气，以收阳光普照，阴霾消散之功效。痰浊壅塞者，以《金匮要略》所载三瓜蒌汤加减：胸中痰阻，阳气不展者，以瓜蒌薤白白酒汤治之；痰浊重症，施以瓜蒌薤白半夏汤；痰阻气结者，用枳实薤白桂枝汤。蓄饮不散者，用茯苓杏仁甘草汤，其中寒饮用桂枝生姜枳实汤，饮停气结用橘枳姜汤。寒邪凝滞用乌头赤石脂丸，其寒湿结聚用薏苡附子散。实证各型均可用瓜蒌豁痰开结，桂枝、薤白辛温通阳。心阳虚损用桂枝甘草龙骨牡蛎汤，中阳虚损用人参汤，肾阳虚衰施真武汤，阳损及阴，阴阳两虚用生脉饮加附子或重加附子。总之，燮理阴阳，补偏救弊，但勿忘益心化瘀之法。

3. 创新方，因证制宜

大凡治病须注重病机，审因论治，辨病与辨证相结合。张师根据病因病机精选药物，创制良方，使其更适用于临床实践。

（1）苓枳汤治短气：“短气”之病名首见于《金匮要略》“胸痹心痛短气篇”，现代医学的无症状型心肌缺血可见此症。苓枳汤是由《金匮要略》所载的茯苓杏仁甘草汤、橘枳姜汤及桂枝生姜枳实汤化裁而来，组成：茯苓 10g，杏仁 10g，陈皮 10g，炒枳实 10g，桂枝 10g，生姜 6g，甘草 6g。该方渗利水湿，温阳降气，适应于饮邪上犯，胸阳不振之证。

（2）丹百汤治心痛："心痛"相当于冠心病心绞痛，该方由丹参饮、百合汤（百合乌药）化裁而成，组成：丹参 30g，百合 30g，乌药 10g，全瓜蒌 10g，郁金 10g，降香 6g，檀香 3g（后下），砂仁 3g（后下）。丹参饮为辛香温通、理气活血之要方，百合汤为养阴理气、活血止痛之妙方，该方集活血理气为一体，活血不留瘀，理气不温燥，正合张师"心血宜养宜活"之旨，施用于心脉瘀阻兼有阴虚者。

（3）安心汤治心悸："心悸"相当于冠心病之心律失常，该方由生脉散、酸枣仁汤及甘麦大枣汤加山茱萸化裁而成，组成：党参 10g，麦冬 30g，五味子 10g，山茱萸 10g，炒酸枣仁 30g，茯苓 10g，淮小麦 30g，大枣 5 枚，炙甘草 6g。本方用山茱萸取"心欲散，急用酸以收之"之理。本方益心气，滋心阴，养肝血，安心神，固护正气，缓以图功，适应于气阴两虚，心神失主之心悸怔忡之证，临床中屡试不爽。

（4）宽胸汤治心痹：此"心痹"指胸痛不显，仅以心胸憋闷不舒，或兼活动后心慌、气促为主者，相当于缺血性心肌病。该方由仲景瓜蒌薤白半夏汤合葶苈大枣泻肺汤、苓桂术甘汤等化裁而成，组成：瓜蒌 15g，薤白 10g，制半夏 10g，陈皮 10g，茯苓 15g，白术 10g，桂枝 10g，杏仁 10g，葶苈子 15g，甘草 6g，大枣 5 枚。本方宽胸理气，宣痹化痰，涤浊利湿，适用于痰浊壅盛，蓄饮上犯之证。

4. 病案举隅

（1）患者，女，60 岁，病案号：0609159。2006 年 9 月 29 日初诊：活动后气短 8 年余，善叹息，伴眩晕，唇紫，口淡乏味，自汗出，心烦多梦，入睡困难。舌略暗，苔厚腻微黄，脉沉涩而结。既往有高血压病 10 年，自述控制良好。心电图示：窦性心律不齐，前壁 ST-T 改变。冠状动脉造影示：前降支远端狭窄 75%。以苓枳汤加减：茯苓 10g，杏仁 10g，陈皮 10g，炒枳实 10g，丹参 30g，檀香 3g（后下），砂仁 3g（后下），党参 10g，麦冬 10g，五味子 10g，山茱萸 10g，节菖蒲 3g，远志 6g，炒酸枣仁 15g，生甘草 3g。水煎服，日 1 剂。2006 年 10 月 27 日二诊：服上方 25 剂，气短发作减少，可进行一般日常活动，入睡良好，醒后难再寐，时有心慌胸闷，久视眩晕，舌暗苔薄白，脉沉细结，以安心汤加减：党参 10g，麦冬 20g，五味子 10g，山茱萸 10g，炒酸枣仁 15g，柏子仁 6g，丹参 30g，生地黄 30g，淮小麦 30g，节菖蒲 6g，桂枝 3g，炙甘草 6g，大枣 6 枚为引。水煎服，日 1 剂。2006 年 11 月 22 日三诊：服上方 20 余剂，心慌、眩晕减轻，寐可，但每天早晨五时许身热汗出。舌淡暗，苔白厚，脉沉细涩。仍以上方增损：党参 10g，麦冬 20g，五味子 10g，山茱萸 10g，丹参 30g，降香 6g，细辛 3g，桂枝 6g，节菖蒲 3g，炒酸枣仁 20g，淮小麦 30g，炙甘草 6g，大枣 4 枚为引。水煎服，日 1 剂。

按：此乃饮邪上犯，胸阳不振，兼心气不足，心血瘀阻，阴阳失调之证，以苓枳汤去桂姜以宣利水湿，生脉散加山茱萸益心气，丹参饮养血活血散瘀，节菖蒲、远志祛湿化浊，通脉透窍，酸枣仁养心安神。再诊，饮邪渐化，心气不足，心脉瘀阻，心神欠安，以安心汤益气养心安神，丹参活血通心脉，重用生地黄以逐血痹，节菖蒲、桂枝少许，辛温通阳，水饮无由再生。三诊，心气渐充，胸阳来复，心神渐安，心脉顺畅，继以上方去生地黄，加降香、细辛辛温通窍活血而收功。

（2）患者，男，71 岁，病案号：0704135。2007 年 4 月 23 日初诊：诉胸骨后闷痛，动则发作，休息后可缓解 2 年余，伴心悸，口干不多饮，倦怠乏力。舌质暗，苔白厚湿滑，脉沉滞。既往有高血压病 1 年。心电图示：ST-T 改变。治以宽胸汤加减：瓜蒌 30g，薤白 15g，桂枝 10g，炒枳实 10g，厚朴 12g，半夏 12g，茯苓 30g，陈皮 10g，丹参 30g，檀香 3g（后下），砂仁 3g（后下），生姜 3 片。水煎服，日 1 剂。2007 年 5 月 18 日复诊，服上方 24 剂，胸闷减，胸痛消失，唯活动后气短乏力，多寐，双足青紫水肿，触之凉，舌红，苔水滑，脉弦涩。予生脉散加附子汤加减：党参 10g，麦冬 10g，五味子 10g，制附子 10g（先煎），生薏苡仁 30g，桂枝 10g，炒枳实 10g，陈皮 10g，丹参 30g，檀香 3g（后下），砂仁 3g（后下），淮小麦 30g，炒麦芽 15g，炙甘草 6g，生姜 3 片。水煎服，日 1 剂。2007 年 6 月 20 日再诊，服上方 30 剂，胸闷胸痛消失，双足温暖，水肿消失，唯皮色略紫，以二诊方加红花 10g，薤白 10g，制水丸，如绿豆大小，每次 60 粒，日 3 次，以善后调理。

按：此乃痰湿闭阻，胸阳不振，气结血瘀之证，故以宽胸汤治之，重用瓜蒌宽胸理气、宣痹化痰涤浊，加枳实、厚朴降气散结，丹参饮活血辛温通脉。复诊，痰湿渐化，心脉失畅，心气不足，心阳为寒湿所困，故用生脉散益气养心，薏苡附子散加桂枝、生姜以温化寒湿，通心阳，丹参饮活心血，通心脉，淮小麦养心神，陈皮、枳实、麦芽理气运脾，以绝生痰之源。再诊，痰浊寒湿消散，阳气未复，犹冬去春回，唯心脉失畅，故以上方加红花活血，薤白通阳。用丸药缓图，以期长治久安。

项目来源：国家科技部“十五”攻关资助项目（编号 2004BA 721S0Z10）

# 张磊治疗头痛头晕经验

杜玉玲
复旦大学附属金山医院中医科，上海，200540

**摘要**：结合验案介绍张磊治疗头痛、头晕的临床经验。临证多采用疏风清热、补益中气、活血祛瘀等法；重视辨证，用药精练。

**关键词：头痛；头晕；中医药疗法；名医经验；张磊**

张磊（1929—），主任医师，河南省名老中医，第二批全国500名老中医之一。张老从医60余载，临床经验丰富，其用药精练，效如桴鼓，每起沉疴顽疾。笔者曾跟师临诊，获益良多。现结合验案将其治疗头痛、头晕的经验介绍如下。

1. 疏风清热法

张老认为，人之头部疾患，热证多而寒证少，实证多而虚证少。从人体部位来分析，头为诸阳之会，清阳之府；从病邪性质来分析，风为阳邪，其性轻扬，容易侵犯人之高巅；热为阳邪，其性炎上，亦易伤人之高巅。因此，治疗时应采用轻清上浮而又凉散之药，以从其阳祛除病邪，尤其是对于春季发生的头部疾患，见风热之象明显者，均可以此法治疗。张老根据几十年的临床经验，自拟疏散风热、清利头目之谷青汤，临床用之，每获良效。基本方：谷精草30g，青葙子15g，决明子10g，白菊花（后下）10g，酒黄芩10g，薄荷（后下）10g。加减：头目胀痛者加夏枯草，头昏、头懵者加荷叶，头痛重者加川芎，头晕明显者加钩藤，大便秘结者重用决明子，阳亢明显者加生石决明、珍珠母。

赵某，男，36岁，1998年6月6日初诊。患者头晕、脑鸣2年余，长期从事脑力劳动，有抽烟史（每日2包），渐至出现头晕、脑鸣、夜寐多梦。刻诊见舌质红、苔薄黄，脉沉滞。证属风热上扰清窍，方用谷清汤加减。处方：谷精草30g，青葙子15g，酒黄芩10g，蔓荆子10g，薄荷（后下）10g，桑叶10g，菊花（后下）10g，蝉蜕6g，怀牛膝10g，生龙骨（先煎）30g，生牡蛎（先煎）30g，甘草3g。6剂，水煎服，日1剂。

二诊（6月12日）：头晕消失，脑鸣减轻，夜晚入睡慢，仍多梦。上方加炒酸枣仁30g，茯神10g。6剂。

患者药后症状消失。后因工作劳累致旧病复作，症见头晕，多梦，口干不苦，纳可，大便艰难（30~40min），小便正常；舌质红、苔薄黄，脉沉滞。前方加荷叶30g，槐角30g。10剂而愈。

按：头为诸阳之会，与厥阴肝经会于巅。因此，头部疾患与阳经有关，与厥阴肝经亦密切相关，而谷青汤药物多入肝经。本例患者为风热之邪壅塞清窍，阳气郁而不展，故应清散合用，内外同治，使风热之邪无以潜藏。

2. 补益中气法

气虚型头痛、头晕在临床上亦不少见。张老对于病程较短的患者，多以祛邪为主，对于病程较长、气虚症状明显者，多以补虚为主，治疗多宗李东垣的补中益气汤化裁。补中益气汤具有补益中气、升阳举陷的功能，张老在用此方治疗头痛、头晕时，又有许多临证变通。遇有清阳不展、头懵头重者，多加入清散之蔓荆子、菊花、薄荷、荷叶等；遇有虚阳上浮之象明显者，加入生龙骨、生牡蛎、灵磁石等镇潜之品；痛久气血俱虚者，加入白芍药、知母、玄参等；对于病程较长、体质较虚者，张老强调在虚证中要注意元气之虚，元气是人身之根本，元气旺则身健寿永，元气虚则易罹疾患，且又缠绵难愈，因此，在补中益气汤的基础上常酌加菟丝子、淫羊藿、补骨脂、枸杞子、人参、附子等固元之品。

李某，女，20岁，1997年11月7日初诊。患者头痛、头晕间断发作2年余，加重半年。平素易生气。2年前开始出现头痛、头晕，疼痛无固定部位，多于劳累生气时发作，休息后可缓解。近半年来症状加重，休息后已不易缓解，缓解后头部有空虚感。刻诊：精神疲惫，嗜睡之力，不欲饮食，夜寐多梦，二便正常；舌质淡红，苔薄黄，脉数无力。证属中气不足，清阳不展，兼有阳亢；方以补中益气汤加味。处方：党参10g，黄芪15g，炒白术10g，当归10g，陈皮10g，升麻6g，柴胡6g，蔓荆子10g，白芷6g，生龙骨（先煎）30g，生牡蛎30g，钩藤20g，炙甘草6g。水煎服，日1剂。

二诊（11月13日）：头痛发作次数明显减少，疼痛减轻，持续时间缩短；头晕及其他症状均明显减轻。原方继服12剂。

患者药后痊愈。随访1年未再复发。

按：补中益气汤具有补中气，升清气之功效。方中升麻、柴胡升发清阳之气，又加蔓荆子、白芷以增升清之功。气虚患者往往体质较差，多兼有虚阳上浮之象，且患者平时易生气，致肝郁化火，肝阳上扰，故加生龙骨、生牡蛎以潜之，钩藤以平之。

3. 活血祛瘀法

活血祛瘀法是张老临床治病常用的方法之一。张老认为，临床上很多疾病，经多方治疗不效，采用活瘀法，往往一药而愈。瘀血是矛盾的共性，凡瘀血证，都应采用活血祛瘀法治疗，但由于引起瘀血的原因不同，瘀血的新久、阻滞的部位以及患者体质等诸方面的差异，因而祛瘀法又不尽相同。气滞明显者，加用理气药；兼有气虚者，少佐补气药；痰瘀互结者，同用化痰药；遇有寒证者，加用温热药；有火热之象者，加用寒凉药。

刘某，女，52岁，1978年3月27日初诊。患头痛10余年，近6年逐渐加剧，入夜尤甚，发作时痛不欲生，以头抵墙。伴见颈项强硬，不能转动，阴雨天加重。曾求现代医学诊治，无明显疗效，平时服止痛片缓解头痛。素有高血压病史，经常脑鸣。刻诊：口臭口黏，舌质暗，脉沉滞。证属瘀血入络，方以血府逐瘀汤加味治之。处方：当归9g，生地黄15g，桃仁12g，红花9g，赤芍药9g，柴胡9g，川芎9g，桔梗9g，枳壳9g，蔓荆子12g，决明子15g，怀牛膝12g，葛根30g，甘草6g。水煎服，日1剂。

二诊（4月25日）：头痛大减，颈项强硬基本消失，仍脑鸣、口臭。上方去决明子，加磁石30g。6剂。

三诊（5月7日）：脑鸣、口臭均减轻，前额微痛。患者诉自服中药后，未再服止痛片。上方加荷叶30g，继服6剂以调理善后。

按：本例病程久，疼痛甚，瘀不除则永无宁日，故以血府逐瘀汤治之。因病在头，又有口臭口黏，热象明显，故加蔓荆子、决明子以清热止痛；瘀血阻滞，津液不能敷布，经脉失养，以致颈项强硬，故加葛根以疏其经气；患者年逾五十，经常脑鸣，为肾虚阳亢之候，故加磁石以养肾气，摄纳潜阳；加荷叶清利头目，有“清震”之意。

4. 小结

头痛、头晕是临床常见病症，很多患者并无器质性病变。张老治疗此类疾患，注重辨证，疗效显著。除上述病例所列各治法和方药外，还善用经方，如用麻杏石甘汤治疗内热外寒之头痛，用麻杏薏甘汤合麻黄附子细辛汤治疗风湿之头痛，用小柴胡汤加减治疗少阳郁热型三叉神经痛等，均有良好的疗效。总之，张老治病，不拘泥于一方一药，重在辨证施治，其辨证之准，用药之精，疗效之好，令人折服。

# 张磊中药运用阐微

韦大文　孙玉信　张登峰　宋红湘　朱珊
河南中医学院，河南郑州，450008

关键词：药性；人性；病性；脏腑之性；用药经验；张磊
中图分类号：R249. 5；R289. 1
文献标识码：A
文章编号：1007-1334（2007）08-0014-02

张磊主任医师是全国名老中医之一。幼读经典，医理纯熟，治病用药，有章有法，临大证而不惑，遇险情而皆明，理验俱丰。现将他临证用药之经验归纳以下四个方面。

1. 以药性为用药之旨

张师治病时，强调以药物之性而用药，不主张以化学成分而用药。化学成分虽有它的科学性，但亦有它的局限性。因药物成分非常复杂，很难以某种成分概其全。若以其所含素、苷、碱、酮等成分用药，不能尽其中药之性，也难以取得它应有的疗效。不要以为中医理论之玄而走捷径，化学成分只能作为用药的参考，不能作为用药的依据。但以药性用药，需要扎实的理论功底、勤于实践和丰富的临床积累。

药物的四气、五味、升降浮沉，各有其能，各归其经，各入其脏腑，有是病者用是药。须知药物是特殊商品，药源有多寡，产地有不同，价钱有高低，因此不能以单纯价格高低来论药物的疗效价值，而应以药物的优劣来论药物的疗效价值，如需用薄荷而投人参，需用竹叶而施鹿茸，疗效就会适得其反。只有合乎病性，方能疗效显著。如张师治疗某女孩遗尿案，即是例证。该女孩 9 岁，从小遗尿至今，夜尿 3~4 次，每夜皆遗，舌淡红，苔薄白，脉弱，纳食欠佳，大便每日 1 次。曾经多方治疗效果欠佳。张师从肺肾开阖失度、失约着手治疗，方用炙麻黄 4g，白果 6g，五味子 6g，桑螵蛸 6g，益智仁 6g，山萸肉 6g，鸡内金 6g，炒麦芽 10g，炒山药 10g，乌药 3g。服药 6 剂，夜尿减为每日 2 次。上方加减又服 8 剂，未再遗尿，取得了令人满意的疗效。

2. 以人性为用药之旨

以人性用药，是张师常说的一句话。张师经常告诫我们，临证治疗的对象是人，而且是患者。所以治病时不但要看到人的病，更要看到病的人。病性各有不同，而人性亦各有差异，有刚有柔，有动有静，有宽有窄，男女不同，老幼不同，地位不同，职业不同，而性情亦有所不同。但有个共同点，即人是有感情的，喜、怒、忧、思、悲、恐、惊，人皆有之。医生在看病时，既要注意到患病前的性格，又要注意到患病后的情绪变化，这非常重要。张师常说："医生要开好有药处方，又要开好无药处方。"所谓无药处方，即针对患者的不同情况，或宽慰，或劝导。性急者济之以缓，性柔者济之以刚，根据其性格做适当的思想工作以调动患者的积极性。正如《类证治裁·郁证》所云："若不能怡情放怀，至积郁成劳，草木无能为挽矣，岂可借合欢捐忿，萱草忘忧也哉。"张师在治病中还根据患者文化层次不同开出"无药处方"。如某位女患者，有文化素养，又善于画国画，突有丧偶之痛，整日闷闷不乐。在开完药方之后，张师即赠诗一首："雪里梅花雪后松，冷香高洁耐寒冬，一枝画笔随挥洒，何计歪斜与淡浓。"患者非常高兴，心情为之一振，果然又拿起了画笔，恢复常态。

3. 以病性为用药之旨

疾病繁多，各有其性，中医治病最重要的是针对病性用药。所谓病性，是指疾病的性质。从大类而言，不外乎虚实寒热，临证时往往寒热并见，虚实夹杂，孰多孰少，孰轻孰重，孰真孰假，是外感，是内伤，或其他，等等，若不明其病性就很难给予恰当的治疗。张师认为："中医治病不重在病名，而重在病机，病机就是病之本，病之性。"他对于已经确诊的现代医学病名和诸多化验、仪器检查结果，只作参考，不对号入座。张师治病疗效好，诀窍就在这里。如张师曾治一男性患者（15 岁），发热后不久，右眼发生见光流泪，逐渐加重，既不能见阳光，又不能见灯光，即使在阴天的灯光下，仍流泪不止。在当地医院诊为角膜炎，用药无效。遂来郑州求医，经省某大医院检查治疗亦无效。后经张师辨证，系心肝火旺，上走空窍，迫液外出所致。处方：荆芥 9g，栀子 6g，黄芩 6g，黄连 4. 5 g，生地黄 12g，木贼草 12g，夏枯草 15g，连翘 9g，菊花 9g，生甘草 4. 5 g。水煎服，共服 30 剂，基本痊愈，唯见强阳光稍有点流泪。宗上方去生地黄，加桑叶 30g，密蒙花 9g，当归 9g，白芍药 12g，川芎 3g，水煎服。1 个月后得悉，完全康复。

4. 以脏腑之性为用药之旨

张师在治疗有关脏腑之病时，除注意脏与脏，脏与腑，腑与腑，脏腑之间的关系以及各个脏腑的阴阳属性外，更注意脏腑之性。所谓脏腑之性，是指脏腑的功能特性。如治疗肺之疾病时常注意到它的清肃之性，不容一物，有浊者则涤之；又注意到它的开合之能，失调者则散敛结合，以顺其辟之性。遇有声哑者又注意到金之属性，是"金实不鸣"还是"金破不鸣"。肺为娇脏，既恶寒又恶热，治疗上不要有过寒过热之弊。又如在治疗肝病时，常注意到肝为刚脏，主藏血，体阴用阳，易升易动，易郁易损，肝之肆虐，常能伤及他脏，故有“肝为五脏之贼”的说法。治疗上或疏或达，或柔或养，或镇或平，皆应注意它的刚柔之性，尤其是刚性，故此张师在治疗肝郁时，既疏之又养之，恩威并用，顺其“将军”之性，以免有越疏则肝越病之虞，是则“将军”不服也。张师在治疗胃病时，常注意胃以降为顺之性，是消而降之，清而降之，润而降之，和而降之或温而降之，不管是胃气不化，胃气不开，胃气积聚，胃气不收，胃气不固，等等，皆勿忘一个降之。张师在以脏腑之性用药方面，非常具体、细致，不能详举，只能梗概述之。

总之，张磊主任医师在临证用药方面，十分讲究，极具特色。但他非常谦虚谨慎，其治学格言是：书要多读，理要精通，自知不足，勤学莫止，决心在先，毅力继之，勿华于外，求实于内。

# 张磊主任医师诊治疑难病经验选介

张跃华
河南省三门峡市人民医院，472000

张磊主任医师从事中医临床、教学、管理等工作50余载。笔者有幸从师张老学习2年，常悟张老或自创、或将前人的一些方剂加减后成为其临床治病的特色经验方。兹就张老治疗部分疑难病的特色经验整理如下。

1. 谷青汤治头晕头痛

头居人之首位，为诸阳之会，风、火、热为阳邪，无论其外感或内生，感之则易袭阳位，故其病多热少寒、多实少虚。大凡因风热之邪袭于头面，或因肝经有热而致头晕头痛、偏头痛、眼胀目赤、眼眶痛、耳鸣脑转、口苦燥热等症，均可以谷青汤治之，且效佳价廉。组方为：谷青草30g，青葙子15g，决明子10~30g，蔓荆子、薄荷（后下）、菊花（后下）、酒黄芩、牛蒡子各10g，蝉蜕、甘草各6g。水煎服，日1剂。

2. 丹百汤治胸痹

心主血脉，故心血宜通，心血宜养。胸痹多因血脉瘀阻，心失所养所致，故张老拟方丹百汤以活血理气止痛为主，兼以濡养心血。用于胸痹胸闷、心前区时有绞痛、心悸乏力等症疗效显著。组方为：丹参、百合各30g，檀香、砂仁各3g（后下），乌药、郁金各10g，全瓜蒌20~30g。水煎服，日1剂。临床上对于血瘀气滞之胃痛也有良效。

3. 山前汤治疗慢性腹泻

张老根据临床辨证，认为慢性腹泻，多属于脾胃虚弱为本，肠胃积热为标，治当先祛其积滞或湿热，后再议补。故制方山前汤：生山楂、炒山楂、生车前子、炒车前子、生山药、炒山药各15g。水煎服，日1剂。临床运用时，如单纯积热而脾虚现象不明显者，可单用前4味取效。如症见腹痛而泻、泻后痛减者，合痛泻要方（炒白术、白芍、陈皮各10g，防风6g）效果更佳。如兼肠胃湿热者则合葛根芩连汤（葛根、黄芩各10g，黄连、甘草各6g）或白头翁汤更佳。值得一提的是：张老对上述诸症杂见者常以山前汤合痛泻要方加赤石脂10g，黄连6g治之，其妙在黄连配赤石脂既可清其湿热，又可固其肠胃，敛而不留邪，清而又止泻。

4. 半疏半补方治郁胀

郁胀病多发于妇女绝经期前后，中医认为多属肾脾虚弱，水湿失运，血行不畅所致。张老制半疏半补方治疗郁胀有很好的疗效。他认为脾主四肢，主肌肉，脾胃虚弱，水湿运化失常，经络湮淤，故生郁胀病。具体组方为：炒白术、炒苍术、茯苓、猪苓、泽泻各10g，青皮、陈皮、炒枳壳、炒枳实、姜黄各6g，生薏苡仁、赤小豆、木瓜各30g，丝瓜络15g，甘草3g。水煎服，日1剂。该方以二术二苓、泽泻健脾祛湿，青陈皮、枳壳、枳实疏肝健脾，丝瓜络、姜黄、木瓜、薏苡仁祛其经络之瘀滞。诸药合用，正合郁胀之水湿、气滞、血瘀之机制，肝脾同调，故有良效。

5. 三黄二姜（僵）一附汤治疗复发性口疮

口疮的辨证多归属于心、脾、胃、肾等脏腑，临床上多认为有“火”。但有虚火和实火之分，心火、胃火、湿热之别。心火者治以导赤散，或合清宫汤等；胃火者治以泻心汤、清胃散，或玉女煎；肾阴不足者治以知柏地黄汤；肝经郁热者治以丹栀逍遥散；另外，张老还根据辨证选用生脉饮、封髓丹、半夏泻心汤、三仁汤等加减。复发性口疮病程日久，常常见到一些寒热错杂之证，张老每以三黄二姜（僵）一附汤取特效。组成如下：黄芩、黄柏、干姜、白僵蚕、制附子（先煎）各10g，黄连、甘草各6g。水煎服，日1剂。该方组成简明扼要，寒热并用，疗效显著，确属良方。

6. 平痤汤治痤疮

痤疮多发于面部、背部及臀部等处，影响美观。张老认为：阳明为多气多血之经，痤疮为火热结于阳明经所致，治取《内经》“热者寒之”“火郁发之”之理，在普济消毒饮基础上加减制为平痤汤，用之十分效验。组成为：黄芩、牛蒡子、桔梗、升麻、马勃、陈皮、白僵蚕、薄荷（后下）、连翘各10g，玄参、板蓝根、生薏苡仁各30g，赤芍15g，黄连、甘草各6g。水煎服，日1剂。普济消毒饮原为治大头瘟而设，张老取之加减妙在取“火郁发之”之理，并加薏苡仁、赤芍等可祛其湿热、凉血化瘀解毒，摒弃单纯清热解毒治痤疮之法，故临床效果良好。

# 张磊主任医师治疗围绝经期综合征经验

宋红湘[1]　张航[2]

1. 河南省中医药研究院附属医院，河南郑州，450004

2. 河南中医学院第三附属医院，河南郑州，450008

**摘要：** 张磊主任医师历任河南中医学院教研室主任，医教部副主任，教务处处长，河南省卫生厅副厅长，河南省中医学会会长、中药学会会长，国家第二批名老中医学术经验继承导师，国家“十五”科技攻关项目负责人。张老长期从事教学和临床工作，治学严谨，攻读勤奋，医理纯熟，医术精湛，学验俱丰。张老认为妇女绝经前后，天癸将竭，肾气渐衰，冲任二脉逐渐亏虚，精血不足，脏腑失于濡养，引起机体阴阳平衡失调，从而导致本病的发生。其治疗以平调肾中阴阳为基础，在辨证的基础上采用养血滋阴、疏肝解郁、宁心安神、交通心肾等综合疗法。

**关键词：张磊；中医师；围绝经期综合征/中医药疗法；经验**

张磊主任医师历任河南中医学院教研室主任，医教部副主任，教务处处长，河南省卫生厅副厅长，河南省中医学会会长、中药学会会长，国家第二批名老中医学术经验继承制导师，国家“十五”科技攻关项目负责人。张老长期从事教学和临床工作，治学严谨，攻读勤奋，医理纯熟，医术精湛，学验俱丰，临床辨证匠心独具，临证用药疗效显著。吾有幸侍诊张老，耳闻目睹，获益匪浅。现将张老治疗围绝经期综合征的经验介绍如下，以飨同道。

围绝经期综合征是指妇女绝经前后由于性激素减少所致的一系列躯体和心理症状。中医典籍无围绝经期综合征的病名，其论述散见于“百合病”“脏躁”“崩漏”“心悸”“郁证”“不寐”“眩晕”病证中。其主要表现为月经紊乱，烘热，汗出，面色潮红，头晕耳鸣，心悸失眠，烦躁易怒，健忘，喜怒无常，腰膝酸软，记忆力减退，尿频、尿急或尿失禁，阴道干涩，灼热，阴痒，性欲减退。张老认为：妇女绝经前后，天癸将竭，肾气渐衰，冲任二脉逐渐亏虚，精血不足，脏腑失于濡养，引起机体阴阳平衡失调，导致本病的发生。其病根在肾，阴阳失调，脏腑功能失衡，影响心肝脾等脏腑，从而出现多脏腑功能失调的复杂证候。治疗以平调肾中阴阳为基础，在辨证的基础上采用养血滋阴、疏肝解郁、宁心安神、交通心肾综合施治。其常见证型有肾虚肝郁、肾阴阳两虚、肝肾阴虚、心肾不交 4 型。

1. 肾虚肝郁

本型证临床表现症见：绝经前后月经紊乱，烘热汗出，精神抑郁，胸闷叹息，烦躁易怒，睡眠不安，大便时干时溏，舌红，苔薄白或薄黄，脉象弦或细弦。张老认为：绝经前后肾精亏虚，冲任不调，故月经紊乱；阴虚内热，虚阳上越，则烘热汗出；肾精不足，水不涵木，木失调达，肝气郁结不疏，故精神抑郁、胸闷叹息，或烦躁易怒、睡眠不安；肝郁克脾，脾失健运，故大便时干时溏；舌脉为肾虚肝郁之象。治宜滋肾养阴、疏肝解郁，给予一贯煎加减治疗。方中生地黄、沙参、麦冬滋阴养血，当归、枸杞子养血柔肝，川楝子疏肝理气，女贞子、熟地黄滋补肝肾，郁金行气疏肝解郁。诸药合用，共奏滋肾养阴、疏肝解郁之效。

2. 肾阴阳两虚

本型证临床表现症见：颧红唇赤，虚烦少寐，潮热盗汗，腰膝酸软，畏寒肢冷，小腹冷痛，下坠，头昏目眩，耳鸣心悸，敏感易怒，失眠健忘，月经过多；或淋漓不断，白带清稀；舌淡，苔白，脉沉细。张老认为：经断前后，肾气渐衰，冲任虚损，癸水将竭，阴损及阳，则现阴阳两虚。阴虚生内热，水亏则火炎，浮阳上越，则颧红唇赤；热扰心神故虚烦少寐；阴虚阳浮，故午后潮热；睡后阳无所附，故迫汗外出；肾虚不荣于脑，故头昏目眩、耳鸣。治宜阴阳双补、固摄冲任，给予二仙汤合二至丸加减。其配伍特点是壮阳药与滋阴泻火药同用，针对阴阳俱虚于下，而又虚火浮炎于上的复杂证候而设。方中仙茅、淫羊藿、巴戟天温肾阳，知母、黄柏滋肾阴泻相火，当归养调冲任，二至丸养血补肾。

3. 肝肾阴虚

本型证临床表现症见：月经紊乱或提前，量或多或少，色鲜红，面部潮红汗出，头痛眩晕，腰酸耳鸣，手足心热；或骨蒸痨热，心悸，失眠，健忘；舌质暗红，舌苔薄黄或少苔，脉细而数。张老认为：素体阴血不足，或肾阴亏耗，经断前后肾气渐衰，肾精渐耗，精血更显不足，冲任失调，致月经紊乱；阴虚血热，则月经量多色红；肾主水，肾虚火旺，虚阳浮越则面部烘热、手足心热或骨蒸痨热；肾主骨，腰为肾之府，肾虚则腰酸；肾水不足，心火上亢，则心悸、失眠、健忘、耳鸣。治宜滋阴潜阳，给予六味地黄汤加减。方中六味地黄补肾阴，加生地黄增强益阴清热的作用，白芍敛阴和营，龙骨、牡蛎、钩藤、菊花育阴潜阳以平肝。使阴平阳秘，则诸症自除。

4. 心肾不交

本型证临床表现症见：心悸失眠，多梦易惊，心烦不安；或常叹息，精神不易集中，时而汗出，口苦咽干，腰膝酸软，大便干，小便黄，月经周期不定，量时多时少；舌质鲜红，苔薄黄或少苔，脉弦细或细数。张老认为：六七之后，肾衰于下，心火上亢，神不守舍，则心悸心烦；心火引动相火，肝胆虚热，则多梦易惊；虚火上炎，胆汁外溢，则口苦咽干；肾气虚弱，致心气不足，则精神不易集中；虚火妄动，血热妄行，则月经量多，如血损不足则量少。治宜交通心肾，给予黄连阿胶汤加味。方中黄连清心泻火；阿胶、鸡子黄为血肉有情之品，可补心肾之阴；当归、首乌养血滋阴；白芍、龙骨化阴平肝，镇心安神；熟地黄、杜仲、山茱萸补肝肾强腰膝。诸药合用，共奏滋阴降火、交通心肾之效。

5. 小结

现代医学研究认为：女性绝经前后性腺发生退行性改变，使下丘脑—垂体—性腺轴之间的平衡制约关系失调，进而导致机体自主神经功能紊乱、性功能障碍等病理改变。张老认为：围绝经期综合征主要因机体不能很好地自行调节适应，肾气渐衰，任脉虚，太冲脉衰少，天癸将竭的这些生理上的重大变化，而出现脏腑功能紊乱的证候。其临床表现复杂多样，轻、重、繁、简可各不同，病机主要在于肾中阴阳的失调。因此，治疗以调补肾中阴阳，使之恢复相对平衡是其关键。肾虚日久易致心、肝、脾之阴阳偏盛偏衰，而变症丛生，临证时应在前方的基础上随症加减，不必拘泥。

# 参 考 文 献

1. 国家中医药管理局. ZY/TD01. 1-001. 9-94 中医病证诊断疗效标准 [M]. 南京：南京大学出版社，1994.

2. 张磊. 张磊临证心得集 [M]. 北京：人民军医出版社，2008.

3. 陶洁. 张磊运用谷青汤临证验案辨析 [J]. 上海中医药杂志，2008，42 (7)：13-15.

4. 马莳. 黄帝内经素问注证发微 [M]. 田代华，主校. 北京：人民卫生出版社，1998.

5. 张登本，武长春. 内经词典 [M]. 北京：人民卫生出版社，1990.

6. 郭霭春. 黄帝内经素问校注语译 [M]. 天津：天津科学技术出版社，1981.

7. 张介宾. 类经（上）[M]. 北京：人民卫生出版社，1957.

8. 吴崑. 黄帝内经吴注 [M]. 孙国中，方向红点校. 北京：学苑出版社，2001.

9. 高世宗. 黄帝素问直解 [M]. 于天星按. 北京：科学技术文献出版社，1982.

10. 张志聪. 黄帝内经素问集注 [M]. 上海：上海科学技术出版社，1959.

11. 张锡纯. 医学衷中参西录（下） [M]. 石家庄：河北科学技术出版社，1984.

12. 冯静克，张磊. 张磊教授内科杂病治疗八法 [J]. 光明中医，2006，21 (10)：31-33.

13. 郭明冬，周文泉，袁兵，等. "浊邪" 新论 [J]. 中国中医基础医学杂志，2006，12 (11)：805-807.

14. 唐雪梅. 浊邪及其致病机制探讨 [J]. 辽宁中医杂志，2006，33 (11)：1416-1418.

15. 山东中医学院，河北医学院. 黄帝内经素问校释 [M]. 北京：人民卫生出版社，1982.

16. 张秉成. 成方便读 [M]. 北京：人民卫生出版社，1962.

17. 王桂梅. 苇茎汤临床应用新进展 [J]. 时珍国医国药，2006，17 (4)：646-647.

18. 聂道孙，陈秀谊. 千金苇茎汤临床应用概况 [J]. 海峡药学，2006，18

(4)：163-165.
19. 李时珍. 李时珍医学全书［M］. 北京：中国中医药出版社，1996.
20. 叶天士. 临证指南医案［M］. 北京：华夏出版社，1995.
21. 浙江中医学院. 温病条辨白话解［M］. 北京：人民卫生出版社，1963.
22. 中医研究院. 蒲辅周医案［M］. 北京：人民卫生出版社，1972.
23. 李克光，杨百茀. 金匮要略讲义［M］. 上海：上海科学技术出版社，1985.
24. 张磊. 内科杂病治疗八法［J］. 河南中医，2007，27（2）：32-34.
25. 张景岳. 景岳全书［M］. 北京：人民卫生出版社，1991.
26. 王冰. 重广补注黄帝内经素问［M］. 北京：人民卫生出版社，1963.
27. 王光超. 皮肤病及性病学［M］. 北京：科学出版社，2002.
28. 刘文龙，李曼庆，梁丽，等. 血汗症 2 例［J］. 中国实用内科杂志，1995，15（5）：296.
29. 张罗兰. 血汗症一例报告［J］. 中华皮肤科杂志，1985，18（2）：515.
30. 饶洪. 张磊老师成为时代名医的思考［J］. 中医学报，2010，25（1）：44 -46.
31. 张磊. 辨证思维六要［J］. 河南中医学院学报，2008，23（2）：1-4.
32. 邓伟. 张磊教授学术思想浅谈［J］. 河南中医，2010，30（2）：133-134.
33. 何延中，敖祖松. 张磊主任医师应用血府逐瘀汤经验［J］. 河南中医，2010，30（7）：646-647.
34. 王艳玲，谢世平. 张磊内科验案 3 则［J］. 河南中医，2009，29（4）：397.
35. 张凤禹，张淑波，杨玉昌，等. 汪机甘温补气培元固本的学术思想探讨［J］. 中医临床研究，2010，2（12）：73-75.
36. 罗元恺. 中医妇科学［M］. 2 版. 上海：上海科学技术出版社，2003.
37. 王庆其. 内经选读［M］. 7 版. 北京：中国中医药出版社，2007.
38. 吴谦. 医宗金鉴［M］. 3 版. 北京：人民卫生出版社，1998.
39. 高学敏. 中药学［M］. 2 版. 北京：中国中医药出版社，2007.
40. 李东垣. 内外伤辨惑论［M］. 张年顺，校注. 北京：中国中医药出版社，2007.
41. 王清任. 医林改错［M］. 李天德，整理. 中医临床必读丛书. 北京：人民卫生出版社，2005.
42. 钱超尘，郝万山. 伤寒论［M］. 北京：人民卫生出版社，2005.
43. 王洪图. 黄帝内经素问白话解［M］. 北京：人民卫生出版社，2004.

44. 朱震亨. 丹溪心法［M］. 李天德，整理. 中医临床必读丛书. 北京：人民卫生出版社，2005.
45. 冷艳秋，王昕，刘全利. 长期血液透析导致顽固性脱发 1 例［J］. 中医临床研究，2010，2（20）：284-284.
46. 周仲瑛. 中医内科学［M］. 北京：中国医药出版社，2003
47. 汪卫东，刘艳娇，慈书平. 睡眠障碍的中现代医学结合疗法基础与临床［M］. 北京：中国中医药出版社，2011.
48. 杜武勋，刘长玉，张红霞，等. 热毒病机假说与心肌梗死发病机制的研究［J］. 中现代医学结合心脑血管杂志，2006，4（5）：434-436.
49. 吴辉，洪水敦，吴伟，等. 冠心病痰热证候与炎症因子相关性探讨［J］. 辽宁中医杂志，2004，31（7）：542-543.
50. 熊兴江，王阶，王师菡，等. 方证对应理论研究概况［J］. 中华中医药杂志，2009，24（12）：1624-1626.
51. 吴孝雄. 探讨中医的治病方式［J］. 中华中医药杂志，2009，24（4）：426-428.
52. 何延忠. 张磊治疗内科疑难杂症验案 4 则［J］. 河南中医，2011，31（6）：591-594.
53. 乐杰. 妇产科学［M］. 北京：人民卫生出版社，2004.
54. 司徒仪，杨家林. 妇科专病中医临床诊治［M］. 北京：人民卫生出版社，2005：193.
55. 肖承. 中医妇科临床研究［M］. 北京：人民卫生出版社，2009：123-130.
56. 王清任. 医林改错［M］. 李天德，张学文，点校. 北京：人民卫生出版社，1991.
57. 张登峰. 张磊论治胃胀十法［J］. 河南中医，2000，20（4）：39-40.
58. 韦大文. 张磊临床运用对药分析山西［J］. 上海中医药杂志，2006：8.
59. 张红. 中现代医学结合治疗小儿手足口病 91 例［J］. 河南中医，2008，28（8）：69-70.

# 第八篇

# 医馀诗声摘录

我是一名中医，忙于诊务，但喜爱写格律诗，已出版三本《张磊医馀诗声》。最近又写了一些诗，拟于90岁时再出版一本。兹摘录其中32首有关医药方面的内容。

此外，我喜爱荷花，每当荷叶、荷花生、长、壮、老、已之际，总是前往观之，也多有俚句，集中起来，名为《荷花篇》。

## 慰病人

君罹疾患众心伤，痛苦呻吟卧病床。
待到灾除康复后，重挥画笔写诗章。

画家、诗人、书法家刘卉娟女士，患带状疱疹，非常痛苦，特到医院看望，并奉诗慰之。

## 喜收高徒

老夫门内又添生，四位高徒大礼行。
薪火相传长不息，后来居上最为荣。

## 贺门徒臧云彩调入河南中医学院伤寒教研室

喜君调入长沙室，无限光明眼界开。
多下功夫天不负，定成大器展雄才。

## 赞河南中医学院中药标本室

药材标本分干湿，栩栩如生展丽姿。
当代神农施绝技，长年春色世称奇。

## 贺河南中医学院新图书馆落成

### 一

图书新馆势巍峨，藏古纳今融百科。
知识殿堂深似海，取之不尽更增多。

二

中医学府踞神州，人杰地灵步上游。
馆内图书山样富，珍稀孤本占鳌头。

## 贺何华主任医师编著《中青年临床家丛书》出版

名医还要是明医，成竹在胸何所疑。
仁术仁心除疾患，春回大地杏林曦。

## 贺河南中医学院更名为河南中医药大学

一

更名大学梦终圆，载入神州史册传。
桃李成蹊春倍暖，园丁沐雨德无偏。
岐黄源处龙飞起，仲景门前志愈坚。
回首当年思绪涌，沧桑巨变看今天。

二

阳春暖暖万花红，高挂校牌映碧穹。
沧海横流歌伟业，风云际会论英雄。
含辛茹苦增奇志，承古拓今秉素衷。
再入深空探广宇，攀星揽月建新功。

## 徒弟学满归来

同诊半年转眼过，学而不厌贯全科。
今朝一别欣然去，大道岐黄任放歌。

段玉环主任医师，年近花甲，学验俱丰，仍远从焦作市来我室学习，并拜我为师。学期已满，依依惜别，遂口占一首，以作志念云尔。

## 赠病人

高山雪后着银装，明月清风相互彰。
消去烟尘天朗朗，木兰跨马返家乡。

患者白洁，女，48岁，属马（十二生肖），乳腺癌术后两年，意志坚强，精神饱满。经予调治，情况良好，复查指标正常，故奉诗以励之，赞之。

## 欢送徒弟宋海伦女士回美国芝加哥

海伦明日返芝加，万里云山无际涯。
待到来年春节日，偕同亲眷再还家。

## 贺河南中医学院医75级同学聚会

群贤毕至话当年，四十春秋如过烟。
从政从医皆显达，康荘大道谱新篇。

## 对养生有感

### 一

身体健康贵自持，多劳多乐少油脂。
何须无病乱求补，难得糊涂是上棋。

### 二

神仙就在我心头，不去蓬莱跪拜求。
事业精勤安本分，襟怀坦荡似高秋。

## 贺世界中医药联合会美容专业委员会第十届国际中医养生美容大会召开

貌美心灵又德全，和谐社会共安然。
中医富有养生法，世界文明一大渊。

## 贺张然丁主任医师《治疗肿瘤医案集》出版

杏林日暖漾春风，征服癌魔志更雄。
至理名言皆圣道，可师可法妙无穷。

## 贺牛德兴主任医师《治疗带状疱疹医案精选》出版

牛师奇术愈蛇丹，十斛珍珠又一弹。
紫气东来多瑞兆，广施恩泽众心欢。

## 在河南省中现代医学结合老年分会换届大会暨学术年会上讲座即兴

降雨必须天有云，鹤鸣皋九如声闻。
莫言终岁千般苦，一树寒梅一树芬。

## 赞门人

为了患者体早安，岐黄道上不言难。
仰天一笑心如镜，甘愿身轻衣带宽。

## 贺《大河健康报·中医药学刊》创刊

大河高举健康旗，富国强民增妙棋。
未病先防除隐患，岐黄道上创新奇。

## 八十八岁抒怀

漫步杏林七十秋，而今仍可运医筹。
书田获粟享真味，香茗清心乐忘忧。
寿比高山须豁达，学无止境在勤求。
双双儿女成家业，结发夫妻已白头。

## 自乐

诗书常读养神情，医术疗人贵在诚。
悦耳琴声操不倦，心无愧事一身轻。

第一句写书乐，第二句写医乐，第三句写琴乐，第四句写心乐。

## 贺刘茂林教授《中医新方解》出版

郁郁葱葱美茂林，蔚然深秀似山岑。
一方一药皆心悟，至要至精无俗音。

## 咏蒲公英

素赋英名原野生，常同小草共枯荣。
有人识得此身用，愿尽其能不负情。

## 贺河南片仔癀国医国药馆开业庆典

国医国药不寻常，遐迩闻名片仔癀。
泽惠人民谋福祉，和谐社会共安康。

## 讲座即兴

群贤齐聚术求良，扬我之长读典章。
医海无涯虽森森，乘风破浪向前方。

## 赠病人

赛事虽多总有声，红旗高举迈前程。
英雄本色大无畏，克险攻坚伟业成。

患者赛有声，患左肾癌切除后，经予治疗，效果较好。该患者有良好心态，并有战胜疾病的信心，目前状况良好，故奉诗以赞之，也是一剂无药处方。

## 对外省来诊患者有感

省外寻医来郑州，为期药后病能瘳。
同心同愿同相应，倾我之能作运筹。

## 赠新门人

喜见园中又一春，成蹊桃李更清新。
研究文献当高手，临证功夫要过人。
细雨纷纷酥绿野，鲜花朵朵灿芳尘。
经纶满腹莫言饱，济世慈航驶远津。

## 为名医戴国和先生《中医百讲纪实》出版题句

共仰名医戴国和，青囊妙术救人多。
而今桃李满天下，春暖杏林起赞歌。

## 贺济华中医馆未来路馆开业

济华医馆又开花，朵朵奇葩映彩霞。
不忘初心成大业，岐黄道上阐长沙。

## 荷花篇

一观荷（童年期）
紫荆湖畔看荷钱，仙子未来尚寂然。
无限生机藏水底，日新月异大团圆。

二（童年期）
公园此日不虚行，满目青光鸟自鸣。
更有新荷初出叶，平铺水面似钱形。

三（青年期）
不蔓不枝真品端，露珠滚滚走青盘。
亭亭静植清香远，君子高风水国安。

四（青年期）

湖中荷叶正青年，勃勃生机映碧天。
偶有蜻蜓飞欻欻，风来吹拂动清涟。

五（壮年期）

绰异风姿壮岁荷，超尘脱俗濯清波。
随他任意赏和爱，一片冰心似镜磨。

六（壮年期）

独具天然药味良，悦人医疾两兼长。
此身若可化为汝，一世清凉在水乡。

七（中年期）

湖内荷花已盛开，高低大小似同来。
风吹叶动如波动，相互安然相互谐。

八（中年期）

正置炎炎六月中，赏荷特意去开封。
花皆朗朗香轻淡，叶大圆圆影叠重。
客到凝神常驻足，桥通幽处便观容。
悠然岸上一回首，铁塔巍巍似峻峰。

九（进入老年期）

花稀叶老显衰姿，犹忆青年壮岁时。
大好时光如逝水，一湖烟雨动秋思。

十（老年期）

依然仙子美婵娟，露冷月寒叶不圆。
昔日游人何处去，空留潭影有谁怜。

十一（老年期）

荷老池塘秋已深，采莲人去杳无音。
难擎雨盖休言败，犹有比干七窍心。

十二（老年期）

一湖微雨一湖烟，荷已老残空寂然。
才过春风秋又冷，更无昔日采莲船。

十三（暮年期）

满湖荷叶尽衰残，垂首枯容水气寒。
待到明年春夏日，重来此处倚栏看。

十四（以下不分期）

今日观荷兴信长，花同仙子共凝妆。
人间多少有情事，难得此时水一方。

十五（多次观荷偶成）

问予何故此来多，只为湖中有碧荷。
每览殊容怀茂叔，临风久坐气平和。

十六

暑日炎炎看碧荷，汗如泉水入清波。
翻飞白鸟动诗意，君子亭前欲放歌。

十七

碧荷茂密水平桥，君子高风品格昭。
蝉噪枝头声自远，人同景物共逍遥。

十八

板桥横卧碧荷间，来往游人尽悦颜。
叶自圆圆花自放，阴晴风雨总无关。

十九

今年仙子未临池，何故隐身未得知。
美丽荷花依旧样，深闺默默可相思。

二十

醒世名篇自有真，至今犹忆爱莲人。
为何经久获佳誉，不染淤泥总洁身。

二十一

细雨纷纷暑气消，青莲湖内更和调。
浮尘洗去美加净，游客从容过板桥。

二十二　同韵三首

雨后临风赏碧荷，无穷花色映清波。
湖边踱步开心镜，茂叔文章耐琢磨。

二十三

莲蓬挺挺傍圆荷，同是根生出碧波。
缦立桥头遥望处，湖明宛似镜新磨。

二十四

最喜湖中六月荷，叶如华盖罩清波。
相机助我生情趣，倩影长留永不磨。

二十五

荷老容颜仙子去，天光月影映池塘。
今朝暂别云山路，明岁重逢水一方。

二十六（观荷花仙子）

荷花仙子露芳容，恰在西门再相逢。
幸有随从长作伴，神情依旧显轻松。

二十七（天一湖畔观荷）

信步环观天一湖，红荷碧水泛鹈鹕。
绕堤绿柳斜阳里，疑是此身入画图。

二十八（咏白荷花）

白荷花放气清纯，一片冰心不染尘。
最是蓝天新雨后，亭亭玉立倍精神。

二十九

亭亭玉立碧波前，茂叔当年最爱怜。
夕雨晨风颜不改，笑他西子弄姿妍。

三十

新荷出水叶尖尖，日日圆圆又色添。
更有灵根多妙窍，淤泥不染淡中甜。

三十一

荷花映日满荆湖，仙子临风楚楚愉。
人若爱莲心永洁，自能事事不糊涂。

三十二

此日游园兴不孤，红莲碧水使人娱。
荷花仙子今何在，犹有香风溢满湖。

三十三

莫云荷老不如前，生至此时更自然。
莲子盈房真妙品，灵根成藕味甘鲜。

三十四（藕）

长长白白窍多多，更有丝丝细似罗。
喜得佳人纤手雪，清凉可口气平和。

以上，多在郑州市紫荆山公园观荷时所写。荷花仙子是用汉白玉雕成的，非常美丽。

# 附　录

该部分辑录张磊老师为其他专著写的序言

## 一《中医助读》

# 序

中国医药学有悠久的历史，系统的理论，丰富的内容和可靠的显著疗效，是一个博大精深，取之不尽，用之不竭的宝库。但因其理深义奥，内涵深邃，学之非易，用之尤难。中医临床家戴国和先生，为了解决这一难题，以中医高等院校教材为蓝本，深入浅出地做了较为详尽的解释，并结合临床实际，适当做了调整、归纳，直截了当，开门见山。尤其可贵的是融入了作者的宝贵临床经验，便于学者运用，得其要领，其中大都是难得之秘。

行远必自迩，登高必自卑，是书以基础理论列于首，临床治疗殿于后，内容条分缕析，执简驭繁，言简意赅，解难答疑，可以说等于给那些没有机会上中医高等院校读书的人聘请了许多高级教师和顾问。

根深则叶茂，本固则枝荣，学习中医必须打好基本功，基本功扎实了，才能有后劲。基于此，是书采用歌诀、诗歌等形式，便于诵读、记忆，好像一根绳子把许多散乱的珠子穿起来那样，便于提挈，便于应用。

《中医助读》，要点在“助字”，能助你理解，助你记忆，助你入门之钥，助你登山之路，助你由浅入深，助你由粗到精，犹如车和船一样，把你送达目的地，可谓一书在手，受益多多。

戴国和先生，学识渊博，医理精深，医术精湛，临床经验丰富，医德医风高尚，起危救困，活人无数。不仅心系患者，而且心系医者，诊疗之余，呕心沥血，废寝忘食，终于写成《中医助读》，予有幸先读，很受启发，遂欣然为之写序。

张磊

（中医主任医师　河南省卫生厅原副厅长）

2003年1月4日于郑州

## 二《中医妇科学》

# 序一

妇女约占人口总数的一半，俗称为“半边天”，没有她们就不成为世界了。她们的疾病除与男性相同者外，还有其自身许多特殊疾病，如胎、产、经、带等。故历代医家把妇女病列成专科，称为女科或妇人科，今称为妇科。

妇科虽有其特殊性，但同样要用中医理论去辨证施治。门成福教授，幼习岐黄，悬壶济世，后又考入河南中医学院，学习六年。毕业后一直从事妇科教学和临床。医理精通，医术精湛，经验丰富，是位名副其实的教育家和临床家。对于妇科疑难病症的治疗，常收桴鼓之效，远近慕名求医者，络绎不绝，接踵而至。

我总认为一个人的经验来源，大致有三个途径，一是源于书本，要多读书；二是源于师友，要多请教；三是源于自己，要多总结。门成福教授，在这三个方面，兼而善之，尤其是数十年来的实践经验积淀，非常深厚，非常独特，非常宝贵。

该书以《中医妇科学》统编教材为纲领，并增添小儿妇科病和精选名家妇科医案，其内容丰富，涵盖面广，其理详，阐发精细；其法备，纲举目张；其方精，用之灵验。这些如珠仙人玉的方子，非常难得，能慨然全盘托出，公之于世，足以看出门教授大公无私、济世活人的高尚品德。这也正是门教授对社会的重大贡献！为有这样的好书，我非常高兴，遂欣然为之写序。

## 三《带状疱疹治疗学》

# 第2版序

医师要有恻隐之心，综观历代大医家，莫不如此，张仲景“感往昔之沦丧，伤横夭之莫救”；王冰之“拯黎元于仁寿，济羸劣以获安”；孙思邈之“大医精诚”等。综观历代大医家有关医者“仁术”的阐述，可谓多如繁星。新中国成立后广大医务工作者遵毛泽东同志“救死扶伤，实行革命人道主义”的教导，均做出了卓越的贡献。牛德兴教授正是基于这些论点，临床数十年，深深体会到患者的痛苦，尤其对于蛇丹与蛇丹痛（带状疱疹）的患者，更是急患者之急，痛患者之痛，乃刻苦钻研，不断总结经验，不断提高疗效，终于征服这一常见而又非常棘手的皮肤疾病，为了推广其治疗经验，毫不保留地全盘托出，写成了《带状疱疹治疗学》，旨在使广大患者受益。吾观此书有其独到之处，亮点很多。

一、探本求源，心中明了：蛇丹病古已有之，历代医家各有论述，其识深其理备，但散见于各书，缺乏系统性。

本书广搜博采，熔于一炉，便于窥其全貌，了然于心。

二、以理应变，慧心慧眼：本书有理有据，有案有论，正如张景岳说：“万事不能外乎理，而医之于理为尤切……既得其一，万疑俱释，岂不甚易，一也者，理而已矣。”又曰：“医有慧眼，眼在局外；医有慧心，心在兆前；使果能洞能烛，知已知微。此而曰医。”牛教授就具备这种境界。

三、内外双修，辨证确切：蛇丹病虽在皮肤，实发之于内。因此，既治其外，又治其内，治内尤重于治外。本书对此，体现更加充分，即是中医特色之所在。

四、创立新方，疗效显著：证在于辨，方随证出，同是蛇丹，但病因、病机，各不相同，又因人各不同，发病部位不同，而遣方用药也不同，为了适应病的需要，牛教授创立了不少新方，如带后丹、石燕祛痛喷雾剂、疱疹康外涂剂等，更多的则是辨证组方，以曲尽其妙，获得了更好的疗效。

五、熔古铸今，切合实际：牛教授对于古为今用，西为中用，做得比较好，根据社会发展，有很多新的致病因素，并根据现代医学的检查和诊断，一切皆从实际出发，一切皆为我所用，做到海纳百川，有容乃大。

如此等等，难以尽述，只能是挂一漏万。总之，《带状疱疹治疗学》是一本专病专著，是实实在在的真东西。由于牛教授的真才实学，积累了数十年研究治疗蛇丹病的经验，堪称国手。本书已是再版，经过修订，内容更加充实，在出版之前，予有幸先睹为快，遂不揣之谫陋，欣然为之写序，并附诗一首，以表敬意！

牛师妙手著高论，何虑蛇丹痛断魂。
十斛珍珠弹一个，光芒四射耀乾坤。

張磊

## 四《赵法新脾胃病临证经验》

# 序

饮食是人类生存和保持健康的必要条件，正如《素问·平人气象论》云："人以水谷为本，故人绝水谷则死。"然而，事物总有两面性，同样，饮食既能养人，也能害人，如水能载舟，亦能覆舟。故中医学又把饮食作为致病因素之一。饮食进入人体，需经脾胃消化吸收，方能发挥其营养作用。故此，饮食成为致病因素必先伤及脾胃，脾胃一伤，就可引起许多疾病的发生。所以，人一生不能离开饮食，而一生又难免多次不同程度地患上胃病，甚至死于胃病。

中医有悠久的历史，在长期的医疗实践中对脾胃病的治疗有系统的理论、丰富的经验和疗效可靠的方药，可以说，中医在脾胃病的治疗上，有其独特优势。

赵法新教授秉承经旨，博采众长，长期从事中医文献理论研究和临床实践，理验俱丰，积淀甚厚，尤其对脾胃的临证治疗研究，有其独到的见解和独特的疗效。当阅读《赵法新脾胃病临证经验》即领略到他的大医风范，如登泰山，极风云之大观；如临苍海，览波澜之壮阔；如沐春风，感生气之温煦；如饮琼浆，觉回味之无穷，使人茅塞顿开，豁然开朗，堪称一部活人书。

赵教授学识渊博，经验丰富，不仅精于脾胃病的治疗，而且精于多科疾病的治疗，总结出"辨证论治十法"，运用到疾病治疗的全过程，彰显中医特色，是名符其实的临床大家。

依我的体会，医生要读各家的医案。因为这些医案是他们长期临床经验的结晶，非常珍贵。我有幸先睹《赵法新脾胃病临证经验》，受益匪浅，遂乐为之写序。最后，奉诗一首，以表祝贺：

学有渊源术有宗，奇书问世展新容。
今今古古今今古，天水茫茫耸泰峰。

全国名医、河南省卫生厅原副厅长张磊教授

張磊

2011年6月2日

## 五《王自敏肾病临证医集》

# 序

王自敏教授是河南中医学院第一附属医院一位资深、著名的专家，是全国闻名的老中医，是国家二部一局第四批师承制导师。

俗云：“名师出高徒”“强将手下无弱兵”。王教授是中医界赫赫有名已故的吕承全先生的得意门生。50年来从未间断临床，一直从事于肾病的治疗与研究，不断创新与发展。“宝剑锋从磨砺出，梅花香自苦寒来”“苦心人天不负，有志者事竟成”，王教授勤奋刻苦，治学严谨，敢于攻坚，勇于攀登，勤于探索，在中医理论指导下，结合现代医学和长期临床实践经验，首先提出了虚、浊、瘀、毒四大病机，总结治法八则，创立了黄槐温胆汤、救肾胶囊等有效方药，使许多非常棘手的肾病皆能应手取效，获得痊愈。由于王教授知识渊博，经验丰富，对其他许多病症的治疗也皆能效如桴鼓。

一位医师的学术思想和治疗经验，主要反映在具体治疗上，实践是检验真理的唯一标准。诚然一位医师不可能把每个病都治愈，上工治病也只有十全其儿，但要求医者治疗用方要得当、切体，差之毫厘即谬之千里。张景岳曰：“医有慧眼，眼在局外，医有慧心，心在兆前，使果能洞能烛，知几知微，此而曰医。”王自敏教授就具有慧眼、慧心的功夫。

我最喜读各家医案，能给人很多启示，使人茅塞顿开！《王自敏肾病临证医集》是一部以医案为主，理验俱丰的专著，非常可贵。该书的出版发行是中医界一大喜事，将会在中医伟大宝库中熠熠发光。我有幸先睹，受益匪浅，遂欣然为之写序并赠诗一首：

精心浇放满园花，天道酬勤总有加。
姹紫嫣红皆国色，清香散入万千家。

張磊
2009年10月

## 六《国家中青年名中医》

# 序

书有古书和今书之分，这是相对而言，古书在当时也是今书，今书到若干年后也是古书。无论古书和今书，都是传承和发展的产物，也都有新的内容，都须认真读之，吸取其精粹。何华主任医师编著的这本书就属于今书。

何华主任医师系全国优秀中医临床人才，河南省“112跨世纪人才工程”临床专家，学验俱丰，是名副其实的临床家。她跟我侍诊多年，我对她比较了解，她为人纯厚，非常沉稳，非常务实，非常谦虚，非常好学，学而不厌，满腹经纶，不断提高诊治疾病的总体水平。她不仅医术精湛，而且医德高尚，是一位大家称赞的苍生大医。她从不自满，精益求精，胸怀宽广，为了进一步提高临床水平，无私地把自己的临床经验和他人的临床经验编集成册，以广传社会。

本书的特点：一是以各家医案为主体，能充分体现出他们的临床治疗特色、思路、亮点，堪称颗颗珍珠，一线穿起，光彩夺目。二是医论医话部分，主要是作者长期的临床体悟，这部分很重要，无论是学习还是临床，均贵在“体”和“悟”上，若不能举一反三，见微知著，则很难达到一个高的境界。我过去曾写过这样的诗句：“读典研经全在悟，遣方用药总须思”和“悟透玄机始见神”等，就是对“悟”的理解。三是跟师体会部分，我前面说过，何主任是一位好学的人，能把老师的经验总结出来，是难能可贵的。“欲知绝顶风光妙，唯有登临绝顶人”，学无止境，医无止境，让我们共同向《易经》语“天行健，君子以自强不息；地势坤，君子以厚德载物”而努力！

相信本书出版后，一定会受到医届的欢迎，产生良好的社会效益，我乐为之写序。特奉诗一首贺之：

名医还要是明医，成竹在胸何所疑。
仁术仁心除疾患，春回大地杏林曦。

張磊

2015年6月26日

## 七《唐宋临证心悟》

# 序二

我与唐宋教授有“三同”之缘，即同毕业于河南中医学院（我早两年），同在一个教研室任课，又同在一个医院坐诊，可谓彼此深知。

唐教授系国家级名老中医，具有“三强”的实力。第一强，是悟性强。唐教授对于事物的见解，常高人一筹，对于中医经典研究，能在无字处，会其神会其意，有“生知”和“闻一知十”之才。第二强，是理论强。唐教授长期从事中医基础理论课教学，又加勤奋不辍，故而满腹经纶，融会贯通。第三强，是临床经验强。唐教授长期教学育人，临床医人，教学临床相长，积淀甚厚，理论俱丰。

此外，唐教授具有大将风度，又有菩萨心肠，愿将济世活人之术，全盘托出，由其学术继承人、得意高徒续海卿同志执笔，写成了《唐宋临证心悟》，内容丰富，条分缕析，是实实在在的真东西，为中医药宝库又增添了一颗璀璨明珠。读其心得经验，如饮琼浆，如醍醐灌顶；读其医案则茅塞顿开，心明眼亮，犹如过河有桥，渡海有舟，既有唐宋之遗风，又有当代之新风，熔古铸今，乃成重器。

我常说，衡量一个医生的水平高低，主要看总体水平高不高，如果总体水平不高，即使治好几个病，也不能算是“上工”。张景岳在《传忠录》中曰：“医有慧眼，眼在局外，医有慧心，心在兆前。使果能洞能烛，知几知微，此而曰医。”综观唐教授的《唐宋临证心悟》，可见其高超医术之一斑，不愧是慧心慧眼，国医国手。最后奉诗一首，以表未尽之意。

桃李满园杏满山，无穷春色这边看。
观于沧海难为水，引领风骚壮大观。

張磊

2013年7月

## 八《李德俭中医临证精要》

# 序二

中医药学历经数千年发展而不衰的根基在于能够有效保障人们的身心健康。同理，一位中医师的社会价值也体现在不断地躬耕实践，精进不辍，以博大的善心拯救广大病者，并为其带来重获健康之希冀。李德俭主任中医师就是这样一位乐于扎根基层、矢志不渝地用中医药理论和技术为人民群众健康服务的名中医。

李德俭主任中医师出身于农民家庭，于20世纪60年代以优异的成绩考入河南中医学院，系统学习了中医药理论知识，精通历代中医名家学说理论精华，善于临床实践，并跟随当时省级名老中医坐诊，知行合一，深得师生和患者好评；大学毕业后，积极响应国家号召，淡泊名利，扎根乡镇卫生院、县级医院，为基层人民群众服务50载，深受当地广大病者赞誉。同时，他还把自己的临床经验，毫无保留地传授给基层众多钟爱中医药学的乡村医生，极大地繁荣了中医药事业在当地的发展。一位中医主任医师能远离大城市，自愿工作生活在条件差的基层单位，并一心为中医药事业发展鼓与呼，利用自身的力量，有效壮大基层中医药人才队伍，实属不易，值得当下青年中医师学习。

李德俭主任中医师秉承古训，博采众长，在运用中医药理论诊治疾病的过程中，认为辨证论治首先要分清主次，培固精、气、神是治病之本；久病重在补虚，久病法在活瘀。同时，他重视脏腑之间的关系，重视脾胃，培后天以补先天，擅长运用温病理论治疗各类传染病，运用经方治疗内科疑难杂症。提出“六经传变而出现的热证以清热为主”“治疗肝病重在活血化瘀”等观点，他自拟方剂治疗痹证和血证（再生障碍性贫血）疗效甚佳。

《李德俭中医临证精要》囊括了李德俭主任中医师的学术思想和临证精髓，是他从事临床诊疗工作50年来宝贵经验的集成，内容丰富，涵盖面广，医案翔实，阐发精辟，实用性强。该书的出版发行，对弘扬中医药和发展中医药事业来讲，都是一件可喜可贺的事情。在此，诚挚祝贺李德俭中医师，并乐之为序。

河南省卫生厅原副厅长、全国名老中医　张磊

2015年5月于郑州

## 九《中药八百种详解》

# 再版序

中药在我国历史悠久，只曰药、曰本草，未有中药之名，自现代医学西药传入中国之后，才有中医和中药之称谓。不管称谓如何，药还是本来的面目，在历史长河中，一直有效地发挥它的作用，我坚信在今后的漫长岁月中，仍然会发挥它的重要作用。

《中药八百种详解》由侯士良教授主编。我与侯教授同毕业于河南中医学院，又同在河南中医学院任教。他学识渊博，经验丰富，写成了这部价值较高的巨著。自1999年刊行以后，深受广大读者的青睐，一时"洛阳纸贵"。为了满足广大读者的要求，于2001年再次刊行，但又早已售罄。鉴于这种情况，河南科学技术出版社决定再版修订。对此，侯教授既高兴，又不满足以往，从精益求精、更加完善的高度出发，将本书每味药的按语重新做了修改，可谓画龙点睛，增金添银。同时又把现代研究这一部分也重新修改一遍，充实了很多新内容，凸显出现代研究的成果；同时结合临床实际，适当增删了一部分药物；为了使读者更直观地了解药物，在每味药的介绍中增加形象逼真的插图，这对于不认识生药的读者帮助更大。

本书虽属修订，但工作量还是很大的，作者废寝忘食，呕心沥血，终使这部书锦上添花，特点更特，优点更优，亮点更亮。我预料这次再版，仍会出现比上次更加热销的局面。这部书为什么能这样热销呢？一是，本书内容丰富，实用性强，既精又细，富有内涵；师古融今，重其发展；由博返约，贵在综合；去伪存真，澄其混乱，如此等等，不一而足，堪称中药宝库中一颗耀眼明珠。二是，中医药学发展方兴未艾，社会需求与日俱增，这是一个非常好的形

势。值此再版之际，我也掩不住内心的喜悦，遂欣然为之写序。

河南省卫生厅原副厅长
全国名老中医
張磊
2007 年 12 月 15 日

## 十《春草集·逸之诗文选》

# 序

诗词歌赋历来是文人乐为之事，也是他们彰显才华的亮点，但不是人人皆能精之。吾友学志先生学识渊博，意境高远，多才多艺，不仅国画画得好，书法也有很高水准，更精于写旧体诗词，堪称诗、书、画三高。据我所知，他工作认真，学习勤奋，从不停笔。退休后仍惜时如金，专心致志搞创作。苦心人天不负，有志者事竟成，这些年来作品不少，《春草集·逸之诗文选》就是凸突之作。

旧体诗对声韵格律要求很严，稍有疏忽，即易犯戒。由于旧体诗的独特性、时代性，又有一定的难度和局限性。故此，学者日渐其少，几乎成了荒芜之地。我觉得虽不提倡学写旧体诗，但作为诗的体裁来说，从传统意义上来看，还是学一点，继承一点为好，不要完全遗弃。

简而言之，诗味道要好，沁人心脾，百读不厌，耐人寻味；诗格调要高，如光风霁月，无烟无火，超凡脱俗；诗内涵要大，既言此，又言彼，寓意较深，空间较大，山外山，楼外楼；诗语言要灵巧，洒脱飘逸，不枯涩，不笨拙，不干瘪；诗艺术性要强，给人以美感，如鲜花，如美玉，玲珑剔透，无斧凿之痕，无合掌之弊，如此等等。对于这些，学志先生皆可兼而善之。尤其淳朴厚重，笃实刚健，不管言志、言性、言意，还是言情、言景，皆跃然纸上，如串串珍珠，如层层浪花。从诗品见人品，从文风见作风，两得其优。当刊行之际，予有幸先睹，受益匪浅，遂不揣谫陋，欣然为之写序。因我不是诗人、文学家，说些外行话，难免谬误，只是表达对刘先生的崇敬之意而已。

張磊
二 OO 八年八月

## 十一《李普肝病治验心法》

# 序

肝病既是常见病，又是比较难治的疾病，如乙肝、丙肝、肝癌等一类肝病治疗比较棘手，尤其重症肝坏死、肝硬化后期和晚期肝癌，治疗更为棘手，往往陷入医患两难的窘境。著名肝病专家李普教授却能展良谋、施妙方，每获奇效。

李普教授，初学岐黄，悬壶乡里，1958 年考入河南中医学院，6 年后毕业，在河南中医学院第一附属医院专攻肝病，结合临床实践，深入研究，精勤不辍，终成治肝病大家。早在 1980 年，以李普教授为首写成《李普肝病治验心法》一书，由河南人民出版社出版，深受社会欢迎。

由于李教授擅长治疗肝病，远近慕名求医者络绎不绝，诊室内外，人山人海，经常早上班、晚下班，助手虽多，难当来众。回来家里，还得应诊，“真是累坏了李大夫”，患者常这样说。凡是来诊者，多是辗转各地、久治不愈的疑难大症，李教授迎难而上，以“大医精诚”的责任心，化险为夷。

李教授治疗肝病，不是中西药并用，而是借助现代仪器的检查，借鉴现代医学的诊断，充分运用中医思维，认真辨证，充分体现中医特色，既有创新，又不失传统，不仅看到人的病，而且看到病的人，有胆有识，能进能退，病机在手，各得其宜。在本人看来，中医治疗肝病的效果远优于现代医学，确有独到之处，非自诩也，非自大也，事实就是这样。当然，现代医学也有它的长处。

我与李教授系河南中医学院首届毕业生，既是同窗，又同岁，同时留校，可谓“三同”，彼此深知。李教授是地地道道的一位资深、学验俱丰的临床家。他的新著即将出版，在耄耋之年，又绽放出一朵奇葩，非常高兴，遂欣然为之写序。语难尽详，只有细读该书，玩味方悉。最后奉诗一首，以表敬意。

力保将军出奇谋，仁心耿耿术优优。

仰天一笑心无愧，大道岐黄上下求。

张磊

2014 年 4 月 18 日

注：张老诗中的“将军”指肝脏，经云“肝者，将军之官，谋虑出焉”，此诗赞李老在治疗肝病方面匠心独运，仁术仁心。

## 十二《春辉医话》

# 序一

医非小道也，关乎人的生命安危，尤其是大证、重证和险证，更是如此。故为医者，业不可不勤，术不可不精，德不可不尚。春朋教授，1964 自河南中医学院毕业后即到基层做临床工作，在医学实践中，不断锻炼与提高，治愈了很多疑难杂证。后因工作需要，又调回母校任教并坚持临床，尤其是退休以后，仍临床不辍，精益求精，继续为人民服务。为了给世人留下一些有益的东西，特写成了《春辉医话》一书，是春朋教授临床经验的集大成之作。之所以有此成就，我认为有以下几点。

**一、立志当明医**

明医与名医有所不同，所谓明医，是指深谙医理的医生，不“孜孜汲汲，唯名利是务，崇饰其末，忽弃其本，华其外而悴其内”。故明代张景岳在《传忠录》中把明理放入首篇，并说“万事不能外乎理，而医之于理为尤切……故医之临证，必期以我之一心，洞病者之一本，以我之一，对彼之一，既得其一，万难俱释，岂不甚易，一也者理而已矣”。春朋教授，即得其一。《春辉医话》共分四篇，把“治病明理篇”列为首位，与张景岳的观点是一致的。例如在治疗肺心病时，提出以“开肺气来救心阳之衰”，又提出“治胃病以通降肠胃为前提”，以及“凡治病必察其下”的运用，均获得了显著疗效，始终心里明明白白。

**二、重临床实践**

重临床实践。实践是检验真理的唯一标准，医生水平的高低，主要体现在疗效方面，在一定程度上，实践是非常重要的，人常云“熟读王叔和，不如临证多”，就是这个意思。应理论与实践兼备，做一个理验俱丰的“上工”。春朋教授，长期从事教学和临床，经验非常丰富，堪称“大医精诚”、德医双馨的好医生。读该著作《医案篇》即可了然于心。

**三、高悟**

春朋教授除具备上述条件外，还有“举一反三”之能。这一点非常重要，中医的理论至深至奥，疾病又往往是错综复杂，千变万化的，无有“慧心”“慧眼”的见地，是难以做到见微知著、丝丝入扣的。试观本著《医案篇》的许多病例，就是在高悟的前提下，运用辨证思维进行治疗的，达到了“匠心独运”，独得其秘的高度。

总之，《春辉医话》是一本好书，理验俱丰，医文并茂，实实在在，切合实用，有很多创新点、亮点，读后能使人“茅塞顿开”“豁然贯通”，堪称百花苑中一枝奇葩。我与春朋教授是大学六年的同窗，彼此相知甚深，现虽皆年过八旬，但童心未泯，今观其作，恍然又回到当年时代，遂欣然为之写序，语虽不多，发之内心。最后奉小诗一首，以表敬意。

耋年已过又春辉，万紫千红映翠微。
默默耕耘歌大有，岐黄道上彩云飞。

第二批国家级名老中医
河南省卫生厅原副厅长

張磊
2013年夏

## 十三《中医临床80种》

# 序

已故王寿亭主任医师是我的恩师。当时，河南中医学院医院（原来是河南省中医院，后改为河南中医学院附属医院，最后改为河南中医学院第一附属医院）名老中医甚多，如李雅言、王寿亭、郑颉云、刘彦桐、郭亚夫、冯汉

三、袁子震、吕承全等老中医，皆学验俱丰，各有绝技，各有高招，是中医界的精英。

我在河南中医学院上学时，学校为了继承老中医的经验，特意为我们1958级学生（学校首届学生）举行了拜师会，让他们更好地把经验传授给学生。学校把我指定为王寿亭的弟子，正式建立师徒关系。此后在课余时间和课间见习，我随王老师侍诊较多，王老师诲人不倦，口传心授，教得非常认真。

人云：师徒如父子，一点儿也不错。因此，学来的经验不少。记得有一次，我在病房实习时，王老师运用中医理论，治愈了一例慢性顽固性的病证，至今记忆犹新。患者禹某某，男，32岁，于1962年3月入院。患病12年，腹泻、便秘交替出现，久治无效。经王老师辨证，以益气养血、健脾补肾为主，方用六味地黄汤加味，服第一剂即效，原方继服，痊愈出院。吾师小结诗云："泄泻十二载，津耗转便秘，五行把证辨，药物奏效奇。健脾不利水，反而生津液。润肠又止泻，阳旺阴自足。"（本书有此案，更详）

有缘毕竟有缘。2013年其外孙花玉明同志来我家看病时，提及我跟王老师的关系（他事先知道），非常亲切，后不久把保存多年的王老师生前写成的《中医临床80种》稿本（未曾出版过）送给我，我喜出望外，好像又在王老师面前聆听教诲一样，他那慈祥的面容，又浮现在我的眼前，弥足珍贵。我一直在想，老师的独特经验，只我一人得到，如果长期沉睡下去，岂不可惜！把它出版了，公之于世，可让更多人受益，岂不是一件大好事吗？

经征求花玉明同志和其舅父王西林先生的意见，他们都认为是件好事，乐意把稿件交给出版社出版。我想，王老师在天之灵有知，也应为之高兴。值得一提的是，若不是花玉明同志的精心保存和大公无私的精神，其后果是不堪设想的，而西林先生对其父的著作面世，当然也是很高兴的。他们这种奉献精神，实在令人钦佩。据花玉明同志讲，此稿成于1976年。

这80种病，都是临床常见病，有些病的治疗比较棘手。分内科部分、妇科部分和五官科部分。每种病都条分缕析，治则、方药、用量等都非常明确，尤其是按语，写得非常到位，反映出作者的心声和体会，画龙点睛，难能可贵。

在此书即将出版之际，我为之写序，非常荣幸。我总认为，王老师的著作，非常纯真，愿同广大读者共享这一大作吧。

河南中医学院第三附属医院张磊（时年八十有六）

2015年5月3日

## 十四《治未病——如何远离肿瘤》

# 序

癌症是威胁人们生命健康的大疾病，其特点是性质恶、发展快、死亡率高。一旦患上此病，个人、家庭、亲友，无不为之担忧。因此，如何远离恶性肿瘤，就成为人们所关心的事。若能知其理，晓其预防之道，就可以远离它。鉴于此，然丁主任医师本着仁爱恻隐之心，写出了《治未病——如何远离肿瘤》的专著，无疑是一种福音。

《素问·四气调神大论》说："是故圣人不治已病治未病；不治已乱治未乱，此之谓也。夫病已成而后药之，乱已成而后治之，譬犹渴而穿井，斗而铸锥，不亦晚乎。"这种防重于治的思想，有着重要的指导意义。本书着重从多个方面，详细介绍如何预防，包括从中医角度阐释肿瘤的病因，发病机制的认识及辨证分型的治疗。可以说，本书是防治兼备的好书。相信，本书出版后，定受社会欢迎，若能人手一册，无异于"春风潜入夜，润物细无声"。

另外，本书作者通过其深厚的中医理论基础和长期的肿瘤预防和治疗的宝贵经验，提出了许多个人独到的见解。与同类书籍比较，本书有以下亮点：

（1）可读性强：书最忌空洞无物，洋洋万言，不知所云，难免令人生厌。本书内容实在，毫无虚浮之处。读之能用，用之有效，如饥者得食，渴者得饮。

（2）突出"治未病"思想：使人明白预防的道理和方法，不仅能远离肿瘤，也能远离其他疾病，益莫大焉。

（3）易于运用：作者结合实践，深入浅出，条分缕析，理清治疗思路，得其治要，如拨云见日。尤其是广大无疾患者群，其中相当部分，缺少预防疾病知识，一旦患上肿瘤，就乱了神，甚至家破人亡。此书在手，能读得懂，用得好，何愁不延年益寿。

总之，本书是一部好书，社会效益肯定大，实践会证明它。遂欣然为之写序。最后，奉诗一首以敬之：

上工治病重于防，不让邪魔酿祸殃。

只要人人明此道，自能体健寿而康。

张磊

2014 年 5 月 12 日

## 十五《中医百讲纪实》

# 序

高山必有珍奇之宝，森林必有栋梁之材。戴氏国和教授，就是一座高山，一片森林。他出身中医世家，学有所宗，理有所本，术有所创，数十年勤求古训，博采众方，已经达到炉火纯青，由博返约，出神入化的境地，成为闻名遐迩的当代名医。不仅医术精湛，而且医德高尚，深受广大患者称颂。为了弘扬学术，薪火相传，在百忙中抽出时间，给众门人讲授医理和经验，三年不辍，实在不易。功夫不负有心人，有耕耘就有收获，而今他的门人，已经成为中医的精英和台柱，他们又成为一座高山，一片森林。

千丝成锦，百花成蜜，用时三年，共一百零八讲，经过整理，终成《中医百讲纪实》巨著。共分为上、中、下三卷，尤其对《内经》《难经》和《伤寒杂病论》《金匮·要略》的讲解，入皆入微，条分缕析，博引旁证，深入浅出，深得其奥。相信本书出版后，定受医界的欢迎，尤其对初习医者，更是必要备读，藉以登堂入室。我认为本书有以下特点：

1. 明理：医者贵于明理，历代医家莫不重视这一点。如金·成无已在编著《注解伤寒论》后，为进一步阐发仲景辨证论治之理，又撰写一部心得之作《伤寒明理论》。明·张景岳在《景岳全书·传忠录》中说："万事不能外乎理，而医之于理为尤切。"戴教授在《中医百讲纪实》中，自始至终，一直贯穿一个"理"字，使人读后心明眼亮，不但知其然，而且知其所以然，越读越有味道，回味无穷。

2. 得要：《素问·至真要大论》和《灵枢·九针十二原》均曰："知其要者，一言而终，不知其要，流散无穷。"两处虽各有所指，但推而广之，整个医药方面，莫不如此。凡是要知道它的主要道理，一句话就可以说明问题，反则反是。戴教授在《中医百讲纪实》中，一直贯穿一个"要"字，使人读后，如饮琼浆，心旷神怡，不但知其然，而且知其所以然，越读越有味道，回味无穷。

3. 求验：中医之所以长期存在并兴盛不衰，主要在疗效，医生能成为名医，得到社会公认，也就是靠疗效。戴教授在《中医百讲纪实》中，始终体现一个“验”字，处处贯穿他的临床实践，如辨证立法，遣方用药，验案记载等。使人读后，茅塞顿开，心明眼亮，不但知其然，而且知其所以然，越读越有味道，回味无穷。

这三点，只是我对本书的一点认识，其实远不止这三点。这三点是相互贯通的，不是孤立的，没有理验俱丰的功夫，是难以做到的。总之，这本书是个宝书，难得之书，使人读后，如临他的大讲堂，聆听教诲。予有幸先读之，受益匪浅，遂欣然为之写序，挂一漏万，难以尽意。附俚诗一首，以表敬仰之情。

共仰名医戴国和，青囊妙术救人多。
而今桃李满天下，春暖杏林起赞歌。

張磊

2016 年 7 月 24 日

《河南卫生报》1999 年 9 月 24 日

# 张磊老师治疗杂病思路与经验摘要

本报记者　马跃龙　陈素晖

张磊老师，为中州名医。治内科杂病，每起沉疴。笔者有幸亲聆其训，感受颇深。现摘要总结其杂病临证治疗思路及经验，供大家参考。

## 一、辨证与辨病有机结合

中医特色之一就是“治病求本”，这个“求本”，有求病因之本、病性之本、病位之本的意思。就其病因，有明显原因与不明显原因之分。明显的原因，一问便知。主要在于辨不明显的原因。比如一全身瘙痒久治不愈的患者，问其各种接触史，均不明显，再深入询问得知，于数年前，曾长期露宿野外，始明白瘙痒乃由久处湿地，感受寒湿之邪而致，遂用仲景麻杏薏甘汤加减而愈。

其次，病机是中医治病之根本，只有详辨病机（也就是所说的辨证），才能有效地揭示疾病的本质。辨病性之本，则要详辨疾病的寒热真假，标本虚实。辨病位，要求辨别所属脏腑，病位的上下，然后才能决定治疗的原则。或病在上者取之下，病在下者取之上，活法活用，能取得较好的效果。如治一女孩，8 岁，因小便时受惊后引起小便不通，点滴不下，只有通过导尿才可缓解，证属“癃闭”，病机乃由受惊引起气机失常，依法病在下者取之上。方用麻黄、升麻、柴胡、白芍、地龙、甘草。服后探吐，两剂即愈。张磊老师认为，证是机体在疾病发展过程的某一阶段机制的概括，应结合现代医学病名辨证，如脑梗死患者，从中医学角度考虑要有“瘀”的情况，治疗中要给予活血化瘀；再就是“痰”的问题，脉有滑、有沉、有滞之象，在治疗中就可取导痰汤加水蛭，从痰、从瘀论治，效果显著。但切忌生搬硬套，见炎症即用清热解毒之药，是不对的。

## 二、讲究主症与次症的关系

患者往往不是仅有单一症状，这就要求分清疾病症状的主次。如患者失眠，伴有心烦、心慌、头晕、耳鸣，这就要以失眠为主证。其实质是阴虚火旺，临证多以自拟安眠汤治疗。方用：百合 30g，生地黄 10g，麦冬 30g，炒酸枣仁 30g，茯神 10g，生龙骨、生牡蛎各 30g，灯心草 3g，竹叶 10g，小麦 30g，胆南星 6g，甘草 6g，大枣 6 枚。水煎，早晚分服。方中以麦冬清热除烦；灯心草、竹叶病轻则选用，重则均用，或代以黑栀子 3g，与酸枣仁一养肝，一除烦；胃气不和者，可加清半夏；血压高、大便干、肢体不便者加怀牛膝；胸闷不舒，加苏叶、苏梗，或稍加川芎。对于神经官能症患者、自主神经功能紊乱等患者，寒热虚实错杂，要从根本病机来判断症状的主次。习惯性感冒患者，特别是对于中老年患者，多种症状共见，其根本病机为气虚，老年人为正虚邪恋，可用菟丝子、山萸肉、枸杞子、补骨脂、淫羊藿、制首乌、黄芪、人参、麦冬等治疗。对于多种疾病共存者，取其主，分治之，视其情况，“间者并行，甚者独行”。

## 三、重视错诊与复诊

复诊是认识疾病的深化过程，重视复诊，具有十分重要的意义。每个医生不可能对疾病的认识在初诊时即完全、正确，需要不断认识，不断完善，改正错误，总结经验。疾病的治疗效果，大致有四种情况：有效、无效、加重、出现不良反应。对于有效，相当于基本痊愈，不必再服药或效不更方，或微调，渐治渐佳。无效则反复审查，或病气未服，应当继续服药，其效渐显；如为首次用药错误，换药须当机立断；如先服有效，继服无效，乃因药当变而未变，或患者饮食起居，精神情志引起，但应多责之于医者自己。如病情加重，当为服药不当，或药病相争的反应，当详辨后处理。对于出现不良反应者，当改变方法，或稍加药引。总之，应当认真对待不断锻炼自己的洞察力，切忌以恶劣态度对待患者。曾治一患者，用化工厂废水洗澡后，下肢水肿逐渐向上蔓延，下肢红肿热痛，发紫，数家医院错误治疗后，称其不治，而张老师辨其证属湿热下注，方用鸡鸣散加减。药用：木瓜 30g，橘红 12g，吴茱萸 12g，槟榔 12g，苏叶 12g，防己 12g。一剂病减，为有效，然效不明显，当属药对症，然药力尚不足，遂于复诊时，加苍术、薏苡仁、黄柏，另加牛膝为引。三剂效显，后加减数十剂痊愈。效果当归属于重视患者复诊。

**四、善于治则与机变**

对于疾病治疗，有的用一个治则，有的需多个治则，当守则守，当变则变。在原则不变的情况下，用药灵活多变，某些药味的加减，用量的增减变化，当随疾病消长转化，根据用药后的变化随时调整，否则疗效不能提高。

**五、注意遣方与经验**

方剂是历代医家的经验总结，是经得起验证的。每个医者，必须记忆300~500首方剂，有了扎实的基础，对临证组方，开阔视野，组合成更好的方剂，更有好处。但是有了这个基础，不能说就有了经验，必须通过实践加以验证，才能成为自己的经验，更好地在医疗过程中运用。

**六、经方与时方灵活运用**

经方药简效丰，对症运用，即能获得效果，要熟练掌握经方的方证，临证时便能灵活运用。在运用经方的同时，要学会运用时方。张磊老师最喜用陈修园方，并以丹参饮与百合汤组方“丹百汤”，用以治气滞血瘀，胸胁疼痛，见阴虚为主者（相当于现代医学的冠心病、心绞痛等病）。药用：丹参 30g，檀香 3g，砂仁 3g，百合 30g，乌药 10g，瓜蒌 10g，郁金 10g。本方效果颇佳。总之，临证之时当用经方用经方，当用时方用时方，经方与时方有机结合，对疾病治疗更有益处。例如治疗眩晕，本病多与痰、湿有关，张磊老师喜用半夏白术天麻汤加泽泻，这里就相当于用半夏白术天麻汤合用了经方泽泻饮。

## 七、药量与药效的关系

首先，效与不效与药物用量有明显关系。如腹胀当用大量时，量小则杯水车薪。草果、草豆蔻、砂仁之类，脾虚为主则量宜少，芳香运脾，量大则起燥湿作用。再如羌活、防风，如用于表证需量大，如用于胃肠不舒则量宜轻，一般不超过 3g，鼓舞胃气，调达肝气。对于下肢瘀肿，无心肾疾患者，当属气化失司，可用六味地黄汤加五苓散，也可稍佐羌活、防风，不宜量重，用其二味“散有形之湿，升脾阳之陷”。其次，药与药之间的比例关系。这也是一个十分重要的方面。张磊老师以厚朴三物汤与厚朴大黄汤为例，药味相同，其治则不同，皆因其药量的差异；另如桂枝汤调和营卫，桂枝与白芍当用等量，方可获效。临证之时，必当详审其病机之变化，斟酌用量，做到比例适当，方可获效。

## 八、合理运用重剂与缓剂

所谓重剂，即药味少，药量大或药味多，临证称为“霸道”；缓剂，即药味少，药量小，临证称为“王道”。重症当用重剂，缓证当用缓剂，重剂好取效，“王道无近功”，但须灵活掌握。

## 九、讲究精专与庞杂

临证之时，对于病情危重，病机单一，当讲究精专，即味少而专；若病机杂乱，寒热虚实均有，则方宜寒热温凉均用，但切忌不辨病机，见症用药。

## 十、注重扶正与祛邪

疾病的发生是邪正相争的表现，用药就是扶正与祛邪，无论用汗、吐、下等何诸法，均应固护正气，在正邪关系上，调理阴阳要有预见性，看正邪消长状况，当机立断，当补则补，当泻则泻。

《河南日报》2012年4月27日

# 中、现代医学的诊疗对话

本报记者 赵慎珠

**核心提示**

中医诊断以“望、闻、问、切”为主，现代医学诊断主要依据各种检查手段；中医治疗讲究辨证施治、对症用药，现代医学治疗多用化学药物并视病情进行手术等。无论中医、现代医学，都必须首重医德。如何避免过度检查、过度治疗，是中医、现代医学都要共同面对的问题。记者就此采访了河南省一位行医65年的名老中医和一位从医30年的现代医学。

**人物介绍**

张磊，河南中医学院第三附属医院主任医师，国家二部一局第二批师承制导师，国家“十五”攻关“名老中医学术思想、经验传承研究”课题的名老中医。

张庆宪，郑州大学第一附属医院呼吸内三科（呼吸暨重症）主任、物理诊断学教研室主任，主任医师。

**诊断：凭经验还是靠仪器？**

**记者：**面对前来就诊的患者，怎样进行诊断？

**张磊：**中医诊断以望、闻、问、切为主，通过对人体外在的生命活动的观察，判断体内病理变化的某些特征，推断脏腑的内在变化。中医诊断治疗最大的特点是：不但要看到“人的病”，还要看到“病的人”，要因时、因地、因人而异，对于患者某一个部位出现的异常，需要结合个体状况，运用整体观念去判断。综合“四诊”，用中医的思维方式，辨证的方法，进行分析、归纳和判断，最后得出结论。

张庆宪：作为呼吸科的高级医师，经常会面对危重和疑难病症的临床诊断和治疗。面对患者，一是询问病史、了解症状，二是进行相应的体格检查，看看是否会有什么疑难杂症。如果发现有异常，比如肺部有啰音，说明肺部有问题，医生会推断可能是什么病，再根据这些最基本的判断，去选择做一些相关的检查，通过检查结果来确认病情。

**记者**：如果来的是一个最常见的感冒患者，怎么对他进行诊断？

**张磊**：感冒分为风寒、风热两大类，往往不那么单纯，会有兼杂和个体差异，比如原来有没有痰，有没有气？生气或气虚和湿，吃饭是否正常等情况，另外患者的年龄大小，自身体质强弱等个人因素都必须综合考虑，才能开出合适的方子，对症下药。

**张庆宪**：简单感冒常使用中药抗病毒药物，减轻病毒感染的程度，然后用一些对症药物改善因感冒导致的全身不适。有一部分感冒是由于细菌、支原体、衣原体感染引起的，需要用一些抗感染药物。如果导致下呼吸道感染，以及肺炎或全身其他疾病的出现，就不再是感冒了。

### 检查：如何确定常规与过度的界限？

**记者**：如果在诊断中需要做进一步的辅助检查，怎么确定检查的内容和范围？检查的原则是什么？

**张磊**：找到我的患者，往往是辗转各地久治不愈的，或是在现代医学医院确诊后治疗效果不好想吃点儿中药的，患者经过诊断后，吃几剂中药，病情有所改善，能够得到稳定的，就不需要进行仪器检查。现代医学的诊断检查结果，对中医很有用处，但仍然要运用中医的方法进行辨证治疗。化验单只能作为一个参考，如果你只凭借化验单去用药治疗，效果肯定不好。

**张庆宪**：到大的医疗机构就诊，检查多一些，诊断的准确性更高一些，相应花费就大一些。疑难病的诊断是要花费一定的代价才能确诊。很可能是查一步，找到一些线索，再查一步，做些化验，又发现一些新线索，运用这些线索再去检查、探索，直到把病情查清楚。

**记者**：在对患者进行检查时，什么是常规检查？哪些属于过度检查？

**张庆宪**：不花钱看病或少花钱看病，一部分病是医生凭借经验来评估的；花钱检查看病，是有证据的诊断，看病的准确性高，花费的代价也高。目前，检查项目在逐渐增多，它的好处是明显提高了医疗的安全性和诊断的准确性，坏处是增加了相应的医疗费用。结合某些病，按照诊疗常规进行的检查，是正常检查。如果考虑疾病之外会有其他疾病的可能性，再进行相关的检查，是合理的；如果没有相应的其他指征（首次筛查除外），进行非相关的疾病检查，或是短期内的重复检查就属于过度检查。比如患者拍了胸部 CT 正常，短期内反复做胸部 CT，就是过度检查；再如患者心电图正常，反复进行心电图检查，也是过度检查。但是如果是心肌梗死的患者，为了短期观察动态演变，短期内需要反复做，应该属于病情观察的需要，不是过度检查。

**用药得当才能问心无愧**

**记者：**如果病情能够确诊，用药有什么原则？

**张磊：**中医临床治疗，根据疾病性质的不同，有“七方”“八法”“十二剂”之别。具体到每个方子，必须组方严谨，针对性强，用药不在多而在精和准，每看一个病，每开一个方，一定要过细、认真和果断。辨证、立法、用药，三者缺一不可，即使辨证立法都对，而用药不精、不准、不适量，同样会影响治疗效果。作为医生，治好治不好病，都应该用药得当，医生才能问心无愧。

**张庆宪：**用药的原则比较复杂，我们关心最多的是抗菌药物的临床应用。一是要有目的地选择抗菌药，有感染指征的时候选用相应的抗感染药物。二是每个抗菌药物，都有它起效的时间，一种药物，观察三天才知道它的效果，如果没效就要停药。没效而长时间使用该种药，属于不合理用药。有些治疗，需要相应的时间比较长，所以抗菌药物的合理用药，是有相应的诊疗规范和药物治疗的疗程，要做到科学用药。

**记者：**目前不少患者提出，在治疗中，经常会遇到大处方，您怎么看待这个问题？

**张磊：**在开方中，大剂药与小剂药要各得其所。小量（指一般常用量）用药，是根据病症需要而定。决不能无原则无目的地乱开大包药，不能片面认为药量开得大的才能治病，小了就不治病。有的医生习惯地开大方，药味既多，分量又大，也不考虑是否药过于病。不仅造成药物浪费，增加药费开支，而且效果也不见得好，甚至适得其反。当然病重药轻，药不胜病，也是难以取效的。否则，杯水车薪，无济于事。

**张庆宪：**药物包括两种，一是主要治疗药物，二是辅助治疗药物。主要治疗药物是指疗效明确，为了扭转或者治愈某种疾病所使用的药物。根据需要，有些药比较便宜，有些药价格比较贵。我们不认为对症的昂贵的药物是大处方，相反，它是规范治疗的需要。辅助治疗药物，临床上会使用一些有一定疗效但是疗效并不明显，或疗效尚未确定的，这类药物的过度使用属于大处方。适当选用一到两种的辅助治疗是合理的，过多选用过于贵重的辅助治疗的药物，属于不合理用药。

**记者：**患者如何选择现代医学治疗还是中医治疗？

**张磊：**中、现代医学各有特点，各有短长，中医的优势在于疗效，它指的是患者的症状消失了。一般来讲，中药价廉，看中医会更经济、省钱。患者看病买药，处在被动地位，对用药向来没有讨价还价的，医生决不能单纯为了经济利益，开不该用的贵重药物。切忌乘人之危，取人之财。

**张庆宪**：在现代医学诊断之后，一些慢性病需要调理、调养时，中医是有很多独特的方法，中医理论可以发挥出优势。但是在一些危急情况、危重症状，还有一些已经有明确的诊断治疗方法的疾病，而且疗效比较好的疾病时，比如心脏支架和搭桥手术，还是应该选择常规的现代医学治疗。适度医疗，减少过度检查和治疗，同时避免检查和治疗的不足，是保障医疗过程正常进行的基本要求。

《中国中医药报》2007年2月16日

# 跟师张磊临证体会点滴

邓素玲　河南省中医院

河南中医学院张磊教授是全国知名老中医。他博学多识，精于辨证。我跟师期间，老师从不同角度带教、示范于我，使我受益匪浅，现将跟师临证体会介绍如下。

## 一、治病求本，辨证准确

“治病求本”是中医临床的基本原则，张老师强调辨证、诊断的准确性，认为辨证的思路与方法很重要，因此要求我们在博学强记的基础上，一定要多临床、多实践。

随师应诊时，张老师常告诫我们不要被种种表象所惑，要抓主要矛盾，找病证的实质，把握辨证论治的原则。参考别人的检查和诊断结果时，不能约束自己的辨证思路。治病求本，以不变应万变，要善于从众多的现象中找出病机的根本所在，以之指导立法、处方、用药，方能取得较好的疗效。如消化道病变的患者，要重视脾胃的升降、运化与肝主疏泄之间的关系，调理脾胃如同开门，关键在于启动于“枢”，枢机一调，升降有序，诸症自消，若负担过重，枢机沉重难启，恢复缓慢。对现代医学诊断的不同疾病，要根据辨证，同病异病、异治同治，很多矛盾就会迎刃而解。

再如失眠一证，成因复杂，气、血、食、痰、湿、热、虚皆可导致本病，机制不外阴阳失调，阳不入阴，故治失眠不全在镇静安眠。首当分辨虚实，实者应审清病邪的性质和病因，因虚致实或虚实夹杂者，应先祛邪，邪去方可养正；虚者应审清气血阴阳，找出致虚的因素。审因求本，务在调节阴阳，使之归于平衡，阴可潜阳，阳不外越。再稍加疏导，使心胸开阔，气定神闲，则顽症可治。

对于正虚邪留之患，张老师主张祛邪以安正。如肺癌患者，每虚实夹杂，虚喘息微，语声断续，却痰浊壅盛，憋闷难卧，张老师常用苇茎汤加味除痰浊，利肺气，以肃清内环境，助正气恢复，使患者的生存质量得到显著的提高。又有肝病患者，肝功能异常，病毒复制活跃，每见肝热脾湿，浊邪内盛，老师常用苇茎汤合茵陈五苓散加减，使浊毒无依附、生存的环境，则病情渐轻，正气来复，肝功检查也渐趋正常。

张老师认为治病求本关键在于辨证，辨证准确的基础在于中医学知识的牢固掌握和灵活应用。

## 二、师古不泥，立法处方独到

张老师博览群书，上至名家经典，下至诸医验案，文史哲诗书乐无所不及，博古研今、兼收并蓄的治学态度造就了张老师开阔的思路和独到的见解。尤其对于复杂证候的辨证论治，每能见到其平和雍容中所蕴藏的奇思灼见。张老师认为临床上许多迁延不愈的顽症，都与机体的代谢紊乱、运化失调有关。气血津液运行输布的异常，产生于脏腑的功能失调，又进一步阻碍脏腑功能的运转，致使临床治实碍虚、补虚助实，而从难治终成不治。因此细致分析气血津液的运化过程和湿浊痰瘀的形成条件，认为经气不利，枢机不运，则三焦气化均可受制，必以行气之品，疏散通达之，使气机通畅，湿浊痰瘀方有散化之途。因气化正常，则人体纳化、排泄才正常。故治血治津，均当行气，气行血行，津血同源，治之理亦同。在此基础上，制定出针对三焦湿热的涤浊法；针对水气互阻、经络郁滞的疏利法；针对脾胃纳化、升降失调的运通法。根据脏以藏为用，腑以通为顺的理论立法，通过调整脏腑功能状态，达到藏精与泄废的和谐运作。

在疾病发生、变化、治疗、康复过程中，老师既重视气血、阴阳、脏腑功能失调的病理作用，也不忽视其自我调整和蠲邪的能力，制定出恢复平衡的燮理法、助正祛邪的灵动法、既病防变的达郁法、扶本抗邪的固元法，处处体理出重视调理、平衡、恢复脏腑功能的立法原则。

如燮理法产生于《内经》“阴平阳秘”的平衡观，但既不同于“治热以寒，治寒以热”，也不同于“阴中求阳，阳中求阴”。此法灵活性较大，范围广，没有固定方药，要求把握脏腑功能失调的度及药物功能属性配伍对脏腑功能恢复的襄助。如治疗顽固性泄泻，将“腑以通为顺”与“小水利则大便坚”的理论合参，以消导化瘀法与利湿化浊法合用，通过疏利前后，恢复大肠的正常传导功能。久泻不止者，以山前汤稍加补虚，每效如桴鼓。

张老师善于运用经方，却不照搬经典，在治法的确立上，匠心独具，以法统方，推陈致新，独出心裁，体现了老师对方与法的驾驭能力，对我们临床治疗疑难的顽症、痼疾，颇有启发作用。

## 三、精益求精，确保疗效

张老师求精务实的工作作风是临床医生的楷模。年逾古稀的张老师门诊量很大，但从不草率对待患者。张老师组方精当，经方、时方、验方，用之贴切，不拘出处，内外结合，用药颇费心机。如郁证之治，肝旺宜疏，脾虚宜健，恐柴胡升疏太过，而劫肝阴，故用生麦芽升发胃气，运转枢机，助肝疏泄，补中有疏。再如治经络不通之痹痛，张老师用药突出一个“通”字，并不仅限于通经活络之品，也在药量上做文章，张老师认为“轻可去实”，因此，对于经络不通者，药量不仅不大，有时反而小得令人吃惊，每使人有“茅塞顿开”之感悟。对一些久治不愈的斑疹、疮疡、皮癣、肿疖等顽症，必为其配外用药方，三两味药，多属张老师收集或研制的验方。对一些特殊煎法的药，总是要求交代清楚，患者有问必答，从不敷衍。饮食宜忌，生活起居，常亲自嘱咐。张老师认为中医临床的疗效，仅着眼于辨证、处方是不够的，药物的配伍、煎法、服法，处方的经济实效，患者的接受能力，都是临床疗效不可轻视的基本环节。

确保疗效的关键还在于分析病机，确立治法。如湿浊痰瘀之证，临床多迁延顽固，治湿之法，在上可宣可化，在中可燥，在下可利。若三焦不畅，则应畅达气机，调理枢机，分消水湿。观湿阻部位，就其近，顺其势，因势利导。与他邪相合时，去其所附之邪。权衡合邪的轻重主次，折其合，削其坚。痰湿瘀滞，久而成浊，必阻碍脏腑功能的正常发挥，张老师所立“涤浊法”，以清廓祛邪，疏涤五脏，助枢机运转，为邪气找出路，显示了治疗疑难顽症有条不紊的指挥定力。

张老师告诉我们：“临床是琐碎的，临床经验就是点点滴滴。”因此，要把临床做得非常认真、仔细，不放过任何一个细小环节。并以前人诗句自警：“下笔虽完宜复想，用心已到莫迟疑。”把恢宏的战略气度与精湛的战术技能相融合，诠释了“不为良相，愿为良医”的深刻内涵，值得我们后辈医生深思。

《郑州日报》2013年8月9日

# 悬壶济世　诗心行医

## ——中原之子系列人物之张磊

本报记者　杨玉玺　刘春兰　汪辉

张磊（1929—）主任医师、教授，河南固始县人。1958年考入河南中医学院本科，毕业留校任教，历任教研室主任，医教部副主任，教导处副处长、处长，河南省卫生厅副厅长等职。中国共产党十一届代表大会代表，曾任河南中医学会会长，中药学会会长，《河南中医》编委，《中医研究》顾问，河南省中药新药评审委员会委员。国家二部一局第二批师承制导师，系“十五”国家攻关“名老中医学术思想、经验传承研究”课题的名老中医。首届全国中医药传承特别贡献奖获得者，荣获越人杯河南省优秀医师奖，河南中医事业终身成就奖。

他医理纯熟、医术精湛，临床经验丰富，擅长内科杂病治疗，并总结出临证八法，形成了自己独特的“动、和、平”学术思想，发表学术论文多篇，注释《产鉴》一书，著《张磊学术思想及临床经验》《张磊临证心得集》《张磊医馀诗声》等专著。

7月初，大型文献纪录片《河南中医1958》在郑首映。这是全国中医药高校拍摄的首部电视文献纪录片，社会反响强烈。

1958年，对于河南中医事业发展而言，无疑具有里程碑意义。这一年，河南中医学院迎来了建院第一批学生。这是我省首次通过高考录取的学生，在大学课堂接受中医药学教育；这一年，足以让河南中医学院引以为骄傲和自豪的是，从这批58级首届毕业生中，走出了一大批享有崇高声誉的国家级名老中医。

张磊，是镌刻在河南中医学院华表历史上“1958”名老中医群体当中的杰出代表。

作为中医大家，他悬壶济世，救助了无数患者；作为杂家，他雷学深厚，集诗、书、琴于一身；作为医者，他用一颗充满仁爱的诗心行医，无论出诊，还是在家坐诊，从来分文不取；作为师者，他熟读“四书”“五经”，授课旁征博引，教导学子热爱中医，要做一辈子“铁杆中医”；为政，他严于律己，清正廉洁，集大医的责任担当与诗人的大爱情怀于一身，唯独没有半点

“官”气。

作为国家级名老中医、首届全国中医药传承特别贡献奖、河南省中医事业终身成就奖获得者，张磊，这位人称“老神仙”的老人，是如何成为一代中医大家的？

日前，记者走进张磊家中，探寻这位年逾八旬老人的悬壶济世、诗心行医之路。

## 从私塾先生到中医大家

这是一个星期日，在张磊老人的家里，一个从客厅隔出来的小小“诊室”里，早已挤满了患者。

人堆里一位满头白发、仙风道骨的老人，双目微闭，神情恬淡，静静地倾听患者的每一声脉动，间或向患者询问病情，略一沉吟，随之手书处方，详细医嘱，得到诊疗后的患者无不致谢离去。

这位老人就是张磊。看到记者的到来，他略微欠身示意，让在客厅等候。

等待的时间里，记者环顾客厅四周，偶见对面墙上悬挂“清和”二字，由澳门知名爱国人士、第十一届全国政协副主席马万祺题写。另一面墙上，是一副张磊自我写照的五言诗：“面如春水皱，头似白云堆。莫道容颜老，雄心尚不灰。”由著名诗人林从龙先生书写。

从和张磊的老伴聊天中，记者得知，本该安享晚年的张磊，除了到医院坐诊外，家中基本每天都是患者不断，有不远千里慕名而来的，有口口相传介绍而来的。不管是达官富贾，还是小区商贩，或是环卫工人等，不问贵贱，来了就给看。“老百姓看病难啊！”这是常挂在张磊嘴边的口头禅。于是，老伴常常把饭菜热了又热，很多时候他吃完午饭已是下午两点多钟了。

两个小时后，送走一拨患者，乘此间隙，张磊向记者讲述了他的行医人生。

张磊出生于山川秀美、民风淳朴的古蓼城固始县，自幼入私塾，寒窗苦读。

“生命至贵，岂可忽乎者哉？”尽己所能让更多的生命转危为安，是行医的根本意义，这也是65年前张磊毅然踏上从医路的初衷。

张磊说，在当时入私塾读书皆得“包本”，所谓“包本”，即每本书都得从头到尾，一字不漏一字不错地背下来，老师才允许换新书接着学习。数年后，出了私塾，又被聘请走进私塾，当起了先生。这些传统文化的积淀，为他日后从事中医事业奠定了深厚的文化根基。

年纪轻轻，不甘当个私塾先生，张磊后来听从父亲教诲，拜在当地老中医张炳臣门下学医。三年便出师，他运用所学知识悬壶乡里，渐有名气。

1952 年，张磊进入联合诊所，虽然医生不多，但都是当地名中医，经验丰富，这期间他学到了很多东西。1953 年，他进入区卫生所工作，积累了大量临床经验。1958 年考入河南中医学院，成为该校首届六年制本科生。

这段求学经历给张磊留下了难忘的记忆："建院之初，我们没有统一的教材，教材都是老师自己刻写油印的。当时，学院同时盖了两座楼，一座教学楼和一座病房楼，很阔气，我们也从两人共一个条凳的平房教室，搬到了新大楼，大家高兴极了！"

"在 1959 年参加开挖贾鲁河时，劳动量大，中午学院送饭免收粮票，我一顿能吃九个馍；在生活困难时期，饭票不够的时候我用豆腐乳冲水喝；有时候从泔水缸里捞些白菜疙瘩，洗干净了用脸盆煮着吃。在那艰苦环境里老师照样教得认真，学生学得刻苦，不浮躁。"

张磊是 58 级同学当中公认的才子，毕业后留校任教，除授课外，一直坚持临床治疗。1977 年，他光荣出席了中国共产党第十一次全国代表大会。1983 年，作为医疗卫生战线的优秀知识分子，他走上领导岗位，任省卫生厅副厅长。

1988 年，张磊从副厅长的岗位上退下来。他写下一首自勉诗："年将花甲意如何，忆昔思今感慨多；退政谁云无事事，重操医技镜新磨。"他怀着愉悦的心情重返医院，坐诊至今。

在张磊讲述中，电话不断，门铃声不时响起，令人不堪其扰，但他却说："你们别说我辛苦，到这个岁数了，被人需要，还能为人服务是件幸福快乐的事儿。"

## 矢志走正岐黄路

矢志走正岐黄路，丹心护好杏林春。60 多年来，张磊一直在岐黄路上不停地跋涉求索。

他从来都是连一分钟不愿意浪费，每天早晨起得很早锻炼，年轻的时候是跑，老了就变成走。唯一没有改变的就是坚持学习。他常说："干到老，学到老；学到老，干到老，医无止境，学无止境。"

虽时隔 60 余年，张磊潜心岐黄背"汤头"之事，仍让 58 级同学津津乐道。

那是 1959 年秋，一个星期天，张磊和同学吕靖中相约在宿舍背"汤头"，俩人整整背了一上午。最终，张磊背了近 500 个胜出，"汤头"里除了书上的，还有他自编的。

张磊常说，治病救人要有真本领。这“真本领”被他总结为“六个实”：这背“汤头”就是其一，为基本功之实。他说，基本功是慢慢夯起来的，“打好基本功，才会有后劲”。

“不能强调工作忙无暇读书，展展卷也可得益，这是读书之实。”张磊除精心研读《黄帝内经》《伤寒杂病论》等经典外，还博采百家之长，从中获益匪浅。

“熟读王叔和，不如临证多。”张磊则说：“熟读王叔和，还得临证多。此谓临床之实。临床要走长征路，一步一个脚印，不能‘理论一大套，看病汗直冒’，临床功夫是练出来的，要在‘实’上下功夫。”

“各个门类皆有其术，只有术精，才能兴业，医也不例外。”张磊说，为医讲究医术之实，是因为医的对象是人，对于医术要求更高。决不能不求进取，满足现状，更不能以术“杀人”。为医者要提高医术，精益求精，“我虽不敏不才，但始终是向这个方向往前走的，而且将一直走到终点”。

中医之所以经久不衰，疗效是根本。张磊说，中医疗效之实是谁也不可否定的。医学科学讲究实事求是，来不得半点虚假，而衡量医生医疗水准的高低就是疗效这把尺子，尤其对于疑难病症和大症。

张磊认为，中医要有创新之实。中医发展史，就是不断创新的过程，没有创新就没有发展，没有发展就没有前进。创新是在传承基础上创新，包括理论、学术和经验上的创新，否则创新会离谱。

张磊从医诊病，总能够透过云遮雾罩的表象，在山重水复中找到柳暗花明的路径。

国医大师李振华这样评价他：“张磊在中医理论上提出的动、和、平思想和在临床实践中总结出的临证八法，具有一定的创新意义。”

“张磊厚积薄发，把儒家思想引入中医理论，这是一个创新。”一代针灸大师邵经明生前也给予他高度肯定。

## 仁心大爱济苍生

在物欲横流的喧嚣中，不少人都在苦苦追问，怎样才能经得起诱惑、耐得住寂寞，张磊用行动做出了最好最响亮的回答。

1984年，张磊到上海学习，火车抵达真如车站，下车后，乘公共汽车到市内，但离上海第一医学院还比较远，为了节省资费，他就肩背行囊，一直走到学校，累得浑身是汗。在上海学习的半年，他只花了八角钱。

身为副厅长，他严于律己，为政清廉的轶事，至今还被传为佳话。“张老从政时两袖清风，从不谋私。退休时，家中几乎没有什么存款。然而，他热情好客，待人诚恳，家里经常打地铺住着老家来看病的乡亲。”周友龙说。

“诗声如人生，磊落又光明。为官最清廉，行医济苍生。”老同学王立忠这样赞誉他。

在骨子里张磊始终是个医生。虽没有时间坐诊，却时常有患者慕名到家里求诊，他也从未中断对中医的研究。1988 年，张磊退政。如同一个闻惯了硝烟的老兵，重返自己熟悉的战场。退下来一个星期，他就怀着愉快的心情，到河南中医学院三附院坐诊了。

如果说医院是个大门诊，那他家是个小门诊，他在家坐诊从不收费，只要能治病，什么药便宜开什么药，能用便宜药，不用贵药；能用两服药，不开三服药。

张磊出诊也不收费。2006 年夏天，家住政七街的一个 90 多岁瘫痪老太太病重。张磊也是近 80 岁的人了，但他冒着酷暑登门，为弄清病情，老太太吐的黄痰，他都要看一看。

2008 年冬天，张磊因非常严重的腰椎间盘突出症发作，走不成路，住院期间，躺在病床上，还在为慕名前来求医的患者看病。他心里只有患者，一见到患者，就忘了自己也是个患者！

“其操术不可不工，其处心不可不慈。”张磊认为，医生是一个特殊职业，因为医的对象是人，人的生命至尊宝贵，对医术精益求精，对患者要善待。庸医无异于用术杀人。

有这么一位健壮的汉子，如果不是遇见张磊，差一点被锯腿。

焦作一锅炉工人，因用装过化学漆的铁桶贮存的水加温洗澡，继之右胫水肿，数日整个右下肢肿胀欲裂，疼痛严重，中现代医学治疗辗转月余，不见减轻，现代医学说非截肢不可。

“锯腿？我不锯，不锯。”直到有一日，患者慕名找到了张磊。根据患者病情的发展，张磊摸清其本质下药治疗，数日后由重转轻，月余后行走自如，后回访患者，已健康如常人。

20 世纪 90 年代初，许昌一农村女孩骑车上坡，被四轮拖拉机挂倒，受到惊吓精神失常。到很多家医院看过，都没有明显效果。找到张磊，他开出了一个方子“血府逐瘀汤”，用药普通，患者服后疗效很好。

“张老有很厚重的中国传统文化积淀，他开出的药方，如排兵布阵，常引经据典。厚德载物，博大精深，使得他能在浩瀚如海的中医方中信手拈来。”提起张磊，河南中医学院三附院针灸推拿学院副院长周友龙说：“张老经常用一些常用方治愈疑难杂症，就像一个武林泰斗，化解生死险境用的竟是平平常常的招式，这源自他深厚的功力。”

熟识张磊的人，提起他来，钦佩之情皆溢于言表，不仅钦佩他精湛医术，更敬重他既重医术又重医德的高尚品质。

“医生要敬业，要接近贫困大众，只要是患者，都要一样看待。”张磊说。20世纪70年代提倡“开门办学”，他和几名学生在驻马店泌阳赊湾公社卫生所实习，一次，接诊的一个患者是被家人用架子车拉着到卫生所就诊的，看到患者瘫痪行动不便，张磊就主动提出到家里去看病，找到患者家里时，他惊呆了，家里只有两间破房，患者母亲失明，父亲去世。

认真检查后，张磊决定用针灸治疗，就把学生分成两组，每隔两天步行到他家针刺一次，风雨无阻，坚持数月。张磊每次必去，每次去还帮患者挑水、打扫卫生。回郑不久，张磊收到来信，原来瘫痪在床的患者经过他们的悉心治疗后能下床走路了。张磊闻讯异常高兴。这封信件老人珍藏至今。

一位郑州东三十里铺的患者是肺癌晚期，用架子车拉来也比较困难，张磊却马上说：“不用拉了，我去家里看。”此后，他每隔六天就骑着自行车去患者家诊疗一次，三伏天也未间断，直到患者离世。

## 诗心行医　无方而方

凡病必平其心。张磊说，中医治病还应考虑到人的精神面貌、思想状态，这对疾病的发生、发展和预后，都有很大的影响，所以既要开好有药处方，也要开好无药处方，特别是对于因郁致病者，要动之以情，晓之以理，使患者心得其平，情志以开，这样才能起到事半功倍的效果。

一位女患者，心情烦躁，寐少梦多。这是因为夫病早逝，伤痛久不能平所致。张磊在治病之余，赠患者诗一首：“陈罢病情述病因，病因不幸久伤神。应将往事全抛却，面对青山总是春。”以一首小诗，抚平了患者内心久治不愈的伤痛。

“雪里梅花雪后松，冷香高洁耐寒冬。一支画笔随挥洒，何计歪斜与淡浓。”这是张磊在为一位女画家问诊后，赠诗一首，以鼓其斗志。

一个医者，只有入木三分地入乎其内明察秋毫，才能超然豁然地出乎其外洞悉其妙。从有形到无形，从有界到无疆，这是何等的大智慧！

张磊说：“我主业是医，但对旧体诗非常喜爱，对所遇之事，往往凑上几句，抒发自己的情感。”

翻阅《张磊医馀诗声》，其摘录诗歌不下400首，给人以朴实感、清新感和美感。尤难能可贵的是，为起到见诗如见人、见字如见人之目的，老人常用毛笔写成，更觉别致，耐人寻味。故有不少患者感叹说：“未吃药，病已好了几分。”

医者，仁术也。张磊常说，医生对待患者要有一颗仁慈之心、平静之心，不要被势位富贫美丑所影响，更不能以术谋私。他常告诫学生，书要多读，理要精通，自知不足，勤学莫止。患者为本，热情清廉。

授人以鱼不如授人以渔。中医要传承，张磊告诫同学们，注重医德的培养，做一名好医生，要尽自己的力量宣传中医，传播中医，做“铁杆中医”。如今，有关中医和现代医学的争论甚嚣尘上。不少人认为中医只能治慢性病，不能治急性病，很多人看来，中医只擅长日常进补或者慢性病的调养，有大病还得去找现代医学看。甚至很多搞中医的不热爱中医，不相信中医，自己瞧不起自己，这是非常不好的。

“要系统学习中医理论，要熟读经典。医生肚子，杂货铺子。医生不仅要向老师学习，向书本学习，也要向患者学习，广收博取。”张磊淡淡一笑说，中医是中华文明的智慧结晶之一，数千年来，中国人依靠中医保持了中华民族的生存、繁衍、昌盛，中医是被世人公认的“国粹”“瑰宝”，拥有一套根植于传统文化的理论。如今，社会节奏快，生活压力大，人们“求快”的心理可以理解，但中医的优势显而易见。

张磊说，简、便、验、廉，这就是中医的优势、诊治几乎不受任何时间、空间、条件的限制，在任何地方，都能够诊病，看病，没有药，可以用针灸，没有针灸，可以点穴治疗。张磊认为，中医不但治小病，而且能治大病，很多疑难杂症，中医确有独特疗效，这是事实。

张磊认为，中现代医学各有所长，各有所短，应该互相尊重。他坚持“择善而从，以彼之长，补我之不足”，在自己的治疗中参考现代检验指标，取长补短、兼收并取，灵活运用，决不生搬硬套，始终坚持实事求是。

“自处超然，处人蔼然，无事澄然，处事断然，得意淡然，失意泰然。”临别，老人挥毫题字。张磊服务他人，快乐自己，这六个“然”，是他的积极人生观，也是这位“老神仙”集毕生的临症经验，给世人开出的良药妙方。

《东方今报》2007年4月28日

# 大医精诚　杏林楷模

## ——记河南中医学院第三附属医院主任医师张磊

本报记者　封宁

“山不在高，有仙则名；水不在深，有龙则灵。”提起中医，人们都知道河南中医学院第三附属医院；说到河南中医学院第三附属医院，人们都知道国家级老专家张磊。张磊其人，医术精、人品好、医德高、医风正，几十年如一日。心系百姓，从不分贵贱妍媸；治病求本，能小方不用大方；把中医药简、便、廉、验等优势发挥得淋漓尽致，在解决群众“看病贵、看病难”等问题上都做出了榜样。在医院管理年活动、纠正行风活动和“讲正气，树新风”主题教育活动深入开展的今天，更有非同寻常的意义。

四月芳菲，春意融融。又是一个星期一的上午，河南中医学院第三附属医院门诊大厅门庭若市，挂号室窗口一大早就挤满了急切求诊的患者，医院工作人员正一遍遍地耐心解释：张磊主任医师的号早已挂完！在其诊室，看病的人们也早已排起了长龙。今天又是张磊主任医师坐诊日，有的患者3点多钟就已起来挂号了。几十年来，他凭着精深的医术和高尚的医德，博得了患者及同事们的高度赞誉，他的感人事迹也在不断地传播！去年，在中华中医药学会首届中医药传承会议上，张大夫获得“特别贡献奖”，以其学术思想为主要内容的国家十五攻关课题“名老中医学术思想经验传承研究”已经结题。作为“两部一局”（人事部、卫生部、中医药管理局）第二批师承制导师，他究竟是怎样的一位老人，又是怎样的一代名医？为了弄清这位78岁老中医的传奇人生，记者如约在他的家里对他进行了采访，兴许能找到正确答案。

### 诵经典，拜名师，虚心求教　传医道，授学业，诲人不倦

张磊主任医师幼小上私塾，“四书”“五经”全本都能背诵，这为日后学好中医学奠定了坚实的根基。18岁师事于当地老中医张炳臣，出师后，在家悬壶。1958年考入河南中医学院本科，毕业后留校任教。1983年调入河南省卫生厅任副厅长，从医近60载，治疗过的患者不计其数。无论在中医学院任教期间，还是在卫生厅做政府官员期间，他对中医事业的挚爱之情未减，对中医事业的探索未止，博采众方、勤求古训，正是这种挚爱和探索精神，为他成

为一代名医奠定了坚实的基础。

张磊主任医师深受儒学思想的影响，崇尚致中和平，精心研读《黄帝内经》《伤寒杂病论》等经典，博采百家之长，勤于临床探索，在几十年的教学和临床实践中，逐渐形成了精湛的医术和良好的医德医风。张大夫一生治学严谨，不但医术精湛，又言传身教，把自己的专业技术传给学生和弟子。他培养出的两个学术继承人目前都已在河南中医学院的医疗岗位上成绩斐然。记者在河南中医学院采访时，见到了孙玉信主任医师。提起张磊老师，他的钦佩之情溢于言表："张老师精究方术、为人师表，是一名儒医、大医，他既重医术又重医德的品质深深地教育和影响着许多人。"

**重辨证，求根本，直取天地真义　研岐黄，济苍生，正是大医本心**

多年的积累和大胆的尝试，再加上严谨的治学经验，张大夫医理更加纯熟，医术更加精湛，尤其对内科疑难杂症的治疗，更有独到之处。张磊主任医师指出，内科杂症虽然病种多，病情繁杂，但按其性质，不外乎"寒、热、虚、实"；按其部位不外乎"表、里、上、下"这一规律。因此在治疗时，应采取"寒者热之、热者寒之、虚者补之、实者泻之"等方法。遵循治病重在辨证，用药贵在精练原则，医术力求精湛，全身心为患者着想。他常说，处方要合情合理，用药要恰到好处，否则将直接影响疗效。所以，作为一名医生，不仅要学习典籍，参阅众著，更要接受新知识，对治疗中疗效不佳的病例，要查阅有关资料，求索新法好方，尽力解决患者之痛苦。在探索中求新，在求新中发展。

根据多年临床经验，他善于独出心裁，出奇制胜，常常收到事半功倍的效果。1978 年，他曾治愈一例小便不通的患者，患者为一个六岁半的小孩，小便点滴不出，痛苦不堪，患者先入某医院住院治疗，医生为其先行导尿，继而用针药，但是导尿管一拔出，小便仍点滴不出。医生用速尿剂也枉然，X 光拍片，也未见异常。10 天来，医生愁，家长忧。后在熟人的介绍下，其家长找到了张磊主任医师。张大夫认为患儿可能为肺气壅滞，肝失疏泄，而导致失常。遂采用提壶揭盖法治疗，以冀"上窍开，下窍泄"，也就是"欲求南风，先开北牖"的方法，药下须臾，尿液畅通，病告痊愈。

治病求本，是张磊主任医师遵循的又一规律。各种疾病都有其本质规律，现象是本质的反映，有什么样的本质就反映出什么样的现象，但是也往往出现现象与本质不一致的病症。张大夫根据"治病必求于本"的原则。通过辨证、立法、用药三个环节，达到治愈之目的。有一患者 50 多岁，是焦作某化工厂的锅炉工人，因劳动后用装过化学漆的铁桶贮存的水加温洗澡，第二天即感不适，继之右胫水肿，数日，整个右下肢肿胀欲裂，疼痛较为严重。当地医院先诊为过敏，后诊为栓塞性静脉炎，曾用过多种抗过敏药物和消炎药物。中药亦曾用过清热解毒、活血化瘀之剂，辗转月余，不见减轻，谓其非截肢不可。患者不同意手术，到郑州某医院求治，医生仍让其截肢，患者仍然不同意。随后就诊于张磊主任医师，其根据患者病情的发展，认为劳后汗出肌疏，感受水湿之邪而致。由于水湿之邪淤阻经络，压抑脉道、郁而化热，郁而致淤。淤和热是病之标，湿是病之本。摸清其本质，随下药治疗，数日后由重转轻，月余后行走自如。三年后回访其患者，健康如常人。

中医治病，还应考虑到人的精神状况。人的精神面貌、思想状态，对疾病的发生、发展和预后，皆有很大影响，可以促使病愈，又可使病进。例如精神情志受到过度而强烈的刺激，可使人眠食俱减，形体衰弱，此即所谓“因郁致病”。单纯的见病治病，是不能获得满意疗效的，甚至会导致不良后果。所以医务人员在治疗因精神因素而引起的疾病时，必须首先做好仔细的思想工作，充分调动患者的积极性，从而树立其战胜疾病的信心。正如《类证治裁》所说：“若不能怡情放怀，至积郁成劳，草木无能为挽矣，岂可借合欢捐忿，萱草忘忧也哉。”

他嗜好中医，但也不排斥西学，择善而从，以彼之长，补我之不足。根据其属肝阳上亢、或肝胆湿热、或肝肾阳虚、或痰瘀阻的高血压患者，分别配以建瓴汤、龙胆泻肝汤、镇肝熄风汤或黄连温胆汤等。治疗中参考现代检验指标，取长补短、兼收并取，灵活运用，决不生搬硬套。他的治学格言是：“书要多读，理要精通，自知不足，勤学莫止，决心在先，毅力继之，勿华于外，求实于内。”这位深受人们尊重的好大夫，年年被该院评为“最佳医生”和“先进个人”，得到了全院同事及患者的衷心爱戴。

**心系百姓，原无论贵贱妍媸　治病求本，何囿于大方小方**

张磊主任医师谦虚谨慎，几十年如一日。对患者悉心治疗，处方用药务求准确，他常说：“下笔虽完宜复想，用记已到莫迟疑。”其人品、医风、医德广为患者颂扬。

张磊主任医师人品好。医乃仁术，作为一名医生，首先要做好人，要有仁爱之心，急患者之所急，想患者之所想，痛患者之所痛。在同事们看来，他谦恭仁和，与人为善；在患者看来，他平易近人，富有爱心；在学生们看来，他倾其所有，诲人不倦。他常常对同事们讲，作为一名医生，如果没有一颗仁爱之心，就成不了一个好医生。视患者如家人，不能因患者身份、地位、贫富而行医。要一视同仁，对每位患者都要悉心照料，仔细询问，不断关怀，让患者真正感受到家的温馨。患者本身就很痛苦，如果再有歧视和高低之分，岂不更伤了患者的心？同时医生也失去了做人最基本的准则，就很难成为一名好医生。

张磊主任医师医德高。他认为："医生不仅要有高超的医术，而且要有高尚的医德，如果医德不好，即使医术再高，也不能很好地为患者服务，甚至会给患者造成一些不应有的损失和痛苦。所以一个道德高尚的医生，举止、言谈、待人、处事、接物都应该言行一致、表里如一，方能给患者留下美好的记忆。"张大夫应诊，通常中午一点才能下班，可家门口常常又有等待的患者，或不远千里慕名而来的，或通过患者介绍而来的，或是达官富贾，或是小区商贩，或是流浪乞讨者，无论贵贱妍媸，一律先看病后吃饭。张大夫有句口头禅：老百姓看病难啊！老伴拖着病弱之体把饭菜热了又热，等他吃完，往往是下午两点多钟。这样的情况对张大夫来说是家常便饭，街坊邻里也早已司空见惯。对于张大夫的弟子们来说，这样无规律的生活难以适应，而张大夫已坚持了几十年。

张磊主任医师医风正。他说："医生要敬业，要接近贫困大众，只要是患者，大家都要一样看待，遇到病情严重的患者，我就亲自登门为其诊治，不避污秽，不嫌烦琐，详细询问，仔细察看，细心分析，精确判断，而后为患者悉心治疗。"张大夫在谈到处方用药时强调：应视患者情况而定，该用大方则用大方，该用小方则用小方，当轻则轻、当重则重。据证用药，或大或小、或多或少，皆有严格的规范。患者用药除特殊情况外，还应注意用药剂量的大小变化，绝不单纯为了经济效益而开大药方，用不该用的药，给患者及家人造成过重的经济负担和精神痛苦，而忽视了作为医生最基本的良知和医院的社会效应，心系百姓，时刻惦记着群众看病贵等问题。

张磊主任医师尊重客观事实，唯求事实真理。他说："医生所从事的职业本身就是科学，科学是实事求是的，来不得半点虚假，无论医术高低，本事大小，都要实事求是，不能欺哄患者，不要做虚假广告，沽名钓誉，这样有害于社会，有损于医生的形象。"他临床实践中的病例记录，要求翔实记载。用量大小，药后效与不效，有何反应，均应如实笔录，从不效中找原因，不饰己非。他常说："治愈的病例是经验，经反复认真治疗而乏效的病例，也是经验，认真总结失败教训也很可贵。"

他的老同事、河南中医学院原副院长冯明清告诉记者，张磊主任医师治学严谨、工作认真，在全院有口皆碑，无论是在医疗教学还是学术研究上都一丝不苟。该院党总支书记王亚平说，张磊主任医师的人品、医术、医德受到了全院教职工和社会各界的高度认可，并引用河南中医学院党委书记孙建中同志的话，从“三通一高”（“三通”即通文理、通医理、通事理，“一高”即高悟性）方面给予其很高的评价。

张磊主任医师曾挥笔写下了一首诗以表心志：“年将花甲意如何，忆昔思今感慨多。退政谁云无事事，重操医技镜新磨。”是的，几十年来，张磊主任医师兢兢业业，一丝不苟。他挚爱中医事业，年事愈高，爱之弥深；传医道，授学业，诲人不倦。他用毕生的心血诠释了白衣天使救死扶伤、无私奉献的精神，用毕生的心血铸就了大医精诚的无悔人生，用毕生的心血书写了对党和人民的无限忠诚！唐代医学大家孙思邈云“凡大医治病，必当无欲无求，誓愿普救含灵之苦。不得瞻前顾后，自虑吉凶，护惜生命。昼夜、寒暑、饥渴、疲劳，一心赴救”，张磊教授不正是这样的苍生大医吗？

杏林史话

《河南商报》2016 年 4 月 27 日

【大国医之张磊（一）】

**他幼上私塾，熟读经史，二十世纪八十年代初即以“方精、药少、量小、疗效好”蜚声中原杏林。悬壶乡里、济世活人之外，诗词唱酬、琴曲歌赋亦是他的乐趣。他，就是 87 岁高龄的国家级名老中医、儒者张磊。**

# 大医大儒

河南商报首席记者　马红丽

## 关键词：身份

河南中医事业终身成就奖获得者，河南省原卫生厅副厅长，国家级名老中医，全国第二批名老中医药专家学术继承指导老师，国家“十五”攻关“名老中医学术思想、经验传承研究”课题的名老中医……

87 岁的张磊身上，有很多头衔，但他愿意主动提起的身份只有一个：河南中医药大学主任中医师、教授，他说，这个身份，是对他——一个医者最大的认可。

采访张磊不是一件容易的事儿，不是因为他架子大，而是因为他太忙。每周一、周三、周五上午，他要在河南中医药大学第三附属医院坐诊，其他时间主要还是坐诊，在哪儿坐诊？家里。因为他名气太大，被患者们口口相传，久而久之，患者们就辗转找到张磊家中看病，于是，家里就成了张磊义务给患者诊病的小诊室。

于是，我从 2015 年年底开始的这个专访，由于每次都会被不断上门求诊的患者打断，便延至现在。

## 关键词：包本

张磊，河南信阳固始人。他幼上私塾，经史子集，样样通读，其中，“四书”“五经”皆得“包本”。

何谓“包本”？所谓“包本”，就是每本书要从头到尾，一字不漏、一字不错地背诵下来，老师才允许你读下一本（换新书）。读到一定时候才给开讲，并逐步教你写诗词，做文章。

这样“包本”的国学根基，为张磊日后学习中医并成为一代名医打下了坚实的基础。因为，中医辨证论治的治病原则原本就是辩证唯物主义哲学，只有通晓国学经典后，才能通晓中医典籍大义，进而悟出中医的治病法则。北宋伟大的政治家，曾写出“先天下之忧而忧，后天下之乐而乐”这样千古绝唱的范仲淹，他老人家就说过一句非常经典的话：不为良相，便为良医。

套用马斯洛心理学定理，如果把大医作为最高一层的追求，那么，通晓经史子集就该是一名医者的入门基础。古代名医大多亦是饱学之大儒，比如张仲景、皇甫谧、孙思邈、钱乙、朱丹溪、李时珍、叶天士、陈修园等。

武侠迷们熟悉的《七剑下天山》中的“七剑”之一傅青主亦是。其实历史上的傅青主远比梁羽生笔下的傅青主传奇：既是学界泰斗，亦是中医史上赫赫有名的妇科病专家。

傅老师儿时即有神童美誉，15 岁就中了童子试第一名，成年后一边从事着艰苦卓绝的反清复明事业，一边继续钻研学术，终成学界泰斗。更传奇的是，傅老师 27 岁那年，妻子病逝，至情至性的傅老师誓不再娶，并且花费多年时间深入细致地研究了妻子的病逝原因，最终又修炼成为中医史上擅治妇科病的一代宗师。他的《傅青主女科》一书至今仍是治疗妇科病的经典教材。

## 关键词：跑题了

好吧，我承认，讲到张磊先生的“包本”故事时，我颇有感触：现在的中医环境跟古代、跟张磊先生他们那个年代确实有点渐行渐远了，也是眼下禁锢中医药发展最大的瓶颈，所以，我“跑题”了。

饱读诗书而后才会顺畅通晓中医医理乃至中医精髓，这个曾经主宰了上千年的学医规矩现如今已经被打破了，君不见，医学院毕业的医师，没正经读通、读透过几本古籍的大有人在。你说他们就不会给人看病了吗？也不是，但医技必然受限。

为什么呢？

这么打个比方吧。《射雕英雄传》里的郭靖同学不是跟江南七怪学了 15 年武功吗？可逢到真刀真枪跟人过招时，立马败下阵来。但就是这个“笨”郭靖，后来被马钰、洪七公稍稍一点拨，居然练就了盖世武功。主要原因一是江南七怪的武功原本就不是上乘，再加上讲课不得其法，于是，郭靖同学始终也没悟出武功要义在哪里。但道家正宗出身的马钰就不一样了。他并没教郭靖一招半式的武功，只传授他一些内功心法。结果半年之后，郭靖“原来拼了命也来不及做的招数，忽然做得又快又准”。

半年扎实的基本功训练胜过15年苦练的花拳绣腿。学医跟习武是一样的，想修炼成一代高手，打好国学根基是关键。

## 关键词：济世活人

17岁时，受传统“包本”教育长大的张磊出馆教书，次年拜当地老中医张炳臣门下开始学医，并跟师侍诊。

3年后，张磊出师，正式行医。有一次，张磊遇到了这样一个病例：一位陈姓患者，阴囊肿大如茄子，舌苔厚腻，卧床不起，十余日大便未行，痛苦不堪，曾经两位中医治疗无效，乃邀张磊诊治。据其脉症，张磊认为这位患者为肝经实火所致，便投以当归芦荟丸方，重用麝香四分（按现在计算为1.2g），服两剂大便通，阴囊肿消而愈。经此病案，张磊的名字，乡里皆知。

1952年，已经小有名气的张磊参加了镇里的联合诊所。当时诊所医生虽不多，但都是当地名老中医，临床经验非常丰富，张磊说，他向这些基层老中医学了不少东西。有一次，一位妊娠肿胀患者，症状比较奇特，自双足向上肿，逐日向上肿一段，张磊出诊至其家，见患者已肿至腹部，而且肿到哪里，痛到哪里。经张磊用药却无效，遂请诊所内一位老中医治疗。结果，只一剂药，患者的肿便不再扩大，延伸再服一剂，肿消。

“予观其方，除利水药外，用了一味大黄，这就是基层老中医的胆识与经验，对我启发很大。这位老中医对我说，只利水没有大黄推荡使之下行，难以遏制其上行之势，正所谓‘有故无殒，亦无殒也’。”张磊说，基层的行医经历不仅令他见识到了很多病症，甚至是怪病，学习、积累了很多临床宝贵经验，也令他找到了一个医者的价值所在：上可以疗君亲之疾，下可以救贫贱之厄，济世活人。

这个价值观后来成为张磊终其一生的“希波克拉底誓言”和追求。

1958年，累积了丰富基层行医经验的张磊考入了河南中医学院，成为首届六年制本科生。毕业后留校任教，主授《中医基础理论》和《黄帝内经》。除授课外，他还在医学院附属医院坚持临床治疗，即使任河南省卫生厅副厅长期间也未脱离诊治患者。

1988年，张磊离任时，写了这样一首诗自勉：“年将花甲意如何，忆昔思今感慨多。退政谁云无事事，重操医技镜新磨。”

## 关键词：提壶揭盖

“书要多读，理要精通，自知不足，勤学莫止。”这是张磊自己总结的行医心得。

1978 年，张磊曾治愈一例小便不通的六岁半患者。

这位小患者在住院治疗期间经检查并无器质性病变，开始用导尿管还能导出小便，但导尿管一拔出，小便就点滴不出，用速尿剂也不行。后来在一位朋友的引荐下，患儿家属找到了张磊。

张磊问诊后，认为患儿是肺气壅滞、肝失疏泄而导致的小便失常。

遂用麻黄 3g，杏仁 6g，升麻 4.5g，柴胡 3g，生白芍 9g，牛膝 9g，生甘草 3g，水煎服，药后探吐，须臾尿液畅通。后，又以补气养阴兼疏利之剂，使患儿痊愈。

“我用此法也是有来历的。吾读陈修园书时，其癃闭诗中便有对此病的用药指导，并有释曰：‘譬之滴水器，闭其上而倒悬之，点滴不能下也，去其上之闭，而水自通流，宜以补中益气汤提之，即以此药再煮服尽，以手探吐，顷刻即通……’”

陈修园是清代著名医学家，他在书中提到的乃是“提壶揭盖”疗法，指“上窍开，下窍泄”，也就是“欲求南风，先开北牖”的方法。张磊说：“假若我没读此书，没记此法，这个病患我恐怕很难治愈。”

## 关键词：上工

在国人的普遍认知中，中医擅治慢性病，治急病则是软肋，张磊却用不少成功病案证明了中医不仅擅治慢性病，在处理急症方面也是颇有优势的。

2005 年 9 月，一位高龄吴姓脑病患者被下了病危通知书，主治医生说，能不能脱离危险，就看他的造化了。患者儿子邀张磊往诊，张磊急用参附重剂，结果患者迅速转危为安。

中医治疗危症、重症的长处之所以得不到发挥，张磊认为，一是医院及患者对中医都有误解，不敢贸然用中医方法急救；二是有些中医还不够“铁”，导致大家对中医的不信任。所以，中医药要想长足发展，当务之急就是解决中医后继乏人的优患。

如今，已经耄耋之年的张磊，坐诊之外，依然坚持授课，带徒弟，他希望在帮助培养和造就出一批高水准的“上工”之路上，自己可以多尽一份心，多出一份力。

《河南商报》2016 年 5 月 16 日

**【大国医之张磊（二）】**

**他是大医大儒（见 4 月 27 日《河南商报》A18 版《杏林史话 · 大医大儒》），但在老伴儿眼里，他是不离不弃的、“讲良心”的好丈夫；在患者、粉丝、学生眼里，他不仅是仁心仁术的大医、偶像，还是不折不扣的超级大好人、“暖男”。**

# 暖男张磊

河南商报首席记者　马红丽

## 老伴儿眼里的丈夫

胡桂英，是国家级名老中医、河南中医事业终身成就奖获得者张磊的老伴儿，长张磊一岁。

胡桂英也是河南信阳固始人，跟张磊同乡、同村。17 岁那年，不识字的胡桂英跟幼上私塾、熟读经史的张磊成了亲。婚后，张磊负责在外挣钱养家，胡桂英则负责在家操持农活儿、家务。后来，不断进步的张磊考上了河南中医学院，来到了郑州，开启了长达六年的学生生涯。那一年，张磊 29 岁，胡桂英 30 岁。

从农村来到城市，从赤脚医生变成身着白大褂、受人尊重的城里医生，身份的不同，导致视野与朋友圈也发生了变化，很多人的人生轨迹也由此发生了改变。

“他好几个原本有乡下老婆的大学同学，毕业留城后都跟乡下老婆离了婚，换了城里媳妇。但他不仅没有变心，还说变心的那几个同学是‘陈世美’。他心肠好，讲良心。”回忆往事，如今已经 88 岁的胡桂英脸上挂着的始终是满满的、幸福的笑。

1978 年，常年分隔两地的夫妻俩终于在郑州有了自己的“小窝”，从此，无论散步还是外出参加活动，张磊都会牵着妻子的手，同进同出。大多数时间，张磊只让胡桂英做饭，洗衣，诸如擦地、打扫卫生这些家务活儿则由他一手包办至今。

胡桂英说，尽管已经87岁，但每天凌晨4点多起床，擦地、抹桌的这个习惯，张磊依旧保持着，难得。张磊却说，妻子在老家为他辛劳了大半生，替他孝敬老人，帮他照顾孩子，操持家务，该让她歇歇了。

## 患者眼里的救命恩人

28岁的小薛说，张磊先生是他们全家的大恩人。

当年，她的父亲被医院诊断为重度肺纤维化，并被医生判定活不过三个月。抱着试试看的想法，小薛和父母走进了张磊的诊室。张磊用中药把她父亲的生命延长了三四年时间。

48岁的白女士，因患乳腺癌，求诊于张磊。张磊看患者精神郁闷，开了处方后，随手写了一首诗相赠："高山雪后着银装，明月清风相互彰。消去烟尘天朗朗，木兰跨马返家乡。"白女士没想到这位名医如此为病患着想，心情顿时平缓许多。复诊时，她的病情也好了不少。

张磊说，凡病必平其心。心，包括患者之心和医者之心。很多患者患病之后，思想情绪很不稳定。遇到这样的患者，医生要有"见彼苦恼，若己有之"之心，动之以情，晓之以理，使患者"心得其平"，才有助于患者治疗、康复。

"医生既要开好有药处方，又要开好无药处方，方为至善。"

## 粉丝眼里的偶像

田辉，河南中医药大学第三附属医院宣传科工作人员，张磊的粉丝。他对张磊如滔滔江水绵绵不绝的敬仰之情甚至感染到了自己的儿子。

2015年7月10日，"张磊医学人生报告会"在河南中医药大学新校区召开。会后，作为后辈、粉丝，田辉想送张磊一份特别的礼物，以表达自己的敬仰之情。后来，田辉想到了自己刚考上福建江夏学院的儿子，18岁的田青原。

田青原的美术非常优秀，如果让田青原为张老画幅像，既能锻炼青原的专业技能，又能让青原近距离感受到一代大家的风骨、情操，对青原的成长极有教育意义。于是，田辉回到家，拿了一张张磊的照片，给青原讲起了张磊的故事。

听着听着，青原似乎看到了一位忙碌而和蔼的大医，那位大医把"医德务必高尚，医术力求精湛，患者为本，热诚清廉"作为从医格言。那位大医把"辨病机之要，调邪正之偏。守法不泥法，有方若无方"作为治病原则，悬壶济世、活人无数。那位大医还是一位大儒，喜好填词作诗，喜好拉二胡。

一个小时后，根据父亲的讲述，田青原画出了自己心中的张磊。田辉把这幅画像送给张磊后，被张磊当作宝贝收藏了起来。

偶像与粉丝，就这样通过一幅画像进行了一场心灵对话。

## 学生眼里的老师

孙玉信，河南中医药大学教授、硕士生导师，河南中医药大学第三附属医院肝胆脾胃科主任，是张磊的高徒、学术继承人。在他眼里，张磊是一位“再平凡不过的人，平凡得让人达不到的人”。

“他是名医，是大腕儿，但他认为自己只是一名‘济世活人’的医生，所以，他看病不论亲疏，不分身份贵贱，不问时间地点，甚至不收诊金，只要有患者上门求诊，他从来都是有求必应。”

固始老家的乡亲找张磊治病，张磊不仅给乡亲治病，还管吃管住，乡亲离开，还要往并不富裕的乡亲口袋里塞些盘缠。这个习惯，从张磊定居郑州，至今已保持了五六十年；外出开会、吃饭，甚至参加喜宴时，遇到服务生、清洁人员求诊于他，他也都来者不拒，且有问必答，从不嫌麻烦……

因为慕名而来的患者太多，所以，张磊的时间从来就不是自己能掌控得了的。年过八旬的老人，在医院坐诊，每次都要坚持把挂号患者看完才下班，通常下午一两点才能回家。回家之后，有时还没顾上吃饭，又开始忙着接待上门求诊的患者。

孙玉信曾把张磊在家免费为患者开的处方统计了一下，发现居然跟张磊在医院开的处方量是一样的，也就是说，医院是张磊的大诊室，家里则是张磊的小诊室。由此可见张磊每天的工作量有多大。

每天要为这么多患者看病，学生问张磊，累不累？张磊说，累，但是能被患者需要是医者最大的幸福，也是医者的无上光荣。

孙玉信说，跟着张磊学医，学到的不仅是医术，还有老师的人品、医德，遇到这样的老师，他“三生有幸”！